R.M. Schmidt†, F.A. Hoffmann, J.H. Faiss, W. Köhler, U.K. Zettl (Hrsg.)

Multiple Sklerose

Rudolf Manfred Schmidt†, Frank A. Hoffmann,
Jürgen H. Faiss, Wolfgang Köhler, Uwe K. Zettl
(Hrsg.)

Multiple Sklerose

8. Auflage

Unter Mitarbeit von: Orhan Aktas, Sascha Alvermann, Wolfgang Brück, Jürgen H. Faiss, Brit Fitzner, Peter Flachenecker, Jutta Gärtner, Jeanine Gerken, Judith Haas, Rocco Haase, Cornelia Hardt, Michael Haupts, Michael Hecker, Frank A. Hoffmann, Uwe Hoppenworth, Peter Huppke, Wolfgang Köhler, Markus Krumbholz, Annett Kunkel, Sarah Laurent, Ernst Linke, Micha Löbermann, Roland Martin, Edgar Meinl, Dieter Pöhlau, Alexander Reinshagen, Peter Rieckmann, Paulus S. Rommer, Michael Schifferdecker, Sabine Schipper, Sven Schippling, Tim Sinnecker, Christina Sokol, Christine Stadelmann-Nessler, Martin Stangel, Herbert Temmes, Hayrettin Tumani, Franziska van der Meer, Isabel Voigt, Clemens Warnke, Alexander Winkelmann, Uwe K. Zettl, Tjalf Ziemssen, Klaus Zimmermann, Frauke Zipp

ELSEVIER

Elsevier GmbH, Bernhard-Wicki-Str. 5, 80636 München, Deutschland
Wir freuen uns über Ihr Feedback und Ihre Anregungen an kundendienst@elsevier.com

ISBN 978-3-437-22085-2
eISBN 978-3-437-06117-2

8. Auflage 2022

Wichtiger Hinweis für den Benutzer
Die medizinischen Wissenschaften unterliegen einem sehr schnellen Wissenszuwachs. Der stetige Wandel von Methoden, Wirkstoffen und Erkenntnissen ist allen an diesem Werk Beteiligten bewusst. Sowohl der Verlag als auch die Autorinnen und Autoren und alle, die an der Entstehung dieses Werkes beteiligt waren, haben große Sorgfalt darauf verwandt, dass die Angaben zu Methoden, Anweisungen, Produkten, Anwendungen oder Konzepten dem aktuellen Wissensstand zum Zeitpunkt der Fertigstellung des Werkes entsprechen.
Der Verlag kann jedoch keine Gewähr für Angaben zu Dosierung und Applikationsformen übernehmen. Es sollte stets eine unabhängige und sorgfältige Überprüfung von Diagnosen und Arzneimitteldosierungen sowie möglicher Kontraindikationen erfolgen. Jede Dosierung oder Applikation liegt in der Verantwortung der Anwenderin oder des Anwenders. Die Elsevier GmbH, die Autorinnen und Autoren und alle, die an der Entstehung des Werkes mitgewirkt haben, können keinerlei Haftung in Bezug auf jegliche Verletzung und/oder Schäden an Personen oder Eigentum, im Rahmen von Produkthaftung, Fahrlässigkeit oder anderweitig übernehmen.

Für die Vollständigkeit und Auswahl der aufgeführten Medikamente übernimmt der Verlag keine Gewähr.
Geschützte Warennamen (Warenzeichen) werden in der Regel besonders kenntlich gemacht (®). Aus dem Fehlen eines solchen Hinweises kann jedoch nicht automatisch geschlossen werden, dass es sich um einen freien Warennamen handelt.

Bibliografische Information der Deutschen Nationalbibliothek
Die Deutsche Nationalbibliothek verzeichnet diese Publikation in der Deutschen Nationalbibliografie; detaillierte bibliografische Daten sind im Internet über https://www.dnb.de abrufbar.

22 23 24 25 26 5 4 3 2 1

In ihren Veröffentlichungen verfolgt die Elsevier GmbH das Ziel, genderneutrale Formulierungen für Personengruppen zu verwenden. Um jedoch den Textfluss nicht zu stören sowie die gestalterische Freiheit nicht einzuschränken, wurden bisweilen Kompromisse eingegangen. Selbstverständlich sind **immer alle Geschlechter** gemeint.

Planung: Ursula Jahn, München
Projektmanagement: Nicole Kopp, München
Redaktion: Karin Beifuss, Ohmden
Rechteklärung: Faye O'Meara, München
Herstellung: Ute Landwehr-Heldt, Bremen
Satz: Thomson Digital, Noida/Indien
Druck und Bindung: Drukarnia Dimograf Sp. z o. o., Bielsko-Biała/Polen
Umschlaggestaltung: SpieszDesign, Neu-Ulm
Titelbilder: © istock.com/ktsimage; Einklinker: © CLIPAREA.com – stock.adobe.com

Aktuelle Informationen finden Sie im Internet unter **www.elsevier.de**

Vorwort

Die vorliegende Neuauflage des Lehrbuchs „Multiple Sklerose“ ist die erste, die ohne Mitwirkung des verstorbenen Gründungsherausgebers Professor Rudolph Manfred Schmidt erscheint. Unverändert verfolgen seine Mitherausgeber das Ziel einer umfassenden Darstellung aller wesentlichen Aspekte der Erkrankung, wobei der Fokus auf die klinischen Schwerpunkte erhalten bleibt.

Seit der 2018 erschienenen letzten Auflage haben sich beachtliche Veränderungen ergeben. Enorme Fortschritte ereigneten sich auf den verschiedensten Ebenen rund um die Erkrankung. Als Beispiele sind einerseits das zunehmend bessere Verständnis der Pathogenese der Erkrankung und die damit assoziierte Möglichkeit des gezielteren, individualisierten Einsatzes der verschiedenen Immuntherapeutika zu nennen. Hier sind insbesondere die in den letzten Monaten in die klinische Praxis eingeführten hocheffektiven Immuntherapeutika, wie die S-1P-Modulatoren Siponimod, Ozanimod, Penesimod oder der monoklonale Antikörper Ofatumumab zu erwähnen. Mit Ocrelizumab hat sich erstmals ein Medikament auch bei primär progredienter MS etabliert.

Alle Kapitel der 8. Auflage wurden überarbeitet und aktualisiert. Das MRT-Kapitel wurde komplett neu erstellt, ebenso die Kapitel über Genetik, Umwelt- und Lifestyle-Faktoren sowie Impfen und MS – dieses vor dem Hintergrund der aktuellen Sars-CoV-2-Pandemie. Die beiden Liquor- und Laborkapitel wurden zusammengeführt und gestrafft.

Die inzwischen stark gewachsene Zahl ganz unterschiedlich wirkender Immuntherapeutika, die im Krankheitsverlauf eingesetzt werden führt bei vielen MS-Betroffenen zu den unterschiedlichsten Therapiewechseln und multiplen, seriellen Therapeutika-Sequenzen. Diese können für die Betroffenen vielfältige Konsequenzen haben, die oft auch für erfahrene MS-Behandler kaum noch zu überblicken sind. Die Herausgeber sahen deshalb die Notwendigkeit, dieser zunehmend relevanten Problematik gerecht zu werden und dem Buch ein völlig neues Kapitel „Sequenzen verlaufsmodifizierender Therapien“ hinzuzufügen.

Die im Mai 2021 veröffentlichten neuen DGN-Leitlinien für MS und das sogenannte „White Paper 2021“ der reaktivierten Multiple Sklerose Therapie Konsensusgruppe (MSTKG), die sicher in den nächsten Monaten zu angeregten Diskussionen führen werden, fanden hierbei – soweit hilfreich – Berücksichtigung, wobei es den Herausgebern wichtig war, den Lehrbuchcharakter im Fokus zu behalten.

Der größte Teil der Vorbereitungen und Herausgeberarbeit für diese 8. Auflage musste unter den Bedingungen der pandemiebedingten Kontakt- und Reisebeschränkungen erfolgen. Vor diesem Hintergrund ist das Herausgeberteam allen Autorinnen und Autoren für die hervorragenden Beiträge und die gute Zusammenarbeit umso dankbarer.

Unser besonderer Dank gilt dem Elsevier-Verlag. Ganz explizit zu nennen sind an dieser Stelle Frau Ursula Jahn, die unser Buchprojekt seit Jahren intensiv fördert und betreut, Frau Nicole Kopp, die es durch ihre unermüdliche Motivation und kompetente Unterstützung maßgeblich voranbrachte, sowie Frau Karin Beifuss, die als erfahrene Lektorin unserer Buchreihe wieder hervorragende Arbeit leistete.

Wir sind für jegliche Anregungen und Kritik zur Verbesserung der vorliegenden 8. Auflage des Folianten dankbar. Der beste Lohn für die Autoren und Herausgeber ist aber der intensive Gebrauch des Buches *Multiple Sklerose* in der täglichen Praxis.

Halle (Saale), im Juli 2021

Frank A. Hoffmann, Jürgen H. Faiss, Wolfgang Köhler und Uwe K. Zettl

Autorenverzeichnis

Prof. Dr. med. Orhan Aktas
Universitätsklinikum Düsseldorf
Neurologische Klinik
Moorenstr. 5
40225 Düsseldorf

Dr. med. Sascha Alvermann
Klinikum Hannover Nordstadt
Neurologische Klinik
Haltenhoffstr. 41
30167 Hannover

Prof. Dr. med. Wolfgang Brück
Universitätsmedizin Göttingen
Institut für Neuropathologie
Robert-Koch-Str. 40
37075 Göttingen

Prof. Dr. med. Jürgen Faiss
Deutsche Schlaganfallgesellschaft
Fachauditor Stroke Units
Reinhardtstr. 27C
10117 Berlin

Dr. rer. nat. Brit Fitzner
Universitätsmedizin Rostock
Klinik und Poliklinik für Neurologie
Sektion Neuroimmunologie
Gehlsheimer Str. 20
18147 Rostock

Prof. Dr. med. Peter Flachenecker
Neurologisches Reha-Zentrum
Quellenhof Bad Wildbad
Kuranlagenallee 2
75323 Bad Wildbad

Prof. Dr. med. Jutta Gärtner
Universitätsmedizin Göttingen
Klinik für Kinder- und Jugendmedizin
Robert-Koch-Str. 40
37075 Göttingen

Dr. med. Jeanine Gerken
DRK Kamillus-Klinik
Hospitalstr. 6
53567 Asbach

Prof. Dr. med. Judith Haas
Deutsche Multiple Sklerose Gesellschaft,
Bundesverband e.V.
Krausenstr. 50
30171 Hannover

Rocco Haase
Universitätsklinikum Carl Gustav Carus
Klinik und Poliklinik für Neurologie
Zentrum für klinische Neurowissenschaften
Fetscherstr. 74
01307 Dresden

Prof. Dr. em. Cornelia Hardt
ehemals Universitätsklinikum Essen
Institut für Immunologie
WTZ-Forschung
Hufelandstr. 55
45147 Essen

Prof. Dr. med. Michael Haupts
Augustahospital Anholt
Augustastr. 8
46419 Isselburg-Anholt

Dr. rer. nat. Michael Hecker
Universitätsmedizin Rostock
Klinik und Poliklinik für Neurologie
Sektion Neuroimmunologie
Gehlsheimer Str. 20
18147 Rostock

Dr. med. Frank A. Hoffmann
Krankenhaus Martha-Maria Halle-Dölau gGmbH
Klinik für Neurologie mit Stroke Unit
MS-Zentrum
Röntgenstr. 1
06120 Halle (Saale)

Dr. phil. Uwe Hoppenworth
Kurt-Schumacher-Damm 28d
49078 Osnabrück

Prof. Dr. med. Peter Huppke
Klinik für Neuropädiatrie
Universitätsklinikum Jena
Am Klinikum 1
07747 Jena

Dr. med. Wolfgang Köhler
Universitätsklinikum Leipzig AöR
Klinik und Poliklinik für Neurologie
Liebigstr. 20
04103 Leipzig

PD Dr. med. Markus Krumbholz
Universitätsklinik Tübingen
Zentrum für Neurologie und Hertie-Institut für klinische Hirnforschung
Hoppe-Seyler-Str. 3
72076 Tübingen

Dr. rer. nat. Annett Kunkel
Asklepios Fachkliniken Brandenburg GmbH
Asklepios Fachklinikum Teupitz
Klinik für Neurologie
Buchholzer Str. 21
15755 Teupitz

Sarah Laurent, PhD
Universitätsklinik Köln
Klinik und Poliklinik für Neurologie
Kerpener Str. 62
50937 Köln

Dr. rer. nat. Ernst Linke
Theo-Neubauer-Str. 18
07743 Jena

PD Dr. med. habil. Micha Löbermann
Universitätsmedizin Rostock
Zentrum für Innere Medizin
Abteilung für Tropenmedizin, Infektionskrankheiten und Nephrologie
Ernst-Heydemann-Str. 6
18057 Rostock

Prof. Dr. med. Roland Martin
UniversitätsSpital Zürich
Neurologische Klinik
Frauenklinikstr. 26
CH-8091 Zürich

Prof. Dr. med. Edgar Meinl
LMU Klinikum und Biomedizinisches Centrum
Institut für Klinische Neuroimmunologie
Großhaderner Str. 9
82152 Planegg-Martinsried

Dr. med. Dieter Pöhlau
DRK Kamillus-Klinik
Hospitalstr. 6
53567 Asbach

Dr. med. Alexander Reinshagen
SANA Kliniken Leipziger Land GmbH
Klinik für Neurologie
Rudolf-Virchow-Str. 2
04552 Borna

Prof. Dr. med. Peter Rieckmann
Medical Park Loipl in Bischofswiesen
Abt. Neurologie
Thanngasse 15
83483 Bischofswiesen

Assoz. Prof. Priv.-Doz. Dr. med. Paulus S. Rommer
Medizinische Universität Wien
Universitätsklinik für Neurologie
Währinger Gürtel 18-20
A-1090 Wien

Dr. med. Michael Schifferdecker
Stammheimer Str. 17
50735 Köln

Dr. rer. med. Sabine Schipper
Landesverband Nordrhein-Westfalen
Deutsche Multiple Sklerose Gesellschaft – DMSG
Sonnenstr 14
40227 Düsseldorf

Prof. Dr. med. Sven Schippling
UniversitätsSpital Zürich
Neurologische Klinik
Frauenklinikstr. 26
CH-8091 Zürich

Prof. Dr. med. Rudolf M. Schmidt†

Dr. med. Tim Sinnecker
Universitätsspital Basel
Neurologische Klinik und Poliklinik
Petersgraben 4
CH-4031 Basel
und
Universität Basel
Medizinische Fakultät
qbig, Department of Biomedical Engineering
Gewerbestr. 14
CH-4123 Allschwil
und
Medical Image Analysis Center AG
Marktgasse 8
CH-4051 Basel

Dr. phil. Christina Sokol
Richard-Wagner-Str. 35
33501 Hildesheim

Prof. Dr. med. Christine Stadelmann-Nessler
Universitätsmedizin Göttingen
Institut für Neuropathologie
Robert-Koch-Str. 40
37075 Göttingen

Prof. Dr. med. Martin Stangel
Medizinische Hochschule Hannover
Klinik für Neurologie
Carl-Neuberg-Str. 1
30625 Hannover

Herbert Temmes
Deutsche Multiple Sklerose Gesellschaft
Bundesverband e.V.
Krausenstr. 50
30171 Hannover

Prof. Dr. med. Hayrettin Tumani
Neurologische Universitätsklinik im RKU
Labor für Liquordiagnostik
Oberer Eselsberg 45
89081 Ulm

Dr. med. Franziska van der Meer†

Isabel Voigt
Universitätsklinikum Carl Gustav Carus
Klinik und Poliklinik für Neurologie
Zentrum für klinische Neurowissenschaften
Fetscherstr. 74
01307 Dresden

PD Dr. med. Clemens Warnke
Universitätsklinik Köln
Klinik und Poliklinik für Neurologie
Kerpener Str. 62
50937 Köln

Dr. med. Alexander Winkelmann
Universitätsmedizin Rostock
Klinik und Poliklinik für Neurologie
Gehlsheimer Str. 20
18147 Rostock

Prof. Dr. med. Uwe K. Zettl
Universitätsmedizin Rostock
Klinik und Poliklinik für Neurologie
Sektion Neuroimmunologie
Gehlsheimer Str. 20
18147 Rostock

Prof. Dr. med. Tjalf Ziemssen
Universitätsklinikum Carl Gustav Carus
Klinik und Poliklinik für Neurologie
Zentrum für klinische Neurowissenschaften
Fetscherstr. 74
01307 Dresden

Dr. rer. nat. Klaus Zimmermann
Laborpraxis
Wurzener Str. 5
01127 Dresden

Prof. Dr. med. Frauke Zipp
Universitätsmedizin Mainz
Klinik und Poliklinik für Neurologie
Langenbeckstr. 1
55131 Mainz

Nach der 6. Auflage als Autoren ausgeschieden:
Prof. Dr. med. Wolfgang Greiner, Bielefeld
Eva Littig, Neuchâtel
Dorothea Pitschnau-Michel, Hannover
Stefan Scholz, Bielefeld

Nach der 7. Auflage als Autoren ausgeschieden:
Anja Block, Halle (Saale)
Raimar Kern, Dresden
Prof. Dr. med. Michael Sailer, Magdeburg
Hendrik Schmitt, Hannover

Abkürzungen

Symbole

↑	erhöht; Zunahme
↓	erniedrigt; Abnahme

A

a.-p.	anterior-posterior
ACA	Anticardiolipin-Antikörper
ACE	angiotensin-converting enzyme
ACTH	adrenokortikotropes Hormon
ADC	apparent diffusion coefficient
ADEM	akute demyelinisierende/disseminierte Enzephalomyelitis
AEP	akustisch evozierte Potenziale
AHB	Anschlussheilbehandlung
aHSZT	autologe hämatopoetische Stammzell-transplantation
AI	Anisotropie-Index
Ak	Antikörper
AK-EW	alterskorrigierte Erkrankungs-wahrscheinlichkeit
ALD	Adrenoleukodystrophie
ALS	amyotrophe Lateralsklerose
ALT	Alanin-Aminotransferase
AMN	Adrenomyeloneuropathie
ANA	antinukleäre Antikörper
ANCA	antineutrophile zytoplasmatische Antikörper
ANS	autonomes Nervensystem
AP	alkalische Phosphatase
APA	Antiphospholipid-Antikörper
APC	antigenpräsentierende Zelle
AQP4	Aquaporin-4
ASAT	Aspartat-Aminotransferase
AS-EW	altersspezifische Erkrankungs-wahrscheinlichkeit
ASS	Acetylsalicylsäure
AST	Aspartat-Aminotransferase
ATL	Aktivitäten des täglichen Lebens

B

BAL	bronchoalveoläre Lavage
BAR	Bundesarbeitsgemeinschaft für Rehabilitation
BB	Blutbild
BCAS1	breast carcinoma amplified sequence 1
BDNF	brain derived neutrotrophic factor
bds.	beidseits, beidseitig
BfArM	Bundesinstitut für Arzneimittel und Medizinprodukte
BICAMS	Brief International Cognitive Assessment for Multiple Sclerosis
BMI	Body-Mass-Index
BOLD	blood oxygenation level dependent contrast
BPF	brain parenchymal fraction (Hirn-parenchymfraktion)
BR	Blinkreflex (OOR, TFR)
BSG	Blut(körperchen)senkungsgeschwindigkeit
BtM(G)	Betäubungsmittel(gesetz)

C

cANCA	cytoplasmatische ANCA
CBD	Cannabidiol
CD	Cluster of Differentiation
CDMS	clinically definite multiple sclerosis (klinisch gesicherte MS)
CiA	Ciclosporin A
CIMT	constraint-induced movement therapy
CIS	clinically isolated syndrome (klinisch isoliertes Syndrom)
cMRT	kranielle Magnetresonanztomografie
CMSC	Consortium of Multiple Sclerosis Centers
CMV	Zytomegalievirus
CRP	C-reaktives Protein
CSF	Zerebrospinalflüssigkeit
CSI	Chemical Shift Imaging
CT	Computertomografie

D

d	Tag(e)
d. F.	der Fälle
d. h.	das heißt
DD	Differenzialdiagnose
DGKN	Deutsche Gesellschaft für Klinische Neurophysiologie
DGN	Deutsche Gesellschaft für Neurologie
DGNR	Deutsche Gesellschaft für Neurologische Rehabilitation
DHODH	Dihydroorotat-Dehydrogenase
Diff-BB	Differenzialblutbild
DIS	dissemination in space
DMD	disease-modifying drug
DMF	Dimethylfumarat
DMSG	Deutsche Multiple Sklerose Gesellschaft

DMT	disease modifying treatment (verlaufsmodifizierende Therapie)
DNA	Desoxyribonukleinsäure
DRV	Deutsche Rentenversicherung
DSM	Diagnostic and Statistical Manual of Mental Disorders
DTI	diffusion tensor imaging (Diffusionstensorbildgebung)
DWI	diffusion weighted imaging (diffusionsgewichtete Bildgebung)

E

EAE	experimentelle allergische Enzephalomyelitis
EAN	experimentelle Autoimmunneuritis
EbM	evidenzbasierte Medizin
EBMT	European Society for Blood and Marrow Transplantation
EBNA	EBV nuclear antigen
EBV	Epstein-Barr-Virus
EDMUS	European Database for Multiple Sclerosis
EDSS	Expanded Disability Status Scale
EEG	Elektroenzephalografie/-gramm
eGA	elektronische Gesundheitsakte
EKG	Elektrokardiografie/-gramm
EMA	European Medicines Agency (Europäische Arzneimittel-Agentur)
EMG	Elektromyografie/-gramm
EMSP	European Multiple Sclerosis Platform
ENG	Elektroneurografie/-gramm
EP	evozierte Potenziale
EPMS	extrapyramidalmotorische Störungen/Symptome
EPI	echo planar imaging
eQTL	expression quantitative trait loci
evtl.	eventuell
EW	Erkrankungswahrscheinlichkeit

F

FDA	Food and Drug Administration
FLAIR	fluid attenuated inversion recovery
fMRT	funktionelle Magnetresonanztomografie
FSMC	Fatigue Skala für Motorik und Kognition
FSE	Fast-Spin-Echo(-Sequenzen)
FSS	Fatigue Severity Scale

G

GB-A	Gemeinsamer Bundesausschuss
GBS	Guillain-Barré-Syndrom
G-CSF	Granulozyten-Kolonie-stimulierender Faktor
GC/MS	Gaschromatografie, gekoppelt mit Massenspektrometrie
Gd	Gadolinium
GFAP	glial fibrillary acidic protein (fibrilläres saures Gliafaserprotein)
GFR	glomeruläre Filtrationsrate
GGT	Gamma-Glutamyltransferase
GI	gastrointestinal
GIANT	Genetic Investigation of Anthropometric Traits
GKS	Glukokortikosteroide
GKV	gesetzliche Krankenversicherung
GLAT	Glatirameracetat
GRV	Gesetzliche Rentenversicherung
GLD	Globoidzell-Leukodystrophie
GWAS	genomweite Assoziationsstudien
GZ(IP)S	Ganglienzell-(/innere plexiforme) Schicht

H

HAMA	human anti mouse antibodies
HapMap	Haplotyp-Karte
HAT	Home Automated Tele Management System
HBsAg	HBV surface antigen
HBV	Hepatitis-B-Virus
HHV	humanes Herpesvirus
HIV	humanes Immundefizienzvirus
HLA	humanes Leukozyten-Antigen
HPV	humanes Papillomvirus
HRQoL	health-related quality of life (gesundheitsbezogene Lebensqualität)
HWI	Harnwegsinfektion
HWS	Halswirbelsäule
HWZ	Halbwertszeit

I

i. d. R.	in der Regel
i. m.	intramuskulär
i. S.	im Sinne
i. v.	intravenös
IAI	intrathekaler Antikörper-Index
IBMS	Integriertes Betreuungsportal Multiple Sklerose
ICD	International Classification of Diseases
ICF	International Classification of Functioning, Disability and Health
IFMS	International Federation for Multiple Sclerosis
IFN	Interferon
Ig(A, G, M)	Immunglobulin (A, G, M)
IKS	innere Körnerschicht
IL	Interleukin
IMSGC	International MS Genetics Consortium
INO	internukleäre Ophthalmoplegie
iNOS	induzierbare Nitritoxidsynthase
IRIS	immune reconstitution inflammatory syndrome

ISG	IFN-stimulierte Gene
ITP	idiopathische thrombozytopenische Purpura
IVIG	intravenöse Immunglobuline
IVMP	intravenöses Methylprednisolon

J

JCV	J(ohn)-C(unningham)-Virus
Jh.	Jahrhundert

K

KA	körperliche Aktivität
KFLC	kappa free light chains (freie Kappa-Leichtketten)
KG	Körpergewicht
KIR-4.1	Kaliumkanal (inward rectifier)
KIS	Krankenhausinformationssysteme
KKNMS	Krankheitsbezogenes Kompetenznetz Multiple Sklerose
KM	Kontrastmittel
KOF	Körperoberfläche
Krea	Kreatinin
KVT	kognitive Verhaltenstherapie

L

LA	Lupus-Antikoagulans
LC/MS	Flüssigchromatografie, gekoppelt mit Massenspektrometrie
LHON	Lebersche hereditäre Optikusneuropathie
Lj.	Lebensjahr
LTL	Leukozytentelomerlänge
LTP	Langzeitpotenzierung
LVEF	linksventrikuläre Ejektionsfraktion

M

M(m).	Musculus, -i
MACFIMS	Minimal Assessment of Cognitive Function in MS
MAG	myelinassoziiertes Glykoprotein
MAGNIMS	Magnetic Resonance Imaging in MS
MAK	monoklonaler Antikörper
MAO	Monoaminoxidase
MBP	basisches Myelinprotein
MCV	mittleres Erythrozytenvolumen
MDMS	MS gemäß den McDonald-Kriterien
MEP	motorisch evozierte Potenziale
MHC	Haupt-Histokompatibilitätskomplex
mHealth	Mobile Health
min	Minute
Mio.	Million
MIU	million international units
MIX	Mitoxantron
MLD	metachromatische Leukodystrophie
MMÖ	mikrozystisches Makulaödem
MMP	Metalloproteinasen
MMST	Mini-Mental-Status-Test
MOBP	Myelin-Oligodendrozyten-basisches Protein
MoCA	Montreal Cognitive Assessment
MOG	Myelin-Oligodendrozyten-Glykoprotein
Mon.	Monat
MP	Methylprednisolon
mRNA	messenger-Ribonukleinsäure
MRS	Magnetresonanzspektroskopie
MSRV-Env	MSRV-Envelope
MRT	Magnetresonanztomografie
MRZ	Masern/Röteln/Zoster
MS	multiple Sklerose
MSDS	Multiple Sklerose Dokumentationssystem
MSFC	Multiple Sclerosis Functional Composite
MSIF	Multiple Sclerosis International Federation
MSQoL	Multiple Sclerosis Quality of Life
MSRV	MS-assoziiertes Retrovirus
MSSS	Multiple Sclerosis Severity Score
MSTKG	Multiple-Sklerose-Therapie-Konsensus-gruppe
MT	Magnetisierungstransfer
MTI	magnetisation transfer imaging
MTR	magnetisation transfer ratio
MTX	Methotrexat
MUSIC	Multiple Sclerosis Inventar Cognition
MZ	monozygot

N

N(n).	Nervus, Nervi
NAA	N-Acetylaspartat
NAGM	normal appearing gray matter
NAK	neutralisierender Antikörper
NARI	Noradrenalin-Wiederaufnahmehemmer
NAWM	normal appearing white matter
Ncl.	Nucleus
ncRNA	nichtkodierende Ribonukleinsäure
NEDA	no evidence of disease activity
NHP	Nottingham Health Profile
NMDA	N-Methyl-D-aspartat
NMO(SD)	Neuromyelitis optica (spectrum disorders; NMO-Spektrumstörungen)
NNA	N-Acetylaspartat
NNR	Nebennierenrinde
NO	Stickoxid
NSAR	nichtsteroidale Antirheumatika
NSE	neuronenspezifische Enolase

O

OCT	optische Kohärenztomografie
OKB	oligoklonale Banden

ON	Optikusneuritis
OR	Odds-Ratio

P

p. o.	per os
p. p.	post partum
PACNS	primäre Angiitis des ZNS
PAN	Panarteriitis nodosa
pANCA	perinukleäre ANCA
PANGAEA	Post-Authorization Non-interventional GermAn treatment benefit study of GilEnyA in MS patients
PAS	periodic acid Schiff (reaction; Periodsäure-Schiff-Reaktion)
PASAT	Paced Auditory Serial Addition Test
Pat.	Patient(en)
PBH	permanent black holes
PBMC	Mononukleäre Zellen des peripheren Blutes
PCR	polymerase chain reaction (Polymerase-kettenreaktion)
PD	Protonendichte
PDE	Phosphodiesterase
PEG	Polyethylenglykol perkutane endoskopische Gastrostomie
PET	Positronenemissionstomografie
PFÜ	progressionsfreies Überleben
PLP	Proteolipidprotein
PM	particulate matter
PML	progressive multifokale Leukenzephalopathie
PNF	propriozeptive neuromuskuläre Fazilitation
PNP	Polyneuropathie
PNS	peripheres Nervensystem
pos.	positiv
ppm	parts per million
PPMS	primär progrediente multiple Sklerose
PRO	patient-reported outcomes
PROM	patient-reported outcome measure

Q

QALY	quality-adjusted life year (qualitätskorrigiertes Lebensjahr)
QTL	quantitative trait loci

R

RA	rheumatoide Arthritis
RBN	Retrobulbärneuritis
RCT	randomized controlled trial (randomisierte, kontrollierte Studie)
RE	Restriktionsendonuklease
REGIMS	Register zur Dokumentation von Immuntherapien
RIS	radiologisch isoliertes Syndrom
RKI	Robert Koch-Institut
RNA	Ribonukleinsäure
RNF(S)	retinale Nervenfaser(schicht)
ROI	Region of Interest
RR	relatives Risiko
RRMS	relapsing remitting multiple sclerosis (schubförmige multiple Sklerose)

S

s. c.	subkutan
s. o./u.	siehe oben/unten
SAE	subkortikale arteriosklerotische Enzephalopathie
SDMT	Symbol Digit Modalities Test
SD-OCT	Spectral-Domain-OCT
SEP	somatosensorisch/-sensibel evozierte Potenziale
SF	Short Form
SG	Standard Gamble
SGB	Sozialgesetzbuch
SIENA	Structural Image Evaluation using Normalization of Atrophy
SLE	systemischer Lupus erythematodes
SNP	Einzelnukleotid-Polymorphismus
SNRI	Serotonin-Noradrenalin-Wiederaufnahmehemmer
SPECT	single photon emission computed tomography
SPIR	subakute (sofortige) Postinjektionsreaktion
SPMS	sekundär progrediente MS
sQTL	splicing quantitative trait loci
SSR	sympathetic skin response (sympathische Hautantwort)
SSRI	selektive Serotonin-Wiederaufnahmehemmer
SSW	Schwangerschaftswoche
STIKO	Ständige Impfkommission

T

TAK	Autoantikörper gegen Thyreoglobulin
TAP	Testbatterie zur Aufmerksamkeitsprüfung
Tbl.	Tablette
TCA	Triamcinolonacetonid
TD-OCT	Time-Domain-OCT
TE	Echozeit
TGF	transforming growth factor
THC	Tetrahydrocannabinol
TMV	total macular volume
TNF	Tumornekrosefaktor
TPMT	Thiopurin-Methyltransferase
Tr.	Tractus
TRAIL	TNF-assoziierter apoptoseinduzierender Ligand

TRM transplant related mortality (transplantationsassoziierte Mortalität)
TSE Turbo-Spin-Echo(-Sequenzen)
TTE transthorakale Echokardiografie

U

u. a. unter anderem
u. U. unter Umständen
UAW unerwünschte Arzneimittelwirkung
UCCA upper cervical cord area
ULN upper limit of normal (oberer Grenzwert des Normalbereichs)

V

VAS visuelle Analogskala
VDB Vitamin-D-bindendes Protein
VEP visuell evozierte Potenziale
VDRL Venereal Disease Research Laboratory
VLMT Verbaler Lern- und Merkfähigkeitstest
VWF Von-Willebrand-Faktor
VWMD vanishing white matter disease
VZV Varicella-zoster-Virus

W

WG Wegener-Granulomatose
WHO World Health Organization (Weltgesundheitsorganisation)
WMS-R Wechsler Memory Scale Revised
Wo. Woche

X

X-ALD X-chromosomale Adrenoleukodystrophie

Z

z. B. zum Beispiel
z. N. zur Nacht
z. T. zum Teil
ZNS Zentralnervensystem

Abbildungsnachweis

Der Verweis auf die jeweilige Abbildungsquelle befindet sich bei allen Abbildungen im Werk am Ende des Legendentextes in eckigen Klammern.

F210-004 Yudkin PL, Ellison GW, Ghezzi A, Goodkin DE, Hughes RA, McPherson K, et al.: Overview of azathioprine treatment in multiple sclerosis. Lancet 1991; 338: 1051–1055

F611 J. F. Kurtzke: Rating neurologic impairment in multiple sclerosis: an expanded disability status scale (EDSS). Neurology, 1983, Vol.33, Issue 11, p.1444–1452

F611-001 The IFNB Multiple Sclerosis Study Group and the University of British Columbia MS/MRI Analysis Group: Interferon beta-Ib in the treatment of multiple sclerosis: Final outcome of the randomized control trial, Neurology 1995; 45(7): 1277–1285; Wolters Kluwer Health

F611-002 Lubin FD, Reingold SC; National Multiple Sclerosis Society (USA). Defining the clinical course of multiple sclerosis: Results of an international survey. Neurology 1996; 46(4): 907–911; Wolters Kluwer Health

F611-003 Rodriguez M, Siva A, Ward J, et al. Impairment, disability and handicap in multiple sclerosis: A population-based study in Olmsted County, Minnesota. Neurology 1994; 44(1): 28–33; Wolters Kluwer Health

F611-004 Sailer M, O'Riordan JI, Thompson AJ, Kingsley DP, MacManus DG, McDonald WI, Miller DH. Quantitative MRI in patients with clinically isolated syndromes suggestive of demyelination. Neurology 1999; 52(3): 599–606; Wolters Kluwer Health

F635-001 Jacobs LD, Cookfair DL, Rudick RA, Herndon RM, Richert JR, Salazar AM, et al. Intramuscular interferon beta-1a for disease progression in relapsing multiple sclerosis. Am Neurol 1996; 39(3): 285–294; John Wiley and Sons, American Neurological Association

F696-003 Flachenecker P, Eichstädt K, Berger K, et al. (2020). Multiple Sklerose in Deutschland: aktualisierte Auswertungen des MS-Registers der DMSG 2014–2018. Fortschr Neurol Psychiatr 88: 436–450

F768-001 Khan OA, Tselis AC, Kamholz JA, Garbern JY, Lewis RA, Lisak RP. A prospective, open-label treatment trial to compare the effect of IFN β-1a (Avonex), IFN ß-1b (Betaseron), and glatiramer acetate (Copaxone) on the relapse rate in relapsing-remitting multiple sclerosis. Eur J Neurol 2011; 8(2): 141–148; John Wiley & Sons Inc.

G1034-001 Smith SM, Jenkinson M, Woolrich MW, et al. (2004). Advances in functional and structural MR image analysis and implementation as FSL. NeuroImage 23: 208–219

H143-004 Hauser SL, Bar-Or A, Comi G, et al.; OPERA I and OPERA II Clinical Investigators (2017a). Ocrelizumab versus interferon beta-1a in relapsing multiple sclerosis. N Engl J Med 376: 221–234.

L106 Henriette Rintelen, Velbert

L231 Stefan Dangl, München

M958 Prof. Dr. med. Jutta Gärtner, Universitätsmedizin Göttingen, Klinik für Kinder- und Jugendmedizin

M959 Prof. Dr. med. Uwe Zettl, Universitätsmedizin Rostock, Klinik und Poliklinik für Neurologie, Sektion Neuroimmunologie

M960 Dr. rer. nat. Brit Fitzner, STZ für Proteomforschung, Rostock

M961 Prof. Dr. med Michael Weller, UniversitätsSpital Zürich, Klinik für Neurologie, Zürich

M962 Dr. med. Sven Schippling, Universitäts-Spital Zürich, Neurologische Klinik und Poliklinik, Abt. Neuroimmunologie und Klinische Multiple Sklerose-Forschung

M963 Prof. Dr. med. Jürgen H. Faiss, Berlin

M964 Prof. Dr. med. Edgar Meinl, Klinikum der Universität München, Institut für Klinische Neuroimmunologie

M965 Dr. med. Markus Krumbholz, Klinikum der Universität München, Institut für Klinische Neuroimmunologie

M966 Dr. rer. nat. Klaus Zimmermann, Laborpraxis, Dresden
M967 Dr. rer. nat. Ernst Linke, Jena
M969 Prof. Dr. med. Michael Sailer, Magdeburg
M970 Dr. med. Reinshagen, SANA Kliniken Leipziger Land, Borna
M971 Dr. med. Frank A. Hoffmann, Krankenhaus Martha-Maria Halle-Dölau GmbH, Halle
O918 Dr. rer. nat. Hans-Jürgen Kühn, Leipzig
O523 Anneli Nau, München
P1024 Prof. Dr. med. Christine Stadelmann-Nessler, Göttingen
P1025 Dr. med. Tim Sinnecker, Allschwil, Schweiz
R251-001 Milnik V. Elektrophysiologie in der Praxis: Neurographie, Evozierte Potenziale und EEG. 2. A. München: Elsevier Urban & Fischer; 2012.
T758 Prof. David H. Miller, Institute of Neurology, London, UK
U224 Novartis Pharma GmbH, Nürnberg
V492 abavo GmbH, Buchloe; Satz im Auftrag von Elsevier/Urban & Fischer
W901-001 Atlas of MS 2013 reproduced here by kind permission of the MS International Federation, London, United Kingdom; www.msif.org
W1087-002 S2k-Leitlinie Diagnose und Therapie der Multiplen Sklerose, Neuromyelitis Optica Spektrum und MOG-IgG- assoziierte Erkrankungen
W4511-002 Paul Ehrlich Institut (2019). Schulungsmaterial; www.pei.de/SharedDocs/schulungsmaterial/Tysabri-Schulungsmaterial-Aerzte_Version-18_Arztinformation.pdf?__blob=publicationFile&v=3(letzter Zugriff: 27.4.2021).

Fehler gefunden?

An unsere Inhalte haben wir sehr hohe Ansprüche. Trotz aller Sorgfalt kann es jedoch passieren, dass sich ein Fehler einschleicht oder fachlich-inhaltliche Aktualisierungen notwendig geworden sind.
Sobald ein relevanter Fehler entdeckt wird, stellen wir eine Korrektur zur Verfügung. Mit diesem QR-Code gelingt der schnelle Zugriff.

Wir sind dankbar für jeden Hinweis, der uns hilft, dieses Werk zu verbessern. Bitte richten Sie Ihre Anregungen, Lob und Kritik an folgende E-Mail-Adresse: kundendienst@elsevier.com

https://else4.de/978-3-437-22085-2

Inhaltsverzeichnis

A Grundlagen

KAPITEL

1 Geschichte der multiplen Sklerose

Rudolf M. Schmidt† und Frank A. Hoffmann

1.1 Historische Krankheitsfälle

In der Island-Saga von Thorlakr wird geschildert, dass die Wikingerfrau Hala vorübergehend unter Blindheit und Sprachstörungen litt, die sich nach wenigen Tagen unter Gebeten und Opfern zurückbildeten. Poser (1995) ordnet diese Erkrankung in seiner Studie über die Raubzüge der Wikinger der multiplen Sklerose (MS) zu.

Weiterhin sind die Leiden der holländischen Nonne Lidwina von Schidham (1380–1433) zu nennen. Als 15-Jährige brach sie sich beim Schlittschuhlaufen eine Rippe mit anschließender Abszessbildung, heftigen Kopfschmerzen und Fieber. Es folgte ein 38 Jahre dauerndes Leiden mit schubartigen Verschlechterungen und nur geringfügigen Besserungen. Die Erkrankung führte zu Lichtempfindlichkeit, Erblindung des linken Auges und Lähmung des linken Arms. Der Beichtvater bezeichnete ihre Leiden als Prüfung Gottes. Sie sei auserkoren, wie Jesus Christus für die Sünden der Menschen zu leiden. Von der Pest befallen, verstarb sie mit 53 Jahren.

Das Tagebuch und die Briefe von Augustus Frederick d'Este (1794–1848), einem außerehelich erklärten Enkel des englischen Königs Georg III. und Cousin von Königin Victoria, können als Krankheitsprotokolle eines Falls von MS gelten. Im Alter von 28 Jahren traten bei ihm plötzlich Sehstörungen auf. Fünf Jahre danach folgten heftige Schmerzen, Lähmungen der Beine sowie Störungen beim Wasserlassen und Stuhlgang. Auch Potenz- und Sensibilitätsstörungen sowie Schwindelgefühl wurden erwähnt. Weiterhin wird berichtet, dass das Schriftbild aufgebrochen sei und er nur noch einzelne Buchstaben schreiben könne (Kesselring 1990).

In der Literatur wird als Erstbeschreiber der MS oft Jean **Cruveilhier** (1793–1873) genannt. Der zweite Band seines Atlasses der pathologischen Anatomie enthält vier Krankengeschichten und die Abbildung einer Paraplegie par dégénération. In seinen Berichten wies er auf die harte Konsistenz der Herde hin. Zur gleichen Zeit stellte **Carlswell** (1793–1857) in London in seinem Werk *Pathological Anatomy: Illustrations of Elementary Forms of Disease* ein Krankheitsbild dar, das man als MS bezeichnen würde. Die erste klinische Beschreibung erfolgte durch **Frerichs** (1849) in Göttingen, der von Hirnsklerose sprach. Sein Schüler Valentiner sicherte die Diagnose 1856, nachdem der Kranke verstorben war.

Heinrich Heine (1797–1856) litt an einem chronischen Nervenleiden, bei dem es sich um MS gehandelt haben könnte. Mit 35 Jahren erkrankte er an einer Lähmung der linken Hand, 2 Jahre später an Sehstörungen. Nach 9 Jahren traten bulbäre Störungen auf, und es stellte sich eine Paraplegie ein (Jellinek 1990).

Rindfleisch (1863) wies bei der MS auf pathologische Veränderungen um venöse Gefäße hin.

In seinen Vorlesungen stellte **Charcot** (1825–1893) bei diesem Krankheitsbild die klassische Symptomtrias Nystagmus, Intentionstremor und skandierende Sprache heraus. Er dachte auch schon an benigne Verlaufsformen und erarbeitete die Histologie der MS anhand von Zeichnungen. Charcot (1868) wies bereits auf Markscheidenverlust, erhaltene Achsenzylinder, Gliaproliferationen und Fettablagerungen hin. Die ihm eigenen Skrupel und Zweifel trieben ihn dazu, nach Methoden zu suchen, mit denen die diagnostische Unsicherheit überwunden und Klarheit zwischen einer organischen und einer hysterischen Störung hergestellt werden konnte. Seine intellektuelle Redlichkeit war die solide Grundlage seines Werks. Ein Zwang stachelte ihn ständig an, sichere Methoden auszusuchen. 1879 berichtete Charcot bei den meisten Patienten mit einer multilokulären Sklerose, die zu beobachten er Gelegenheit hatte, von einer Schwächung des Gedächtnisses, verbunden mit Sprechverlangsamung. Die intellektuellen und emotionalen Symptome zeigten sich abgestumpft in ihrer Totalität. Das dominierende Gefühl der Kranken schien ihm wie eine Art von stumpfsinniger Undifferenziertheit in Beziehung zu allen Dingen zu sein.

Mit wesentlichen klinischen Ergebnissen trug **Babinski** (1857–1932) in seiner Doktorarbeit 1884 zur Erforschung der MS bei. Er hatte den Sitz der Herde genau lokalisiert und brach mit der überlieferten Gewohnheit, nur Querschnitte vom Rückenmark anzufertigen. Anhand von Längsschnitten konnte er Entmarkungsherde und frische Entzündungen nachweisen und erkennen, dass bei dieser Erkrankung die Degeneration der Markscheiden nicht mit einer Zerstörung der Achsenzylinder einhergeht. Er registrierte, dass die degenerierten Nervenfasern denen ähneln, die im zentralen Stumpf eines durchtrennten Nervs zu beobachten sind. Zugleich warf er die Frage auf, wie weit die Regeneration der Rückenmarkbahnen möglich ist und welche Funktionen wiederhergestellt werden können. Er zeigte die Bedeutung der Hemiplegie bei MS-Kranken auf und beschrieb den ernsten Verlauf dieser Form im Rahmen einer Querschnittsmyelitis. Seine Schülerin Auguste Tournay (1953) berichtet:

„Unter seiner eindrucksvollen Erscheinung und seiner kraftvollen Gestalt verbirgt er anlagebedingte Zweifel und Skrupel, die sich bis zur Ängstlichkeit steigern können. Zum Glück bewirken sie aber keine Hemmungen; ganz im Gegenteil entspinnt sich bei ihm daraus ein innerer Kampf, sich davon zu befreien. Der Zweifel wird durch die methodische Erforschung eines Befundes besiegt; und gegen die Ängstlichkeit erhebt sich ein unermüdlicher und unüberwindlicher Wille."

1.2 Fortschritte in der Diagnostik

Die Gewinnung und Untersuchung des Hirnwassers (Quinke 1891) erwies sich als bahnbrechender Fortschritt für die Diagnostik der MS. Aus der französischen Schule wurden die ersten Ergebnisse von Liquorzelluntersuchungen berichtet. 1904 entwickelten Fuchs und Rosenthal eine Zählkammer zur Ermittlung absoluter Zellzahlen. Kafka beschrieb 1913 ein Spezialröhrchen zur Trennung der Eiweißkörper in Albumine und Globuline. Es folgten die Globulinreaktionen von Nonne und Apelt sowie Pandy. Zur gleichen Zeit wurden auch die Kolloidreaktionen entwickelt.

Dann kam das Zeitalter der Elektrophorese zur Trennung der Eiweißkörper. Im Bereich der Liquorzelldifferenzierung ist das Sedimentkammerverfahren von Sayk (1954) zu nennen. 1960 erschien seine Monografie *Cytologie der Cerebrospinalflüssigkeit.* Im selben Jahr schrieb Schaltenbrand dazu: „*Seit vielen Jahrzehnten bemühen sich die Neurologen um Methoden, welche die Liquorzellen in einer ähnlich klaren und zuverlässigen Weise darstellen, wie es der Internist bei der Untersuchung des Blutbildes gewohnt ist.*“ Schmidt (1955) untersuchte Blutbilder von 56 und Sternalpunktate von 30 MS-Patienten. Bei Letzteren fand sich eine Vermehrung der Plasmazellen (13 %) und der lymphoiden Retikulumzellen (16 %). Auf das Vorliegen eines infektiös-toxischen Geschehens wurde hingewiesen.

Unter den bildgebenden Verfahren in der Radiologie sind die in den 1980er-Jahren in die klinische Forschung und Praxis eingeführten Magnetresonanztechniken hervorzuheben. Sie haben entscheidend zum Verständnis der Krankheitsmechanismen und der Therapiewirkungen auf die pathologischen Prozesse der MS beigetragen. Mit diesen Techniken ist eine größere Sensitivität zum Nachweis pathologischer Veränderungen im Gehirn erreichbar, die mit den Autopsieabweichungen weitgehend übereinstimmen.

MERKE

Zusammenfassend haben paraklinische Untersuchungen wesentlich dazu beigetragen, die Differenzialdiagnostik der MS mit Beurteilung von Schrankenstörungen, Demyelinisierungen und Hirnödem sowie Differenzierung von Eiweißkörpern und Liquorzellen voranzutreiben. Trotzdem steht noch immer die klinische Diagnose der MS im Mittelpunkt.

1.3 Theorien zur Ätiologie

Die Ätiologie der MS wurde in den letzten 150 Jahren durch folgende Theorien erklärt:

- Die **vaskuläre Theorie** (Leyden 1863) stützte sich auf die Beobachtung, dass Plaques meist in der Umgebung kleiner Venen zu finden sind.
- Marburg beschrieb die nach ihm benannte **Toxintheorie** und wies auf einen myelinolytischen Faktor hin; bereits 1906 berichtete er über die nach ihm benannte akute Form der MS.
- Die **infektiöse Theorie** hat sich seit Marie und Charcot bis heute erhalten. Sie unterstreicht, dass die MS eine Infektionskrankheit ist. Brain (1930) wies darauf hin, dass das histologische Bild der postinfektiösen und postvakzinalen Enzephalomyelitis nicht von dem der MS zu trennen ist. Die vermutete Virusätiologie vermittelte den Begriff der Viruspersistenz im Zentralnervensystem (ZNS). Masern z. B. spielten für die Entstehung der MS immer wieder eine Rolle. Erhöhte Antikörpertiter werden bei MS-Kranken häufig gefunden und bei einzelnen Verstorbenen Virusgenome von Masern nachgewiesen. Aber auch für die **Masernhypothese** fehlt noch der schlüssige Beweis. Glanzmann (1927) und van Bogaert (1950) berichteten, dass Enzephalomyelitiden nach Infektionskrankheiten große Ähnlichkeit mit der MS aufweisen. Auch bei Nagern treten akute und chronische Entzündungen mit Demyelinisierungen im ZNS auf. Hierher gehören das Mäusehepatitis-Virus (Haring und Perlmann 2001), das Herpesvirus (Alvarez-Lafuente et al. 2002) sowie das Epstein-Barr-Virus (Ascherio und Munch 2000). Ferner werden bakterielle Infektionen erwähnt. so spielen z. B. die Chlamydien *(Ch. pneumoniae)* eine wesentliche Rolle (Contini et al. 2004).
- An dieser Stelle ist auch die **Spirochätentheorie** von Steiner (1931) zu nennen. Ein Zusammenhang wurde auch mit der HIV-Infektion gesehen (Koprowski et al. 1985). Nach dem Zweiten Weltkrieg wurden zwei Hypothesen verfolgt: 1.) die Suche nach einem unbekannten spezifischen Erreger und 2.) die Registrierung verschiedenartiger Einwirkungen, die eine Abwehrreaktion im Organismus auslösen. Sie wird als neuroallergische Reaktion betrachtet. Mit Fortschreiten immunologischer Erkenntnisse erklärte man die pathologischen Hirnnervenveränderungen mit einer Autoimmunreaktion.
- Bei der **Autoimmuntheorie** wird eine Autoimmunreaktion für das Zustandekommen der MS als entscheidend angesehen, verbunden mit der Vermutung einer primär viralen Genese. Dabei gilt der sensibilisierte, aggressive Lymphozyt als Ursache der Demyelinisierung. Zu Beginn eines

Schubs treten im Blut zytotoxische Lymphozyten auf, die in der Gewebekultur Markscheidengewebe und Oligodendrogliazellen zerstören können. Wekerle et al. (1993) wiesen darauf hin, dass aktivierte T-Zellen des Immunsystems die Barriere der Blut-Hirn-Schranke überwinden können, was aber nicht für Immunglobuline und Entzündungsmediatoren gilt. Die aktivierten T-Zellen müssen bei ihrem Patrouillieren im ZNS einem spezifischen Antigen begegnen, gegen das sie z. B. durch eine frühere Infektion des ZNS sensibilisiert sind. Diese aktivierten T-Zellen sind nach Vass und Lassmann (1990) in Monozyten und Astrozyten nachweisbar. Weiterhin spielt die Terminierung der T-Zell-vermittelten Entzündung durch die programmierte Apoptose eine wesentliche Rolle. Inflammatorische Zellen werden im Gehirn und im peripheren Nervensystem durch Apoptose eliminiert. In diesem Zusammenhang spielen die B-Lymphozyten eine wesentliche Rolle. Hohlfeld (1997) hob erneut hervor, dass aktivierte T-Lymphozyten die Blut-Hirn-Schranke passieren können. Sie werden reaktiviert, wenn sie das passende Antigen auf der Zelloberfläche von antigenrepräsentierenden Zellen im Gehirn finden. Die T-Lymphozyten geben dann Zytokine ab, die Astrozyten und Mikrogliazellen stimulieren und zur Bildung von inflammatorischen Zellen Anlass geben. Es folgt eine Antikörperbildung durch Plasmazellen.

- Bei der **neurodegenerativen Theorie** wird eine Stimulation des Immunsystems mit Bildung von Leukozyteninfiltraten im ZNS und mit Freisetzung von Zytokinen angenommen. Eine akute Neurodegeneration führt zu einer chronischen Entzündungsreaktion mit schubförmiger Infiltration. Auch spielen Regulationsstörungen mit verminderter Apoptose eine Rolle.

1.4 Die empirische Therapie

Die empirische Therapie stand von 1873 bis zum Ende des Zweiten Weltkriegs im Vordergrund. So behandelte Charcot MS-Kranke mit Goldchlorid, Zinksulfat sowie Belladonna- und Mutterkornpräparaten. Er konnte aber mit diesen Medikamenten keine Erfolge erzielen. Im Altertum verwendeten Ärzte Silber zu Behandlungsversuchen bei MS. Das Gleiche galt auch für Arsen und Quecksilber. Arsen gehört zu den ältesten bei MS-Kranken angewendeten Substanzen. Marie und Charcot äußerten aber Zweifel an der Wirksamkeit von Arsenpräparaten. Gleichzeitig kam eine im 16. Jh. bereits zur Syphilisbehandlung eingesetzte Quecksilberschmierkur auch als Therapie gegen MS zur Anwendung. Dazu wurden in wöchentlichem Rhythmus mit einem Lederballen täglich 3–5 g Quecksilber in eine von sechs verschiedenen Hautpartien (linker Arm, rechter Arm, linkes Bein, rechtes Bein, Brust und Rücken) einmassiert. Eine Kur dauerte i. d. R. 40 Tage. Chronische Quecksilbervergiftungen blieben über Jahrzehnte unbeachtet. Noch 1913 bezeichnete Oppenheim in seinem Lehrbuch die Quecksilberschmierkur als Mittel der Wahl.

Zu dieser Zeit wurde besonderer Wert darauf gelegt, auch bei leichten MS-Erkrankungen Bettruhe einzuhalten. Pette empfahl noch 1942 in seinem Lehrbuch *Die entzündlichen Erkrankungen des Nervensystems* selbst in leichten Fällen absolute Bettruhe. Die Gefahr der Kontrakturen war aber schon vorher erkannt worden. Auch Bing (1947) riet in seinem Lehrbuch zu weitgehender körperlicher und psychischer Schonung. Seiner Meinung nach schien von den Medikamenten nur Arsen eine deutliche therapeutische Wirkung zu haben.

Nach dem Zweiten Weltkrieg wurde von neurovaskulären Prozessen bei der MS gesprochen und eine Behandlung mit Antikoagulanzien angestrebt.

1.5 Modelle zur Erforschung neuroimmunologischer Erkrankungen

1.5.1 Experimentelle allergische Enzephalomyelitis

Die experimentelle allergische Enzephalomyelitis (EAE) ist ein Tiermodell der MS. Richtungweisend war die Entwicklung der EAE durch Rivers und Schwendtker (1935), die den Beweis erbrachten, dass eine EAE durch eine einmalige Injektion von Hirngewebe, kombiniert mit Adjuvanzien wie z. B. abgetöteten Tuberkelbazillen, erzeugt werden kann.

Man ging davon aus, dass das ZNS in immunologischer Hinsicht insofern eine Sonderstellung einnimmt, als Lymphbahnen im Gehirn und Rückenmark fehlen. Die Blut-Hirn-Schranke verhindert den Übertritt von Serumproteinen wie auch Immunglobulinen. Eine zelluläre und humorale immunologische Kontrolle ist normalerweise im Gehirn nicht gegeben. Die Markscheiden werden postnatal ausgebildet, sodass sich keine Immuntoleranz gegen Markscheidengewebe entwickeln kann. Die lymphatische Zellreihe kommt im ZNS normalerweise nicht vor. Es sind extrazerebrale Zellen, welche die humorale und zelluläre Immunreaktion hervorrufen.

1.5.2 Experimentelle Autoimmunneuritis

Das Tiermodell der experimentellen Autoimmunneuritis (EAN) stellt eine akute entzündliche demyelinisierende Polyradikuloneuritis (Guillain-Barré-Syndrom, GBS) dar und spiegelt morphologische, immunologische sowie elektrophysiologische Aspekte wider. Insbesondere an den Nervenwurzeln finden sich perivenöse Infiltrate mit Lymphozyten und Makrophagen. Sie phagozytieren das beschädigte und das intakte Myelin.

Adhäsionsmoleküle finden sich vor der klinischen Manifestation an der Oberfläche endoneuraler Gefäße, und es kommt zu einer Schädigung der Blut-Nerven-Schranke. Die entzündliche Reaktion kann zu Demyelinisierung und Axonzerstörung führen.

1.6 Hormontherapie

1.6.1 Behandlung mit Kortison und ACTH

Nach der Beschreibung des Adaptationssyndroms von Selye (1952) traten Behandlungen mit Kortison und adrenokortikotropem Hormon (ACTH) in den Mittelpunkt, und damit wurde die Hypothalamus-Hypophyse-Nebennierenrinde-Funktionsachse für die Regulierung vitaler Vorgänge unterstrichen. ACTH konnte aus der Hypophyse als biologisch aktives Peptid, als Steuerungshormon der NNR, isoliert werden. Bei der ACTH-Therapie stellten sich keine NNR-Atrophie, kein Cushing-Syndrom und auch kein Kalziumdefizit ein. In den 1950er-Jahren wurden an der Pette'schen Klinik in Hamburg und anderen neurologischen Universitätskliniken bei allen Formen der MS 10–20 mg/d Prednison verabreicht. Später erzielten Trotter und Garvey (1980) mit Prednisolon-Dosen von 3 × 1.000 mg/d über 5–6 Tage gute Ergebnisse. Diese Medikation hat sich in der modernen Behandlung von MS-Schüben durchgesetzt. Seit den 1970er-Jahren kommt hoch dosiertes Methylprednisolon intravenös (Pulstherapie) zur Anwendung. Als Alternative haben sich in der Schubtherapie zuletzt auch Plasmaseparationsverfahren etabliert.

1.6.2 Behandlung mit Plazentaextrakten

Filatow (1951) stellte die Hypothese auf, dass jedes menschliche oder tierische Gewebe, das vom Organismus abgetrennt wird, weiterlebt, sich in biochemischer Hinsicht umstellt und dabei besondere Substanzen bildet, die er als „biogene Stimulatoren" bezeichnete. Bei Versuchstieren mit diesem Zellextrakt unterspritzte Hautdefekte heilten wesentlich schneller als bei Tieren, die mit NaCl behandelt wurden. Er erzielte Erfolge bei Hornhauttrübungen, Hautkrankheiten und zentralnervösen Anfällen. Nach Filatow haben die biogenen Stimulatoren Beziehungen zum Nervensystem, weil es über aktive Gewebsfermente verfüge. Er schloss daraus, dass das Nervensystem am stärksten von der Gewebetherapie beeinflusst werden könne. Dürwald und Schmidt (1955) berichteten über eine Therapie mit Plazentaextrakten bei 87 MS-Fällen und einer Kontrollgruppe mit anderen Erkrankungen des zentralen und peripheren Nervensystems. Bei fast 31 % der MS-Fälle stellte sich bereits nach der ersten Kur eine Besserung der Beschwerden wie Lähmungsrückgang, Verschwinden der pathologischen Reflexe und Rückgang der Liquorzellzahl ein. Bei 55 Kranken (63 %) trat ein partieller, z. T. subjektiver Rückgang der Beschwerden ein. Bei 17 % war kein Therapieerfolg nachweisbar. Eine Verschlechterung im Befinden war in keinem Fall zu beobachten.

Veränderungen bei der Behandlung ergaben sich, wie 1953 bereits von Zumach beschrieben, auch im peripheren Blutbild. In der ersten Behandlungswoche zeigte sich ein Leukozytenanstieg, der in der zweiten Woche den Maximalpunkt erreichte. Im Blutbild fand sich eine Zunahme der retikulären Zellelemente. Bei 30 Sternalpunktaten ergaben sich bei unseren Kranken durchschnittlich 13 % Plasmazellen und 16 % lymphoide Retikulumzellen. Unter der Behandlung zeigte sich eine verstärkte Abwehrphase im Sinne Schillings.

1.7 Therapeutische Möglichkeiten mit Immunsuppressiva und Immunmodulatoren

Die **immunsuppressive Therapie** der MS entwickelte sich Ende der 1960er-Jahre nach der neuroallergischen Hypothese und den experimentellen Arbeiten der EAE. Es lagen wesentliche Daten zur Immunpathogenese der MS vor. Die Therapie mit Azathioprin erschien als hoffnungsvolles Prinzip. Es greift in den Purinnukleotidstoffwechsel ein und tritt als 6-Mercaptopurin in das ZNS über. Es ist in der Lage, die akute und chronische EAE zu unterdrücken. Die ersten Medikamente dieser Gruppe, mit denen MS-Kranke behandelt wurden, waren Azathioprin und Cyclophosphamid. In den 1970er-Jahren wurde Azathioprin von Silberberg et al. (1973) und Dommasch et al. (1980) angewandt. Frick (1976) berichtete über eine Reduktion der Schubrate bei mit Azathioprin behandelten MS-Kranken.

Im belgischen MS-Zentrum Melsbroek behandelten Gonsette und Delmotte (1984) MS-Patienten mit Cyclophosphamid in hohen intravenösen (i. v.) Dosen. Bei 203 Fällen verzeichneten sie eine Reduktion der Rückfallquote von 70 %. Allerdings traten bei weiteren Studien Übelkeit, Haarausfall, Hautausschläge sowie eine vermehrte Infektionsneigung auf. Die toxischen Nebenwirkungen waren offenbar der Grund für eine Kombinationstherapie mit Kortikosteroiden, ACTH und Plasmapherese.

1978 wurde auf dem Göttinger Symposium der International Federation for Multiple Sclerosis (IFMS) die immunsuppressive Therapie eingeschätzt und als noch weitgehend gültig erachtet. Eine Reduktion der häufigen und schweren Schübe war erreicht worden, und die Besserungen hielten etwas länger an. Dies traf auch für Behandlungen mit Mitoxantron, Methotrexat und Cladribin zu.

Die Mitoxantron-Therapie mit einer Dosierung von 10–12 mg/m^2 Körperoberfläche (KOF) hat sich bei hochaktiver schubförmiger MS bewährt. Wegen Kardiotoxizität ist die Lebenszeitdosis auf maximal 140 mg/m^2 KOF begrenzt.

Die **Immunmodulation** ermöglicht eine Einstellung der Immunantwort auf ein gewünschtes Niveau. In den 1970er-Jahren wurde – allerdings ohne größeren therapeutischen Erfolg – versucht, eine Immunmodulation mithilfe des Transferfaktors, eines Leukozytenextrakts, zu erreichen (Fog et al. 1978). In der Folgezeit wurden Therapieversuche mit anderen Immunmodulatoren unternommen. Bereits 1957 wurden Interferone (IFN; niedermolekulare Proteine) als Hemmstoffe der intrazellulären Virusreplikation erkannt. Da sie artspezifisch sind, sind tierische Interferone nicht beim Menschen anwendbar.

Es wurde ein unterschiedlicher Einfluss der IFN auf den Entmarkungsprozess festgestellt. α- und β-IFN zeigten eine die Demyelinisierung verhindernde, γ-IFN eine sie verstärkende Wirkung.

Therapieeffekte wurden in der MS-Therapie auch mit Copolymer-1 (Glatirameracetat, Copaxone®) erzielt. β-IFN und Glatirameracetat sind seit den 1990er-Jahren allgemein akzeptierte Basistherapeutika der schubförmigen MS (RRMS).

Das therapeutische Repertoire für die RRMS hat sich in den letzten Jahren noch deutlich erweitert, insbesondere durch monoklonale Antikörper (MAK) und orale Präparate. Dazu gehören der erste in der MS-Therapie zugelassene MAK Natalizumab, ein sog. Migrationshemmer, sowie die depletierenden MAK Rituximab, Alemtuzumab und Ocrelizumab. Alemtuzumab wurde 2013 zur Behandlung der hochaktiven RRMS zugelassen. Ocrelizumab, wie Rituximab ein B-Zell depletierender MAK, war in Studien nicht nur bei der RRMS, sondern als erster Wirkstoff überhaupt bei Patienten mit primär progredientem Verlauf (PPMS) wirksam und wurde deshalb nicht nur für die aktive RRMS, sondern auch für die aktive PPMS zugelassen. Die MAK haben eine Steigerung der Effektivität der Behandlung (hoch-)aktiver MS-Verläufe ermöglicht, allerdings um den Preis neuer Risiken wie z. B. progressiver multifokaler Leukenzephalopathien (PML), vornehmlich unter Natalizumab, und diverser endokrinologischer, hämatologischer, dermatologischer und anderer Nebenwirkungen, die besondere Risikomanagementstrategien erforderlich machen. Der MAK Daclizumab musste wegen erheblicher Nebenwirkungen mit einer Reihe von Todesfällen 2018 wieder vom Markt genommen werden.

Weiterhin sind die neuen oralen Immunmodulatoren zu nennen, die in den letzten Jahren zugelassen wurden: Fingolimod 2011, Teriflunomid 2013, Dimethylfumarat 2014 , Ozanimod 2020, jeweils für die RRMS, sowie Siponimod 2020 für die SPMS (➤ Kap. 18.3).

Schließlich werden bei MS-Erkrankten auch immer wieder Verfahren der hämatopoetischen Stammzelltransplantation als „quasi kausal ansetzende" Therapieoption angewandt und weiterentwickelt, allerdings aufgrund der nicht unerheblichen Risiken bei einem noch beschränkten Patientenkreis (➤ Kap. 17.4).

Es bleibt abzuwarten, welche Fortschritte die moderne, sich ständig entwickelnde Naturwissenschaft auf dem Gebiet der MS-Therapie noch ermöglicht. Der pathologische Prozess der Demyelinisierung kann nicht isoliert als Krankheit betrachtet werden. Die MS stellt noch immer ein schicksalhaftes Geschehen mit Angst, Hoffnungen und Enttäuschungen der Erkrankten dar, das immer den Patienten als Ganzes betrifft. Wichtig für den Erfolg eines Lebens mit der Krankheit sind Durchhaltevermögen beim Patienten und die tragende Kraft der Familie und des sozialen Umfelds, die sich um Hilfe und Unterstützung des MS-Kranken bemühen.

LITERATUR

Die vollständige Literatur zu diesem Kapitel finden Sie im Anhang am Ende dieses Buches.

KAPITEL

2 Epidemiologie

Peter Flachenecker und Uwe K. Zettl

2.1 Einleitung

Die Epidemiologie beschäftigt sich mit der Häufigkeit und Verteilung, aber auch mit den Ursachen und Folgen von Krankheiten in Bevölkerungen oder bestimmten Populationen. Zu den wichtigsten Kenngrößen gehören die **Prävalenz,** d. h. der Anteil der von einer bestimmten Krankheit betroffenen Personen, und die **Inzidenz,** d. h. der Anteil der im Beobachtungszeitraum neu erkrankten Personen, jeweils bezogen auf die gesamte Populationsgröße. Üblicherweise werden Prävalenz und Inzidenz als Anzahl der Erkrankten pro 100.000 angegeben, bei häufigen Erkrankungen auch in Prozent oder Promille.

Die epidemiologischen Untersuchungen zur multiplen Sklerose (MS) haben viel zu deren Krankheitsverständnis beigetragen und die immer noch gültige Annahme begründet, dass die MS durch eine komplexe Wechselwirkung von genetischen Faktoren und Umwelteinflüssen verursacht wird. Mittlerweile konnte eine Reihe dieser Faktoren identifiziert werden; diese werden in den nachfolgenden Kapiteln dargestellt. Dieses Kapitel fokussiert auf demografische Faktoren und die weltweite Verteilung der MS, aber auch auf die in den letzten Jahren zunehmende MS-Häufigkeit in Deutschland.

2.2 Demografische Faktoren

2.2.1 Alter

Bei der Mehrzahl der Patienten liegt das Manifestationsalter zwischen 20 und 40 Jahren, wobei das mittlere Alter bei Krankheitsbeginn bei Frauen i. d. R. etwas niedriger ist. Noch bis in die 1980er-Jahre waren diagnostische Kriterien (z. B. nach Schuhmacher) in Gebrauch, die obligat den Erkrankungsbeginn zwischen 10 und 50 Jahren forderten. Allerdings kann die MS bereits im Kindesalter auftreten, sogar bei Säuglingen, oder sich erstmals im höheren Lebensalter zeigen, selbst bei Menschen über 80 Jahre. Bei der aktuellen Auswertung des Deutschen MS-Registers mit über 18.000 dokumentierten MS-Patienten betrug das Alter bei Krankheitsbeginn im Durchschnitt 32,9 ± 10,6 Jahre. Bei knapp zwei Drittel der Patienten traten die ersten Symptome zwischen dem 20. und 40. Lebensjahr (Lj.) auf, bei 9,4 % bereits vor dem 20. Lj. und bei 6,0 % erst nach dem 50. Lj., und 148 Patienten (0,9 %) erlebten ihre ersten Symptome gar erst nach dem 60. Lj. (Flachenecker et al. 2020) (➤ Abb. 2.1).

Diese Altersverteilung lässt sich in vielen epidemiologischen Untersuchungen finden und scheint unabhängig von der Krankheitshäufigkeit zu sein: So war beispielsweise die Häufigkeitsverteilung innerhalb der verschiedenen Altersklassen in Japan und Dänemark trotz eines 50-fachen Unterschieds in der Prävalenz nahezu vollständig gleich.

2.2.2 Geschlecht

Die MS kommt, wie die meisten Autoimmunerkrankungen, überwiegend bei Frauen vor. Während in älteren Erhebungen ein Verhältnis von etwa 2 : 1 angegeben wird, zeigen jüngere populationsbezogene Untersuchungen einen deutlich höheren Frauenanteil von 3–4 : 1 (Alonso und Hernon 2008; Kingwell et al. 2013). Allerdings wird dieser zeitliche Trend in der Literatur durchaus kontrovers diskutiert und scheint vor allem in Ländern der nördlichen Hemisphäre, nicht aber im Mittelmeerraum oder auf der Südhalbkugel präsent zu sein. In den meisten Untersuchungen ist ein steigender Frauenanteil mit einer zunehmenden Inzidenz assoziiert (Ajdacic-Gross und von Wyl 2019). Es gibt aber auch Regionen wie West-Norwegen, in denen die Inzidenz gestiegen ist, ohne dass sich das Geschlechterverhältnis nennenswert geändert hätte (Magyari und Koch-Henriksen 2019). In Deutschland lässt sich aus den Daten des deutschen MS-Registers für die letzten 10 Jahre keine Änderung des Frauenanteils nachweisen: Dieser lag zwischen 2011 und 2019 mit leichten Fluktuationen weitgehend konstant zwischen 68 und 73 %. Die Ursachen für die geschlechtsspezifischen Unterschiede in der Häufigkeit sind nicht klar. Die Überlegung, dass eine unterschiedliche Überlebenswahrscheinlichkeit für die unterschiedlichen Prävalenzraten bei Männern und Frauen verantwortlich sein könnte, hat sich nicht bestätigt. Vielmehr scheinen Sexualhormone die Immunantwort zu beeinflussen und somit zumindest teilweise für die differenzielle Suszeptibilität der Erkrankung verantwortlich zu sein. Darüber hinaus weisen die immunmodulatorischen Effekte von Vitamin D, der Einfluss von Übergewicht in der Adoleszenz und der Nikotinkonsum geschlechtsspezifische Unterschiede auf, sodass der Anstieg des Frauenanteils auch mit einem veränderten Lebensstil von Männern und Frauen erklärt werden kann (Magyari und Koch-Henriksen 2019).

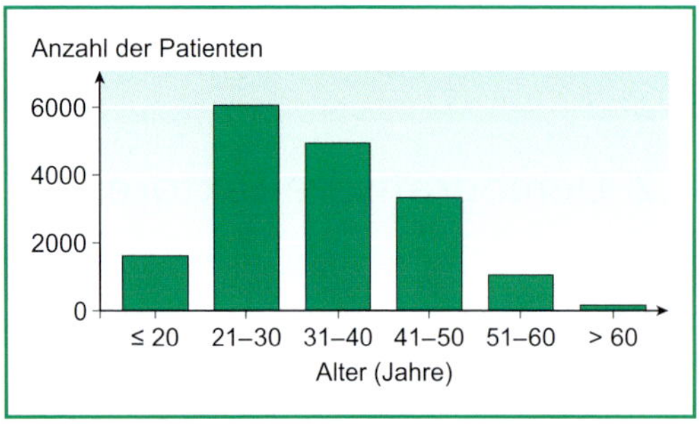

Abb. 2.1 Altersverteilung der MS: Alter bei Krankheitsbeginn bei 18.030 Patienten des deutschen MS-Registers (in Anlehnung an Flachenecker et al. 2020) [F696–003]

2.2.3 Ethnische Zugehörigkeit

Die Häufigkeit der MS ist bei Weißen um mindestens eine Größenordnung höher als bei Angehörigen anderer Ethnien. Bei Schwarzafrikanern war die MS bis 1987 gänzlich unbekannt; inzwischen werden aber immer wieder auch Fälle aus Zentralafrika gemeldet. In den USA ist das Erkrankungsrisiko bei männlichen Schwarzen zwar deutlich höher als in Afrika, aber immer noch etwa halb so niedrig wie bei männlichen weißen Amerikanern. Angehörige anderer ethnischer Gruppen haben ein noch geringeres Risiko. Die Prävalenzraten der orientalischen Bevölkerung in Indien, China und Südostasien sind mit etwa 1–9 pro 100.000 ebenfalls deutlich niedriger als bei Weißen, im Iran aber mit 86 pro 100.000 vergleichsweise hoch (Eskandarieh et al. 2016). Selbst unter Weißen scheinen bestimmte ethnische Populationen besonders empfänglich für die MS zu sein, während andere resistent dagegen sind. So sind die Prävalenzraten bei den Native Americans in Nordamerika, den Inuit, den norwegischen Samen, den ungarischen Roma, den australischen Aborigines und den neuseeländischen Maori deutlich niedriger, selbst wenn sie in Gebieten mit ansonsten hoher Prävalenz leben. Andererseits konnten bei einigen dieser scheinbar resistenten ethnischen Gruppen deutlich höhere Prävalenzraten festgestellt werden, die den hohen Raten in Nordeuropa und den von dort aus besiedelten Ländern wie den USA, Kanada, Australien und Neuseeland entsprechen; die Gründe hierfür sind nicht klar. Eine interessante Hypothese lautet, dass die Erkrankungshäufigkeit in den Gebieten höher ist, die im Mittelalter von den Wikingern angefahren wurden, wobei sie entsprechende Suszeptibilitätsgene verbreitet haben sollen (Poser 1995).

Ethnische Unterschiede scheinen nicht nur die Empfänglichkeit für MS zu beeinflussen, sondern auch die klinische Präsentation, den Krankheitsverlauf und die weitere Prognose zu bedingen (Rivas-Rodriguez und Amezcua 2018).

2.3 Geografische Faktoren

2.3.1 Weltweite Verteilung

Schätzungen zufolge dürften etwa 2,5 Mio. Menschen weltweit von der MS betroffen sein. Einen guten Überblick über die weltweite Verteilung gibt der „Atlas of MS", ein Projekt der Internationalen MS-Gesellschaft (MSIF) in Zusammenarbeit mit der Weltgesundheitsorganisation (WHO; Browne et al. 2014). In diesem Atlas sind Daten aus 112 Ländern enthalten, von denen etwa die Hälfte auf epidemiologischen Studien basiert. Bei Betrachtung der Karte lassen sich deutliche Unterschiede erkennen, die aber keineswegs zufällig sind (> Abb. 2.2). Regionen mit hohem Erkrankungsrisiko sind Europa, Nordamerika und Australien. In Europa wurden die höchsten Raten in Skandinavien (50–105 pro 100.000) und Großbritannien (87–287 pro 100.000) gefunden. Gebiete mit mittlerem Erkrankungsrisiko sind Nordafrika, der südliche Teil der USA, der Mittlere Osten und Teile der ehemaligen Sowjetunion. Die niedrigsten Prävalenzraten finden sich in Japan, China, Teilen Russlands, Zentralafrika, Lateinamerika und der Kari-

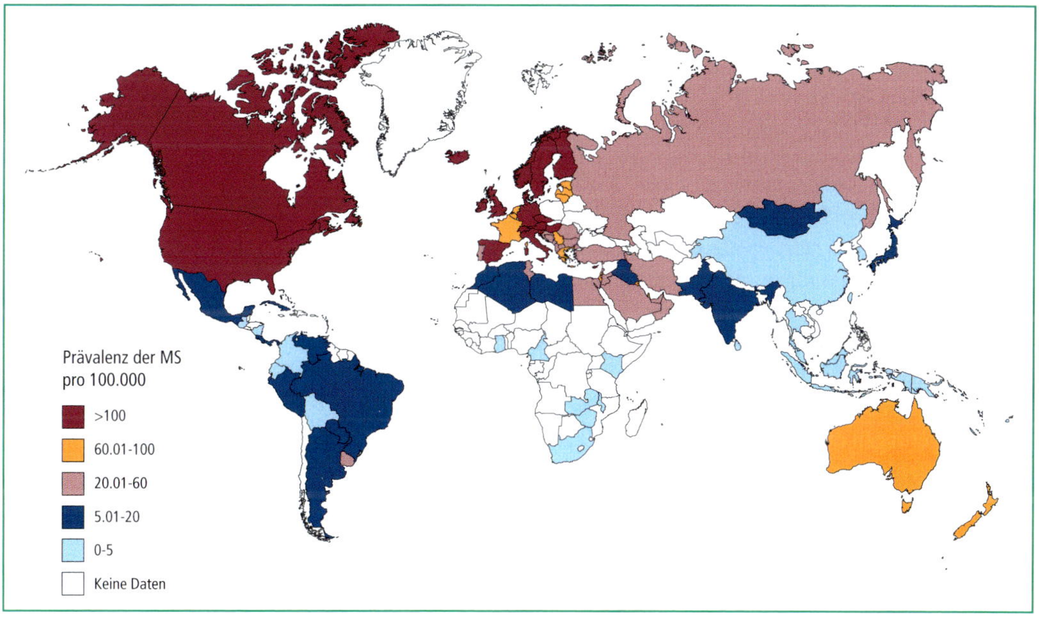

Abb. 2.2 Weltweite Häufigkeitsverteilung der MS („Atlas of MS" der Multiple Sclerosis International Federation [MSIF 2013]; www.msif.org/includes/documents/cm_docs/2013/m/msif-atlas-of-ms-2013-report.pdf?=1) [W901–001]

bik (➤ Abb. 2.2). Allerdings zeigen neuere Daten aus Südamerika, dass ehemalige Niedrigprävalenzgebiete wie Argentinien oder Brasilien nun auch zu den Gebieten mit mittlerem Erkrankungsrisiko gezählt werden müssen (Cristiano et al. 2013).

Entsprechend unterschiedlich sind auch die **Inzidenzraten,** d. h. die Anzahl der Neuerkrankten pro Jahr, die allerdings aufgrund der nur relativ geringgradig eingeschränkten Lebenserwartung (➤ Kap. 7.4.3) deutlich niedriger sind. In den Regionen mit hohem Erkrankungsrisiko beträgt die Inzidenz 2–5 pro 100.000, im Südosten Schottlands kommen auf 100.000 Einwohner bis zu 12 Neuerkrankte (Übersicht bei Mayr et al. 2003).

Seit Langem ist bekannt, dass die Prävalenzraten einem Gradienten folgen, wobei die Erkrankung in Äquatornähe selten ist und in Richtung der Pole zunimmt (➤ Abb. 2.2). Diese „Breitengrad-Regel“ gilt sogar in umschriebenen Gebieten mit relativ homogener Population wie Australien, Neuseeland und den USA. Daneben existiert vor allem auf dem Gebiet der ehemaligen Sowjetunion ein West-Ost-Gradient mit einer Häufigkeit von mehr als 50 MS-Fällen pro 100.000 Einwohner in Estland und weniger als 5 in Usbekistan, Kasachstan, Turkmenistan und Kirgisien (➤ Abb. 2.2). Allerdings ist der noch von Kurtzke beschriebene US-amerikanische Nord-Süd-Gradient in den letzten 50 Jahren komplett verschwunden und bei den zwischen 1947 und 1964 geborenen Frauen nicht mehr nachweisbar; deshalb wird ein **Einfluss von Umweltfaktoren** wie dem Epstein-Barr-Virus (EBV), Rauchen, Übergewicht im Kindesalter und niedrigem Vitamin-D-Spiegel angenommen (Ascherio 2013). Demgegenüber lässt sich die Verteilung der MS in Südamerika mit den heterogenen ethnischen Gruppen und den daraus resultierenden unterschiedlichen **genetischen Einflüssen** erklären (Rivera 2017).

Obwohl die zahllosen Prävalenzstudien aufgrund methodologischer Unterschiede nur eingeschränkt vergleichbar sind, erlauben sie doch einige allgemeine Schlussfolgerungen über die geografische Verteilung der MS. Offenbar ist die MS häufiger in Gebieten, die ein gemäßigtes Klima haben und wirtschaftlich gut entwickelt sind. Zumindest in den Ländern mit ethnisch homogener Bevölkerung gibt es einen Breitengradgradienten, der jedoch in Regionen mit gemischter ethnischer Herkunft weniger eindeutig ist und im zeitlichen Verlauf zu verwischen scheint. Ungeklärt sind jedoch die z. T. widersprüchlichen und stark variierenden Prävalenzraten in eng benachbarten Regionen. Dennoch wurde bereits in den 1970er-Jahren daraus geschlossen, dass ein oder mehrere Umweltfaktoren bei der Ätiologie der MS eine Rolle spielen müssen, die mittlerweile zumindest teilweise charakterisiert sind.

2.3.2 Cluster und Epidemien

Zahlreiche Publikationen berichten, dass die MS in Form von sog. Clustern innerhalb bestimmter Gebiete und Zeiträume ungewöhnlich häufig vorgekommen ist (Compston 1998; Hogancamp et al. 1997). Obwohl Untersuchungen dieser Cluster wertvolle Hinweise auf die Ursache der MS geben könnten, sind sie nicht unproblematisch: Die Fallzahlen sind üblicherweise klein, weshalb das gehäufte Auftreten der MS auch zufällig sein könnte; die Diagnose der MS ist nicht immer gesichert, und die Patienten müssen gemeinsam dem verdächtigen Agens ausgesetzt gewesen sein. Insgesamt genügen nur wenige der beschriebenen Cluster diesen Anforderungen, wovon die überzeugendsten auf den Orkney-Inseln nordöstlich von Schottland entdeckt wurden. Hier waren zwei zeitlich getrennte Clusterbildungen nachweisbar: zum einen 21 Jahre vor der erstmaligen klinischen Manifestation, zum anderen unmittelbar vor Krankheitsbeginn. Damit bestätigte sich einerseits die lange Latenz zwischen Trigger und Krankheitsausbruch, andererseits wird dadurch entweder die einmalige Exposition gegenüber zwei verschiedenen Umwelteinflüssen oder die zweimalige Exposition gegenüber demselben Umweltfaktor nahegelegt.

Seit dem Zweiten Weltkrieg wurden zwei **MS-Epidemien** (auf den Färöer-Inseln und in Island) identifiziert:

- In einer Reihe von Artikeln beschrieb Kurtzke bei zunächst 32 Färöer-Insulanern das erstmalige Auftreten einer MS zwischen 1943 und 1973 in drei Epidemien mit 20, 9 und 3 Fällen im Abstand von jeweils 13 Jahren. Eine vierte Epidemie mit 7 weiteren Neuerkrankungen zwischen 1984 und 1989 nahmen die Autoren als Beweis ihres Modells einer übertragbaren Infektionskrankheit, die von britischen Truppen während des Zweiten Weltkriegs eingeschleppt worden

sein soll. Allerdings blieb diese Hypothese nicht unwidersprochen: So erscheint unklar, warum britische Truppen nur die Färöer-Inseln infiziert haben sollen und in anderen Gebieten, in denen ebenfalls britische Truppen stationiert waren, keine Epidemien aufgetreten sind. Darüber hinaus könnten durchaus auch vor dem Zweiten Weltkrieg MS-Fälle vorhanden gewesen und erst durch die verbesserte Diagnostik systematisch erfasst worden sein. Zudem sind die Fallzahlen sehr klein.
- Auch die zweite Epidemie in Island wurde mit der Anwesenheit britischer Truppen während des Zweiten Weltkriegs in Zusammenhang gebracht. Allerdings unterscheidet sich die Situation von der auf den Färöer-Inseln, da die MS bereits vor Stationierung der britischen Truppen in Island bekannt war.

Da der erste Neurologe auf Island seine Arbeit erst 1942 aufnahm, kann die gestiegene Inzidenz auch auf die verbesserte neurologische Diagnostik zurückzuführen sein.

2.3.3 Migrationsstudien

Die Unterschiede in der Krankheitshäufigkeit bei den verschiedenen Ethnien und insbesondere die Resistenz bestimmter ethnischer Bevölkerungsgruppen gegenüber der MS haben schon lange eine genetische Komponente vermuten lassen. Auf der anderen Seite legt die geografische Verteilung den Einfluss von Umweltfaktoren wie der UV-Strahlung in besonderen Lebensabschnitten, der Vitamin-D-Konzentration im Blut, viralen Infekten (z. B. mit EBV) und Übergewicht im Kindes- und Jugendalter nahe. Ein Vergleich der MS-Prävalenzraten bei Einwanderern mit dem Risiko des Herkunftslandes und dem der nativen Bevölkerung bietet zumindest theoretisch die Möglichkeit, genetische Faktoren und Umwelteinflüsse zu untersuchen. Ändert sich beim Wechsel der Umgebung auch das Erkrankungsrisiko, müsste die MS eine Erkrankung sein, die durch Umwelteinflüsse mitbestimmt wird. Damit sind die Migrationsstudien trotz vielfältiger methodischer Einwände von großer Bedeutung für das Verständnis der MS.

Migration von Hoch- in Niedrigrisikogebiete

Bei Einwanderern nach Israel wurde bereits früh ein erheblicher Unterschied in der MS-Prävalenz festgestellt, der stark vom Alter bei der Immigration abhängig war: So kam die MS überaus selten bei den ursprünglich in Nordeuropa beheimateten Aschkenasim vor, wenn sie vor der Pubertät eingewandert waren. In Südafrika war die MS am häufigsten bei Immigranten aus Europa, gefolgt von den in Südafrika geborenen Weißen, und am niedrigsten bei den eingeborenen Afrikanern. Unter den englischsprachigen Weißen fand sich bemerkenswerterweise ein deutlicher Unterschied, der wiederum vom Alter bei der Einwanderung abhing: Diejenigen, die als Erwachsene nach Südafrika kamen, behielten das hohe Erkrankungsrisiko ihres Herkunftslandes, während sich das Risiko derjenigen, die vor dem 15. Lj. übersiedelten, dem der indigenen Bewohner annäherte und deutlich niedriger war, als vom Herkunftsland zu erwarten gewesen wäre.

Migration von Niedrig- in Hochrisikogebiete

Die Einwanderung aus Indien, Afrika und Westindien – Gebiete mit niedrigem Erkrankungsrisiko – nach Großbritannien hatte keine unmittelbaren Auswirkungen auf das MS-Risiko bei den Immigranten. Allerdings waren die Prävalenzraten der in England geborenen Kinder mit denen der englischen Allgemeinbevölkerung vergleichbar. Die Prävalenz der auf Hawaii lebenden Japaner war mit 7 pro 100.000 niedriger als bei nativen Hawaiianern (10,5 pro 100.000) oder derjenigen bei den aus Nordamerika eingewanderten Bewohnern (34 pro 100.000) und mit derjenigen der in Kalifornien lebenden Japaner vergleichbar, was für einen von der Umgebung unabhängigen protektiven Effekt spricht. Nicht nur das Erkrankungsrisiko, sondern auch der Verlauf der MS unterscheidet sich zwischen Immigranten und Ortsansässigen: So war die Behinderungsprogression bei in Frankreich lebenden Nordafrikanern vor allem in der zweiten Generation rascher und die Schübe in den ersten 5 Krankheitsjahren häufiger als bei weißen Franzosen und in Tunesien lebenden Nordafrikanern (Sidhom et al. 2017).

Schlussfolgerung aus den Migrationsstudien

Zusammenfassend lässt sich aus den Migrationsstudien die Hypothese ableiten, dass bei genetisch prädisponierten Personen ein Umweltfaktor in den frühen Lebensjahren eine MS initiieren kann (Winkelmann et al. 2011). Besonders empfängliche Personen akquirieren die Erkrankung in der Kindheit oder frühen Jugend. Die Migration vor dem 15. Lj. in Gebiete mit niedrigem Erkrankungsrisiko, in denen die krankheitsauslösenden Umweltfaktoren selten sind, reduziert das Risiko, an einer MS zu erkranken, während die Auswanderung nach diesem Zeitpunkt keinen Einfluss auf das Krankheitsrisiko hat. Empfängliche Personen in Niedrigrisikogebieten, die dem auslösenden Faktor noch nicht ausgesetzt waren, bleiben weiterhin anfällig. Die Migration in ein Hochrisikogebiet scheint das Risiko noch zu erhöhen; allerdings gibt es Hinweise darauf, dass die Zeitdauer der Exposition mindestens 2 Jahre betragen muss. In den Gebieten mit niedrigem MS-Risiko gibt es einen protektiven Faktor (z. B. die Sonnenexposition); alternativ ist denkbar, dass der auslösende Faktor wie bei der Poliomyelitis ubiquitär vorhanden ist und der frühzeitige Kontakt damit vor der späteren Entwicklung einer MS schützt.

Letztendlich haben die Migrationsstudien zwar wichtige Erkenntnisse hinsichtlich des Zusammenspiels aus genetischen Komponenten und Umwelteinflüssen geliefert; die zugrunde liegenden Faktoren konnten sie jedoch nicht aufdecken.

2.3.4 Zeitliche Veränderungen

Wiederholte Untersuchungen zu verschiedenen Zeitpunkten weisen darauf hin, dass die Krankheitshäufigkeit im Laufe der Zeit zunimmt, was u. a. dazu geführt hat, dass einige südeuropäische Länder wie Spanien, Italien und Griechenland, die zuvor als Gebiete mit niedrigem Erkrankungsrisiko galten, nun ein den mitteleuropäischen Verhältnissen vergleichbares MS-Risiko aufweisen (➤ Abb. 2.2). Die Prävalenz in drei australischen Gebieten hat sich im Laufe der Zeit trotz unterschiedlicher absoluter Erkrankungshäufigkeit nahezu verdoppelt. In Südniedersachsen stieg die Prävalenz seit 1968 kontinuierlich an und lag Ende 1994 – alle eindeutigen, wahrscheinlichen und fraglichen Fälle eingeschlossen – bei 170 Erkrankungen pro 100.000 Einwohner. In mehreren seriellen Prävalenzstudien mit Zeiträumen von über 75 Jahren aus der Mayo-Klinik in Rochester stieg die Prävalenz zwischen 1915 und 1985 zunächst stetig an, um dann aber bis zur letzten Erhebung im Jahr 2000 konstant zu bleiben (Mayr et al. 2003). Eine Analyse von 29 epidemiologischen Studien in Norwegen ergab eine 10-fache Steigerung der MS-Häufigkeit, sowohl der Prävalenz als auch der Inzidenz. So stieg die Prävalenz zwischen 1961 und 2014 von 20 auf 203 pro 100.000 und die Inzidenz von 1,9 auf 8,0 pro 100.000 (Grytten et al. 2015).

Zum gegenwärtigen Zeitpunkt ist unklar, ob die MS tatsächlich im Zeitverlauf häufiger wird oder ob die Zunahme der Erkrankung nur vorgetäuscht ist. Dies könnte durch die verbesserte Diagnostik und die veränderten diagnostischen Kriterien mit der Möglichkeit zur besseren Erkennung und früheren Diagnosestellung, durch die erhöhte Sensibilisierung für die Diagnose MS durch vorangegangene Erhebungen oder durch eine vermehrte Anzahl von Neurologen im Erhebungsgebiet bedingt sein. Eine erhöhte Prävalenz ohne wirkliche Zunahme der MS-Häufigkeit (bei gleich bleibender Inzidenz) würde sich auch durch eine verlängerte Lebenserwartung erklären lassen, z. B. durch die Vermeidung von Komplikationen. Für die Möglichkeit eines nur artifiziellen Anstiegs spricht, dass bei der jüngsten Erhebung in Rochester die Prävalenz und die Inzidenz in den letzten 15 Jahren annähernd gleich geblieben sind (Mayr et al. 2003). Andererseits ist es zumindest in einigen Regionen wie Sardinien zu einer echten Erhöhung der Häufigkeit im zeitlichen Verlauf gekommen, da bei vergleichbaren methodischen Ansätzen und vergleichbarer Anwendung der diagnostischen Möglichkeiten in den diesen Regionen benachbarten Gebieten eine stabile Inzidenz zu verzeichnen war. Bemerkenswert dabei ist, dass einerseits der Frauenanteil konstant gestiegen ist, während sich andererseits der Breitengradgradient abgeschwächt hat (Alonso und Hernon 2008). Hier könnten die Veränderungen von Lebensstil- und Risikofaktoren wie Vitamin D und Rauchen eine Rolle spielen.

In Japan ist die Prävalenz zwischen 1972 und 2004 dramatisch um das 4-Fache angestiegen, wobei sich auch die Charakteristika der Erkrankung verändert haben. Diese Veränderungen werden mit der anhaltenden „Westernisierung“ Japans und dem damit verbundenen veränderten Lebensstil erklärt (Osoegawa et al. 2009).

2.4 Multiple Sklerose in Deutschland

2.4.1 Häufigkeit der MS

Die populationsbezogenen Erhebungen zwischen 1960 und 1990 in umschriebenen Regionen Deutschlands ergaben unterschiedliche Prävalenzraten, die von 37 bis 170 pro 100.000 reichten. Einen Überblick gibt (➤ Tab. 2.1).

In Ermangelung einer flächendeckenden deutschlandweiten Erhebung war die genaue Anzahl der MS-Patienten in Deutschland lange Zeit unbekannt. Eine frühe Hochrechnung aus dem Jahr 2000, bei der die Prävalenzraten aus der Literatur zusammengefasst wurden, ergab Zahlen zwischen 67.000 und 138.000, wenn alle eindeutigen, wahrscheinlichen und fraglichen MS-Fälle eingerechnet wurden (Hein und Hopfenmüller 2000). Anhand einer repräsentativen Befragung der in die Behandlung der MS involvierten Arztgruppen (alle niedergelassenen Neurologen, alle Neurologen in Krankenhäusern sowie 277 niedergelassene Praktiker, Allgemeinmediziner und Internisten) schätzten die Autoren eine Anzahl von etwa 122.000 MS-Patienten in Deutschland, die im Bereich der zuletzt in Südniedersachsen ermittelten Prävalenzrate liegt und mit den bisherigen Annahmen von etwa 120.000 bis 140.000 MS-Kranken in Deutschland gut übereinzustimmen schien (Hein und Hopfenmüller 2000). Diese Zahlen wurden infrage gestellt, als das Bundesversicherungsamt erstmals Behandlungsdaten der gesetzlichen Krankenkassen analysierte und damit auf eine Zahl von 199.505 Patienten mit gesicherter MS-Diagnose kam. Bei 69,3 Mio. GKV-Versicherten errechnet sich damit eine Prävalenz von 0,29 % bzw. 289 pro 100.000 (Petersen et al. 2014). Zudem fanden sich regionale Unterschiede mit höherer Prävalenz im Westen, deren Gründe bisher unklar sind. Im Versorgungsatlas 2017, in dem die jährliche Diagnoseprävalenz auf Basis deutschlandweiter krankenkassenübergreifender Daten der vertragsärztlichen Versorgung bestimmt wird, wird die Inzidenz der MS auf 18 Neuerkrankungen pro 100.000 Einwohner geschätzt (Holstiege et al. 2017). Die alters- und geschlechtsstandardisierte Prävalenz stieg im Untersuchungszeitraum kontinuierlich von 0,25 % im Jahr 2009 auf 0,32 % im Jahr 2015 an, wobei die Zahl der Erkrankten pro Jahr um rund 10.000 zunahm (➤ Tab. 2.2).

Tab. 2.1 Prävalenz der MS in Deutschland

Gebiet	Prävalenzdatum	Prävalenz* (pro 100.000)
Hamburg	1960	72,7**
Rostock	1977	60,4
	1983	68,6**
Halle	1983	44,9
Vogtland	1980	49,6
Ruhrgebiet (Bochum)	1990	105**
Göttingen	1982	68,4
Südniedersachsen	1968	36,8
	1975	62,8
	1986	83,5
	1989	118**
	1994	127
Darmstadt	1982	53,6
Südhessen	1980	58,3

* Die Prävalenzraten beziehen sich i. d. R. auf eindeutige und wahrscheinliche MS-Fälle; die Studien, bei denen zusätzlich fragliche Fälle eingeschlossen wurden, sind mit ** gekennzeichnet (in Anlehnung an Hein und Hopfenmüller 2000).

Tab. 2.2 Entwicklung der Prävalenz der MS in Deutschland

Jahr	N	MS-Erkrankte	Prävalenz [%]
2009	69.719.142	172.497	0,247
2010	69.473.638	180.986	0,260
2011	69.311.329	189.210	0,272
2012	69.398.840	197.827	0,284
2013	69.521.912	206.703	0,297
2014	69.954.566	215.714	0,308
2015	70.347.435	223.838	0,318

N: Gesamtzahl der GKV-Versicherten. Quelle: Versorgungsatlas Bericht Nr. 17/09, veröffentlicht am 07.12.2017, Version 2 am 16.05.2018 (Holstiege et al. 2017)

MERKE

Bezogen auf die Gesamtbevölkerung von 81,351 Mio. Einwohnern (Stand 2017) leiden somit knapp 260.000 Betroffene an einer MS; jährlich werden über 14.600 Erkrankte neu diagnostiziert. Damit ist die MS in Deutschland etwa doppelt so häufig, wie man lange Zeit angenommen hatte.

2.4.2 Häufigkeit der progredienten MS im Zeitverlauf

Eine Auswertung des schwedischen MS-Registers berichtete über eine kontinuierlich abnehmende Häufigkeit der primär progredienten MS (PPMS) von 12,4 % im Diagnosezeitraum 1980–1984 auf 6,2 % zwischen 2010 und 2014 (Westerlind et al. 2016). Im Gegensatz dazu war im deutschen MS-Register bei einer vergleichbaren Analyse kein derartiger Effekt zu beobachten: Hier betrug der Anteil der PPMS zwischen 1980 und 2014 weitgehend unverändert etwa 6 %. Interessanterweise zeigt die jüngste Auswertung der Jahre 2017 und 2018 mit 7,6 % bzw. 9,0 % PPMS-Patienten einen Trend zum steigenden Anteil der primär progredienten MS. Die Gründe hierfür sind nicht klar. Im Vergleich zu der früheren Auswertung von 2005/2006 war allerdings der Anteil insbesondere der sekundär progredienten MS (SPMS) mit 16 % gegenüber 32 % deutlich niedriger, wobei hier die geringere Anzahl an Patienten und dokumentierenden Zentren eine Rolle spielen könnte (Flachenecker et al. 2020).

LITERATUR

Die vollständige Literatur zu diesem Kapitel finden Sie im Anhang am Ende dieses Buches.

KAPITEL

3 Genetik, Umwelt- und Lifestyle-Faktoren

Brit Fitzner, Cornelia Hardt, Michael Hecker, Paulus S. Rommer und Uwe K. Zettl

3.1 Formalgenetische Aspekte

3.1.1 Vererbungsmodus

Aufgrund des familiären Vorkommens von multipler Sklerose (MS) postulierte Eichorst (1886), dass MS erblich sei. Ein monogener Erbgang mit dominanten oder rezessiven Allelen lässt sich aus Familienstammbäumen nicht ableiten, und monozygote Zwillinge sind für MS nicht immer konkordant. Familiäres Vorkommen von MS sowie Erkrankungshäufigkeiten von Familienmitgliedern lassen sich jedoch empirisch ermitteln, indem Erkrankungshäufigkeiten mit dem Verwandtschaftsgrad oder der parentalen Transmission korreliert werden. Um den tatsächlichen Wert nicht zu unterschätzen, werden **Erkrankungswahrscheinlichkeiten alterskorrigiert** (AK-EW).

AK-EW in der Bevölkerung unterscheiden sich somit von der **Prävalenz** (Zivadinov et al. 2003). Die Prävalenz liegt global bei 36/100.000 Einwohner pro Jahr. Am höchsten sind die Prävalenz (133/100.000 Einwohner pro Jahr) und die **Inzidenz** in Europa (6,8/100.000 Einwohner pro Jahr), gefolgt von Amerika mit einer Prävalenz von 112/100.000 und einer Inzidenz von 4,8/100.000 Einwohner pro Jahr. Am niedrigsten sind die Werte in Afrika und in der Westpazifikregion mit einer Prävalenz von jeweils

5/100.000 Einwohner pro Jahr und einer Inzidenz von 0,4 bzw. 0,8/100.000 Einwohner pro Jahr (Walton et al. 2020). Dabei ist zu beachten, dass Daten aus Ländern mit geringem Einkommen in der Statistik fehlen können oder nur begrenzt vorhanden sind. Die Variabilität der Daten ist hoch und nicht ausschließlich regional bedingt; Methodik, Diagnostik, Erhebungszeiträume und Stichprobengröße beeinflussen das Gesamtergebnis. Deutschland liegt mit einer Prävalenz von 303/100.000 Einwohner pro Jahr weltweit an zweiter Stelle, gefolgt von den USA mit einer Prävalenz von 288/100.000 Einwohner pro Jahr. Nur in San Marino ist die Prävalenz mit 337/100.000 Einwohner pro Jahr noch höher als in Deutschland. Auch die Inzidenz ist in Deutschland weltweit am zweithöchsten (17,6/100.000 Einwohner pro Jahr). Die höchste Inzidenz zeigt sich dagegen in Australien mit 19,5/100.000 Einwohner pro Jahr (Walton et al. 2020). Weltweit sind Frauen häufiger von MS betroffen als Männer. Das Verhältnis zwischen erkrankten Frauen zu erkrankten Männern liegt weltweit zwischen 1,9 : 1 (östlicher Mittelmeerraum) bis 3,5 : 1 (Westpazifik) (Walton et al. 2020). In Deutschland betrugen Diagnoseprävalenz- und Inzidenzwerte im Jahr 2015 bei Frauen gegenüber Männern 2,4 : 1 bzw. 2,5 : 1 (Holstiege et al. 2017).

Genetisch-epidemiologische Studien wurden in Großbritannien (Robertson et al. 1996) und Schweden (Westerlind et al. 2014) durchgeführt. Die schwedische Studie basiert auf nationalen Registern sowie umfassenden Patienten- und MS-Registern (> 28.000 Patienten); der Rekrutierungsfehler ist somit vergleichsweise gering. Aus der Studie ergeben sich bei Verwandten von MS-Patienten je nach Verwandtschaftskoeffizient unterschiedliche Wahrscheinlichkeiten, ebenfalls an MS zu erkranken. Bei monozygoten Zwillingspartnern (100 % gemeinsames Erbgut) eines MS-Patienten beträgt die AK-EW 17,2 % und bei dizygoten Zwillingspartnern (50 % gemeinsames Erbgut) 1,92 %. Bei weiteren Verwandten 1. Grades (50 % gemeinsames Erbgut) ergibt sich eine höhere AK-EW bei Schwestern (3,38 %) gegenüber Brüdern (1,74 %) und bei Töchtern (2,83 %) gegenüber Söhnen (1,26 %). Bei Verwandten 2. Grades (25 % gemeinsames Erbgut) ergibt sich eine höhere AK-EW bei Halbschwestern (2,46 %) gegenüber Halbbrüdern (1,51 %) mütterlicherseits und Halbschwestern (1,69 %) gegenüber Halbbrüdern (1,12 %) väterlicherseits. Adoptierte Kinder oder Geschwister, die a priori kein gemeinsames Erbgut mit Eltern oder Geschwistern haben, weisen eine AK-EW von 0,84 % auf (Westerlind et al. 2014). Die Daten sind mit denen der kanadischen Studien vergleichbar (Ebers et al. 1995, 2004; Herrera et al. 2008).

Die **parentale Transmission** von MS an Nachkommen von erkrankten Vätern gegenüber Müttern ist nicht signifikant unterschiedlich. Das Geschlechterverhältnis von erkrankten Töchtern zu Söhnen bei Transmission über den Vater liegt bei 1,6 : 1 und bei Transmission über die Mutter bei 2,6 : 1 (Westerlind et al. 2014). In der kanadischen Studie war die parentale Transmission von MS ebenfalls nicht signifikant unterschiedlich, das Geschlechterverhältnis unabhängig von der Transmission über Vater oder Mutter gleich (Sadovnick 2013). Zwei Studien beschreiben eine bevorzugte **maternale Transmission** (Hoppenbrouwers et al. 2008; Herrera et al. 2008), eine weitere Studie eine bevorzugte paternale Transmission (Kantarci et al. 2006). In der ersten Studie handelte es sich um eine isolierte Population, in der die Mütter einen höheren Verwandtschaftsgrad untereinander aufwiesen als die Väter, und in den anderen beiden Studien um Multiplex-Familien aus Kanada bzw. den USA. Alle drei Studien unterliegen einem mehr oder weniger ausgeprägten Selektionsbias.

Weitere kanadische Studien zeigen, dass die Transmission von MS bei konjugalen Paaren – Vater *und* Mutter (12,24 %) sind erkrankt – vergleichsweise höher ist als bei Paaren, bei denen Vater *oder* Mutter erkrankt ist (9,65 %) (Ebers et al. 2000). Darüber hinaus ist in Familien gesunder Eltern mit mindestens einem an MS erkrankten Kind der prozentuale Anteil der an MS erkrankten Kinder bei konsanguinen Eltern (8,96 %) höher als bei nicht konsanguinen Eltern (2,3 %) (Sadovnick et al. 2001).

Offen bleibt die Frage, ob „familiäre MS" (in der Familie gibt es mehr als einen MS-Patienten) und „sporadische MS" (in der Familie gibt es einen MS-Patienten) genetisch unterschiedlich sind. Stammbäume „familiärer MS" sind prinzipiell mit di-, tri- und oligogenen Erbgängen sowie rezessiven, dominanten oder kodominanten Allelen vereinbar. Empirisch ermittelte EW schließen identische Erbgänge bei „sporadischer MS" nicht aus.

MERKE

Unterschiedliche genetische Prädispositionsfaktoren tragen zur Manifestation von MS bei. Mit abnehmendem Verwandtschaftsgrad (100 %, 50 %, 25 %) nimmt die AK-EW signifikant ab. Weibliche Verwandte 1. Grades (Schwestern/Töchter) haben eine etwa doppelt so hohe AK-EW wie männliche Verwandte (Brüder/Söhne). Tragen beide Eltern genetische Prädispositionsfaktoren (konjugale MS, Konsanguinität), nimmt bei den Nachkommen die Erkrankungswahrscheinlichkeit für MS zu.

3.1.2 Penetranz

Die Penetranz eines genetischen Merkmals gibt die Wahrscheinlichkeit an, mit der ein Träger eines krankheitsrelevanten Genotyps einen entsprechenden Phänotyp aufweist. Monozygote Zwillinge haben, abgesehen von einzelnen somatischen Mutationen und ihrem Epigenom, einen identischen Genotyp. Ohne den krankheitsrelevanten Genotyp zu kennen, kann die Konkordanz bei monozygoten Zwillingen daher als direktes Maß der Penetranz angenommen werden. Legt man Konkordanzraten der schwedischen Studie (Westerlind et al. 2014), der kanadischen Studie (Willer et al. 2003) und einer Metaanalyse zugrunde (O'Gorman et al. 2013), so beträgt die Penetranz ca. 18 %. Sie ist bei Frauen höher als bei Männern.

Die Angaben zur Prävalenz der MS beziehen sich ausschließlich auf den Phänotyp. Bei einer Prävalenz von 100/100.000 Einwohner und einer Penetranz von ca. 20 % ist anzunehmen, dass etwa 500/100.000 Einwohner ein komplettes Set an prädisponierenden Genotypen tragen, jedoch aufgrund unvollständiger Penetranz 400 dieser Merkmalsträger nicht an MS erkranken. Das Spektrum möglicher Einflussfaktoren auf die Penetranz ist groß und schließt verschiedenste epigenetische Mechanismen, intrauterine Bedingungen sowie Umweltfaktoren ein – Faktoren, in denen sich auch genetisch identische Zwillingspaare unterscheiden. Die höhere Penetranz von MS bei Frauen gegenüber Männern könnte auf geschlechtsspezifische Faktoren zurückzuführen sein.

MERKE

Bei MS ist eine Penetranz von etwa 18 % anzunehmen; sie ist bei Frauen höher als bei Männern. Die Penetranz beeinflussende Faktoren können zufällige Ereignisse, epigenetische Mechanismen, intrauterine Bedingungen sowie Umweltfaktoren sein.

3.1.3 Expressivität

Phänotypisch präsentiert sich MS als Erkrankung mit variabler Expressivität. Zu den klinischen Variablen zählen Manifestationsalter (< 20 Jahre, 20–40 Jahre, > 40 Jahre), unterschiedliche Schweregrade („benigne“ MS bis hin zu MS mit gravierender Behinderung), Laborparameter (oligoklonale Banden [OKBs], Autoantikörper) und Bildgebungsbefunde (MRT). Hinzu kommen klinische Einteilungen in schubförmige MS (RRMS), sekundär progrediente MS (SPMS), primär progrediente MS (PPMS; ➤ Kap. 7.2) sowie pathologische Einteilungen anhand von Biopsien oder Untersuchungen posthum (Reich et al. 2018).

Gurevich et al. (2015) kommen zu dem Schluss, dass in der frühen MS-Diagnostik Genexpressionsanalysen die McDonald-Kriterien komplettieren können, um diagnostische Zweifelsfälle sicher einzuordnen. Andere Studien konzentrieren sich auf Korrelationen genetischer Marker mit klinischen Subtypen, Manifestationsalter oder Schweregrad der MS. Ungeklärt ist, welche genetischen Marker, die über genomweite Assoziationsstudien (GWAS) ermittelt wurden, lediglich die Expressivität modulieren oder ob sich unter der Diagnose MS grundsätzlich phänotypisch ähnliche, jedoch genotypisch unterschiedliche Krankheitsbilder subsumieren lassen (➤ Kap. 3.1.4 und ➤ Kap. 3.2.1).

MERKE

Ziel ist eine Korrelation von Genotyp (genetische Marker) und Phänotyp (klinisches Bild) zur Sicherung der Diagnose im frühen Stadium der Demyelinisierung, eine Korrelation von Genotyp und Prognose (Verlauf) und – hieraus abgeleitet – eine individualisierte Therapie.

3.1.4 Heterogenität

Bislang konnte kein spezifisches Allel eines bestimmten Gens identifiziert werden, das bei *allen* MS-Patienten nachweisbar ist. Umfangreiche Fall-Kontroll-Studien sowie genomweite Kopplungsstudien in verschiedenen Bevölkerungsgruppen weisen auf eine Assoziation mit genetischen Markern im Haupt-Histokompatibilitätskomplex („major histocompatibility complex“, MHC) auf Chromosom 6p.21 hin. Allele der humanen Leukozyten-Antigene (HLA) HLA-DRB1 und -DQB1 und Haplotypen ihrer Kopplungsgruppen

HLA–A–B–DRB1–DQA1–DQB1 zeigen die stärkste Korrelation.

In der deutschen Bevölkerung tragen etwa 50 % der MS-Patienten das HLA-DRB1*15:01-Allel (relatives Risiko [RR] = 3,4) und etwa 20 % das HLA-DRB1*03:01-Allel (RR = 1,7; Epplen et al. 1997). Etwa ein Drittel der MS-Patienten trägt keines der beiden Allele, daher kann neben **Allelheterogenität** auch Genheterogenität angenommen werden.

Gestützt wird die Hypothese einer **Genheterogenität** zudem durch genetische Analysen von Mehrgenerationen-Familien mit vielen MS-Patienten und gesunden Familienmitgliedern. Von neun Nachkommen eines konsanguinen Elternpaars (Cousin/Cousine) sind vier Kinder und eine Enkelin an MS erkrankt. Drei der Kinder und die Enkelin sind homozygot für drei genetische Marker auf Chromosom 9q21, während die gesunden Eltern und eine gesunde Schwester heterozygot sind (Modin et al. 2003). Bei einer Drei-Generationen-Familie mit 7 MS-Patienten segregierte der Phänotyp (MS) mit dem HLA-DRB1*15-Allel, das kodominant vererbt wird, und einem bislang nicht identifizierten Gen auf Chromosom 12p12, das dominant vererbt wird (Vitale et al. 2002); hieraus würde sich bei Geschwistern eine A-priori-EW von 25 % ergeben. In einer anderen Familie segregierte das HLA-DRB1*15-Allel ebenfalls mit MS und potenziellen Kandidaten in Genregionen auf den Chromosomen 6q12, 12q24 und 19q13 (Haghigi et al. 2006). In einer Vier-Generationen-Familie exprimierten 11 von 14 Patienten das HLA-DRB1*15-Allel und 3 Patienten ein DRB1*04- oder DRB1*13-Allel (Dyment 2008). In einer Untersuchung von 40 Mehrgenerationen-Familien mit mindestens 4 MS-Patienten waren 68 % der Familienmitglieder, die an MS erkrankten, positiv für das DRB1*15-Allel. Für andere Genorte wurde im Kollektiv keine signifikante Kopplung für gemeinsame Genregionen beschrieben (Willer et al. 2007). Diese Befunde unterstreichen, dass auch „familiäre MS" genetisch heterogen ist.

MERKE

MS ist eine komplexe Erkrankung mit multigenem (di-, tri- oder oligogenem) Vererbungsmodus von prädisponierenden Allelen, die rezessiv, dominant oder kodominant vererbt werden. Es besteht sowohl Gen- als auch Allelheterogenität. Variable Expressivität und unvollständige Penetranz sind auf genetische und/oder epigenetische Mechanismen und/oder Umweltbedingungen zurückzuführen.

3.2 Molekulargenetische Aspekte

3.2.1 Genom

Autosomales Genom und Suszeptibilität

HLA-Allele sind in verschiedenen Bevölkerungsgruppen mit dem Risiko, an MS zu erkranken, assoziiert. Dabei gilt die HLA-Klasse-II als die stärkste genetische Determinante für MS. In Skandinavien, Großbritannien und Deutschland sowie bei der europäischstämmigen Bevölkerung in den USA, Kanada und Australien sind überwiegend die Haplotypen HLA-DRB5*01:01–DRB1*15:01–DQA1*01:02–DQB1*06:02 und HLA-DRB1*03:01–DQA1*05:01–DQB1*02:01 mit MS assoziiert, in Sardinien die Haplotypen HLA-DRB1*04:05–DQA1*05:01–DQB1*03:01, HLA-DRB1*03:01–DQA1*05:01–DQB1*02:01 und HLA-DRB1*13:03–DQB1*03:01, und im Iran ist es der Haplotyp HLA-DRB1*15:03–DQA1*01:02–DQB1*06:02 (Hollenbach und Oksenberg 2015). Eine Metaanalyse zur Assoziation von HLA-Allelen mit MS in Kohorten europäischer Abstammung beschreibt Odds-Ratios (OR) > 1 bei Allelträgern (OR = 3,92) und Homozygoten (OR = 8,30) des HLA-DRB1*15:01-Allels sowie bei Allelträgern (OR = 1,16) und Homozygoten (OR = 3,47) des HLA-DRB1*03:01-Allels. Bei den HLA-Klasse-I-Allelen HLA-A*02:01 (OR = 0,67) und HLA-B*44:02 (OR = 0,78) liegen hingegen die OR bei < 1. Diesen Allelen wird somit ein protektiver Effekt zugeschrieben (Moutsianas et al. 2015), obgleich keines dieser beiden HLA-Klasse-I-Allele bei HLA-DRB1*15:01-Allelträgern eine MS-Manifestation verhindern kann.

Das internationale HapMap-Projekt sowie neue Technologien haben umfangreiche genomweite Assoziationsstudien (GWAS) ermöglicht (Didonna und Oksenberg 2015; Patsopoulos 2018). In der derzeit größten GWAS bei MS wurden Daten zu 47.429 Patienten und 68.374 gesunden Kontrollpersonen europäischer Abstammung analysiert. Die Auswertung ergab 233 Genomloci, die mit der Suszeptibilität für MS assoziiert sind (IMSGC 2019). Von diesen befindet sich ein Locus auf Chromosom X (rs2807267, OR = 1,07), und 32 Loci liegen im Bereich von HLA-

Genen (mit OR von bis zu 2,90). Die restlichen 200 Assoziationen weisen autosomale Nicht-MHC-Loci mit OR von 1,06 bis 2,06 aus. Die genomweiten und vermuteten Effekte erklären zusammen ≈ 48 % der geschätzten Heritabilität für MS (IMSGC 2019). Bemerkenswerterweise zeigt die genetische Signatur der MS eine hohe Überlappung zu anderen Autoimmunerkrankungen (Farh et al. 2015), aber nicht zu anderen neurologischen Erkrankungen (Brainstorm Consortium et al. 2018).

Die jüngste GWAS bestätigte und erweiterte die Erkenntnisse aus früheren GWAS, wonach zunächst 110 SNPs außerhalb des MHC als signifikant mit MS assoziiert beschrieben worden waren (IMSGC 2011, 2013). In Replikationsstudien wurden einige dieser Risikovarianten bereits auch in Populationen anderer Abstammung sowie in nationalen Kohorten bestätigt: Eine Analyse der DNA von 803 afroamerikanischen MS-Patienten und 1.516 gesunden Probanden identifizierte 69 SNPs, bei denen das gleiche Allel wie bei europäischen MS-Patienten überrepräsentiert war; davon waren 21 SNPs signifikant mit MS assoziiert (Isobe et al. 2015). In einer Studie, in der die DNA von 4.476 deutschen MS-Patienten und 5.714 gesunden Probanden untersucht wurde, konnte eine signifikante Assoziation für 10 SNPs bestätigt werden (Dankowski et al. 2015).

Genomweite Screenings mit einer großen Anzahl von MS-Patienten und gesunden Probanden zeigen eine hohe statistische Signifikanz für einzelne Loci. Dennoch ist ihre Aussagekraft aufgrund genetischer Heterogenität und inkompletter Penetranz limitiert; das ist an den niedrigen OR prädisponierender Allele erkennbar. Im Vergleich dazu ist die genetische Heterogenität prädisponierender Merkmale innerhalb einer Familie gering; die statistische Aussagekraft ist jedoch aufgrund der geringen Anzahl von informativen Familien limitiert. Dieser Sachverhalt löste eine Debatte darüber aus, ob eine sehr seltene Variante im *NR1H3*-Gen (Arg415Gln, rs61731956) tatsächlich für PPMS prädisponiert (IMSGC 2016; Wang et al. 2016). Da die bislang entdeckten genetischen Assoziationen die Erblichkeit von MS nur teilweise erklären, wird jedoch vermutet, dass einige sehr seltene **Missense-Mutationen** (die zu einer anderen Aminosäure im Protein führen) zum MS-Risiko beitragen, auch wenn diese in den bisherigen Studien nicht mit genomweiter Signifikanz nachweisbar waren (IMSGC 2018).

Eine noch weitestgehend offene Frage ist, welche der MS-assoziierten SNPs gemeinsam mit bestimmten HLA-Allelen die Wahrscheinlichkeit einer Manifestation von MS erhöhen. Man spricht dabei von einem **Interaktionseffekt**, wenn das Risiko, eine MS zu entwickeln, bei denjenigen, die mehreren Risikofaktoren ausgesetzt sind, höher ist als das Risiko, das auf der Basis der Summe der Effekte, die jedem Faktor einzeln zugeschrieben werden, zu erwarten wäre. Eine Analyse von HLA-Allelen und 98 zuvor beschriebenen Nicht-MHC-SNPs ergab keinen Hinweis für signifikante Interaktionen von HLA-Allelen und Risikovarianten außerhalb des MHC (Moutsianas et al. 2015). Verschiedene Studien konnten jedoch zeigen, dass die Kombination aus genetischer Prädisposition und Umweltfaktoren (➤ Kap. 3.5) zu einem deutlich erhöhten Erkrankungsrisiko führen kann. So wurden für das Vorliegen des HLA-DRB1*15:01-Risikoallels und das Fehlen des HLA-A*02:01-Allels in Kombination mit Rauchen, einer Infektion mit dem Epstein-Barr-Virus (EBV) und Adipositas bei Jugendlichen jeweils OR von etwa 15 beschrieben (Olsson et al. 2017). Für Nicht-HLA-Varianten wurden solche Gen-Umwelt-Interaktionen bislang nicht herausgestellt. Es wurden jedoch Risikoscores entwickelt, die polygene und umweltbedingte Faktoren integrieren, um u. a. das Erkrankungsrisiko von Familienangehörigen von MS-Patienten abschätzen zu können (Dobson et al. 2016). Eine Validierung und Nutzenbewertung solcher Scores in größeren Kohorten steht noch aus.

MERKE

Allele des *HLA-DRB1*-Gens weisen bislang die signifikantesten Assoziationen mit MS auf. Prädisponierend sind die Allele HLA-DRB1*15:01, *15:03, *03:01, *13:03 und *04:05 mit unterschiedlichen Häufigkeiten in verschiedenen Bevölkerungsgruppen. Mehr als 200 weitere Genomregionen, die mit dem Erkrankungsrisiko in Zusammenhang stehen, wurden bislang identifiziert. Eine Herausforderung bleibt die Aufklärung von seltenen MS-assoziierten genetischen Varianten und Gen-Umwelt-Interaktionen.

Autosomales Genom und Phänotyp

Genetische Unterschiede könnten auch die klinische Heterogenität von MS-Patienten erklären. Dabei könnten andere SNPs und HLA-Allele von Bedeutung sein als jene, die mit dem Risiko, an MS zu erkranken, assoziiert sind. Die Überlegung, dass genetische Merkmale, die eine unterschiedliche Expressivität von MS bedingen, eher zu erfassen sind, wenn die Vergleichsgruppen für den Phänotyp „Manifestation von MS" vollständig penetrant sind, führte zu Studien von Genotyp-Phänotyp-Korrelationen bzgl. MS-Schweregrad, Manifestationsalter, Krankheitsaktivität im MRT, OKBs und IgG-Index.

Für HLA-DRB1*15:01-Träger wurde in einzelnen Studien eine deutlichere Demyelinisierung bei jüngeren MS-Patienten und eine höhere T2-Läsionslast festgestellt, was mit einer Hirnvolumenminderung und einer verringerten kognitiven Leistung korrelierte (Okuda et al. 2009; Yates et al. 2015). In einer Studie mit einer deutlich größeren Fallzahl wurde hingegen kein starker bzw. konsistenter Zusammenhang zwischen HLA-Allelen und Krankheitsschwere bzw. klinischem Verlauf gesehen (Moutsianas et al. 2015). Jedoch konnte eine signifikante Assoziation des HLA-Status mit dem Erkrankungsalter bestätigt werden. Die individuelle genetische Suszeptibilität für MS korreliert dabei umgekehrt mit dem Alter bei Beginn der Erkrankung (IMSGC 2011; Moutsianas et al. 2015).

In einer kleinen Kohortenstudie waren 7 Nicht-HLA-SNPs mit der Behinderungsprogression und dem Risiko eines Krankheitsschubs assoziiert (Pan et al. 2016). Außerdem wurde ein Vitamin-D-Rezeptor-Polymorphismus (rs2228570) mit einem geringeren Behinderungsgrad in Verbindung gebracht (Mamutse et al. 2008). Metaanalysen, basierend auf Daten von mehr als 7.000 MS-Patienten, ergaben jedoch keinen Genotyp mit genomweiter Signifikanz, der mit dem Phänotyp „Schweregrad von MS", gemessen als *Multiple Sclerosis Severity Score* (MSSS), korreliert (George et al. 2016; IMSGC 2011).

Die Korrelation von genetischen Merkmalen mit den MS-Phänotypen „OKB" und „IgG-Index" wurde in einer GWAS untersucht (Goris et al. 2015). Ein genetischer Marker (rs9271640) für das HLA-DRB1*15:01-Allel korrelierte hierbei mit einer Positivität für OKBs. Das Allel eines Markers auf Chromosom 14 (rs11621145) – lokalisiert in der Genregion, die für den konstanten Teil der schweren Kette des Immunglobulins kodiert – war mit der Höhe des IgG-Index assoziiert. Unabhängig von den genetischen Markern korrelierten zudem weibliches Geschlecht, Manifestationsalter und Schweregrad der MS mit dem Vorhandensein von OKBs und einem höheren IgG-Index (Goris et al. 2015).

MERKE

Für die klinische Routine sind zuverlässige Korrelationen von Genotyp und Phänotyp für die Diagnose und Prognose noch nicht etabliert. Hierzu muss das komplexe Zusammenspiel genetischer und nichtgenetischer Faktoren weiter entschlüsselt werden.

X-chromosomales Genom und Suszeptibilität

Söhne erben ihr X-chromosomales Genom ausschließlich von der Mutter. Töchter hingegen erben ihr X-chromosomales Genom sowohl von der Mutter als auch vom Vater. Zur Dosisanpassung genetischer Information bei Frau (XX-Karyotyp) und Mann (XY-Karyotyp) wird bei einem XX-Karyotyp sehr früh in der Embryogenese (etwa 100-Zell-Stadium) in jeder Zelle eines der beiden elterlichen X-Chromosomen inaktiviert und das Inaktivierungsmuster bei nachfolgenden mitotischen Zellteilungen beibehalten.

Die X-Inaktivierung geschieht typischerweise nach einem zufälligen Muster, sodass bei Frauen in etwa 50 % der Zellen das väterliche und in 50 % der Zellen das mütterliche X-Chromosom inaktiviert ist. Bei **ungleicher X-Inaktivierung** variiert der Anteil an Zellen mit mütterlicher bzw. väterlicher X-Inaktivierung; dann wird häufiger Erbinformation vom väterlichen bzw. mütterlichen X-Chromosom exprimiert. Während monozygote monochoriale Zwillinge eher ein gleiches X-Inaktivierungsmuster aufweisen, können sich monozygote dichoriale Zwillinge diesbezüglich unterscheiden (Trejo et al. 1994). Es wurde untersucht, ob MS-Patientinnen häufiger eine ungleiche X-Inaktivierung aufweisen als nicht erkrankte Frauen. Die zugrunde liegende Hypothese ist, dass eine ungleiche X-Inaktivierung zu einem ungleichen Verhältnis von zwei Genprodukten polymorpher X-chromosomaler Gene führt. Kandidatengen wäre z. B. das **Proteolipidprotein**, ein Bestandteil des Myelins und ein potenzielles Autoantigen bei MS. Würde das Genprodukt des einen Allels überwiegend in der Peripherie und das des anderen im Thymus exprimiert werden, so könnte es zu einem Verlust der Immuntoleranz gegenüber dem peripher exprimierten Genprodukt kommen. MS-Patientinnen zeigten jedoch nicht signifikant häufiger eine ungleiche X-Inaktivierung als gesunde Probandinnen (Knudsen 2009).

In vielen GWAS konzentriert sich die Analyse auf autosomale Varianten, während die Geschlechtschromosomen oft vernachlässigt werden. In der größten GWAS zu MS wurden jedoch auch verfügbare Daten zu geschlechtschromosomalen Varianten genutzt und der SNP rs2807267 als genomweit signifikant mit MS assoziiert identifiziert (OR = 1,07) (IMSGC 2019). Die funktionelle Relevanz ist aktuell unklar. Das dem SNP nächstgelegene Gen ist *VGLL1*, das als Transkriptionsfaktor-Koaktivator beschrieben wurde.

Mitochondriales Genom und Suszeptibilität

Mitochondrien tragen ein eigenes Genom, werden ausschließlich über Oozyten vererbt und stammen daher immer von der Mutter ab. Mitochondrien mit unterschiedlichem Genom werden während der Meiose und Mitose nach dem Zufallsprinzip auf die Tochterzellen verteilt. Hierdurch entsteht **Heteroplasmie** mit qualitativ und quantitativ unterschiedlicher Expression des mitochondrialen Genoms in verschiedenen Zellen und Geweben.

Unter funktionellen Aspekten kommen mitochondriale Gene als Kandidatengene bei MS in Betracht (Witte et al. 2014). In einer umfangreichen Studie wurde eine signifikante Assoziation der mitochondrialen Haplogruppe J mit PPMS für europäische Patienten beschrieben (OR = 1,49) (Tranah et al. 2015). In diesem Zusammenhang ist interessant, dass zwei Mutationen der Leberschen hereditären Optikusneuropathie (LHON), G11778A und T14484C, präferenziell zusammen mit der Haplogruppe J vorkommen. Diese Haplogruppe verstärkt den LHON-Phänotyp. Kommen die LHON-Mutationen mit einer anderen Haplogruppe vor, ist die Expression des LHON-Phänotyps milder (Hudson et al. 2007).

Besteht Heteroplasmie bei der Mutter, können sich Geschwister einschließlich monozygoter Zwillinge in ihrem mitochondrialen Genom unterscheiden. Bei der Untersuchung von Blutzellen von 49 monozygoten Zwillingen, diskordant für MS, wurden insgesamt 58 heteroplasmische Varianten in den mitochondrialen Genomen detektiert: 43 kamen bei beiden Zwillingen vor, 15 nur bei einem Zwilling (Souren et al. 2016). Der Heteroplasmiegrad war i. Allg. bei monozygoten Zwillingen ähnlicher als unter Geschwistern. Eine Diskordanz von MS bei monozygoten Zwillingen konnte allerdings nicht auf unterschiedliche mitochondriale Genome zurückgeführt werden (Souren et al. 2016).

Mikrobielles und virales Metagenom und Suszeptibilität

Das menschliche Mikrobiom bezeichnet man auch als das „zweite Genom". Es umfasst insbesondere das Erbgut von Bakterien und Viren, die vor allem im menschlichen Darm, aber auch auf der Haut und in anderen Körperregionen siedeln (Stern et al. 2019). Im Gegensatz zum menschlichen Genom ist die mikrobielle und virale genomische Komposition flexibel und kann sich im Laufe des Lebens des Wirtes verändern. Die Zusammensetzung des Metagenoms und das Wirtsimmunsystem beeinflussen sich kontinuierlich wechselseitig. Diverse Studien haben bereits speziell die Interaktion zwischen dem intestinalen Immunsystem und dem Darmmikrobiom bei MS untersucht. Es wurde festgestellt, dass verschiedene Bakterienstämme bei MS-Patienten im Vergleich zu Kontrollen häufiger bzw. seltener anzutreffen sind (Shahi et al. 2017). Weitere Forschung ist jedoch nötig, um zu klären, ob dieses Ungleichgewicht eine Ursache oder eine Folge von MS ist und inwiefern es mit der Schwere der Erkrankung korreliert. Ebenso wurde in den Studien bislang das Virom vernachlässigt.

MERKE

Bei MS sind LHON-Mutationen differenzialdiagnostisch oder als seltene Koinzidenz zu berücksichtigen. Unterschiede im mitochondrialen Genom sind als Ursache einer Diskordanz von MS bei monozygoten Zwillingen unwahrscheinlich. Ebenso scheint eine ungleiche X-Inaktivierung bei Frauen nicht mit dem Erkrankungsrisiko assoziiert zu sein. Die Studienlage zur Bedeutung des mikrobiellen Metagenoms bei MS ist relativ heterogen.

3.2.2 Genetische Effekte auf die Genexpression

Wird in einer Zelle die Genexpression initiiert, so wird zunächst die Information der DNA in Transkripte (RNA) umgeschrieben (transkribiert). Nach RNA-Modifikationen (u. a. Spleißen) wird die ***messenger*-RNA** (mRNA) in die entsprechenden Proteine übersetzt (translatiert). Nach aktuellen Schätzungen enthält das humane Genom etwa 43.000 Gene, wovon etwa die Hälfte für Proteine kodiert (Pertea et al. 2018). Bei der anderen Hälfte handelt es sich um Gene für nichtkodierende RNA, darunter auch microRNA (miRNA), die eine bedeutende Funktion in der posttranskriptionellen Regulation der Genexpression haben. Transkripte sind Indikatoren der allgemeinen *(housekeeping)* und spezifischen Zellaktivität und Proteinsynthese. Während also das Genom eines Individuums stabil ist, ist das Transkriptom dynamisch und spiegelt den Aktivierungsgrad von Zellpopulationen wider. Die Genexpression von im Blut zirkulierenden Immunzellen (z. B. Lymphozyten) weist eine hohe intra- und interindividuelle Variabilität auf. Es ist Gegenstand aktueller Forschung, Transkripte zu identifizieren, die als Biomarker für Diagnose, Prognose und Therapiemonitoring bei MS geeignet sein könnten (➤ Kap. 11).

Die Aufklärung MS-assoziierter Genomloci mittels GWAS deutet auf eine Beteiligung von verschiedenen peripheren Immunzellpopulationen sowie Mikroglia in der Pathogenese hin (Farh et al. 2015; IMSGC 2019). Die kausalen molekularen Mechanismen, die den einzelnen genetischen Risikovarianten für MS zugrunde liegen, sind jedoch noch weitestgehend unverstanden. Als ***lead* SNP** bezeichnet man den SNP einer genomischen Region, der in einer GWAS den kleinsten p-Wert hat. Von den *lead* SNPs der 201 Nicht-MHC-Loci, die in der jüngsten GWAS zu MS beschrieben wurden, liegen 95 SNPs im intergenischen Bereich und 93 SNPs in Intron-Regionen. Somit liegen nur 13 dieser *lead* SNPs in Exons von proteinkodierenden und nichtkodierenden Genen (IMSGC 2019). Genetische Varianten werden jedoch zusammen mit den umliegenden Varianten, mit denen sie in Haplotyp-Blöcken liegen, vererbt. SNPs, die nahe MS-assoziierten *lead* SNPs liegen und mit ihnen im sog. **Kopplungsungleichgewicht** (*linkage disequilibrium*, LD) sind, sind somit ebenso mit MS assoziiert, und unter diesen können sich auch die kausalen SNPs eines jeweiligen Risikolocus verbergen. Die Analyse molekularer quantitativer Merkmalsloci (***quantitative trait loci***, QTL) ist ein Ansatz, um die Auswirkungen genetischer Varianten funktionell zu interpretieren. Beispielsweise können die verschiedenen Allele eines SNP mit einer unterschiedlichen Transkription oder RNA-Prozessierung einhergehen und auf diese Weise die Genexpression beeinflussen (GTEx Consortium 2020). Um eine Kolokalisierung von GWAS-Ergebnissen und molekularen QTLs festzustellen, sind ausgefeilte statistische Methoden erforderlich (Vandiedonck 2018).

Die Mehrzahl der MS-assoziierten SNPs liegt mutmaßlich in regulatorischen Sequenzbereichen (z. B. Transkriptionsfaktor-Bindungsstellen), wobei zu klären ist, in welchen physiologischen Kontexten die Regulation stattfindet. In neueren Studien wurde die Kolokalisierung mit QTLs, die mit genotypabhängigen Transkriptleveln in Blutzellen assoziiert sind (*expression* QTL, eQTL), analysiert. Im Ergebnis zeigte sich, dass ein relativ hoher Anteil von etwa 25–50 % der MS-assoziierten SNPs in Kopplungsungleichgewicht mit *cis*-regulatorischen eQTL-SNPs liegt (Chen et al. 2016; James et al. 2018; Zhernakova et al. 2017). So korreliert z. B. das Risikoallel A des SNP rs2300747 im Intron 1 des *CD58*-Gens mit einer niedrigeren mRNA-Expression von CD58 (de Jager et al. 2009; Hecker et al. 2019a). Funktionell spielt CD58 eine Rolle bei der Aktivierung von T-Zellen durch Bindung an den CD2-Rezeptor, und eine verminderte CD58-Expression wurde mit einer Dysfunktion regulatorischer T-Zellen in Verbindung gebracht (de Jager et al. 2009).

Genetische Varianten können auch das alternative Spleißen von prä-mRNAs modulieren und so die Level von Proteinisoformen beeinflussen (*splicing* QTL, sQTL). Die Aufklärung genotypabhängiger Spleißmuster ist ein aktuelles Forschungsthema (GTEx Consortium 2020), und für einige wenige MS-assoziierte SNPs wurden bereits solche sQTL-Effekte beschrieben, z. B. rs11078928 (im *GSDMB*-Gen), rs6897932 (im *IL7R*-Gen) und rs28445040 (im *SP140*-Gen) (Hecker et al. 2019b; Morrison et al. 2013). So führt das MS-Risikoallel C des SNP rs6897932 im Gen, das für den IL-7-Rezeptor kodiert, zum häufigeren Überspringen des Exons 6 beim Spleißen, sodass eine geringere Menge an transmembrangebundenem und eine höhere Menge an löslichem Rezeptor gebildet wird (Gregory et al. 2007). Auch für IL2R und TNFRSF1A wurde festgestellt, dass das MS-Risikoallel mit einer erhöhten Konzentration der löslichen Form dieser Zytokinrezeptoren einhergeht (Patsopoulos 2018).

MicroRNA-Level und DNA-Methylierungsmuster (➤ Kap. 3.2.3) können ebenso durch molekulare QTL reguliert sein. Erste Studien konnten eine Abhängigkeit der Expression bestimmter miRNAs vom Genotyp MS-assoziierter SNPs zeigen: Für die Risikoallele der SNPs rs2910164 (C) bzw. rs1414273 (C) wurde jeweils eine erhöhte Expression von hsa-miR-146a- bzw. hsa-miR-548ac-Molekülen beschrieben (Hecker et al. 2019a; Li et al. 2015). Ein *methylation* QTL wurde z. B. für den SNP rs4925166 ermittelt, wobei der Methylierungsgrad wiederum mit der Höhe der mRNA-Expression von SHMT1 in Blutzellen korrelierte (Andlauer et al. 2016). Ein ähnlicher Zusammenhang zwischen genetischer Variation, Methylierung, Expression und MS-Risiko wurde für HLA-DRB1 gezeigt (Kular et al. 2018).

Die Beschränkung der Analyse auf einzelne genomweit signifikante Varianten kann jedoch die Aussagekraft zu biologisch relevanten Prozessen limitieren. So können z. B. genetische Polymorphismen in unterschiedlichen Genen, die im gleichen Signalweg beteiligt sind, zu ähnlichen Phänotypen führen (genetische Heterogenität). Deshalb wurden Methoden entwickelt, die integrativ die Anreicherung einer Vielzahl krankheitsassoziierter Varianten in funktionellen Genomannotationen abschätzen (Cano-Gamez und Trynka 2020). So nutzten Guo et al. (2021) Datensätze zur Chromatinzugänglichkeit in hämatopoetischen Zellen, um zelltypspezifische Anreicherungen von MS-assoziierten genetischen Varianten zu identifizieren. Sie fanden heraus, dass offene Chromatinbereiche von $CD4^+$ T-Zellen und B-Zellen (insb. TH17- bzw. Gedächtnis-B-Zellen) unabhängig voneinander in der genetischen Signatur der MS deutlich angereichert sind. In einer anderen Studie von Hussman et al. (2016) wurden MS-GWAS-Daten mit einem speziellen Algorithmus reanalysiert und Kandidatengene mit gemeinsamen Signalwegen eingegrenzt. Hierzu zählten Gene, die am NF-κB-Signalweg beteiligt sind, sowie Gene, die zur Aktivierung von $CD4^+$ TH1- und $CD4^+$ TH17-Zellen notwendig sind. Die weitere gezielte Analyse der so identifizierten Kandidatengene wird zeigen, ob tatsächlich funktionell relevante Polymorphismen nachweisbar sind und ob es epistatische Phänomene gibt.

Dennoch stellen diese Untersuchungen momentan nur erste Ansätze dar, die biologischen Mechanismen, die den genetischen Assoziationen mit dem Krankheitsrisiko zugrunde liegen, zu entschlüsseln. Die Bedeutung der meisten MS-assoziierten Genomloci ist mangels funktioneller Studien und geeigneter zelltyp- bzw. kontextspezifischer Datensätze nach wie vor ungeklärt. Zudem ist eine Einschränkung der bisherigen Studien, dass die analysierten Daten vorrangig für Blutzellen gewonnen wurden. Es bleibt daher offen, welche genetischen Effekte z. B. in Zellen des Zentralnervensystems bei der Manifestation und Progression der MS relevant sein könnten.

MERKE

Die Erforschung, wie genetische Assoziationen mit molekularen und zellulären Prozessen zusammenhängen, ist wichtig, um die Pathogenese der MS besser zu verstehen und neue therapeutische Zielstrukturen zu identifizieren. Einige genetische Risikofaktoren für MS wurden bereits über GWAS hinaus funktionell untersucht. Dennoch bleiben Aussagen zu den kausal an der Erkrankung beteiligten Mechanismen spekulativ.

3.2.3 Epigenom

Holliday (1994) definierte Epigenetik als das programmierte Genexpressionsmuster von differenzierten Zellen, das auch nach mitotischer Zellteilung beibehalten wird, oder anders formuliert: Epigenetik ist die Weitergabe von Erbinformation, die nicht auf Unterschiede in der nukleären DNA-Sequenz zurückzuführen ist. Klassischerweise zählen hierzu X-Inaktivierung (➤ Kap. 3.2.1) sowie genomische Prägung (Imprinting). Im weiteren Sinne versteht man hierunter jede epigenetische Modifikation, die das programmierte Genexpressionsmuster so verändert, dass diese Änderung an die Tochterzellen weitergegeben wird. Die wichtigsten epigenetischen Regulationsmechanismen sind die DNA-Methylierung und die Histonmodifikation.

Imprinting

Bei den Autosomen werden die meisten Gene sowohl von den väterlichen als auch von den mütterlichen Chromosomen transkribiert. Wenige definierte chromosomale Bereiche unterliegen dem Imprinting und werden während der Meiose entweder in den männlichen oder in den weiblichen Keimzellen inaktiviert (Tucci et al. 2019). Bereits vor der Embryonalentwicklung ist somit festgelegt, welche Gene nur vom väterlichen bzw. nur vom mütterlichen Chromosom exprimiert werden. Deshalb ist bei diesen Genen die elterliche Herkunft des mutierten Gens für die Manifestation eines Krankheitsbildes von entscheidender Bedeutung. Neuere Studien legen nahe, dass Gene, die dem Imprinting unterliegen (z. B. *DLK1*, *DNMT1* und *IGF2*), auch an der Pathogenese der MS beteiligt sein könnten (Baulina et al. 2021).

Methylom

Die **DNA-Methylierung** ist von den epigenetischen Modifikationen am besten untersucht. Hierbei werden Cytosine, die meist in unmittelbarer Nachbarschaft von einem Guanosin (CpG) lokalisiert sind, chemisch modifiziert. Die Methylierung von DNA hat Einfluss auf die gewebsspezifische Genexpression. Hypomethylierte Bereiche in Promoterregionen ermöglichen z. B. die Bindung von Transkriptionsfaktoren und die Expression von Genprodukten, während hypermethylierte Bereiche die Transkription von Genen blockieren können. Der Grad der DNA-Methylierung wird durch das Genom selbst (einschließlich SNPs) sowie durch Umweltfaktoren bestimmt (van Dongen et al. 2016). Gesunde eineiige Zwillingspaare zeigen in jungen Jahren ein ähnliches Methylierungsmuster (Methylom). Mit zunehmendem Alter unterscheiden sie sich in ihrem Methylom, und zwar umso stärker, je früher ihr Lebensstil und ihr Lebensraum differieren (Fraga et al. 2005).

DNA-Methylierung reguliert auch situationsbedingte und zeitabhängige Genexpression in Zellen des Immunsystems, und somit unterscheiden sich auch die Subpopulationen von Lymphozyten in ihren Methylierungsmustern. Es wurden Untersuchungen des Methyloms in Leukozyten, speziell auch $CD4^+$ und $CD8^+$ T-Zellen sowie $CD19^+$ B-Zellen, bei MS-Patienten vs. gesunden Probanden durchgeführt. Diese Untersuchungen haben jedoch noch nicht zu schlüssigen Ergebnissen geführt, was u. a. an den begrenzten Stichprobengrößen und den recht unterschiedlichen Methoden und Designs der Studien liegt (Maltby et al. 2018; Sokratous et al. 2016; Souren et al. 2019).

Die Untersuchung des Methyloms bleibt dennoch eine vielversprechende Option, neuartige Biomarker der MS aufzuspüren. Lehmann-Werman et al. (2016) entwickelten eine Methode zur Erkennung von gewebespezifischem Zelltod, basierend auf Methylierungsmustern in zirkulierender zellfreier DNA. Auf diese Weise konnte im Serum von MS-Patienten während eines akuten Schubs ein Zelluntergang von Oligodendrozyten nachgewiesen werden (Lehmann-Werman et al. 2016). Analysen zur Korrelation mit klinischen Parametern (z. B. Zunahme des Behinderungsgrades) stehen aktuell noch aus. Die Messung zelltypspezifischer DNA-Methylierungssignaturen im peripheren Blut könnte jedoch bei diffusem Untergang von ZNS-Gewebe sensitiver sein als bildgebende Verfahren.

MERKE

Erste Studien haben epigenetische Signaturen in peripheren Immunzellen und Hirngewebe bei MS-Patienten beschrieben. Die Messung zelltypspezifischer Methylierungsmuster in zirkulierender zellfreier DNA bietet u. a. die Möglichkeit, den Zelltod von Oligodendrozyten im peripheren Blut zu messen.

3.3 Pharmakogenetische Aspekte

3.3.1 Pharmakogenom

Bei MS-Patienten mit schubförmigem Verlauf wurde die therapeutische Wirksamkeit von immunmodulierenden Substanzen, u. a. Interferon-β (IFN-β), Glatirameracetat (GLAT) und Natalizumab, in klinischen Studien nachgewiesen (➤ Kap. 17.3.1, ➤ Kap. 17.3.2, ➤ Kap. 17.3.4); dennoch profitiert nicht jeder Patient gleichermaßen von einer dieser Therapien. Zweifelsfrei ist eine Therapie am effektivsten, wenn früh mit der Behandlung begonnen wird; andererseits ist der Therapieerfolg, gemessen an klinischen Parametern, erst nach langer Therapiedauer einschätzbar. Eine Korrelation genetischer Merkmale mit einem Therapieerfolg, geringer Therapieeffizienz, Nebenwirkungen oder der Vorhersagbarkeit von neutralisierenden Antikörpern gegen das Therapeutikum könnte die Therapie für den Patienten sicherer, effektiver und kostengünstiger machen. Eine Korrelation von genetischen Merkmalen mit Therapieversagen oder Nebenwirkungen ist inzwischen für viele Medikamente belegt. Dies gilt insbesondere für Proteine, die am Metabolismus pharmakologischer Substanzen beteiligt sind, z. B. Polymorphismen in der Thiopurin-Methyltransferase (TPMT), die mit einer verminderten TPMT-Aktivität und somit erhöhten Toxizität von Azathioprin einhergehen (➤ Kap. 17.3.6).

Eine Untersuchung von Polymorphismen in Proteinen, welche die Signalkaskade von immunmodulierenden Substanzen (z. B. IFN-β) beeinträchtigen, ist aufgrund zahlreicher Gene, die primär oder sekundär beteiligt sind, sehr komplex. Um genetische Marker zu detektieren, die mit der Effizienz (Responder) oder dem Versagen (Non-Responder) einer IFN-β-Therapie korrelieren, wurden genomweite Screenings durchgeführt und Kandidatengene untersucht (Clarelli et al. 2017; Mahurkar et al. 2017; Carlson et al. 2015).

Obgleich Korrelationen mit einigen genetischen Markern nachgewiesen werden konnten, ist bisher keiner dieser Marker geeignet, ein Therapieversagen zuverlässig vorherzusagen. Ebenso wenig aussagekräftig waren vergleichbare Studien zur Behandlung mit GLAT (Tsareva et al. 2019; Ross et al. 2017; Grossman et al. 2016). Somit ist auf der Grundlage genetischer Marker auch kein Rückschluss möglich, welches Medikament, IFN-β oder GLAT, für welchen Patienten besser geeignet ist (Tsareva et al. 2016).

Inzwischen wurden auch für neuere MS-Therapien genetische Marker identifiziert, welche die Therapieeffizienz beeinflussen könnten. Aber auch hier fehlen noch größere Studien, um die Eignung der identifizierten SNPs als Marker für ein Therapieansprechen zu belegen (Zarzuelo Romero et al. 2021).

MERKE

Bislang konnten keine genomischen Marker identifiziert werden, mit denen es möglich ist, vor Therapiebeginn zuverlässig vorherzusagen, ob ein MS-Patient von einer der immunmodulierenden Therapien profitieren wird, oder gar vorherzusagen, welches Medikament für welchen Patienten besser geeignet ist.

3.3.2 Pharmakoepigenom

Das Pharmakoepigenom umfasst einerseits epigenetische Modifizierungen auf DNA- und Proteinebene, die einen Einfluss auf die Wirksamkeit von Therapien haben. Bei den heutigen MS-Therapien sind solche epigenetischen Einflüsse bisher nicht bekannt. Andererseits gehören auch Studien zu pharmakologischen Substanzen, die MS-spezifische epigenetische Änderungen rückgängig machen können, zu diesem wissenschaftlichen Arbeitsfeld. Erste Untersuchungen in Tiermodellen der MS (zur experimentellen autoimmunen Enzephalomyelitis [EAE]) zeigen, dass Histondeacetylase- und DNA-Methyltransferase-Inhibitoren antiinflammatorisch wirken (Aslani et al. 2017; Peedicayil 2016). Weitere Studien, insbesondere am Menschen, stehen aber aus.

MERKE

Während bisher keine epigenetischen Veränderungen bekannt sind, die einen Einfluss auf die heutigen MS-Therapien haben, gibt es erste Studien in MS-Tiermodellen, die zeigen, dass epigenetisch wirksame Therapien antiinflammatorische Effekte haben und somit potenziell auch für die Behandlung der MS interessant sind. Studien am Menschen stehen noch aus.

3.4 Genetische Beratung

Aufgrund des komplexen Erbgangs, der genetischen Heterogenität, der verminderten Penetranz und der variablen Expressivität ist die genetische Beratung bei MS weitaus schwieriger als bei monogenen Erkrankungen. Die Beratung setzt eine umfassende **Stammbaumanalyse** voraus. Hierbei ist der Informationsgehalt (Anzahl gesunder und erkrankter Familienmitglieder) des jeweiligen Stammbaums zu berücksichtigen und zu entscheiden, ob aufgrund einer überdurchschnittlich hohen Anzahl von erkrankten Familienmitgliedern von einer wesentlich höheren A-priori-EW auszugehen ist. Weiterhin ist bei der Frage der EW zu berücksichtigen, ob ein Elternteil erkrankt ist, ob Vater und Mutter erkrankt oder die Eltern konsanguin sind. Für jede Familienkonstellation ergeben sich bei Nachkommen bzw. weiteren Nachkommen jeweils unterschiedliche EW. Weiterhin ist zu berücksichtigen, dass ein Geschwister eines an MS erkrankten monozygoten Zwillings eine höhere EW hat als das Geschwister eines dizygoten Zwillings. Frauen haben bei gleicher genetischer Prädisposition aufgrund höherer Penetranz eine 2- bis 3-fach höhere EW als Männer.

Von der AK-EW ist bei individueller Beratung die altersspezifische EW (AS-EW) zu unterscheiden. Ist z. B. ein monozygoter Zwilling an MS erkrankt, so ist beim gesunden Zwillingsgeschwister im Alter von 20 Jahren eine AS-EW von ca. 27 % anzunehmen, im Alter von 40 Jahren hingegen nur noch eine AS-EW von < 8 %. Hat die Tochter einer MS-Patientin im Alter von 10 Jahren eine AS-EW von ca. 3 %, so beträgt ihre AS-EW im Alter von 40 Jahren nur noch weniger als 1 % (Robertson et al. 1996).

MERKE

Fragen zur eigenen EW oder zur EW bei Nachkommen sind aufgrund des komplexen Erbgangs bei MS nur im Rahmen einer genetischen Beratung zu beantworten. Eine Liste genetischer Beratungsstellen findet sich unter www.gfhev.de.

3

3.5 Umwelt- und Lifestyle-Faktoren

3.5.1 Infektionen

Aufgrund des immunvermittelten Prozesses bei MS werden seit Langem der Einfluss von Infekten, insbesondere viraler Genese, und der Zeitpunkt der Infektionen auf die MS diskutiert. Ein direkter oder indirekter Zusammenhang von Infektionen mit Herpesviren wie dem Epstein-Barr-Virus (EBV), dem Zytomegalievirus (CMV, HHV-5) und dem humanen Herpesvirus 6 (HHV-6) sowie humanen endogenen Retroviren ist in mehreren Studien beschrieben (Übersicht in Tao et al. 2017).

EBV (humanes Herpesvirus 4, HHV-4)

Während eine EBV-Infektion in der Kindheit meist subklinisch verläuft, kann eine Infektion im späteren Leben eine infektiöse Mononukleose verursachen.

Zwei Metaanalysen zur Korrelation von EBV-Infektionen bei MS-Patienten vs. gesunden Probanden umfassen den Zeitraum von 1983 bis 2011. Pakpoor et al. (2013) kommen zu dem Schluss, dass sowohl erwachsene MS-Patienten seltener EBV-Antikörper-negativ (1,7 %) im Vergleich zu gesunden Probanden (6,3 %) waren als auch pädiatrische MS-Patienten (8,3 %) gegenüber ihrem Vergleichskollektiv (34,7 %). Erst im Erwachsenenalter nimmt die Zahl der seronegativen gesunden Probanden auf < 5 % ab. Almohmeed et al. (2013) zeigen ebenfalls, dass MS-Patienten signifikant häufiger IgG-Ak gegen EBNA (Anti-EBV-Nuclear Antigen) aufweisen als gesunde Probanden (OR 4,47; 95%-CI 3,26 bis 6,11, $p < 0{,}0001$), während gesunde Probanden häufiger anti-EBV-IgG-seronegativ waren als MS-Patienten (OR 0,13; 95%-CI 0,05 bis 0,33; $p < 0{,}0001$). Pakpoor und Kollegen argumentieren, dass jeder MS-Patient EBV-IgG-positiv ist, vorausgesetzt, es werden mindestens zwei Testsysteme mit hoher Sensitivität angewandt.

Ob einer MS-Manifestation immer eine EBV-Infektion vorausgeht, wurde in prospektiven Studien bzw. in retrospektiven Analysen mit prospektiven Serumproben untersucht. Die Untersuchung prospektiver Serumproben von 73 MS-Patienten zeigte, dass alle Patienten (100 %) vor MS-Manifestation EBV-IgG-positiv waren, während im Vergleichskollektiv 9 von 219 Probanden EBV-IgG-negativ blieben (4,1 %; Sundström et al. 2004). In einer ähnlichen Studie (Levin et al. 2010) waren bei 10 von 305 MS-Patienten prospektive Serumproben EBV-IgG-negativ. Im Verlauf – ca. 3,8 (1,7–7,0) Jahre vor der MS-Manifestation – waren die Serumproben aller MS-Patienten seropositiv geworden. Im Vergleich hierzu waren von 610 gesunden Probanden 28 EBV-IgG-negativ, davon wurden 10 (35,7 %) seropositiv. Diese Ergebnisse konnten in einer rezenten Studie aus dem Klinischen Kompetenznetz MS (KKNMS) an 901 neudiagnostizierten Patienten mit klinisch isoliertem Syndrom („clinically isolated syndrome", CIS) oder MS eindrucksvoll bestätigt werden (Abrahamyan et al. 2020).

Sundqvist et al. (2012) zeigen, dass Patienten, die hochtitrige IgG-Ak gegen das EBNA1-Peptid 385-420 aufweisen und HLA-DRB1*15-positiv sind, eine höhere Wahrscheinlichkeit für eine MS-Manifestation haben (OR = 10,67) als diejenigen, die HLA-DRB1*15-negativ sind (OR = 2,85), bezogen auf eine OR = 1 für HLA-DRB1*15-negative MS-Patienten mit niedrigtitrigen IgG-Antikörpern.

Diese Studien weisen darauf hin, dass eine EBV-Infektion die Penetranz für MS wahrscheinlicher macht. Ob eine EBV-Infektion eine Voraussetzung für eine MS-Manifestation ist, lässt sich erst belegen, wenn u. a. eine EBV-Vakzination eine MS-Manifestation unterbinden kann.

Ob es eine Assoziation zwischen dem EBNA1-IgG-Spiegel (Anti-EBV-Nuclear Antigen 1) und der Krankheitsschwere gibt, muss gegenwärtig als ungeklärt gelten. Hier gibt es widersprüchliche Befunde (Farrell et al. 2009; Lünemann et al. 2010; Ingram et al. 2010).

Zytomegalievirus (CMV, HHV-5)

CMV ist ein weitverbreitetes Virus mit einer Seroprävalenz von ca. 65–90 % in der europäischen und afrikanischen Bevölkerung (Zuhair et al. 2019). Es scheint eine protektive Rolle in der Pathogenese der MS zu spielen. In einer Studie von Sundqist et al. (2014) war eine CMV-Infektion mit einem um fast 30 % verringerten Risiko, an einer MS zu erkranken, assoziiert (OR = 0,73). Eine weitere Studie zeigte, dass insbesondere Hispanics ein geringeres Risiko für MS haben (OR = 0,49) (Langer-Gould et al. 2017).

Hinsichtlich des klinischen und radiologischen Outcomes wurde berichtet, dass CMV-Infektionen je nach Krankheitsstadium der immunmediierten ZNS-Erkrankung mit günstigen oder ungünstigen Parametern bzw. Verläufen assoziiert sind. So wurde in einer Studie mit CIS-Patienten, die anti-CMV-positiv waren, eine höhere Rezidiv- und Konversationsrate als in der Gruppe mit negativem Anti-CMV-Status beobachtet (51 vs. 31 % bzw. OR = 2,51) (Horakova et al. 2013). Andererseits zeigten in einer Kohorte von Patienten mit manifester MS die Patienten mit positivem Anti-CMV-Status niedrigere Rezidivraten (OR = 0,35). Des Weiteren waren höhere Anti-CMV-IgG-Titer mit einer geringeren T2-Läsionslast im MRT assoziiert (Zivadinov et al. 2006).

HHV-6

Die Assoziation von HHV-6 Typ A und B mit dem MS-Risiko wurde ebenfalls gründlich untersucht. Die Infektion mit HHV-6 erfolgt im Kleinkindalter. Etwa 80 % der unter Zweijährigen und ca. 95 % der gesamten Bevölkerung sind seropositiv für HHV-6 (6A oder 6B). Die Infektion verläuft asymptomatisch bei HHV-6A oder mit einem Exanthema subitum bei HHV-6B (Übersicht in de Bolle et al. 2005).

Neurotropismus und Persistenz sowie demyelinisierende Erkrankungen bei akuten HHV-6-Infektionen immungeschwächter Personen führten zu der Frage, ob eine HHV-6-Reaktivierung bei MS-Erkrankungen schubauslösend ist oder zur Progression beiträgt. HHV-6 repliziert vorwiegend in $CD4^+$ T-Zellen, infiziert jedoch auch zahlreiche andere Zellen (u. a. Oligodendrozyten, Mikrogliazellen) und rekrutiert über die Produktion eines viralen CCR2-Agonisten (vCCL4) Makrophagen und weitere Entzündungszellen (de Bolle et al. 2005). Ein Nachweis von HHV-6-DNA oder -Transkripten vorwiegend in aktiven MS-Plaques, in der Zerebrospinalflüssigkeit (CSF) oder im peripheren Blut, insbesondere im Schub, ist plausibel, ebenso ein Anstieg von virusspezifischen IgG- oder IgM-Ak oder eine Aktivierung zellulärer Immunantworten. HHV-6-positive OKBs wurden bei 20 % (Derfuss et al. 2005) und 38 % (Virtanen et al. 2014) der Patienten nachgewiesen. Ein Konsens lässt sich aus den bisherigen Studien nicht ableiten (Übersicht in de Bolle et al. 2005; Leibovitch und Jacobson 2014; Tao et al. 2017), da Methodik und Patientenkohorten zu heterogen waren. Bei etwa 1 % der Bevölkerung ist das gesamte HHV-6-Genom in der Nähe des Telomers eines Chromosoms integriert. Da die Integration in der Keimbahn erfolgt, ist das virale Genom in jeder Zelle vorhanden und wird mit einer Wahrscheinlichkeit von 50 % an die nachfolgende Generation weitergegeben. Charakteristischerweise ist bei diesen Personen eine große Menge an viraler DNA (nicht Viruslast) im Blut nachweisbar (Clark 2016).

Eine rezente Untersuchung an 8.742 Patienten mit MS und 7.215 Probanden zeigt, dass die IgG-Antwort gegen HHV-6A positiv mit der MS-Erkrankung assoziiert ist (OR = 1,55), während die IgG-Antwort gegen HHV-6B protektiv (OR = 0,74) ist (Engdahl et al. 2019).

HERV-W

Unter den humanen endogenen Retroviren ist das MS-assoziierte Retrovirus (MSRV; Perron et al. 1997) von klinischer Bedeutung. Eine Reaktivierung der Transkription viraler MSRV-Proteine durch exogene EBV-Infektionen ist möglich (Mameli et al. 2013). Die SU-Domäne des MSRV-Envelope-(MSRV-Env-) Proteins wirkt als Agonist des Toll-Like Receptor 4 (TLR-4) und induziert in peripheren Blutzellen und Mikrogliazellen die Freisetzung proinflammatorischer Zytokine (Rolland et al. 2005; Madeira et al. 2016).

In einem In-vitro-Modell für Blut-Hirn-Schranken induziert **MSRV-Env** die ICAM-1-Expression auf Endothelzellen (Duperray et al. 2015) und fördert die T-Zell-Diapedese (Abadier et al. 2015). Darüber hinaus vermindert MSRV-Env die Differenzierung von Oligodendrozyten-Vorläuferzellen in reife myelinbildende Oligodendrozyten. MSRV-Env-Protein ist in aktiven Plaques von MS-Patienten angereichert, jedoch in der normalen weißen Substanz und bei gesunden Probanden nicht oder kaum nachweisbar. MSRV-Env-Protein ist insbesondere in aktivierten Makrophagen, Mikroglia und reaktiven Astrozyten exprimiert (van Horssen et al. 2016). Aufgrund dieser Befunde wurde ein therapeutischer Antikörper **GNbAC1** (Temelimab) gegen das MSRV-Env-Protein entwickelt und in einer klinischen Phase-I Studie an 88 männlichen Probanden getestet (Curtin et al. 2015). Nachfolgende klinische Phase-IIa–c-Studien mit dem Namen CHANGE-MS („**C**linical trial assessing the **HERV**-W Env **An**tagonist **G**NbAC1 for **E**fficacy in **M**ultiple **S**clerosis") wurden initiiert (Derfuss et al. 2015). Während das primäre Studienziel (Reduktion entzündlicher Läsionen) nicht erreicht werden konnte, erbrachte die Studie erste hoffnungsvolle Ergebnisse in Bezug auf eine reduzierte Hirnatrophie (kortikale und thalamische Atrophie, Anzahl von „black holes") in der MRT (Kremer et al. 2020; Giménez-Orenga und Oltra 2021).

Andere Infektionen

Neben akuten und latenten Virusinfektionen können auch andere Erreger (Bakterien, Pilze, Helminthen) in die Pathogenese der MS involviert sein. Allerdings ist die Datenlage hierzu weniger belastbar bzw. widersprüchlicher als bei den Virusinfektionen. So wurde z. B. festgelegt, dass eine Seropositivität für *Helicobacter (H.) pylori* bei Patienten mit MS seltener ist als bei gesunden Kontrollpersonen (48,7 vs. 70,9 %) (Ranjbar et al. 2019). Im Gegensatz hierzu wurde eine höhere Prävalenz von *H.-pylori*-Infektionen, basierend auf der Histologie der Magenschleimhaut, bei Patienten mit MS gegenüber Probanden (86 vs. 50 %) nachgewiesen (Kountouras et al. 2020).

Zusammenfassend ist festzuhalten: Die Relevanz von Koinfektionen und einer latenten Erregerlast bis hin zum individuellen Mikrobiom sind in der Ätiologie, bei der klinischen Manifestation und im Krankheitsverlauf (Verlaufsformen, Schweregrad etc.) der MS noch weitgehend unerforscht. Ähnliche Fragestellungen betreffen Impfungen. Während bei Impfungen nicht von einem erhöhten Risiko für die Entwicklung einer MS auszugehen ist (Ausnahme möglicherweise Gelbfieber-Impfung), sind die Auswirkungen auf die Schubrate widersprüchlich. Insgesamt gelten Impfungen jedoch als sicher (Zrzavy et al. 2019) und dürften möglicherweise einen protektiven Faktor auf die Manifestation einer MS aufweisen (Hapfelmeier et al. 2019; ➤ Kap. 19.2).

MERKE

Eine EBV-Infektion als Vorbedingung einer MS-Manifestation ist formal nicht bewiesen (es fehlt u. a. der Nachweis des Impfschutzes) und der Pathomechanismus nicht vollständig geklärt. Jedoch gibt es erste Hinweise, dass eine EBV-Infektion der notwendige Trigger einer MSRV-Env-Translation sein könnte. Die Wirkung von MSRV-Env-Protein, ein Agonist des TLR-4, erklärt einige der immunpathologischen Befunde. Der Antikörper (GNbAC1, Temelimab) gegen das MSRV-Env-Protein könnte sich als Therapieoption mit dem Ziel Neuroprotektion erweisen.

3.5.2 Physikochemische Faktoren

Vitamin D und UVB-Strahlung

Die Prävalenz der MS nimmt mit dem Abstand vom Äquator zu, sodass die Sonnenexposition schon lange als ein relevanter Faktor diskutiert wird (Ostkamp et al. 2021). Die Versorgung des Menschen mit Vitamin D erfolgt hauptsächlich über die durch Sonnenlicht (UVB) induzierte endogene Synthese von Vitamin D_3 und seinen Metaboliten [$25(OH)_2D_3$ und $1{,}25(OH)_2D_3$] aus 7-Dehydrocholesterol. Vitamin-D-Metaboliten, aber auch andere UVB-induzierte photochemische Prozesse modulieren das Immunsystem auf vielfältige Weise (Hart et al. 2011; ➤ Kap. 21.3.2). Befunde zu MS hinsichtlich Prävalenz, Manifestation und Schweregrad, die primär mit einem niedrigen Vitamin-D-Status und weniger mit regelmäßiger Sonnenlichtexposition korreliert werden (Munger at al. 2006; Mehta 2010; Muris et al. 2016), sind kritisch zu überdenken (Übersicht in Herrmann et al. 2017; Luque-Cordoba und Castro 2017). Es bleiben Fragen zur Koinzidenz und ursächlichen Wirkung von Vitamin D sowie zu anderen UVB-induzierten photochemischen Prozessen, die sich auf das Immunsystem auswirken. Insbesondere Befunde zur experimentellen autoimmunen Enzephalomyelitis (EAE), die eine Vitamin-D-Substitution bei MS zunächst eher stützten (Lemire und Archer 1991), sind unter Berücksichtigung weiterer Studien kritisch einzuschätzen. Nicht dem Vitamin D, sondern der hiermit verbundenen Hyperkalzämie, waren die positiven Effekte zuzuschreiben (Cantorna et al. 1996), und nicht die Vitamin-D-Substitution, sondern das Ausschalten der Bildung des aktiven Metaboliten [$1,25(OH)_2D_3$] wirkten sich positiv auf die klinische Symptomatik einer EAE aus.

Eine regelmäßige UVB-Exposition reduzierte die klinische Symptomatik signifikant; kombiniert mit der Elimination des aktiven Vitamin-D-Metaboliten konnte ein Beginn der EAE-Symptomatik sogar verhindert werden (Übersicht in DeLuca und Plum 2016). Eine Studie zur **Phototherapie** bei Patienten mit klinisch isoliertem Syndrom (CIS) ist initiiert (Hart et al. 2017). Zweifelsfrei ist eine ausreichende Vitamin-D-Versorgung für den Menschen notwendig, jedoch gibt es keine zuverlässigen Befunde, welche Blutspiegel für eine effiziente Immunhomöostase notwendig sind. Polymorphismen im Vitamin-D-bindenden Protein (VDB) korrelieren mit der Konzentration von VDB und Gesamtserumspiegeln von 25(OH)D. Diese Befunde werden jedoch relativiert, weil direkt gemessenes freies 25(OH)D und errechnetes bioverfügbares 25(OH)D unabhängig von der Konzentration an VDB und für alle Genotypen gleich waren. Frauen hatten im Durchschnitt höhere Konzentrationen an VDB und Gesamt-25(OH)D, jedoch war das bioverfügbare 25(OH)D bei Männern und Frauen in etwa gleich. Dies relativiert auch die Aussage einer publizierten Studie, in der aufgrund von Polymorphismen niedrige Gesamtserumspiegel von 25(OH)D angenommen wurden (Rhead et al. 2016). Vitamin-D-Rezeptor-Polymorphismen waren nicht mit MS assoziiert (Tizaoui et al. 2015; Agnello et al. 2016).

MERKE

Eine ausreichende Versorgung mit Vitamin D ist für immunologische und allgemeine zelluläre Prozesse unerlässlich. Es ist jedoch eher unwahrscheinlich, dass die Manifestation von MS durch hoch dosiertes Vitamin D verhindert werden kann. Welchen Einfluss andere durch Sonnenlicht (UVB) induzierte photochemische Prozesse auf das Immunsystem, auf Penetranz und MS-Verlauf haben, müssen weiterführende Untersuchungen zeigen.

Luftverschmutzung

Ein signifikanter Zusammenhang zwischen einer Feinstaubbelastung (PM) der Luft und der Prävalenz bzw. der Krankheitsdynamik der MS wurde in 9 Studien mit unterschiedlicher Methodik beobachtet (Farahmandfard et al. 2021; Türk et al. 2020). Eine italienische Studie zeigte, dass in städtischen Gebieten, in denen erhöhte Werte für Feinstaub $PM_{2,5}$ im Jahresdurchschnitt gemessen wurden, die Prävalenz für MS signifikant höher war als in Dörfern und auf dem Land mit viel niedrigeren $PM_{2,5}$-Werten (Tateo et al. 2019). Eine andere Studie beobachtete, dass die Anzahl der Krankenhauseinweisungen wegen MS-Schüben mit der Exposition gegenüber inhalierbaren Partikeln (PM_{10}) in der vorangegangenen Woche assoziiert war (RR = 1,42 für das vierte vs. das erste Quartil der PM_{10}-Exposition) (Angelici et al. 2016).

Im Gegensatz zu diesem Studienergebnis fanden drei Kohortenstudien keinen Zusammenhang zwischen der Luftverschmutzung und dem Outcome der MS (Farahmandfard et al. 2021).

Pestizide

Fallberichte und epidemiologische Studien lassen vermuten, dass die Exposition gegenüber Pestiziden ein erhöhtes Risiko für die Entwicklung einer MS-Erkrankung birgt (Hession et al. 2014; Kori et al. 2018). Tierexperimentelle Untersuchungen, insbesondere mit Fokussierung auf die Wirkung von Pestiziden auf Gliazellen, weisen ebenfalls in diese Richtung (Wheeler et al. 2019). Der Nachweis eines klaren kausalen Zusammenhangs zwischen Pestiziden (direkter Faktor oder Cofaktor) und der Entstehung bzw. dem Verlauf der MS steht noch aus.

3.5.3 Lebensgewohnheiten

Präadipositas und Adipositas

Präadipositas, definiert als BMI zwischen 25 und 29,9 kg/m^2, und **Adipositas**, definiert als BMI > 30 kg/m^2, sind in einigen Studien mit MS assoziiert. Nimmt man für Frauen in der späten Adoleszenz (ca. 18 J.) das Normalgewicht (BMI = 18,5 – < 25) mit einer OR von 1,0 an, so weisen MS-Patientinnen häufiger eine Präadipositas (BMI = 25 bis < 30; OR = 1,5) und häufiger eine Adipositas (BMI ≥ 30; OR = 2,4) auf als das Vergleichskollektiv. Adipositas in der Kindheit und im späten Erwachsenenalter ist schwächer mit MS korreliert als Adipositas in der späten Adoleszenz (10. bis 19. Lj.). Im Verlauf der Erkrankung haben

MS-Patientinnen gegenüber dem Vergleichskollektiv eher ein niedrigeres Gewicht (Munger et al. 2009). In einer ähnlichen Studie korrelierte Adipositas im Alter von ca. 20 Jahren mit einer Manifestation von MS bei Frauen (OR = 2,1), nicht jedoch bei Männern (Gianfrancesco et al. 2014). Vor der Pubertät ist eine Manifestation von MS eher selten. Nach der Pubertät korrelierten MS-Manifestation und höherer BMI bei weiblichen (OR 1,60) und männlichen (OR 1,43) Adoleszenten (Chitnis et al. 2016).

Auf der Basis der Befunde des *Genetic Investigation of Anthropometric Traits* (GIANT) *Consortium* (322.105 Teilnehmer) und den Befunden aus der Studie des *International MS Genetics Consortium* (IMSGC; MS-Patienten, N = 14.498; gesunde Vergleichsgruppe N = 24.091) wurde eine Studie mit Mendel-Randomisierung durchgeführt (Mokry et al. 2016). Siebzig genetische Marker, die in der GIANT-Studie mit einem hohen BMI korrelierten und in der IMSGC-Studie ebenfalls analysiert worden waren, wurden als Indikator eines hohen BMI verwendet. MS-Patienten wiesen gegenüber der Vergleichsgruppe häufiger genetische Merkmale auf, die mit Präadipositas und Adipositas korrelierten (OR = 1,41). Jedoch sind nur etwa ⅔ des Körpergewichts genetisch bedingt. Das individuelle Gewicht wird in hohem Maße durch die Nahrungs- und Energiebilanz und der Appetit u. a. durch Leptin und Leptinrezeptoren bestimmt. **Leptin** kommt frei oder an lösliche Leptinrezeptoren gebunden vor. Frauen weisen gegenüber Männern bei vergleichbarem BMI höhere Konzentrationen von freiem Leptin auf (Jordan et al. 2005). Leptin reguliert nicht nur den Appetit, sondern darüber hinaus unspezifische und spezifische Immunität (Versini et al. 2014; Endo et al. 2017). RRMS-Patienten haben im Mittel signifikant höhere absolute und auf den BMI bezogene Leptinspiegel im Serum und in der Zerebrospinalflüssigkeit (CSF) als Patienten mit anderen, nichtentzündlichen neurologischen Erkrankungen (Matarese et al. 2005). Die interindividuelle Schwankungsbreite ist jedoch sehr hoch und bislang nicht geklärt. Eine Bestimmung des freien und gebundenen Leptins sowie der Leptinrezeptoren könnte hier evtl. zur Klärung beitragen. Polymorphismen in Genen, die für Leptin oder den Leptinrezeptor kodieren, ergaben keine signifikante Assoziation mit MS (Rey et al. 2011).

MERKE

Präadipositas und Adipositas in der Adoleszenz korrelieren mit einer höheren Wahrscheinlichkeit für MS. RRMS-Patienten weisen im Mittel höhere Leptinspiegel auf als ein Vergleichskollektiv. Die Bedeutung von freiem Leptin, dessen Konzentration bei Frauen höher ist als bei Männern, sowie die Rolle von Leptinrezeptoren in der Pathogenese der MS sind jedoch noch ungeklärt.

Zigarettenrauchen

Studien zum **Tabakrauch** beziehen sich hauptsächlich auf Eigenangaben von Patienten bzgl. ihrer Rauchgewohnheiten. Nur wenige Studien basieren auf einer Bestimmung von **Cotinin** als objektivierbarem Marker von Tabakkonsum, auch wenn dieser Marker aufgrund der geringen Halbwertszeit im Blut (< 24 h) nur Momentaufnahmen liefert. Eine Metaanalyse mit Eigenangaben von MS-Patienten zu ihrem Rauchverhalten kommt zu dem Schluss, dass Rauchen die Wahrscheinlichkeit einer MS-Manifestation verstärkt (OR 1,55). Bei Männern ist die Wahrscheinlichkeit höher (OR 2,14) als bei Frauen (OR 1,50) und bei aktiven Rauchern (OR 1,83) höher als bei ehemaligen Rauchern (OR 1,35) (Zhang et al. 2016). **Passivrauchen** über einen Zeitraum von mehr als 20 Jahren erhöht ebenfalls die Wahrscheinlichkeit für MS (OR 1,4). Wurde zusätzlich aktiv geraucht, nimmt die Wahrscheinlichkeit noch zu (OR 2,4) (Hedström et al. 2016). Darüber hinaus gibt es Hinweise, dass ein Verzicht auf Tabakrauchen den Zeitpunkt einer Konversion vom schubförmigen zum sekundär progredienten Verlauf verzögern kann (Ramanujam et al. 2015). In einer initialen Studie, in welcher der Cotininspiegel als Biomarker bei aktiven Rauchern vs. Nichtrauchern gemessen wurde, konnte keine Assoziation zur Schubrate oder MRT-Aktivität nachgewiesen werden (Kvistad et al. 2016). Wurden Cotininspiegel zugrunde gelegt, konnte bei Rauchern gegenüber Nichtrauchern keine häufigere Konversion von einem CIS zu einer klinisch definitiven MS (CDMS) oder einer MS gemäß den McDonald-Kriterien (MDMS) festgestellt werden (Munger et al. 2015).

Der Rauchereffekt interagiert aber stark mit HLA-Varianten. Die kombinierte OR für aktive Raucher, die das MS-Risiko-Allel HLA- DRB1*15:01, aber nicht das schützende HLA-A*02-Allel haben, beträgt ca. 14 im Vergleich zu Nie-Rauchern ohne diese genetischen

Risikofaktoren (Olsson et al. 2017). Bei Patienten, die dem Passivrauchen ausgesetzt waren, ergab die Interaktion mit den o. g. HLA-Genotypen eine OR von 7,7.

In welchem Ausmaß Rauchen die Produktion von neutralisierenden Antikörpern (NAK) gegen therapeutisches IFN-β oder Natalizumab begünstigt (Hedström et al. 2014a, b), ist aufgrund relativ kleiner Stichproben (Raucher/Ak-positiv) nicht zuverlässig vorhersagbar. In einer weiteren Studie von ebenfalls geringer Gruppengröße, aber mit Messung von Cotinin als Biomarker aktiver Raucher, konnte eine Korrelation mit einer höheren Wahrscheinlichkeit für neutralisierende Anti-IFN-β-Ak nicht bestätigt werden (Auer et al. 2016).

Trinkverhalten

Studien über den möglichen Zusammenhang von Getränken und MS haben bisher z. T. widersprüchliche Ergebnisse erbracht.

Alkohol In einer Studie von Hedström et al. (2014c) wurde festgestellt, dass das Risiko, an MS zu erkranken, bei Frauen und Männer, die einen mäßigen Alkoholkonsum angaben, im Vergleich zu Nie-Trinkern geringer war (OR = 0,6). Andererseits wurde ein signifikant erhöhtes Risiko für MS nach Alkoholmissbrauch und Alkoholabhängigkeit bei Männern festgestellt (OR = 1,86 bzw. OR = 1,62) (Pakpoor et al. 2014). Eine weitere Studie fand hingegen heraus, dass Patienten mit MS, die drei oder mehr Gläser Rotwein pro Woche trinken, im Durchschnitt einen um 0,71 niedrigeren MSSS im Vergleich zu Nicht-Trinkern hatten (Diaz-Cruz et al. 2017).

Kaffee Ein hoher Kaffeekonsum (> 900 ml/d) wurde im Vergleich zu keinem Kaffeekonsum mit einem um 30 % niedrigeren MS-Risiko (OR = 0,7) in Verbindung gebracht (Hedström et al. 2016). Darüber hinaus wurde der Konsum von Kaffee (täglich) und alkoholischen Getränken (mäßig) mit einer reduzierten Behinderung bei schubförmiger MS (Zeit bis zum Erreichen von EDSS 6) assoziiert (HR = 0,6) (D'hooghe et al. 2012).

Zusammenfassend muss bei den Studienergebnissen zum Trinkverhalten festgestellt werden, dass eine umgekehrte Kausalität und ein Recall-Bias nicht ausgeschlossen werden können.

Vitaminsupplementierung

Nach gegenwärtigem Forschungsstand wird dem Vitamin D die größte Bedeutung im Zusammenhang mit der MS beigemessen (➤ Kap. 3.5.2).

Die Rolle weiterer Vitamine wie Vitamin B_{12} und Vitamin E ist weniger gut erfasst im Rahmen einer MS. Es wurden bei Patienten mit MS relativ niedrige Vitamin-B_{12}-Spiegel (SMD = –0,25) registriert (Zhu et al. 2011), und Vitamin-B_{12}-Supplementierer hatten eine um ca. 6 % längere Leukozyten-Telomerlänge (LTL) als Nicht-Supplementierer (Xu et al. 2009). Außerdem wurde eine signifikant positive Korrelation zwischen LTL und der Einnahme von Vitamin E, das vor oxidativem Stress schützt, festgestellt (Corina et al. 2019).

In einer Studie von Guan et al. (2018) verringerte sich die systemische Peroxidation bei Patienten mit MS, die mit Vitamin E supplementiert wurden, aber die Studiendauer war möglicherweise zu kurz (3 Monate), um signifikante klinische Effekte zu erkennen.

Körperliche Aktivität

Körperliche Aktivität (KA) ist ein wichtiger und modifizierbarer Lebensstil- und Verhaltensfaktor, der mit gesundem Altern einhergeht. Menschen mit einem hohen Maß an KA zeigen durchweg das niedrigste MS-Risiko (OR = 0,7). Bei der Interpretation dieses Befundes muss aber bedacht werden, ob nicht subklinische Faktoren vor der klinischen Manifestation der MS die KA im Einzelfall bereits reduzieren können (Wesnes et al. 2018; Dorans et al. 2016; Cortese et al. 2018).

In Interventionsstudien mit MS-Patienten führten aerobes Training und andere Formen der Bewegung bis hin zum normobaren „Höhentraining“ zu einer verbesserten funktionellen Konnektivität und Plastizität des ZNS, zu einer reduzierten Rezidivrate (RR = 0,73) (Dalgas et al. 2019) und signifikanten Symptomverbesserungen, z. B. von Fatigue (Zrzavy et al. 2021).

Schichtarbeit

Schichtarbeit, insbesondere Nachtschichten, sind ein kritisches Gesundheitsproblem, da sie Schlafentzug und eine Störung des zirkadianen Rhythmus verursachen. Hedström et al. (2011) untersuchten den

3

Einfluss von Schichtarbeit im jungen Erwachsenenalter auf das MS-Erkrankungsrisiko. In ihrer Studie lag die OR für die Manifestation einer MS bei 2,0 für diejenigen, die vor dem 20. Lj. mindestens 3 Jahre im Schichtdienst tätig waren, im Vergleich zu denen, die nie im Schichtdienst gearbeitet hatten. Dieses Ergebnis wurde in einer späteren Studie bestätigt (Hedström et al. 2015). Hier konnte ein 1,5-fach erhöhtes Risiko für diejenigen eruiert werden, die vor dem 20. Lj. mit Schichtarbeit begonnen hatten, während eine geringer ausgeprägte Assoziation bei denjenigen gesehen wurde, die erst nach dem 20. Lj. eine Schichtarbeit aufgenommen hatten (OR = 1,2). Bei der Betrachtung der Intensität der Schichtarbeit wurde ein erhöhtes MS-Risiko mit einer OR von 1,04 für jede zusätzliche Nachtschicht pro Monat gefunden (Gustavsen et al. 2016).

Ob Schichtarbeit auch einen Einfluss auf den Schweregrad der Erkrankung hat, muss noch geklärt werden. Aber bemerkenswerterweise berichtet eine kleine Studie (Damasceno et al. 2015), dass eine abnorme Melatoninproduktion bei MS-Patienten mit höheren (schlechteren) Werten für Behinderung und Fatigue einhergeht.

Psychische Belastungen

In Rahmen besonderer emotionaler Lebensumstände können bei Patienten mit MS Symptomverschlechterungen eruiert werden, möglicherweise über die Wirkung von Stressmediatoren auf ein bereits instabiles neuroimmunologisches System (Grant et al. 1989). Prüfungssituationen mit Versagensängsten, Krankheiten, Unfälle oder der Tod eines Familienmitglieds und größere Veränderungen in einer Liebes- oder Arbeitsbeziehung stellen ein um 14–26 % erhöhtes Risiko für eine Exazerbation der MS dar (Jiang et al. 2020). Die Datenlage zum Einfluss von körperlichem und/oder sexuellem Missbrauch in der Kindheit oder im Jugendalter auf den Krankheitsverlauf der MS ist widersprüchlich. Während Untersuchungen von Spitzer et al. (2012) einen Zusammenhang sehen, konnte eine Studie von Riise et al. (2011) dies nicht bestätigen.

MERKE

Faktoren, die sich negativ auf die allgemeine Gesundheit auswirken, müssen reduziert werden, denn sie können die Manifestation und den Verlauf einer MS begünstigen bzw. beeinflussen. Vermieden werden sollten z. B. aktives und passives Rauchen oder chronischer Alkoholabusus. Hingegen sollten Aktivitäten im Freien, gesunde Ernährung sowie eine optimale Schlafhygiene gefördert werden.

➤ Abb. 3.1 fasst die Assoziationen (Effekt und Evidenz) von Faktoren aus Genetik, Umwelt und Lebensstil einerseits und dem MS-Risiko und dem MS-Verlauf andererseits zusammen.

LITERATUR

Die vollständige Literatur zu diesem Kapitel finden Sie im Anhang am Ende dieses Buches.

	MS-Risiko		MS-Schwere	
Faktor	**Effekt**	**Evidenz**	**Effekt**	**Evidenz**
Genetik				
Herkunft (europäisch)	↗	***	↘	*
Geschlecht (weiblich)	↗	***	•	***
Östrogen (Frauen)	↗	*	↘	**
Testosteron (Männer)	↘	*	↘	*
Familiäre Erblichkeit	•	***	–	–
HLA-Allele	•	***	•	*
SNPs	•	**	–	–
Umweltfaktoren				
Epstein-Barr-Virus (EBV, HHV-4)	↗	***	↗	**
CMV (HHV-5)	↘	*	•	*
HHV-6A	↗	*	↗	*
Bakterielle Infektionen	•	*	–	–
Sonnenexposition (UVB-Strahlung)	↘	**	↘	*
Luftverschmutzung	↗	*	↗	*
Lebensgewohnheiten				
Übergewicht	↗	***	•	*
Mediterrane Diät	↘	*	↘	*
Zigarettenrauchen	↗	***	↗	***
Alkohol	•	*	↘	*
Kaffee	↘	*	–	–
Vitamin D	↘	**	↘	*
Andere Vitamine	↘	*	–	–
Körperliche Aktivität	↘	**	↘	**
Schichtarbeit	↗	**	–	–
Psychische Belastung	↗	*	↗	*

↗ Höheres MS-Risiko oder schwerer Krankheitsverlauf
↘ Vermindertes MS-Risiko oder leichterer Krankheitsverlauf
• Kontextabhängiges Risiko (z. B. Dosis oder genetische Variante)
* Grad der Evidenz (Einschätzung der Autoren) von sehr niedrig (*) bis hoch (***)
– Keine schlüssigen Daten

Abb. 3.1 Mit dem MS-Risiko und der Schwere der Erkrankung assoziierte Faktoren [L231]

KAPITEL

4 Pathologie und Pathophysiologie

Christine Stadelmann-Nessler, Franziska van der Meer† und Wolfgang Brück

4.1 Einleitung

Die multiple Sklerose (MS) ist eine chronische, durch Entzündung, Entmarkung, axonale Schädigung und reaktive Gliose gekennzeichnete Erkrankung des Zentralnervensystems (ZNS). Als pathologisch spezifisch ist dabei vor allem die Entmarkung anzusehen, also ein selektiver Verlust der Myelinscheiden bei weitgehend erhaltenem Axongerüst. Entmarkung wird ansonsten nur bei wenigen Krankheitsentitäten wie z. B. der akuten disseminierten Enzephalomyelitis (ADEM), der progressiven multifokalen Leukenzephalopathie (PML), der zentralen pontinen Myelinolyse, der Neuromyelitis optica (NMO), die früher dem Formenkreis der MS zugeordnet wurde, sowie bei Sonderformen der MS wie der konzentrischen Sklerose Baló beobachtet.

MERKE

Neben der bis jetzt nicht geklärten Ätiopathogenese der Entmarkung interessieren die pathologisch orientierte MS-Forschung insbesondere die pathologischen Korrelate der Krankheitsprogression sowie die Reparaturmechanismen, die möglicherweise einer therapeutischen Beeinflussung zugänglich sind.

4.2 Was können wir aus dem Studium früher MS-Läsionen lernen?

MS-Läsionen gelangen ganz überwiegend in zwei Krankheitsstadien zur pathologischen Untersuchung:

- einerseits in einem frühen Krankheitsstadium zur Abklärung diverser Differenzialdiagnosen, insbesondere von Neoplasien oder erregerbedingten Entzündungen, hier vor allem in Form einer Biopsie, und
- andererseits im chronischen, weit fortgeschrittenen Krankheitsstadium meist ohne oder mit nur

geringer Schubfrequenz, hier ganz überwiegend in Form einer Autopsie.

Über das Studium bioptischer Läsionen konnten in den letzten Jahren wegweisende Befunde zur MS-Pathogenese erhoben werden.

4.2.1 Pathologische Merkmale früher MS-Läsionen

MS-Läsionen im frühen Stadium ihrer Entstehung sind durch eine dichte Infiltration mit schaumzelligen Makrophagen, eine perivenöse und parenchymale Infiltration mit $CD4^+$ und $CD8^+$ T-Lymphozyten, wenige B- und Plasmazellen, zahlreiche akut geschädigte Axone sowie eine deutliche akute Gliareaktion gekennzeichnet (Barrantes-Freer et al. 2017). Entsprechend dem Nachweis von Myelinabbauprodukten in Makrophagen lassen sich MS-Läsionen relativ genau hinsichtlich ihres Entstehungsalters einteilen (Brück et al. 1995; Kuhlmann et al. 2017). Dies bildet die Grundlage dafür, MS-Läsionen des gleichen Stadiums zwischen verschiedenen Patienten zu vergleichen.

Vor allem die vergleichende Analyse **früh entmarkender MS- und NMO-Läsionen** trug wesentlich zum Erkenntnisgewinn bei (Brück et al. 2012). Während frühe NMO-Läsionen einen massiven astrozytären Verlust und eine ausgedehnte Herunterregulation von Aquaporin-4, dem Zielantigen der humoralen Immunantwort, zeigen, sind MS-Läsionen durch eine deutliche reaktive Astrogliose charakterisiert. Reife Oligodendrozyten und oligodendrogliale Vorläuferzellen sind in NMO-Läsionen weitgehend verloren (Wrzos et al. 2014), während früh entmarkende MS-Läsionen i. d. R. einen Erhalt der Oligodendroglia zeigen (Lucchinetti et al. 1999; ➤ Abb. 4.1). Typischerweise verläuft die Myelinphagozytose bei der NMO langsamer und weniger vollständig als bei der MS (Barrantes-Freer et al. 2017; Misu et al. 2013).

MERKE

Hinsichtlich des entzündlichen Infiltrats unterscheiden sich früh entmarkende MS- und NMO-Läsionen vor allem hinsichtlich der Beimengung von Granulozyten, die bei der MS nur sehr selten beobachtet wird. Perivaskuläre Ablagerungen von aktivierten Komplementkomponenten unterstützen die humorale Immunpathogenese der NMO. Diese charakteristischen Merkmale sind jedoch nur sehr früh in der Läsionsentwicklung feststellbar.

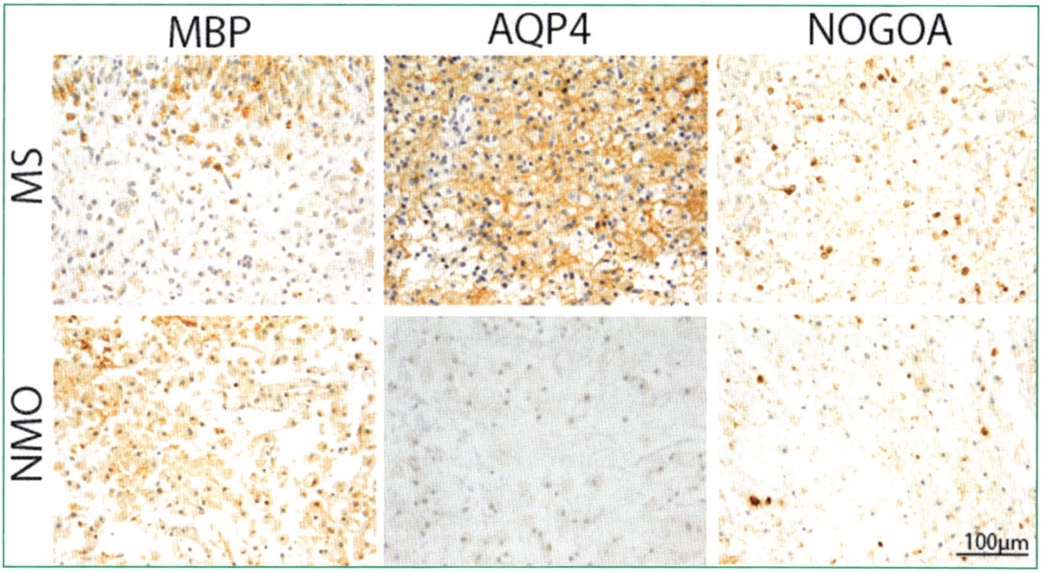

Abb. 4.1 Charakteristika früh aktiver MS und Neuromyelitis-optica-Läsionen. MS-Läsionen zeigen einen deutlichen Verlust an Myelinscheiden (MBP), während in frühen NMO-Läsionen Myelinproteine häufig immunhistochemisch noch nachweisbar sind. Die NMO ist durch einen weitgehenden Verlust an GFAP- und AQP4-positiven Astrozyten gekennzeichnet, wohingegen in MS-Läsionen eine deutliche Astrogliose vorherrscht. Der Besatz mit reifen Oligodendrozyten (NogoA) und Vorläuferzellen ist bei der NMO im Vergleich zur MS deutlich reduziert. AQP4: Aquaporin-4; MBP: Myelinbasisches Protein; Maßstab 100 μm [P1024]

4.2.2 Axonale Schädigung und Remyelinisierung in frühen MS-Läsionen

Entgegen dem ursprünglichen Verständnis, dass die neuroaxonale Schädigung vorwiegend ein Phänomen der späteren Krankheitsphase sei, konnten zahlreiche Studien zeigen, dass bereits zu Beginn, im Rahmen des akuten entzündlichen Geschehens, eine ausgeprägte **akute axonale Schädigung** nachweisbar ist, die durch axonale Auftreibungen, Akkumulation axonal transportierter Proteine sowie axonale Transsektionen gekennzeichnet ist (Kuhlmann et al. 2002; Schultz et al. 2017). Experimentelle Studien ergaben, dass etwa ein Drittel der beobachteten akuten axonalen Schädigungen durch frühzeitiges Eingreifen, z. B. mittels antioxidativer Therapien, rückgängig gemacht werden kann (Nikic et al. 2011; Sorbara et al. 2014).

Auch wenn durch die Entmarkung, also den Verlust der Myelinscheide, die axonale Vulnerabilität gegenüber Entzündungsmediatoren deutlich steigt, so sind durchaus auch Axone im noch myelinisierten Zustand Opfer des akuten Entzündungsprozesses (Romanelli et al. 2016). Als Verursacher der akuten axonalen Schädigung im frühen Stadium der Läsionsbildung werden vor allem aus Makrophagen freigesetzte Mediatoren wie reaktive Sauerstoffspezies, Stickoxid und Proteasen sowie proinflammatorische Zytokine angeschuldigt. Axonale Durchtrennungen in der Läsion führen u. a. zur anterograden Waller-Degeneration und damit zur „Ausdünnung" der „normal erscheinenden weißen Substanz" (Singh et al. 2017). Experimentelle Daten weisen darauf hin, dass möglicherweise bei einem Teil der Patienten auch eine direkte antiaxonale bzw. antineuronale Immunantwort eine Rolle spielen könnte (Elliott al. 2012; Lodygin et al. 2019).

Trotz der anhaltenden Entzündungsreaktion und der deutlichen morphologischen Alteration zahlreicher Axone finden sich bereits wenige Tage nach stattgehabter Entmarkung Zeichen einer **Remyelinisierung** (Prineas et al. 1993; Schultz et al. 2017). Dies äußert sich insbesondere in einer hohen Dichte von Oligodendrozyten, die nicht selten bereits PLP- und MBP-positive Myelinscheiden ausbilden (Goldschmidt et al. 2009).

MERKE

Trotz der hohen myelinregenerativen Kapazität in frühen MS-Läsionen zeigen in späteren Krankheitsstadien nur etwa 20 % der Patienten eine ausgeprägte Remyelinisierung (Patrikios et al. 2006). Neuere Daten weisen insbesondere auf die förderliche Rolle von Mediatoren der angeborenen, aber auch der adaptiven Immunantwort auf den Prozess der Remyelinisierung hin (Foote und Blakemore 2005; Miron et al. 2013; Dombrowski et al. 2017).

Die Stimulierung der Remyelinisierung steht im Fokus neuer Therapiestrategien für die MS. Ein wesentlicher Schritt für die Durchführung klinischer Studien ist dabei die Entwicklung neuer bildgebender Techniken für de- und remyelinisierte MS-Läsionen. Dabei korreliert der Nachweis neugebildeter Myelinscheiden in der Positronenemissionstomografie (PET) mit einem günstigeren klinischen Verlauf (Bodini et al. 2016).

4.3 Was können uns spätere Stadien von MS-Läsionen sagen?

In der Regel gelangen Patienten erst nach einem MS-Verlauf über mehrere Jahrzehnte zur autoptischen ZNS-Diagnostik. Die überwiegende Anzahl der Läsionen entspricht dann chronisch inaktiven Entmarkungsherden mit scharfem Rand zur umgebenden periläsionalen weißen Substanz ohne wesentliche entzündliche oder entmarkende Aktivität (Kuhlmann et al. 2017). Auch Markschattenherde, die vollständig remyelinisiert, jedoch aufgrund der geringeren Myelinscheidendicke und -dichte noch zu erkennen sind, sowie partiell remyelinisierte Herde werden häufig gefunden (Frischer et al. 2015).

Eine derzeit besonders im Fokus stehende Variante stellen MS-Läsionen **mit hyperzellulärem Randsaum** dar, die vorwiegend aus aktivierten Mikrogliazellen und Makrophagen bestehen, vereinzelt mit Zeichen der Myelinphagozytose, aktivierten Astrozyten und perivaskulären sowie diffus im Parenchym befindlichen T-Zellen.

MERKE

Diese kombiniert aktiven/inaktiven MS-Läsionen werden je nach Entmarkungsaktivität als **chronisch-aktiv oder „schwelend"** bezeichnet und zeigen akut geschädigte Axone im Bereich des phagozytischen Randsaums (➤ Abb. 4.2). Sie werden als ein **Korrelat der klinischen Progression** erachtet (Prineas et al. 2001; Frischer et al. 2009, 2015; Jäckle et al. 2020). Eine groß angelegte Post-mortem-Studie an über 180 Patienten zeigt bei einer durchschnittlichen Krankheitsdauer von knapp 28 Jahren residuelle Entmarkungsaktivität bei annähernd 80 % (Luchetti et al. 2018). Mittels neuer MRT-Techniken lässt sich die langsame zentrifugale Größenzunahme dieser Läsionen nachweisen und mit dem klinischen Verlauf korrelieren (Dal-Bianco et al. 2017; Absinta et al. 2019).

Im Gegensatz dazu zeichnen sich **chronisch-inaktive MS-Läsionen** durch Entmarkung, Fasergliose und einen variablen Verlust an Axonen aus. Reife Oligodendrozyten sind i. d. R. nicht nachweisbar, oligodendrogliale Vorläuferzellen selten (Rodriguez et al. 2014; Wegener et al. 2015). Am Läsionsrand ist bei etwa 40 % der Läsionen ein Saum mit dünnen Myelinscheiden, entsprechend einer stattgehabten Remyelinisierung, zu beobachten (Patrikios et al. 2006; Goldschmidt et al. 2009). Häufig sind die Gefäßwände in chronischen Läsionen deutlich verdickt. Vereinzelt sind perivaskuläre T-Lymphozyten sowie Plasmazellen nachweisbar.

Obwohl die MS als eine Erkrankung der weißen Substanz gilt, sind der Großhirn- und Kleinhirnkortex sowie tiefe Kerngebiete von Entmarkungsherden bevorzugt betroffen. Dies gilt insbesondere für das chronische Krankheitsstadium, in dem der relative Befall der **grauen Substanz** prozentual ausgedehnter sein kann als der der weißen Substanz. Allerdings treten kortikale Entmarkungsherde schon früh im Krankheitsverlauf auf (Lucchinetti et al. 2011). Langstreckige subpiale Entmarkungsherde des Großhirnkortex weisen mit großer Sicherheit auf das Vorliegen einer MS hin (Fischer et al. 2013; Junker et al. 2020). Herde der grauen Substanz und insbesondere des Kortex zeichnen sich durch einen Verlust der Myelinscheiden, aber im Vergleich zu Läsionen der weißen Substanz durch weniger reaktive Astrogliose, Mikrogliaaktivierung und T-Zell-Infiltration aus (Bo et al. 2003; Albert et al. 2007; Rodriguez et al. 2014; Lagumersindez-Denis et al. 2017). Kortikale MS-Läsionen weisen auf einen schwereren klinischen Verlauf und eine raschere Progression hin (Magliozzi et al. 2018).

MERKE

Neben der fokalen, entmarkungsbedingten kortikalen Schädigung ist die MS durch frühe Atrophie der grauen Substanz und diffuse neuroaxonale und synaptische Schädigung gekennzeichnet (Jürgens et al. 2016; Albert et al. 2016).

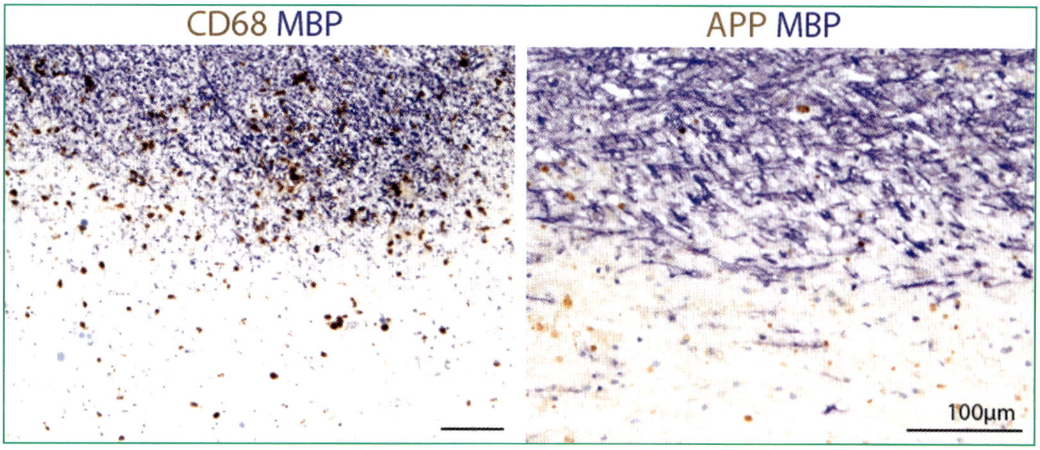

Abb. 4.2 Chronisch aktive (schwelende) MS-Läsionen als Ausdruck der Krankheitsaktivität bei chronisch progredienter MS. Chronisch aktive, schwelende MS-Läsionen weisen typischerweise einen hyperzellulären Randsaum auf, der vorwiegend aus aktivierten Mikrogliazellen und Makrophagen besteht. Sie zeigen einzelne Myelinophagen am Rand und APP-positive Sphäroide, die auf einen akuten axonalen Transportschaden hinweisen. Doppelimmunhistochemie MBP (lila) mit KiM1P (Makrophagen/aktivierte Mikroglia; braun) bzw. APP (Amyloidvorläuferprotein; akute axonale Schädigung; braun). Maßstab jeweils 100 µm [P1024]

4.3.1 Welches sind die pathologischen Korrelate der progredienten Krankheitsphase?

Die MS ist klinisch – vor allem in den ersten Jahren – meist durch einen schubförmigen Verlauf mit zu Beginn häufig guter Rückbildung der Symptomatik gekennzeichnet. Als Korrelate der entzündlichen Aktivität sind Gadolinium (Gd) anreichernde Läsionen im ZNS vorhanden. Im Laufe der Jahre wandelt sich jedoch das Krankheitsbild: An die Stelle von Schüben tritt häufig eine langsam progrediente Verschlechterung der klinischen Symptomatik ohne Nachweis florider Entzündungsaktivität im MRT. Diese Befundkonstellation wird derzeit, auch aufgrund des geringen Ansprechens auf antientzündliche Therapien, als **neurodegenerative Phase der MS** bezeichnet (Trapp und Nave 2008).

Aus pathologischer Sicht lassen sich einige Phänomene mit der **Krankheitsprogression** verknüpfen, und dies betrifft sowohl Aspekte der Parenchymschädigung als auch der immer noch beobachtbaren entzündlichen Aktivität:

- Der **Verlust an ZNS-Gewebe** insgesamt i. S. einer globalen Atrophie und führend der grauen Substanz ist dabei ganz klar ein Korrelat der Progression, das mittels Bildgebung nachweisbar ist (Lukas et al. 2010; Sastre-Garriga et al. 2020).
- Ebenso finden sich **ausgeprägte kortikale Entmarkungsherde,** die zu den häufig beobachteten kognitiven Veränderungen beitragen können (Kutzelnigg et al. 2005; Magliozzi et al. 2018).
- Der **Verlust an Axonen,** der auch nach der akuten Läsionsbildung in den entmarkten Herden langsam voranschreitet, ist ebenfalls ein wesentliches Korrelat der beobachteten bleibenden klinischen Behinderung (Schirmer et al. 2011; Petrova et al. 2018). Hier scheint insbesondere der **kumulative Axonverlust** auch außerhalb definierter Läsionsregionen, nämlich in der normal erscheinenden weißen Substanz, gut mit der globalen ZNS-Schädigung und dementsprechend der Behinderung zu korrelieren (Petrova et al. 2018).
- Obwohl die MS keine Erkrankung darstellt, bei der neuronaler Zelltod eine primäre Pathologie darstellt, sind auch hier **sowohl diffuse als auch fokale entzündliche Veränderungen** mit neuronaler Schädigung und neuronalem Verlust assoziiert (Schirmer et al. 2009; Campbell et al. 2011; Carassiti et al. 2018).

Die hier angeführten Veränderungen des ZNS-Parenchyms im Rahmen der Progression verlaufen jedoch nicht unabhängig von entzündlicher Aktivität. Einerseits wird hier eine persistierende Aktivierung der angeborenen Immunantwort, insbesondere von Mikrogliazellen, angeschuldigt (Howell et al. 2010; Masuda et al. 2019). Andererseits zeigen sich aber auch klare Hinweise auf eine weiterhin bestehende Rolle der adaptiven Immunantwort (Frischer et al. 2009; Choi et al. 2012; Magliozzi et al. 2018, Luchetti et al. 2018). Im Gegensatz jedoch zur frühen Krankheitsphase mit ausgeprägter fokaler und perivaskulärer Entzündung und entsprechenden Korrelaten der Blut-Hirn-Schranken-Schädigung scheint die Entzündungsreaktion im progredienten Krankheitsstadium weniger ausgeprägt sowie diffuser verteilt zu sein.

MERKE

Diese **niedrigschwellige Entzündung** gemeinsam mit der auch nur verhältnismäßig langsamen Zunahme der klinischen Symptomatik könnte möglicherweise das geringe Ansprechen auf die derzeit verfügbaren immunmodulatorischen und immunsuppressiven Therapien erklären. Außerdem führt die relativ wenig ausgeprägte adaptive Entzündungsreaktion nicht zu einer entsprechenden Schädigung der Blut-Hirn-Schranke und verhindert daher möglicherweise bei einem Teil der derzeit verfügbaren Präparate ausreichende Spiegel im ZNS (Lassmann 2011).

Neben der diffusen, nicht läsionsassoziierten Entzündung im chronischen Krankheitsstadium sind durchaus auch T-lymphozytäre Infiltrate in den Läsionen, insbesondere am Rand sog. chronisch aktiver, „schwelender“ oder kombiniert aktiver/inaktiver MS-Läsionen zu beobachten. Hier suggeriert das Nebeneinander von perivaskulären und parenchymalen T-Zellen, Myelin phagozytierenden Makrophagen sowie akuter axonaler Schädigung einen niedrigschwelligen progredienten Krankheitsprozess auf der Basis einer adaptiven Immunantwort.

4.3.2 Welche endogenen Strategien der Reparatur sind bei der MS nachweisbar?

Obwohl es im Tiermodell Evidenz für eine Neubildung synaptischer Verschaltungen nach fokalen entzündlich-entmarkenden Läsionen gibt und ebenso Umstrukturierungen der kortikalen Areale erfolgen, ist hierzu auf morphologischer Ebene bei MS-Patienten noch wenig bekannt (Kerschensteiner et al. 2004; Jürgens et al. 2016). Allerdings zeigen funktionell-bildgebende Untersuchungen klar eine Aktivierung benachbarter oder kontralateraler Hirnareale i. S. einer adaptiven Plastizität (Valsasina et al. 2011).

Auf morphologischer Ebene besser untersucht ist die Neubildung von Markscheiden nach stattgehabter Entmarkung, die sog. **Remyelinisierung.** In frühen MS-Läsionen sind häufig erste Anzeichen für eine Neubemarkung der frisch entmarkten Axone zu sehen (Brück et al. 1994). Allerdings scheinen diese regenerativen Bemühungen in zahlreichen Läsionen nicht von Dauer oder weiteren Attacken des Immunsystems ausgeliefert zu sein, die schlussendlich in der Mehrzahl der chronischen MS-Läsionen zu einer chronischen Entmarkung führen (Patrikios et al. 2006). Reife Oligodendrozyten sind in chronischen MS-Läsionen kaum nachweisbar; oligodendrogliale Vorläuferzellen sind jedoch partiell noch vorhanden, was die Hypothese stützt, dass vor allem eine fehlende Differenzierung von oligodendroglialen Vorläuferzellen die Remyelinisierung von MS-Läsionen verhindert (Kuhlmann et al. 2008). Hier werden sowohl ein Fehlen aktivierender Faktoren (z. B. Wachstumsfaktoren) als auch ein Überwiegen von inhibitorischen Faktoren wie etwa von Myelinabbauprodukten diskutiert (Fancy et al. 2010; Kotter et al. 2011; Cadavid et al. 2019). Außerdem scheinen Mediatoren sowohl des angeborenen als auch des erworbenen Immunsystems die Remyelinisierung günstig zu beeinflussen (Foote und Blakemore 2005; Miron et al. 2013; Dombrowski et al. 2017; Dillenburg et al. 2018). Untersuchungen der Genexpression auf Einzelzellniveau konnten verschiedene oligodendrogliale Subpopulationen bei MS nachweisen, die sowohl geschädigte als auch Vorläufer- und reife Populationen umfassen (Jäkel et al. 2019). Neue Markerproteine zum Nachweis aktiv myelinisierender Oligodendrozyten, wie BCAS1 *(breast carcinoma-amplified sequence 1)* ermöglichen eine zeitliche Einordnung der neugebildeten Myelinscheiden bei MS und zeigen eine aktive Neubildung von Markscheiden auch im chronischen Krankheitsstadium (Fard et al. 2017; ➤ Abb. 4.3). Neuere Studien beschäftigen sich auch mit der Frage, ob Remyelinisierung bei der MS unbedingt einer Proliferation von Vorläuferzellen bedarf oder ob möglicherweise auch reife, die Entmarkung überlebende Oligodendrozyten zur Neubildung von Internodien in der Lage sind (Duncan et al. 2018; Yeung et al. 2019).

4.4 Was sagt uns die Pathologie über die Pathogenese der Erkrankung?

Unsere Vorstellung von der Pathogenese der MS ist ganz überwiegend durch Erfahrungen aus experimen-

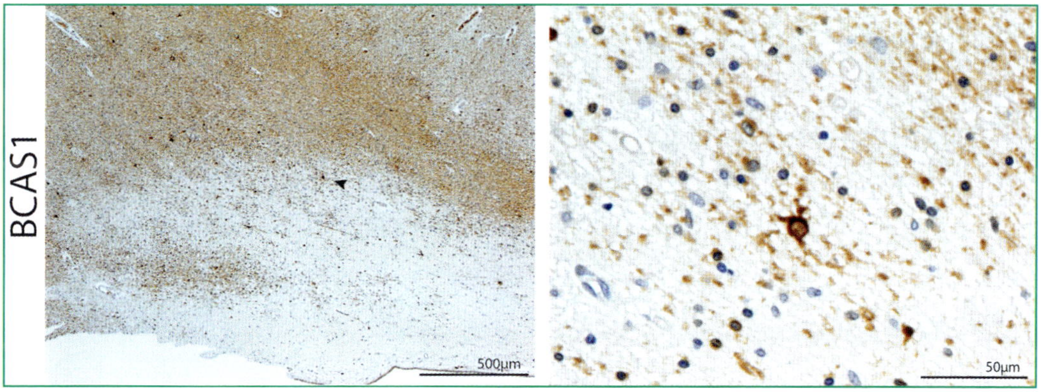

Abb. 4.3 BCAS1+ Oligodendrozyten markieren Regionen mit aktiver Remyelinisierung in chronischen MS-Läsionen. Eine periventrikulär gelegene, chronisch inaktive Entmarkungsläsion zeigt aktive Remyelinisierung in der Immunhistochemie für BCAS1. Der Pfeil markiert einen BCAS1-positiven Oligodendrozyten im aktiv remyelinisierenden Areal (vergrößert im rechten Bild), das durch dünne und spärliche Myelinscheiden gekennzeichnet ist. BCAS1: breast carcinoma-amplified sequence 1; Maßstab 500 bzw. 50 µm. [P1024]

4

tellen Modellen geprägt (Croxford et al. 2011). Hier lassen sich vergleichbare entzündlich-entmarkende Läsionen durch Immunisierung mit Myelinproteinen, vor allem mit Myelin-Oligodendroglia-Glykoprotein (MOG), erreichen. Allerdings sind nicht alle Aspekte der Erkrankung adäquat modellierbar; das gilt z. B. für den oligodendroglialen Verlust, die oligodendrogliale Differenzierungsstörung sowie den schubhaften und progredienten Verlauf. Auch die progrediente neuroaxonale Schädigung und ZNS-Atrophie sind im Tiermodell bisher nicht optimal reproduzierbar. Die am weitesten verbreitete ätiopathogenetische Hypothese zur MS, nämlich dass sie Ausdruck einer autoimmunen Dysregulation sei, erfährt daher regelmäßig den Versuch, sie um ein ätiologisch relevantes Agens, insbesondere einen viralen Erreger, zu erweitern (Brahic 2010; Steinbach et al. 2019).

4.5 Zusammenfassung

Die Studien der letzten Jahre zur Immunpathologie der MS und auch der NMO haben unser Verständnis der Immunpathogenese der MS, der stattfindenden Parenchymschädigung sowie der einsetzenden reparativen Prozesse deutlich erweitert (Schirmer et al. 2019). Allerdings sind vor allem in den Bereichen der Ätiopathogenese der Erkrankung, der idealen therapeutischen Herangehensweise in der progredienten Krankheitsphase sowie der optimalen Stimulation reparativer Vorgänge noch zahlreiche Fragen ungeklärt. Die enge Zusammenarbeit klinisch und grundlagenwissenschaftlich tätiger Forscher, eine Verbesserung der molekularen Methoden in der Bildgebung („In-vivo-Pathologie") sowie die genaue Analyse klinischer Studien werden wesentlich dazu beitragen, die Ätiopathogenese der Erkrankung besser zu verstehen, effektive Therapien für die verschiedenen Stadien der Erkrankung anzubieten sowie endogene Reparaturbestrebungen zu stimulieren.

LITERATUR

Die vollständige Literatur zu diesem Kapitel finden Sie im Anhang am Ende dieses Buches.

KAPITEL

5

Markus Krumbholz und Edgar Meinl

Immunpathogenese

5.1 Bedeutung immunologischer Prozesse für die Pathogenese der MS

Die **primäre Ursache** der MS ist unbekannt und möglicherweise auch nicht bei allen Patienten einheitlich. Von den diskutierten Möglichkeiten erscheint vielen Autoren eine primär autoimmune Genese zumindest bei den meisten Patienten am plausibelsten (Lucchinetti et al. 2000). Darüber hinaus werden primär degenerative Mechanismen bei einem kleineren Teil der Patienten (Lucchinetti et al. 2000) oder auch generell (Henderson et al. 2009) diskutiert. Weiterhin wurde eine Vielzahl von Bakterien und Viren als Ursache erwogen, was sich aber bislang in keinem Fall als kausal nachweisen ließ (Gilden 2005). Vielmehr konnte gezeigt werden, dass z. B. eine intrathekale Immunglobulinsynthese gegen eine Vielzahl von Viren und Bakterien Teil einer für die MS typischen polyspezifischen intrathekalen Immunantwort sein kann („erweiterte MRZ-Reaktion", Stangel et al. 2013; Jarius et al. 2017). Die Assoziation zwischen EBV-Serostatus und MS ist frappierend (Abrahamyan et al. 2020), der genaue Mechanismus aber noch nicht etabliert. Der Nachweis von EBV in einem für MS-Läsionen spezifischen Ausmaß (Serafini et al. 2007) konnte bislang nicht sicher reproduziert werden (Lassmann et al. 2011; Bar-Or et al. 2020).

Unstrittig jedoch ist, dass zumindest frühzeitig im **Erkrankungsverlauf immunologische Prozesse** zu dem Gewebeschaden mit konsekutiven neurologischen Ausfällen maßgeblich beitragen. Spätestens bei und oft auch schon vor der ersten klinischen Manifestation wandern **Immunzellen aus dem Blut in das ZNS** ein. Diese Entzündungsreaktion führt in der

Akutphase zu einem leichten, i. Allg. nicht stark raumfordernden Ödem, das sich dann kernspintomografisch meist als „vasogenes" Ödem mit einem erhöhten apparenten Diffusionskoeffizienten darstellt und damit von ischämischen Läsionen (i. d. R. erniedrigter apparenter Diffusionskoeffizient) unterscheiden kann; nichtsdestoweniger können sich akute MS-Läsionen aber auch selten mit einer echten Diffusionsrestriktion präsentieren (Balashov und Lindzen 2012). Verschiedene Mechanismen (Makrophagen, zytotoxische T-Zellen, Antikörper- und Komplementbindung, freie Radikale) führen dann zu einer Demyelinisierung (T2-hyperintense Läsion) und einem axonalen Schaden (anhaltende T1-Hypointensitäten; Barkhof und van Walderveen 1999).

Die Wirksamkeit der Maßnahmen, die zur Schubtherapie (Steroide, Plasmapherese) und Schubprophylaxe (B-Zell-depletierende Antikörper wie Ocrelizumab, Blockade der Migration von Immunzellen durch z. B. S1P-Modulatoren und Natalizumab; breitere Immunsuppressiva wie z. B. Teriflunomid, Cladribin, DMF) eingesetzt werden, sprechen für eine kausale (und nicht nur eine reaktive) Rolle des Immunsystems in der Pathogenese der MS. Auch die Untersuchung **genetischer Polymorphismen,** die mit dem Risiko für eine MS gekoppelt sind, erbrachte überproportional viele Gene, die vorwiegend eine Rolle im Immunsystem spielen, was eine auch initiale Rolle des Immunsystems in der Pathogenese nahelegt (Sawcer et al. 2014; IMSG Consortium 2019).

Neben der direkten Gewebeschädigung durch entzündliche Effektorzellen ist auch das **Zusammenspiel eingedrungener Immunzellen mit hirneigenen Zellen** von Bedeutung, da hirneigene Zellen Signalmoleküle bilden und somit vermutlich den Entzündungsprozess aufrechterhalten (Krumbholz et al. 2005, 2012; Krumbholz und Meinl 2014). Während die Wirksamkeit der zugelassenen, vorwiegend immunologisch orientierten Therapien die Bedeutung der Immunpathogenese stützt, rücken Mechanismen, die (z. T. zusätzlich zu immunologischen Mechanismen) speziell auch hirneigene Zellen betreffen, zunehmend in den Fokus der Erforschung neuer Therapiemöglichkeiten.

5

5.2 Immunzellen im ZNS

5.2.1 Lokalisation und Zusammensetzung der Immunzellen

Die Immunzellen wandern bevorzugt aus postkapillären Venolen in das Parenchym. Histopathologisch finden sich abgegrenzte, vorwiegend **perivaskuläre Immunzellinfiltrate,** die zusammen mit der Demyelinisierung im MRT als T2-hyperintense Signale sichtbar sind (➤ Abb. 5.1). Ein solches zentrales Gefäß war bei den dargestellten MS-Läsionen häufig, bei gelegentlich vorkommenden Läsionen gesunder Freiwilliger (und damit bona fide anderer Ätiologie) jedoch selten sichtbar (im 7-Tesla-MRT 87 vs. 8 %; im 3-Tesla-Gerät bei MS-Läsionen immerhin noch bei 45 %; Tallantyre et al. 2009). Ebenso war ein zentrales Gefäß in einer Folgestudie in einem 3-Tesla-Scanner bei allen MS-Patienten in > 45 % der Läsionen sichtbar, jedoch nur in < 45 % mikroangiopathischer Läsionen (Mistry et al. 2016). Hieraus ergibt sich, ausgehend vom immunologischen Mechanismus, ein möglicher Ansatzpunkt für die klinisch oft wichtige Unterscheidung von MS- und anderen Läsionen.

Die prima vista kernspintomografisch und histologisch nicht demyelinisierte weiße Substanz im ZNS von MS-Patienten wird als **normal appearing white matter** (NAWM) bezeichnet. Sie *erscheint* auf den ersten Blick normal, bei genauer Betrachtung enthält sie jedoch ebenfalls sowohl kernspintomografische als auch histopathologische (Kutzelnigg et al. 2005) Auffälligkeiten, z. B. pathologische Anwesenheit von Immunzellen, Mikrogliaaktivierung und geschädigte Axone.

Bei der initial schubförmigen MS entstehen zu Beginn der Erkrankung durch wiederholte Wellen entzündlicher Infiltrate fokale Plaques (Erkrankungsschub oder klinisch stumme Gd-anreichernde Läsionen). Die entzündlichen Infiltrate enthalten Makrophagen, T-Zellen und B-Zellen, deren Anzahl und Verhältnis mit dem Zeitpunkt in der Läsionsentwicklung variiert. Mit dem Fortschreiten der Erkrankung kommt es zu einer leichteren und diffuseren, aber sich selbst aufrechterhaltenden und damit ständig andauernden intrathekalen Entzündungsaktivität, die zu einer anwachsenden diffusen axonalen Schädigung und kortikalen Demyelinisierung beiträgt, was

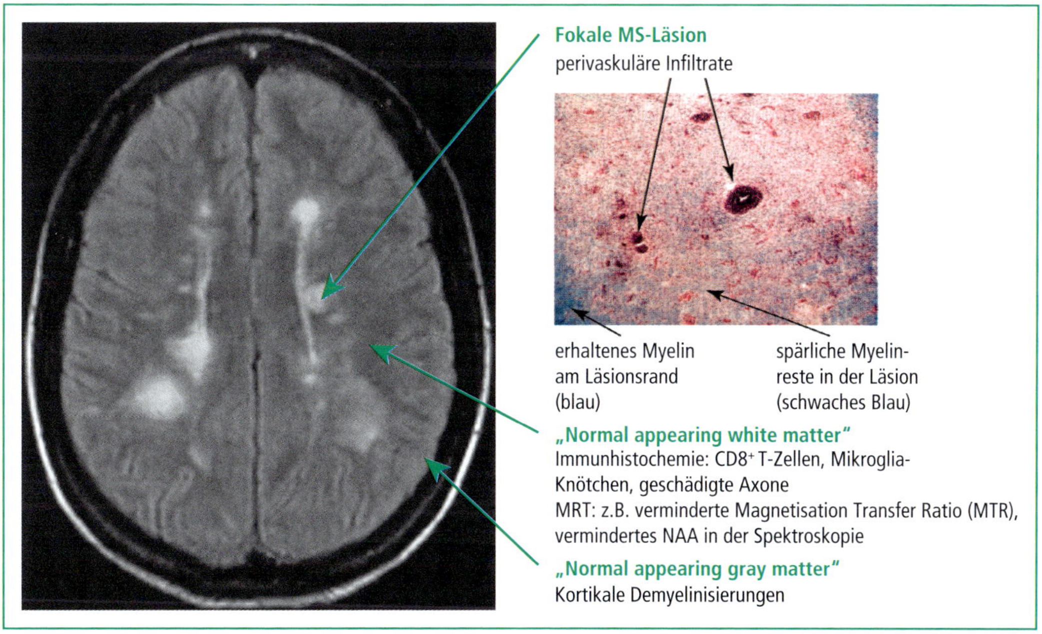

Abb. 5.1 Immunologische Auffälligkeiten finden sich nicht nur gut sichtbar in fokalen Läsionen, sondern auch in den Bereichen des ZNS, die in den Routinesequenzen normal erscheinen. Oben rechts dargestellt ist eine histologische Färbung aus einer fokalen MS-Läsion, in der Myelin blau *(Luxol fast blue)* und Zellkerne dunkel erscheinen. Während in fokalen MS-Läsionen perivaskulär betonte Zellinfiltrate und eine weitgehende fokale Demyelinisierung (Wegfall der Myelinfärbung durch *Luxol fast blue*) histologisch (oben rechts) und im cMRT (links, hyperintenses Signal in T2-Wichtung) deutlich erkennbar sind, erscheinen weite Teile der umgebenden weißen Substanz auf den ersten Blick radiologisch und histologisch normal *(normal appearing white matter,* NAWM). Bei genauerer Betrachtung fallen aber auch dort histologische (z. B. vermehrt $CD8^+$-T-Zellen, Mikrogliaknötchen, axonaler Schaden; Kutzelnigg et al. 2005) und kernspintomografische Veränderungen (z. B. verminderte MTR als Ausdruck einer strukturellen Störung, vermindertes NAA--Signal in der MR-Spektroskopie als Ausdruck einer neuronalen Schädigung) auf. Auch in der normal erscheinenden grauen Substanz *(normal appearing gray matter,* NAGM) gibt es Demyelinisierungen, die histologisch oft erst in immunhistochemischen Färbungen von Myelinproteinen und kernspintomografisch mit höheren Feldstärken oder speziellen Sequenzen (z. B. Double Inversion Recovery) auffallen. Bei der Untersuchung von Autopsiegewebe weisen solche kortikalen Läsionen im Vergleich zu Läsionen der weißen Substanz teils geringe Immunzellinfiltrate auf. Im zeitlichen Verlauf scheinen fokale Immunzellinfiltrate länger in der weißen als in der grauen Substanz zu persistieren. Die pathologischen Veränderungen in der NAWM und NAGM wurden in Zusammenhang mit einer (primär oder sekundär) progredienten Verlaufsform (Kutzelnigg et al. 2005), aber auch schon in sehr frühen Erkrankungsphasen beschrieben und korrelieren mit der physischen und kognitiven Behinderung der Patienten. [M964, M965]

sich klinisch als sekundäre Progredienz ausdrückt (Lassmann 2007). Bei einem Teil dieser Patienten mit einer sekundär progredienten MS konnten B-Zell-Aggregate in den Meningen nachgewiesen werden, die in Teilaspekten an lymphatische Follikel erinnern und möglicherweise ein wichtiger Bestandteil für das Fortbestehen dieser intrathekalen Entzündungsaktivität und die Expansion des B-Zell-Repertoires sind (Monaco et al. 2020).

Für die Immunpathogenese der MS sind sowohl die Entzündungen im **Parenchym** (Kutzelnigg et al. 2005; Frischer et al. 2009) als auch in den **Meningen** (Alves de Lima et al. 2020) bedeutsam. Meningeale entzündliche Prozesse scheinen mit kortikalen Läsionen in Zusammenhang zu stehen und lassen sich in hochauflösenden (oft 7 Tesla) MRT-Untersuchungen als kontrastmittelaufnehmende Läsionen darstellen (Absinta et al. 2015; Bergsland et al. 2019). Unumstritten ist aber, dass neben den kernspintomografisch leichter darstellbaren Läsionen der **weißen Substanz** insbesondere Schäden in der **grauen Substanz** für die bleibende Behinderung von MS-Patienten bedeutsam sind (Geurts 2008; Pravatà et al. 2017; Todea et al. 2020).

5.2.2 (De-)Regulation des Zugangs von Immunzellen und Molekülen in das ZNS

Das ZNS weist – ähnlich wie Auge, Plazenta, Fetus und Hoden – immunologische Besonderheiten auf. In diesem Zusammenhang werden die Begriffe „Blut-Hirn-Schranke“ und „immunprivilegierte Region“ in verschiedener Bedeutung gebraucht, teilweise auch in der *falschen* Vorstellung, dass das Immunsystem zum gesunden ZNS keinen Zugang hätte. Diese wichtigen Begriffe und Mechanismen sollen im Folgenden skizziert werden. Eine ausführlichere und lehrreiche Darstellung findet sich in zwei Übersichtsartikeln (Bechmann et al. 2007; Galea et al. 2007).

Das Konzept der **Blut-Hirn-Schranke** bezieht sich ursprünglich darauf, dass sich das Gehirn nicht wie andere Organe durch intravaskulär injizierte Farbstoffe anfärben ließ. Dies wird mit anatomischen Besonderheiten (z. B. Tight-Junctions) der ZNS-**Kapillaren** erklärt. Eine gestörte Blut-Hirn-Schranke für einzelne Moleküle wird z. B. durch Übertritt von Gd-haltigem Kontrastmittel im MRT sichtbar.

Vom Übertritt einzelner Moleküle **klar abgegrenzt** werden muss eine **Zellmigration** aus dem Blut in den Virchow-Robin-Raum (zwischen Basalmembrananteil von Endothelzellen/Perizyten und Astrozytenendfüßchen; ➤ Abb. 5.2) und anschließend evtl. in das ZNS-Parenchym. Diese Zellmigration unterscheidet sich durch die Lokalisation (vor allem postkapilläre Venolen) vom wesentlichen Ort der Blut-Hirn-Schranke (Kapillaren).

Die Hochdurchsatzsequenzierung erlaubt es zunehmend, den Weg und die Ausbreitung bestimmter B- und T-Zell-Klone auch beim Menschen nachzuvollziehen. Es gibt einen Austausch von B-Zell-Klonen in beide Richtungen zwischen Blut und ZNS (von Büdingen et al. 2012), und B-Zell-Klone, die in das ZNS gelangen, sind wohl in den drainierenden zervikalen Lymphknoten gereift (Stern et al. 2014), wo sie mit ZNS-Antigenen in Kontakt kommen können.

Während sowohl eine gestörte Blut-Hirn-Schranke als auch die Immunzellinfiltration Kennzeichen aktiver Läsionen sind und oft zeitgleich nachgewiesen werden können, sind diese beiden Phänomene nicht äquivalent: Kernspintomografisch wurde sowohl tierexperimentell als auch an Patienten demonstriert, dass eine gestörte Blut-Hirn-Schranke im engeren Sinne (Gd^+ Läsionen) und eine Invasion von Monozyten/Makrophagen (Markierung von Monozyten im Blut durch paramagnetische Partikel [SPIO/USPIO]) zeitlich nicht deckungsgleich sind (Vellinga et al. 2008; Stoll und Bendszus 2009). Auch histologisch zeigt sich eine Dissoziation zwischen perivaskulären Infiltraten und Markern einer gestörten Blut-Hirn-Schranke (Hochmeister et al. 2006). Tierexperimentell (EAE) wurde gezeigt, dass eine Immunzellinfiltration die Blut-Hirn-Schranke öffnen kann, u. a. durch Produktion lokaler Zytokine (➤ Abb. 5.2).

Weiterhin abzugrenzen von der morphologisch definierten Blut-Hirn-Schranke ist der Begriff der **Blut-Liquor-Schrankenfunktion,** z. B. bei der Interpretation der Albuminquotienten im Reiber-Quotientendiagramm (➤ Kap. 10; Reiber 1994).

MERKE

Die Blut-Liquor-Schrankenfunktion *„beschreibt pauschal das Verhältnis der Proteinkonzentrationen zwischen venösem Blut und (lumbalem) Liquor, schließt jedoch zusätzlich zur Blut-Hirn-Schranke dynamische Aspekte mit ein, die mit einer morphologischen Definition nicht erfassbar sind, wie dies z. B. für den Liquorfluss zutrifft“* (Reiber 1994).

Das Konzept der **immunprivilegierten Region** beruht auf der Beobachtung, dass eine Immunreaktion gegen fremde Strukturen (z. B. Transplantat im Tierversuch) im ZNS deutlich geringer ausgeprägt ist als sonst. Wird jedoch gleichzeitig ein zweites Transplantat gleicher Art subkutan angebracht, kommt es sehr wohl zu einer Abstoßung auch des Transplantats im ZNS. Dies wird folgendermaßen interpretiert:

- Das Immunprivileg des ZNS beruht großenteils auf einer Einschränkung des immunologisch gesehen **afferenten** (ZNS → Immunsystem) **Arms** des Immunsystems, d. h. eines im Vergleich zu anderen Organen geringeren zellulären Transports von Antigen aus dem ZNS in lymphatische Organe. Daher besteht eine verminderte Initiierung einer Immunreaktion, sofern das Antigen nicht ohnehin systemisch „bekannt“ ist, es also nicht bereits aktivierte T-Zellen gegen dieses Antigen gibt (s. u.) (Galea et al. 2007). Lymphgefäße in der Dura können eine Verbindung zwischen Liquorraum und Peripherie darstellen (Louveau et al. 2015; Alves de Lima et al. 2020).

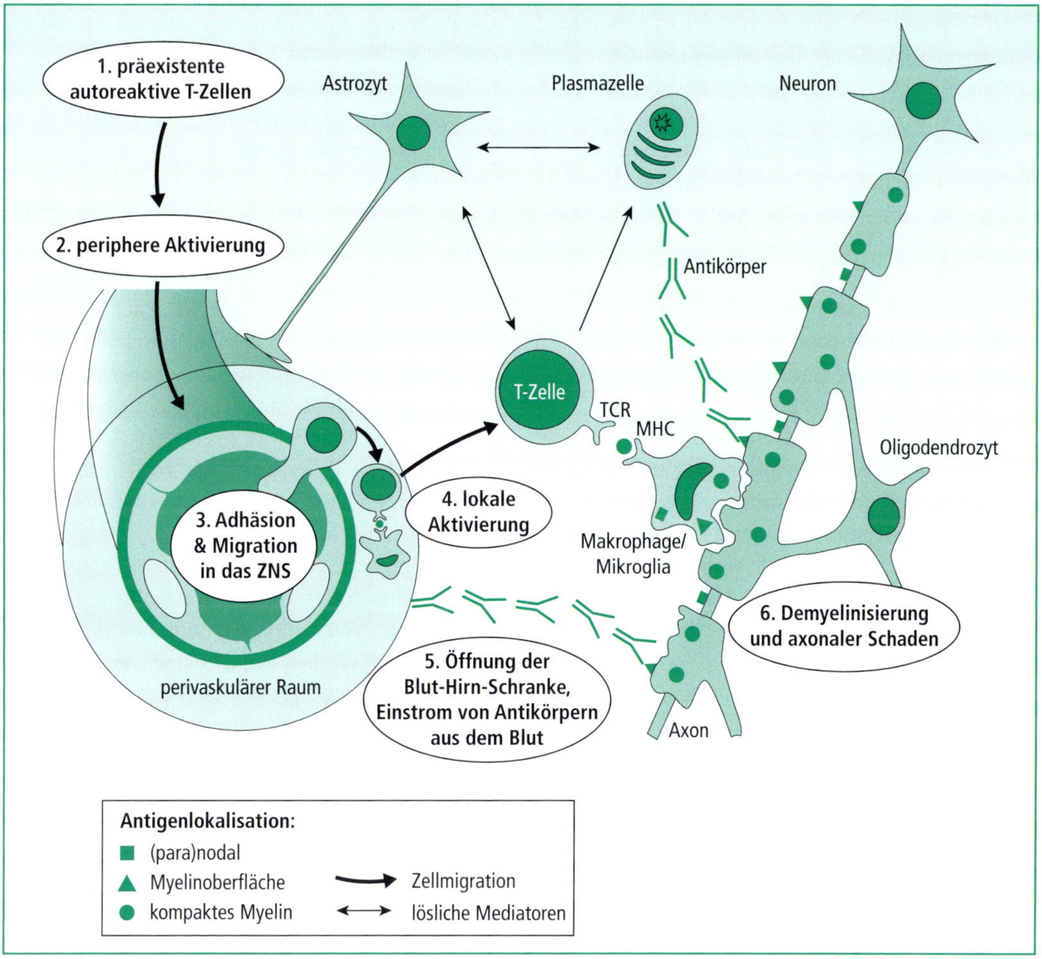

Abb. 5.2 Frühphase der Entstehung einer entzündlichen Läsion im Gehirn. Aktivierte, aber nicht ruhende T-Zellen haben die Fähigkeit, aus postkapillären Venolen des ZNS auszuwandern. Nur solche T-Zellen, die im Gehirn dann ihr Antigen erkennen, induzieren eine Entzündungsreaktion. T-Zellen erkennen mit ihrem T-Zell-Rezeptor ein antigenes Peptid, das im Kontext von MHC-Molekülen präsentiert wird. Die wesentlichen ZNS-eigenen antigenpräsentierenden Zellen sind Mikrogliazellen. Nach Antigenerkennung sezernieren T-Zellen Zytokine. Mit diesen Zytokinen wirken T-Zellen auf umliegende Gliazellen wie Mikroglia und Astrozyten sowie auf eingewanderte Immunzellen. Die von T-Zellen sezernierten Zytokine und Proteasen führen auch zu einer Aktivierung der Endothelzellen, was eine weitere Einwanderung von Immunzellen begünstigt und zu einer Öffnung der Blut-Hirn-Schranke im Bereich nahe gelegener Kapillaren sowie zu einem Einstrom löslicher Moleküle wie Antikörpern führt. [M964, M965, L231]

- Es besteht, insbesondere im gesunden ZNS, eine stark begrenzte Expression von **MHC-Molekülen**[1]. Während Mikroglia und Endothelzellen konstitutiv MHC-Klasse I exprimieren, kommt es abhängig vom Schweregrad der Entzündung zu einer Hochregulation von MHC-Klasse I auch

[1] T-Zellen mit einem α/β-T-Zell-Rezeptor erkennen – im Gegensatz zu B-Zellen – kein lösliches Antigen, sondern müssen „ihr" Antigen im Kontext mit Selbst-MHC („major histocompatibility complex") präsentiert bekommen; man sagt, sie sind MHC-restringiert. MHC der Klasse I (HLA-A, -B, -C) ist unterschiedlich stark, aber normalerweise ubiquitär zu finden und präsentiert primär Peptide intrazellulären Ursprungs, während MHC der Klasse II (HLA-DP, -DQ, -DR) normalerweise auf professionelle antigenpräsentierende Zellen (dendritische Zellen, Makrophagen, B-Lymphozyten) beschränkt ist und primär extern aufgenommene Peptide präsentiert. $CD8^+$ T-Zellen sind MHC-Klasse-I- und CD4-T-Zellen MHC-Klasse-II-restringiert.

auf Astrozyten, Oligodendrozyten und Neuronen/Axonen. MHC-Klasse-II-Moleküle sind auf Mikroglia und Makrophagen zu finden (Höftberger et al. 2004). Während Astrozyten *in vitro* MHC-Klasse II vor allem unter dem Einfluss inflammatorischer Zytokine sehr stark exprimieren, ist *in vivo* eine solche MHC-Klasse-II-Expression auf Astrozyten kaum zu beobachten (Höftberger et al. 2004).
- Weitere Mechanismen beinhalten u. a. eine **Fas-Ligand**-Expression auf Neuronen mit konsekutiver Apoptose eindringender Fas-positiver T-Zellen (Flügel et al. 2000).

Der immunologisch gesehen **efferente** (Immunsystem → ZNS) **zelluläre Arm** des Immunsystems ist jedoch gut ausgebildet, und die „Immunsurveillance" des ZNS übt eine wichtige physiologische Funktion aus: Immunzellen können unter bestimmten Voraussetzungen in das ZNS gelangen und dort eine Infektion bekämpfen (oder im pathologischen Fall auch zu einer Autoimmunerkrankung führen).

Insgesamt ergibt sich vor allem aufgrund tierexperimenteller Befunde folgendes Bild der Migration von Immunzellen in das ZNS und der Initiierung einer lokalen Entzündung (➤ Abb. 5.2):
- **Präexistente autoreaktive T-Zellen:** Autoreaktive $CD4^+$ T-Zellen, die ZNS-Autoantigene im korrekten MHC-Kontext erkennen, können auch bei gesunden Menschen vorkommen. Die auffälligste genetische Assoziation zur MS hat das HLA-Allel DR15 (serologisch: HLA-DR2), das Antigene für $CD4^+$ T-Zellen präsentieren und ein autoreaktives T-Zell-Repertoire bilden kann (Wang et al. 2020).
- **Periphere Aktivierung:** $CD4^+$ T-Zellen müssen vor ihrer Migration aus dem Gefäßlumen zuvor aktiviert worden sein, z. B. durch ZNS-Antigen in den drainierenden Lymphknoten oder durch kreuzreagierende Peptidmotive. Dies könnte dazu beitragen, dass Infektionen MS-Schübe triggern können.
- **Adhäsion an das Gefäßendothel und Migration aus dem Gefäßlumen:** Aktivierte $CD4^+$ T-Zellen können unabhängig von ihrer Spezifität in das ZNS eindringen (Wekerle et al. 1986). Nach einer Adhäsionskaskade, die u. a. die Interaktion der T-Zelle mit Chemokinen und Integrinen (inkl. α4β1-Integrin, das durch Natalizumab blockiert wird) umfasst (Engelhardt und Ransohoff 2012), kommt es zu einer Transmigration der T-Zelle aus dem Gefäßlumen in den perivaskulären Raum.
- **Restimulation der T-Zellen im perivaskulären Raum:** Aus dem Gefäßlumen gelangt eine T-Zelle nicht direkt in das eigentliche Hirnparenchym, sondern erst in den perivaskulären Raum (**Virchow-Robin-Raum**). Dieser perivaskuläre Raum wird von den Basalmembrananteilen der Venole und der Astrozytenendfüße (Glia limitans interna) gebildet und ist normalerweise sehr klein mit praktisch anliegenden Basalmembrananteilen. Im Fall einer Entzündung kann er aber durch Immunzellinfiltrate auf mehrere Zellschichten anwachsen. Kommt es hier zu einer lokalen Reaktivierung der T-Zellen durch Makrophagen, die ein für den jeweiligen T-Lymphozyten spezifisches Antigen auf dem korrekten MHC-Molekül präsentieren, begünstigt dies die weitere Persistenz/Emigration der T-Zelle in das eigentliche ZNS-Parenchym. Nach antigenspezifischer Aktivierung produzieren die T-Zellen Zytokine (➤ Abb. 5.2), und die Entzündung entwickelt sich weiter. Es kommt zu einer Aktivierung der Endothelzellen, was den Eintritt weiterer Immunzellen begünstigt. Diese lokale Entzündung führt zur **Öffnung der Blut-Hirn-Schranke** nahe gelegener Kapillaren, was dann einen Einstrom löslicher Blutbestandteile (z. B. Antikörper und Komplementfaktoren) ermöglicht.
- **Migration im Parenchym:** Auch in MS-Läsionen wurden Chemokine identifiziert, welche die Migration und Präsenz von Immunzellen dort regulieren (Krumbholz et al. 2006; Engelhardt und Ransohoff 2012). In MS-Läsionen finden sich B-Zellen und $CD4^+$ T-Zellen vorwiegend im perivaskulären Raum, $CD8^+$ T-Zellen hingegen auch zahlreich im Parenchym (Machado-Santos et al. 2018). **Makrophagen, $CD8^+$ T-Zellen und Antikörper/Komplement können neurale Strukturen angreifen.**

Die Konsequenz einer reduzierten **Immunsurveillance** des ZNS wurde unter Therapie mit Natalizumab deutlich: Dieser monoklonale Antikörper blockiert selektiv ein wichtiges Adhäsionsmolekül (α4-Integrine) für Immunzellen am ZNS-Endothel. Dadurch wurde nicht nur eine deutliche Reduktion der autoimmunen Entzündungsreaktion erreicht, sondern es kam auch zu **Fällen einer progressiven multifokalen Leuk-**

enzephalopathie (PML). Diese Erkrankung wird durch die Reaktivierung des häufig latent persistierenden John-Cunningham-Virus (JCV, benannt nach dem Patienten, aus dem es 1971 isoliert wurde; Padgett et al. 1971) verursacht. Eine solche JCV-Reaktivierung wird sonst unter einer starken systemischen Immunsuppression (z. B. Aids, Immunsuppression nach Transplantation) beobachtet, während im Fall der Therapie mit Natalizumab lediglich relativ selektiv die Immunsurveillance im ZNS (und auch Darm) blockiert ist.

MERKE

Der primäre Auslöser für eine Dysregulation des Immunsystems und Erkrankung an MS ist unbekannt. Jedoch sind molekulare Mechanismen des Eindringens von Immunzellen in das ZNS aufgeklärt worden, die eine therapeutische Intervention erlauben.

5.2.3 Langzeitpersistenz von T-Zellen, B-Zellen und Antikörperproduktion im ZNS

Im ZNS von MS-Patienten können sowohl T-Zellen als auch B-Zellen/Plasmazellen lange Zeit persistieren. In einer Untersuchung des **T-Zell-Repertoires** im ZNS-Parenchym zweier MS-Patienten, die biopsiert worden waren, ließen sich einige T-Zell-Klone, die bei der Biopsie im ZNS gefunden wurden, noch 5 Jahre später im Liquor nachweisen. In einer anderen Untersuchung wurden identische T-Zell-Klone in verschiedenen Stellen des ZNS gefunden (Hohlfeld et al. 2016a, b).

Analog fand man **klonal expandierte B-Zellen** im ZNS und Liquor (Meinl et al. 2006). Diese B-Zell-Klone persistieren ebenfalls über Jahre im ZNS von MS-Patienten. Der B-Zell-Überlebensfaktor **BAFF** („B cell activating factor of the TNF family“) wird bereits konstitutiv im ZNS exprimiert. In aktiv entzündlichen Herden im ZNS von MS-Patienten wird diese BAFF-Expression hochreguliert und erreicht ein Expressionsniveau wie in lymphatischem Gewebe, wo die eigentliche bekannte Funktion von BAFF liegt. BAFF wird vom Immunsystem, aber auch von Stromazellen (ZNS: Astrozyten) produziert. Die lokale BAFF-Produktion im ZNS könnte erklären, warum B-Zellen und Plasmazellen im ZNS von Patienten mit MS eine Langzeitüberlebensnische finden und so die über lange Zeit persistierenden oligoklonalen Banden produzieren (Krumbholz et al. 2005).

Das Auftreten **oligoklonaler Banden (OKB)** im Liquor bei ca. 95 % der MS-Patienten ist die prominenteste und stabilste Veränderung in Körperflüssigkeiten bei der MS (Stangel et al. 2013). Diese intrathekale Ig-Produktion bleibt während der gesamten Erkrankungsdauer bestehen und zeigt, dass das ZNS bei der MS nicht nur Ziel einer fehlgeleiteten Immunreaktion ist, sondern selbst zu einem Ort der Persistenz von Immunzellen und der Antikörperproduktion wird (Meinl et al. 2006). Das Transkriptom von IgG im Liquor überlappt mit dem Proteom der OKB (Obermeier et al. 2008). Die Produktion von OKB in rekombinanter Form durch Kombination aus Massenspektrometrie und Sequenzierung von rekombiniertem Ig im CSF könnte die Identifizierung der von OKB erkannten Antigene ermöglichen (Brändle et al. 2016). Während die Stabilität des Bandenmusters und die Persistenz oft selbst nach einer systemisch-immunablativen Therapie eine Produktion durch langlebige $CD19^{+}CD138$-Plasmazellen nahelegen, fanden sich im Liquor an Ak-produzierenden Zellen vorwiegend kurzlebige $CD19^{+}CD138^{+}$ Plasmablasten. Zu beachten ist generell, dass OKB nicht spezifisch für die MS sind und auch bei anderen autoimmunen und vor allem erregerbedingten Erkrankungen auftreten können.

5.2.4 Immunzellen haben zwei Gesichter: Zerstörung und Protektion

Der Entzündungsprozess im Gehirn kann jedoch nicht nur zell- und gewebezerstörerische Wirkung entfalten, sondern es wurden in letzter Zeit auch folgende **protektive** Funktionen beschrieben:

- Verschiedene Immunzell-Subtypen können eine regulatorische Wirkung entfalten. Am bekanntesten sind **regulatorische T-Zellen.**
- B-Zellen können über eine Produktion von **Interleukin (IL-)10 und IL-35** eine Entzündung im ZNS herunterregulieren (tierexperimentelle Daten, Thi Cuc et al. 2019).
- Umgekehrt gibt es die Erfahrung, dass eine therapeutische systemische Antagonisierung proinflammatorischer **Zytokine** sich sogar negativ auswirken kann: Während **TNF-Antagonisten** bei anderen Autoimmunerkrankungen (z. B. Neurosarkoidose) sehr gut wirksam sind, wurde unter der Behandlung rheumatologischer

Erkrankungen mit verschiedenen TNF-Antagonisten (Etanercept, Adalimumab, Infliximab) eine Verschlechterung oder sogar der klinische Beginn einer MS beobachtet, sodass TNF-Antagonisten bei MS-Patienten **kontraindiziert** sind. Ebenso wurde in einer Phase-II-Studie zur Blockade zweier weiterer TNF-Familienmitglieder mittels **Atacicept** (löslicher BAFF-/APRIL-Rezeptor, ATAMS-Studie) eine Verschlechterung in der Verumgruppe beobachtet (Kappos et al. 2014); der Grund hierfür ist noch unklar.

MERKE

Während insgesamt die destruktiven Anteile der Entzündung weit zu überwiegen scheinen, wird es Aufgabe der zukünftigen Forschung sein herauszufinden, inwieweit die protektiven Anteile genutzt oder im Rahmen einer Immunsuppression zumindest nicht unnötig unterdrückt werden können.

5

5.3 Immunologische Effektormechanismen bei der MS

Der über die akute Entzündung hinausreichende Gewebeschaden, der zu einer anhaltenden Behinderung führt, drückt sich bei der MS histopathologisch durch Demyelinisierung, axonale Schädigung, Astrogliose sowie Atrophie der weißen und grauen Substanz aus. Für die frühe Läsionsentwicklung sind unterschiedliche Effektormechanismen beschrieben (Lucchinetti et al. 2000; Hemmer et al. 2015): Die häufigsten Immunzellen in aktiven MS-Läsionen sind **Makrophagen,** gefolgt von **T-Zellen** ($CD8^+$ > $CD4^+$ T-Zellen). Ebenfalls regelmäßig vorhanden sind **B-Zellen/Plasmazellen,** aber in geringerer Anzahl. Man geht davon aus, dass in den meisten Fällen zuerst wenige aktivierte und ZNS-autoantigenerkennende **T-Zellen** aus postkapillären Venolen auswandern, im perivaskulären Raum restimuliert werden und damit eine fokale Entzündungsreaktion in Gang setzen. Es kommt zu einer Veränderung von Gefäßen mit Störung der Blut-Hirn-Schranke, die sich im cMRT als „aktive", Gd-anreichernde Läsion darstellt. Diese beginnende Entzündungsreaktion aktiviert Makrophagen und Mikroglia, die dann letztendlich durch lösliche Mediatoren wie reaktive Sauerstoffradikale z. B. Myelinscheiden angreifen.

Neben Mikroglia/Makrophagen und Antikörper/Komplement vermitteln T-Zellen die Gewebsschädigung: Während in klassischen Tiermodellen der MS durch autoreaktive $CD4^+$ T-Zellen eine Enzephalomyelitis übertragen wird, weisen die Befunde der letzten Jahre aber zunehmend auch auf eine Rolle von **$CD8^+$ T-Zellen** in der Pathogenese der MS hin. In Läsionen und im Liquor von MS-Patienten wurden klonal expandierte $CD8^+$ T-Zellen beobachtet (Hohlfeld et al. 2016a, b). Neben einer klassischen **direkten Schädigung** durch $CD8^+$ T-Zellen, die ihr spezifisches Antigen auf der Zielzelle erkennen, ist prinzipiell auch eine sog. **Bystander**-Schädigung denkbar, bei der z. B. Myelin- oder Axonstrukturen in der Nähe aktivierter T-Zellen indirekt durch lösliche Mediatoren geschädigt werden, ohne dass eine direkte T-Zell-Rezeptor-/Antigen/MHC-Interaktion mit genau dieser Zielzelle eintritt (Hohlfeld et al. 2016a, b). Dabei weisen Oligodendrozyten eine besonders hohe Vulnerabilität gegen manche entzündlichen Mediatoren auf.

Bei einem Teil der Patienten lassen sich in aktiven Läsionen auch Ablagerungen von **Antikörpern und aktiviertem Komplement** nachweisen (Pattern-II-Läsionen, Lucchinetti et al. 2000). Aktives Komplement co-lokalisierte mit Immunglobulin am Ort der aktiven Demyelinisierung. Dies weist darauf hin, dass in solchen Läsionen Autoantikörper (Opsonierung) und das Komplementsystem (komplementvermittelte Lyse, Opsonierung durch C3b, Chemotaxis durch C3a und C5a) eine zusätzliche pathogene Rolle spielen. Patienten mit solchen Pattern-II-Läsionen sprechen klinisch besser auf eine **Plasmapherese** an (Keegan et al. 2005; Stork et al. 2018), was mit einem humoralen Schädigungsmechanismus bei Patienten mit Pattern-II-Läsionen vereinbar ist. Insgesamt spielt die B-Zell-Reihe sowohl bei der Pathogenese wie auch als therapeutisches Ziel eine wichtige Rolle (Krumbholz et al. 2012; Krumbholz und Meinl 2014; Sabatino et al. 2019a).

Weiterhin kommt es bei Patienten mit MS zu einer vermehrten Produktion **freier Radikale** wie z. B. Stickoxid **(NO),** das wahrscheinlich an verschiedenen Stellen (z. B. Schädigung von Oligodendrozyten, Axone und Blut-Hirn-Schranke) eine Rolle spielt; darüber hinaus wird aber auch eine immunmodulatorische Rolle von NO diskutiert (Smith und Lassmann 2002).

Die Läsionen bei MS sind durch **Entmarkung** und **axonalen Schaden** gekennzeichnet. Tierexperimentelle Untersuchungen zeigen, dass eine Entzündung im Gehirn nicht notwendigerweise zu einer Entmarkung führt. Weitere Mechanismen (z. B. entmarkende Antikörper) müssen hinzukommen.

Neuropathologische Untersuchungen zeigen einen Zusammenhang zwischen **Entzündung** und **axonalem Schaden.** Dieser wurde nicht nur in frühen Läsionen (Bitsch et al. 2000), sondern interessanterweise in allen Läsionsstadien beobachtet (Frischer et al. 2009). Auch hier sind sowohl eine Bystander-Schädigung der Axone als auch ein direkter Angriff auf freiliegende Axone bzw. insbesondere an den freiliegenden Ranvier-Schnürringen durch Antikörper oder T-Zellen denkbar (Hohlfeld et al. 2016a, b). Der indirekte Bystander-Effekt kann von Entzündungsprodukten wie proteolytischen Enzymen, Zytokinen, oxidativen Produkten oder freien Radikalen entstehen. Auch eine mitochondriale Schädigung kann zur Neurodegeneration bei der MS beitragen (Wang et al. 2020). Ebenso kann eine chronische Demyelinisierung zu axonalem Schaden führen, wenn der trophische Effekt des Myelins wegfällt (Trapp und Nave 2008).

5.4 Zielstrukturen von autoreaktiven Immunzellen bei Patienten mit MS

Die Identifizierung der tatsächlichen Autoantigene, die für die Entwicklung der MS von Bedeutung sind, ist Gegenstand aktueller Forschungsarbeiten (Hohlfeld et al. 2016a, b). Bislang konnten durch die Identifizierung von Autoantikörpern gegen Aquaporin-4 (AQP4) und Myelin Oligodendrocyte Glycoprotein (MOG) die Neuromyelitis-optica-Spektrumerkrankung (NMOSD) und MOG-assoziierten Erkrankungen (MOGAD) von der MS abgespalten und als eigenständige Erkrankungen definiert werden (Mader et al. 2020). Für die eigentliche MS gibt es jedoch derzeit noch kein diagnostisch nutzbares Autoantigen.

5.4.1 T-Zellen

Im klassischen Tierexperiment der experimentellen autoimmunen Enzephalomyelitis (EAE) können autoreaktive T-Zellen verschiedener Spezifitäten eine Enzephalitis induzieren. Klassische Autoantigene hierfür sind das Myelin Basic Protein (MBP) und Myelin Oligodendrocyte Glycoprotein (MOG) (Lassmann und Bradl 2017).

Aktuell für Patienten mit MS diskutierte Kandidaten-T-Zell-Autoantigene, die noch weiter untersucht werden müssen, beinhalten neben MOG und MBP auch Beta-Synuclein (Lodygin et al. 2019). Insgesamt sind wahrscheinlich viele relevante Autoantigene für T-Zellen bei MS-Patienten noch nicht identifiziert worden.

Autoreaktive und myelinspezifische T-Zellen sind nicht nur im Blut von Patienten mit MS, sondern auch bei Gesunden zu finden (Sabatino et al. 2019b). Untersuchungen an Tiermodellen haben gezeigt, dass zumindest einige der für MBP spezifischen T-Zellen, die auch im Blut gesunder Primaten zu finden sind, potenziell enzephalitogen sind (Meinl et al. 1997; Hohlfeld et al. 2016a, b).

5.4.2 Antikörper

Antikörper gegen eine Vielzahl von Strukturen inkl. Myelinproteine, Oligodendrozyten-Vorläufer, Kanalproteine und Lipide wurden bei Patienten mit MS, anderen entzündlichen ZNS-Erkrankungen, aber auch bei Gesunden beschrieben. Aktuell diskutierte Kandidaten-Autoantigene für B-Zellen und Autoantikörper bei MS, die noch weiter untersucht werden müssen, beinhalten Anoktamin-2 und Oligodendrocyte Myelin Glycoprotein (OMGP), die jeweils bei einem Teil der Patienten mit MS gefunden wurden (Tengvall et al. 2019; Gerhards et al. 2020).

Für die **multiple Sklerose** gibt es bislang keinen diagnostisch sinnvoll zu bestimmenden Autoantikörper.

Bei der **NMOSD** finden sich in ca. 70 % der Patienten Antikörper gegen den Wasserkanal **Aquaporin 4** (AQP4). Die Läsionsverteilung unterscheidet sich von der MS dahingehend, dass vor allem der N. opticus und das Rückenmark (beides oft langstreckig) betroffen sind; darüber hinaus sind weitere Lokalisationen typisch (Area postrema, sonstiger Hirnstamm, Dienzephalon und auch weitere – oft nicht MS-typische – Hirnläsionen können vorkommen). Diese Verteilung lässt sich durch die Expression von Aquaporin-4 und die Zugänglichkeit des Antigens erklären. Die Abgrenzung einer NMOSD hat sich durch die Verfügbarkeit der Testung auf AQP4-Ak deutlich verbessert und ist für die Therapieentscheidung wichtig, da NMOSD-Patienten schwerere Krankheitsschübe haben und von mehreren MS-Schubprophylaktika nicht profitieren.

MOGAD (Jarius et al. 2016; Reindl und Waters 2019) sind durch das Vorhandensein von Antikörpern gegen **MOG** in zellbasierten Assays definiert. MOG wird ausschließlich im ZNS exprimiert. Es macht weniger als 0,05 % der Myelinproteine aus, ist jedoch an der äußeren Oberfläche des Myelins exponiert und damit zugänglicher. Antikörper gegen MOG können die Entwicklung demyelinisierender Läsionen in Tiermodellen fördern – im Gegensatz zu Antikörpern gegen MBP, das an der Innenseite der Myelinscheide lokalisiert ist.

Klinisch handelt es sich bei MOGAD um bzgl. Altersverteilung und Phänotyp heterogene Erkrankungen. Bei Erwachsenen mit dem Bild ähnlich einer NMOSD, Optikusneuritis oder Myelitis finden sich anti-MOG-Ak in einem Teil der AQP4-Ak-negativen Patienten; es kann vorkommen, dass MOGAD-Patienten gleichzeitig formal sonst die Kriterien auch einer AQP4-negativen NMOSD erfüllen. Auch wenn die optikospinale Betonung, bilaterale Optikusneuritiden und langstreckige Myelitiden bei beiden Erkrankungen vorkommen, unterscheiden sie sich klinisch, liquor- und MR-diagnostisch (Jarius et al. 2016; Mader et al. 2020).

Vor allem früher kam es bei Antikörpertestungen gegen MOG und andere Proteine oft zu falsch positiven bzw. unspezifischen Befunden. Im Folgenden sollen technische Hintergründe erläutert werden, die zu falsch positiven Befunden nicht nur in der Forschung führen können, sondern auch für die Interpretation der Labordiagnostik im klinischen Alltag bedeutsam sind. Ob eine pathologisch relevante Antikörper-Antigen-Erkennung stattfindet, hängt in vivo und bei der Testung in vitro von vielen Faktoren ab:

! **Antikörper-Titer:** abhängig von der **Konzentration** und der **Affinität bzw. Avidität** der Bindung. Antikörper niedriger Affinität finden sich auch als sog. natürliche Antikörper.

! **Zugänglichkeit** des Antigens: MOG- und Aquaporin-4-Ak liegen hinter der Blut-Hirn-Schranke, sind also im Wesentlichen erst nach einer Öffnung z. B. durch erste einwandernde T-Zellen zugänglich. Beide liegen auf der Myelin- bzw. Astrozyten-Oberfläche, sind dort also – im Gegensatz zu MBP oder intrazellulären Antigenen – direkt zugänglich. Antikörper gegen AQP4 und MOG im Blut von Patienten sind pathogen, wie sich durch Transfer von Patienten-Antikörpern in Tiere mit gestörter Blut-Hirn-Schranke zeigen lässt (Bradl et al. 2009; Spadaro et al. 2018).

! **Intaktheit** des Antigens in der diagnostischen Testung und Empfindlichkeit des Epitops gegenüber einer Fixierung, die zu Quervernetzungen und Konformationsänderungen der Eiweißstruktur führen kann: Als zuverlässigste Methode haben sich **zellbasierte Assays** („cell-based assays") herausgestellt; hier werden Oberflächenantigene auf der Membran intakter Zellen exprimiert. Idealerweise erfolgt die Untersuchung dann an lebenden Zellen, um jegliche Artefakte durch Fixierung zu vermeiden, dies ist aber logistisch sehr aufwendig und für den Routineeinsatz derzeit auch nicht zwingend erforderlich. Während sich bei MOG- und AQP4-Ak der Einsatz zellbasierter Assays als unabdingbar herausgestellt hat, ist bei der Diagnostik anderer (z. B. Myositis-assoziierter) Antikörper die Testung an isolierten fixierten Antigenen üblich und ausreichend.

Dass ein Teil der MS-Patienten von einer Plasmapherese (Keegan et al. 2005; Stork et al. 2018) oder Immunadsorption profitiert, spricht dafür, dass bei diesen Patienten lösliche Faktoren wie z. B. Antikörper an der Pathogenese beteiligt sind. Es ist bislang allerdings offen, welche Zielstruktur(en) solche Antikörper erkennen, und entsprechend liegt kein Bluttest vor, der es erlaubt, solche Patienten ohne Biopsie zu identifizieren. Insbesondere NMOSD-Patienten sprechen oft unzureichend auf Methylprednisolon an und benötigen eine frühzeitige Plasmapherese.

5.5 Einfluss der Darmflora

Bei der Pathogenese von Autoimmunerkrankungen, so auch bei MS und NMOSD, rückt zunehmend die Rolle der bakteriellen Darmflora (Mikrobiota) in den Blickpunkt (Kadowaki und Quintana 2020). Die Darmflora hat einen Einfluss auf die Entwicklung und die Funktion des Immunsystems. Experimentell zeigt sich dies eindrücklich in folgendem Tiermodell

5

der MS: Mäuse, die einen transgenen T-Zell-Rezeptor gegen MOG und eine normale Darmflora haben, entwickeln spontan ein MS-artiges Krankheitsbild. Fehlt diesen Tieren jedoch die Darmflora, weil sie in einer komplett sterilen Umgebung aufwuchsen, tritt diese Erkrankung nicht ein (Berer et al. 2011). Die zugrunde liegenden Mechanismen der Einflüsse der Darmflora auf das Immunsystem sind komplex und bislang nicht vollständig erforscht; diskutiert werden z. B. Einflüsse durch Antigene („molekulare Mimikry"), pathogen-assoziierte molekulare Muster (z. B. via Toll-like-Rezeptoren) und Stoffwechselprodukte (z. B. kurzkettige Fettsäuren) der Darmflora (Forbes et al. 2016). Hierbei gibt es auch komplexe Wechselwirkungen in beide Richtungen via kurzkettige Fettsäuren mit dem Gehirn und dem Immunsystem. Auch extern zugeführte Propionsäure ($C_3H_6O_2$) scheint immunregulierend zu wirken und in einer ersten Proof-of-Concept-Studie auch günstige Effekte auf den Erkrankungsverlauf der MS zu haben (Dalile et al. 2019; Duscha et al. 2020).

Die eindrucksvollen Ergebnisse im Tiermodell haben Untersuchungen der Darmflora bei Patienten mit MS und NMOSD stimuliert (Mirza et al. 2020; Pröbstel et al. 2020). Wir haben gerade erst angefangen, das Mikrobiom bei diesen Patienten kennenzulernen. Weitere Untersuchungen von Stuhlproben und standardisierte Methoden werden ein vollständigeres Bild entstehen lassen. Eine Untersuchung des Mikrobioms nicht nur im Stuhl, sondern in anderen Darmabschnitten bleibt eine Herausforderung.

5.6 Ausblick

Das molekulare Verständnis der Immunpathogenese der MS hat sich in letzter Zeit geweitet und die Entwicklung neuer, wirksamerer, selektiverer und weniger toxischer Immuntherapien ermöglicht. Unbekannt bleibt derzeit, welche Spezifitäten von Antikörpern und T-Zellen relevant für die Pathogenese der MS sind. Allerdings konnte bislang eine Vielzahl von Kandidaten-Autoantigenen identifiziert werden. Ein Ziel der aktuellen Forschungsarbeit ist es, Patientengruppen z. B. anhand ihrer Autoreaktivität zu definieren, was für solche Gruppen eine Therapieoptimierung erlauben könnte.

LITERATUR

Die vollständige Literatur zu diesem Kapitel finden Sie im Anhang am Ende dieses Buches.

B Klinik und Diagnostik

KAPITEL

6 Klinik

Wolfgang Köhler und Frank A. Hoffmann

6.1 Einführung

Bei der MS treten entzündliche Herde an den unterschiedlichsten Lokalisationen im ZNS auf. Die Symptomatik ist daher vielgestaltig. Als typische Symptome gelten spastische Paresen, Extremitäten- und Gangataxie, zentrale Visusminderung, Doppelbilder, Parästhesien, Dysarthrie sowie Blasen- und Sexualstörungen. Andererseits gibt es kein Symptom, das für die MS spezifisch wäre. In Kombination gelten sie als typisch für dieses Krankheitsbild. Charcot benannte Intentionstremor, Nystagmus und skandierende Sprache als MS-typisch. Marburg (1906) und Pette (1942) stellten die Kombination aus blasser Sehnervpapille, zerebellärer Ataxie und Pyramidenbahnzeichen als typisch heraus. Besondere Bedeutung wird dem Lhermitte-Syndrom (1924) beigemessen.

Der prozesshafte Verlauf der Erkrankung bedingt in vielen Fällen auch einen Wandel der Symptomatik im Zeitverlauf. Während Optikusneuritis, Paresen und Gefühlsstörungen zu Beginn der Erkrankung im Vordergrund stehen, finden sich Schmerzsyndrome, Spastik, Ataxie vom zerebellären Typ, partielle Optikusatrophie und Verlust der Bauchhautreflexe vorwiegend bei fortgeschrittener Erkrankung (➤ Tab. 6.3). Neuere Studien zeigen darüber hinaus, dass auch nichtmotorische Symptome wie kognitive Defizite, Fatigue und depressive Störungen bei mehr als 50 % der Betroffenen bereits im Frühstadium nachweisbar sind. Gerade diese Symptome führen jedoch zu Einschränkungen der Arbeitsfähigkeit und Lebensqualität. ➤ Tab. 6.1 gibt einen Überblick über die häufigsten Symptome bei MS.

Alle Symptome können sich schleichend im Rahmen der Krankheitsprogression entwickeln oder auch akut im Rahmen von Schubaktivität. Dies gilt auch für die bisher oft nicht als typische Schubsymptome betrachteten Kopfschmerzen, Fatigue und kognitive Störungen. Bei allen schubförmig aufgetretenen Symptomen sollte nach Möglichkeit eine Schubtherapie erfolgen (➤ Kap. 17.2).

6.2 Motorische Symptome

Motorische Symptome werden häufig durch Schädigung der langen Bahnen im Gehirn und Rückenmark hervorgerufen (➤ Tab. 6.2). Die Beeinträchtigung motorischer Funktionen ist entweder durch eine Parese der Muskulatur, eine sich entwickelnde spastische Tonuserhöhung oder eine Kombination dieser Symptome erklärbar.

Im Anfangsstadium der Erkrankung stehen rasche Ermüdbarkeit, Schwere und Spannungsgefühl in den Beinen sowie Stolpern über kleine Hindernisse im Vordergrund. Bald darauf findet sich ein abnormes

Tab. 6.1 Die häufigsten Symptome bei MS im Überblick

Symptome	Nähere Beschreibung
Störungen der Motorik und Koordination	• Schwäche der Extremitäten • Spastik und Pyramidenbahnzeichen • Ataxie (zerebellär und spinal) • Tremor
Störungen im Bereich der Hirnnerven	• Optikusneuritis • Sehverschlechterung im Verlauf • Nystagmus, internukleäre Ophthalmoplegie • Diplopie • Dysarthrie, Dysphagie
Sensible Störungen, Schmerzen und paroxysmale Symptome	• Sehr häufig Missempfindungen (Parästhesien) und Schmerzen (Dysästhesien) an Händen und Füßen • Störungen der Oberflächen- und Tiefensensibilität • Kopfschmerzen • Allodynie • Trigeminusneuralgie • Lhermitte-Zeichen
Vegetative Funktionsstörungen	• Blasenentleerungsstörungen (imperativer Harndrang, später häufig Harninkontinenz) • Darmentleerungsstörungen • Sexualfunktionsstörungen
Neuropsychologische Symptome	• Kognitive Defizite • Fatigue • Depressive Störungen

Tab. 6.2 Zeichen einer Beteiligung der langen Bahnen bei MS-Patienten

Zeichen	Nähere Beschreibung
Lhermitte-Nackenbeugezeichen	Bei einem Drittel der Pat. unangenehmes bis schmerzhaftes, oft als elektrisierend geschildertes Gefühl entlang der Wirbelsäule, oft mit Ausstrahlung in Rumpf oder Extremitäten, verbunden mit Zunahme der spastischen Beinschwäche und der Gehbehinderung als McArdle-Zeichen
Abnorme Ermüdbarkeit der Muskulatur	Mit steigender Temperatur (Erwärmung) zunehmend (Uhthoff-Phänomen) Ursache: reversibler Leitungsblock bei partiell demyelinisierten Nervenfasern
Lähmungen mit ausgeprägter Spastik	• Paraparese der Beine • Mono-, Hemi- oder Tetraparese • Kontrakturen • Spitzfußstellung
Steigerung der Eigenreflexe, Kloni und Pyramidenbahnzeichen	• Untere Extremität besonders betroffen • Unerschöpfliche Kloni • Positive Pyramidenbahnzeichen bei > 50 % der Pat.
Fehlen der Bauchhautreflexe	Bei fortgeschrittener Erkrankung
Zerebelläre Ataxie (Charcot-Trias)	Bei 25 % der Pat.: • Dysmetrie • Intentionstremor • Hemiataxie • Dysdiadochokinese • Rebound-Phänomen

6

Gangbild. Es kommt zu Spitzfußstellung und bei fortgeschrittener MS zu spastischer Paraparese. Nach Poser und Ritter (1980) nimmt die Spastik unter den neurologischen Symptomen der MS den ersten Platz ein (➤ Tab. 6.3). Später tritt eine Störung der Feinmotorik auf, die zu Ungeschicklichkeit führt. Die Muskeleigenreflexe an den Beinen sind bei 70–80 % der MS-Patienten gesteigert, sie können aber auch fehlen (selten). Bei 70–80 % der Patienten finden sich beidseits Pyramidenbahnzeichen, die Bauchhautreflexe fehlen bei 60–90 %.

Als **Spastik** wird eine geschwindigkeitsabhängige Zunahme des Muskeltonus des nicht willkürlich vorinnervierten Skelettmuskels bezeichnet. Eine spastische Tonuserhöhung ist für eine Pyramidenbahnläsion typisch bei gleichzeitiger Schädigung extrapyramidaler Bahnen. Bei Armbeugung und Beinstreckung reagieren die Muskelspindeln empfindlicher. Das

Tab. 6.3 Häufigkeit neurologischer Symptome bei Erstmanifestation und im Gesamtverlauf der MS (nach Poser und Ritter 1980)

Symptom	Auftretenshäufigkeit bei Erstmanifestation [%]	Auftretenshäufigkeit im Gesamtverlauf [%]
Spastik oder Babinski-Zeichen	29	85
Paresen	45	85
Hirnstamm- oder zerebelläre Symptome	24	79
Sensibilitätsstörungen	42	86
Blasen- oder Darmstörungen	9	61
Optikusneuritis	33	62
Mentale oder psychische Störungen	4	39
Funktionsstörung des N. trigeminus oder N. facialis	10	30
Störungen der Okulomotorik	14	36

resultierende Ungleichgewicht zwischen exzitatorischen und inhibitorischen Zuflüssen ist dabei wichtig. Spastik und Eigenreflexsteigerung können sich auch erst nach 3–4 Wochen entwickeln. Dieses Phänomen lässt sich mit der **Sprouting-Theorie** erklären, d. h. mit dem Aussprossen von Kollateralen auf spinaler Ebene. Es kann als Kompensationsmechanismus interpretiert werden, um Haltungs- und Standfunktionen der Gliedmaßen zu sichern.

Die Spastik geht immer auch mit funktionellen Einschränkungen der Mobilität, der motorischen Geschicklichkeit sowie der Kraft- und Ausdauerleistung und letztlich mit Einschränkungen im Alltag und der Teilhabe am sozialen und beruflichen Leben einher. Meist sind die spastischen Zeichen fluktuierend, beinbetont, asymmetrisch ausgeprägt und mit Schmerzen und spinalen, vor allem **nächtlichen Automatismen** verbunden. In fortgeschrittenen Krankheitsstadien sind besonders die schmerzhaften spinalen Automatismen behindernd, mit der Folge von Immobilität, Schmerzen und Gefahr von Sekundärkomplikationen wir etwa **Kontrakturen** oder **Dekubitalulzerationen.**

6.3 Sensible Symptome

6.3.1 Sensibilitätsstörungen

Sensibilitätsstörungen sind besonders zu Beginn der Erkrankung häufig nachweisbar. Es finden sich Parästhesien, Hypästhesien, Hitze- oder Kältegefühl sowie unterschiedliche Formen schmerzhafter Missempfindungen (➤ Tab. 6.4). Am häufigsten zeigen sich Sensibilitätsstörungen an den unteren Extremitäten und an den Fingerspitzen. Betroffen sind auch der Gluteal- und Genitalbereich.

6.3.2 Schmerzen

Schmerzen bei MS werden häufig unterschätzt. Wissenschaftliche Studien zeigen jedoch, dass mehr als zwei Drittel aller Patienten mit MS im Laufe ihres Lebens unter Schmerzsymptomen und deren Auswirkungen leiden. Schmerzen sind somit ein zentrales Problem bei MS.

Tab. 6.4 Neurologische Begleitphänomene bei Störung der Sensibilität

Hyp-/Hyperästhesie	Herabgesetzte oder gesteigerte Empfindlichkeit gegenüber taktilen Reizen
Dysästhesie	Abnorme Empfindung mit unangenehmem bzw. schmerzhaftem Charakter
Parästhesie	Gestörte Empfindung, z. B. Kribbeln oder taubes Gefühl in Händen oder Beinen, ohne Schmerzen
Hyperalgesie	Gesteigerte Schmerzempfindlichkeit auf einen schmerzhaften Reiz
Allodynie	Schmerzempfindung schon bei leichter, normalerweise nicht schmerzhafter Berührung, Wärme- oder Kälteapplikation

MERKE

Kompliziert werden die Zusammenhänge durch eine Chronifizierung des Schmerzes und die Entwicklung eines sog. Schmerzgedächtnisses. Der Schmerz wird unkontrollierbar und bereits bei sonst harmlosen Reizen wie etwa Berührungen ausgelöst. Spätestens jetzt werden die Schmerzen oft von Depressionen, Ängsten und Fatigue begleitet und verstärkt.

Ursache für Schmerzen können einerseits direkte, MS-bedingte Schädigungen nervaler Strukturen sein; andererseits entstehen Schmerzen aber auch indirekt durch andere MS-bedingte Folgeerscheinungen, z. B. durch spastische Fehlstellung der Gelenke. Kommt es zu einer direkten Schädigung von Nervenfasern, die Schmerzimpulse leiten oder beeinflussen, entstehen charakteristische neuropathische Schmerzen (➤ Tab. 6.5). Diese können anfallsartig auftreten oder als Missempfindung dauerhaft vorhanden sein.

6.4 Koordinationsstörungen und Tremor

Koordinationsstörungen der Bewegung gehören zu den häufigsten Symptomen bei MS (Poser und Ritter 1980). Bei Kleinhirnherden lassen sich Dysmetrie, Dysdiadochokinese, Intentionstremor, Hypotonie, breitspuriger Gang sowie Rumpfataxie nachweisen. Außerdem treten Nystagmen und skandierende Sprache, häufig ein ausgeprägter Wackeltremor (Titubationen) auf. Der Romberg-Test ist positiv.

Tab. 6.5 Charakteristische Schmerzsyndrome bei MS

Dysästhesie	Anhaltende, brennende Missempfindungen an Extremitäten oder Rumpf, Ameisenlaufen oder schmerzhaftes Kältegefühl in Füßen oder Händen, mit oder ohne Sensibilitätsverlust
Kopfschmerzen	Schon bei Erstmanifestation bei bis zu 78 % der Betroffenen auftretend, meist migräneartige Schmerzen i. S. sekundärer Kopfschmerzen. Pathophysiologisch z. B. durch meningeale B-Zell-Follikel erklärbar. Abgrenzung zu komorbid bestehender Migräne oft schwierig
Hirnnervenneuralgie	Trigeminusneuralgie, Glossopharyngeusneuralgie: heftige Attacken messerstichartiger Schmerzen in einer Gesichtshälfte bzw. im Schlundbereich für Sekunden bis Minuten, selten länger anhaltend; Auslöser wie Kauen, Schlucken oder kalte Zugluft möglich
Optikusneuritis	Akute Entzündungen des Sehnervs mit häufig starken Schmerzen bei Augenbewegungen und Druckschmerz hinter dem Auge, ggf. in Verbindung mit Visusstörungen und Beeinträchtigung des Farbsehens
Lhermitte-Phänomen	Unangenehm elektrisierendes, oft schmerzhaftes Kribbelgefühl entlang der Wirbelsäule, durch die Schultern und die Arme nach Kopfbeugebewegungen
Paroxysmale schmerzhafte Spasmen und Dystonien („tonische Hirnstammanfälle")	Attacken von krampfartig ziehenden Schmerzen und brennende Missempfindungen im Bereich der Extremitäten, begleitet vom Streckphänomen, insbesondere der Beine, mit rascher Ausbreitung über den ganzen Körper und das Gesicht. Das Bewusstsein bleibt erhalten. Andere Pat. zeigen fokale Verkrampfungen der Gesichts- oder Halsmuskulatur (Blepharospasmus, zervikale Dystonie), rhythmische Zuckungen der Gaumensegel (Palatomyoklonus) oder einen anhaltenden „Schluckauf" (Singultus)

Neben zerebellär bedingten Symptomen werden ataktische Bewegungsstörungen auch durch Störungen der sensiblen Bahnen, z. B. im Rückenmarksbereich, hervorgerufen. Ataxien finden sich bei 75 % der MS-Patienten als Teil eines spastisch-ataktischen Syndroms. Neben dem zerebellären Intentionstremor finden sich auch posturale und parkinsonoide Tremorformen.

MERKE

Ausprägung und funktionelle Bedeutung von ataktischen Symptomen und Tremor sind abhängig von inneren und äußeren Reizen, meist jedoch mit unmittelbaren Auswirkungen auf die Aktivitäten des täglichen Lebens und den Behinderungsgrad.

6.5 Ophthalmologische Störungen

6.5.1 Optikusneuritis und Läsionen der Sehbahn

Die Optikusneuritis ist für die Frühdiagnostik von besonderer Bedeutung: Bei 20–30 % der MS-Erkrankungen ist sie Erstsymptom. Bei Herden am Eintritt des N. opticus in die Retina stellt sich die Papille unscharf, vergrößert und ödematös dar (**Papillitis**). Die Papille ist prominent, die Venenstauung gering. Bei im Verlauf des N. opticus auftretenden Herden (**Retrobulbärneuritis**) finden sich im Anfangsstadium Schleier- bzw. Verschwommensehen und frühzeitig eine deutliche Visusminderung; die Sehkraft kann erloschen sein. Es besteht eine Mydriasis. Außerdem treten Bulbusschmerzen und Lichtsensationen auf. Nach einer Retrobulbärneuritis kann es zu einer Restitutio ad integrum kommen, häufig bleibt jedoch ein Defekt übrig, und nach 3–4 Wochen findet sich eine temporale Abblassung. Diese ist bei 15 % der MS-Patienten Erstsymptom. Mehrfache Rezidive werden beobachtet. Eine chronische Optikusneuritis findet sich selten, sie führt zu einer Optikusatrophie und hat somit eine ungünstige Prognose.

Auch Chiasma, Tractus opticus und Sehstrahlung können durch Plaques geschädigt werden, und es kommt zu typischen Gesichtsfelddefekten, die auf die Lokalisation der Läsion schließen lassen.

6.5.2 Störungen der Okulomotorik

Augenmuskelparesen und damit Doppelbilder finden sich bei 13 % der MS-Patienten bei Krankheitsbeginn, am häufigsten betroffen sind nach Poser (1980) der

N. abducens (10 %) und der N. oculomotorius (5 %). Im weiteren Krankheitsverlauf entwickeln 30–50 % der Patienten – häufig belastungs- und wärmeabhängig – Störungen der Okulomotorik (Paresen, Nystagmus).

Oftmals tritt im akuten Schub ein eher unspezifischer horizontaler oder vertikaler **Blickrichtungsnystagmus** oder ein **Spontannystagmus** auf, verbunden mit Drehschwindel, Übelkeit, Erbrechen und Fallneigung. Seltenere Phänomene bei Herden im Hirnstammbereich sind ein Pendelnystagmus sowie Upbeat- oder Downbeat-Nystagmen.

Eine **internukleäre Ophthalmoplegie (INO)** als Adduktionshemmung des nach nasal bewegten Auges mit dissoziiertem Nystagmus (mit größerer Amplitude auf dem abduzierenden Auge) und intakter Konvergenz findet sich bei 1–5 % der MS-Patienten. Ursächlich sind Herde im hinteren Längsbündel (Fasciculus longitudinalis medialis) in der Verbindung zwischen Abduzens- und Okulomotoriuskern. Ist zusätzlich der kontralaterale Abduzenskern mitbetroffen, kommt es zum sog. **Eineinhalb-Syndrom,** einer kombinierten Okulomotorikstörung mit INO und ipsilateraler Blickparese.

6.6 Hirnstammsymptome

Der Hirnstamm gehört zu den Prädilektionsorten der Erkrankung. Akute und chronische Entmarkungsherde führen hier zu einer Vielzahl möglicher Störungen der Funktion von Hirnnerven, sensiblen und motorischen Bahnen sowie Kleinhirn (➤ Tab. 6.6).

6.7 Blasenstörungen

Neurogene Blasenstörungen treten im Verlauf der MS bei den meisten Patienten auf, überwiegend als imperativer Harndrang oder Dranginkontinenz. Klinisch schildern die Patienten ein anhaltendes Restharngefühl, eine veränderte Blasensensitivität, Pollakisurie und Harnnachträufeln direkt nach der häufig verzögerten Miktion. Zusätzlich können Nykturien eine bestehende Fatigue verstärken und ein erhöhter Restharn die Gefahr für Harnwegsinfekte (HWI) erhöhen.

MERKE

Diagnostisch und therapeutisch bedeutsam ist die Unterscheidung in Speicherstörungen, Entleerungsstörungen und Detrusor-Sphinkter-Dyssynergie.

Anamnese (Harndrang, Inkontinenz, Trinkmenge), klinische Untersuchung (sensible Defizite, Reflexe, HWI, Urinstatus, Restharn) und spezifische urologische Untersuchungen (Uroflowmetrie, Sonografie, Videourodynamik, Neurophysiologie, ➤ Kap. 14.8)

Tab. 6.6 Symptome bei Schädigung des Hirnstamms

Symptom	Nähere Beschreibung
Paresen, Sensibilitätsstörungen	Schädigung langer Hirnstammbahnen (➤ Kap. 6.2, ➤ Kap. 6.3, ➤ Kap. 16.5, ➤ Kap. 16.7, ➤ Kap. 16.9)
Hirnnervenstörungen	Sehstörungen (➤ Kap. 6.5, ➤ Kap. 16.3.2) Der **N. trigeminus** ist in 7 % d. F. geschädigt. Es finden sich Hypästhesien, Kribbeln und Kältegefühl sowie ein herabgesetzter Kornealreflex. Oft ist der Geschmackssinn beeinträchtigt. 1–2 % der jüngeren Pat. leiden an einem – oft doppelseitigen – Tic douloureux. Auch Dauerschmerzen treten auf (➤ Kap. 6.3.2). Eine Parese des **N. facialis** findet sich bei 5–8 % der Pat., sie bildet sich rasch zurück. Bei 7 % kommt es zu einer zentralen Fazialisparese. Schädigungen des **N. vestibulocochlearis** treten meist als akutes Schwindelsyndrom in Erscheinung, insbesondere bei Lageänderung des Kopfes. **Hörstörungen** zeigen sich bei 2 %, audiometrische Veränderungen dagegen bei 24 % der MS-Pat. Glossopharyngeusneuralgie (➤ Kap. 6.3.1) Sprech- und Schluckstörungen (➤ Kap. 16.4)
Tonische Hirnstammanfälle	➤ Kap. 6.3.2, ➤ Kap. 16.10.2

sind geeignete Maßnahmen zur Einleitung einer differenzierten Therapie (➤ Kap. 16.14).

6.8 Darmentleerungsstörungen

Darmentleerungsstörungen treten meist zusammen mit Störungen der Blasenfunktion auf, d. h., es sollte gezielt danach gefragt werden, um die Symptomatik nicht zu übersehen. Häufig findet sich eine Kombination aus Obstipation und Inkontinenz, schmerzhafter Darmentleerung bei Sphinkterspastik und Sekundärschäden wie Hämorrhoiden, Rektozele oder Divertikulitis (Therapie ➤ Kap. 16.16).

6.9 Sexualstörungen

Störungen der sexuellen Funktionsfähigkeit treten im Verlauf bei etwa 80 % aller Patienten auf. Männer sind häufiger betroffen als Frauen. Häufigstes Problem bei Frauen ist eine eingeschränkte Orgasmusfähigkeit (37,1 %), z. B. bei verminderter Lubrikation, verminderter Sensibilität im Genitalbereich oder Schmerzen beim Geschlechtsverkehr. Männer klagen häufig (63,5 %) über erektile Dysfunktion, fehlende Ejakulation oder nachlassende Libido. Sekundäre Ursachen für Störungen der Sexualfunktion sind z. B. gleichzeitig bestehende Blasen- oder Mastdarmstörungen, Spastik oder der Einfluss libidoreduzierender Medikamente. Psychische Einflüsse bei vermindertem Selbstwertgefühl, Depression, Fatigue oder Partnerkonflikte können als tertiäre Ursachen die sexuellen Funktionsstörungen verstärken (Hinweise zur Therapie ➤ Kap. 16.15).

6.10 Fatigue

Unter Fatigue versteht man einen subjektiv erlebten Mangel an physischer und/oder mentaler Energie mit erheblicher Beeinträchtigung im Alltagsleben. Die Betroffenen verspüren unkontrollierbare Erschöpfung und Energiemangel. Neben den Blasenstörungen gehört die Fatigue zu den häufigsten Symptomen der MS. Sie führt nicht selten bereits im frühen Krankheitsstadium zu sozialem Rückzug, Einschränkung der Lebensqualität und frühzeitiger Erwerbsunfähigkeit.

Grundsätzlich kann zwischen einer **motorischen Fatigue** mit rascher Ermüdung körperlicher Funktionen und einer **mentalen Fatigue** mit Abfall von kognitiven Leistungen und Motivation unterschieden werden. Auch wenn Überlappungen mit depressiven Störungen vorkommen, so handelt es sich bei der Fatigue um ein eigenständiges Symptom ohne strikte Korrelation zu anderen MS-Symptomen oder zum Behinderungsgrad insgesamt. Meist ist Fatigue ein schleichend einsetzendes, längerfristiges bis dauerhaftes Phänomen. Fatigue kann jedoch auch schubförmig i. S. eines außergewöhnlichen Schubsymptoms auftreten und sollte dann auch als solches behandelt werden.

Die pathophysiologischen Hintergründe der Fatigue sind bislang nicht geklärt. Möglicherweise spielt eine hohe Läsionslast im Bereich der temporalen Hirnregionen mit resultierender funktioneller Störung spezifischer Schaltkreise in Verbindung mit immunologischen Faktoren (TNF-α) eine Rolle. Mehr zur Fatigue in ➤ Kap. 16.2.

6.11 Kognitive Störungen

Je nach Untersuchungstechnik und untersuchtem Patientenkollektiv liegt die Prävalenz kognitiver Störungen bei 45–70 %. Kognitive Störungen sind bereits in der Frühphase der Erkrankung nachweisbar und nehmen im Verlauf der Erkrankung zu. Betroffen sind vor allem Arbeitsgedächtnis, Aufmerksamkeitsfunktionen, Informationsverarbeitungsgeschwindigkeit, visuell-räumliche Wahrnehmung und exekutive Funktionen wie Planung und Ausführung komplexer Aufgaben, wohingegen Intelligenz und Sprachfunktionen gut erhalten bleiben. In späteren Stadien der Erkrankung finden sich bei etwa 27 % der Patienten ausgeprägte Symptome einer Demenz.

Bei klinischem Verdacht auf eine Kognitionsstörung sollten eine ausführliche testpsychologische Diagnostik und eine zielorientierte Therapie erfolgen (➤ Kap. 15 und ➤ Kap. 16.17).

6.12 Psychische Veränderungen

Bei MS findet sich eine gewisse emotionale Labilität, verbunden mit einer ängstlichen Grundhaltung. Auch reaktive Depressionen treten auf, sind aber selten ausgeprägt. Bei fortgeschrittener MS ist öfter ein hirnorganisches Psychosyndrom mit Beeinträchtigung von Merkfähigkeit, Gedächtnis, Kritikfähigkeit und Konzentration zu beobachten. Im weiteren Krankheitsverlauf sind depressive Symptome vorherrschend. Euphorie findet sich bei fortgeschrittener Erkrankung. Psychische Veränderungen bei MS werden ausführlich in ➤ Kap. 22 behandelt.

LITERATUR

Die vollständige Literatur zu diesem Kapitel finden Sie im Anhang am Ende dieses Buches.

KAPITEL

7

Peter Flachenecker und Uwe K. Zettl

Krankheitsverlauf und Prognose

7.1 Einführung

Der Krankheitsverlauf der MS ist höchst variabel („Krankheit mit den tausend Gesichtern") und im Einzelfall nur schwer vorhersagbar. Das Spektrum der Erkrankung kann von einem einzigen Schub ohne nennenswertes neurologisches Defizit bis hin zur raschen, progredient eintretenden und schweren Behinderung reichen (Zettl et al. 2012). Die Erstdiagnose einer MS ist in der Vorstellung der Betroffenen mit dem baldigen Verlust der Gehfähigkeit und einer verkürzten Lebenserwartung verknüpft, obwohl neuere Untersuchungen einen weitaus günstigeren Verlauf annehmen lassen. Mit Einführung der immunmodulatorischen Therapien vor mehr als 25 Jahren und der Möglichkeit einer frühen, aber evtl. risikoreichen Behandlung haben die Kenntnis des natürlichen Krankheitsverlaufs und die Prognoseabschätzung eine besondere Bedeutung, da die Patienten zuverlässig identifiziert werden müssen, die einen überdurchschnittlich aktiven Krankheitsverlauf aufweisen und deshalb am meisten von einer prophylaktischen Therapie profitieren.

7.2 Verlaufsformen

Die beiden wesentlichen Verlaufsformen der MS, nämlich den schubförmigen und den progredienten Verlauf, hatte schon Charcot Ende des 19. Jh. erkannt und beschrieben. Im Rahmen einer internationalen

Erhebung bei 215 in der MS-Forschung und Therapie erfahrenen Klinikern (Lublin und Reingold 1996) wurden folgende Verlaufsformen näher beschrieben und definiert:

- **Schubförmiger Verlauf (RRMS):** definiert durch klare Schübe mit vollständiger Remission oder verbleibenden Residuen, wobei in den Intervallen zwischen den Schüben keine Krankheitsprogression zu verzeichnen ist (➤ Abb. 7.1a, b)
- **Primär progredienter Verlauf (PPMS):** charakterisiert durch eine progrediente Verschlechterung von Krankheitsbeginn an, wobei gelegentliche Plateaus und geringfügige Verbesserungen möglich sind (➤ Abb. 7.1c, d)
- **Sekundär progrediente MS (SPMS):** besteht aus einem initial schubförmigen Verlauf, gefolgt von einer Phase der progressiven Verschlechterung

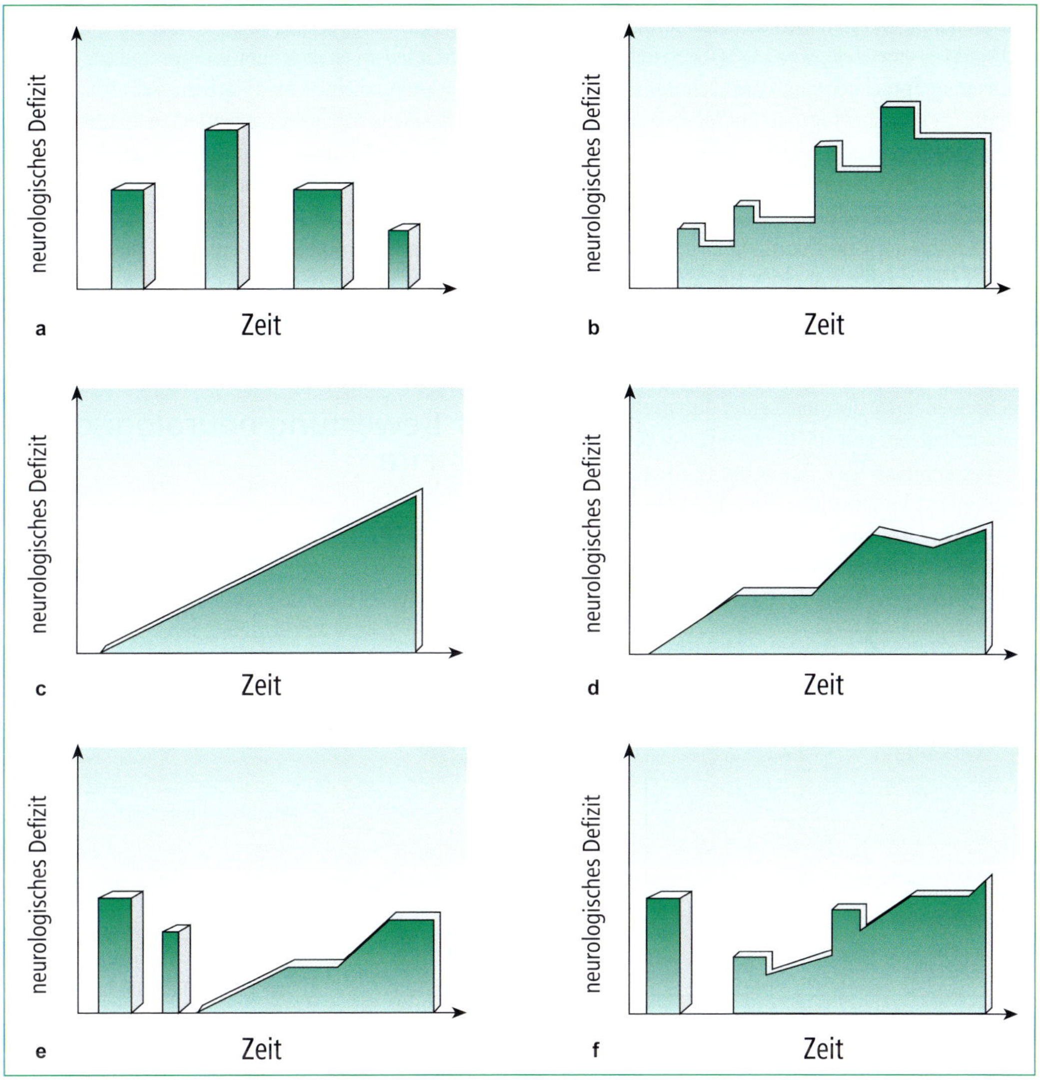

Abb. 7.1 Verlaufsformen der MS (nach Lublin und Reingold 1996). Der schubförmige Verlauf ist charakterisiert durch akute Verschlechterungen mit **(a)** oder ohne **(b)** vollständige Rückbildung. Bei der primär progredienten Form findet sich eine Zunahme des neurologischen Defizits ohne **(c)** oder mit **(d)** gelegentlichen Plateaus und Remissionen. Die sekundär progrediente MS zeichnet sich durch initiale Schübe aus, gefolgt von einer kontinuierlichen Verschlechterung **(e)**, wobei gelegentliche Schübe und geringgradige Remissionen möglich sind **(f)**. [F611–002, L106]

mit oder ohne gelegentliche Schübe, geringfügigen Remissionen oder Plateaus (➤ Abb. 7.1e, f)

Dieses Klassifikationsschema wurde 2013 im Rahmen einer Konsensuskonferenz überarbeitet, um das **klinisch isolierte Syndrom** (CIS, s. u.) erweitert und insbesondere um das Kriterium der Aktivität ergänzt (entweder klinisch oder kernspintomografisch definiert), das jeder der Verlaufsformen beigefügt wird (Lublin et al. 2014). Damit ist eine präzisere Beschreibung des Krankheitsverlaufs möglich (➤ Abb. 7.2).

Unabhängig davon haben die Zulassungsbehörden (FDA, EMA) eine „relapsing MS" (RMS) definiert, die in unserem Sprachgebrauch die „schubförmige MS" und die „sekundär progrediente MS mit aufgelagerten Schüben" umfasst. Letztere wird nach der neuen Lublin-Klassifikation als „sekundär progrediente MS mit Aktivität" bezeichnet.

Zu Beginn der Erkrankung überwiegt der schubförmige Verlaufstyp mit einer Häufigkeit von bis zu 90 %; bei 5–15 % der Patienten nimmt die Krankheit einen primär progredienten Verlauf. Die Studien zum natürlichen Krankheitsverlauf aus den 1980er-Jahren beschreiben noch, dass nach einer durchschnittlichen Krankheitsdauer von 10–15 Jahren etwa 30–40 % der initial schubförmigen Patienten in die (sekundär) progrediente Verlaufsform übergehen (Weinshenker et al. 1989a); nach mehr als 20 Jahren soll die Häufigkeit dieser eher ungünstigen Verlaufsform sogar bis zu 90 % betragen (Trojano et al. 2003).

Neuere Untersuchungen berichten nun aber über eine deutlich günstigere Prognose: So dauerte es in British Columbia (Kanada) bei knapp 3.000 Patienten im Median 18,9 Jahre (Tremlett et al. 2008) und in einer aktuellen Auswertung des schwedischen MS-Registers mit über 12.000 Patienten sogar 23 Jahre, bis die chronische Progredienz eintrat (Manouchehrinia et al. 2017). In Übereinstimmung damit wurde zwischen 2014 und 2018 im deutschen MS-Register nur noch bei 16 % eine sekundär progrediente MS dokumentiert (gegenüber 32 % in der Auswertung 10 Jahre zuvor), 74 % der Patienten litten an einer schubförmigen und 6 % an einer primär progredienten MS (Flachenecker et al. 2020).

In Analogie zum **klinisch isolierten Syndrom,** über das i. d. R. die Krankheitsmanifestation erfolgt und das sich mono- oder polysymptomatisch (monotop, polytop) äußern kann, spricht man von einem **radiologisch isolierten Syndrom** (RIS), wenn ohne klinische Symptomatik Veränderungen im MRT gefunden werden, die typisch für eine MS sind (Okuda et. al. 2009, 2014).

7.3 Bewertung neurologischer Defizite

Eine große Schwierigkeit besteht in der validen Beschreibung des neurologischen Defizits. Hierfür sind

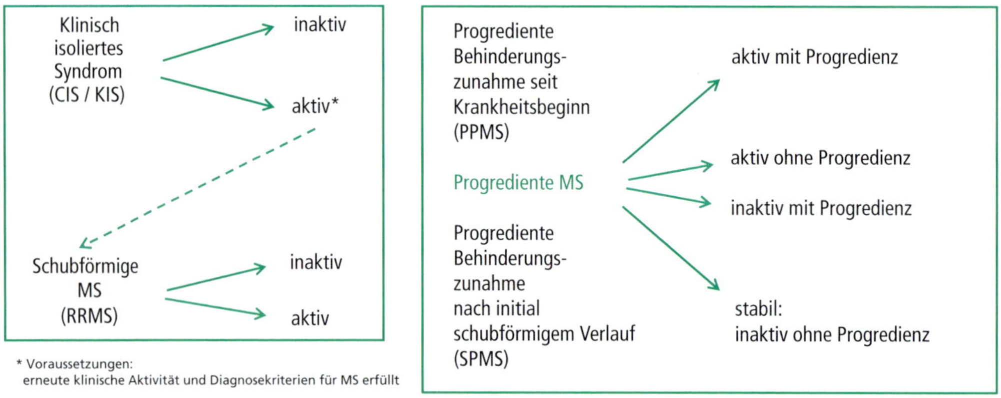

Abb. 7.2 Neue Phänotypisierung der MS (nach Lublin et al. 2014). Die Verlaufsformen „schubförmige MS" (RRMS, links) und „progrediente" MS (primär progrediente MS, PPMS und sekundär progrediente MS, SPMS, rechts) werden um das Kriterium der Aktivität erweitert. Die Aktivität wird entweder klinisch, d. h. durch Schübe, oder radiologisch, d. h. durch neue T2- oder kontrastmittelaufnehmende Läsionen innerhalb eines definierten Zeitraums (meist innerhalb von 1 Jahr) beurteilt. Bei der progredienten MS wird zusätzlich noch die Progredienz beurteilt, d. h. die Zunahme der Behinderung, gemessen anhand der EDSS. CIS: klinisch isoliertes Syndrom, das auf eine MS verdächtig ist [F768-001, L106]

mehrere Bewertungsmaßstäbe in Gebrauch, wobei die am meisten verbreitete Skala die **Expanded Disability Status Scale (EDSS, „Kurtzke-Skala") ist,** die trotz aller Kritikpunkte nach wie vor den Goldstandard darstellt (Kurtzke 1983; Meyer-Moock et al. 2014; Flachenecker et al. 2019). Sie beruht auf einer standardisierten neurologischen Untersuchung, mit der acht Funktionssysteme (FS) bewertet werden. Eine EDSS < 4,0 beschreibt Patienten, die weitgehend uneingeschränkt mobil sind, während Patienten mit EDSS ≥ 4,0 in Abhängigkeit von der Einschränkung der Gehstrecke beurteilt werden (➤ Tab. 7.1).

Zwischenzeitlich sind vielfältige Versuche unternommen worden, andere Skalen einzuführen, um insbesondere auch die funktionelle Beeinträchtigung und die Patientenperspektive zu erfassen. Hierzu gehört vor allem der *Multiple Sclerosis Functional Composite* **(MSFC),** der die Arm- und Beinfunktion sowie kognitive Beeinträchtigungen berücksichtigt und auf drei quantitativen Untersuchungen beruht (➤ Tab. 7.2). Dieses Instrument kann bereits über einen Zeitraum von 1 Jahr Veränderungen empfindlicher anzeigen als die EDSS und weist zudem eine gute Inter- und Intrarater-Reliabilität auf (Cutter et al. 1999). Allerdings konnte sich dieses Messinstrument im klinischen Alltag bisher nicht durchsetzen.

Weitergehende Bestrebungen zielen darauf ab, auch andere Dimensionen wie Fatigue, Depressivität und Lebensqualität mit z. B. dem multifaktoriellen **Multiple Sclerosis Decision Model (MSDM)** zu erfassen. Allerdings konnte sich auch dieses Tool in der Praxis nicht durchsetzen. Kürzlich wurde zur multidimensionalen Verlaufsbeurteilung der primär progredienten MS eine modifizierte Version des MSFC vorgeschlagen, wobei der PASAT-3 durch den *Symbol Digit Modalities Test* (SDMT) ersetzt wird (Flachenecker et al. 2019).

7.4 Natürlicher Krankheitsverlauf

Die wichtigsten Determinanten des natürlichen Krankheitsverlaufs sind:

- Häufigkeit, Schwere und Dauer von Schüben
- Schweregrad der bleibenden Behinderung
- Lebenserwartung

7.4.1 Häufigkeit und Rückbildung von Schüben

Die Häufigkeit schubartiger Verschlechterungen ist stark altersabhängig, deutlich höher im jüngeren Lebensalter und nimmt im Verlauf der Erkrankung ab (Tremlett et al. 2009). In nahezu allen neueren Therapiestudien war die Schubrate der Placebogruppen im ersten Jahr nach Studieneintritt gegenüber dem Vorjahr dramatisch verringert, was als *regression to the mean* bezeichnet wird. Gemäß Studien zum natürlichen Krankheitsverlauf schwankt die Schubrate pro Patient zwischen 0,14 und 1,1 pro Jahr und ist abhängig von der Definition eines Schubs, der Zeit seit Krankheitsbeginn sowie der Art der Datenerhebung. Im Durchschnitt beträgt die Schubrate 0,5 pro (unbehandeltem) Patient und Jahr, d. h., ein MS-Patient erlebt statistisch gesehen im Durchschnitt etwa alle 2 Jahre eine schubartige Verschlechterung.

Von besonderem Interesse ist die Wahrscheinlichkeit der Rückbildung eines Schubs in Abhängigkeit von der Zeit u. a. deswegen, um beurteilen zu können, innerhalb welchen Zeitraums eine Glukokortikosteroidtherapie als Schubtherapie (noch) sinnvoll ist. Die Mehrzahl der Schübe bildet sich innerhalb von 1 bis 2 Mon. zurück; ein neurologisches Defizit, das länger als 6 Mon. andauert, bleibt i. Allg. bestehen. Allerdings kann auch noch nach 6 Mon. bei immerhin 10 % der Patienten eine Besserung erwartet werden.

7.4.2 Schweregrad der Behinderung

Die EDSS weist mehrere Gipfel auf (➤ Abb. 7.3). Konstant finden sich Maxima bei EDSS 1–1,5 und 6–6,5, gelegentlich auch bei 4,0. Frühe Untersuchungen der 1980er-Jahre hatten ergeben, dass nach einer durchschnittlichen Krankheitsdauer von 15–18 Jahren etwa 50 % der Patienten eine EDSS von 6,0 erreicht hatten, also eine Gehhilfe benötigten, um 100 m weit zu gehen. Neuere Studien zeichnen ein günstigeres Bild der MS. So betrug die mediane Zeit, um eine EDSS von 6,0 zu erreichen, in Kanada 28 Jahre (Tremlett et al. 2006) und in Schweden 30 Jahre (Manouchehrinia et al. 2017). Die aktuelle Auswertung des deutschen MS-Registers zeigt, dass (bei einer mittleren Krankheitsdauer von 10,6 Jahren) noch 65 % der Patienten uneingeschränkt gehfähig (EDSS ≤ 3,5), 15 % der Pa-

Tab. 7.1 Expanded Disability Status Scale [F611]

Acht Funktionssysteme (FS; Motorik, Zerebellum, Hirnstamm, Sensibilität, Blase und Mastdarm, Visus, mentale Funktionen u. a.) werden von 0–6 bewertet:	
Grad 0 = normal, Grad 1 = abnorme Zeichen ohne Behinderung, Grad 2 = leichte Behinderung, Grad 3–6 = mäßige bis schwere Beeinträchtigungen	
Eine EDSS von 1–3,5 bezeichnet gehfähige Patienten und wird durch die Kombinationen der FS bestimmt. Eine EDSS von 4,0–9,5 ist definiert durch das Ausmaß der Einschränkung des Gehvermögens.	
0,0	Normale neurologische Untersuchung (alle FS Grad 0)
1,0	Keine Behinderung, minimale Zeichen in einem FS (Grad 1)
1,5	Keine Behinderung, minimale Zeichen in mehr als einem FS (mehr als ein FS Grad 1)
2,0	Minimale Behinderung in einem FS (ein FS Grad 2, andere 0 oder 1)
2,5	Minimale Behinderung in zwei FS (zwei FS Grad 2, andere 0 oder 1)
3,0	Mäßige Behinderung in einem FS (Grad 3, andere 0 oder 1) oder leichte Behinderung in drei oder vier FS (Grad 2, andere 0 oder 1) und uneingeschränkt gehfähig
3,5	Uneingeschränkt gehfähig, aber mäßige Behinderung in einem FS (Grad 3) und ein oder zwei FS Grad 2 oder zwei FS Grad 3 oder fünf FS Grad 2 (andere 0 oder 1)
4,0	Gehfähig ohne Hilfe für etwa 500 m, selbstständig, etwa 12 h/Tag auf trotz relativ schwerer Behinderung mit einem FS Grad 4 (andere 0 oder 1) oder Kombinationen geringerer Schweregrade, die vorausgegangene Schritte übersteigen
4,5	Gehfähig ohne Hilfe für etwa 300 m, die meiste Zeit des Tages auf, vollschichtig arbeitsfähig, aber evtl. mit geringer Einschränkung oder Hilfe, relativ schwere Behinderung mit einem FS Grad 4 (andere 0 oder 1) oder Kombinationen geringerer Schweregrade
5,0	Gehfähig ohne Hilfe oder Pause für etwa 200 m, Behinderung stark genug, um tägliche Aktivitäten zu beeinträchtigen (üblicherweise ein FS Grad 5, andere 0 oder 1) oder Kombinationen leichterer Grade, die Schritt 4,0 überschreiten
5,5	Gehfähig ohne Hilfe oder Pause für etwa 100 m, Behinderung stark genug, um volle Tagesaktivitäten zu beeinträchtigen (üblicherweise ein FS Grad 5, andere 0 oder 1) oder Kombinationen leichterer Grade, die Schritt 4,0 überschreiten
6,0	Intermittierende oder konstante Gehhilfe benötigt, um 100 m weit zu gehen
6,5	Konstante beidseitige Gehunterstützung benötigt, um etwa 20 m ohne Pause zu gehen
7,0	Unfähig, mehr als 5 m auch mit Hilfe zu gehen; weitgehend auf den Rollstuhl angewiesen; fährt selbst im Rollstuhl und macht Transfer allein; sitzt etwa 12 h/Tag im Rollstuhl
7,5	Unfähig, mehr als ein paar Schritte zu gehen, auf den Rollstuhl beschränkt, benötigt Hilfe beim Transfer, fährt selbst, kann aber nicht den ganzen Tag im normalen Rollstuhl sitzen und benötigt evtl. Elektrorollstuhl
8,0	Weitgehend auf das Bett beschränkt, kann aber die meiste Zeit des Tages außerhalb sitzen, besitzt noch viele Funktionen zur Körperpflege sowie weitgehend gebrauchsfähige Arme
8,5	Weitgehend für die meiste Zeit des Tages auf das Bett angewiesen, einige Funktionen der Arme und der Körperpflege erhalten
9,0	Hilfloser, bettlägeriger Patient, kann essen und kommunizieren
9,5	Vollkommen hilfloser, bettlägeriger Patient, unfähig, effektiv zu kommunizieren oder zu essen und zu schlucken
10,0	Tod durch MS

Tab. 7.2 Multiple Sclerosis Functional Composite (MSFC)

Dimension	Test	Messung
Arm	9HPT (Nine-Hole Peg Test, Steckbrett-Test)	mittlere Zeit für rechten und linken Arm
Bein	T25-FW (Timed 25-Feet Walk, Gehstreckentest)	Zeit für 8 m (25 Fuß)
Kognition	PASAT-3 (Paced Auditory Serial Addition Test)	serielle Addition über 3 min

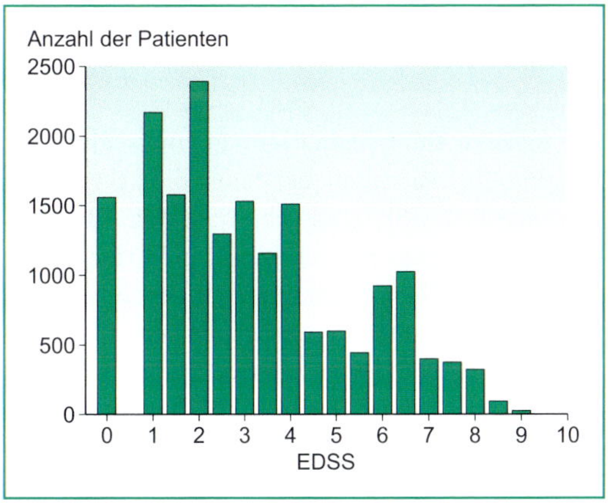

Abb. 7.3 Häufigkeitsverteilung der *Expanded Disability Status Scale* (EDSS) bei 18.030 MS-Patienten des deutschen MS-Registers (nach Flachenecker et al. 2020) [F696-003, L231]

tienten auf Gehhilfen angewiesen (EDSS ≥ 6) und nur 3 % schwer behindert (EDSS ≥ 8) sind (Flachenecker et al. 2020).

Ähnlich günstige Zahlen liefert eine Querschnittstudie mit 162 Patienten aus Olmsted County, Minnesota: Hier betrug bei einer medianen Krankheitsdauer von 15,4 Jahren die mediane EDSS 3,5; 57 % der Patienten wiesen eine EDSS ≤ 4,5 auf. Ein Drittel der Patienten beklagte eine Paraparese, ein Viertel war intermittierend oder ständig auf einen Blasenkatheter angewiesen, über 50 % waren vollschichtig arbeitsfähig und die Mehrzahl der Patienten (72 %) im täglichen Leben selbstständig. Von den untersuchten Patienten waren 14 % rollstuhlabhängig, 6 % blind und 3,7 % dement (Rodriguez et al. 1994).

Bei einer nochmaligen Erhebung im gleichen Gebiet 10 Jahre später ergab sich eine ähnliche Häufigkeitsverteilung der EDSS (Pittock et al. 2004b), und die Nachbeobachtung der ursprünglichen Kohorte, bei der Daten von 161 der ursprünglichen 162 Patienten verfügbar waren, zeigte nur eine geringgradige Progression: So blieb die Mehrzahl der Patienten klinisch stabil, die EDSS nahm im Mittel um 1 Punkt zu, und nur bei 30 % verschlechterte sich die Gehfähigkeit derart, dass Hilfsmittel benötigt wurden, wobei von den Patienten mit einer initialen EDSS < 3,0 nach 10 Jahren noch 83 % ohne Hilfsmittel gehen konnten, während die Patienten mit EDSS 3–5 zu 51 % auf Hilfsmittel angewiesen waren (Pittock et al. 2004a).

Immerhin waren aber in Folgeuntersuchungen zwischen 17 und 50 % der ursprünglich als „benigne" eingestuften Patienten (EDSS ≤ 3,0 nach mehr als 10-jähriger Krankheitsdauer) im folgenden Jahrzehnt progredient (Pittock et al. 2004a; Sayao et al. 2007; Glad et al. 2009). Eine eindeutig günstige Prognose hatten aber die Patienten, die im gleichen Zeitraum allenfalls eine geringgradige Behinderung (EDSS ≤ 2,0) aufwiesen: Bei ihnen betrug nach weiteren 10 Jahren die Wahrscheinlichkeit, immer noch uneingeschränkt gehfähig zu bleiben, 93 % (Pittock und Rodriguez 2008, Pittock et al. 2004b). Die Wahrscheinlichkeit, auch danach keine schwerwiegende Beeinträchtigung zu erleben, lag für EDSS ≤ 2,0 bei 68 %, für EDSS ≤ 1,0 bei 89 % und für EDSS = 0 sogar bei 94 % (Sayao et al. 2007).

7.4.3 Lebenserwartung

Während frühe Studien, die überwiegend schwere Krankheitsfälle bzw. Patienten in Kliniken berücksichtigten, von einer erhöhten Mortalität ausgingen, ließ sich in darauffolgenden Untersuchungen eine weitaus günstigere Lebenserwartung feststellen, die aber im Vergleich zur Allgemeinbevölkerung immer noch um etwa 10 Jahre reduziert war. In der Nachbeobachtungsstudie aus Olmsted County, Minnesota, verstarben innerhalb des 10-Jahres-Zeitraums 14 % der Patienten, womit die Mortalität etwas höher war als in der Normalbevölkerung (Pittock et al. 2004a). Skandinavische Registerstudien aus Dänemark und Schweden berichten übereinstimmend, dass seit den 1950er-Jahren die Mortalität kontinuierlich gesunken ist und mittlerweile nur noch 2,1- bis 3-fach höher liegt als in der Allgemeinbevölkerung (Burkill et al. 2017; Koch-Henriksen et al. 2017). Auch in Deutschland ging die alterskorrigierte MS-bedingte Mortalität zwischen 1990 und 2016 deutlich zurück (GBD 2016 Multiple Sclerosis Collaborators 2019).

Für die Mehrzahl der Todesfälle sind sekundäre Komplikationen der MS wie Bronchopneumonie, Lungenembolie, Urosepsis, Dekubitus, Aspiration und Dehydratation verantwortlich. Darüber hinaus nehmen Suizide mit bis zu 30 % der Todesfälle einen hohen Anteil ein. Das Risiko, durch Suizid zu versterben, ist bei MS-Patienten bis zu 7-mal höher als in der Normalbevölkerung.

7.5 Prognose

Die prognostische Abschätzung des individuellen Krankheitsverlaufs ist bei der Beratung und Behandlung von MS-Patienten seit jeher von zentraler Bedeutung und ergibt sich aus dem dringenden Bedürfnis der Patienten, ihr weiteres Schicksal so genau wie möglich zu erfahren. Nachdem es für den kurzfristigen Krankheitsverlauf keinen einzelnen „besten" Prädiktor gibt, muss eine Kombination mehrerer Faktoren zur Risikoabschätzung herangezogen werden. Eine Auswahl der Studien zum Einfluss demografischer und klinischer Faktoren auf den weiteren Krankheitsverlauf gibt ➤ Tab. 7.3. Hierfür wurden vorrangig Studien aus der Zeit vor dem Einsatz zugelassener Immuntherapeutika herangezogen, da spätere Studien nicht mehr den natürlichen Krankheitsverlauf reflektierten und die Bewertung prognostischer Faktoren dadurch erschwert ist.

7.5.1 Einfluss von Alter und Geschlecht

Die meisten Untersucher fanden eine schlechtere Prognose bei Patienten, bei denen die Erkrankung erst jenseits des 40. Lj. ausgebrochen war. Allerdings ergibt sich hieraus nur scheinbar ein Vorteil für die Patienten, die bereits im jüngeren Lebensalter betroffen sind: Wenn man nämlich die Behinderung in Abhängigkeit vom Lebensalter betrachtet, zeigt sich sowohl in der Lyoner Datenbank als auch in der Kohorte der kanadischen University of British Columbia, dass es bei jüngerem Alter zu Krankheitsbeginn zwar länger dauert, bis ein EDSS von 6,0 erreicht wird, dass aber in dieser Gruppe das Lebensalter bei EDSS 6,0 auch niedriger ist und die Patienten somit bereits in früheren Lebensjahren eine schwerere Behinderung aufweisen (Vukusic et al. 2007).

Bei Frauen verläuft die Krankheit überwiegend günstiger, wenngleich auch hier unterschiedliche Ergebnisse gefunden wurden (➤ Tab. 7.3).

Tab. 7.3 Prognostischer Wert demografischer und klinischer Faktoren

Autoren	Alter < 40 J.	♀	RR	Erstsymptomatik					Früher Krankheitsverlauf			
				PYR	CER	HS	SENS	ON	RR-Rate	Rem.	RR-Int.	EDSS
Kurtzke et al. (1977)	Ø		?	Ø	Ø	Ø	Ø	Ø	Ø	?	?	+
Confavreux et al. (1980)	+	Ø	+	Ø	Ø	Ø	Ø	Ø	–	?	+?	
Weinshenker (1989b)	?	?	?	?	?	?	?	?	+	?	+	+
Phadke (1990)	+	Ø	+	–	–	+	+	+	?	+	+	?
Weinshenker et al. (1991)	+	+	+	Ø	–	–	Ø	+	+	?	+	+
Riise et al. (1992)	+	Ø	+	–	–	Ø	+	+	?	?	?	?
Miller et al. (1992)	+	Ø	+	–	Ø	Ø	Ø	Ø	Ø	?	?	+
Runmarker und Anderson (1993)	+	+	+	–	–	Ø	+	+	Ø	+	Ø	+
Trojano et al. (1995)	+	Ø	+	–	Ø	–	–	–	+	+	+	?
Confavreux (1995)	+	?	+	–	?	?	+	+	?	?	+	?
Cottrell et al. (1999)	+	+	*	Ø	Ø	Ø	Ø	Ø	*	*	*	+
Confavreux et al. (2003)	+	+	+	–	?	+	?	+	+	+	+	+
Pittock et al. (2004a)	Ø	Ø	+	–	Ø	Ø	Ø	?	Ø	?	?	?

RR: schubförmiger Verlauf, PYR: pyramidale Symptome, CER: zerebelläre Symptome, HS: Hirnstammsymptome, SENS: sensible Symptome, ON: Optikusneuritis;
RR-Rate: niedrige Schubrate in den ersten Krankheitsjahren
Rem.: weitgehende Remission nach dem ersten Schub
RR-Int.: längeres Intervall zwischen den ersten beiden Schüben (i. d. R. > 6 Mon.)
EDSS: keine oder geringe Behinderung nach 5 Jahren Krankheitsdauer (EDSS < 3)
+: prognostisch günstig, –: prognostisch ungünstig, Ø: kein Effekt, ?: nicht untersucht bzw. keine Angaben
* In dieser Studie wurden nur primär progrediente Patienten untersucht.

7

7.5.2 Einfluss des frühen Krankheitsverlaufs

Gut untersucht ist der Einfluss des frühen Krankheitsverlaufs, der durch die Verlaufsform, den Grad der Behinderung und die Schubrate in den ersten Jahren beschrieben wird (➤ Tab. 7.3). Übereinstimmend wird ein schubförmiger Verlauf als prognostisch günstig und ein progredienter Verlauf als prognostisch ungünstig angesehen. Bei den Patienten mit primär progredienter MS ist die Progression rascher als bei den Patienten mit sekundär progredienter MS, wenn die Zeit von Krankheitsbeginn an gerechnet wird, und langsamer, wenn der Zeitpunkt des Eintritts in die progrediente Phase als Bezugspunkt gewählt wird (Cottrell et al. 1999). Nach wie vor ist die **5-Jahres-Regel** von Kurtzke gültig.

MERKE

Die 5-Jahres-Regel besagt, dass der Grad der Behinderung in den ersten 5 Jahren nach Krankheitsbeginn ein wichtiger prognostischer Marker für den weiteren Krankheitsverlauf ist und der Behinderungsgrad nach 5-jähriger Krankheitsdauer drei Viertel desjenigen nach 15 Jahren entspricht (Flachenecker und Hartung 1996).

Eine hohe Schubrate in den ersten Krankheitsjahren ist älteren Untersuchungen zufolge prognostisch ungünstig. Patienten, die nur einen Schub in den ersten beiden Krankheitsjahren haben, erreichen eine EDSS von 6,0 erst nach 20 Jahren, während Patienten mit mehr als 5 Schüben in den ersten beiden Jahren diesen Behinderungsgrad bereits nach 7 Jahren aufweisen. Andererseits war bei Confavreux et al. (2000) die Geschwindigkeit der Progression weder bei der sekundär noch bei der primär progredienten Verlaufsform von überlagerten Schüben abhängig; die Zeitspanne von EDSS 4 und 6 bis EDSS 7 war bei Patienten mit weiterhin vorhandener Schubaktivität sogar länger. Diese diskrepanten Daten bzgl. des Verhältnisses von Schüben und Krankheitsprogression werden dadurch erklärt, dass eine Dissoziation zwischen entzündlicher Aktivität (in der schubförmigen Phase) und neuronaler Degeneration (in der chronisch progredienten Phase) besteht und ab einem bestimmten Behinderungsgrad die progrediente Degeneration unabhängig von entzündlicher Aktivität verläuft (Confavreux et al. 2000).

Unterstützt werden diese Überlegungen durch eine nochmalige Analyse dieser Daten (Confavreux et al. 2003): Dabei bestimmten die Faktoren des frühen Krankheitsverlaufs zwar die Zeit bis zum Eintreten bleibender Behinderung (EDSS 4, 6 und 7), sie verloren aber ihre prädiktive Bedeutung für den weiteren Verlauf, wenn einer dieser Zielpunkte erst einmal erreicht war, weshalb die Autoren von einem „amnestischen Prozess" sprechen (Confavreux et al. 2003). Daraus lässt sich folgern, dass die progrediente Phase der MS ein altersabhängiger degenerativer Prozess (zunehmender Verlust an neuronaler Plastizität) sein könnte, der relativ unabhängig von früheren Schüben ist, und dass dann der frühe Krankheitsverlauf keinen wesentlichen Einfluss mehr auf die weitere Progression hat.

In ähnlicher Weise spielten in einer kanadischen Untersuchung Schübe nur für die frühe Krankheitsphase, insbesondere in den ersten 5 Jahren nach Diagnosestellung, eine prognostische Rolle (Tremlett et al. 2009). Leray et al. (2010) definierten anhand der EDSS zwei Phasen der Erkrankung:

- Phase 1: vom Krankheitsbeginn bis zu EDSS 3,0
- Phase 2: von EDSS 3,0 bis zu EDSS 6,0

Sie konnten anhand der MS-Datenbank in Rennes mit mehr als 2.000 Patienten zeigen, dass die Zeitdauer in Phase 1 variabel war, während die Zeitdauer in Phase 2 in der gesamten Kohorte nahezu konstant und von der vorangegangenen Phase unabhängig war.

7.5.3 Einfluss der initialen Symptomatik

Die Frage nach dem Einfluss der initialen Symptomatik wird widersprüchlich diskutiert (Flachenecker und Hartung 1996). Bei einer Reihe von Untersuchungen war die Erstmanifestation für den weiteren Krankheitsverlauf ohne Bedeutung. In den Studien, die eine prognostische Bedeutung nachweisen konnten, waren zerebelläre Zeichen oder motorische Defizite Prädiktoren für einen ungünstigen Krankheitsverlauf, wohingegen sensible Symptome oder eine Optikusneuritis als eher günstige Symptome angesehen wurden (➤ Tab. 7.3). Eine multilokuläre Symptomatik scheint prognostisch ungünstig zu sein (Runmarker et al. 1994; Phadke 1990; Lauer und Firnhaber 1987; Wolfson und Confavreux 1987), während monotope Funktionsausfälle eher einen günstigen Verlauf anzeigen können (Runmarker und Anderson 1993).

7.5.4 Einfluss paraklinischer Faktoren

Der Zusammenhang zwischen Veränderungen in der **MRT** und klinischen Ausfällen ist gut untersucht. Bei klinisch gesicherter MS ließ sich eine zumindest schwache Korrelation zwischen zunehmender MRT-Aktivität (sowohl Läsionslast in der T_2-gewichteten Sequenz als auch Anzahl der hypointensen T_1-Läsionen) und der Zunahme des neurologischen Defizits nachweisen (Fisniku et al. 2008). Eine große prospektive Studie aus Barcelona mit über 1.000 Patienten mit CIS konnte zeigen, dass 10 und mehr MS-typische Herde in der MRT nicht nur das Risiko, eine MS zu entwickeln, erhöhen, sondern auch mit zunehmender Behinderungsprogression assoziiert sind (Tintoré et al. 2015). In ähnlicher Weise traf dies auch für die **Liquorbefunde** (IgG-Index oder OKBs) zu, denen in früheren Untersuchungen keine wesentliche Bedeutung zugeschrieben wurde. Demgegenüber sind die **evozierten Potenziale** für die Prognoseabschätzung von untergeordneter Bedeutung und nur dann relevant, wenn sie klinisch stumme Läsionen nachweisen können (Kallmann et al. 2006).

7.6 Prognose klinisch isolierter demyelinisierender Syndrome

Von besonderem Interesse ist seit Langem das Risiko des Übergangs von klinisch isolierten Syndromen, die auf eine MS verdächtig sind, hin zur gesicherten MS (CIS). Hierbei ist die **Optikusneuritis** (ON) am besten untersucht. Die Häufigkeit, mit der sich nach einer isolierten ON eine MS entwickelt, schwankt zwischen 10 und 85 %, und obwohl analog zur gesicherten MS das Risiko in den ersten Krankheitsjahren am höchsten ist, kann eine Konversion auch noch nach mehr als 30 Jahren Krankheitsdauer auftreten. Demgegenüber beträgt die Konversionsrate bei kompletter Querschnittmyelitis nur 3–14 %, ist aber bei Patienten mit partiellem Querschnittsyndrom vergleichbar hoch wie bei der ON (80 %).

In mehreren Therapiestudien betrug das Risiko der Entwicklung eines CIS zur klinisch gesicherten MS nach 2 Jahren in der Placebogruppe 40–45 %; nach den McDonald-Kriterien konnte bei 56–85 % der initial als CIS klassifizierten Patienten eine MS diagnostiziert werden (Siva et al. 2009). Umgekehrt erlitten in der schwedischen MS-Inzidenzkohorte in Göteborg (mit Erstsymptomatik zwischen 1950 und 1964) immerhin 18 % der CIS-Patienten zeitlebens keinen weiteren Schub, bei Patienten mit afferenter Symptomatik (ON oder Sensibilitätsstörungen) betrug dieser Prozentsatz gar 30 %. Wenn nach 25 Jahren kein weiterer Schub aufgetreten war, blieben diese Patienten auch weitere 25 Jahre schubfrei (Novakova et al. 2014).

Im Einzelfall sind aber klinische und demografische Faktoren wenig aussagekräftig, um den Übergang in eine klinisch gesicherte MS abzuschätzen, wenngleich jüngeres Erwachsenenalter und weibliches Geschlecht mit einem erhöhten Risiko behaftet sind (Zettl et al. 2001). Demgegenüber ist vor allem die **MRT** von großer Bedeutung: Während Patienten mit klinisch isolierter ON bzw. einem Hirnstamm- oder Rückenmarksyndrom nach 5, 10, 14 und 20 Jahren Nachbeobachtung bei unauffälligem initialem MRT-Befund nur in 6, 11, 19 und 22 % d. F. eine MS entwickelten, lagen die entsprechenden Zahlen für Patienten mit abnormer initialer MRT bei 72, 83, 88 und 82 % (Fisniku et al. 2008). Insbesondere infratentorielle Läsionen erhöhten sowohl das Risiko des Übergangs in eine klinisch gesicherte MS als auch das Risiko der Entwicklung bleibender Behinderung. In ähnlicher Weise ist der Nachweis **oligoklonaler Banden** im Liquor nicht nur für die Diagnosefindung von Bedeutung, sondern auch für die Risikoabschätzung des Übergangs eines CIS (oder RIS) in eine MS (Tintoré et al. 2015; Huss et al. 2016; Lebrun et al. 2016).

Nach wie vor existiert allerdings kein (Labor-) Parameter, der die Entwicklung zur MS zuverlässig anzeigen kann oder eine sichere prognostische Abschätzung erlaubt. Die hoffnungsvollen Arbeiten zur prädiktiven Bedeutung von Myelin-Antikörpern gegen Myelin-Oligodendrozyten-Glykoprotein (MOG) und basischem Myelinprotein (MBP) haben enttäuscht, und es bleibt abzuwarten, ob die erfolgversprechenden Arbeiten zu MOG-Antikörpern oder Neurofilamenten eine bessere Prognoseabschätzung ermöglichen.

LITERATUR

Die vollständige Literatur zu diesem Kapitel finden Sie im Anhang am Ende dieses Buches.

KAPITEL

8 Pädiatrische MS

Jutta Gärtner und Peter Huppke

8.1 Definition

Von einer pädiatrischen multiplen Sklerose (MS) spricht man, wenn der erste Erkrankungsschub vor dem 16. Geburtstag auftritt. Während zunächst angenommen wurde, dass es sich bei der pädiatrischen MS um ein eigenes Krankheitsbild handelt, geht man derzeit davon aus, dass sich die adulte und die pädiatrische MS in ihrer Ätiopathogenese nicht grundsätzlich unterscheiden. Insbesondere bei jungen MS-Patienten gibt es bzgl. der klinischen Symptomatik, der neuroradiologischen Befunde und der Therapie jedoch bedeutende Unterschiede zu erwachsenen MS-Patienten. Darüber hinaus ist bei der Differenzialdiagnose das für das jeweilige Alter relevante Krankheitsspektrum zu beachten.

8.2 Epidemiologie

Nachdem lange unbekannt bzw. unsicher war, ob eine MS überhaupt im Kindes- und Jugendalter auftreten kann, wurde in den 1990er-Jahren insbesondere durch die Entwicklung der MRT zur Darstellung des ZNS klar, dass sich die Erkrankung bei 3–5 % aller MS-Patienten bereits vor dem 18. Geburtstag manifestiert. In seltenen Fällen können erste Schübe bereits vor dem 10. Lj. auftreten. Die Inzidenz vor dem 10. Lj. liegt in Deutschland bei 0,09 Fällen pro 100.000 und steigt in der Gruppe der 14- bis 15-Jährigen dann kontinuierlich auf 2,64 pro 100.000 an. In der Gesamtpopulation der unter 16-Jährigen beträgt die Inzidenz 0,64 pro 100.000 (Reinhardt et al. 2014).

Studien in anderen Ländern (Kanada, USA, Niederlande) ergaben ähnliche Inzidenzen. Als Besonderheit der pädiatrischen MS ergab sich bei Erhebungen in verschiedenen Ländern, dass vor der Pubertät das Geschlechterverhältnis ausgeglichen ist, während nach der Pubertät – wie im Erwachsenenalter – überwiegend Mädchen bzw. Frauen erkranken. Diskutiert wird, dass das Risiko, an einer MS zu erkranken, bei Mädchen bzw. Frauen durch die hormonelle Umstellung in der Pubertät ansteigt.

8.3 Ätiologie

Es wurden zahlreiche Versuche unternommen, spezifische genetische Faktoren oder Umweltfaktoren zu identifizieren, die für eine frühe MS-Manifestation im Kindesalter verantwortlich sind. Bislang wurden ausschließlich die bei der adulten MS bereits bekannten Risikofaktoren bestätigt. Es fand sich, dass eine früher durchgemachte Infektion mit EBV, Zigarettenrauchexposition, Adipositas und Vitamin-D-Mangel mit einem höheren Risiko für das Auftreten einer MS assoziiert sind.

Wie bei der adulten MS konnte die Anwesenheit eines HLA-DRB1*1501-Allels als genetischer Risikofaktor bestätigt werden. Auch andere genetische Varianten, die gehäuft bei adulter MS beschrieben sind, wurden in pädiatrischen Kollektiven bestätigt, ohne dass sich dabei aber ein typisches Variantenmuster für die pädiatrische MS ergab. Die Untersuchung großer Kollektive steht noch aus (Waubant et al. 2016).

8.4 Diagnose

Analog zur adulten MS wird bei pädiatrischen Patienten ein erstes demyelinisierendes Ereignis als **klinisch isoliertes Syndrom (CIS)** bezeichnet, wenn es akut oder subakut aufgetreten ist, nicht von einer Enzephalopathie und Fieber begleitet wird, nicht durch andere Erkrankungen erklärbar ist und nicht die Diagnosekriterien einer MS erfüllt.

Dabei ist die Wahrscheinlichkeit, dass ein CIS in eine MS übergeht, bei einer monofokalen Symptomatik (43 %) größer als bei einer multifokalen (21 %) (Neuteboom et al. 2008). Die Diagnose einer pädiatrischen MS wird gemäß dem aktuellen überarbeiteten Kriterienkatalog nach McDonald gestellt (Thompson et al. 2018). Einziger Unterschied zu den Diagnosekriterien der adulten MS ist, dass bei der pädiatrischen MS der erste Schub nicht als solcher gewertet wird, wenn dabei eine Enzephalopathie auftritt, da die **akute demyelinisierende Enzephalomyelitis** (ADEM) eine häufige Differenzialdiagnose in dieser Altersgruppe ist (Krupp et al. 2007, 2013).

Wie im Erwachsenenalter kann auch bei Kindern und Jugendlichen die Diagnose MS bereits beim ersten Schub gestellt werden, wenn in der zerebralen oder spinalen **MRT** die zeitliche und räumliche Dissemination nachweisbar ist. Sind bei einem Patienten die Kriterien für eine zeitliche Dissemination beim ersten Schub nicht erfüllt, ist es sinnvoll, nach 3 Mon. erneut eine MRT-Untersuchung durchzuführen.

8.5 Verlauf und Prognose

Die MS des Kindes- und Jugendalters verläuft bei mehr als 98 % der Patienten schubhaft remittierend (Renoux et al. 2007). Gut dokumentierte Fälle von primär progredienter MS gibt es im Kindes- und Jugendalter nicht. Studien, in denen der Verlauf der pädiatrischen MS mit der im Erwachsenenalter verglichen wurde, haben gezeigt, dass die Schubrate in den ersten Jahren nach der Manifestation bei pädiatrischen Patienten signifikant höher ist als bei erwachsenen Patienten (Gorman et al. 2009). Mehr als 75 % der pädiatrischen Patienten mit MS haben ihren zweiten Schub innerhalb eines Jahres.

Die Schwere der Schubsymptomatik ist bei der pädiatrischen MS höher als bei der adulten MS. In einer Vergleichsstudie wurden 53 % der initialen Schübe bei einer pädiatrischen MS als schwer eingeordnet, aber nur 17 % bei der adulten MS (Mowry et al. 2009). Die gleiche Studie zeigte aber auch, dass bei zwei Dritteln der pädiatrischen Patienten eine komplette Remission auftrat, aber nur bei 46 % der adulten. Somit scheint die höhere entzündliche Aktivität bei pädiatrischen MS-Patienten auf eine bessere Regenerationsfähigkeit des neuronalen Gewebes zu treffen.

Die Behinderungsprogression bei pädiatrischen MS-Patienten ist deutlich langsamer als bei erwachsenen MS-Patienten. In einem deutschen Kollektiv pädiatrischer MS-Patienten ergab sich nach 5-jährigem Krankheitsverlauf ein durchschnittlicher EDSS von 1,65 (Stark et al. 2008). Dennoch kann die MS des Kindes- und Jugendalters im Vergleich zur adulten MS nicht als eine gutartigere Erkrankung angesehen werden. Pädiatrische MS-Patienten sind aufgrund des frühen Manifestationsalters etwa 10 Jahre jünger als erwachsene MS-Patienten, wenn sie ein EDSS-Stadium mit spürbaren Behinderungen erreichen. Mindestens 50 % der pädiatrischen MS-Patienten entwickeln nach ca. 20 Jahren eine sekundäre Progredienz (Renoux et al. 2007).

MERKE

Faktoren, die für eine schlechte Prognose sprechen, sind ein kurzes Intervall zwischen erstem und zweitem Schub, eine unvollständige Erholung nach dem ersten Schub sowie MRT-Läsionen, die den Hirnstamm betreffen (Akhtar et al. 2016).

Verschiedene Untersuchungen der letzten Jahre haben gezeigt, dass bei pädiatrischen MS-Patienten die kognitiven Fähigkeiten stärker beeinträchtigt sind als bei Erwachsenen mit MS. Etwa ein Drittel aller Patienten weist bereits im frühen Krankheitsverlauf Störungen der visuomotorischen Integration, der Verarbeitungsgeschwindigkeit und der Aufmerksamkeit auf (Charvet et al. 2014). Besonders ungünstig ist die Prognose diesbezüglich, wenn sich die MS schon vor dem 10. Lj. manifestiert (Huppke et al. 2014). Es wird angenommen, dass diese **frühen kognitiven Beeinträchtigungen** durch eine Störung der Myelinisierung verursacht werden, die in diesem Alter noch nicht abgeschlossen ist.

Auch Depression und Fatigue treten bei 50 % der pädiatrischen MS-Patienten auf und beeinträchtigen die Lebensqualität häufig mehr als motorische oder sensible Störungen (MacAllister et al. 2007).

Die beschriebenen Besonderheiten des klinischen Verlaufs bei pädiatrischen im Vergleich zu adulten MS-Patienten sind in ➤ Box 8.1 zusammengefasst.

Box 8.1

Besonderheiten im klinischen Verlauf von pädiatrischer vs. adulter MS

- Fast ausschließlich schubhaft remittierend
- Höhere Schubrate
- Schnellere Erholung nach Schüben
- Vollständigere Erholung nach Schüben
- Langsamere EDSS-Progression
- Frühe kognitive Störungen

8.6 Klinische Symptomatik

Betrachtet man das Gesamtkollektiv der pädiatrischen MS-Patienten, so unterscheiden sich die klinischen Symptome im Schub nicht wesentlich von denen erwachsener MS-Patienten. Häufigstes Symptom ist die Optikusneuritis, gefolgt von Sensibilitätsstörungen oder Parästhesien. Etwas häufiger als im Erwachsenenalter treten klinische Symptome auf, die auf Läsionen der hinteren Schädelgrube hinweisen, z. B. Koordinationsstörungen oder Ataxie. Teilt man das Kollektiv der pädiatrischen MS-Patienten jedoch in prä- und postpubertäre Patienten auf, so zeigen sich die folgenden Unterschiede (➤ Tab. 8.1):

- Bei **präpubertären MS-Patienten** ist der erste Erkrankungsschub häufig polysymptomatisch, und es überwiegen motorische Symptome und solche, die auf Läsionen im Hirnstamm und Kleinhirn hinweisen. Auch Sphinkterstörungen und kognitive Störungen treten präpubertär deutlich häufiger auf als postpubertär.
- Bei **postpubertären MS-Patienten** dagegen überwiegen beim ersten, meist monosymptomatischen Erkrankungsschub Optikusneuritiden und sensible Symptome. Dieses typische Muster der Schubsymptomatik persistiert während der ersten 2 Jahre nach Manifestation.

Die unterschiedliche Vulnerabilität in den verschiedenen Altersgruppen zeigt sich auch darin, dass der erste Erkrankungsschub bei präpubertären MS-Patienten häufig Residualsymptome hinterlässt. Keine Unterschiede finden sich bei prä- und postpubertären MS-Patienten bzgl. der Schubhäufigkeit (Huppke et al. 2014).

Tab. 8.1 Vergleich von Schubsymptomen bei der prä- und postpubertären MS

Präpubertäre MS	Postpubertäre MS
• Polysymptomatisch • Motorische Symptome • Zerebelläre Symptome • Hirnstammsymptome • Sphinkterstörungen • Kognitive Störungen	• Monosymptomatisch • Optikusneuritiden • Sensible Symptome

8.7 Diagnostik

8.7.1 MRT

Bei der pädiatrischen MS ist die zerebrale und spinale MRT sowohl bei der Diagnosestellung als auch bei Therapieentscheidungen inzwischen die wichtigste Untersuchung.

MERKE

Im Vergleich zur adulten MS weisen pädiatrische MS-Patienten sowohl MS-charakteristische als auch atypische Läsionen auf, die Läsionslast ist insgesamt höher, und die Läsionen sind oft aktiver.

Vergleichende Untersuchungen haben ergeben, dass im ersten MRT von pädiatrischen MS-Patienten die Anzahl der T2-hyperintensen Läsionen insgesamt höher ist, dass auch eine höhere Anzahl größerer T2-Läsionen zu finden ist und dass häufiger T2- und Gd-anreichernde Läsionen in der hinteren Schädelgrube und im Pons gefunden werden (Waubant et al. 2009). Diese Verteilung der Läsionen erklärt, warum bei pädiatrischen MS-Patienten häufiger Schubsymptome vorkommen, die dem Hirnstamm oder dem Zerebellum zuzuordnen sind.

Vergleichende Untersuchungen des zweiten MRT von pädiatrischen MS-Patienten haben ergeben, dass die Zunahme an T2-Läsionen stärker ist als bei erwachsenen MS-Patienten und dass auch die Anzahl der Gd-anreichernden Läsionen höher ist. Auf der anderen Seite haben die T2-Läsionen bei der pädiatrischen MS eine stärkere Tendenz zur Rückbildung; dies korreliert mit der schnelleren und vollständigeren Erholung pädiatrischer MS-Patienten nach Schüben. Insbesondere bei Patienten vor dem 10. Lj. treten meist atypische großflächige Läsionen auf, die häufig im okzipitalen Marklager und in der hinteren Schädelgrube lokalisiert sind. Bei diesen jungen MS-Patienten mit großen flächigen Läsionsherden ist die Abgrenzung zur ADEM häufig schwierig. MR-tomografische Hinweise darauf, dass am ehesten eine MS und nicht eine ADEM vorliegt, sind das Fehlen symmetrischer Läsionen, das Vorhandensein stark signalgeminderter Läsionen *(black holes)* sowie periventrikulär gelegene Läsionen (Callen et al. 2009) (➤ Tab. 8.2; ➤ Abb. 8.1).

Tab. 8.2 Vergleich von ADEM und pädiatrischer MS im MRT

ADEM	MS
• Große schlecht begrenzte Läsionen • Gleiche Signalintensität und KM-Aufnahme aller Läsionen	• Kleine gut begrenzte Läsionen • Nebeneinander von Gd-aufnehmenden und nicht Gd-aufnehmenden Läsionen
• Symmetrisches Läsionsmuster • Keine *black holes*	• Asymmetrisches Läsionsmuster • *Black holes* • Periventrikuläre Läsionen

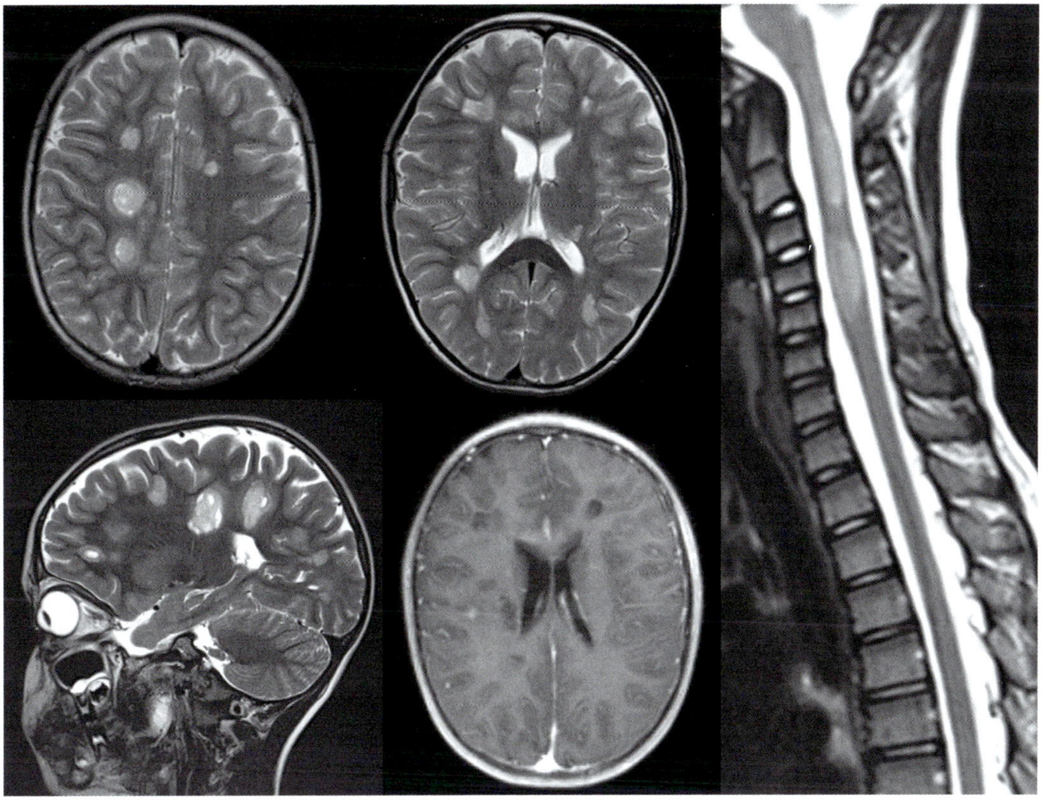

Abb. 8.1 MRT eines 7 Jahre alten Jungen mit akut aufgetretener Hemiparese rechts, der 5 Wochen später eine Hemiparese links folgte. Die OKBs im Liquor waren positiv. Nach einer Steroidpulstherapie bildeten sich die Symptome jeweils zurück. Unter einer β-IFN-Therapie kommt es in den folgenden 2,5 Jahren einmalig zu einer Optikusneuritis. [M958]

Passend zur hohen entzündlichen Aktivität wurde bei pädiatrischen MS-Patienten schon beim ersten Schub, aber auch im Verlauf der Erkrankung ein im Vergleich zu Gleichaltrigen geringeres Hirnwachstum nachgewiesen werden (Bartels et.al. 2019; Aubert-Broche et al. 2014).

8.7.2 Liquor

Liquorbefunde sollten zum Ausschluss möglicher Differenzialdiagnosen und zur Sicherung der Diagnose einmalig im Rahmen der initialen Diagnostik erhoben werden.

Insbesondere bei jüngeren Kindern wird häufig eine leichte Pleozytose bei normalem Eiweiß gefunden (Pohl et al. 2004; Huppke et al. 2014). OKBs fanden sich in einer deutschen Kohorte bei 96 % der pädiatrischen MS-Patienten (Stark et al. 2008). Allerdings werden insbesondere im Kindesalter immer wieder MS-Patienten beschrieben, bei denen die OKBs bei der Manifestation zunächst negativ sind. Umgekehrt ist aber bei pädiatrischen Patienten mit einer demyelinisierenden Erkrankung und positiven OKBs die Wahrscheinlichkeit, dass im Verlauf eine MS diagnostiziert wird, mit 95 % anzunehmen (Mikaeloff et al. 2004).

8.7.3 Visusprüfung, visuell evozierte Potenziale (VEP) und optische Kohärenztomografie (OCT)

Die Optikusneuritis gehört bei der pädiatrischen MS zu den häufigsten Schubsymptomen. Vor allem bei Kindern können selbst Optikusneuritiden, die einen hochgradigen einseitigen Sehverlust bedingen, unbemerkt bleiben. Daher sollten eine Visusprüfung und die Ableitung der **VEP** bei jeder Verlaufskontrolle erfolgen. Bei der Erstvorstellung können die Visusprüfung und die VEP Hinweise auf frühere Erkrankungsschübe liefern und damit den Hinweis auf eine zeitliche Dissemination.

Die **OCT** gehört auch bei pädiatrischen MS-Patienten inzwischen zur Routinediagnostik. Wie bei erwachsenen MS-Patienten wurde gezeigt, dass die Axondichte in der Retina nach Optikusneuritiden abnimmt (Yilmaz et al. 2012). Im Gegensatz zu den Befunden bei erwachsenen MS-Patienten fanden sich aber bei pädiatrischen MS-Patienten keine Auffälligkeiten, wenn diese bisher keine Optikusneuritiden hatten (Waldman et al. 2013). Ob die OCT-Befunde bei pädiatrischer MS mit Atrophieparametern im MRT korrelieren, wurde bisher nicht untersucht.

8.8 Differenzialdiagnosen

Die Differenzialdiagnosen der pädiatrischen MS unterscheiden sich von denen der adulten MS und sind stark vom Manifestationsalter abhängig. Insbesondere bei Patienten vor dem 10. Lj., bei denen sowohl die klinische Symptomatik als auch die MRT-Befunde häufig atypisch für MS sein können, muss neben den entzündlichen ZNS-Erkrankungen auch an angeborene Stoffwechselerkrankungen mit Beteiligung der weißen Hirnsubstanz gedacht werden. Klinisch auf eine Stoffwechselerkrankung hinweisend ist eine allmähliche Entwicklung oder fehlende Rückbildung der klinischen Symptomatik, eine Beeinträchtigung des peripheren Nervensystems oder die Mitbeteiligung anderer Organe.

Zu den **Stoffwechselerkrankungen,** die schubhaft verlaufen können und daher zunächst schwer von einer MS zu unterscheiden sind, gehören insbesondere die Mitochondriopathien, aber auch seltene Erkrankungen wie die durch Mutationen im *SLC19A3*-Gen verursachte „biotin-responsive basal ganglia disease" (BBGD) und die akute nekrotisierende Enzephalopathie (ANE), die im Kindesalter häufig durch Mutationen im *RANBP2*-Gen hervorgerufen wird. Bei den angeborenen **Störungen des Immunsystems** sind vor allem die hämophagozytären Lymphohistiozytosen eine wichtige und manchmal problematische Differenzialdiagnose der MS. Des Weiteren ist zu bedenken, dass es im Kindesalter einen Häufigkeitsgipfel für das Auftreten von **Hirntumoren** gibt, die ebenso wie die MS-Läsionen dieser Altersgruppe eine bevorzugte Lokalisation in der hinteren Schädelgrube zeigen. Gerade bei gutartigen Tumoren wie bei einer Phakomatose, der Neurofibromatose Typ 1 oder der tuberösen Hirnsklerose kann die Unterscheidung von MS-Läsionen schwierig sein. In manchen Fällen kann die Diagnose erst durch MRT-Verlaufskontrollen gesichert werden.

8.8.1 MOG-Antikörper-assoziierte Erkrankungen

Wie sich in den letzten Jahren herausgestellt hat, gibt es eine große Gruppe von Kindern und Jugendlichen mit entzündlichen ZNS-Erkrankungen, bei denen Antikörper (Ak) gegen Myelin-Oligodendrozyten-Glykoprotein (MOG) im Serum nachweisbar sind.

MERKE

MOG-Ak-assoziierte Erkrankungen stellen derzeit die wichtigste Differenzialdiagnose für die pädiatrische MS dar. Ihr Spektrum umfasst die akute disseminierte Enzephalomyelitis (ADEM), bei der im Kindesalter in 50 % aller Fälle MOG-Ak nachgewiesen werden können, die Myelitis, die Optikusneuritis und die Neuromyelitis optica.

Es treten sowohl monophasische als auch rekurrierende Verläufe auf, bei denen die Symptomatik wechseln kann. Eine häufigere Sonderform der MOG-Ak-assoziierten Erkrankungen ist die multiphasische ADEM, die gefolgt ist von rezidivierenden Optikusneuritiden (Huppke et al. 2013). Der Verlauf der MOG-Ak-assoziierten Erkrankungen ist i. d. R. günstiger als bei den mit Aquaporin-4-Antikörpern (AQP4-Ak) assoziierten NMO-Spektrum-Erkrankungen (NMOSD, „neuromyelitis optica spectrum disorders"), jedoch werden auch Patienten beschrieben, bei denen ein bleibender Visusverlust oder andere schwere Behinderungen aufgetreten sind. Die Unterscheidung zur pädiatrischen MS kann insbesondere bei Krankheitsbeginn schwierig sein. Hinweisend auf eine Erkrankung aus dem MOG-Ak-Spektrum ist der fehlende Nachweis oligoklonaler Banden im Liquor und der Nachweis großer, schlecht begrenzter Herde in der T2-Wichtung im kraniellen MRT. Therapeutisch werden bei rekurrierenden Verläufen vor allem Steroide, Immunglobuline und Rituximab eingesetzt.

8.8.2 Akute disseminierte Enzephalomyelitis (ADEM)

Die ADEM ist eine i. d. R. monophasisch verlaufende demyelinisierende Erkrankung, die vor allem im jungen Kindesalter vorkommt. Sie betrifft Jungen und Mädchen gleichermaßen und folgt sehr häufig auf eine Infektionskrankheit oder auch eine Impfung. Nach einer Prodromalphase mit Fieber, Übelkeit und Erbrechen sowie Kopfschmerzen kommt es innerhalb von 2 bis 5 Tagen zu einem häufig schweren multifokalen neurologischen Krankheitsbild, das meist auch eine Enzephalopathie einschließt (➤ Abb. 8.2).

Häufiger als bei anderen demyelinisierenden Erkrankungen treten Krampfanfälle auf. Der Schub einer ADEM kann bis zu 3 Mon. andauern und eine fluktuierende Symptomatik aufweisen. Auch spätere Rezidive mit neuen klinischen Symptomen oder dem erneuten Auftreten der Symptome des ersten Schubs wurden bei bis zu 30 % der Patienten berichtet (Mar et al. 2010).

In der zerebralen und/oder spinalen MRT finden sich meist große, schlecht begrenzte Läsionen, die sowohl die weiße als auch die graue Hirnsubstanz betreffen. Die periventrikulären Regionen sind bei der ADEM häufig ausgespart. Eine KM-Aufnahme findet sich bei ca. 30 % der Patienten. Im Gegensatz zur MS ist die KM-Aufnahme i. d. R. in allen Läsionen gleich.

Der Liquor weist beim Erkrankungsschub einer ADEM häufig eine Pleozytose und Eiweißerhöhung auf, die OKBs sind meist negativ. Die **Therapie** der ADEM entspricht der eines MS-Schubs. Bei der Mehrzahl der Patienten kommt es im Verlauf von Wochen bis Monaten zu einer Restitutio ad integrum. Die Abgrenzung zum ersten Schub einer MS ist nicht immer möglich. Bei mindestens 6 % der ADEM-Patienten wird im späteren Verlauf eine MS diagnostiziert (Mar et al. 2010).

8.8.3 Optikusneuritis

Wie im Erwachsenenalter können auch im Kindes- und Jugendalter Optikusneuritiden (ON) isoliert oder als klinisches Symptom einer MS, einer MOG-Ak-assoziierten Erkrankung, einer zerebralen Vaskulitis, einer NMO oder ADEM auftreten. Des Weiteren kann ein akuter Visusverlust bei Kindern und Jugendlichen auch durch Stoffwechselerkrankungen wie die Lebersche hereditäre Optikusneuropathie (LHON), Infektionen (z. B. Neuroborreliose) und einen Pseudotumor cerebri bedingt sein.

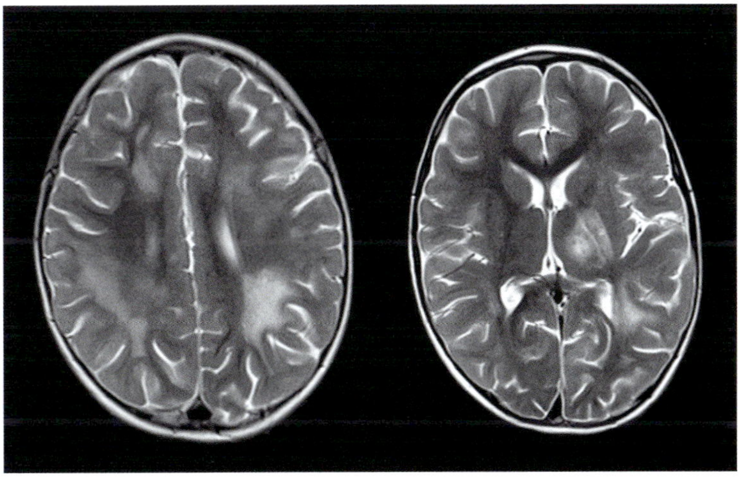

Abb. 8.2 MRT eines 4 Jahre alten Mädchens, bei dem akut eine Hemiparese rechts und eine Dysarthrie aufgetreten waren. OKBs waren im Liquor nicht nachweisbar. Nach einer Steroidpulstherapie bildeten sich die Symptome zunächst zurück, um nach 4 Wochen jedoch erneut aufzutreten, diesmal mit rechtsseitiger Fazialisparese. Nach erneuter Steroidtherapie kam es dann über 3 Wochen zum Verschwinden der Symptome. [M958]

Bei etwa einem Drittel der Patienten ist die ON jedoch das erste klinische MS-Symptom. Im MRT finden sich häufig eine Signalanhebung und auch eine Schwellung des N. opticus mit Gd-Anreicherung. Die ON tritt bei etwa 60 % der pädiatrischen Patienten einseitig auf und heilt bei der Mehrzahl vollständig aus (Wilejto et al. 2006).

Wie im Erwachsenenalter ist auch im Kindes- und Jugendalter das Risiko, eine MS zu entwickeln, besonders hoch, wenn im Liquor OKBs nachweisbar und/oder im MRT MS-typische Läsionen zu finden sind. Ist die MRT normal, liegt das Risiko für die Entwicklung einer MS dagegen unter 2 % (Verhey et al. 2011).

8.8.4 Myelitis transversa

Ähnlich wie die Optikusneuritis kann auch die Myelitis transversa isoliert oder im Zusammenhang mit anderen entzündlichen ZNS-Läsionen auftreten. Bei pädiatrischen Patienten mit einer typischen Myelitis transversa ist das Risiko, eine MS zu entwickeln, als gering anzusehen. Allerdings hinterlässt die isoliert auftretende Myelitis transversa bei einem Großteil der betroffenen Kinder und Jugendlichen schwere Residualsymptome wie Blasenentleerungsstörungen und Lähmungen (Pidcock et al. 2007).

Im Gegensatz zur MS, bei der die deutlich demarkierten spinalen Läsionen i. d. R. dorsal oder am Rand des Rückenmarks gelegen sind, finden sich bei der Myelitis transversa zentral gelegene Läsionen oder solche, die den gesamten Querschnitt des Rückenmarks betreffen (Verhey et al. 2010).

Ebenso wie bei der ON steigt das Risiko der Patienten, an einer MS zu erkranken, deutlich an, wenn das spinale und zerebrale MRT weitere MS-typische Läsionen aufweist.

8.8.5 NMO-Spektrum-Erkrankungen

NMO-Spektrum-Erkrankungen (NMOSD) haben ihren Häufigkeitsgipfel im jungen Erwachsenenalter und sind daher im Kindes- und Jugendalter selten. Die bei MS eingesetzten immunmodulatorischen Medikamente sind auch bei Kindern und Jugendlichen mit NMOSD unwirksam.

Wie bei erwachsenen NMSOD-Patienten erfordert die Diagnosestellung das Vorliegen einer ein- oder beidseitigen Optikusneuritis und einer langstreckigen Myelitis. Diese Symptome können jedoch Monate bis Jahre getrennt voneinander auftreten.

Ein weiteres diagnostisches Kriterium ist der Nachweis von AQP4-Ak, die auch bei betroffenen Kindern und Jugendlichen mit einer schlechten Prognose einhergehen. Bei der pädiatrischen NMOSD ist beschrieben, dass die Optikusneuritiden häufiger und schwerer verlaufen und zentrale Symptome wie Anfälle, Aphasie, kognitiver Abbau oder Ataxie deutlich häufiger (45–55 %) auftreten (McKeon et al. 2008).

Die Therapie der mit AQP4-Ak assoziierten NMOSD erfolgt wie im Erwachsenenalter mit Steroiden in Kombination mit Azathioprin oder Rituximab.

Neben der prognostisch sehr ungünstig verlaufenden mit AQP4-Ak assoziierten NMOSD gibt es pädiatrische Patienten mit MOG-Antikörpern (s. o.) und solche, bei denen keine Antikörper nachgewiesen werden können. Bei Letzteren tritt die NMO häufig infolge einer Infektion auf und die langstreckige Myelitis gleichzeitig mit der Optikusneuritis. Die Prognose dieser Erkrankungsform ist i. d. R. günstiger und eine Dauertherapie meist nicht erforderlich (Huppke et al. 2010). Möglicherweise stellt diese Erkrankungsform eine Sonderform der ADEM dar.

8.8.6 Zerebrale Vaskulitis

Die zerebrale Vaskulitis stellt eine schwierige Differenzialdiagnose dar, weil sie ebenso wie die MS mit einer schubhaft remittierend multifokalen neurologischen Symptomatik auftritt. Weitere Symptome können auch Optikusneuritiden und eine transverse Myelitis sein.

Im Gegensatz zu MS-Patienten haben diese Patienten häufig Kopfschmerzen und auch zerebrale Anfälle. Unterschieden werden die **Vaskulitiden der großen Gefäße,** deren Läsionen sich im MRT meist leicht von den Veränderungen bei der MS unterscheiden lassen, und **Vaskulitiden der kleinen Gefäße,** die MS-ähnliche Läsionen im MRT aufweisen können. Hinweisend auf eine zerebrale Vaskulitis können Laborparameter im Serum sein, etwa ein im Schub erhöhtes CRP, eine beschleunigte Blutsenkungsgeschwindigkeit (BSG) und eine erhöhte Konzentration an Von-Willebrand-

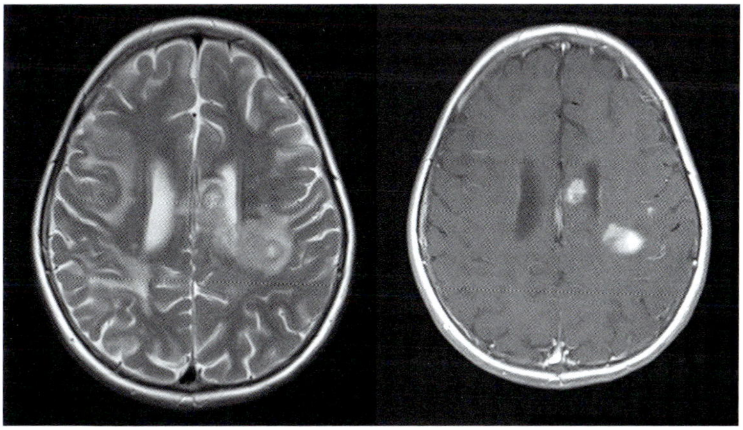

Abb. 8.3 MRT eines 10-jährigen Mädchens, das seit dem 6. Lj. rezidivierende Schübe einer entzündlichen ZNS-Erkrankung mit Myelitiden, Optikusneuritiden, Enzephalopathie und Paresen erlitt. Durch eine Hirnbiopsie konnte die Diagnose einer Vaskulitis der kleinen Gefäße gesichert werden. [M958]

Faktor (VWF). Bei der Vaskulitis der kleinen Gefäße ist i. d. R. eine Hirnbiopsie notwendig, um die Diagnose zu sichern (➤ Abb. 8.3).

MERKE

Die Diagnosestellung einer Vaskulitis ist ebenso wie die einer NMO sehr wichtig, da sich die Langzeittherapie von der der MS grundsätzlich unterscheidet.

8.9 Therapie

8.9.1 Therapie des akuten Schubs

Pädiatrische MS-Patienten erhalten im akuten Schub i. v. **Methylprednisolon** über 3–5 Tage in einer Dosierung von 20 mg/kg KG, maximal jedoch 1 g/Tag. Nach 7–14 Tagen erfolgt eine Reevaluation der klinischen Symptomatik. Wird dabei keine Besserung oder sogar eine Verschlechterung der funktionell einschränkenden Symptome festgestellt, werden die Gaben von Methylprednisolon wiederholt.

Bei Patienten, bei denen nach zweimaliger Methylprednisolon-Stoßtherapie weiterhin schwerwiegende Funktionseinschränkungen bestehen, wird eine **Plasmapherese** oder Immunadsorption durchgeführt. Diese Verfahren sind bei pädiatrischen MS-Patienten ähnlich wirksam wie bei erwachsenen MS-Patienten (Koziolek et al. 2013). Die **Immunadsorption** ist dabei das nebenwirkungsärmere Verfahren, das aber aus technischen Gründen bislang nur bei älteren Kindern und Jugendlichen angewandt werden kann.

8.9.2 Immunmodulatorische Therapie

Grundsätzlich besteht bei Diagnosestellung einer MS im Kindes- und Jugendalter die Indikation zu einer immunmodulatorischen Therapie, die entsprechend dem Vorliegen einer milden oder hochaktiven Verlaufsform erfolgt (Stark und Gärtner 2019).

Wie bei der adulten MS werden bereits bei Diagnosestellung diejenigen Patienten als hochaktiv eingeteilt, bei denen im Jahr zuvor zwei oder mehr Schübe mit Behinderungsprogression aufgetreten sind und mehr als eine Gd-anreichernde Läsion im kraniellen MRT oder eine signifikante Zunahme der T2-Läsionen im Vergleich zu einer kürzlich durchgeführten, d. h. 6–12 Mon. alten, MRT-Aufnahme nachweisbar sind. Kommt es bei Patienten, welche die Kriterien für eine hochaktive Verlaufsform bei Diagnosestellung nicht erfüllt haben, innerhalb von 12 Mon. unter einer immunmodulatorischen Therapie zu mindestens einem Schub und sind mindestens neun T2-hyperintense Läsionen oder mindestens eine Gd-anreichernde Läsion im kraniellen MRT-Scan nachzuweisen, werden diese dann ebenfalls als hochaktiv eingestuft.

Patienten, welche die Kriterien für eine hochaktive Verlaufsform nicht erfüllen, werden in Deutschland überwiegend mit einem **β-IFN** oder mit **Glatirameracetat** (GLAT) behandelt, da Dimethylfumarat in Deutschland bisher unter 18 Jahren nicht zugelassen ist. Für die pädiatrische MS gibt es keine placebokontrollierten RCTs über den Einsatz von β-IFN oder GLAT. Retrospektive Studien haben jedoch eine zur adulten MS vergleichbare Wirksamkeit gezeigt. Alle β-IFN sowie GLAT sind ab einem Alter von 12 Jahren zugelassen. Für Patienten unter 12 Jahren ist eine Dosisanpassung an das Körpergewicht notwendig, da ansonsten schwere Nebenwirkungen auftreten können. Da Kinder sehr unterschiedlich auf β-IFN reagieren können, sollte eine langsame Dosistitration in kleinen Schritten bis zur individuell verträglichen Dosis erfolgen. Im weiteren Verlauf muss dann die Dosis an das Körperwachstum angepasst werden. In der Patientenkohorte des Göttinger MS-Zentrums traten vor allem grippeähnliche **Nebenwirkungen,** Fieber und Hautreaktionen auf.

Patienten mit einer hochaktiven pädiatrischen MS werden in Deutschland überwiegend mit Fingolimod oder Natalizumab behandelt. Die Wirkung ist der bei Erwachsenen mindestens ebenbürtig, möglicherweise jedoch aufgrund der sehr hohen entzündlichen Aktivität pädiatrischer MS-Patienten sogar besser (Huppke et al. 2019). Nachdem die Wirkung und Verträglichkeit von Fingolimod in einer randomisierten Doppelblindstudie gezeigt werden konnte, ist eine Zulassung ab dem Alter von 10 Jahren erfolgt (Chitnis et al. 2018). Hierbei ist zu beachten, dass bei einem Körpergewicht unter 40 kg eine reduzierte Dosis anzuwenden ist. Kommt es unter der Therapie mit Fingolimod zu einem Progress, sollte eine Umstellung der Therapie auf Natalizumab oder Ocrelizumab erfolgen.

MERKE

Wie bei der adulten MS ist auch bei der pädiatrischen MS der Nutzen einer **Vitamin-D-Substitution** nicht erwiesen. Dennoch erhält die Mehrzahl der Patienten 1.000–2.000 IE Vitamin D pro Tag.

8.9.3 Symptomatische Therapie

Da die meisten pädiatrischen MS-Patienten im Intervall zwischen den Schüben keine körperlichen Einschränkungen haben, spielt die symptomatische Therapie vor allem bei der Bewältigung von Schubsymptomen eine Rolle. Dabei stehen Krankengymnastik und Ergotherapie im Vordergrund. Eine medikamentöse Therapie der Spastik ist nur in Einzelfällen notwendig und orientiert sich an den hierfür üblichen Therapieprinzipien.

8.9.4 Psychosoziale Betreuung

Die Diagnose einer pädiatrischen MS trifft vor allem die Jugendlichen in einer sehr bedeutenden und vulnerablen Phase ihres Lebens. Auch wenn die Behinderungsprogression nur sehr langsam ist und die meisten pädiatrischen MS-Patienten in der Lage sind, außerhalb der Schübe ein altersgerecht normales Leben zu führen, können die Krankheitsverarbeitung, die Schulausfälle und die Nebenwirkungen der Therapie bei einigen Patienten erhebliche psychosoziale Probleme auslösen. Die Betreuung von Kindern und Jugendlichen mit MS erfordert daher ein multidisziplinäres Team aus Ärzten, Psychologen, Sozialpädagogen und auf MS spezialisierten Krankenschwestern. Neben der medizinischen Behandlung können so auch Themen wie Krankheitsbewältigung, Schule, Ausbildung und Zukunftsplanung besprochen und die notwendigen Hilfestellungen gegeben werden.

LITERATUR

Die vollständige Literatur zu diesem Kapitel finden Sie im Anhang am Ende dieses Buches.

KAPITEL

Wolfgang Köhler, Frank A. Hoffmann und Rudolf M. Schmidt†

9 Differenzialdiagnose, Sonderformen und Diagnosesicherung

Bei den differenzialdiagnostischen Überlegungen zur multiplen Sklerose (MS) sind aufgrund der vielfältigen klinischen Symptome und des variablen Verlaufs der MS zahlreiche Erkrankungen zu berücksichtigen. Die Möglichkeiten einer Fehldiagnose sind deshalb zahlreich, und es besteht eine hohe Wahrscheinlichkeit, dass eine MS nicht rechtzeitig erkannt wird. Häufig zeigen sich flüchtige oder unspezifische Erstsymptome, wodurch eine frühzeitige Behandlung versäumt werden kann oder unnötige diagnostische Eingriffe und verfehlte Behandlungsmaßnahmen eingeleitet werden. Auch sucht der Patient anfangs keinen Arzt auf, weil er an die spontane Rückläufigkeit der Symptome glaubt.

Fehldiagnosen sind nicht selten auch dadurch begründet, dass nur in lehrbuchhaften Symptomkategorien gedacht wird. Hier ist z. B. die von Charcot beschriebene Trias Nystagmus, skandierende Sprache und Intentionstremor zu nennen. Andererseits dürfen einzelne Symptome nicht überbewertet werden; sie erfordern insgesamt eine fachgerechte Abklärung. Einer besonderen Differenzierung sind auch bestimmte Prozesslokalisationen, z. B. im Bereich der Medulla oblongata oder im zervikookzipitalen Bereich, zu unterziehen. Zusatzuntersuchungen, neurophysiologische, differenzierte Liquoruntersuchungen sowie bildgebende Verfahren unterstützen die Sicherheit der Diagnostik.

9.1 Diagnosesicherung

Die Diagnose MS stützt sich nach modernen Erkenntnissen auf klinische, kernspintomografische, neurophysiologische und Laborbefunde. Historisch gesehen wurde die Diagnose zunächst ausschließlich anhand klinischer Kriterien gestellt, wobei der Nachweis einer topischen und zeitlichen Dissemination der Symptome ausschlaggebend war.

Die **Schumacher-Kriterien** von 1965 (➤ Box 9.1) gehören seit Langem zu den anerkannten diagnostischen Kriterien. Sie legen fest, wann nach klinischen Gesichtspunkten die Diagnose „MS" gesichert ist. Bei diesen Kriterien fanden die damaligen klinischen Erfahrungen Berücksichtigung, insbesondere der Nachweis polytoper, zeitlich versetzter Symptome bei unterschiedlichen Verlaufsformen.

Box 9.1

Schumacher-Kriterien für die Diagnose der MS (1965)

- Die neurologische Untersuchung ergibt objektiv eine Funktionsstörung des ZNS.
- Anamnese oder Befund weisen auf eine Beteiligung von zwei oder mehr Abschnitten des ZNS hin.
- Die Erkrankung betrifft vorwiegend die weiße Substanz.
- Das Nervensystem kann auf zweierlei Arten betroffen sein:
  - zwei oder mehrere Episoden, die jeweils mindestens 24 h anhalten und zeitlich mindestens durch 1 Mon. getrennt sind
  - langsam kontinuierliche oder schrittweise Progression über mind. 6 Mon.
- Das Alter bei Erkrankungsbeginn beträgt 10–50 Jahre.
- Der Befund und die Beschwerden dürfen durch keinen anderen Krankheitsprozess erklärbar sein.

In die **Poser-Kriterien** (1984) wurden die Ergebnisse der Liquoruntersuchung einbezogen, insbesondere der Nachweis autochthoner IgG-Synthese und oligoklonaler IgG-Banden. Diese Veränderungen sind in dem Begriff **laborunterstützt sichere multiple Sklerose** zusammengefasst (➤ Tab. 9.1).

Die zentrale Bedeutung der Ergebnisse der **Liquoruntersuchung** für die Diagnosesicherung geht auch aus der Fülle der möglichen Differenzialdiagnosen mit ganz ähnlichen klinischen, z. T. auch ähnlichen elektrophysiologischen und neuroradiologischen Befunden hervor. Die Diagnose MS sollte daher nicht ohne die Ergebnisse wenigstens einer Liquoruntersuchung gestellt werden (➤ Kap. 10).

Ein weiterer wichtiger Baustein in der Diagnostik ist die Elektrophysiologie, insbesondere zum Nachweis der topischen Dissemination (➤ Kap. 14).

Mit zunehmender Bedeutung der **Magnetresonanztomografie (MRT)** im klinischen Alltag, der Differenzialdiagnostik und bis hin zu wichtigen klinischen Studien zur MS-Therapie haben die Ergebnisse der neuroradiologischen Untersuchungen einen hohen Stellenwert für die Diagnosestellung erlangt. In die o. g. etablierten Diagnosekriterien hatten die neuroradiologischen Befunde aus historischen Gründen noch keinen Eingang gefunden. Erstmals 2001 und in revidierten Fassungen 2005, 2010 und zuletzt 2017 wurden durch ein internationales Expertengremium neue Diagnosekriterien für die schubförmige und für die chronisch progrediente MS unter Einschluss der Ergebnisse der klinischen MRT-Diagnostik erarbeitet (**McDonald-Kriterien**).

MERKE

Im Ergebnis kann jetzt die Diagnose MS bereits nach dem ersten Krankheitsschub mit hoher Spezifität und Sensitivität gestellt werden. Im Zentrum des diagnostischen Prozesses stehen weiterhin der objektive Nachweis der zeitlichen und räumlichen Dissemination von Läsionen sowie der sorgfältige Ausschluss anderer Ursachen. Die Diagnose kann weiterhin auch allein aufgrund objektivierbarer klinischer Befunde gestellt werden, anamnestische Angaben allein werden jedoch als nicht ausreichend eingestuft. Mindestens ein Schub muss durch Befunde im Rahmen einer ausführlichen neurologischen Untersuchung objektivierbar sein. Schubsymptome müssen anamnestisch oder klinisch objektivierbar für mindestens 24 h anhalten. Ein Uhthoff-Phänomen sollte sicher ausgeschlossen werden.

Wenn die klinischen Befunde für die Diagnose nicht ausreichen, werden MRT-, Liquor- und VEP-Befunde ergänzend herangezogen, wobei dem Schädel-MRT eine besonders hohe Bedeutung beigemessen wird (➤ Box 9.2).

9

Tab. 9.1 Poser-Kriterien für die Diagnose der MS (nach Poser et al. 1984)

Diagnose		Schübe	Klinischer Nachweis von Läsionen	Paraklinischer Nachweis von Läsionen	Liquor-IgG/OKB im Liquor
Klinisch sichere MS	1.	2	2		
	2.	2	1 und	1	
Laborunterstützt sichere MS	1.	2	1 oder	1	+
	2.	1	2		+
	3.	1	1 und	1	+
Klinisch wahrscheinliche MS	1.	2	1		
	2.	1	2		
	3.	1	1 und	1	
Laborunterstützt wahrscheinliche MS	1.	2			+

Box 9.2

MRT-Kriterien der MS der Konsensusgruppe MAGNIMS (Magnetic Resonance Imaging in MS; Filippi et al. 2016)

- Nachweis der räumlichen Dissemination durch mindestens zwei der folgenden fünf Kriterien :
  - Mindestens drei periventrikuläre Läsionen
  - Mindestens eine kortikale oder juxtakortikale Läsion
  - Mindestens eine infratentorielle Läsion
  - Mindestens eine spinale Läsion
  - Mindestens eine Läsion im N. opticus
- Nachweis der zeitlichen Dissemination durch:
  - Mindestens eine neue T2-Läsion oder eine neue KM-aufnehmende Läsion in einem Folge-MRT
  - Gleichzeitiges Vorhandensein mindestens einer T2-Läsion und einer KM-aufnehmenden Läsion in einem MRT zu einem beliebigen Zeitpunkt

Die neuen Kriterien berücksichtigen erstmals eine Optikusneuritis als lokalisatorisch bedeutsames Diagnosekriterium. Neu ist auch der Nachweis von mindestens drei periventrikulären Läsionen (zuvor eine) und die Berücksichtigung kortikaler Läsionen.

Unter dem **radiologisch isolierten Syndrom (RIS)** versteht man zufällig entdeckte MS-typische MRT-Veränderungen bei ansonsten Gesunden. Aktuellen Studien zufolge entwickeln bis zu 30 % der Betroffenen im Verlauf der nächsten 5 Jahre eine MS (Okuda et al. 2014). Ein RIS könnte somit die erste sichtbare Manifestation in einem präklinischen Stadium der MS sein.

Die **Liquoruntersuchung** ist nach den neuen Kriterien für die Diagnose einer schubförmigen MS nicht mehr erforderlich. Sie spielt jedoch bei der RRMS beim Nachweis der zeitlichen Dissemination bei bisher nur einem klinisch manifesten Schub sowie als eines von drei Auswahlkriterien bei der PPMS eine Rolle. Es wird allerdings ausdrücklich darauf hingewiesen, dass der Liquoruntersuchung zum differenzialdiagnostischen Ausschluss anderer Ursachen große Bedeutung zukommt. Bei den Ergebnissen der Liquoruntersuchung, welche die entzündliche Natur der Erkrankung belegen können, werden positive oligoklonale IgG-Banden und ein erhöhter IgG-Index als die Diagnose einer PPMS stützend betrachtet.

➤ Tab. 9.2 zeigt die von der Expertenkommission erstellten Diagnosekriterien.

Wenn die Kriterien erfüllt sind und es keine bessere Erklärung für die aktuellen Symptome gibt, kann die Diagnose MS als gesichert gelten. Bei nur unvollständig erfüllten Kriterien kann von einer „möglichen MS" gesprochen werden. Sind die MRT-, Liquor- und VEP-Befunde normal oder nicht MS-typisch verändert, sollte die Diagnose MS angezweifelt und eine sorgfältige differenzialdiagnostische Abklärung vorgenommen werden. Zudem sollten die obigen Kriterien auf Patienten im Alter zwischen 10 und 59 Jahren angewandt werden, da sie bei diesen Patienten als ausreichend gesichert gelten.

Tab. 9.2 Diagnosekriterien der MS nach McDonald 2017 (nach Thompson et al. 2018)

	Klinische Präsentation	Läsionen	Zusätzliche Parameter, die für eine MS-Diagnose gegeben sein müssen
Schubförmige MS („relapsing-remitting multiple sclerosis", RRMS)			
1	≥ 2 klinisch nachgewiesene Schübe	≥ 2	keine
2	≥ 2 klinisch nachgewiesene Schübe	1*	keine
3	≥ 2 klinisch nachgewiesene Schübe	1	**Räumliche Dissemination:** **entweder** ein klinisch nachgewiesener Schub einer zweiten, räumlich getrennten klinisch nachgewiesenen Läsion **oder** Nachweis der räumlichen Dissemination im MRT
4	1 klinisch nachgewiesener Schub	≥ 2	**Zeitliche Dissemination:** **entweder** ein weiterer klinisch nachgewiesener Schub **oder** Nachweis der zeitlichen Dissemination im MRT **oder** oligoklonale Banden im Liquor, die im Serum nicht vorhanden sind
5	1 klinisch nachgewiesener Schub	1	**Räumliche UND zeitliche Dissemination**
Primär progrediente MS (PPMS)			
6	≥ 1 Jahr klinische Behinderungsprogression ohne Schübe	Zutreffen von mindestens zwei der folgenden drei Punkte: • mindestens eine T2-Läsion periventrikulär, kortikal/juxtakortikal oder infratentoriell • mindestens 2 T2-Läsionen im spinalen MRT • Nachweis von oligoklonalen IgG-Banden im Liquor	

*sowie historische Indizien für einen früheren Schub, basierend auf einer eindeutig lokalisierbaren Läsion

9.2 Differenzialdiagnose der multiplen Sklerose

Die Differenzialdiagnose der MS umfasst ein weites Spektrum von Erkrankungen. Die häufigsten und wichtigsten sind in ➤ Box 9.3 zusammengefasst; weitere Differenzialdiagnosen, an die je nach klinischer Konstellation gedacht werden sollte, sind ➤ Box 9.4 zu entnehmen.

Box 9.3

Differenzialdiagnose der MS

- Vaskulitiden und Kollagenosen
- Erregerbedingte Erkrankungen
- Leukodystrophien
- Vitamin-B_{12}-Mangel
- Neurosarkoidose
- Erkrankungen mit dem Leitsymptom einer progredienten spastischen Tetra- oder Paraparese
- Primäres ZNS-Lymphom
- Hashimoto-Enzephalopathie
- Susac-Syndrom
- Antiphospholipid-Syndrom

Box 9.4

Weitere Differenzialdiagnosen, je nach klinischer Situation

- Kraniozervikale Übergangsanomalien
- Arteriovenöse Malformationen
- Zerebrovaskuläre Erkrankungen:
  - Subkortikale arteriosklerotische Enzephalopathie (SAE)
  - Rezidivierende Embolien bei persistierendem offenem Foramen ovale
- Paraneoplastische Enzephalopathien
- Autosomal-dominante zerebelläre Ataxien (ADCA- bzw. SCA-Typen)
- Sporadische und autosomal-rezessive Ataxien

- Mitochondriopathien:
  - MERRF
  - MELAS
  - Leber-Optikusatrophie
  - Ophthalmoplegia plus
- Ionenkanalerkrankungen: episodische (paroxysmale) Ataxien
- Amyotrophe Lateralsklerose (ALS)/primäre Lateralsklerose
- Myelitis transversa (infektiös, parainfektiös, paravakzinal, ischämisch)
- Tropische spastische Paraparese (HTLV-I-assoziierte Myelopathie)
- Erkrankungen durch Parasiten:
  - Echinokokkose
  - Zystizerkose
  - Toxoplasmose
- Abszesse (zerebral und spinal, septisch-embolische Herdenzephalitis)
- Tumoren und Metastasen (zerebral und spinal)
- Sneddon-Syndrom
- CLIPPERS-Syndrom
- Porphyrie

9.2.1 Vaskulitiden und Kollagenosen

Die Reihenfolge, in der die Erkrankungen in diesem Abschnitt abgehandelt werden, orientiert sich an ihrer Einteilung nach Berlit (➤ Box 9.5).

Box 9.5

Übersicht über die in der Differenzialdiagnose der MS wichtigen Vaskulitiden nach Berlit (2012)

- Vaskulitiden der Arterien mittlerer Größe und Kollagenosen:
  - Isolierte ZNS-Angiitis (IAN oder PACNS)
  - Klassische Panarteriitis nodosa (cPAN)
- *Small-Vessel*-Vaskulitiden (Vaskulitis der Arteriolen, Kapillaren oder Venen):
  - ANCA-positiv
  - Wegener-Granulomatose (WG)
  - Churg-Strauss-Syndrom (CSS)
  - Mikroskopische Panarteriitis nodosa (mPAN)
  - Immunkomplex-vermittelt
  - Morbus Behçet
  - Rheumatoide Arthritis (RA)
  - Kollagenosen: SLE, Sjögren-Syndrom
  - Vaskulitiden durch Medikamente und Drogen (i. S. von Hypersensitivitätsangiitiden)

Primäre Angiitis des ZNS

Die PACNS ist eine sehr seltene Erkrankung, die ausschließlich die Gefäße des Gehirns und des Rückenmarks befällt. Sie tritt im frühen bis mittleren Erwachsenenalter auf und zeigt einen chronisch-rezidivierenden bzw. chronisch progredienten Verlauf. Männer sind häufiger betroffen als Frauen.

Klinik Es findet sich eine Kombination aus:
- chronischen Kopfschmerzen (75 %),
- Enzephalopathie mit Wesensänderung und kognitiven, mnestischen und affektiven Veränderungen (75 %) sowie
- multifokalen neurologischen Symptomen aufgrund von Ischämien (65 %).

Auch Hirnnervenausfälle (20 % d. F.), Rückenmarksymptome (15 % d. F.) und epileptische Anfälle kommen vor.

Diagnostik Um die Diagnose stellen zu können, sollten mindestens zwei der o. g. Symptome über einige Monate bestehen.
- **cMRT:** Kortikal und subkortikal finden sich multilokulär in der grauen und weißen Substanz ischämische Läsionen mit variablem KM-Enhancement, aber auch Normalbefunde sind möglich.
- **Angiografie:** Die arterielle DSA zeigt typischerweise multiple segmentale Gefäßstenosen und -abbrüche der kleinen und mittleren Gefäße, ist jedoch nicht beweisend und initial nicht immer typisch verändert.
- **Labor:** BSG in etwa 66 % d. F. beschleunigt, Leukozytose in ca. 50 % d. F., Serologie negativ. Positive ANA sprechen eher gegen eine PACNS.
- **Liquor:** entzündliche Veränderungen mit leichtgradiger lymphomonozytärer Pleozytose und Eiweißerhöhung bzw. Ig-Veränderungen.
- **Diagnosesicherung:** Die Diagnose lässt sich nur durch eine leptomeningeale und parenchymatöse

Biopsie sichern, weshalb andere Vaskulitiden vorher sehr sorgfältig ausgeschlossen werden müssen. Eine Biopsie wird erst empfohlen, wenn die Erkrankung einen progredienten Verlauf über 3 Mon. zeigt.

Panarteriitis nodosa (PAN)

Die PAN wird unterteilt in die klassische PAN (cPAN), die kleine Gefäße ausspart, und in die mikroskopische PAN (mPAN), bei der kleine Gefäße obligat, größere fakultativ betroffen sind. Der Verlauf ist subakut bis chronisch-fluktuierend. Bei 70 % besteht eine Assoziation mit einer Virushepatitis.

Klinik Neben Allgemeinsymptomen und dem Befall innerer Organe findet sich eine Beteiligung der Muskulatur (ca. 50 %), des PNS (etwa 70 %) und des ZNS (in 20–40 %). Die ZNS-Beteiligung manifestiert sich als Ischämien, Blutungen, epileptische Anfälle, Enzephalopathie, Retinopathie und Kopfschmerzen. Das neurologische Leitsymptom ist die **Mononeuritis multiplex;** daneben kommen Hirnnervensymptome vor allem des N. facialis und des N. trigeminus sowie der Augenmuskelnerven vor. Neurologische Symptome sind bei der cPAN viel häufiger als bei der mPAN.

Diagnostik

- **Labor:** BSG und CRP ↑, Komplement C_3 und C_4 ↓, zirkulierende Immunkomplexe nachweisbar. Bei cPAN ist HBsAg in 30–50 % d. F. positiv, ANA sind in ca. 30 % d. F. positiv. Bei mPAN sind perinukleäre ANCA (pANCA), die in 90 % gegen Myeloperoxidase gerichtet sind, in 60 % d. F. positiv, jedoch nicht spezifisch. Bestimmung der Hepatitisserologie
- **Liquor:** meist Normalbefund
- **Diagnosesicherung:** durch Nerv-Muskel-Biopsie bei entsprechender Klinik bzw. durch Nierenbiopsie

Wegener-Granulomatose

Die Wegener-Granulomatose (WG) ist eine nekrotisierende granulomatöse Entzündung, die vor allem den Nasen-Rachen-Raum, die Lungen und Nieren befällt. Männer erkranken häufiger als Frauen. Es existieren limitierte und vaskulitische Formen.

Klinik Meist ist die WG zunächst auf den Nasen-Rachen-Raum beschränkt und manifestiert sich als chronische Rhinitis mit blutigem Schnupfen. In 20–50 % d. F. treten neurologische Symptome auf, wobei die ZNS-Beteiligung eher in der Spätphase vorkommt. Raumfordernde Granulome an der Schädelbasis verursachen Hirnnervenausfälle, z. B. externe Ophthalmoplegie, Trigeminusneuropathie, Fazialisparese und Hörverlust, zudem Chiasmakompression (Gesichtsfeldausfälle), Exophthalmus und aseptische Meningitiden. Zudem kann die WG eine Mononeuritis multiplex, Polyneuropathie, Kopfschmerzen, Enzephalopathie, Sinusvenenthrombose, Ischämien oder Blutungen verursachen.

Diagnostik

- **cMRT:** neben parenchymatösen Läsionen stark verdickte Meningen.
- **Labor:** BSG und Kreatinin ↑, Erythrozyturie, evtl. Leukozytose, Thrombozytose, Anämie. Bei 90 % der Pat. sind zytoplasmatische ANCA (cANCA) nachweisbar, die jedoch nicht spezifisch sind. In 90 % sind sie gegen Proteinase 3 gerichtet (PR-3-ANCA). In weniger als 5 % d. F. sind pANCA positiv.
- **Diagnosesicherung:** Biopsie aus Granulomen des Nasen-Rachen-Raums.

Churg-Strauss-Syndrom

Das sehr seltene Churg-Strauss-Syndrom (CSS) ist durch die Trias von systemischer und pulmonaler Vaskulitis, extravaskulären Granulomen und Eosinophilie gekennzeichnet. Die charakteristischen eosinophilen Granulome finden sich perivaskulär und in den befallenen Organen.

Klinik Typisch sind ein allergisches Asthma bronchiale und eine allergische Rhinitis. Neurologische Symptome sind eine schmerzhafte Mononeuritis multiplex (75 % d. F.) sowie Ausfälle von Augenmuskelnerven, N. trigeminus, N. facialis und N. opticus (ischämische Optikopathie). In 20–30 % d. F. findet man eine zerebrale Beteiligung mit Kopfschmerzen, Enzephalopathie, Ischämien und Blutungen.

Diagnostik

- **Labor:** Eosinophilie (Anteil der Eosinophilen im Differenzialblutbild > 10 % bzw. Eosinophilenzahl > 1.000/µl) bei > 80 % der Pat. Komplement meist normal, IgE ↑, unspezifische Entzündungszeichen. Bei 50–70 % der Pat. sind pANCA positiv. Sie sind zu 90 % gegen Myeloperoxidase gerichtet (MPO-ANCA).

- **Liquor:** Eosinophilie, milde lymphomonozytäre Pleozytose und Eiweiß ↑.
- **Diagnosesicherung:** Nerv-Muskel-Biopsie mit Nachweis von Vaskulitis und eosinophilen Granulomen.

Morbus Behçet

Die Inzidenz dieser entzündlichen Systemerkrankung beträgt in Deutschland 1 : 500.000; in den Mittelmeerländern (vor allem Türkei) und in Japan ist sie viel höher. Die Erkrankung beginnt zwischen dem 20. und 40. Lj. und betrifft Männer häufiger als Frauen. Sie verläuft in Schüben von Wochen bis Monaten mit Remission und jahrelangen symptomfreien Intervallen. ZNS und Meningen zeigen entzündliche Infiltrate besonders der kleinen Gefäße. Ältere Entzündungsherde im Gehirn weisen Gliose und Demyelinisierung auf.

Klinik Nach den Diagnosekriterien der Internationalen Studiengruppe für den Morbus Behçet sind die Leitsymptome **Stomatitis aphthosa, genitale Ulzerationen** und **ophthalmologische Symptome** (rezidivierende Uveitiden, Keratitis, Konjunktivitis, Iritis). Daneben kommen Hautläsionen (z. B. Erythema nodosum) und multilokuläre Arthralgien vor.

Bei bis zu 50 % der Pat. ist das ZNS befallen, wobei zwei Formen des sog. **Neuro-Behçet** abgegrenzt werden können:

- Bei der **parenchymatösen Form** (ca. 80 % d. F.) entwickeln sich akut bis subakut spastische Paresen und Hemiparesen, kognitive Störungen, Aphasie, homonyme Hemianopsie, Meningoenzephalitis, Bewusstseinstrübung und Kopfschmerzen, vor allem aber treten infratentorielle Läsionen mit gekreuzter Symptomatik bei Hirnstammläsionen, eine Dysarthrie und zerebelläre Symptome auf. Auch finden sich eine Retrobulbärneuritis und spinale Symptome.
- Die **vaskuläre Form** (ca. 20 % d. F.) betrifft die großen venösen Leiter des Gehirns (Sinus, große Venen). Es kommt zu Zeichen des erhöhten Hirndrucks, Pseudotumor cerebri und vor allem zu Sinusvenenthrombosen, selten (wenn Arterien betroffen sind) auch zu Hirninfarkten.

Diagnostik

- **cMRT:** Vom Hirnstamm bis zu den Basalganglien finden sich ausgedehnte KM-aufnehmende Läsionen oder disseminierte multilokuläre Läsionen (in T2-gewichteten Aufnahmen hyperintens). Sie treten vor allem in der weißen (nicht MS-typisch periventrikulär verteilt), aber auch in der grauen Substanz auf, mit Betonung von Hirnstamm und Pons. Frische Herde können raumfordernd sein.
- **Labor:** allgemeine Entzündungszeichen wie BSG ↑, CRP ↑, Leukozytose. Anämie, IgA ↑, in der Serumelektrophorese α_2-Globulin ↑; in 75 % d. F. Nachweis zirkulierender Immunkomplexe; Komplement C_9 (als Aktivitätsmarker) ↑, Assoziation zu HLA-B5.
- **Liquor:** mäßige, überwiegend lymphozytäre Pleozytose, jedoch auch Zellzahlen > 1.000/µl, dann vor allem granulozytär und begleitet von Laktaterhöhung. Glukose normal, leichte Schrankenstörung. Nachweis oligoklonaler IgA- und IgM-Banden, auch identischer Banden in Serum und Liquor. Im Laufe der Erkrankung können die OKB wieder negativ werden.

Rheumatoide Arthritis

Charakteristika der rheumatoiden Arthritis (RA) sind der **Befall der kleinen Gelenke von Händen und Füßen, Entzündungszeichen** sowie positive **Rheumafaktoren.**

Klinik Typisch sind eine Polyarthritis und Tendovaginitis der Fingergrund- und der proximalen Interphalangealgelenke. Extraartikuläre Organmanifestationen sind relativ selten. Neurologische Symptome treten meist erst im Verlauf der Erkrankung auf: Durch die Gelenkveränderungen mit Tendosynovitis kann es zu Nervenkompressionssymptomen kommen. Im Rahmen der vaskulitischen Verlaufsform tritt eine Mononeuritis multiplex auf. Ein ZNS-Befall mit multifokalen Ausfällen infolge von Ischämien, epileptischen Anfällen und aseptischer Meningitis ist sehr selten. Eine atlantoaxiale Instabilität kann zu Rückenmarkskompression und zervikaler Myelopathie mit chronisch progredienter Tetraspastik führen.

Diagnostik BSG ↑, CRP ↑, α- und γ-Globulin ↑, Anämie. Komplement ↓, C_3 und C_4 im Schub jedoch oft ↑. In ca. 50 % d. F. zirkulierende Immunkomplexe.

RF in 70–80 % d. F. positiv, ANA in ca. 35 % d. F. in niedrigen Titern nachweisbar, Anti-ds-DNA-Ak jedoch negativ. Bei 70 % der Pat. Assoziation mit HLA-DR4.

Systemischer Lupus erythematodes (SLE)

Der SLE ist eine durch eine Immunkomplexvaskulitis bedingte Multisystemerkrankung. Sie betrifft jüngere Erwachsene, Frauen 7- bis 10-mal häufiger als Männer. Die Inzidenz beträgt 7/100.000.

Klinik Es treten Allgemein- (90 % d. F.), Muskel- (40 % d. F.) und Gelenkbeschwerden (> 80 % d. F.), Haut- (> 70 % d. F.) und kardiopulmonale Veränderungen (60–70 % d. F.) sowie Nierenbefall (60–70 % d. F.) auf. In 60 % d. F. kommt es zu einer ZNS-Beteiligung, die zu den diagnostischen Kriterien des American College of Rheumatology zählt. Die neurologische Symptomatik ist sehr vielgestaltig und weist einen schubförmigen Verlauf auf. Eine Enzephalopathie führt zu kognitiven und affektiven Störungen (vor allem Depression), psychotischen Episoden und epileptischen Anfällen (vor allem Grands Maux). Zerebrale Ischämien, die auch als Folge einer kardiogenen Embolie bei der Endokarditis Libmann-Sacks entstehen können, verursachen multifokale Ausfälle. Weiterhin kommen akute bis subakute Myelopathien, auch unter dem Bild einer Myelitis transversa vor, außerdem choreatiforme Symptome, eine vor allem sensible PNP mit sensibler Ataxie sowie Hirnnervensymptome, wobei häufig der N. opticus, die Augenmuskelnerven und der N. facialis betroffen sind. Über die Hälfte der Pat. klagt darüber hinaus über eine allgemeine muskuläre Schwäche, rasche Erschöpfbarkeit (Fatigue) und Muskelschmerzen.

Diagnostik

- **cMRT:** Vaskulitische Veränderungen erscheinen im Narbenstadium als *white matter lesions.* Multilokuläre Läsionen erscheinen subkortikal, an der Mark-Rinden-Grenze, periventrikulär, auch im Kortex, aber nicht im Corpus callosum; sie zeigen in akuten Phasen KM-Enhancement.
- **Labor:** BSG ↑, CRP ↑, α_2- und γ-Globulin ↑. Komplement C_3 und C_4 ↓. Es besteht eine hypochrome Anämie, Leuko-, Lympho- oder Thrombopenie. Assoziation zu HLA-DR2 und -DR3. Bei > 96 % der Pat. sind ANA in hohen Titern positiv (aber auch bei der MS unspezifisch erhöht!), bei 80 % finden sich spezifische Anti-Doppelstrang-DNA-Antikörper (Anti-ds-DNA-Ak), deren Titer sich zum Therapiemonitoring eignen. Anti-Sm-Ak finden sich bei ZNS-Beteiligung in 25 % d. F. Ribosomale P-Ak sind assoziiert mit Psychosen, Jo-1-Ak mit Polymyositis, Neuronen-Ak mit Epilepsie und Enzephalopathie. Die Abgrenzung eines medikamentös induzierten SLE ist durch positive Histon-Ak und Fehlen von Anti-ds-DNA-Ak möglich.
- **Liquor:** Bei ca. 30 % der Pat. pathologisch: leichte lymphozytäre Pleozytose und/oder Eiweißerhöhung und intrathekale IgG-Synthese. OKB positiv, bei bis zu 50 % der Pat. aber auch im Serum nachweisbar. Nachweis von Neuronen-Ak.
- **Diagnosesicherung:** durch Biopsie.

Sjögren-Syndrom

Beim Sjögren-Syndrom findet sich eine chronisch atrophische Entzündung der Speichel- und Tränendrüsen. Bei RA und anderen Kollagenosen wird in eine primäre (idiopathische) und eine sekundäre Form unterteilt. Frauen sind 9-mal häufiger betroffen als Männer.

Klinik Leitsymptom ist die Sicca-Symptomatik mit **Xerophthalmie, Keratoconjunctivitis sicca** und **Xerostomie.** In etwa 30 % d. F. treten neurologische Symptome auf, wobei vor allem das PNS betroffen ist (betont sensible PNP mit Ataxie). Häufig sind auch Nervenkompressionssyndrome an typischer Lokalisation, ebenso ein Hirnnervenbefall, besonders des N. trigeminus und N. facialis, und eine tonische Pupillenstörung. Auch das ANS kann beteiligt sein. Zudem kann eine Myelitis mit spinaler Symptomatik vorliegen. Eine Enzephalopathie äußert sich in affektiven und kognitiven Störungen, multifokalen neurologischen Symptomen, epileptischen Anfällen, aber auch extrapyramidalen Bewegungsstörungen.

Diagnostik

- **Schirmer-Test:** zur Verifizierung der Keratoconjunctivitis sicca.
- **cMRT:** multilokuläre Herde subkortikal und an der Mark-Rinden-Grenze, wie beim SLE.
- **Labor:** BSG ↑, γ-Globulin ↑. Anämie, Leuko- und Thrombopenie möglich. In 50 % d. F. Rheumafaktor positiv. Assoziation zu HLA-DW2.

Anti-Ro-Auto-Ak (SSA) in 97 % d. F., Anti-La-Auto-Ak (SSB) in 87 % d. F. positiv. Bei MS-Pat. mit spontaner Sicca-Symptomatik sollten SSA und SSB untersucht werden.
- **Liquor:** leichte lymphozytäre Pleozytose und Nachweis von OKB bei bis zu 90 %, intrathekale IgM-Synthese bei bis zu 80 %, häufig Eiweiß ↑.
- **Diagnosesicherung:** Feinnadelbiopsie von Speicheldrüsen mit Nachweis entzündlicher mononukleärer Zellinfiltrate.

Vaskulitiden durch Infektionen, Medikamente oder Drogen

Bei Vaskulitiden durch Infektionen, Medikamente oder Drogen (i. S. von Hypersensitivitätsangiitiden) zeigt die Anamnese einen Zusammenhang mit der Einnahme von Medikamenten/Drogen bzw. erregerbedingten Erkrankungen:
- Eine Vielzahl von **Medikamenten** kann Auslöser einer Hypersensitivitätsangiitis sein, z. B. Antibiotika (vor allem Penicilline und Sulfonamide), NSAR, Allopurinol, Methotrexat, Lithium, Antiarrhythmika, Antiepileptika (Phenytoin), Thyreostatika, Thiazide, Acetylsalicylsäure (ASS).
- **Erreger,** die eine Hypersensitivitätsangiitis induzieren, sind u. a. Meningo- und Pneumokokken, Staphylo- und Streptokokken, *Salmonella typhi, Treponema pallidum,* Borrelien, Malariaerreger, EBV, CMV und das Hepatitis-B-Virus.

Klinik und Diagnostik Bei den medikamenteninduzierten Vaskulitiden ist oft nur die Haut befallen, es kommt aber auch zu akuten schweren zerebralen Vaskulitiden: Nach Konsum von Kokain, Heroin und Amphetaminen können – meist akute – intrazerebrale Blutungen, Ischämien und Rückenmarksymptome auftreten. Teilweise sind zirkulierende Immunkomplexe nachweisbar, die Gefäßverschlüsse mit Ischämien oder auch diffusen meningoenzephalitischen Bildern induzieren.

9.2.2 Erregerbedingte Erkrankungen

Neuroborreliose

In Westeuropa überträgt die Zecke *Ixodes ricinus* die Borrelien *B. burgdorferi sensu strictu, B. garinii* und *B. afzelii.* Möglicherweise sind die Krankheitssymptome z. T. nicht durch den Erreger selbst, sondern durch sekundäre Autoimmunmechanismen bedingt.

Klinik In den frühen Stadien der Borreliose treten ein Erythema migrans (chronicum bei einer Dauer > 4 Wo.), eine Lymphadenosis benigna cutis, rezidivierende Mono- und Oligoarthralgien vor allem der großen Gelenke und eine Karditis auf.

Eine Neuroborreliose entwickelt sich bei 15–20 % der Infizierten. Am häufigsten ist im **Sekundärstadium** das Bannwarth-Syndrom, eine Meningoradikuloneuritis mit Radikulitis, peripheren Paresen und Hirnnervenausfällen. Die nächtlich betonten, z. T. wandernden radikulären Schmerzen sind wohl direkt durch die Erreger bedingt. Sensibilitätsstörungen und Paresen finden sich asymmetrisch verteilt, insbesondere an den unteren Extremitäten. Etwa 60 % der Pat. entwickeln Hirnnervenparesen, wobei bevorzugt beide Nn. faciales betroffen sind (in 40 % d. F. klinisch, in 80 % elektroneurografisch nachweisbar). An zweiter Stelle folgt der N. vestibulocochlearis mit Schwindel und Hörstörungen, an dritter Stelle der N. abducens (in 10 % d. F. bilateraler Befall). Außerdem kommen Optikusneuritiden und Hypoglossusparesen vor. Auch eine infektiöse Myelitis mit polyradikulomyelitischem Bild kann auftreten, selten eine Polyneuritis, die wohl autoimmunbedingt ist, da sie weniger gut auf Antibiotika anspricht.

Ein **Tertiärstadium** mit ZNS-Symptomatik tritt relativ selten auf. Eine Myelitis verursacht eine Para- oder Tetraparese, eine spastisch-ataktische Gangstörung und Blasenstörungen. Im Rahmen einer Enzephalitis können Hirnnervenausfälle, Bewusstseinsstörungen, Hemiparese, Hemianopsie, Aphasie, Dysarthrie, Koordinationsstörungen, aber auch choreatiforme, athetoide und dystone Bewegungsstörungen vorkommen. Die bei der chronischen Enzephalomyelitis oft dominierenden spastischen und zerebellären Symptome haben eher einen progredienten Verlauf. Die seltene vaskulitische Verlaufsform führt durch Stenosen und Wandunregelmäßigkeiten kleiner Gefäße in allen Stromgebieten zu multilokulären Infarkten, wobei vor allem das hintere Stromgebiet und die distalen Basilarisabschnitte betroffen sein sollen. Die meist unter 30 Jahre alten Pat. erleiden akute Infarkte im Hirnstamm und/oder Thalamus.

Diagnostik

- **cMRT:** Die Borreliose kann Veränderungen imitieren, wie sie bei der MS vorkommen: Es finden sich periventrikuläre, in T2-gewichteten Aufnahmen hyperintense Herde.
- **Labor:** Zu beachten sind Durchseuchungstiter, vor allem in Endemiegebieten. Geringe Titerschwankungen innerhalb von weniger als 3 Mon. sind nicht aussagekräftig und haben keine Bedeutung für die Beurteilung des Behandlungserfolgs. So kann der Titer von IgM für Wochen und von IgG für Monate nach der Therapie noch ansteigen oder gleich bleiben, zudem sind IgM-Ak nur bei 50 % der akuten Infektionen positiv und können bei EBV-, VZV- und CMV-Infektionen falsch positiv sein.
- **Liquor:** In der Frühphase ggf. reine Pleozytose. Im Akutstadium einige hundert Zellen/µl, vor allem Lympho- und Monozyten, daneben Plasmazellen. Aktivierte Lymphozyten mit großen Mengen an Antikörpern und Plasmazellen machen bis zu 25 % der Zellen aus, davon besitzen 10–50 % spezifische Antikörper gegen Borrelien. Bei chronischen Verläufen viele lymphoide Zellen und Plasmazellen; Liquorlaktat meist um 2,5 mmol/l, Gesamteiweiß ↑ (bis zu 2 g/l). Bei akuter Neuroborreliose besteht eine mittelschwere Schrankenstörung mit Albuminquotienten zwischen 20 und 50×10^{-3}, ansonsten ist eine leichte oder keine Schrankenstörung nachweisbar; eine schwere Schrankenstörung tritt nur sehr selten auf. Nachweis von intrathekaler Ig-Synthese als Drei-Klassen-Reaktion mit IgM-Dominanz (IgM > IgG > IgA), bei akuter Neuroborreliose evtl. nur IgM-Synthese nachweisbar, Nachweis von OKB bei etwa ⅔ der Patienten. Der Nachweis intrathekaler Antikörperbildung gegen Borrelien ist häufig unabdingbar für die Diagnosestellung, ggf. ist der intrathekale Antikörper-Index (IAI) jedoch erst 3–4 Wo. nach Beginn der Symptomatik positiv (IAI > 2,5). Eine intrathekale Antikörpersynthese, auch eine IgM-Synthese, kann noch Jahre bzw. Monate nach erfolgreicher Therapie, d. h. Ausheilung, nachweisbar sein.

MERKE

Für die Diagnose einer **akuten Neuroborreliose** sind eine lymphozytäre Pleozytose mit meist > 100 Zellen/µl und eine intrathekale Antikörpersynthese, für eine **chronische Neuroborreliose** ein entzündliches Liquorsyndrom mit Zellzahl- und Eiweißerhöhung, eine lokale Synthese von borrelienspezifischen IgG- und/oder IgM-Ak und ein deutlicher Rückgang von Zellzahl und Schrankenstörung unter Antibiose zu fordern.

Neurolues

Die Neurolues (Neurosyphilis) zählt zu den Spätformen der Lues (tertiäre/quartäre Lues) mit ZNS-Befall, die etwa 10 % der männlichen und 5 % der weiblichen unbehandelten Infizierten entwickeln. Die Infektion des ZNS erfolgt im Sekundärstadium der Lues. Sie ist asymptomatisch oder äußert sich im Rahmen einer frühluischen Meningitis durch Kopfschmerzen oder Hirnnervensymptome seitens des N. opticus, N. facialis und N. vestibulocochlearis. Es folgt eine Latenzphase mit entzündlichem Liquorsyndrom.

Klinik Das klinische Bild der tertiären Lues ist außerordentlich variabel, wobei sich verschiedene Grundformen differenzieren lassen, die häufig in Mischformen auftreten: die Lues cerebrospinalis als vaskulitische oder meningoenzephalitische Form, die progressive Paralyse als diffus enzephalopathische Form und die Tabes dorsalis als spinal-degenerative Form.

Im Rahmen der **Lues cerebrospinalis** (meningovaskuläre Lues) führt eine erregerbedingte Gefäßwandentzündung zu rezidivierenden Ischämien wechselnder Lokalisation in Gehirn und Rückenmark. Häufig ist das vertebrobasiläre Stromgebiet betroffen, und es findet sich eine intermittierende Hirnstammsymptomatik, ein buntes klinisches Bild aus Sehstörungen, Schwindel, Hörstörungen, Paresen, Sensibilitätsstörungen, Sprachstörungen, Kopfschmerzen und epileptischen Anfällen. Angiografisch lassen sich isolierte oder multiple Gefäßstenosen nachweisen.

Die **progressive Paralyse** stellt die primäre luische Enzephalitis mit Gefäßreaktionen und Meningitis dar, im Gewebe sind viele Treponemen nachweisbar. Neben uncharakteristischen Allgemeinsymptomen, Konzentrations- und Merkfähigkeitsstörungen sowie geminderter Leistungsfähigkeit treten Persönlichkeitsveränderungen, affektive und psychotische Symptome, eine Demenz und neurologische Symptome auf: spastische Paresen, Ataxie, Dysarthrie, Myoklonien, epileptische Anfälle und bei 80–90 % der Pat. Störungen der Pupillomotorik.

Eine Rarität ist die **Tabes dorsalis,** die u. a. zu den typischen lanzinierenden Schmerzen, Blasenstörungen, Tiefensensibilitätsstörungen, sensibler Ataxie, Reflexverlust, bei über 90 % der Pat. zu Pupillenstörungen und zur tabischen Optikusatrophie mit Visusstörungen führt.

Weitere Formen der spinalen Lues sind die **syphilitische Meningomyelitis** und die spinale **meningoradikuläre Lues.**

Diagnostik

- **cMRT:** entzündliche und vaskulitische Herde, die manchmal der MS ähnlich sehen. Vor allem sind vaskulitische und raumfordernde Prozesse im Hirnstamm nachweisbar; es wird auch eine Atrophie von Hirnstamm und Kleinhirn beschrieben.
- **EEG:** Wichtig, da bis zu 25 % der Pat. epileptische Anfälle erleiden!
- **Labor:** Suchtest VDRL, Bestätigung durch spezifischeren Ak-Nachweis: FTA-Abs-Test oder TPHA-Test; diese Tests können unabhängig von Therapien bis zu Jahrzehnte positiv bleiben. Der VDRL- und der 19S-IgM-FTA-Abs-Test im Serum dienen der Aktivitätsbeurteilung; nach erfolgreicher Antibiose sind sie nach ca. 12 Mon. wieder negativ.
- **Liquor:** je nach Grundform in 50–90 % d. F. von Neurolues lymphomonozytäre Pleozytose mit 10–400 Zellen/ml. Die Pleozytose ist ein Hinweis auf andauernde Krankheitsaktivität oder Reinfektion. Sie ist rein mononukleär mit wenigen Plasmazellen und Granulozyten. Es kann eine im Verlauf der Erkrankung variable Schrankenstörung bestehen; meist ist sie gering ausgeprägt, mit einem Albuminquotienten $< 20 \times 10^{-3}$. Es zeigt sich eine intrathekale Ig-Synthese als Drei-Klassen-Reaktion mit IgG-Dominanz (IgG > IgM > IgA), bei über 60 % finden sich positive oligoklonale IgG-Banden. Eine intrathekale IgG-Synthese ist bei 95 % des spätsyphilitischen ZNS-Befalls nachweisbar, die noch Jahrzehnte nach Therapie persistieren kann („Narbe"). Hieraus lässt sich keine Behandlungsindikation ableiten. Nach Therapie können auch eine geringe Gesamtproteinerhöhung und positive oligoklonale IgG-Banden weiterbestehen. Zur Aktivitätsbeurteilung im Liquor wird der VDRL-Test eingesetzt. Er kann im Serum negativ, im Liquor positiv ausfallen und ist zudem zur Verlaufskontrolle geeignet, da er nach erfolgreicher Therapie abnimmt.
- **Diagnosesicherung und Verifizierung einer Neurolues:**
  - Nachweis intrathekaler Produktion treponemenspezifischer Ak: Ein ITpA-Index > 2,0 ist ein Hinweis auf, ein ITpA-Index > 3,0–4,0 beweisend für eine intrathekale spezifische Ak-Synthese.
  - Aktivitätszeichen 1. Ordnung: direkter Nachweis des Erregers oder Nachweis von Liquorpleozytose und treponemenspezifischem IgM im Serum (19S-IgM-FTA-Abs) als Zeichen von Erregerpräsenz. Damit ist eine aktuelle Prozessaktivität nachgewiesen; es besteht Behandlungsindikation.

HIV-Infektion und Aids

Bei der Infektion durch das humane Immundefizienzvirus Typ 1 (HIV-1) wird das ZNS früh einbezogen, zudem ist das Nervensystem ein häufiger Manifestationsort; > 50 % der erwachsenen Infizierten entwickeln neurologische Komplikationen. Primäre neurologische Komplikationen entstehen direkt durch das Virus, sekundäre durch opportunistische Infektionen und Neoplasien.

Klinik Die **HIV-1-assoziierte Enzephalopathie** (HIVE) ist die wichtigste primäre neurologische Komplikation, vor allem im fortgeschrittenen Stadium. 20–30 % der Pat. entwickeln subakut bis chronisch psychopathologische Auffälligkeiten in Form von Konzentrations-, Aufmerksamkeits- und Gedächtnisstörungen, Interessenverlust und psychomotorischer Verlangsamung. Koordinations-, Gang- und Feinmotorikstörungen, gesteigerte Muskeleigenreflexe, Tonuserhöhung, zerebelläre Ataxie und geringgradige Störungen der Okulomotorik können hinzukommen, jedoch treten keine Vigilanzstörungen oder Herdzeichen auf.

Die **HIV-1-assoziierte Myelopathie** (HIVM, Aids-Myelopathie) mit langsam progredienter spinaler Symptomatik tritt bei 25 % der Pat. auf. Durch eine vakuoläre Degeneration des Myelons vor allem im zervikalen und thorakalen Abschnitt entwickeln sich eine progrediente spastische Paraparese und eine sensible Ataxie mit spastisch-ataktischem Gangbild; hinzu treten Sphinkterstörungen, Impotenz sowie distale Sensibilitätsstörungen an oberen und unteren Extremitäten.

Diagnostik

- **cMRT:** Hirnatrophie, in T2-gewichteten Aufnahmen kleinfleckige oder konfluierende Hyperintensitäten im Marklager, diffus oder periventrikulär verteilt, kein KM-Enhancement. Bei fokalneurologischen Symptomen sollte zum Ausschluss von opportunistischen Infektionen, Neoplasien oder Meningeosis lymphomatosa immer ein cMRT angefertigt werden.
- **Labor:** Nachweis von HIV-Ak im ELISA, Bestätigung durch Western Blot. Analyse des Immunstatus: absolute CD4-Helferzell-Zahl und CD4/CD8-Quotient, Bestimmung der Viruslast im Blut.
- **Liquor:** bei HIVE und HIVM leichte lymphomonozytäre Pleozytose (auch Plasmazellen kommen vor) und/oder Gesamtprotein ↑. Nachweis von intrathekaler IgG-Synthese als Ein-Klassen-Reaktion (keine IgA- oder IgM-Synthese), bei 50–66 % der Pat. Nachweis oligoklonaler IgG-Banden. Wenn der HIV-Ak-Spezifitäts-Index (HIV-ASI) pathologisch ist, belegt dies eine intrathekale Synthese von HIV-Ak. Ein HIV-Antigen-Nachweis mittels PCR ist mit hoher Sensitivität und Spezifität möglich. Bei der HIVE wird b_2-Mikroglobulin als Marker für die Schwere der Erkrankung beschrieben. **Cave:** Bei über 50 % der asymptomatischen HIV-seropositiven Personen finden sich unspezifische Liquorveränderungen mit lymphozytärer Pleozytose (< 35/µl), mit einer geringen Erhöhung des Liquoreiweißes (< 1 g/l), mit positiven oligoklonalen IgG-Banden und einer intrathekalen Synthese HIV-spezifischer Antikörper.

Tuberkulose des ZNS

Die Tuberkulose des ZNS kommt in Deutschland mit einer Inzidenz von 2/100.000 vor, 4–10 % d. F. von Tuberkulose betreffen das Nervensystem. Im Rahmen der hämatogenen Dissemination des *Mycobacterium tuberculosis* entstehen asymptomatische subpiale Tuberkulome, deren Reaktivierung die Mehrzahl der ZNS-Tuberkulosefälle verursacht. Zur Risikogruppe gehören Alkoholkranke, Patienten mit Aids, Immunsupprimierte und Malignompatienten. In 80 % d. F. findet man eine typische tuberkulöse Meningitis, beim Rest isolierte zerebrale oder spinale Tuberkulome, eine seröse Meningitis, chronische Pachymeningitis, Radikulomyelitis oder eine tuberkulöse Enzephalopathie.

Klinik Bei der ZNS-Tuberkulose folgt auf ein unspezifisches **Prodromalstadium** mit Allgemeinsymptomen, Fieber und Kopfschmerzen ein **meningitisches Stadium** mit Meningismus, Kopfschmerzen, leichter Bewusstseinstrübung und Hirnnervenausfällen, die vor allem durch die basale Meningitis bedingt sind. In absteigender Frequenz sind die Nn. VI, III, IV, VII, II, VIII, X, XI und XII betroffen. Die basale Meningitis verursacht außerdem eine Arteriitis der basalen Gefäße mit Herdsymptomen wegen Ischämien in Basalganglien, Capsula interna, Hirnstamm und Rückenmark; eine weitere Komplikation ist ein Hydrozephalus. Das **enzephalitische Stadium** ist charakterisiert durch eine schwere Bewusstseinstrübung, Hemiparesen, extrapyramidale Bewegungsstörungen, Aphasien und epileptische Anfälle. Spinaler Befall kann zu Querschnittsymptomen führen, wobei vor allem die Hinter- und Seitenstränge sowie die Spinalwurzeln betroffen sind.

Eine Sonderform ist die tuberkulöse hypertrophische Pachymeningitis mit progredienten Hirnnervenausfällen, Radikulomyelopathie und Verdickung der Meningen.

Diagnostik Bei bis zu 50 % der Pat. sind Röntgen-Thorax und Thorax-CT unauffällig. In Magensaft und Sputum sind bei 33 % der Pat. säurefeste Stäbchen nachweisbar.

Diagnostik

- **cMRT:** verdickte Meningen, besonders basal bei 60 %, Hydrocephalus communicans bei 50–80 % oder seltener occlusus; bei ⅓ der Pat. finden sich ischämische Infarkte, bei $^1/_5$ Tuberkulome.
- **Labor:** gelegentlich Leukozytose und BSG ↑, bei 75 % der Pat. Hyponatriämie (Na^+ < 135 mmol/l) aufgrund inadäquater ADH-Sekretion.

9

- **Liquor:** Liquordruck ↑, initial Pleozytose von ≥ 100–1.500/ml mit buntem Zellbild (lympho-monozytär mit Granulozyten und Makrophagen). Unter Therapie entwickelt sich innerhalb weniger Tage ein rein lymphozytäres Zellbild. Nach 3 Mon. findet sich ein normales Zellbild nur bei ¼ der Pat. Die Glukosekonzentration im Liquor liegt bei 80–90 % der Pat. < 50 % des Serumwertes, sie ist jedoch nicht extrem niedrig oder gleich null wie bei der bakteriellen Meningitis. Laktat 3–10 mmol/l. Mittlere bis schwere Schrankenstörung bei 95 % der Pat. mit einem Albuminquotienten von > 50 oder > 100. Erhöhung des Gesamteiweißes auf 1–5 g/l, in fortgeschrittenen Stadien 10–15 g/l, mit „Spinnwebsgerinnseln". Eine intrathekale IgA-Ak-Synthese ist initial i. d. R. nicht nachweisbar, im Erkrankungsverlauf lässt sie sich bei 100 % der Pat. nachweisen, selten auch eine IgM- und/oder eine IgG-Synthese. Bei 25 % der Pat. finden sich auch OKB. Ein mikroskopischer Erregernachweis ist nur bei bis zu 40 % der Pat. möglich, eine Liquorkultur (Dauer: 30 d) ist bei 45–90 % positiv. Die PCR liefert rasch ein Ergebnis, ist zu 100 % spezifisch, aber nur zu 48–90 % sensitiv. Mehrfache Lumbalpunktionen sind notwendig, um die Ausbeute zu erhöhen.

Morbus Whipple

An dieser seltenen entzündlichen Multisystemerkrankung mit chronisch-rezidivierendem Verlauf erkranken vor allem Männer im 5. bis 7. Lebensjahrzehnt. Infektiöses Agens ist *Tropheryma Whippelii.* Die Entzündung betrifft in bis zu 40 % d. F. den Dünndarm, die Gelenke und das ZNS. Im ZNS kommt es zu einer granulomatösen perivaskulären Enzephalitis, insbesondere von Hirnstamm, Kleinhirn und Hypothalamus.

Klinik Symptome sind Diarrhö, Gewichtsverlust, Fieber, Lymphadenopathie und rezidivierende Polyarthralgien. In etwa 5 % d. F. treten, auch ohne intestinale Beteiligung, ZNS-Symptome auf: Entwicklung eines demenziellen Syndroms, supranukleäre Ophthalmoplegie, vertikaler und Konvergenznystagmus sowie Opsoklonus, Ataxie, epileptische Anfälle und Myoklonien. Zunächst treten okulomastikatorische Myoklonien, später auch Myoklonien der Gesichts- und peripheren Skelettmuskulatur auf, die im Schlaf nicht sistieren. Als weitere Symptome können Pyramidenbahnzeichen, Seh- und Hörstörungen, Sensibilitätsstörungen, Myositis, Polyradikulitis und hypothalamische Störungen vorkommen, daneben Depressionen, Angststörungen, Persönlichkeitsveränderungen und Psychosen.

Diagnostik

- **cMRT:** Hirnatrophie. Bei ca. 50 % der Pat. finden sich kortikal und subkortikal multiple kleine KM-aufnehmende, teils raumfordernde Läsionen, auch bandförmig angeordnete KM-aufnehmende hyperintense Läsionen.
- **Liquor:** Eiweiß geringfügig ↑ und intrathekale isolierte IgA-Synthese. Meist unspezifische geringe Pleozytose, mäßige Pleozytose bis zu 400/µl möglich: Granulo- und Lymphozyten sowie einzelne Plasmazellen, bei etwa ⅓ der Pat. PAS-positive Einschlüsse in Makrophagen (pathognomonisch). *Tropheryma Whippelii* ist mittels PCR nachweisbar.
- **Diagnosesicherung:** Hirnbiopsie mit PAS-positiven sichelförmigen Einschlüssen in Makrophagen. Zunehmende Bedeutung erlangt der Nachweis einer Bakterien-DNA-Sequenz mittels PCR aus Liquor oder Hirnbiopsie.

9.2.3 Leukodystrophien

Leukodystrophien sind vererbbare Erkrankungen der weißen Substanz. Es kommt entweder zu einer primären Myelinisierungsstörung des ZNS (Hypomyelinisierung) oder zu einem vorzeitigen Abbau des Myelins (Demyelinisierung). Die meisten Leukodystrophien gehen mit einer hereditären Stoffwechselstörung einher, die biochemisch definiert und diagnostisch verwertet werden kann (➤ Tab. 9.3, ➤ Tab. 9.4), ein kleinerer Teil ist nur molekulargenetisch diagnostizierbar. Die Unterteilung in Leukodystrophien mit oder ohne bekannten Stoffwechseldefekt ist von grundsätzlicher Bedeutung, da die Analyse der Stoffwechselstörung prinzipiell die Möglichkeit für einen therapeutischen Ansatz bietet, z. B. in Form einer Enzymersatztherapie.

Klinik und Verlauf der verschiedenen Erkrankungen sind variabel. Oft kommen innerhalb einer

Tab. 9.3 Genetisch determinierte Erkrankungen mit Beteiligung der weißen Hirnsubstanz im Erwachsenenalter: Genetik, Biochemie und Labordiagnostik (mod. nach Köhler et al. 2018)

Erkrankung	Genetik	Biochemie, Labor
Leukodystrophien mit bekanntem Stoffwechseldefekt und genetisch determinierter metabolischer Störung		
X-chromosomale Adrenoleukodystrophie (X-ALD)	*ABCD1, Chr. Xq28*	*Very long chain fatty acids* (VLCFA) (S, F)
Metachromatische Leukodystrophie (MLD)	*ARSA, Chr. 22q13.31-qter*	Arylsulfatase A (E, F) Sulfatide (U)
Globoidzell-Leukodystrophie (GLD, M. Krabbe)	*GALC, Chr. 14q31*	β-Galaktosidase (E, F)
Sialurie *(Salla disease)*	*SLC17A5, Chr. 6q14-q15*	N-Acetylneuraminsäure (S, F, L)
Adulte Polyglukosankörperchen-Erkrankung (APBD)	*GBE, Chr. 3p14*	*Glucogen branching enzyme* (E, F) Axilläre Haut(nerven)biopsie
Sjögren-Larssen-Syndrom (SLS)	*FALDH, Chr. 17p11.2*	FALDH (F), Leukotrien B4 (U)
Leukodystrophien mit bekanntem Stoffwechseldefekt und genetisch determinierter metabolischer Störung sowie sekundärer Beteiligung der weißen Substanz		
Morbus Fabry	*GALA, Chr. Xq22.11*	α-Galaktosidase A (E, S, F)
• α-Mannosidose • β-Mannosidose	• *MAN2B1, Chr. 19p13.2-p13.11* • *MANBA, Chr. 4q22-q25*	α/β-Mannosidase (L, F)
• GM1-Gangliosidose (Typ III) • GM2-Gangliosidose (adulte Formen der Typen Tay-Sachs und Sandhoff)	• *GLB1, Chr. 3p21.33* • *HEXA, Chr. 15q23-q24; HEXB, Chr. 5q13*	• β-Galaktosidase (E, S, F) • Hexosamidase A, B (E, S, F)
Mukolipidose, Typ IV	*MCOLN1, Chr. 19p13.3-p13.2*	↑ Gastrinspiegel (S), ↓ Eisen (50 %) (S)
Zerebrotendinöse Xanthomatose (CTX)	*CYP27A1, Chr. 2q33-qter*	C27-Steroid 26-Hydroxylase ↓, Cholestanol ↑ (S)
Organoazidopathien (Glutarazidurie Typ I, L-2-OH-Glutarazidurie, 3-Methylglutacon-Azidurie, 3-HMG-CoA-Lyase-Mangel)	*GCDH, Chr. 19p13.2* *DURANIN, Chr. 14q22.1* *AUH, Chr. 9* *HMGCL, Chr. 1pter-p33*	organische Säuren (U, S)
Hyperhomocysteinämien	*CBS, Chr. 21q22.3* *MTHFR, Chr. 1p36.3* u. a.	Homocystein, Methionin, Methylmalonsäure (S, U)
Leukenzephalopathien ohne bekannten Stoffwechseldefekt		
Vanishing white matter disease (VWMD)	*EIF2B1–5, Chr. 12q24.3, 14q24, 1p34.1, 2p23.3, 3q27*	↑ Glycinwerte (L)
Autosomal-dominante Leukodystrophie mit adultem Beginn (ADLD)	*LMNB1, Chr. 5q23.2–3q31.1*	nicht bekannt
Hereditary diffuse leukoencephalopathy with axonal spheroids (HDLS)	*CSF1R, Chr. 5q32*	Pathologie: diffuse Leukodystrophie mit axonalen Spheroiden (HDLS), Gliose und pigmentierte Makrophagen
Leukencephalopathy with brainstem and spinal cord involvement and elevated lactate (LBSL)	*DARS2, Chr. 1q25.1*	inkonsistent ↑ Laktatwerte (S, L), mitochondrialer Aspartyl-tRNA Synthetase-2-Mangel
Megalenzephale zystische Leukenzephalopathie (MLC-1)	*MLC1, Chr. 22qtel* *HEPACAM, Chr.11q24*	nicht bekannt
Aicardi-Goutières-Syndrom (AGS)	*TREX1, Chr. 3p21.31*	↑ Alpha-Interferon (L)
Morbus Alexander (AD)	*GFAP, Chr. 17q21, 11q13*	↑ GFAP (L)

Tab. 9.3 Genetisch determinierte Erkrankungen mit Beteiligung der weißen Hirnsubstanz im Erwachsenenalter: Genetik, Biochemie und Labordiagnostik (mod. nach Köhler et al. 2018) *(Forts.)*

Erkrankung	Genetik	Biochemie, Labor
Leukodystrophie mit Myelinödem und Störungen im Chloridionenkanal (CIC-2)	*CLCN2, Chr. 3q27.1*	nicht bekannt
Zerebrale autosomal-dominante Arteriopathie mit subkortikalen Infarkten und Leukenzephalopathie (CADASIL)	*NOTCH3, Chr. 19p13.2-p13.1*	osmophile Granula in der Basalmembran der Arteriolen (Elektronenmikroskopie)
Hypomyelinisierende Leukodystrophien, z. B. *Pol-III related disorders* (4H-Syndrom)	*POLR3A/B, Chr. 10p22/12q23*	nicht bekannt
E = EDTA-Blut; S = Serum; F = Fibroblasten; U = Urin; L = Liquor cerebrospinalis		

Tab. 9.4 Genetisch determinierte Erkrankungen mit Beteiligung der weißen Hirnsubstanz im Erwachsenenalter: Leitsymptome und radiologische Befunde (mod. nach Köhler et al. 2018)

Erkrankung	Leitsymptome	Radiologische Befunde
Leukodystrophien mit bekanntem Stoffwechseldefekt und genetisch determinierter metabolischer Störung		
• X-ALD • Adrenomyeloneuropathie (AMN) • Adulte zerebrale Form der Adrenoleukodystrophie (ACER)	• **AMN:** spastische Paraparese, PNP, querschnittartige sensible Störungen, neurogene Blasenstörungen, sexuelle Funktionsstörungen • **ACER:** Psychose, demenzielles Syndrom, später: neurologische Störungen wie bei AMN, Bulbärsyndrom, Erblindung • Nebennierenunterfunktion (50–70 %)	• **AMN:** initial bei > 50 % normales cMRT, bilaterale Pyramidenbahnläsionen, in 50 % zusätzlich flächig-konfluierende Demyelinisierung, bevorzugt parietookzipital. sMRT: thorakal betonte Spinalmarkatrophie • **ACER:** Demyelinisierung des Splenium corporis callosum und der angrenzenden parietookzipitalen weißen Substanz (80 %) oder des Genu corporis callosum und der angrenzenden frontalen weißen Substanz (20 %), randständiges KM-Enhancement
Leukodystrophien mit bekanntem Stoffwechseldefekt und genetisch determinierter metabolischer Störung		
MLD	Psychose, demenzielles Syndrom, spastische Paraparese, Ataxie, PNP Spät: Epilepsie, bulbäre Symptome	Symmetrische periventrikuläre, parietookzipital betonte T2-Signalanhebung, radiäre Streifung. Basalganglien häufig signalgemindert. Keine KM-Aufnahme. Später sekundäre Atrophie
GLD	Sehr heterogen, Kombination zentraler Symptome (spastische Paresen, Ataxie, Dystonie) und PNP Spät: bulbäre Symptome, Epilepsie	Anfangs Normalbefunde möglich, später T2-Signalanhebung in Stammganglien, Capsula interna, Corona radiata, Corpus callosum, sym. parietookzipital, sym. Pyramidenbahnbefall, Zerebellum, Ncl. Dentatus
Sialurie *(Salla disease)*	Demenz, Dysarthrie, progrediente Paraspastik (meist seit Kindheit), Athetose, Nystagmus	Hypomyelinisierung, Atrophie (global, intern betont, Corpus callosum), MRS: N-Acetylaspartat ↑
APBD	PNP, Spastik, Blasenstörungen Später: kognitive Störungen, Ataxie	T2-Signalanhebungen im periventrikulären Marklager (U-Fasern und Corpus callosum anfangs nicht betroffen), Zerebellum und Hirnstamm Später: sekundäre spinale und zerebrale Atrophie
SLS	Spastische Paraparese, mentale Retardierung, Ichthyose	Periventrikuläre und pyramidale T2-Signalabhebung. MRS: Lipid-Peak bei 1,3 ppm

Tab. 9.4 Genetisch determinierte Erkrankungen mit Beteiligung der weißen Hirnsubstanz im Erwachsenenalter: Leitsymptome und radiologische Befunde (mod. nach Köhler et al. 2018) *(Forts.)*

Erkrankung	Leitsymptome	Radiologische Befunde
Leukodystrophien mit bekanntem Stoffwechseldefekt und genetisch determinierter metabolischer Störung sowie sekundärer Beteiligung der weißen Substanz		
Morbus Fabry	Ischämische Hirninfarkte, Demenz, neuropathischer Schmerz, Hypohydrose, Angiokeratome, Cornea verticillata, Kardiomyopathie, Nephropathie	T1-Signalanhebung und T2*-Signalabsenkung im Pulvinar thalami. Multifokale Signalveränderungen konsistent mit lakunär ischämischen Läsionen unterschiedlichen Alters, z.T. hämorrhagisch
Mannosidose (α, β)	Mentale Retardierung, Psychosen, Immunschwäche, Skelettdeformitäten (weniger bei Beginn > 10. Lj.), Schwerhörigkeit	Parietookzipital betonte T2-Signalanhebung im zerebralen Marklager, zerebelläre Atrophie, Brachyzephalie, Kalottenverdickung
Gangliosidose (GM1, GM2)	EPMS, bes. faziale Dystonie, Dysarthrie, Demenz SCA- oder ALS-ähnliche Symptomatik bei GM2 Selten: Ophthalmoplegie, sensible PNP	T2-Signalanhebung im Ncl. caudatus und Putamen, T2-Absenkung im Globus pallidus. Bilateral, flaue T2-Signalanhebung im Marklager, sekundäre Hirnatrophie
Mukolipidose, Typ IV	Langsam progrediente spastische Tetraparese, Demenz. Okuläre Symptome (Hornhauttrübung, Retinadegeneration)	Atrophie des Corpus callosum, T1-Signalanhebung im Marklager, T2*-Signalabsenkung (Ferritinablagerungen) in Stammganglien Später: Hirnatrophie, inkl. Zerebellum
CTX	Ataxie, demenzielle Syndrome. Katarakt, Xanthome an der Achillessehne, Durchfälle	T2-Signalanhebungen in Zerebellum und Pedunculi cerebelli, Kalzifikationen
Organoazidopathien	Wenig spezifisch: Blickparesen, demenzielle Syndrome, Ataxie, Spastik, Epilepsie	Diffuse T2-Signalanhebung der Marklager einschl. U-Fasern (bes. L-2-OH-Glutarazidurie) und Basalganglien
Hyperhomocysteinämien	Psychosen und passagere hirnorganische Psychosyndrome, demenzielle Syndrome, spastische Paraparese, PNP, Schlaganfall	Periventrikulär flächige T2-Signalanhebung mit posteriorer Betonung. Infarktmuster, auch multifokale Läsionen (DD MS). Spinale T2-Signalanhebung (Seiten- und Hinterstränge)
Leukenzephalopathien ohne bekannten Stoffwechseldefekt		
VWMD	Häufig Symptombeginn nach Bagatelltrauma: Psychosyndrome, Psychosen, epileptische Anfälle Später: Demenz und zunehmende neurologische Symptome wie Ataxie und Spastik. Ovarielle Dysfunktion	Ausgedehnte T2-Signalanhebungen der zerebralen Marklager bds., zystische Degeneration (FLAIR, PD), streifiges Muster in FLAIR-Sequenzen. Geschwollene, später atrophische Gyri. U-Fasern erhalten, Basalganglien, Hirnstamm und Zerebellum sind weniger betroffen
ADLD	Initial häufig autonome Störungen (Blasen-, Mastdarmstörungen, sexuelle Funktionsstörung, Orthostase, Schweißsekretionsstörungen), Ataxie, extrapyramidal-motorische Bewegungsstörungen Später: kognitive Störungen	Multifokal fleckige „MS-ähnliche", aber auch flächig konfluierende T2-Signalanhebung der Marklager, Hirnstamm (Bahnen), Kleinhirnstiele und im Spinalmark. Sekundäre spinale Atrophie
HDLS	Demenzielle Syndrome, affektive Störungen und Psychosen Später: Gangataxie, Inkontinenz, Spastik, EPMS und Epilepsie	Multifokal-konfluierende, frontal und in der Zentralregion betonte Marklagerläsionen Später: T2-Signalanhebung im Bereich der Pyramidenbahnen bds. (Capsula interna, Hirnstamm). Atrophie des Caput nuclei caudati und Zerebellum

Tab. 9.4 Genetisch determinierte Erkrankungen mit Beteiligung der weißen Hirnsubstanz im Erwachsenenalter: Leitsymptome und radiologische Befunde (mod. nach Köhler et al. 2018) *(Forts.)*

Erkrankung	Leitsymptome	Radiologische Befunde
LBSL	Langsam progrediente, beinbetonte spastische Tetraparese, Epilepsie Später: leichte kognitive Störungen. Schubartige Verschlechterungen (bei Bagatelltraumata) möglich. Leichte PNP	Teilweise flächige, teilweise multilokulär fleckige T2-Signalanhebungen von zerebralen und zerebellären Marklagern, Corpus callosum und Hirnstamm. Signalanhebungen in Projektion auf die langen Rückenmarksbahnen (spinale Bildgebung!) wie Hinterstränge und Pyramidenbahnen sowie Trigeminusfasern im Hirnstamm
MLC-1	Makrozephalie. Langsam progrediente zerebelläre Ataxie, Epilepsie Später: extrapyramidale Bewegungsstörungen, Dysarthrie, Dysphagie. Kognition lange Zeit gut erhalten	Diffus flächige T2-Sigalanhebungen der Marklager, Marklagerschwellung, später subkortikale Atrophie mit starker Erweiterung der Ventrikel. Subkortikale Zystenbildung anterior und temporal betont. Hirnrinde und Basalganglien sind unauffällig, gelegentlich geringe Hirnstammveränderungen (Pyramidenbahnen, Zerebellum)
AGS	Dystonie, Spastik. Mikrozephalie. ↑ Schlaganfallrisiko. PNP. Frostbeulen	Diffuse Leukenzephalopathie. Kalzifikationen
AD	Progrediente spastische Paresen, Pseudobulbärparalyse, Gaumensegelmyoklonus	T2-Signalanhebung der Marklager (frontal betont), und im Hirnstamm. Periventrikulärer T2-signalarmer Randsaum. KM-Anreicherungen periventrikulär ependymal, Basalganglien (fleckig), Ncl. dentatus, Thalamus und Hirnstamm
CIC-2	Zerebelläre Ataxie, Optikusneuropathie, kognitive Defizite, Kopfschmerz	T2-Signalanhebung sowie Diffusionsstörungen im mittleren Kleinhirnschenkel sowie in Hirnstamm und Capsula interna (Pyramidenbahnen). T2-Signalanhebungen beider Marklager
CADASIL	Schlaganfallähnliche Ereignisse, affektive Störungen, subkortikale Demenz. Akute (reversible) Bewusstseinsstörungen. Migräne-Anamnese	Multifokale, fleckig-konfluierende T2-Signalanhebungen im subkortikalen Marklager mit temporaler Betonung, Basalganglien, Capsula externa und Hirnstamm. Lakunäre Defekte in T1 und FLAIR. Mikroblutungen in T2*, kleinfleckige Diffusionsstörungen
Pol-III related disorders (4H-Syndrom)	Ataxie, Dystonie, Nystagmus. Eher weniger Spastik und kognitive Defizite. Hypodontie. Amenorrhö	Flächige Hypomyelinisierung (Signalanhebung in T2/FLAIR, Signalabsenkung in T1-Sequenzen)

MRS: Magnetresonanzspektroskopie

Familie bei gleichem genetischem Defekt kindliche und erwachsene Verlaufsformen nebeneinander vor. Meist ist der Verlauf chronisch progredient, wenngleich Ausnahmen möglich sind, z. B. schubartige Verschlechterungen nach Bagatelltraumen bei der *vanishing white matter disease* (VWMD).

Leitsymptome der Leukodystrophien im Erwachsenenalter sind:

- Unklare chronisch progrediente spastisch-ataktische Syndrome
- Organische Psychosyndrome und Psychosen
- Mitbeteiligung des PNS und/oder anderer Organsysteme
- Selten: EPMS und Epilepsie

Einige Leukodystrophien zeigen in der MRT wegweisende Befundmuster, sodass nachgehend die biochemische oder molekulargenetische Sicherung der Diagnose erfolgen kann.

Im Erwachsenenalter ist die Abgrenzung primär leukodystrophischer Erkrankungen von anderen genetisch determinierten metabolischen Erkrankungen mit sekundärer Beteiligung der weißen Substanz wie etwa beim Alpha-Galaktosidase-A-Mangel (Morbus Fabry) oder sonstigen, ebenfalls genetisch determinierten Erkrankungen ohne bekannte metabolische Störung wie etwa bei der zerebralen autosomal-dominanten Arteriopathie mit subkortikalen Infarkten und Leukenzephalopathie (CADASIL) von klinischer Relevanz. Der Übersichtlichkeit halber sind alle drei Krankheitsgruppen in den ➤ Tab. 9.3 und ➤ Tab. 9.4 zusammengefasst.

X-chromosomale Adrenoleukodystrophie (X-ALD)

Die X-ALD ist mit einer Inzidenz von etwa 1 : 20.000 die mit weitem Abstand häufigste Leukodystrophie. Das klinische Spektrum der verschiedenen X-ALD-Verlaufsformen reicht von rasch progredienten kindlich zerebralen Varianten mit ausgedehnten entzündlichen Demyelinisierungen bis zu der sehr langsam fortschreitenden **Adrenomyeloneuropathie**-Variante (**AMN**) des Erwachsenenalters. Die Symptome der AMN ähneln denen der chronisch progredienten spinalen MS. Es finden sich spastische Paraparesen, neurogene Blasenstörungen und sensible Störungen der unteren Extremitäten. Betroffen sind überwiegend Männer, aber auch etwa 50 % der weiblichen Genträgerinnen zeigen Symptome, jedoch meist in abgemilderter Form. Rein zerebrale Verlaufsformen (wie bei Kindern) kommen im Erwachsenenalter nur bei etwa 5 % der (männlichen) Genträger vor.

Bei der X-ALD und der AMN handelt es sich um zwei Varianten einer paroxysmalen Störung im β-oxidativen Abbau überlangkettiger gesättigter Fettsäuren (VLCFA), vorwiegend C24:0 und C26:0, in Körperflüssigkeiten und -geweben, vor allem im Nervensystem und in der Nebennierenrinde (NNR). Die Stoffwechselstörung wird X-chromosomal-rezessiv vererbt; für den Genlocus Xp28 sind multiple Mutationen bekannt. Eine enge Genotyp-Phänotyp-Korrelation besteht nicht.

Klinik Bei der infantilen und juvenilen Form der **X-ALD** fallen zunächst Verhaltensstörungen und Leistungsabfall auf, danach kommt es zu spastisch-ataktischem Gang und Visusverfall. Die adulte zerebrale Form äußert sich ebenfalls durch Verhaltensstörungen, psychotische Symptome und epileptische Anfälle; später treten Sexualstörungen, Tetraspastik, Ataxie, Pseudobulbärparalyse, Dyskinesien, fokale Ausfälle sowie Kleinhirn- und Hirnstammsymptome hinzu, bis zum Endstadium mit dem Bild einer Dezerebration.

Bei der **AMN** sind vor allem die kortikospinalen und spinozerebellären Bahnen betroffen. Zu langsam progredienten spastischen Paresen kommen Blasen-/Mastdarmstörungen, Impotenz und eine eher axonale als demyelinisierende PNP hinzu. Insbesondere die Kombination von spastischer Paraparese und PNP sollte an eine AMN denken lassen.

Zeichen einer NNR-Insuffizienz finden sich nur bei etwa 50 % der erwachsenen Betroffenen, jedoch sollte wegen der therapeutischen Konsequenzen regelmäßig danach gesucht werden. Es besteht keine Korrelation zwischen endokrinologischen und neurologischen Symptomen.

Auch etwa 50 % der heterozygoten Konduktorinnen entwickeln eine Paraspastik, Paresen, Gangstörungen, vegetative Störungen und Inkontinenz, was einer PPMS ähnelt und häufig fehldiagnostiziert wird.

Diagnostik

- **Evozierte Potenziale:** VEP meist normal (bei AMN), FAEP, SEP und MEP sind symmetrisch pathologisch, häufig auch bei Konduktorinnen
- **cMRT:**
  - *X-ALD:* häufig symmetrische parietookzipitale (80 %) oder frontale (20 %) hyperintense Demyelinisierungen in T2-gewichteten Aufnahmen mit randständiger KM-Aufnahme in T1-Sequenzen
  - *AMN:* 50 % normales cMRT, evtl. T2-Signalanhebungen in Projektion auf zentrale Bahnen (Pyramidenbahn, optische und akustische Bahn), thorakal betonte spinale Atrophie im sMRT
- **Labor:** In Plasma und Fibroblastenkulturen ist die VLCFA-Konzentration (C22:0, C24:0, C26:0) ↑ und ein pathologischer Quotient (C24:0/C22:0; C26:0/C22:0) nachweisbar. Zum Ausschluss eines Konduktorinnenstatus muss eine genetische Untersuchung (ABCD-Gen, Xq28) durchgeführt werden, da die VLCFA-Konzentration **normal** sein kann. ACTH-Test zur Abklärung einer NNR-Insuffizienz
- **Liquor:** leichte Pleozytose, Eiweiß ↑ und intrathekale IgA-Synthese bei zerebralen Formen möglich, keine OKB nachweisbar. Bei AMN meist normale Befunde

Metachromatische Leukodystrophie

Aufgrund eines autosomal-rezessiv vererbten Mangels an Arylsulfatase A kommt es zu einer Speicherung metachromatischer Substanzen in Leber, Niere, PNS und ZNS mit Demyelinisierung.

Klinik und Diagnostik Der Verlauf der adulten Form mit Erkrankungsbeginn zwischen dem 20. und 50. Lj. ist eher chronisch mit vor allem sensomotorischer PNP, aber auch Spastik, Ataxie, Aphasie, extrapyramidalen Bewegungsstörungen, epileptischen Anfällen und organischem Psychosyndrom (Persönlichkeitsveränderung, Störung kognitiver Funktionen und Demenz).

Die Nervenleitgeschwindigkeiten sind pathologisch, die Latenzen der EPs verzögert.

- **cMRT:** in T2-gewichteten Aufnahmen Hyperintensitäten im Marklager
- **Labor:** Arylsulfatasemangel im Serum, Sulfidausscheidung im 24-h-Urin ↑
- **Liquor:** Eiweiß bis zu 2,5 g/l ↑

9.2.4 Vitamin-B_{12}-Mangel

Das Manifestationsalter des Vitamin-B_{12}-Mangels liegt bei etwa 60 Jahren, Frauen sind ca. 1,5-mal häufiger betroffen als Männer. Rund 40 % der Pat. mit hämatologischen Symptomen haben auch neurologische Symptome, ca. 75 % der Pat. mit neurologischen Symptomen haben hämatologische Symptome. Am Nervensystem kommt es subakut zu Veränderungen der Hinterstränge des Rückenmarks und der Pyramidenbahn kaudal der Kreuzung: Es finden sich herdförmige Entmarkungen mit nachfolgender axonaler Degeneration, häufig auch eine axonale PNP. Eine Enzephalopathie kann auftreten.

Klinik Im Anfangsstadium finden sich bei 90 % der Pat. Sensibilitätsstörungen mit Missempfindungen, Pallhypästhesie und Lagesinnstörung, die zu sensibler Gang- und Standataxie führen. Eine zunehmende Spastik mit spastisch-ataktischer Gangstörung kommt hinzu. Aufgrund der PNP kommt es später auch zu Paresen. Etwa 25 % der Pat. haben Blasenstörungen. Die Muskeleigenreflexe sind proximal gesteigert, distal können sie abgeschwächt sein. Man findet Pyramidenbahnzeichen und eine spastische Tonuserhöhung. Das typische Vollbild dieser sog. **funikulären Myelose** besteht aus einer beinbetonten spastischen Tetraparese mit gesteigerten Reflexen und positivem Babinski-Zeichen.

Die Enzephalopathie äußert sich in einem organischen Psychosyndrom mit leichten kognitiven Störungen, selten in depressiven oder psychotischen Symptomen oder einem Delir.

Diagnostik

- **Evozierte Potenziale:** Die Tibialis-SEP zeigen pathologische zentrale Latenzen und Amplitudenminderung, die VEP bei > ⅔ der Pat. eine pathologische Latenz und Amplitude.
- **cMRT:** auch periventrikuläre, bes. aber flächige Hyperintensitäten in der weißen Substanz.
- **Labor:** makrozytäre Anämie (MCV > 100 fl), bei 95 % der Pat. Vitamin-B_{12}-Spiegel ↓. In Zweifelsfällen Bestimmung von Homocystein und Methylmalonsäure im Serum oder Plasma: Sie sind bei Vitamin-B_{12}-Mangel ↑.
- **Liquor:** meist Normalbefund, selten Eiweiß leicht ↑.

9.2.5 Neurosarkoidose

Die Sarkoidose (Morbus Besnier-Boeck-Schaumann) ist eine granulomatöse Multisystemerkrankung ungeklärter Ätiologie mit typischen, aber nicht spezifischen, nicht verkäsenden epitheloidzelligen Granulomen. Der Häufigkeitsgipfel liegt zwischen dem 20. und 40. Lj. Die chronische Sarkoidose ist in 50 % d. F. symptomlos (Zufallsbefund im Röntgen-Thorax). In 95 % d. F. manifestiert sie sich in der Lunge; extrapulmonale Manifestationen betreffen Haut, Augen, Parotis, Knochen, Herz, Leber, Milz und in 5–6 % d. F. das Nervensystem, dieses aber zu 50 % als Erstmanifestation. Die Neurosarkoidose hat eine Prävalenz von 1–2,5/100.000 und eine Inzidenz von 0,4–0,5/100.000; je nach ethnischer Herkunft bestehen große Unterschiede. Das ZNS ist in 75 % d. F. und eher in der Frühphase der ersten beiden Krankheitsjahre betroffen, das PNS in 15 % und eher in späteren Krankheitsphasen, in 10 % die Muskulatur. Das Gehirn ist in Form einer aseptischen bzw. granulomatösen Meningitis, isolierter parenchymatöser Granulome, einer diffusen parenchymatösen, granulomatösen Entzündung oder einer granulomatösen Angiitis kleiner Gefäße betroffen, das Rückenmark vor allem durch raumfordernde Granulome.

Klinik Die Symptomatik ist ausgesprochen vielgestaltig, der Verlauf bei ⅓ der Pat. chronisch-rezidivierend, bei ⅔ subakut-monophasisch. Die Letalität beträgt 5–6 %. Bei etwa 50 % der Pat. treten **Hirnnervenausfälle** auf, vor allem als akute Fazialisparese mit spontaner kompletter Remission, bds. meist in Kombination mit anderen Hirnnervenstörungen. In absteigender Häufigkeit sind betroffen: N. opticus mit Sehstörungen und Optikusatrophie (Befall aller Abschnitte möglich, auch mit Fundusveränderungen), N. vestibulocochlearis mit fluktuierendem Schwindel und Hörstörungen, N. trigeminus, seltener die Nn. III, IV, VI, IX, I, XII und XI, sodass das klinische Bild einer über Monate fluktuierenden Polyneuritis cranialis oder einer Bulbärparalyse entstehen kann.

Eine **Enzephalopathie** tritt bei etwa 25 % der Pat. auf. Sie äußert sich als ängstlich gefärbtes Psychosyndrom, demenzieller Abbau oder auch produktiv-psychotische Symptomatik mit remittierend-rezidivierendem oder progredientem Verlauf. Mit eher ungünstigem Verlauf sind Grands Maux oder fokale epileptische Anfälle assoziiert, die in 15–25 % d. F. auftreten.

Weitere zerebrale Manifestationsformen sind die rezidivierende lymphozytäre granulomatöse Meningitis, hypothalamisch-hypophysäre Störungen, Hydrozephalus, raumfordernde Granulome mit fokalen Ausfällen sowie Hirnstamm- und Kleinhirnsymptomatik. Selten verursacht eine granulomatöse Vaskulitis größerer Gefäße akute ischämische Läsionen.

Bei bis zu 20 % der Pat. ist das Rückenmark betroffen. Es kommt zu einer subakuten oder chronischen **Myelopathie,** bevorzugt des mittleren Zervikal- und Thorakalmarks mit Querschnittsymptomatik und spastischer Tetra- oder Paraparese. Durch entzündliche Veränderungen der lumbalen und sakralen Wurzeln entstehen radikuläre Symptome oder ein Kauda-Syndrom.

Diagnostik

- **MRT:** Als empfindlichste Methode zum Nachweis zerebraler Beteiligung ist es in ca. 80 % d. F. pathologisch, in 65–80 % zeigt sich eine leptomeningeale homogene KM-Anreicherung. In 40–50 % d. F. finden sich multiple periventrikuläre *white matter lesions,* in 30 % raumfordernde parenchymatöse Granulome mit KM-Enhancement, in 10–15 % ein Hydrocephalus aresorptivus, in ca. 13 % raumfordernde spinale Granulome.
- **Pulmologische Diagnostik:** Nur bei 60 % der Pat. mit Neurosarkoidose ist der Röntgen-Thorax-Befund pathologisch, ggf. ist ein CT erforderlich. Bei einer Bronchoskopie mit transbronchialer Biopsie sind in 70–95 % d. F. epitheloidzellige, nicht verkäsende Granulome nachweisbar. Die höchste Sensitivität hat die BAL, durch die eine lymphozytäre Alveolitis mit Zellzahlerhöhung und pathologischem CD4/CD8-Quotienten (> 5 bei aktiver Sarkoidose) nachweisbar ist.
- **Labor:** Sämtliche Veränderungen sind unspezifisch: in > 50 % d. F. BSG ↑, γ-Globulin ↑ und IgG ↑, in 15 % Hyperkalzämie und -urie. Je nach Aktivität der Makrophagen und Epitheloidzellen sind ACE (in 30 %) und Lysozym (in 50–60 %) ↑. Aktivierte T-Lymphozyten setzen sIL-2R (lösliche Form des IL-2-Rezeptors mit langer biologischer HWZ) frei, die sIL-2R-Erhöhung ist evtl. ein Marker für das Risiko des Fortschreitens der Erkrankung.
- **Liquor:** Ein pathognomonischer Befund existiert nicht. Es findet sich eine typische Konstellation aus mäßiger, vor allem lymphozytärer Pleozytose < 200/µl, diskret erhöhtem Gesamtprotein, fehlender intrathekaler Ig-Synthese und negativen OKB. Jedoch ist auch eine Pleozytose bis zu mehreren hundert Zellen/ml (insb. Lymphozyten) möglich, ebenso eine leichte bis mittlere Schrankenstörung mit einem Albuminquotienten < 20 bzw. < 50, eine intrathekale Ig-Synthese mit Drei-Klassen-Reaktion (IgG = IgA > IgM), und in 50–66 % d. F. oligoklonale IgG-Banden, die jedoch im Verlauf wieder negativ werden können und eher bei schwerer Schrankenstörung auftreten. ACE ist in 60 % d. F., Lysozym in 70 % und β2-Mikroglobulin in > 50 % d. F. erhöht.

MERKE

Eine typische Leitsymptomatik lässt sich nicht zuverlässig definieren, sodass die Zusammenschau der Befunde nötig ist und ein differenzialdiagnostisches Dilemma bleibt, sofern nicht eine histologische Sicherung aus dem ZNS erfolgt.

9.2.6 Erkrankungen mit progredienter spastischer Tetra- oder Paraparese

Spastische Spinalparalyse

Diese sehr seltene Erkrankung ist zu etwa 75 % hereditär (autosomal-dominant in 70–80 % > autosomal-rezessiv > X-chromosomal-rezessiv), in etwa 25 % d. F. tritt sie sporadisch auf. Frauen und Männer erkranken gleich häufig. Eine Degeneration der Neurone der Pyramidenbahn verursacht eine sekundäre Demyelinisierung des Tractus corticospinalis lateralis und anterior. Das Manifestationsalter ist relativ variabel von der Kindheit bis zum mittleren bis höheren Erwachsenenalter, meist jedoch vor dem 40. Lj.; in betroffenen Familien gibt es wegen der unterschiedlichen Expression der Symptome auch scheinbar nicht betroffene Genträger ohne subjektive Beschwerden. Die Erkrankung wird in „reine“ und „komplizierte“ Formen eingeteilt, wobei die spastische Parese klinisch dominieren muss.

Klinik Kernsymptome sind eine langsam progrediente spastische Paraparese mit Gangstörung, Steifigkeitsgefühl, erhöhter Ermüdbarkeit, Adduktorenspastik und eine Tiefensensibilitätsstörung. Häufig besteht imperativer Harndrang. Akzessorische Symptome wie schlaffe Paresen durch Mitbeteiligung der Vorderhornzellen (DD: ALS mit initial spastischer Form), Neuropathie des N. opticus und Retinopathie sowie Sensibilitätsstörungen der Füße können hinzukommen. Die Muskeleigenreflexe sind gesteigert, die Bauchhautreflexe meist normal, das Babinski-Zeichen ist positiv, selten findet man eine Spastik der Arme.

Eine Gangstörung mit Spastik der Beine kann bei X-chromosomal-rezessivem Erbgang auch bei heterozygoten Frauen vorkommen.

Diagnostik Die Diagnosestellung stützt sich auf das typische klinische Bild und die positive Familienanamnese.

- **Evozierte Potenziale:** SEP zeigen eine Amplitudenminderung bei normaler P40-Latenz, MEP zu den Beinen sind ausgefallen oder zeigen Amplitudenminderung, selten pathologische Latenzen.
- **Labor:** vor allem zum Ausschluss eines Vitamin-B_{12}-Mangels und einer ALD bzw. AMN von Bedeutung.
- **Liquor:** selten Eiweiß ↑, meist normal.

Zervikale Myelopathie

Als häufigste Myelopathie des höheren Alters betrifft sie Männer doppelt so häufig wie Frauen. Prädisponierend ist ein enger zervikaler Spinalkanal mit einem a.-p. Durchmesser < 13 mm. Treten degenerative spondylotische Veränderungen, verdickte und verkalkte Ligamente und vaskuläre Faktoren hinzu, kommt es zu einer Schädigung des Halsmarks.

Klinik Langsam progredient entwickelt sich eine Gangstörung mit spastisch-ataktischer Komponente, Spastik der Beine, gesteigerten Reflexen, Kloni und positivem Babinski-Zeichen. Hinzu kommen proximal betonte Paresen der Beine, eine Pallhypästhesie, evtl. Lagesinnstörungen, häufig Missempfindungen in den Beinen, auch ein positives Lhermitte-Zeichen. Fast immer besteht auch eine zervikale Radikulopathie, die sich durch radikuläre Schmerzen, Reflexabschwächung, segmentale Paresen mit Atrophie und Sensibilitätsstörungen äußert. Eine stufenweise Verschlechterung und eine vorübergehende Besserung sind möglich.

Diagnostik Röntgen der HWS mit Nachweis einer Spinalkanalweite < 13 mm, MRT der HWS zur Bestätigung durch Nachweis eines Ödems des Myelons (indirektes Kompressionszeichen).

Syringomyelie

Es gibt eine kongenital-idiopathische Form der Syringomyelie, die oft mit anderen Fehlbildungen assoziiert ist, und symptomatische Formen, die durch Tumoren, posttraumatisch oder postentzündlich bedingt sind. Das Manifestationsalter liegt meist zwischen dem 20. und 40. Lj., der Verlauf ist bei 25 % der Patienten fluktuierend.

Klinik Frühsymptom sind häufig Schmerzen. Im Verlauf der Erkrankung kommen dissoziierte Sensibilitätsstörungen, atrophische Paresen der Arme mit ausgeprägten trophischen Störungen bis hin zu

Mutilationen, Reflexausfälle an den Armen, Skoliose, spastische Paresen der Beine mit gesteigerten Reflexen, vegetative Störungen (Blasen-/Mastdarmstörungen) sowie – bei Ausdehnung der Syrinx in den Hirnstamm (Syringobulbie) – Hirnnervenausfälle mit u. a. Dysarthrie, Störungen der Okulomotorik und Horner-Syndrom hinzu.

Diagnostik Die Diagnose stützt sich auf den klinischen Befund und wird mittels MRT bestätigt. Das cMRT zeigt in einigen Fällen unspezifische *white matter lesions;* die Abgrenzung zur MS erfolgt durch Liquoruntersuchung.

9.2.7 Primäres ZNS-Lymphom

Auch bei Immunkompetenten wird eine zunehmende Inzidenz von primären ZNS-Lymphomen beschrieben. Der Häufigkeitsgipfel liegt im 5. bis 7. Lebensjahrzehnt. In mehr als 95 % handelt es sich um Non-Hodgkin-Lymphome der B-Zellreihe.

Klinik und Diagnostik Die Symptomatik ist sehr variabel: Neben Hirndruckzeichen und Kopfschmerzen treten neuropsychologische Symptome wie kognitive und mnestische Funktionsstörungen und Antriebsstörungen, neurologische Herdsymptome wie Aphasie, Paresen und Sensibilitätsstörungen, epileptische Anfälle, zerebelläre Zeichen wie Ataxie sowie Hirnnervenausfälle mit Schwindel und Hörstörungen auf. Außerdem kommt es zu Sehstörungen; die ophthalmologische Untersuchung zeigt einen Befall des Glaskörpers und der Uvea. In ca. 10–20 % findet man einen initialen Befall der Augen mit Glaskörper- und Uveainfiltrationen.

- **cMRT:** pluri- oder multilokuläre Raumforderungen, oft ventrikelnah mit geringem Begleitödem und intensivem KM-Enhancement, oder diffuse Marklagerveränderungen
- **Liquor:** in 50 % d. F. lymphozytäre Pleozytose, auch mit aktivierten Lymphozyten und Plasmazellen, in 30 % positive OKB. Leichte Eiweißerhöhung möglich
- **Diagnosesicherung:** histologisch mittels stereotaktischer Biopsie; daneben Liquorzytologie mit immunzytologischen Methoden und ophthalmologischer Untersuchung

9

MERKE
Das primäre ZNS-Lymphom spricht gut auf Kortison an, was bei der Differenzierung der MS beachtet werden muss.

9.2.8 Hashimoto-Enzephalopathie

Die autoimmun verursachte Hashimoto-Thyreoiditis befällt Frauen 10-mal häufiger als Männer. Bei der assoziierten Enzephalopathie unterscheidet man eine vaskulitische bzw. apoplektiforme von einer diffus progressiven bzw. enzephalitischen Verlaufsform. Die Enzephalopathie beginnt subakut, der Verlauf ist chronisch-rezidivierend oder progredient.

Klinik Neben variablen, z. T. transienten fokalneurologischen Ausfällen treten Bewusstseinsstörungen, Verwirrtheit, Halluzinationen, Demenz, psychotische Episoden, Kopfschmerzen, fokale oder generalisierte epileptische Anfälle, Tremor, Myoklonien, Ataxie, schlaganfallähnliche Episoden oder extrapyramidale Symptome auf.

Diagnostik

- **EEG:** Allgemeinveränderung oder Zeichen einer Erregbarkeitssteigerung, kann aber auch normal sein.
- **cMRT:** meist unspezifisch. Ein Normalbefund ist möglich, ebenso diffuse oder umschriebene, in T2-gewichteten Aufnahmen hyperintense Läsionen ohne Gd-Enhancement.
- **Labor:** meist euthyreote Stoffwechsellage, selten hypothyreot. TSH häufig ↑. Auto-Ak gegen Thyreoglobulin (TAK bzw. TGAK) und Schilddrüsenperoxidase bzw. mikrosomale Antikörper (Anti-TPO-Ak bzw. MAK) meist in hohen Titern nachweisbar, deren Höhe nicht mit dem Schweregrad der Erkrankung korreliert. Assoziation mit HLA-DR 4 und -DR 5.
- **Schilddrüsen-Feinnadelbiopsie:** Falls keine Antikörper nachweisbar sind, muss die Hashimoto-Thyreoiditis bioptisch gesichert werden.
- **Liquor:** Zellzahl meist normal, evtl. geringe mononukleäre Pleozytose in < 20 %, Eiweiß in ca. 75 % ↑, leichte Schrankenstörung mit einem Albuminquotienten < 20, bei weniger als ⅓ der Pat. OKB positiv.

9.2.9 Susac-Syndrom

Als Susac-Syndrom wird eine retinokochleozerebrale Angiopathie bezeichnet, die Frauen sehr viel häufiger betrifft als Männer. Das Erkrankungsalter liegt meist unter 40 Jahren. Eine Mikroangiopathie von Retina und Innenohr führt zu bilateralen, unregelmäßig begrenzten Gesichtsfelddefekten sowie einer kochleären Hörstörung und Tinnitus. Der Befall kleiner kortikaler Arterien verursacht rezidivierende kortikale und subkortikale Mikroinfarkte, die subakut auftretende und fluktuierende fokalneurologische Ausfälle und oft ein ausgeprägtes organisches Psychosyndrom hervorrufen.

Klinik Kopfschmerzen, kognitive Störungen, psychotische Symptome, Paresen, Sensibilitätsstörungen, Ataxie, Hirnnervensymptome, eine Pseudobulbärparalyse oder epileptische Anfälle.

Diagnostik

- Am **Fundus** finden sich bilaterale retinale Astverschlüsse und eine ischämische Degeneration der Netzhaut. Dies ergibt einen typischen Befund in der Fluoreszenzangiografie.
- **cMRT:** multiple kleine Hyperintensitäten in T2-gewichteten Aufnahmen in der weißen Substanz, auch periventrikulär, kortikal, in Stammganglien, Thalamus und Corpus callosum, ohne KM-Enhancement.
- **Liquor:** Eiweiß leicht ↑, meist durch Schrankenstörung bedingt. Leichte lymphozytäre Pleozytose. Keine intrathekale Ig-Synthese, keine OKB.

9.2.10 Antiphospholipid-Syndrom

Beim Antiphospholipid-(Antikörper-)Syndrom (APA-Syndrom) unterscheidet man eine primäre Form – ohne Lupus erythematodes disseminatus – und eine sekundäre Form, die ca. 35 % aller SLE-Patienten betrifft, aber auch bei Malignomen vorkommt. Meist sind Patienten < 45 Jahren betroffen, Frauen häufiger als Männer. Es kommt zu rezidivierenden zerebralen Ischämien, Sinusvenenthrombosen, rezidivierenden arteriellen und venösen Thrombosen und Embolien sowie gehäuften Aborten.

Klinik Neben fokalneurologischen Symptomen treten Hörverlust, Visusminderung, Krampfanfälle und migräneartige Kopfschmerzen auf.

Diagnostik **Labor:** Nachweis von Antiphospholipid-Ak (APA, IgG und IgM); Anticardiolipin-Ak (ACA) und Lupus-Antikoagulans (LA). Bei Nachweis von Antiphospholipid-Ak ohne klinische Symptomatik muss nicht weiter untersucht werden.

9.2.11 CLIPPERS-Syndrom

Das CLIPPERS-Syndrom („chronic lymphocytic inflammation with pontine perivascular enhancement responsive to steroids") wurde erstmals von Pittock et al. (2010) bei acht Patienten beschrieben. Es handelt sich um eine unspezifische chronische lymphozytäre Entzündung des Pons, des Hirnstamms, des Zerebellums und ggf. auch des Myelons mit noch ungeklärter Pathophysiologie. Charakteristisch ist das gute Ansprechen auf Glukokortikoide (akut) und in der Langzeitbehandlung auf Immunsuppressiva (Methotrexat), weshalb eine rasche Diagnosestellung und gezielte Therapieeinleitung von besonderer Bedeutung sind.

Klinik Die Erkrankung manifestiert sich typischerweise subakut mit Symptomen des Hirnstamms, des Kleinhirns, der Hirnnerven und der langen Bahnen wie Ataxie (Gang-, Stand-, Rumpf-, Extremitätenataxie), Dysarthrie, Dysphagie, Dysgeusie, Doppelbildern, Nystagmen und anderen Störungen der Okulomotorik, fazialen Paresen, kranialen Sensibilitätsstörungen, Schwindel, Hörstörungen, Tinnitus, Zungenparese, Schluckauf, Tremor (insb. Holmes-Tremor), Übelkeit, Para-, Hemi-, Mono- und Tetraparesen, Spastik und Pyramidenbahnzeichen, Oberflächen- und Tiefensensibilitätsstörungen, neurogenen Blasenstörungen, kognitiven Defiziten, Kopfschmerzen, Affektlabilität und Fatigue (Dudesek et al. 2014).

Diagnostik

- **MRT:** Charakteristisch ist das cMRT mit dem Bild eines „gepfefferten" Hirnstamms, Pons und Zerebellums, ggf. auch Myelons mit typischen multiplen punktförmigen Gd-Anreicherungen,

ohne Zeichen einer Raumforderung und eines vasogenen Ödems.
- **Liquor:** Der Liquor kann sowohl normal sein als auch leichte bis mäßige Eiweißerhöhungen (bis zu 1 g/l) und lymphozytäre bzw. lymphomonozytäre Pleozytosen zwischen 5 und 50/µl zeigen. Oligoklonale IgG-Banden können transient vorkommen, sind aber in Folgeuntersuchungen häufig nicht mehr nachweisbar. Erregerspezifische Befunde fehlen.

9.2.12 Zusammenfassung

Eine Übersicht über die in der Differenzialdiagnose der MS wichtigsten Erkrankungen gibt ➤ Tab. 9.5.

9.3 Sonderformen der MS

9.3.1 Akute maligne multiple Sklerose (Typ Marburg)

Diese seltene, hochmaligne Form der MS mit monophasischem Verlauf betrifft vor allem junge Patienten.

Klinik Nach einem unspezifischen Initialstadium mit Fieber, Kopfschmerzen, Bewusstseinsveränderungen und multifokalen neurologischen Ausfallsymptomen, das einer Virusenzephalitis ähnelt, nimmt die Erkrankung einen fulminanten Verlauf mit spinalen, zerebralen und Hirnstammsymptomen. Nach Monaten bis wenigen Jahren resultieren schwerste Behinderungen, falls die Erkrankung nicht zum Tode führt.

Tab. 9.5 Übersicht über die in der Differenzialdiagnose der MS wichtigsten Erkrankungen und Aids

Erkrankung	Labor	Liquor	MRT	Besonderheiten
PANCS	BSG und Leukos möglich, i. d. R. keine systemischen Entzündungszeichen, ANA neg.	Leichte lymphomonozytäre Zellzahl und EW ↑	Multilokuläre Läsionen kortikal und subkortikal in weißer und grauer Substanz	Zusatzdiagnostik: Angiografie, leptomeningeale und parenchymatöse Biopsie bei über 3 Mon. progredientem Verlauf
Panarteriitis nodosa	BSG ↑, CRP, C_3 ↓ und C_4 ↓, HB_SAg, ANA, pANCA (bei mPAN) pos. Hepatitisserologie	Meist ohne path. Befund		Zirkulierende Immunkomplexe Zusatzdiagnostik: Nerv-Muskel- bzw. Nierenbiopsie, in 70 % Assoziation mit Virushepatitis
Wegener-Granulomatose	BSG ↑, Krea ↑, Leukos ↑, Thrombos ↑, cANCA in 90 % d. F. pos. (zu 90 % PR-3-ANCA), pANCA pos. (< 5 % d. F.)	Parenchymatöse Läsionen, stark verdickte Meningen		Zusatzdiagnostik: Biopsie aus Granulomen
Churg-Strauss-Syndrom	Eosinophilie, IgE ↑, pANCA in 50–70 % d. F. pos. (zu 90 % MPO-ANCA)	Eosinophilie, Zellzahl und EW ↑		Zusatzdiagnostik: Nerv-Muskel-Biopsie: eosinophile Granulome und Vaskulitis
Morbus Behçet	BSG ↑, CRP ↑, Leukos ↑, Anämie, α_2-Globulin ↑	Zellzahl ↑, IgA- und IgM-OKB, im Verlauf auch wieder neg.	Ausgedehnte KM-aufnehmende Läsionen, auch disseminierte, in T2 hyperintense Läsionen in weißer und grauer Substanz	Zirkulierende Immunkomplexe in 75 % d. F., C9 ↑ als Aktivitätsmarker, HLA-B5 pos.

9

Tab. 9.5 Übersicht über die in der Differenzialdiagnose der MS wichtigsten Erkrankungen und Aids *(Forts.)*

Erkrankung	Labor	Liquor	MRT	Besonderheiten
Rheumatoide Arthritis	BSG, CRP, α- und γ-Globulin, RF pos. in 70–80 % d. F., ANA in 35 % d. F. pos., Anti-ds-DNA-Ak neg.			In 50 % d. F. zirkulierende Immunkomplexe, in 70 % HLA-DR4 pos. **Cave:** atlantoaxiale Instabilität mit progredienter Tetraspastik
SLE	BSG ↑, CRP ↑, α_2-und γ-Globulin, C_3 ↓ und C_4 ↓, Anämie, Leukos ↓, Lymphos ↓, Thrombos ↓, in 96 % d. F. hohe ANA-Titer, in 80 % d. F. spezifische Anti-ds-DNA-Ak, medikamentös induzierter SLE: Histon-Ak pos., Anti-ds-DNA-Ak neg.	In 30 % d. F. path.: Zellzahl ↑ und EW ↑, IgG-Synthese, auch pos. OKB	*White matter lesions* multilokulär subkortikal, periventrikulär, kortikal, nicht im Corpus callosum, in akuten Phasen KM-Aufnahme	Assoziation mit HLA-DR2 und -DR3, Anti-Sm-Ak bei ZNS-Beteiligung in 25 % d. F., ribosomale Ak bei Psychosen, Jo-1-Ak bei Polymyositis, Neuronen-Ak bei Epilepsie und Enzephalopathie, Diagnosesicherung durch Biopsie
Sjögren-Syndrom	BSG ↑, γ-Globulin ↑, RF pos. in 50 % d. F., SSA (Anti-Ro-Ak) in 97 %, SSB (Anti-La-Ak) in 87 % d. F. pos.	Leichte lymphozytäre Pleozytose möglich, häufiger EW ↑, pos. OKB möglich	Multilokuläre Herde wie bei SLE subkortikal und an der Mark-Rinden-Grenze	Assoziation mit HLA-DW2, spontane Sicca-Symptomatik; Zusatzdiagnostik: Feinnadelbiopsie der Speicheldrüsen
Neuroborreliose	IgM- und IgG-Ak, IgM-Ak falsch pos. bei EBV-, VZV- und CMV-Infektion; IgM noch Wochen, IgG noch Mon. nach Therapie ↑ oder ↔, ungeeignet für Therapiemonitoring	Lymphomonozytäre Pleozytose, Plasmazellen mit spezifischen Ak, EW ↑, intrathekale Ig-Synthese (IgM > IgG > IgA), OKB pos. in 66 % d. F., Nachweis intrathekaler Borrelien-Ak ggf. erst nach 3–4 Wo. möglich, pos. IAI (> 2,5)	Ähnliches Bild wie bei MS, periventrikuläre, in T2 hyperintense Herde möglich	Häufig Durchseuchungstiter; intrathekale Ak-Synthese (auch IgM) noch Monate bis Jahre nach Therapie bzw. Ausheilung nachweisbar; Diagnosekriterien für die akute Neuroborreliose: Pleozytose, chronische Zellzahl ↑, EW ↑ und lokale Ak-Synthese
Neurolues	VDRL-Suchtest zur Bestätigung FTA-Abs- oder TPHA-Test zur Aktivitätsbeurteilung VDRL- und 19S-IgM-FTA-Abs-Test → Grundlage für Therapieindikation	Lymphomonozytäre Pleozytose in 50–90 % d. F., intrathekale Ig-Synthese (IgG > IgM > IgA), IgG-OKB pos. in > 60 % d. F., VDRL zur Aktivitätsbeurteilung, ITpA-Index > 3,0–4,0 beweist intrathekale spezifische Ak-Synthese	Entzündliche und vaskulitische Herde, vor allem Prozesse im Hirnstamm nachweisbar, ggf. ähnlich wie bei MS, ggf. auch Hirnstamm- und Kleinhirnatrophie	Intrathekale IgG-Synthese nach Therapie noch jahrelang nachweisbar, pos. IgG-OKB als „Liquornarbe"; EEG wichtig, da bei 25 % der Pat. epileptische Anfälle auftreten
HIV-Infektion	ELISA: HIV-Ak, zur Bestätigung Western Blot; CD4-Zellzahl, CD4/CD8-Quotient, Viruslast	EW ↑, lymphomonozytäre Pleozytose, IgG-Synthese, pos.; IgG-OKB in ca. 50–66 % d. F., HIV-ASI: intrathekale Ak-Synthese, PCR: Nachweis von HIV-Antigen	Zum Ausschluss von opportunistischen Infektionen, Neoplasien oder Meningeosis lymphomatosa	> 50 % der asymptomatischen HIV-positiven Pat. zeigen unspezifische Liquorveränderungen: Zellzahl ↑, EW ↑, pos. OKB

Tab. 9.5 Übersicht über die in der Differenzialdiagnose der MS wichtigsten Erkrankungen und Aids *(Forts.)*

Erkrankung	Labor	Liquor	MRT	Besonderheiten
Tbc des ZNS	Hyponatriämie (Na^+ < 135 mmol/l) in 75 % d. F.	Initial „buntes" Zellbild, danach rein lymphozytäre Pleozytose, Glukose ↓, Laktat ↑, EW ↑, intrathekale Ak-Synthese (vor allem IgA), PCR zum Nachweis von *Mycobacterium tuberculosis*	Verdickte Meningen, Hydrozephalus, ischämische Infarkte, Tuberkulome	Bei bis zu 50 % der Pat. sind Röntgen-Thorax und Thorax-CT ohne path. Befund, oft mehrfache LP zur Diagnosesicherung nötig
Morbus Whipple		EW ↑, IgA-Synthese, unspezifischer geringe bis mäßige Zellzahlerhöhung, PAS-pos. Einschlüsse in Makrophagen, PCR-Nachweis von *Tropheryma Whippelii*	Multiple kleine KM-aufnehmende Läsionen kortikal und subkortikal in ca. 50 % d. F., auch bandförmige, in T2 hyperintense Läsionen	Diagnosesicherung durch Hirnbiopsie: PAS-pos., sichelförmige Einschlüsse in Makrophagen, Nachweis von Bakterien-DNA mit PCR in Liquor und Hirnbiopsie
Vitamin-B_{12}-Mangel	MCV ↑, Vit.-B_{12}-Spiegel ↑, Homocystein und Methylmalonsäure im Serum und Plasma ←	Selten EW ↑	Periventrikuläre, bes. aber flächige Läsionen in weißer Substanz	
X-ALD, AMN	VLCFA (C24:0, C26:0) ↑ in Plasma und Fibroblastenkulturen, path. Quotient; ACTH-Test	**X-ALD:** Zellzahl ↑ und EW ↑ möglich, IgA-Synthese bei zerebralen Formen. **AMN:** normaler Liquor, keine OKB	Symmetrische Demyelinisierung bei ALD, bei AMN in 50 % normales cMRT, Befall zentraler Bahnen	X-chromosomal-rezessiver Erbgang, zum Ausschluss eines Konduktorinnenstatus genetische Untersuchung, da hier VCLFA ggf. normal, als DD vor allem bei chron.-progredientem Verlauf bzw. pos. Familienanamnese beachten
MLD	Arylsulfatasemangel in Leukozyten und Fibroblasten, Sulfide im Urin	EW ↑	T2-Hyperintensitäten im Marklager	Autosomal-rezessiver Erbgang, path. NLG
Neurosarkoidose	BSG ↑, γ-Globulin ↑, IgG ↑ in ca. 50 % d. F., ACE ↑ in 30 %, Lysozym ↑ in 50–60 % d. F. je nach Aktivität, sIL-2R von aktivierten T-Lymphozyten freigesetzt	Zellzahl ↑, EW ↑, keine Ig-Synthese und neg. OKB im typischen Fall, aber auch Ig-Synthese (IgG = IgA > IgM) und pos. IgG-OKB möglich, im Verlauf evtl. wieder neg.; ACE ↑ in 60 % d. F., Lysozym ↑ in 70 %, β_2-Mikroglobulin ↑ in > 50 % d. F.	Empfindlichste Methode zum Nachweis des ZNS-Befalls, leptomeningeale homogene KM-Anreicherung, multiple periventrikuläre *white matter lesions,* parenchymatöse Granulome, Hydrozephalus, spinale Granulome	Pulmologische Diagnostik wichtig: transbronchiale Biopsie und BAL mit Bestimmung des CD4/CD8-Quotienten und Nachweis einer lymphozytären Alveolitis
Spastische Spinalparalyse	Ausschluss eines Vit.-B_{12}-Mangels und path. erhöhter VLCFA	Meist normal, selten leichte EW ↑	Spinales MRT: Atrophie des Myelons bes. im thorakolumbalen Übergang	Pos. Familienanamnese, auch path. VEP beschrieben

Tab. 9.5 Übersicht über die in der Differenzialdiagnose der MS wichtigsten Erkrankungen und Aids *(Forts.)*

Erkrankung	Labor	Liquor	MRT	Besonderheiten
Zervikale Myelopathie			Bestätigung durch HWS-MRT: Myelon-Ödem	Klin. Befunde führend, Zusatzdiagnostik: Röntgen-HWS
Syringomyelie			MRT (HWS, BWS) bestätigt Diagnose, selten unspezifische *white matter lesions*	Klin. Befunde führend
Primäres ZNS-Lymphom		Lymphozytäre Pleozytose in 50 % d. F., pos. OKB in 30 %, EW leicht ↑ möglich	Pluri- oder multilokuläre Raumforderungen, KM-Aufnahme, geringes Begleitödem	Diagnosesicherung: stereotaktische Biopsie, Liquorzytologie, Immunzytologie, Befall von Glaskörper und Uvea; gutes Ansprechen auf Kortikoide
Hashimoto-Enzephalopathie	Meist euthyreot, TSH häufig ↑, hohe TAK- und MAK-Titer	Zellzahl ↑ und EW ↑ möglich, pos. OKB in < 33 % d. F.	Unspezifisch, auch diffuse oder umschriebene, in T2 hyperintense Läsionen	Assoziation zu HLA-DR4 und -DR5, ggf. Schilddrüsen-Feinnadelbiopsie zur Diagnosesicherung
Susac-Syndrom		EW leicht ↑, Zellzahl ↑, keine intrathekale Ig-Synthese, OKB neg.	Multiple kleine T2-Hyperintensitäten in weißer Substanz, auch kortikal, Corpus callosum	Fundus: bilaterale retinale Astverschlüsse, typische Fluoreszenzangiografie, Hörstörung, Gesichtsfelddefekte bds.
Antiphospholipid-Syndrom	APA, ACA, LA			Primäre Form ohne SLE, sekundäre Form: bei SLE und Malignomen: bei pos. APA ohne Klinik keine weitere Diagnostik
CLIPPERS-Syndrom		Normal oder EW bis 1 g/l; lympho(mono)zytäre Pleozytose bis 50/µl; OKB können transient pos. sein	Typisches Bild eines „gepfefferten" Hirnstamms, Pons und Zerebellums mit multiplen punktförmigen KM-aufnehmenden Herden	Klinisch und im MRT gutes Ansprechen auf GKS und Immunsuppressiva

Ak = Antikörper, ANA = antinukleäre Antikörper, cANCA = zytoplasmatische antinukleäre Antikörper, d. F. = der Fälle, EW = Eiweiß, Ig = Immunglobuline, KM = Kontrastmittel, LP = Lumbalpunktion, mPAN = mikroskopische Panarteriitis nodosa, neg. = negativ, NLG = Nervenleitgeschwindigkeit, OKB = oligoklonale Banden, pANCA = perinukleäre antinukleäre Antikörper, pos. = positiv, RF = Rheumafaktor, T2= T2-gewichtete Aufnahme, VLCFA = überlangkettige Fettsäuren

Diagnostik

- **cMRT:** multiple großflächige, frische Demyelinisierungsherde.
- **Liquor:** Meist findet sich eine Pleozytose.

9.3.2 Diffuse disseminierte Sklerose

Die diffuse disseminierte Sklerose (Schilder-Krankheit, Encephalitis periaxialis diffusa) tritt vor allem bei Kindern und Jugendlichen auf. Nach einem akuten Beginn verläuft die Erkrankung monophasisch und progredient ohne Schübe.

Klinik Neuropsychologische und psychische Symptome bis zur Demenz sind häufig; außerdem finden sich Kopfschmerzen, Aphasie, Erblindung und Ertaubung, Hemi- und Tetraparese, bulbäre Symptome und Pyramidenbahnzeichen.

Diagnostik

- **cMRT:** Im Marklager finden sich sehr große, scharf begrenzte Demyelinisierungsherde, oft asymmetrisch mit Ausdehnung über den Balken hinaus nach kontralateral.
- **Liquor:** wie bei MS, jedoch häufig ohne OKB.

9.3.3 Konzentrische Sklerose Baló

Die konzentrische Sklerose Baló (Encephalomyelitis periaxialis concentrica) ist eine sehr seltene Erkrankung von Kindern und Jugendlichen. Nach häufig akutem Beginn verläuft sie monophasisch mit z. T. letalem Ausgang nach Wochen bis Monaten.

Klinik Neben neuropsychologischen Auffälligkeiten und Bewusstseinsstörungen finden sich Hirndruckzeichen, multifokale Ausfälle oder spastische Hemi- oder Tetraparesen.

Diagnostik

- **cMRT:** charakteristische, schalenförmig angeordnete, in T2-gewichteten Aufnahmen hyperintense Herde, die Zonen zerstörten und intakten Myelins entsprechen
- **Liquor:** wie bei MS

9

9.3.4 Neuromyelitis optica (NMO, Devic-Syndrom) und NMO-Spektrum-Erkrankungen

Die Neuromyelitis optica (Devic-Syndrom) ist eine immunvermittelte chronisch-entzündliche Erkrankung des ZNS, die durch eine simultan oder sukzessiv auftretende ein- oder beidseitige Optikusneuritis und eine langstreckige Myelitis gekennzeichnet ist. Histopathologisch finden sich neben einer Demyelinisierung auch ausgeprägte Nekrosen sowie neuronale und astrozytäre Schädigungen.

Der Nachweis spezifischer Autoantikörper (AQP4-Ak) im Serum von NMO-Patienten ist ein wichtiges Diagnosekriterium. Neben der klassischen NMO gibt es weitere, unter der Bezeichnung NMO-Spektrum zusammengefasste Erkrankungen, bei denen ebenfalls AQP4-Ak nachweisbar sind: u. a. die isolierte longitudinal extensive transverse Myelitis (LETM), die monophasische oder rekurrierende isolierte ON sowie einige Formen der Hirnstammenzephalitis mit Beteiligung von Zwischenhirn und Medulla oblongata. Vereinzelt werden AQP4-Ak auch bei Patienten mit multilokulären, teilweise tumefaktiven Marklagerläsionen nachgewiesen, sodass sich die Bandbreite der NMO-Spektrum-Erkrankungen zunehmend erweitert.

Klinik Leitsymptome der NMO sind die Optikusneuritis und die Myelitis. Nach Wingerchuk et al. (2006) sollen für die Diagnosestellung darüber hinaus mindestens zwei der drei nachfolgenden Kriterien erfüllt sein:

1. Spinales MRT mit langstreckiger Myelonläsion (≥ 3 Wirbelkörpersegmente)
2. Für eine MS nicht typisches cMRT bei Erkrankungsbeginn
3. Nachweis von NMO-IgG-Ak im Serum

Im Vergleich zur MS ist das Erkrankungsalter etwas höher und die Geschlechterverteilung deutlich stärker zuungunsten des weiblichen Geschlechts verschoben. Die Krankheit verläuft häufig akut bis subakut mit ein- oder beidseitiger Blindheit und einer ihr vorausgehenden oder nachfolgenden, z. T. aufsteigenden, meist hohen kompletten Querschnittsymptomatik. Rezidivierende Verläufe finden sich bei ca. 40 % der Pat. Bei 50 % der Betroffenen bleibt ein schweres bis mittelschweres neurologisches Defizit bestehen. Die Mortalität wird zwischen 10 und 50 % angegeben, ein gutartiger Verlauf ist selten (max. bei ca. ⅓ der Pat.).

Die Akuttherapie besteht im Einsatz hoch dosierter i. v. Kortikosteroide und einer frühzeitigen therapeutischen Apherese (Plasmapherese, Immunadsorption). Aufgrund der relativ schlechten Prognose wird eine frühe immunsuppressive Therapie, vorzugsweise mit Azathioprin (alternativ Rituximab, bei Kontraindikationen Mycophenolat-Mofetil, Mitoxantron oder Cyclophosphamid) empfohlen. Vereinzelt werden auch Therapieerfolge mit IVIG berichtet.

Diagnostik

- **MRT:** Läsionen im N. opticus inkl. Chiasma und langstreckig im Myelon (mind. 3 Segmente). Marklagerläsionen möglich
- **Labor:** positiver serologischer Nachweis von AQP4-Ak bei 60–90 % (hohe Spezifizität, negative Bestimmung im schubfreien Intervall möglich)
- **Liquor:** in ca. 60 % Gesamteiweiß ↑ und polymorphkernige Pleozytose; OKB und intrathekale Ig-Synthese bei 70 % fehlend oder nur transient nachweisbar

9.3.5 Akute demyelinisierende Enzephalomyelitis

Die ADEM ist eine seltene Erkrankung vor allem bei Kindern und jungen Erwachsenen mit akutem monophasischem Verlauf (➤ Kap. 8.8.1).

Klinik Die Symptome treten meist 2–3 d bis 4 Wo. nach einem Infekt, am häufigsten nach einem viralen Atemwegsinfekt, seltener nach Impfungen mit nicht rekombinant hergestelltem Impfstoff, aber auch spontan auf. Symptomatik und Ausprägung sind sehr variabel, von diskreten Ausfällen bis zu einem foudroyanten, zum Tod führenden Verlauf. Neben Kopfschmerzen, Fieber, Erbrechen, organischem Psychosyndrom und Bewusstseinsstörungen bis zum Koma treten fokalneurologische Defizite wie Hemiparese, Ataxie, Aphasie, Dysarthrie, Schwindel, Doppelbilder und andere Hirnstammsymptome auf. Auch eine bilaterale Optikusneuritis sowie fokale oder generalisierte epileptische Anfälle sind häufig. Spinale Symptome sind seltener. Auch die Rückbildung der Symptome ist sehr variabel: Möglich sind sowohl eine Restitutio ad integrum als auch schwerste Behinderungen.

Als eine Sonderform mit hämorrhagischen Läsionen und malignem Verlauf gilt die akute hämorrhagische oder **Hurst-Leukenzephalitis.**

Diagnostik

- **cMRT:** Es finden sich einzelne oder multiple Läsionen, in T2-gewichteten Aufnahmen hyper-, in T1-gewichteten Aufnahmen iso- oder hypointens. Zum Teil zeigen sich große konfluierende und raumfordernde Herde, oft im Thalamus oder in den Stammganglien, nicht nur periventrikulär, sondern auch im subkortikalen Marklager. Es handelt sich vor allem um floride Herde, die auch ringförmig KM aufnehmen können.
- **Liquor:** lymphozytäre Pleozytose, meist < 100, jedoch auch bis zu 1.000/μl, mit bis zu 20 % Granulozyten. Eiweiß ↑ bei leichter bis mäßiggradiger Schrankenstörung. OKB können nachweisbar sein, eher selten ist eine intrathekale IgG-Synthese. Liquor kann unauffällig sein. Eine Rückbildung der pathologischen Veränderungen innerhalb von 6 Mon. wird als typisch beschrieben.

LITERATUR

Die vollständige Literatur zu diesem Kapitel finden Sie im Anhang am Ende dieses Buches.

KAPITEL

10 Liquor- und Blutanalyse

Hayrettin Tumani, Ernst Linke, Klaus Zimmermann und Peter Rieckmann

Die Liquor- und Blutanalyse ist neben der Magnetresonanztomografie (MRT) ein wichtiges Verfahren einerseits zur Unterstützung der Diagnose der MS, andererseits um Differenzialdiagnosen auszuschließen. Nachdem in den McDonald-Diagnosekriterien 2010 für den Liquorbefund kein Bedarf mehr gesehen wurde, kann er nach den revidierten Diagnosekriterien 2017 bei der Erstmanifestation der MS als Ersatz für eine klinisch oder MR-tomografisch fehlende zeitliche Dissemination wieder herangezogen werden. Der wichtigste Liquorbefund bei MS ist der Nachweis einer persistierenden polyspezifischen intrathekalen Immunglobulinsynthese. Während bei anderen entzündlichen ZNS-Erkrankungen eine intrathekale Ig-

Synthese nur vorübergehend nachweisbar sein kann, persistiert eine intrathekale Ig-Synthese bei Patienten mit MS über den gesamten Krankheitsverlauf („einmal positiv, immer positiv"). Die intrathekale IgG-Synthese ist gegen verschiedene virale Antigene (MRZ-Reaktion) gerichtet.

Dieses Kapitel gibt einen Überblick über die Liquor- und Blutbefunde bei MS, weist auf praktische diagnostische Aspekte hin und stellt neue Entwicklungen in der neurochemischen Diagnostik mit Relevanz für die MS vor.

10.1 Typisches Liquorprofil für die Diagnose der MS

Es gibt keinen einzelnen pathognomonischen Liquormarker, der die Diagnose „MS" ermöglicht, sondern ein MS-typisches Befundmuster aus mehreren Liquormarkern (➤ Tab. 10.1). Hierzu zählen:

- Leichte **Pleozytose** (Leukozytenzahl 0–35/µl) mit vorwiegendem Lymphozytenanteil, aktivierten B-Zellen und Plasmazellen.
- Normaler bis leicht erhöhter **Albuminquotient.**
- **Intrathekale Synthese von Immunglobulinen,** vorwiegend der IgG-Klasse (IgG-Synthese im Quotientendiagramm oder oligoklonale IgG-Banden im Liquor, die nicht im parallel untersuchten Serum zu finden sind). Die diagnostische Sensitivität dieser Parameter ist abhängig von der Qualität und der Empfindlichkeit der verwendeten Technik. Dies gilt insbesondere für die isoelektrische Fokussierung, mit der oligoklonale IgG-Banden nachgewiesen werden. Der Liquor/Serum-Quotient der κ-freien Leichtketten (KFLC) hat eine vergleichbar hohe Sensitivität für den Nachweis einer intrathekalen Ig-Synthese wie der Nachweis liquorspezifischer OKB (Presslauer et al. 2016). Somit scheinen KFLC unter den quantitativen Methoden ein vielversprechendes Verfahren zum Nachweis einer ZNS-Entzündung zu sein, was derzeit jedoch trotz einer guten Sensitivität noch nicht als Ersatz für die OKB empfohlen werden kann (Hegen et al. 2019; Leurs et al. 2020; Reiber et al. 2019; Senel et al. 2019; Schwenkenbacher et al. 2019).
- Die **MRZ-Reaktion** (intrathekale Synthese von Antikörpern gegen Masern-, Röteln- und Varicella-Zoster-Virus) besitzt eine höhere diagnostische Spezifität. Sie ist typisch für Autoimmunerkrankungen des ZNS und bei 94 % der Patienten mit gesicherter MS nachweisbar. Es handelt sich um eine polyspezifische humorale Immunantwort. Ihr Nachweis wird zur Bestätigung der MS-Diagnose empfohlen (Tumani et al. 1998; Brettschneider et al. 2009; Jarius et al. 2017). Die MRZ-Reaktion ist am ehesten als oligoklonale Immunzellreaktivierung zu interpretieren, erlaubt aber nicht den Schluss, dass diese Viren ätiologisch mit der MS verknüpft sind. Alle o. g. Parameter sind typisch für die MS, aber nicht pathognomonisch, weil sie auch bei anderen subakuten oder chronischen Entzündungen des ZNS oder nach einer solchen

Tab. 10.1 MS-typisches Liquormarker-Profil

Liquormarker	Bei Gesunden	Bei MS-Pat.	Nachweishäufigkeit bei MS-Pat. [%]
Zellzahl [Leukozyten/µl]	< 5	< 5 bis 35/ml	94
Aktivierte B-Zellen [%]	< 0,1	> 0,1	79
Albuminquotient [$\times 10^{-3}$]	< 8	< 8 bis 12	88
IgG-Synthese im Quotientendiagramm [mg/l]	0	> 0	72
IgA-Synthese im Quotientendiagramm [mg/l]	0	> 0	9
IgM-Synthese im Quotientendiagramm [mg/l]	0	> 0	20
KFLC-Synthese im Quotientendiagramm [mg/l]	0	>0	98
Oligoklonale IgG-Banden	nicht nachweisbar	nachweisbar (Typ 2 oder 3]	98
MRZ-Reaktion [Antikörperindex für Masern-/Röteln-/Zostervirus]	< 1,5	≥ 1,5	94

ähnlich vorkommen können. Die MRZ-Reaktion ist unter o. g. Parametern differenzialdiagnostisch am spezifischsten (Jarius et al. 2017).

Das oben erwähnte Liquorprofil gilt in erster Linie für Patienten mit RRMS und SPMS, während bei PPMS das OKB-Muster 3 (Banden nur im Liquor, zusätzlich identische Banden im Liquor und Serum) häufiger nachweisbar sein soll als bei anderen Verlaufsformen (McDonnell und Hawkins 2002; Villar et al. 2009).

Im Verlauf der MS ist das diagnostische Liquorprofil nahezu konstant und erlaubt keine Aussage über die Krankheitsaktivität bzw. die Schwere der Behinderung (Tumani et al. 2009). Auch eine erhöhte Zellzahl erlaubt keinen Rückschluss auf das Vorliegen eines akuten Schubs. Unter der Therapie mit immunmodulatorischen bzw. immunsuppressiven Substanzen (z. B. Natalizumab, Fingolimod, Rituximab oder Stammzelltransplantation) ist eine Änderung des Liquorprofils dahingehend zu beobachten, dass die Zellzahl abnimmt, die intrathekale IgG-Synthese jedoch weitgehend stabil nachweisbar bleibt (Rudick et al. 1999; Stüve et al. 2009; Largey et al. 2019). Andere Arbeiten berichten jedoch auch eine Abnahme der B-Zell-Antwort unter einer Natalizumab-Therapie i. S. einer Reduktion des lokal synthetisierten IgG oder eines Verschwindens von oligoklonalen IgG-Banden, wobei dies bei Beendigung der Immuntherapie reversibel ist (Harrer et al. 2013; Warnke et al. 2014).

MERKE

Von besonderer Bedeutung ist unter Therapie mit **Natalizumab** die Möglichkeit der Entwicklung einer **progressiven multifokalen Leukenzephalopathie** (PML), die bei klinischem und MR-tomografischem Verdacht durch den sensitiven quantitativen Nachweis von JCV-DNA im Liquor bestätigt werden kann. Im Falle einer PML sind wiederholte Liquoruntersuchungen als Verlaufskontrolle bis zur Nichtnachweisbarkeit von JCV-DNA zu empfehlen (Dahlhaus et al. 2013).

10.2 In der Routine etablierte Parameter der Liquordiagnostik

10.2.1 Liquorzytologische Untersuchungen

Neben der Erhebung der Basisbefunde (Zellzahl und Differenzialzellbild) hat die Erfassung von Lymphozyten-Subpopulationen eine gewisse Bedeutung erlangt. Für die MS ist eine leichte **Pleozytose** von selten mehr als 30 Leukozyten/µl charakteristisch. Bei weiblichen MS-Patienten wurden geringfügig höhere Pleozytosen als bei männlichen beobachtet (Schmidt et al. 1987).

Nach längerer Krankheitsdauer nimmt eine vorhandene Pleozytose, insbesondere bei intermittierenden Verläufen, deutlich ab (Schmidt et al. 1983). Niedrigere Zellzahlen im Vergleich zum Ergebnis der Erstpunktion zeigen sich bei notwendigen Zweitpunktionen spontan schon nach einer 5-Jahres-Frist oder unter einer Immuntherapie auch deutlich früher (Rudick et al. 1999).

Aber auch bei chronisch progredienten Krankheitsverläufen tritt mit Fortschreiten der Erkrankung eine häufig ausgeprägte Verminderung der vorangegangenen Pleozytose bis hin zur Normalisierung der Zellzahl auf (Kuppe et al. 1983).

Die Zellbilder bei MS weisen in ca. 70 % d. F. unabhängig von der Verlaufsform sowie vom Alter und Geschlecht der Patienten ein **lymphozytäres Zellbild** auf, an dem sehr häufig **aktivierte Lymphozyten** und Plasmazellen beteiligt sind (➤ Abb. 10.1). Monozytäre Zellbilder kommen nur in ca. 25 % der MS-Fälle vor. Alle Untersuchungen über Zellzahl und Differenzialzellbild machen deutlich, dass diese Parameter nicht geeignet sind, Aussagen über die Prozessdynamik der Erkrankung zu treffen oder die verschiedenen Verlaufsformen zu unterscheiden.

Als Ausdruck der chronisch-entzündlichen Abläufe und der Stimulierung des gesamten immunologischen Netzwerks ist häufig eine Vielzahl unterschiedlich aktivierter lymphozytärer Zellformen nachweisbar. Dabei sind die morphologischen Veränderungen einer Lymphozytenaktivierung begrifflich von den sog. aktivierten B-Zellen zu trennen. Die morphologische Vielfalt aktivierter immunkompetenter Zellen hatte unterschiedlichste nosologische Zuordnungen zur Folge, die im Gegensatz zu einer wenig differenzierten diagnostischen Bedeutung standen. Dies führte zu der sinnvollen Praxis, alle in ihrem mikroskopischen Erscheinungsbild zwischen Lymphozyt und Plasmazelle angesiedelten, mehr oder weniger aktivierten lymphozytären Zellen summarisch als **„aktivierte Lymphozyten"** zu bezeichnen.

Diese bisweilen hoch auffälligen Zellformen können ein MS-Zellbild vollständig dominieren, in anderen

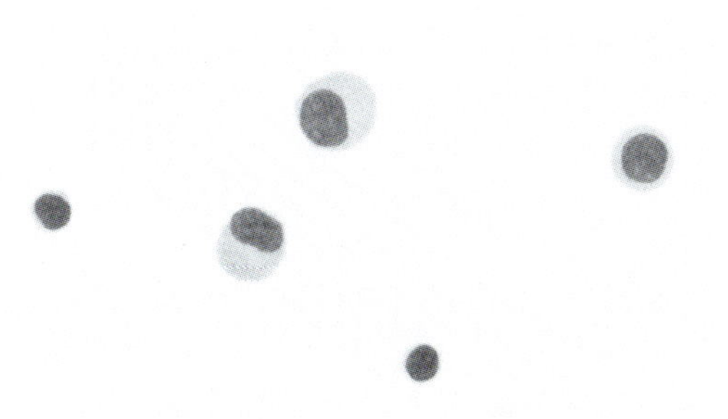

Abb. 10.1 Zellbild bei MS (drei Lymphozyten/zwei aktivierte Lymphozyten) [M966/M967/O918]

Fällen aber auch gänzlich fehlen. **Aktivierte B-Zellen** dagegen bezeichnen den abgegrenzten Anteil Ak-produzierender und -sezernierender mononukleärer Zellen. Sie lassen sich immunzytochemisch gut darstellen (Kranz et al. 1993; Rieckmann 1989). Ihr Erscheinen im Zellbild geht der humoralen Immunreaktion voraus, und sie sind oft schon bei normaler Zellzahl und in vergleichsweise wenig veränderten Zellbildern nachweisbar. Der in nahezu 90 % aller MS-Fälle mögliche Nachweis von IgG-produzierenden B-Zellen ist deshalb von Fall zu Fall geeignet, eine mikroskopisch zunächst nicht erkennbare entzündliche Zellreaktion deutlich zu machen. Als verlässlicher Marker der MS-Prozessaktivität sind aktivierte B-Zellen, ähnlich wie viele andere nur lose mit dem zeitlichen Erkrankungsverlauf verknüpfte Liquorparameter jedoch nicht geeignet. Ihr Anteil an der Gesamtlymphozytenpopulation schwankt ohne strenge Abhängigkeit von der aktuellen Prozessaktivität zwischen 1 und 10 %. Ein gewisser Anteil dieser aktivierten B-Zellen lässt sich durch den Nachweis einer Synthese erregerspezifischer Antikörper zusätzlich differenzialdiagnostisch nutzen (Beuche et al. 1992).

10.2.2 Liquor-Gesamtprotein und Blut-Liquor-Schrankenfunktion

Bei annähernd 70 % der MS-Kranken liegt der Gesamt-Proteingehalt des Liquors im Normbereich. Nur etwa 30 % zeigen eine leichte Erhöhung bis etwa 700 mg/I. In Übereinstimmung damit sind Schrankenstörungen bei MS in der Tendenz eher untypisch, und Albuminquotienten > 12 × 10^{-3} bedürfen der Überprüfung der Verdachtsdiagnose MS.

10.2.3 Nachweis einer lokalen Immunglobulinsynthese

Alle Verlaufsformen der MS sind phänomenologisch als chronisch-entzündliche ZNS-Erkrankungen zu beschreiben. Deshalb darf neben der zellulären auch eine humorale Immunabwehrreaktion des Erfolgsorgans ZNS erwartet werden. Es ist darum zunächst überraschend, dass sich nach übereinstimmender Beobachtung vieler Autoren nur bei maximal 75 % aller lumbalpunktierten klinisch sicheren MS-Fälle eine Ig-Synthese nach Auswertung der Messergebnisse im **Quotientendiagramm nach Reiber und Felgenhauer** (1987) nachweisen lässt (➤ Abb. 10.2). Für den überwiegenden Teil der „Reiber-negativen" Fälle ergibt sich jedoch eine schlüssige Erklärung durch die Tatsache, dass der Auswertung im Quotientendiagramm ein statistisches Prinzip zugrunde liegt. Eine intrathekale IgG-Synthese, die sich innerhalb des Referenzbereichs der Quotientendiagramme abspielt, kann durch das grafische Auswertungsverfahren nicht wahrgenommen werden und bleibt daher unerkannt. Hier sind die Grenzen des außerordentlich wertvollen und immer wieder verfeinerten Auswertungssystems nach Reiber erreicht, und es ist zumindest bei allen unklaren Fällen notwendig, ein alternatives und sensibleres Verfahren zur Detektion einer vermuteten intrathekalen Ig-Synthese einzusetzen. Ein solches Verfahren steht mit der **isoelektrischen Fokussierung** (IEF) zur Darstellung oligoklonaler Banden (OKB), d. h. oligoklonaler IgG-Subfraktionen, zur Verfügung.

Tatsächlich bestätigen positive IEF-Befunde bei mindestens 95 % aller MS-Fälle die Erwartung einer humoralen Entzündungsreaktion auch für den größten Teil der nach Auswertung im Quotientendiagramm negativen MS-Fälle.

Das Bild der humoralen Immunreaktion bei MS wird dominiert durch eine IgG-Synthese, die in etwa einem Drittel aller Fälle von einer zusätzlichen **IgM-Synthese** begleitet wird. Auch isolierte IgM-Synthesen kommen vor, werden jedoch in der Mehrzahl durch den gleichzeitigen Nachweis von OKB schließlich doch als zweiklassige Ig-Synthesen definiert. Dreiklassige intrathekale Ig-Synthesen sind mit höchstens 1 % Anteil recht selten und sollten immer, insbesondere aber bei IgM-Dominanz der Ig-Synthese, auf das alternative Vorliegen einer Neuroborreliose hinterfragt werden.

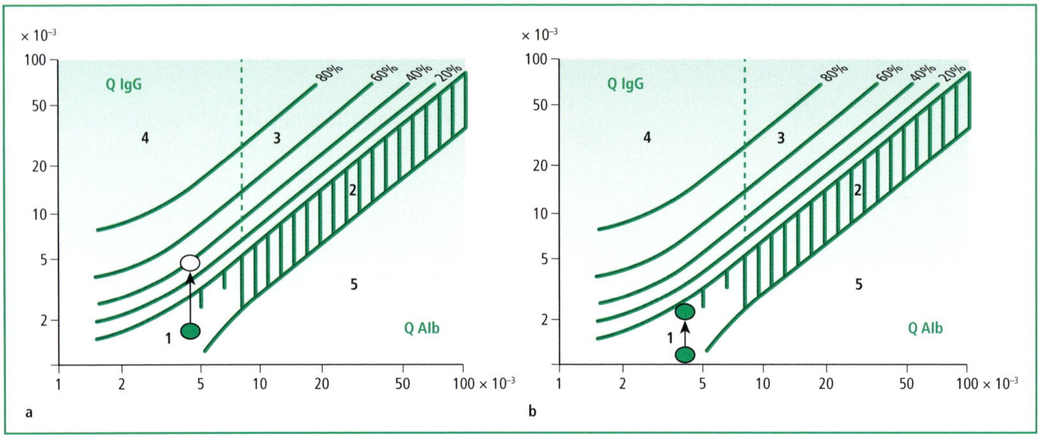

Abb. 10.2 Reiber-Diagramme (Reiber und Felgenhauer 1987):
a) Gesicherter Nachweis einer intrathekalen IgG-Synthese
b) Intrathekale IgG-Synthese möglich oder wahrscheinlich, jedoch nur durch oligoklonale Banden zu sichern [L231]

Der Nachweis von OKB bezieht sich in der Praxis ausschließlich auf die IgG-Fraktion. Als Methode der Wahl bietet sich die technisch allerdings anspruchsvolle IEF an. Klare und vielbandige oligoklonale Auftrennungsbilder bieten i. d. R. keine Beurteilungsprobleme. Unsichere Zuordnungen ergeben sich bei Nachweis weniger oder auch nur einzelner Banden oder durch eine an der visuellen Nachweisgrenze liegende geringe Bandenintensität. Als günstig für eine Reihe von Fällen hat sich die Kombination der IEF mit einem Blot-Verfahren erwiesen, da bei Nachweis auch einzelner Banden mit diesem Verfahren deren IgG-Identität gesichert ist und sich deshalb eine artifizielle Bandengenese ausschließen lässt. Bandenzahl und OKB-Muster scheinen in einem nur losen Verhältnis zur klinisch definierten Prozessaktivität der MS zu stehen, während die stets methodenabhängige **Bandenzahl** und die **Bandenintensität** mit der Menge an intrathekal synthetisiertem IgG korreliert (Kaiser et al. 1995). Die für einen positiven OKB-Befund notwendige Bandenzahl unterliegt bisher keiner einheitlichen Festlegung. Ganz in Abhängigkeit von der angewandten Methode gelten laboreigene Festlegungen. Einheitlich dagegen ist akzeptiert, dass eine einzelne Bande kein oligoklonales Muster darstellt. Meist wird eine Bandenzahl ab 2 oder 3 als positiver OKB-Befund gewertet. Besonders gut funktionierende hochauflösende Techniken fordern im Einzelfall auch eine Bandenzahl von 3–4, um als positiv zu gelten (Zimmermann et al. 2010). In einem unverändert gültigen europäischen Konsenspapier (Andersson et al. 1994) sind fünf unterschiedliche OKB-Konstellationen definiert, die bis auf wenige seltene Sonderformen den überwiegenden Teil der in der Routine beobachteten **OKB-Konstellationen** beschreiben (➤ Abb. 10.3; ➤ Tab. 10.2).

10

10.2.4 Synthese erregerspezifischer Antikörper im ZNS: MRZ-Reaktion

Die meisten MS-typischen Liquorbefunde sind nicht auch gleichzeitig MS-spezifische Befunde. Dies gilt z. B. für die lymphozytäre Zellreaktion oder die lymphozytäre Pleozytose, für die intrathekale Ig-Synthese und auch für den Nachweis von OKB. Alle diese Normabweichungen sind unspezifischer Ausdruck einer entzündlichen ZNS-Reaktion und Begleiterscheinung entzündlicher und infektiöser ZNS-Prozesse unterschiedlichster Genese. Eine jedoch auch nur in begrenztem Umfang gültige Ausnahme stellt die **polyspezifische intrathekale Synthese erregerspezifischer IgG-Antikörper** gegen eine Reihe neurotroper Erreger dar. Es sind dies vornehmlich Antikörper gegen Masern-, Röteln- und Varicella-zoster-Virus (VZV), woraus sich die Bezeichnung **MRZ-Reaktion** ableitet (➤ Tab. 10.3).

Es handelt sich um ein bisher unerklärtes Phänomen, das relativ typisch für die MS ist und vor allem deshalb besonders bemerkenswert erscheint, weil es

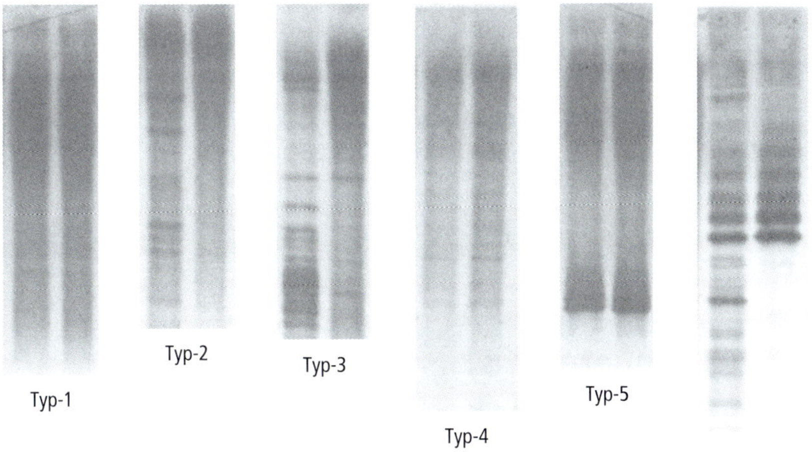

Abb. 10.3 Oligoklonale Banden: 5 Konstellationstypen und 1 Sonderfall: Typ 1, Typ 2, Typ 3, Typ 4, Typ 5 sowie Typ-2 und -5 [M966/M967/O918]

Tab. 10.2 OKB-Konstellationstypen (Andersson et al. 1994)

Typ	Befund
1	Normalbefund
	Keine OKB in Serum und Liquor
2	OKB positiv
	OKB im Liquor, nicht im Serum
3	OKB positiv
	OKB im Liquor, nicht im Serum, zusätzliche identische OKB in Liquor und Serum
4	Identische OKB in Liquor und Serum
5	Monoklonale Banden in Liquor und Serum (monoklonale Gammopathie)

nicht gleichzeitig mit einer entsprechenden Viruspersistenz im ZNS verbunden ist. Im Verlauf des autoimmunogenen Prozesses der Demyelinisierung von ZNS-Arealen kommt es bei der MS durch die Vermittlung des immunologischen Netzwerks offenbar zur Stimulierung von Ak-sezernierenden B-Gedächtniszellen, die eine ortsständige Synthese erregerspezifischer Antikörper unterschiedlicher Konstellation im ZNS auslösen. Dabei werden unterschiedliche Erregermuster i. S. einer vollständigen oder auch einer nur „teilpositiven" MRZ-Reaktion erhalten, in die von Fall zu Fall auch weitere Erreger wie z. B. HSV-1, Mumpsvirus, Chlamydien, Toxoplasmen und sogar Borrelien einbezogen sein können (Stachan-Kunstyr et al. 1996; Reiber et al. 1998; Correale et al. 2002). Intrathekale Antikörpersynthesen werden prinzipiell, ggf. unter rechnerischer Berücksichtigung des sog. Limes-Wertes, als **dimensionslose Antikörperindizes** (AI- oder ASI-Werte) mit Werten oberhalb eines Grenzwerts von ≥ 1,5 angegeben.

Kritisch muss angemerkt werden, dass sich aus der Kombination einer solchen polyspezifischen, induktiv begründeten Ak-Synthese bei MS mit einer Ak-Synthese aufgrund einer zusätzlichen floriden ZNS-Infektion problematische Befundmuster ergeben. Umgekehrt birgt die **teilpositive MRZ-Reaktion** mit z. B. nur einer einzelnen AI-Erhöhung potenziell stets die Gefahr einer differenzialdiagnostischen Fehlinterpretation als spezifische ZNS-Infektion. Eine wünschenswerte Sicherheit der MRZ-Befundinterpretation ist unter Zugrundelegung der genauen Kenntnis von klinischer Symptomatik und Anamnese in bestimmten problematischen Fällen nur durch Vermeidung einer zu eng gefassten Erregerdiagnostik, d. h. durch die Anforderung der vollständigen MRZ-Reaktion und durch die Einbeziehung der erregerspezifischen IgA- und IgM-Ak-Klasse, zu erreichen.

Tab. 10.3 Häufigkeit der MRZ-Reaktion (AI ≥ 1,5) bei klinisch isoliertem Syndrom (Erstmanifestation einer MS, Brettschneider et al. 2009) und bei klinisch definitiver MS (Reiber et al. 1998)

Erreger	Bei Erstmanifestation [%]	Bei klinisch definitiver MS [%]
Masern (≥ 1,5)	59	78
Röteln (≥ 1,5)	49	60
VZV (≥ 1,5)	42	55
MRZ-Reaktion (mind. 2-fach-positiv: MR, MZ oder RZ [≥ 1,5])	47	63

10.3 Prädiktiver Wert des diagnostischen Liquorprofils

Die MS-typischen Liquorveränderungen sind schon im Frühstadium der Erkrankung nachweisbar (auch bei Kindern) und spielen für die Frühdiagnose einer MS eine wichtige Rolle. Die Kombination von Liquor- und MRT-Veränderungen (MRZ-Reaktion plus mehr als zwei Läsionen in T2-gewichteten Sequenzen) erlaubt eine Aussage darüber, ob sich aus einer monosymptomatischen Retrobulbärneuritis in den folgenden 4 Jahren eine definitive MS entwickeln wird: Der positive prädiktive Wert beträgt 86 % (Tumani et al. 1998). Eine ähnliche Bedeutung von OKB als einem vom MRT-Ergebnis unabhängigen prädiktiven Parameter wurde auch bei Patienten mit CIS (eine potenzielle Erstmanifestation der MS) berichtet, wobei das Konversionsrisiko von OKB-positiven gegenüber OKB-negativen CIS-Patienten doppelt so hoch ist (Hazard Ratio 2,0) (Tintoré et al. 2008; Kuhle et al. 2015; Huss et al. 2016). Das Konversionsrisiko bei OKB-positiven CIS-Patienten erhöht sich noch weiter (Hazard Ratio 4,0), wenn zusätzlich eine intrathekale IgM-Produktion besteht (Huss et al. 2018). Daher ist die Liquoranalytik bei CIS unerlässlich und für den Entschluss zu einer frühzeitigen immunmodulatorischen Therapie von Bedeutung.

10.4 Differenzialdiagnostische Bedeutung

Die Liquordiagnostik gehört ungeachtet ihrer geringen Spezifität zu den unverzichtbaren Untersuchungen bei nahezu jedem klinischen Verdacht auf das Vorliegen einer MS. Ohne Nachweis entzündlicher bzw. immunreaktiver Liquorveränderungen bleibt die Verdachtsdiagnose einer MS in der klinischen Realität von heute häufig noch immer nur ein Verdacht. Dies ist vor allem in der Tatsache begründet, dass mind. (wahrscheinlich aber sogar mehr als) 95 % aller MS-Fälle einen pathologischen Liquorbefund aufweisen, wenn folgende Trias Beachtung findet:

1. Nachweis oligoklonaler Banden
2. Vorliegen einer lymphozytären Zellreaktion
3. Nachweis einer positiven MRZ-Reaktion

Es ist letztendlich ungeklärt, ob der verbleibende Rest von höchstens 5 % entweder wegen unzureichend sensitiver Labormethoden liquordiagnostisch nicht erkannt wird oder, was auf das Gleiche hinausläuft, ob dieser „liquornegative" Rest den Anteil langjährig Erkrankter, auch sog. „ausgebrannter" Fälle, mit nur noch minimaler Prozessaktivität betrifft. Schließlich muss auch erlaubt sein, für diesen kleinen Anteil liquorbefundnegativer Patienten nach dem Vorliegen anderer Krankheitsentitäten zu fragen, ähnlich wie im umgekehrten Fall bei Pleozytosen > 50 Leukozyten/µl und Schrankenstörungen mit einem Albuminquotienten > $12{,}0 \times 10^{-3}$ stets auch das Vorliegen einer MS in Zweifel gezogen werden darf.

MERKE

Die Diagnosesicherung der MS ist nach gültigem, auch internationalem Konsens an die Ergebnisse und Möglichkeiten der Liquordiagnostik gebunden. Durch die Etablierung neuer analytischer Methoden hat das Gewicht der Liquordiagnostik innerhalb der letzten fünf Jahrzehnte deutlich zugenommen. Kannten die „Schumacher-Kriterien" (Schumacher et al. 1965) noch keinen definitiven Hinweis auf eine Liquordiagnostik, führten die Poser-Kriterien (Poser et al. 1984) schon den Begriff der „laborunterstützten MS" ein, und die McDonald-Kriterien (erste Fassung: McDonald et al. 2001) schließlich forderten für drei von fünf möglichen klinischen Befundkonstellationen einen positiven Liquorbefund.

Während in der dritten Fassung der McDonald-Kriterien 2010 eine Minderung der Bedeutung der MS-Liquordiagnostik zum Ausdruck kam, zeigen die revidierten McDonald-Kriterien von 2017 eine Aufwertung der Liquordiagnostik. Bei Patienten mit klinisch isoliertem Syndrom, welche die MRT-Kriterien einer räumlichen Dissemination erfüllen, kann bei Nachweis isolierter OKB im Liquor die Diagnose einer schubförmigen MS gestellt werden (Thompson et al. 2018).

Nach der in den DGLN-Leitlinien (Petereit et al. 2007; Tumani et al. 2019) veröffentlichten und unverändert vertretenen Meinung der Deutschen Gesellschaft für Liquordiagnostik und Klinische Neurochemie e.V. ist die Liquordiagnostik der MS ein unverzichtbarer Bestandteil des diagnostischen Konzepts der Neurologie. Eine die reale klinische Situation ausreichend beschreibende Forderung lautet:

„Die Diagnose MS sollte nicht ohne die Ergebnisse wenigstens einer Liquoruntersuchung gestellt werden."

Littig et al. (2002)

10.5 Liquor- und Blutmarker mit pathogenetischer Relevanz (bisher nicht routinemäßig etabliert)

Vor dem Hintergrund der bisher bekannten Pathogenese der MS hat man verschiedene Substanzen untersucht, die Biomarker für folgende Prozesse darstellen können:
- Entzündung und Immundysfunktion in der systemischen Zirkulation und im ZNS
- Dysfunktion der Blut-Hirn-Schranke
- Demyelinisierung
- Remyelinisierung
- Gliose
- Neurodegeneration

Die wichtigsten und in den letzten 10 Jahren häufig untersuchten Biomarker sind ➤ Tab. 10.4 zu entnehmen.

10.5.1 Marker für Entzündung und Immundysfunktion

Die allgemein anerkannte Tatsache, dass es sich bei der MS um eine T-Zell-vermittelte Autoimmunerkrankung handelt, hatte die Erwartung diagnostisch nutzbarer Veränderungen der lymphozytären Subpopulation zur Folge. Die Beteiligung des zellulären Immunsystems an der Pathogenese der MS und an den entzündlichen Vorgängen im Erkrankungsverlauf gab Anlass zu der Hoffnung, dass die T-Lymphozyten-Subpopulationen die Definition sowohl des Krankheitsstadiums als auch des Erkrankungstyps einer MS gestatten würden. Trotz der Vielzahl einschlägiger Untersuchungen und einer Reihe wichtiger Erkenntnisse zum Ablauf der zellulären Immunreaktion konnten bisher keine unbestrittenen und keine diagnoserelevanten Ergebnisse erzielt werden. Unterschiedliche methodische Ansätze sowie ein häufig nicht vergleichbares Studiendesign, vor allem aber eine uneinheitliche Zuordnung der unterschiedlichen Verlaufsformen der MS, führten zu oft nicht vergleichbaren oder auch widersprüchlichen Ergebnissen. Dabei spielen Aspekte wie die Beachtung eines zirkadianen Rhythmus und die Notwendigkeit der Paralleluntersuchung von

Tab. 10.4 Biomarker für pathogenetische Prozesse der MS

Pathogenetischer Prozess	Biomarker
Entzündung bzw. Immundysfunktion in der systemischen Zirkulation	T-Zellen (CD8, CD4, CD45), B-Zellen, Monozyten, pro- und antiinflammatorische Zytokine, Zytokinrezeptoren, Chemokine, Antikörper, Komplement, Adhäsionsmoleküle
Entzündung und Immundysfunktion im ZNS	Zytokine, Zytokinrezeptoren, Adhäsionsmoleküle, Antikörper gegen multiple ZNS-Antigene, Neopterin, Komplement
Dysfunktion der Blut-Hirn-Schranke	Adhäsionsmoleküle (ICAM, VCAM, Selectine, Integrine), Metalloproteinasen (MMP-9, MMP-2, MMP-3, MMP-7), kostimulatorische Moleküle (B7–1, B7–2)
Demyelinisierung	Myelinabbauprodukte (MBP, MBP-LM, PLP, MOG)
Remyelinisierung	Wachstumsfaktoren (N-CAM, CNTF, NGF, NT-3, BDNF)
Gliose	Proteine aus Astrozyten (GFAP, S-100b, Chitinase-3-like 1)
Neurodegeneration	Proteine aus Neuronen und Axonen (τ-Protein, NFL, NSE, NAA, 14-3-3)

Liquor- und Blutlymphozyten eine noch vergleichsweise untergeordnete Rolle.

Als weitgehend übereinstimmende Tendenz vor allem im Rahmen aktiver Erkrankungsschübe zeichnet sich eine **Verschiebung des T-CD4/T-CD8-Verhältnisses** zugunsten der CD4-Helferzellpopulation im Liquorkompartiment (Hartard et al. 1990) und wahrscheinlich auch im Blut ab. Möglicherweise ist das damit beschriebene Befundraster zu grob und bedarf einer weiteren Differenzierung, z. B. in **CD4/CD29-T-(Inducer-Helper), CD4/CD45-T-(Inducer-Suppressor)** und **CD4/CD25-T-(aktivierte T-Helferzellen)-Zellen** (Calopa et al. 1995). Ebenso scheint die Expression der **kostimulatorischen Oberflächenmerkmale** CD80 und CD86 auf B- und T-Zellen interessante Einblicke in die Pathogenese und den Verlauf der MS zu gewähren (Sellebjerg et al. 1998; Svenningsson et al. 1997).

Das durchflusszytometrisch ermittelte und zunächst sehr unterschiedliche Verhältnis von B-Zellen zu Monozyten (Cepok et al. 2001) wurde als intraindividuell weitgehend stabil und unabhängig von der Erkrankungsaktivität, aber als eng verknüpft mit dem Progressionsgrad und der unterschiedlichen Verlaufsform der MS (Lublin und Reingold 1969) beschrieben.

Noch immer bleibt jedoch prinzipiell ungeklärt, ob damit tatsächlich MS-typische Phänomene beobachtet werden oder ob sich nur Veränderungen der lymphozytären Subpopulationen abbilden, die als phasenabhängige, aber allgemeingültige Erscheinungen entzündlicher, infektiöser oder autoimmunologischer Erkrankungen aufgefasst werden müssen. Die von Schipper (1990) zusammenfassend geäußerte Beurteilung der Situation, nach der die T-Lymphozyten-Analyse zu den zwar interessanten, aber bisher praktisch klinisch nicht verwertbaren Ansätzen der MS-Forschung zählt, scheint noch immer Gültigkeit zu besitzen.

10

Einem anderen Ansatz folgen Untersuchungen, die das Wechselspiel **pro- und antiinflammatorischer Interleukine** im Verlauf der MS zu verstehen suchen, zumal hier auch zunehmend Erkenntnisse über das Wirkungsprinzip neuer immunmodulatorischer Therapien zu erwarten sind (Khademi et al. 2000; Calabresi et al. 1998; Olsson 1994; Gneiss und Deisenhammer 2003).

Auch die scheinbar zeitweilig in den Hintergrund getretene Rolle der **Makrophagen** bei der Genese autoreaktiver T-Zellen wird wieder stärker betont (Miyagishi et al. 1995), wie z. B. die Untersuchungen des makrophagenspezifischen Zytokins MIP-1a zeigen.

Schließlich findet auch zunehmend das sowohl für die Entstehung als auch für die Progression der MS wesentliche **Phänomen des normalen oder gestörten Gefäßwandtransfers** aller beteiligten Lymphozyten-Subpopulationen Beachtung (Kleine et al. 1999). Die hierbei prozessdominierend beteiligten **Adhäsionsmoleküle** (z. B. **ICAM** und **VCAM;** Rieckmann et al. 1997) lassen sich gut in Blut und Liquor bestimmen und gehören möglicherweise außerdem zu den lange Zeit vergeblich gesuchten klinisch relevanten Prozess- bzw. Akuitätsmarkern bei der MS (Sørensen 1999).

Unter den zahlreichen Substanzen, die auf der mRNA- oder der Proteinebene (intrazellulär und extrazellulär) im Liquor bestimmbar sind, machen die pro- und antiinflammatorischen Zytokine den wesentlichen Anteil aus. Zu diesen zählen die Interleukine (IL-1, IL-2, IL-3, IL-4, IL-5, IL-6, IL-10, IL-12, IL-13, IL-15), Interferon-gamma (IFN-γ), Tumornekrosefaktor-alpha (TNF-α), TNF-β, Transforming Growth Factor beta (TGF-β) sowie Rezeptormoleküle (IL-1R, IL-2R, TNF-R). Eine klare Differenzierung zwischen pro- und antiinflammatorischen Zytokinen lässt sich nicht vornehmen, da für Substanzen aus beiden Gruppen z. T. heterogene Daten zu ihrer Rolle bei entzündlichen Prozessen vorliegen, insbesondere bei der experimentellen autoimmunen Enzephalomyelitis (EAE), einem Tiermodell der MS. In ➤ Tab. 10.5 ist die physiologische Bedeutung ausgewählter Zytokine dargestellt.

Die Liquorspiegel der proinflammatorischen Zytokine sind bei MS-Patienten i. d. R. erhöht. Dieser Konzentrationsanstieg ist aber nicht MS-spezifisch, sondern findet sich auch bei anderen entzündlichen ZNS-Prozessen. In einigen Untersuchungen korrelierten erhöhte TNF-α-Spiegel in Liquor und Serum mit der klinischen Krankheitsaktivität und mit Gd-anreichernden MRT-Läsionen bei MS, in anderen nicht (Patzold et al. 1998; Rieckmann et al. 1994). Daher erscheint die routinemäßige TNF-α-Bestimmung im Liquor wenig sinnvoll.

Zellen aus dem Blut von Patienten mit PPMS exprimieren weniger pro- und mehr antiinflammatorische Zytokine als Zellen von Patienten mit RRMS oder SPMS (Killestein et al. 2001). Dies entspricht den neuropathologischen und MRT-Befunden bei der PPMS, die weniger entzündliche Veränderungen zeigen.

Ein weiterer Prädiktor für die Entwicklung einer definitiven MS nach einem klinischen Erstereignis könnte der Nachweis von **Serum-Ak** der Klasse IgM gegen MOG und MBP sein (Berger et al. 2003). Patienten, die für diese Parameter seronegativ waren, erlitten den zweiten Schub im Mittel nach 45 Mon., während seropositive Patienten im Mittel bereits nach 7,5 Mon. in eine definitive MS übergingen. In nachfolgenden Studien, die denselben Test verwendeten, konnte zwar eine Korrelation von Anti-Myelin-Ak mit der Läsionslast im MRT und der IgG-Synthese gefunden werden (Kuhle et al. 2007a). Der positive prädiktive Wert dieses Parameters hinsichtlich der Konversion in eine definitive MS nach dem ersten Schubereignis ließ sich jedoch nicht bestätigen (Kuhle et al. 2007b).

10.5.2 Marker für die Blut-Hirn-Schranke

Hierzu zählen die Adhäsionsmoleküle (ICAM-1, ICAM-3, VCAM-1, E-Selectin, L-Selectin, P-Selectin, VLA-4, LFA-1), Matrix-Metalloproteinasen (MMP-9, MMP-7, MMP-2) und Makrophagen- bzw. Mikrogliamarker (Neopterin, MRP-8/14) (Elovaara 2000). Bezüglich ihrer biologischen Rolle wird auf ➤ Tab. 10.5 verwiesen.

Tab. 10.5 Pathogenetische Rolle ausgewählter Biomarker bei der MS

Biomarker	Biologische Rolle
IL-2	Aktivierung und Proliferation von T-Zellen
IL-4	Inhibition von Makrophagen und Th1-Zellen, Stimulation von B-Zellen zur Ak-Synthese, Expression von MHC-Klasse-II-Antigenen
IL-6	Stimulation von B-Zellen zur Ak-Synthese
IL-10	Inhibition der Th1-Zellproliferation, Aufhebung der Wirkung proinflammatorischer Zytokine, Stimulation von B-Zellen
IL-12	Induktion von TNF-α und IFN-γ
IL-15	Aktivierung und Stimulation der Proliferation von T-Zellen, B-Zellen, Induktion der NK-Zell-Toxizität
IFN-γ	Hochregulation der Expression von MHC-Klasse-I- und -II-Antigenen und Adhäsionsmolekülen, Induktion von iNOS (induzierbare Nitritoxidsynthase), Aktivierung von Makrophagen bzw. Mikroglia
TNF-α	Hochregulation der Expression von MHC-Klasse-II-Antigenen, IL-1 und Adhäsionsmolekülen, myelintoxische Wirkung
TGF-β	Inhibition der immunaktiven Zellen, der Zelladhäsion und der antigenspezifischen T-Zell-Proliferation
ICAM-1	Mitwirkung bei der Migration von Leukozyten in das Gehirn, Spätphase
VCAM-1	Mitwirkung bei der Migration von Leukozyten in das Gehirn, Initialphase
Selectine (L, E, P)	Rolling der T-Zellen auf die Endotheloberfläche, Initialphase
Integrine (VLA, LFA, Mac-1)	Bewirken feste Adhäsion der entlangrollenden Leukozyten auf der Endothelzelle, Spätphase
Matrix-Metalloproteinasen (9, 2, 3, 7)	Degradation der extrazellulären Substanz, Mitwirkung bei der Migration der Leukozyten in das Gehirn, strukturelle Reorganisation des Gewebes nach Schädigung
Neopterin	Makrophagenmarker, Aufregulation durch IFN-γ
SCD14	Makrophagenaktivitätsmarker, Aufregulation durch IFN-γ
S-100b	Kalziumbindendes Protein in Astrozyten
GFAP	Astrozytäres Skelettprotein
Chitinase 3-like 1	Gliales Protein
τ-Protein	Neuronales Strukturprotein
Neurofilament	Neuronales Strukturprotein
NSE	Glykolytisches Enzym in Neuronen und neuroendokrinen Zellen

Die Expression der verschiedenen **Adhäsionsmoleküle** und die Konzentration der zirkulierenden Adhäsionsmoleküle sowie ihrer Rezeptoren sind Indikatoren für die Dysfunktion der Blut-Hirn-Schranke und stehen im Zusammenhang mit dem Nachweis Gd-anreichernder Herde im MRT (Rieckmann et al. 1997). Die Expression der meisten Adhäsionsmoleküle wird durch proinflammatorische Zytokine wie TNF-α oder IFN-γ hochreguliert. Im Liquor von MS-Patienten wurden zahlreiche Adhäsionsmoleküle in erhöhter Konzentration nachgewiesen. In einigen Untersuchungen wurde der Nachweis für eine Korrelation der ICAM-1-Liquorspiegel mit Schubaktivität, aktiven MRT-Läsionen, Dysfunktion der Blut-Liquor-Schranke und MBP-Spiegeln erbracht. Interessanterweise fand sich ein Konzentrationsanstieg des löslichen VCAM-1 und ICAM-1 auch unter der Behandlung mit IFN-β, sodass eine funktionell relevante Rolle der Adhäsionsmoleküle auch als Mediator der IFN-β-Wirkung bei MS angesehen werden kann. Die Konzentrationsanstiege während des Schubs könnten daher als endogene Regulationsmechanismen zur Verminderung der Adhäsion verstanden werden (Kallmann et al. 2000).

Matrix-Metalloproteinasen wirken wie die Adhäsionsmoleküle bei der Passage von Leukozyten durch die Blut-Hirn-Schranke mit (➤ Tab. 10.5). Bei MS-Patienten sind die MMP-9-Liquorspiegel teilweise erhöht, ohne dass eine Korrelation mit der Krankheitsaktivität gefunden wurde (Leppert 1998). Die Liquorspiegel von MMP-9 sind auch bei vielen anderen entzündlichen ZNS-Erkrankungen erhöht, wobei sie primär mit der Liquorzellzahl korrelieren und von der Funktion der Blut-Liquor-Schranke unabhängig sind (Yushchenko et al. 2000). Bei PPMS werden ebenfalls erhöhte Serum-MMP-9-Konzentrationen gefunden, die unter der Therapie mit IFN-β abfallen (Yushchenko et al. 2003).

10.5.3 Marker für Demyelinisierung

Hierzu gehören **Abbauprodukte des basischen Myelinproteins** (MBP), die sowohl im Urin als auch im Liquor quantifizierbar sind. Weiterhin zählen hierzu **Autoantikörper gegen Bestandteile des Myelins** (anti-MOG, anti-MBP, anti-PLP).

MBP und MBP-ähnliche Peptide wurden intensiv bei MS-Patienten untersucht. Erhöhte Liquorspiegel zeigen eine gute Korrelation mit der akuten Myelinschädigung im ZNS, sind aber nicht MS-spezifisch: Erhöhte Liquorspiegel finden sich auch bei anderen ZNS-Schädigungen (Trauma, Infarkt, Infekt) und bei der Neuromyelitis optica (NMO) (Takano et al. 2010). Die Konzentration des Liquor-MBP ist besonders während der Schubphasen erhöht; diese Erhöhung kann bis zu 6 Wochen persistieren. Die Liquorspiegel werden wie bei anderen Markern (z. B. sICAM-1) von der Größe und Lage der Läsionen beeinflusst, wobei sich besonders periventrikuläre Veränderungen im Liquor widerspiegeln.

Normale MBP-Spiegel finden sich in der Frühphase der MS, z. B. bei Optikusneuritis, bei klinisch stabilen MS-Patienten und bei fortgeschrittener Erkrankung. Eine signifikante Korrelation der Konzentration des Liquor-MBP mit der Krankheitsaktivität im MRT bzw. dem Ansprechen auf Kortikosteroidtherapie wurde nachgewiesen (Barkhof et al. 1992). Auch bei PPMS wurde über häufiges Auftreten von MBP-ähnlichen Substanzen im Urin berichtet. Problematisch bei der Bestimmung des MBP ist, dass der Radioimmunoassay nicht standardisiert und nicht kommerziell verfügbar ist (Whitaker 1998).

10.5.4 Marker für Remyelinisierung

Zu den Markern für Remyelinisierung zählen das neuronale Zelladhäsionsmolekül N-CAM sowie die Wachstumsfaktoren CNTF, BDNF, NGF und Neurotrophin-3.

Bei MS-Patienten sind die **N-CAM- und CNTF-Liquorspiegel** nach dem Schub erhöht. In seriellen Liquoruntersuchungen von N-CAM wurde nach einem Schub ein über 5 Wochen anhaltender Konzentrationsanstieg festgestellt. Dieser Anstieg war bei Patienten, die mit Kortikosteroiden behandelt wurden, ausgeprägter als bei unbehandelten Patienten. Da der Konzentrationsanstieg von N-CAM im Liquor parallel zu einem Rückgang der Symptome verlief, vermutet man, dass diese Substanz eine wichtige Rolle bei der Remyelinisierung spielt (Massaro 1998).

Reduzierte BDNF-Liquorspiegel wurden bei Patienten mit SPMS im Vergleich zu RRMS während der schubfreien Phase gefunden. Es wurde daher angenommen, dass ein BDNF-Mangel zu Krankheitsprogression und axonalem Verlust bei progredienten

Verlaufsformen der MS beiträgt (Sarchielli et al. 2002). Es konnte gezeigt werden, dass aktivierte Immunzellen in den MS-Läsionen BDNF produzieren und dass BDNF-Rezeptoren im Hirnparenchym mit MS-Läsionen vorkommen (Ziemssen et al. 2005; Hohlfeld 2000). Weiterhin wurde berichtet, dass GLAT-spezifische T-Zellen (unabhängig vom Phänotyp Th1 oder Th2) BDNF produzieren und dass damit das Konzept der protektiven Inflammation bei MS gestützt wird (Ziemssen et al. 2005; Hohlfeld 2000).

10.5.5 Marker für Gliaaktivierung bzw. Gliaschädigung

Gliazellen machen zahlenmäßig den Hauptanteil des Gehirns aus. Daher sind gliale Proteine (S100b, GFAP, Chitinase 3-like 1) in Körperflüssigkeiten prinzipiell leichter nachweisbar als neuronale Proteine. Der Nachweis z. B. von S-100b gelingt nicht nur im Liquor und im Urin, sondern auch im Serum. Das kalziumbindende **S100b-Protein** kommt intrazellulär (in Astrozyten) und extrazellulär vor. In Astrozyten ist es für die Regulation der Proteinphosphorylierung und der Kalziumfreisetzung von Bedeutung. Extrazellulär stimuliert es die Differenzierung von Neuronen und die Gliaproliferation. Bei akuten neurologischen Erkrankungen (z. B. bei Hirninfarkten) wird S100b in den Extrazellularraum freigesetzt, und die Konzentration in Liquor und Serum steigt als Ausdruck von Aktivierung und/oder Schädigung der Gliazellen an.

Erhöhte S100b-Liquorspiegel kommen bei MS-Patienten im akuten Schub vor und persistieren bis zu 5 Wochen. Beim Vergleich der MS-Subgruppen konnte ein signifikanter Anstieg der S100b-Konzentration von PPMS → SPMS → RRMS gezeigt werden (Petzold et al. 2002). Patienten mit höherem Behinderungsgrad im EDSS und im Ambulationsindex zeigten höhere Liquorkonzentrationen des Astroglia-Strukturproteins **GFAP** *(glial fibrillary acidic protein)* als Patienten mit geringerer Behinderung. Somit scheint S100b ein geeigneter Marker für die schubförmig-remittierende Phase und GFAP für die progrediente Phase der MS zu sein (Petzold et al. 2002; Takano et al. 2010). Andere Studien konnten wiederum keine Unterschiede in den S100b-Spiegeln zwischen den MS-Subtypen feststellen (Lamers et al. 1995; Lim et al. 2004) bzw. keine signifikante Änderung von Liquor-S100b nach einer intrathekalen Steroidgabe finden (Hoffmann et al. 2006).

Erhöhte Liquorspiegel von **Chitinase 3-like 1 (C3-L1)** sind mit einer signifikant erhöhten Konversionsrate bei Patienten mit einer MS-Erstmanifestation assoziiert, sodass dieser Parameter möglicherweise als Prädiktor für Krankheitsprogression geeignet sein könnte (Cantó et al. 2015).

MERKE

Gliale Marker könnten bei der Stratifizierung der MS und als Indikator für Progression nützlich sein.

10.5.6 Marker für Neurodegeneration

Neuronale Markerproteine, die direkt aus dem ZNS freigesetzt werden, sind im Liquor regelmäßig, im Urin häufig und im Blut sehr selten nachweisbar. Hierzu zählen die **neuronenspezifische Enolase (NSE), Neurofilamente, 14-3-3-Protein** und das **τ-Protein.**

Während die NSE-Liquorspiegel bei MS-Patienten i. d. R. normal sind, wurden für Neurofilamente und τ-Protein erhöhte Konzentrationen beschrieben. Erhöhte Neurofilament-Spiegel sollen mit dem Behinderungsgrad und der Schubfrequenz korrelieren und Ausdruck einer axonalen Schädigung in der Frühphase der MS sein (Lycke et al. 1998). Bei MS-Patienten wurden im Vergleich zu nichtentzündlichen neurologischen Kontrollgruppen auch erhöhte τ-Protein-Liquorspiegel gefunden (Bartosik-Psujek et al. 2004; Süßmuth et al. 2001; Kapaki et al. 2000), wobei die Höhe der Liquorspiegel keine signifikante Korrelation zu MS-Subtypen oder zur klinischen Aktivität zeigte. Dagegen korrelierten τ-Protein-Liquorspiegel positiv mit Gd-anreichernden Läsionen sowie mit der Erkrankungsdauer, wobei die höchsten Werte bei Patienten mit CIS und die niedrigsten bei SPMS auftraten (Brettschneider et al. 2005; Petzold et al. 2005; Teunissen et al. 2005).

MERKE

Wesentlich bei diesem Befund ist, dass der im fortgeschrittenen Stadium der MS in der MRT sichtbare neurodegenerative Prozess mit biochemischen Markern bereits in der Frühphase der Erkrankung am stärksten ausgeprägt ist, was mit histopathologischen Befunden aus Hirnbiopsaten von MS-Patienten gut übereinstimmt (Kuhlmann et al. 2002) und einen weiteren Hinweis für die Bedeutung neuroprotektiver Therapiestrategien darstellt.

Insbesondere **Neurofilament Light Chain (NFL)** zeichnet sich als ein interessanter Biomarker für axonalen Schaden ab, weist eine Korrelation mit der Krankheitsaktivität bei Patienten mit MS auf und könnte als Marker für das Ansprechen auf Therapien dienen (Brettschneider et al. 2006; Kuhle et al. 2013). Inzwischen existiert auch ein sensitiver Test zum Nachweis von NFL im Blut, und erste Ergebnisse scheinen hinsichtlich der Korrelation dieses Parameters mit der Krankheitsaktivität, der Prognose des Krankheitsverlaufs und Hirnatrophie bei MS vielversprechend zu sein (Kuhle et al. 2016; Disanto et al. 2017; Barro et al. 2018; Cantó et al. 2019; Bittner et al. 2020).

Unter einer immunmodulatorischen Therapie (z. B. Natalizumab oder IFN-β) wurde nach 6-monatiger Behandlungsdauer eine signifikante Abnahme der NFL-Konzentrationen im Liquor (Gunnarson et al. 2011) und im Blut (Kuhle et al. 2017; Cantó et al. 2019) gegenüber Baseline-Werten berichtet. Ob diese Abnahme ein Hinweis auf direkte neuroprotektive Eigenschaften dieser Therapie darstellt oder nur Ausdruck einer antiinflammatorischen Schubreduktion ist, bleibt noch zu klären.

Auch wird die prognostische Aussagekraft der NFL-Serumwerte für die Schubaktivität und die langfristige Behinderungsprogression als begrenzt bewertet, wie in einer Langzeitstudie mit frühzeitig behandelten MS-Patienten (n = 607) gezeigt wurde (Cantó et al. 2019). Weitere prospektive Studien sind daher notwendig, um den Nutzen für die Entscheidungsfindung bei einzelnen Patienten zu beurteilen. Daher kann dieser Parameter für den Einsatz in der Routine bislang nicht empfohlen werden.

10.6 Korrelation der Liquor- und Blutmarker mit klinischen Parametern

10

10.6.1 Indikatoren für klinische und subklinische Krankheitsaktivität?

➤ Tab. 10.6 fasst die klinische Relevanz der im Liquor untersuchten Biomarker zusammen. Während klinischer und subklinischer Krankheitsaktivität ist die Expression mehrerer **proinflammatorischer Zytokine** (IFN-γ, TNF-α, Lymphotoxin, IL-15, IL-4) im Liquor von MS-Patienten häufig hochreguliert. Die Konzentration **antiinflammatorischer Zytokine** (IL-10, TGF-β) dagegen ist während der Remissionsphasen erhöht. Einige Studien erbrachten jedoch widersprüchliche Ergebnisse, die vielfältige Gründe haben dürften (z. B. Standardisierung der Assays, Stabilität der löslichen Produkte, Messung mit oder ohne In-vitro-Stimulation der Herkunftszellen, Studiendesign und Patientenkollektiv).

In Blutuntersuchungen konnte insbesondere durch die Bestimmung der zellassoziierten Zytokinproduktion (RT-PCR, FACS) gezeigt werden, dass die Konzentration proinflammatorischer Zytokine wie TNF-α meist während der Schübe erhöht ist.

Etwas einheitlicher sind die Studienergebnisse bezüglich der **Adhäsionsmoleküle.** Mit wenigen Ausnahmen weisen die Adhäsionsmoleküle eine gute Korrelation mit der klinischen und subklinischen Krankheitsaktivität auf. Im Vergleich zur Bestimmung von Zytokinen wie TNF-α hat die Bestimmung der Adhäsionsmoleküle den Vorteil, dass Letztere im löslichen Zustand stabiler sind, in nachweisbaren Konzentrationen im Liquor und im Blut vorkommen, mit Standard-ELISA-Verfahren einfach nachweisbar sind und sich für Verlaufsuntersuchungen eignen.

10.6.2 Sind Liquormarker für klinische Verlaufsformen spezifisch?

Viele Liquormarker wurden auch hinsichtlich ihrer Eigenschaft, klinische Subtypen differenzieren zu können, untersucht. Die meisten Erfahrungen liegen für die schubförmige Verlaufsform vor, deutlich weniger für die PPMS (➤ Tab. 10.6). Die vorliegenden Befunde sind für pathophysiologisch definierte Substanzgruppen (z. B. Adhäsionsmoleküle) zu diskrepant. Da sich hinter einer klinisch definierten Verlaufsform wahrscheinlich unterschiedliche pathogenetische Subtypen verbergen, ist nicht zu erwarten, dass ein zuverlässiger Liquormarker zur Differenzierung der klinischen Subtypen beitragen kann.

Tab. 10.6 Surrogatmarker im Liquor: Korrelation mit klinischer und subklinischer Krankheitsaktivität, Krankheitsprogression und Therapieantwort

Surrogatmarker	Schub	Remission	MRT (T_1+Gd)	Subtyp/Progression	Therapieantwort	
					Kortison	IMT
IL-2	±		–			
IL-2R	±		–			
IL-6	±		–			↓
IL-10		+				↑
IL-12	±		+			↑
IL-15	+			SP > RR		
IFN-γ	+			RR > SP		↓
TNF-α	±		±	SP > RR	↓	↑/↓
TNF-α-R	±			SP > RR		
TGF-β	+	+		RR > SP		
sICAM-1-Quotient	+		+	RR = SP	↓	
cICAM-3	+				↓	
sVCAM-1	±		+		↓	↓
sE-Selectin	+			PP > RR > SP	↓	
VLA-4	+			RR = SP	↓	
LFA-1	+			RR = SP	↓	
MMP-9	±	+	+	RR > PP		↓
NO_2/NO_3	±		–			
Neopterin	+			RR		
SCD14	+	+		RR = PP	↓	↑
MBP	+			RR > SP	+	
MBP-LM	+			RR > SP		
Anti-MBP	+			SP > RR		
CNTF		+				
NCAM		+				
NFL	+		+	RR		+
S-100b	±			RR		
GFAP				SP > RR		
τ-Protein	±	±	±	RR = SP= PP		

T1+ Gd: T1-gewichtete Sequenz mit Gadolinium, +: korreliert, –: korreliert nicht, ±: unterschiedliche Ergebnisse in mehreren Studien, ≠ Anstieg, Ø Abnahme der Konzentration, SP: sekundär chronische MS, RR: schubförmige MS, PP: primär chronische MS, IMT: immunmodulatorische Therapie

10.6.3 Eignen sich Surrogatmarker im Liquor und im Blut zur Vorhersage des Therapieerfolgs?

Zur Kontrolle des Therapieerfolgs bei MS wäre ein leicht zu entnehmender und zuverlässig bestimmbarer biochemischer Marker sehr hilfreich.

Unter der Behandlung eines akuten Schubs mit Kortikosteroiden normalisieren sich die Liquorspiegel von nahezu allen Adhäsionsmolekülen, MBP und TNF-α, während die Liquorkonzentration von sCD14 vorübergehend abnimmt. Nach IFN-β-Therapie wurde oft ein Anstieg der Konzentrationen von IL-6 und IL-10 sowie im Verlauf eine Abnahme der Konzentrationen von IFN-γ und TNF-α nachgewiesen. Ob sich ein Surrogatmarker zur Kontrolle des Therapieerfolgs eignet, lässt sich durch Untersuchung des Serums besser prüfen als durch Untersuchung des Liquors. Nach i. m. Verabreichung von IFN-β-1a stiegen die IL-10-Serumspiegel dosisabhängig an, während die TGF-β-Konzentration unverändert blieb. Bei Patienten mit schubförmigem Verlauf und Therapie mit IFN-β-1b sind Konzentrationsanstiege von sVCAM-1 im Serum mit einem günstigen Outcome assoziiert (Rieckmann et al. 1997). Ein Therapieeffekt durch IFN-β lässt sich auch bei PPMS-Patienten nachweisen: In prospektiv über 15 Mon. gesammelten seriellen Proben zeigen die Serumspiegel von IL-12 und sCD14 eine Zunahme, während die Serumspiegel von MMP-9 unter der Therapie abfallen (Yushchenko et al. 2003; Brettschneider et al. 2002; Bahner et al. 2002).

Da nicht alle immunmodulierend behandelten MS-Patienten auf die Therapie ansprechen, ist es von Bedeutung, mögliche Responder oder Non-Responder zu identifizieren. Ein derartiger Marker wäre nützlich, um eine individuell angepasste Immuntherapie auswählen zu können. Ein vielversprechender Prädiktor für die Therapie mit IFN-β könnte **TRAIL** *(TNF-related apoptosis inducing ligand)* sein. Erhöhte TRAIL-Spiegel im Serum von MS-Patienten vor Initiierung einer Therapie erlaubten eine Vorhersage bzgl. eines Ansprechens auf die Therapie mit IFN-β im Verlauf von 1 Jahr (Wandinger et al. 2003). Eine eindeutige Bestätigung dieser vielversprechenden Ergebnisse durch andere Arbeitsgruppen wurde bisher nicht erbracht, ein genetischer Einfluss des TRAIL-Rezeptorsystems auf die Entwicklung einer MS und ein Ansprechen auf die IFN-β-Therapie werden jedoch weiterhin diskutiert (Lopez-Gomez et al. 2013; Tawdy et al. 2014).

In einer 3-jährigen Beobachtungsstudie konnte gezeigt werden, dass bestimmte Muster von Th1/Th2-Zytokinen im Blut das Ansprechen auf die Therapie mit Glatirameracetat vorhersagen. Der Quotient (IL-2 + IFN- β)/(IL-4 + IL-10) war bei Patienten mit Schubaktivität im Vergleich zu schubfreien Patienten nach 12, 24 und 36 Mon. erhöht ($p = 0{,}04$) (Tumani et al. 2011a). Allerdings sind weitere Studien mit noch größeren Patientenkohorten notwendig, um diese Ergebnisse zu validieren.

10.6.4 Sind Liquormarker zur Identifizierung pathogenetischer Prozesse geeignet?

Die bisherigen Daten deuten darauf hin, dass eine In-vivo-Erfassung der bei MS wirksamen Pathomechanismen (Entzündung, Demyelinisierung, Remyelinisierung, Neurodegeneration) mit den verfügbaren Liquormarkern möglich ist. An größeren Fallzahlen und in kontrollierten Studien wird zu zeigen sein, ob sich die unterschiedlichen pathogenetischen Prozesse auch beim einzelnen Patienten erfassen lassen, sodass vielleicht eine individuell angepasste Therapie möglich wird.

Vorteil der Untersuchung des **Liquor cerebrospinalis** ist, dass pathologische Prozesse in periventrikulären Regionen und im Rückenmark erfasst werden können und man somit krankheitsspezifische Informationen erhält. Nachteilig ist, dass mehrfache Lumbalpunktionen für den Patienten belastend sind, sodass Verlaufsuntersuchungen des Liquors ausscheiden. Dennoch ist die Untersuchung des Liquors für die Diagnosesicherung der MS weiterhin von großem Nutzen, da die entzündliche Genese der im MRT sichtbaren Läsionen bestätigt oder ausgeschlossen werden kann. Darüber hinaus können bestimmte Marker im Liquor Hinweise auf ablaufende Pathomechanismen (z. B. Demyelinisierung, axonale Schädigung) geben (Tumani et al. 2011b; Stangel et al. 2013).

10.7 Fazit und Empfehlungen zum Umgang mit biologischen Markern

Zuverlässige biologische Marker für die objektive Erfassung von Krankheitsaktivität und maßgeblichen pathogenetischen Prozessen sind erforderlich, um die diagnostischen und therapeutischen Maßnahmen bei MS zu optimieren. In verschiedenen Körperflüssigkeiten, insbesondere im Liquor, wurden vielversprechende Marker (Zytokine, Adhäsionsmoleküle, Myelinabbauprodukte, gliale und neuronale Proteine) untersucht, die verschiedene Aspekte der MS-Pathologie reflektieren und z. T. eine Erfassung der Krankheitsaktivität und des Therapieerfolgs ermöglichen.

10

Trotz vielfältiger Bemühungen ist es bisher nicht gelungen, eine ausreichend sensitive oder gar spezifische Blut- bzw. Serumdiagnostik der MS zu etablieren. Eine Reihe zunächst erfolgversprechender Serumparameter, die z. T. bezeichnenderweise dem Autoantikörperspektrum angehören (ANA, anti-MOG), oder auch bestimmte Zytokine und Adhäsionsmoleküle haben keine einheitliche Bewertung erfahren und die für den Einsatz in der Routinediagnostik notwendigen Anforderungen bisher nicht erfüllt. Der sensitive Nachweis des axonenspezifischen Proteins NFL im Blut und die Korrelation dieses Parameters mit der Krankheitsaktivität, der Hirnatrophie und dem Therapieansprechen bei MS ist vielversprechend. Die bisherigen Befunde wurden allerdings an ausgewählten Patientengruppen erhoben, sodass der Nutzen dieses Markers für den einzelnen Patienten noch erbracht werden muss. Derzeit existieren – abgesehen vom MS-typischen Liquorprofil zum Nachweis einer ZNS-Entzündung (OKB, MRZ-Reaktion) – keine weiteren Biomarker, welche die notwendigen Kriterien erfüllen, um ihren routinemäßigen Einsatz zu rechtfertigen (Bielekova und Martin 2004; Tumani et al. 2009; Stangel et al. 2013; Ruprecht und Tumani 2016).

Kontroverse Ergebnisse, die für fast alle untersuchten Marker vorliegen, lassen sich wahrscheinlich minimieren, wenn in zukünftigen Studien ein standardisiertes Vorgehen berücksichtigt wird (Teunissen et al. 2010):

- Standardisierung von Reagenzien und Assays, multizentrische Evaluationen der Assays
- Auswahl von Markern, die pathogenetische Prozesse der MS reflektieren
- Einheitliche Definition der klinischen Verlaufsformen und der Krankheitsaktivität
- Studienprotokolle mit Einschlusskriterien, standardisierte klinische Scores und prospektive Studiendesigns
- Kombination mehrerer Parameter aus unterschiedlichen Körperflüssigkeiten
- Korrelation der biologischen Marker mit strukturellen und funktionellen bildgebenden Verfahren

LITERATUR

Die vollständige Literatur zu diesem Kapitel finden Sie im Anhang am Ende dieses Buches.

KAPITEL

11 Molekularbiologische Untersuchungen bei MS

Uwe K. Zettl, Michael Hecker und Brit Fitzner

11.1 Einführung

Molekularbiologische Untersuchungen bei MS gewinnen sowohl in der Grundlagenforschung als auch im klinischen Alltag zunehmend an Bedeutung. Sie stellen aber aufgrund der verschiedenen Untersuchungstechniken, der vielfältigen Zielstrukturen sowie des heterogenen Krankheitsverlaufs und der z. T. notwendigen systembiologischen Dateninterpretation ein sehr komplexes Szenario dar. Dies hat zur Folge, dass zwischen verschiedenen Untersuchungen ggf. keine deckungsgleichen oder sogar widersprüchliche Ergebnisse erzielt werden. Deshalb muss bei der Interpretation der Untersuchungsergebnisse eine differenzierte Bewertung des Untersuchungsziels und der verwendeten Methoden vorgenommen werden.

11.2 Untersuchungsziel

Molekularbiologische Untersuchungsansätze im Rahmen der MS sind einerseits abhängig von den Krankheitsphasen und -prozessen (wie initialer Immunreaktion, phagozytärer Abräumreaktion, De- und Remyelinisierung, Axonschädigung, Synapsenpathologie, Astrogliose, neuronaler Plastizität etc.) (➤ Kap. 4, ➤ Kap. 5) und andererseits vom Untersuchungsziel (➤ Box 11.1).

Box 11.1

Fokus molekularbiologischer Untersuchungen bei MS

- Ätiopathogenetische Forschung/natürlicher Krankheitsverlauf
- Diagnostik/Differenzialdiagnostik
- Therapiemonitoring
  - Therapieansprechen
  - Nebenwirkungen

Die molekularbiologische Untersuchung/Diagnostik kann sowohl die zellulären und humoralen Immunkomponenten als auch das ZNS-Gewebe direkt adressieren (➤ Tab. 11.1). So kann als Untersuchungsmedium neben den verschiedenen Körperflüssigkeiten auch das durch eine Biopsie entnommene Organgewebe dienen (➤ Box 11.2).

Tab. 11.1 Zielstrukturen von molekularbiologischen Untersuchungen bei MS

Immunkomponenten	Primäre und sekundäre lymphatische Organe
	Subtypen der Leukozyten (z. B. PBMC)
	Mikroglia
	Antikörper
	Komplementsystem
	Komplementäre Abwehrmechanismen wie Defensine, Akute-Phase-Proteine etc.
ZNS	Blut-Hirn-Schranke
	Endothelium
	Neurone/Axone/Synapsen
	Myelin
	Gliazellen (Astrozyten, Oligodendrozyten, Mikroglia)

Box 11.2

Untersuchungsmedien

- ZNS-Gewebe
- Liquor cerebrospinalis
- Lymphatisches Gewebe
- Blut, Plasma, Serum
- Tränenflüssigkeit
- Speichel
- Urin

11.3 Untersuchungsmethoden

Die molekularen Untersuchungsebenen reichen vom Genom über das Transkriptom bis zur Analyse des Proteoms und des Metaboloms (➤ Abb. 11.1).

Bei den Techniken, die der molekularen Diagnostik zur Verfügung stehen, wurden in jüngster Zeit revolutionäre Fortschritte erreicht und somit ungeahnte Möglichkeiten eröffnet. Das heute verfügbare Methodenrepertoire ist sehr vielfältig und richtet sich zumeist nach dem Untersuchungsziel. Während für Diagnostik und Therapiemonitoring vor allem Methoden verwendet werden, die nur einzelne Moleküle untersuchen, sind in der Forschung vorwiegend Hochdurchsatzmethoden wie Next Generation Sequencing, Microarrays und Protein- bzw. Peptidchips etabliert (Goodwin et al. 2016; Hecker et al. 2016).

11.4 Praxisrelevanz

In der klinischen Praxis haben sich insbesondere Analysen auf Proteinebene durchgesetzt (➤ Kap. 10). Die Bestimmung intrathekaler Antikörper (OKBs, IgG-Index und MRZ-Reaktion) ist insbesondere bei der Diagnose und der differenzialdiagnostischen Abgrenzung der MS bedeutsam. Zum Therapiemonitoring von einigen Disease-Modifying Drugs (DMDs, z. B. β-IFN oder Natalizumab) (➤ Kap. 17) werden therapieinduzierte neutralisierende Antikörper un-

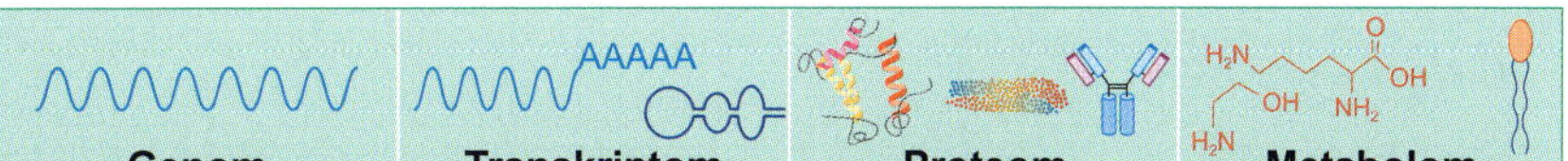

Ebene	Genom	Transkriptom	Proteom	Metabolom
Modifikationen und Moleküle	Variation: SNPs Epigenetik: Acetylierung Methylierung	mRNA ncRNA microRNA	Autoantigene Antikörper Zytokine/Chemokine Degradationsprodukte	Aminosäuren Biogene Amine Phosphoglyzeride Sphingolipide…
Methoden	Sequenzierung Pyrosequenzierung DNA-Verdau mit RE ChIP	Sequenzierung Realtime-PCR Digitale PCR Microarray	ELISA Gelelektrophorese Western Blot Protein-/Peptidchips	GC/MS LC/MS NMR-Spektroskopie Ionenmobilitäts-spektrometrie (IMS)

Abb. 11.1 Die molekularbiologischen Analysen umfassen die genomische (genetische Unterschiede und epigenetische Modifikationen), die transkriptionelle (differenzielle Expression verschiedener RNAs), die Protein- (Diversität in der Proteinexpression) und die metabolische (Unterschiede in der Menge einzelner Metaboliten) Ebene. Dabei kommen verschiedene spezifische Methoden zum Einsatz. [M959, M960, L231]

tersucht (Lundkvist Ryner et al. 2014). Der Labornachweis chronischer bakterieller oder viraler Infektionen ermöglicht die Prävention bzw. frühzeitige Erkennung von unerwünschten Begleiterscheinungen unter DMDs (Winkelmann et al. 2016). Die Analyse genetischer Varianten spielt bisher vor allem bei ätiologischen Fragestellungen eine Rolle (Andlauer et al. 2016; Hecker et al. 2019) (➤ Tab. 11.2).

11.5 Aktuelle Forschungsziele

Die Diagnosestellung der MS erfolgt vor allem durch das Ausschließen anderer Krankheiten und kann in einzelnen Fällen sehr langwierig sein (Zettl et al. 2012; Solomon et al. 2016; Rommer und Zettl 2018). Bis heute fehlen spezifische Symptome oder biologische Moleküle, mit denen sich die MS einfach sowie mit hoher Sensitivität und Spezifität nachweisen lässt bzw. die eine Prognose über den weiteren Krankheitsverlauf oder die individuell optimale Therapie („personalisierte Medizin") zulassen (Harris und Sadiq 2014).

Das Ziel der heutigen Forschung ist es, Biomarker zu etablieren, welche die Diagnosefindung bzw. den Prozess der Differenzialdiagnostik beschleunigen und mit denen sich der Verlauf der MS mit und ohne immunmodulatorische Therapie vorhersagen lässt. Ein **Biomarker** ist als eine Eigenschaft definiert, die als Indikator normaler biologischer Prozesse, pathogener Prozesse oder pharmakologischer Antworten auf eine Therapie objektiv gemessen und evaluiert werden kann. Dabei handelt es sich u. U. um einen Surrogatendpunkt, der anstelle eines klinischen Endpunkts verwendet werden kann und der die klinische Wirksamkeit oder evtl. die Nebenwirkungen eines

Tab. 11.2 Anwendungen in der Praxis

Genom	Über 200 genetische Loci sind mit der Pathogenese der MS assoziiert (➤ Kap. 3)	Praxisrelevanz noch unklar; ggf. von Nutzen für die Beurteilung des MS-Erkrankungsrisikos bei Familienangehörigen
	CYP2C9-Genotyp (beeinflusst Metabolisierung von Siponimod und damit die zu wählende Dosis)	Therapievorbereitung
Epigenom/Metagenom	DNA-Methylierungsmuster, Darmflora etc.	Praxisrelevanz noch unklar
Transkriptebene	mRNA, microRNA, zirkuläre RNA u. a., die typischerweise dysregulierte immunologische Prozesse widerspiegeln (sehr hohe inter- und intraindividuelle Variabilität)	Praxisrelevanz noch unklar; u. a. im Bereich Therapiemonitoring in Erforschung
Protein	OKBs (hohe Sensitivität, geringe Spezifität)	Diagnostik
	IgG-Index (gute Sensitivität, geringe Spezifität)	Diagnostik
	MRZ-Reaktion (hohe Sensitivität, geringe Spezifität)	Diagnostik
	Anti-Aquaporin-4-Ak (Abgrenzung MS vs. NMOSD)	Differenzialdiagnostik
	VZV-Ak-Status (Erkennen von Impflücken z. B. vor einer Therapie mit Fingolimod)	Therapievorbereitung
	Anti-JCV-Serologie (Biomarker für das PML-Risiko unter Natalizumab-Therapie)	Therapiemonitoring
	Neutralisierende Antikörper: Anti-β-IFN und Anti-Natalizumab	Therapiemonitoring
	Neurofilamente u. a. als Folge neuroaxonaler Schäden	Praxisrelevanz noch unklar; für Beurteilung der Krankheitsaktivität aussichtsreich
	Autoantikörper wie Anti-MOG- und Anti-Kir-4.1-Ak	Praxisrelevanz noch unklar; potenziell für Differenzialdiagnostik
Metaboliten	Vitamin-D-, Stresshormon-Metaboliten u. a.	Praxisrelevanz noch unklar; Beratung bzgl. Nahrungsergänzung denkbar

Medikaments widerspiegelt (Biomarkers Definitions Working Group 2001).

Aktuelle Untersuchungen haben vor allem auf transkriptioneller und auf Proteinebene in Blut und Liquor Kandidaten identifiziert, die sich als Biomarker für spezifische Fragestellungen eignen könnten (Bai et al. 2019; Deisenhammer et al. 2019; Paul et al. 2019).

11.6 Big Data

Die biomedizinische Forschung ist zunehmend durch die Erhebung und Analyse von Massendaten geprägt. Durch Omics-Technologien ist es möglich, das Genom, das Epigenom, das Transkriptom, das Proteom und das Metabolom individueller Patienten zu erfassen (➤ Abb. 11.1). Große Datenmengen ergeben sich aber nicht nur im Labor, sondern auch auf klinischer Seite (z. B. in der Bildgebung und bei Patientenregistern (➤ Kap. 27) und auf Seite der Patienten (z. B. durch den Einsatz von Aktivitätstrackern und Smartphone-Health-Apps). Aktuelle Bestrebungen versuchen, solche komplexen und sehr heterogenen Datensätze zu kombinieren und für die klinische Praxis nutzbar zu machen (Chaussabel und Pulendran 2015; Dendrou et al. 2016). Konkret verspricht man sich durch Big Data neben einem besseren Verständnis der Krankheitsmechanismen eine Verbesserung der Diagnose und Prognose sowie optimierte Strategien für personalisierte Therapieentscheidungen.

Dabei gilt es technische, informatische und analytische Hürden zu überwinden. Diese Hürden betreffen das Biobanking (die Logistik und Archivierung von Patientenproben), die Erhebung der Daten (in standardisierter Form, in geprüfter Qualität und in großer Fallzahl), das Datenmanagement (die effiziente Speicherung und Bereitstellung von Daten und die Zusammenführung verschiedener Datenstrukturen in geeigneten Datenbanksystemen), die Datenanalyse (das Erkennen von Abhängigkeiten und Mustern in multidimensionalen Daten durch integrative und systembiologische Algorithmen bis hin zu maschinellen Lernverfahren mit künstlichen neuronalen Netzen) und die Implementierung im Routinealltag (die Interpretation und Validierung von Befunden) (Dendrou et al. 2016; Eraslan et al. 2019). Dies erfordert eine Infrastruktur, die skalierbar, zuverlässig und zeiteffizient ist, aber auch rechtliche und ethische Aspekte berücksichtigt, wie etwa den Schutz personenbezogener Daten und das Einverständnis der Patienten zur Verwendung ihrer Daten.

Fortschritte bei molekularen Hochdurchsatztechnologien und bioinformatischen Analysemethoden sowie steigende Rechenleistungen und cloudbasierte Lösungen befördern die zunehmende Digitalisierung der modernen Medizin. Der datengetriebene wissenschaftliche Erkenntnisgewinn geht aber auch mit neuen Anforderungen an das medizinische Fachpersonal einher. Die potenziellen Auswirkungen auf das Gesundheitswesen sind groß. Aktuell gibt es jedoch noch viel zu tun, um Big Data in die klinische Anwendung bei MS zu überführen.

LITERATUR

Die vollständige Literatur zu diesem Kapitel finden Sie im Anhang am Ende dieses Buches.

KAPITEL

12 Magnetresonanztomografie (MRT)

Tim Sinnecker, Wolfgang Köhler und Frank A. Hoffmann

12.1 Grundlagen

Die Magnetresonanztomografie (MRT) hat als weitgehend nichtinvasives Verfahren die Bildgebung im Rahmen der MS grundlegend verändert, nachdem erste Untersuchungen Mitte der 1980er-Jahre die Überlegenheit dieser Methode im Vergleich zur Computertomografie (CT) deutlich (Young et al. 1981) aufzeigen konnten. Heute spielt die MRT im klinischen Alltag eine zentrale Rolle bzgl. Diagnosestellung sowie Therapiekontrolle und ist schließlich das bildgebende Verfahren der Wahl bei entzündlichen Erkrankungen des zentralen Nervensystems (ZNS).

Zum besseren Verständnis der Möglichkeiten und Limitationen der MRT im Kontext der MS ist die Kenntnis der physikalischen Grundlagen vorteilhaft. Der Leitgedanke der MRT ist es, die Eigenschaft von **Protonen,** unter bestimmten Bedingungen in Resonanz und somit Energieaustausch mit elektromagnetischen Impulsen zu treten, auszunutzen. In der konventionellen MRT werden hierfür Wasserstoffprotonen angeregt, da Wasserstoff das häufigste Element im menschlichen Körper ist und Wasserstoffprotonen weitere für die MRT günstige physikalische Eigenschaften aufweisen. Nachdem ein starkes äußeres magnetisches Feld (so entsprechen 3 Tesla ca. dem 60.000-Fachen des Erdmagnetfeldes) angelegt wird, richten sich die magnetischen Dipole der Protonen hiernach aus. Während dieses Prozesses entsteht aufgrund thermodynamischer Gesetze ein sehr geringes Ungleichgewicht in der Ausrichtung der magnetischen Dipole und somit eine **Nettomagnetisierung.**

Wird in dieses System nun Energie in Form der Resonanzfrequenz (auch Larmorfrequenz genannt) eingebracht, wird ein höherer Energiezustand der Protonen erzielt, der mit der Auslenkung des magnetischen Vektors aus der ursprünglichen Ebene hinaus einhergeht. Hierbei entsteht ein elektromagnetisches Signal, das in einer Empfängerspule gemessen werden kann. Im weiteren Verlauf bildet sich der magnetische Vektor der Protonen aufgrund eines Energieaustauschs mit der Umgebung zurück: die Relaxation. Es werden zwei grundlegend verschiedene Relaxationsprozesse unterschieden, die aufgrund ihrer Abhängigkeit von der Gewebestruktur schließlich die Grundlage für einen Bildkontrast bieten:

- Die **longitudinale Relaxation** oder **Spin-Gitter-Relaxation** beschreibt die Rückkehr der ausgelenkten Protonen in Richtung des stationären Magnetfeldes, wobei ein Energietransfer vom angeregten Proton an die Umgebung (Gitter) stattfindet.
- Die **transversale Relaxation** oder **Spin-Spin-Relaxation** beruht auf der Interaktion der Protonen untereinander sowie auf der mikroskopischen Störung des Magnetfeldes durch umgebende Moleküle. Hierbei kommt es nach erfolgter Auslenkung einer Vielzahl von Protonen durch einen Radiofrequenzimpuls binnen kürzester Zeit zu einer Störung der Phasenkohärenz, d. h. zu einer Dephasierung der Protonenspins in der transversalen Ebene, wodurch sich die vielen, zum gemessenen Signal beitragenden Magnetisierungen einzelner Spins schnell wechselseitig auslöschen.

Die Relaxationsvorgänge werden mathematisch durch Zeitkonstanten beschrieben, bei denen jeweils 63 % der ursprünglichen Magnetisierung wiederhergestellt sind: T_1 steht für die longitudinale Relaxation, T_2 für die transversale Relaxation.

Die zeitliche Anordnung verschiedener elektromagnetischer Impulse entscheidet darüber, welcher Effekt vordergründig gemessen wird. Eine Ortskodierung wird erreicht durch eine selektive Schichtanregung, zusätzliche magnetische Gradientenfelder und eine Phasenkodierung. Schließlich kann ein Bild auf Basis der gemessenen digitalisierten elektromagnetischen Signale mithilfe einer mathematischen Transformation (**Fourier-Transformation**) erstellt werden.

Die MRT-Untersuchungen bei MS lassen sich einteilen in eine **konventionelle** Bildgebung, die nach wie vor den klinischen Bereich dominiert, sowie **quantitative** MRT-Methoden, die zunehmend im Rahmen der Forschung eingesetzt werden. Ziel Letzterer ist es, physikalische Größen möglichst unbeeinflusst von weiteren Faktoren quantitativ zu erfassen. Darüber hinaus haben Untersuchungen mittels **funktioneller MRT** (fMRT) das Potenzial, Einblick in die Organisation des motorischen und kognitiven Systems und die funktionelle Adaptation bei akuten und chronischen Schädigungen im Rahmen der MS zu geben (➤ Kap. 12.6).

12.2 Konventionelle MRT-Bildgebung

12.2.1 MRT-Sequenzen im Rahmen der klinischen MS-Bildgebung

Seit 2001 ist die konventionelle MR-Untersuchung fester Bestandteil der Diagnosekriterien. Im Verlauf haben sich verschiedene MRT-Sequenzen im Rahmen der MS-Diagnosestellung und -Verlaufsbeobachtung im klinischen Alltag etabliert, worüber das folgende Kapitel eine Übersicht bietet.

Fast-Spin-Echo- oder **Turbo-Spin-Echo-**Sequenzen (FSE- bzw. TSE-Sequenzen) sind grundlegende Techniken der MS-Untersuchung, wobei FSE und TSE herstellerspezifische Bezeichnungen sind und dasselbe Sequenzdesign benennen. Sie stellen die in radiologischen Routineuntersuchungen und kontrollierten Studien nach wie vor häufigsten Messungen dar. Für Aufnahmen mit einem guten T1-Kontrast wird eine konventionelle SE-Sequenz mit relativ kurzer Repetitionszeit (TR 400–650 ms) und kurzer Echozeit (TE 10–20 ms) gewählt. Dieselbe Sequenz wird auch nach Gabe eines Kontrastmittels (KM) verwendet. Bei Messungen mit Protonendichte- (PD-) oder T2-Wichtung wird heute standardmäßig eine FSE- bzw. TSE-Sequenz eingesetzt. Sie bietet den großen Vorteil, dass pro Repetitionszeit (TR) nicht nur ein Echo generiert und gemessen wird, sondern ein ganzer Echozug von immer wieder erneut refokussierten Echos. Die Anzahl der in schneller Folge gemessenen Spin-Echos wird als **Echozuglänge** („echo train length") bzw. als **Turbofaktor** bezeichnet. Je mehr Echos nacheinander aufgezeichnet werden, desto kürzer ist die Messzeit. Jedoch mehren sich auch verschiedene Artefakte (Verschmierung des Kontrasts und *Gibb's ringing*); die Bildqualität verschlechtert sich.

Als guter Kompromiss ist bei 1,5-Tesla-MR-Geräten eine Echozuglänge von 4–8 anzusehen. Zur Einstellung des Kontrasts wird eine relativ lange Repetitionszeit (TR ca. 4.000 ms, mind. 3.000 ms) gewählt, die mit einer kurzen Echozeit (TE ca. 10–30 ms) für die PD-Wichtung bzw. mit einer langen Echozeit (TE 80–120 ms) für die T2-Wichtung kombiniert wird. Dies wiederholt sich nach jedem Anregungsimpuls. Man spricht hier von einer **Dual-FSE-Messung** – in nur einer Messung werden zwei Datensätze mit unterschiedlichen Kontrasten akquiriert. So kann zusätzlich Messzeit gespart werden. Die wiederholten Echos werden durch schnell hintereinander applizierte RF-Impulse generiert, wodurch es zu einer im Vergleich zu anderen Sequenzen verhältnismäßig hohen Energieabsorption kommt. Dies kann bei Tomografen mit sehr hoher Magnetfeldstärke zu einer automatischen, präventiven Limitierung der erlaubten Echozahl pro Zeiteinheit führen, da vorgegebene Grenzwerte für die Absorptionsrate eingehalten werden müssen. Die Akquisition dieser Sequenz – obwohl ohne Zeitverlust durchführbar und mit guter Darstellung der periventrikulären Läsionen – wird zunehmend zugunsten einer **FLAIR-Sequenz** (s. u.) verlassen. Im Vergleich zu einer T2-gewichteten FSE- bzw. TSE-Sequenz ergaben Messungen mit einer konventionellen T2-gewichteten SE-Sequenz nur eine geringfügig höhere Sensitivität, insbesondere im Bereich der Fossa cranii posterior, gegenüber signalintensiven MS-Läsionen. Dies rechtfertigt die lange Untersuchungszeit (10–15 min) der konventionellen Sequenz nicht zwingend. Nachteilig bei Untersuchungen mit reinem PD- oder T2-Kontrast sind die nicht immer befriedigende Identifizierbarkeit subkortikaler und die schwierige Abgrenzung liquornaher Läsionen.

Die besondere Sensitivität gegenüber Läsionen in diesen Hirnregionen ist die Stärke der **FLAIR-Sequenz** („fluid attenuated inversion recovery"). Sie ist in klinischen Routineuntersuchungen in den letzten Jahren zunehmend zum Einsatz gekommen und kann mittlerweile als Standardsequenz angesehen werden, da sie aufgrund der Verringerung der Liquor-Partialvolumeneffekte besonders geeignet ist, Läsionen in kortexnahen (juxtakortikalen) und periventrikulären Bereichen zu erkennen. Hierbei wird der Vorteil der T2-gewichteten Bildgebung (TE ca. 100 ms) mit einer Signalunterdrückung des Liquors in den inneren und äußeren Liquorräumen, in den Virchow-Robin-Räumen sowie in anderen Flüssigkeitsansammlungen kombiniert. Der methodische Ansatz ist die Anwendung eines zusätzlichen Radiofrequenz-(RF-)Impulses (Inversionsimpuls) mit einer langen nachfolgenden Inversionszeit (TI 2.000–2.200 ms), die zur Signalunterdrückung des Liquors benötigt wird. Es folgen der eigentliche RF-Anregungsimpuls, die Messung des Signals und die Relaxationsperiode. Für eine hinreichende Relaxation werden bei 1,5-Tesla-MR-Geräten lange Repetitionszeiten (TR > 8.000 ms) benötigt, sodass die Untersuchung relativ zeitraubend ist. Eine Kombination des IR-Impulses mit einer **Fast-FLAIR-Sequenz** (FSE-Sequenz) kann die Untersuchungszeit jedoch erheblich verkürzen.

MERKE

Vergleicht man die T2-gewichteten Sequenzen untereinander, so kann folgende Aussage getroffen werden: Die Läsionsvolumina einer SE- und einer FSE-basierten Untersuchung unterscheiden sich nur unwesentlich. Die **FSE-basierte Untersuchung** zeigt jedoch eine höhere Intra- und Interrater-Variabilität als die SE-basierte Untersuchung (Rovaris et al. 1997a). Mittels **FLAIR-Sequenz** waren ca. 30 % mehr Läsionen nachweisbar als mit einer SE-basierten MRT-Untersuchung.

Ein direkter Vergleich von FSE- und Fast-FLAIR-Sequenzen zeigt, dass die Untersuchung mittels **Fast-FLAIR-Sequenz** eine signifikant höhere Sensitivität aufweist. Supratentoriell werden mit der Fast-FLAIR-Sequenz mehr, infratentoriell weniger Läsionen dargestellt als mit der FSE-Sequenz (Tubridy et al. 1998). **GRE-basierte Untersuchungen** sind den SE-Sequenzen in ihrer Sensitivität hinsichtlich der Detektion der Herde deutlich unterlegen (Rovaris et al. 1997b).

GRE-Sequenzen mit Kleinwinkelanregung bieten zwar aufgrund des Signalgewinns bei möglichen kürzeren Repetitionszeiten den Vorteil einer schnelleren Untersuchung, weisen jedoch eine höhere Empfindlichkeit gegenüber Inhomogenitäten des Magnetfeldes auf. In Bereichen aneinandergrenzender Gewebearten sind sie anfällig für **Chemical-Shift-Artefakte.** So werden geometrische Verschiebungen von Strukturen mit hohem Fettanteil gegenüber solchen mit hohem Wasseranteil auf den Bildern bezeichnet.

T1-gewichtete **3D-GRE-Sequenzen** mit Kleinwinkelanregung haben sich allerdings aufgrund ihrer hohen räumlichen Auflösung als besonders geeignet für die quantitative Bestimmung von zerebralen Atrophien erwiesen. Die entsprechenden MR-Sequenzen heißen FLASH („fast low angle shot“) oder SPGR („spoiled gradient echo“). Um einen optimalen Kontrast zwischen grauer und weißer Substanz zu erhalten, sollten die minimal mögliche Echozeit, eine Repetitionszeit von ca. 20 ms und ein Anregungswinkel („flip angle“) von ca. 30° gewählt werden. Es ergeben sich relativ lange Messzeiten von u. U. über 10 min.

Die sog. **MP-RAGE-Sequenz,** die mittels Inversionsimpulsen einen T1-Kontrast generiert, etabliert sich zunehmend im Rahmen der hochaufgelösten 3D-Bildgebung, da sie den Vorteil eines starken Kontrasts zwischen der grauen und der weißen Substanz bietet. In der Folge bildet die MP-RAGE-Sequenz die Grundlage für moderne Segmentierungsverfahren zur Atrophiemessung. Außerdem werden die T1-gewichteten 3D-GRE-Sequenzen als anatomische Grundlage bei funktionellen Untersuchungen eingesetzt.

Die Entwicklung der Hochfeld-MR-Geräte und der Spulentechnologie führte zu einer rasanten Verkürzung der Messzeit. Neue Empfängerspulensysteme (Phased-Array- oder Multi-Array-Empfängerspulen) ermöglichen eine deutlich schnellere Bilddatenakquisition. Das **Parallel Imaging** führt eine Fusion mehrerer Bildbereiche durch, die jeweils von separaten Empfängerspulen aufgenommen werden. Hierdurch wird annähernd eine Halbierung der Messzeit erreicht, was sich vor allem auf die Reduktion von Bewegungsartefakten auswirkt. In der klinischen Routine haben sich Geräte bis 3 Tesla in Verbindung mit neuen Spulentechnologien bewährt und ermöglichen eine zeiteffizientere Untersuchung mit höherer räumlicher Auflösung.

Im Vergleich zu 1,5-Tesla-Geräten scheint der Läsionsnachweis beim derzeitigen Generationswechsel durch die deutliche Verbesserung des Signal-Rausch-Verhältnisses bei 3-Tesla-Geräten noch sensitiver zu werden. Die Angaben schwanken zwischen 10 und 40 % mehr T2-Läsionen bzw. 10 und 20 % mehr KM-anreichernde T1-Läsionen (Sicotte et al. 2003; Wattjes et al. 2006). Kortikale Läsionen können auf Hochfeld-Scannern mit **Double-Inversion-Recovery-Sequenzen** (DIR-Sequenzen) nachgewiesen werden. Diese Sequenzen induzieren neben der Signalreduktion des CSF auch eine Signalreduktion der weißen Substanz. Bisherige Ergebnisse zeigen jedoch, dass trotz optimierter MR-Sequenzen weiterhin der Großteil (ca. 80 %) der neuropathologisch verifizierbaren Läsionen kernspintomografisch unentdeckt bleibt (Geurts et al. 2005).

12.2.2 MRT-Sequenzen eines MS-Routineprotokolls

Die MRT hat als sekundärer Studienparameter aufgrund ihrer Sensitivität gegenüber den Befundänderungen in der T2-gewichteten Untersuchung im Krankheitsverlauf und unter verschiedenen Therapien in der letzten Dekade an Bedeutung gewonnen. Vor allem aber waren es Untersuchungen zur **Reproduzierbarkeit** der MR-Sequenzen, volumetrische Messungen der Läsionen sowie Studien zur Auswirkung der Schichtdicke oder der Repositionierung des Patienten auf die Detektion der MS-Plaques, die zu einer standardisierten Anwendung in kontrollierten Studien geführt haben. Hierauf aufbauend bestehen derzeit zunehmende Bemühungen, das MRT-Protokoll auch im klinischen Kontext zu standardisieren. Vor diesem Hintergrund wurden nationale und internationale Leitlinien für ein **standardisiertes MRT-Protokoll** im Kontext der MS veröffentlicht.

Die aktuellen McDonald-2017-MS-Diagnosekriterien (Thompson et al. 2018) verweisen für die Wahl des MRT-Protokolls sowohl auf die Konsensusleitlinie des Consortium of Multiple Sclerosis Centers (CMSC) (Traboulsee et al. 2016) als auch auf die aktuelle MAGNIMS-Leitlinie (Rovira et al. 2015):

- Die **CMSC-Konsensusleitlinie** (Traboulsee et al. 2016) empfiehlt eine T1-gewichtete MP-RAGE Sequenz, eine sagittale T2-FLAIR, eine T2-gewichtete Sequenz, eine axiale diffusionsgewichtete Sequenz (DWI) sowie eine KM-gestützte T1-gewichtete FLASH-Sequenz.
- Die **MAGNIMS-Konsensusleitlinie** (Rovira et al. 2015) unterscheidet zwischen einem MRT-Protokoll für eine Baseline- und einem MRT-Protokoll für eine Verlaufsuntersuchung. Bei Baseline wird eine axiale PD und/oder T2-FLAIR und/oder T2-gewichtete Sequenz, eine sagittale T2-FLAIR sowie eine kontrastmittelgestützte T1-gewichtete Sequenz gefordert. Im Rahmen der Verlaufsuntersuchung wird auf die sagittale T2-FLAIR Sequenz verzichtet. Die DWI-Sequenz ist im Gegensatz zur CMSC-Leitlinie optional.

Beide Leitlinien betonen die hohe Bedeutung identischer, über die Zeit konstant gehaltener MRT-Sequenzparameter, MRT-Hardware sowie Repositionierungstechniken für die Verlaufsbeobachtung individueller Patienten. Die CMSC-Leitlinie empfiehlt vorzugsweise den Einsatz von hochauflösenden 3D-Sequenzen und verweist auf die Möglichkeit, die Bildauswertung im klinischen Kontext auf einer rekonstruierten Schichtdicke von 3 mm vorzunehmen. Eine Unterscheidung zwischen 1,5-Tesla- und 3-Tesla-MRT-Systemen wird nicht getroffen. Die MAGNIMS-Leitlinie bewertet 3-Tesla-MRT-Systeme als bevorzugt, führt jedoch vorwiegend 2D-Sequenzen als Basisprotokoll (teils mit Verweis auf die Vorteile einer 3D-Sequenz) auf. Beide Leitlinien fordern bei Anwendung von 2D-Sequenzen eine räumliche Auflösung von $1{,}0 \times 1{,}0$ mm^2 und eine Schichtdicke von maximal 3 mm ohne „gap".

MERKE

Prioritär sollte darauf geachtet werden, dass bei Verlaufsuntersuchungen MRT-Sequenzparameter, -Hardware und Schichtpositionierungen möglichst identisch gehalten werden. 3D-Sequenzen bieten oftmals Vorteile gegenüber 2D-Sequenzen und können im klinischen Kontext rekonstruiert betrachtet werden. Eine pauschale Aussage über einen etwaigen Vorteil von 3,0-Tesla- gegenüber 1,5-Tesla-MRT-Systemen kann nicht getroffen werden, da weitere Faktoren wie Software, Spulendesign, Gradientenspulen etc. ebenfalls einen erheblichen Einfluss auf die Bildqualität haben.

12.2.3 Morphologie und Lokalisation von MS-Läsionen

MS-Läsionen in der T2-gewichteten Bildgebung

Die typische MS-Läsion ist durch eine **hohe Signalintensität** in der **T2- und PD-gewichteten MRT-Aufnahme** charakterisiert (➤ Abb. 12.1). Dies gilt sowohl für die akute als auch für die chronische Läsion. In einer akuten Läsion kommt es frühzeitig zu einem Anstieg der Permeabilität der Blut-Hirn-Schranke. Etwa zur gleichen Zeit lässt sich in diesem Bereich in der T2-gewichteten MRT-Untersuchung eine Signalerhöhung messen. Das Signalverhalten der Läsionen ist in den meisten Fällen homogen. Im akuten Stadium können die Läsionen jedoch auch von einem weniger signalintensiven Ring umrandet sein. Das pathologische Substrat dieses Ringes sind in das ZNS eingewanderte Entzündungszellen, die das ödematöse Zentrum der Läsion umgeben. Ein unregelmäßiges Signalverhalten ist häufig durch eine Überlappung mehrerer Läsionen bedingt. Dies führt zu einer inhomogenen Signalintensität sowie zu einem unregelmäßigen Erscheinungsbild der Läsionen: Es kann von der typischen Form, die vorwiegend rund oder oval ist, abweichen.

Die Unterschiede im Erscheinungsbild sind auch durch die Schichtführung der MRT-Untersuchung, also den Anschnitt der Läsionen, bedingt. Die Läsionsränder können unterschiedlich scharf begrenzt sein. Gelegentlich ist ein weiches Auslaufen der Läsionsränder in die weiße Substanz zu beobachten, da die Differenzierung in den T2-gewichteten Bildern zwischen der normalen weißen Substanz und der Läsion erschwert sein kann („dirty white matter", Fazekas et al. 1999). Eine unscharfe Abgrenzbarkeit sollte jedoch im Falle einer neu aufgetretenen größenprogredienten Läsion und im Kontext entsprechender Risikofaktoren auch an andere Ursachen wie z. B. eine PML (weitere Details ➤ Kap. 12.2.8) denken lassen.

Bei der Interpretation von T2-gewichteten Aufnahmen ist zudem zu beachten, dass sich verschiedene pathologische Prozesse (z. B. Ödem, Entzündung, Demyelinisierung, axonaler Untergang oder Gliose) nicht mithilfe der T2-gewichteten Bildgebung unterscheiden lassen.

MS-Läsionen in der T1-gewichteten Bildgebung

Nicht alle Läsionen, die auf T2-gewichteten Aufnahmen zur Darstellung kommen, bilden sich auch auf Spin-Echo-T1-gewichteten Aufnahmen ab. Deren Häufigkeit variiert in Abhängigkeit des MRT-Untersuchungsprotokolls sowie der klinischen Charakteristika (ca. 20–30 %).

Akute Läsionen können in der T1-Wichtung **hypointens** erscheinen; das pathologische Substrat ist ein ausgeprägtes Ödem. Dies hat zur Folge, dass ein nicht geringer Anteil dieser T1-Läsionen sich ohne strukturelle Veränderung wieder zurückbilden kann. Demgegenüber liegen in den chronischen, auch *black holes* genannten hypointensen Läsionen strukturelle Veränderungen des Gewebes vor. Das pathologische Substrat der **chronischen Läsion** ist aber heterogen, da sich die neuropathologischen Veränderungen

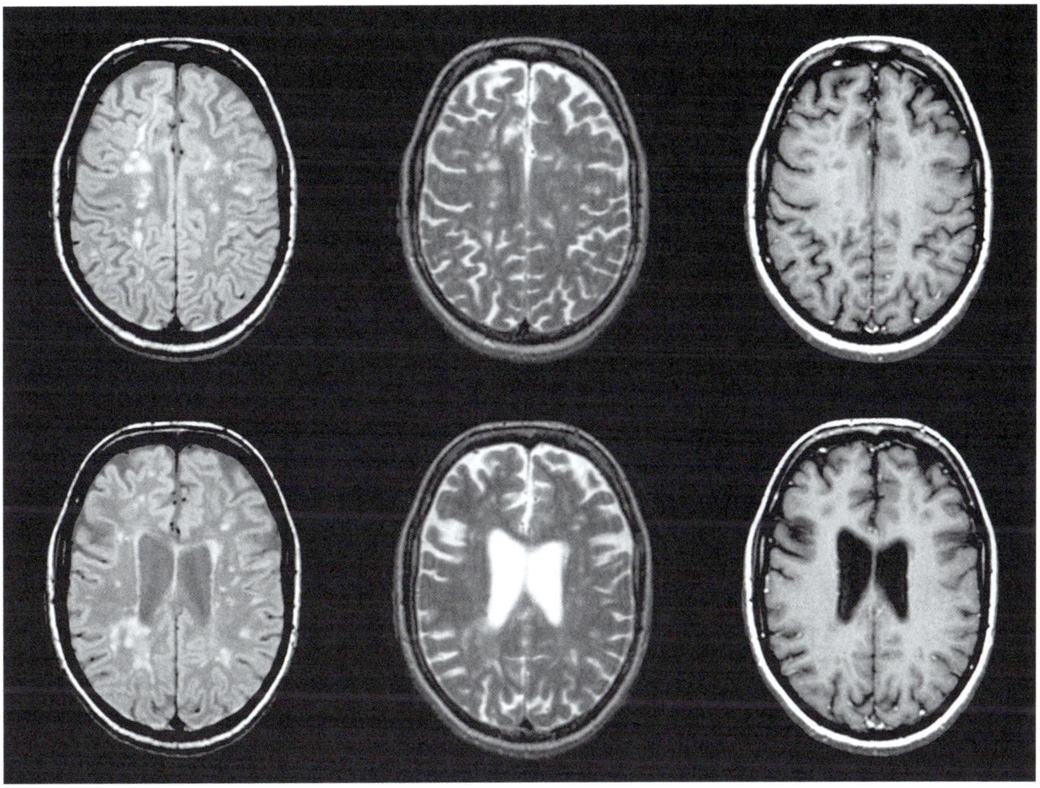

Abb. 12.1 Protonendichte-(PD-), T2- und T1-gewichtete Spin-Echo-Sequenzen. Darstellung typischer Befunde bei MS: Die Läsionen finden sich vorwiegend periventrikulär in der weißen Substanz; einzelne Läsionen liegen subkortikal bzw. grenzen unmittelbar an den Kortex an. [M969]

erheblich im Ausmaß der Myelinisierung und/oder des axonalen Untergangs unterscheiden. Histopathologische Untersuchungen zeigen jedoch, dass in allen in der T1-Wichtung persistierend hypointensen T1-Läsionen Hinweise auf einen irreversiblen axonalen Untergang in unterschiedlicher Ausprägung vorliegen, wobei Letztere mit dem Grad der T1-Hypointensität korreliert. Ein beträchtliches Ausmaß an gliotischem Umbau kann ebenfalls vorliegen. Dies wird durch Untersuchungen mithilfe von berechneter Magnetisation Transfer Ratio (MTR) bzw. Protonenspektroskopie (➤ Kap. 12.3.1, ➤ Kap. 12.4) gestützt.

Das Erscheinungsbild einer in der T1-Wichtung hypointensen Läsion lässt die Bestimmung des Ausmaßes der Demyelinisierung oder des Axonverlusts nicht zu. In diesem Zusammenhang müssen auch die sog. **Schattenherde** („shadow plaques") genannt werden: Diese Bereiche der weißen Substanz erscheinen in der T1-Wichtung im Vergleich zur weißen Substanz intensitätsgemindert. Wird der Kortex jedoch als Referenz für das Maß der Hypointensität herangezogen, so stellen sich diese Herde eher isointens oder weniger hypointens dar als der Kortex. Neuropathologisch lässt sich in diesen Schattenherden eine Remyelinisierung nachweisen.

Neue Erkenntnisse aus der Ultrahochfeld-MRT-Forschung deuten darauf hin, dass bei genügend hoher Auflösung jede MS-Läsion (➤ Abb. 12.2) auch in variierendem Ausmaß ein hypointenses Signal in der T1-Wichtung aufweist (Sinnecker et al. 2012). Diese Beobachtung deckt sich mit histopathologischen Studien, die einen gewissen axonalen Schaden in allen MS-Läsionen aufgezeigt haben.

Lokalisation zerebraler Läsionen

Bei Patienten mit MS, bei denen die Diagnose nach den Poser-Kriterien gestellt wurde, finden sich je nach Studie in 75–100 % d. F. pathologische Befunde in der T2- oder PD-gewichteten zerebralen MRT-Untersuchung. Diese erhebliche Diskrepanz kommt dadurch zustande, dass in den verschiedenen Untersuchungen unterschiedliche MRT-Protokolle bzw. diagnostische Kriterien verwendet wurden. Die häufigsten Unterschiede betreffen die Einbeziehung der paraklinischen Befunde gegenüber der Diagnosestellung nach ausschließlich klinischen Kriterien. In einem Patientenkollektiv mit klinisch gesicherter MS (CDMS) fanden sich in 99 % d. F. pathologische zerebrale MRT-Befunde, die mit einer MS vereinbar waren (Ormerod et al. 1987). Im Umkehrschluss ist also damit zu rechnen, dass bei ca. 1 % der Patienten mit CDMS der Befund einer T2- oder PD-gewichteten zerebralen MRT-Untersuchung unauffällig ist. Eine genauere Analyse der Daten ergab, dass lediglich 2 Patienten eine einzige Läsion und 6 Patienten nur 2 Läsionen zeigten (Miller und McDonald 1994). Dies bedeutet, dass 95 % der Patienten zum Zeitpunkt der klinischen Diagnosestellung 3 oder mehr Läsionen aufwiesen. Noch ist unklar wie sich dies im Kontext der revidierten MS-Diagnosekriterien von 2017 verhält.

Die Prädilektionsstelle der Läsionen ist der periventrikuläre Bereich der weißen Substanz, wobei die

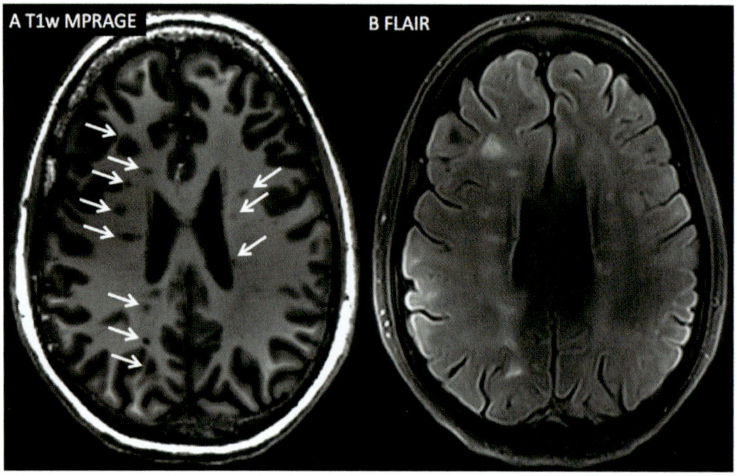

Abb. 12.2 Bei einer Feldstärke von 7 Tesla bilden sich alle FLAIR-Läsionen (B) auch in unterschiedlichem Ausmaß auf der T1-gewichteten MP-RAGE (A, Pfeile) mit einem hypointensen Signal ab. [P1025]

Läsionen häufig direkt an die Seitenventrikel grenzen oder in kurzer Entfernung um sie herum verteilt sind. Bis zu ca. 20 % der Läsionen bei MS sind subkortikal lokalisiert. Die subkortikalen Läsionen lassen sich wegen des störenden Einflusses des Liquors besser mit der FLAIR-Sequenz als mit SE- oder FSE-Sequenzen darstellen (➤ Kap. 12.2.1). Infratentoriell finden sich die Läsionen gehäuft im Pons, in den Kleinhirnschenkeln und im Kleinhirn.

Aus frühen neuropathologischen Studien ist bekannt, dass das Corpus callosum bei der MS häufig betroffen ist (Dawson-Finger). Die Läsionen lassen sich auf **sagittalen Aufnahmen** wesentlich besser darstellen als auf axialen. Die Detektionsrate in einer Gruppe von 42 MS-Patienten stieg unter Verwendung sagittaler MRT-Aufnahmen beinahe um den Faktor 2: Auf den sagittalen MRT-Bildern wurde in 93 % d. F. eine Beteiligung des Balkens nachgewiesen. Vaskuläre Veränderungen betreffen das Corpus callosum eher selten. Langzeitdaten einer CIS-Kohorte zeigen nach 20 Jahren Beobachtung keine signifikanten Unterschiede in der Lokalisation der Läsionen zwischen Patienten mit schubförmiger und Patienten mit sekundär chronisch-progredienter MS. Patienten, die eine klinisch definitive MS entwickelten, wiesen jedoch signifikant mehr Läsionen in der Corona radiata und in der Capsula interna auf als die CIS-Patienten (Dalton et al. 2012). In einer Untersuchung an 127 Patienten mit nicht-MS-bedingten pathologischen Befunden der weißen Substanz war lediglich in etwa 3 % d. F. eine Beteiligung des Corpus callosum auf sagittalen MRT-Aufnahmen nachweisbar (Gean-Marton et al. 1991).

Durch technische Fortschritte konnte die Detektion kortikaler Läsionen, die über alle MS-Verlaufsformen hinweg beobachtet werden können, verbessert werden. Neben der DIR-Sequenz (➤ Kap. 12.2.1) kann vor allem eine höhere magnetische Feldstärke die Darstellung und Klassifizierung kortikaler Läsionen erleichtern. Aber selbst bei Anwendung der DIR-Sequenz im Rahmen der Ultrahochfeld-MRT bei einer Feldstärke von 7 Tesla muss weiterhin mit einer begrenzten Sensitivität sowie falsch positiven Befunden gerechnet werden. Insbesondere die Darstellung subpialer kortikaler Läsionen ist weiterhin problematisch, zumal neuere Arbeiten eine sehr ausgedehnte Demyelinisierung des Kortex bei fortgeschrittener MS-Erkrankung aufzeigen.

MERKE

Aus klinischer Sicht scheinen kortikale Läsionen für die Entwicklung körperlicher und kognitiver Einschränkungen im Rahmen der MS eine hohe Relevanz zu haben. Das bereits frühe Auftreten im MS-Krankheitsverlauf unterstreicht zudem deren prognostische Wertigkeit hinsichtlich der Konversion von CIS über RRMS zu SPMS (Calabrese et al. 2009, 2010).

Lokalisation spinaler Läsionen

Die spinale Bildgebung ist im Nachweis von MS-Plaques weniger sensitiv als die zerebrale MRT-Untersuchung. Ursachen hierfür sind methodische Schwierigkeiten wie z. B. Artefakte durch kardiale oder respiratorische Bewegungen sowie Liquorfluss. Weiterhin sind für die Aufnahme von größeren Bereichen des Rückenmarks besondere Oberflächenspulen mit speziell geschalteten Aufnahmemöglichkeiten („phased array coils“) sinnvoll.

In der Diagnostik bzw. Differenzialdiagnose der MS kann die Untersuchung des Rückenmarks wegweisend sein. Ein gleichzeitiges Vorkommen zerebraler und spinaler Läsionen unterstützt die Diagnose MS, da vaskuläre Läsionen im Myelon eine Rarität darstellen. Im Fall eines Normalbefunds in der zerebralen MRT-Untersuchung kann die spinale Bildgebung somit zur Diagnosesicherung beitragen (Thorpe et al. 1996). Bei Patienten mit CIS finden sich in der spinalen MRT in ca. 30 % d. F. klinisch stumme Läsionen.

Spinale MS-Läsionen können im gesamten Myelon auftreten, wobei eine Häufung im zervikalen Rückenmark (bis zu 59 % der Läsionen) zu beobachten ist (Weier et al. 2012). Ferner treten bis zu 20 % der Läsionen im unteren thorakalen Myelon auf. Neuere Arbeiten bestätigen, dass vorwiegend die posterioren, lateralen und schließlich die zentralen Anteile des Myelons betroffen sind (Eden et al. 2019). Es ist darauf hinzuweisen, dass histopathologisch häufig eine kombinierte Schädigung der grauen und weißen Substanz vorliegt, auch wenn Letztere nicht immer bildgebend zu erkennen ist.

In der axialen Ansicht sind spinale MS-Läsionen häufig keilförmig, wohingegen in der sagittalen Ansicht eine zylindrische Form typisch ist (Moccia et al. 2019). Weniger charakteristisch für eine spinale MS-Läsion sind eine Ausdehnung der Läsion über mehr als zwei Segmente, eine reine Beteiligung der grauen Substanz, eine unscharfe Abgrenzung gegenüber der Umgebung, zystische Anteile, eine begleitende Schrankenstörung der umgebenen Nervenradizes sowie Blutungsanteile (Filippi et al. 2019). Derartige Charakteristika sollten somit Anlass für die Suche nach anderen Differenzialdiagnosen (z. B. NMOSD, Neurosarkoidose, vaskuläre oder infektiöse Ursachen, maligne Prozesse) geben.

12.2.4 Kontrastmittelgestützte MRT-Bildgebung

Durch Verabreichung von paramagnetischen Substanzen kann das MR-Signal verstärkt werden. In Regionen, in denen die Gadoliniumchelate angereichert werden, sind die T1-Relaxationszeiten erheblich verkürzt. Dies führt zu einer Signalanhebung in T1-gewichteten Aufnahmen. In seriellen MRT-Untersuchungen unter Verwendung von Gadolinium (Gd; Gadolinium-Diethylentriaminpentaessigsäure) zeigte sich, dass beinahe alle neu entstehenden Läsionen sich initial als KM-anreichernde Herde darstellen. Neue KM mit höherer Relaxivität werden meist mit gewichtsadaptierter Dosierung eingesetzt, sodass in der Praxis vergleichbare Effekte zu konventionellen KM erzielt werden. Dies entspricht der Hypothese, dass während der Entstehung von MS-Plaques frühzeitig eine Störung der Blut-Hirn-Schranke auftritt. Die MRT mit KM eignet sich somit zur Beurteilung der **akuten entzündlichen Läsionen.** Der Nachweis von KM-anreichernden Läsionen wird gelegentlich auch als MRT-Aktivität bezeichnet.

Die Dauer, während der in den aktiven Läsionen eine Anreicherung von KM zu beobachten ist, kann stark variieren. In ca. 75 % der Läsionen findet eine Gd-Anreicherung während weniger als 4 Wo. statt; lediglich in 5 % der Läsionen kommt es während eines Zeitraums von mehr als 3–4 Mon. zur Anreicherung von KM. Longitudinale Untersuchungen zeigen eine beträchtliche intraindividuelle Variabilität der KM-Anreicherung zwischen den Untersuchungszeitpunkten, wobei eine gewisse Konstanz in der individuellen Häufigkeit der KM-Anreicherung über einige Jahre besteht. Das Vorhandensein von KM-anreichernden Herden ist nicht nur auf klinisch aktive Perioden beschränkt. Es findet sich gelegentlich eine beträchtliche KM-Anreicherung in den MS-Läsionen ohne klinisches Korrelat. Die Häufigkeit des Auftretens KM-anreichernder Läsionen kann bis zu 10-mal höher sein als die Schubhäufigkeit und ist abhängig vom klinischen Verlaufstyp, wobei Patienten mit schubförmigem Verlauf die meisten KM-anreichernden Läsionen haben.

Longitudinalstudien haben gezeigt, dass die Anzahl KM-anreichernder Läsionen mit der Anzahl der Schübe signifikant korreliert (Grossman et al. 1988). In Querschnittuntersuchungen korreliert jedoch die Anzahl der KM-anreichernden Läsionen nicht mit dem Behinderungsgrad, gemessen mithilfe der EDSS. In einer kleineren Verlaufsuntersuchung fand sich eine signifikante Korrelation zwischen der initialen KM-Untersuchung und dem Behinderungsgrad nach 18 Mon. (Losseff et al. 1996a). Weiterhin wurde gezeigt, dass die KM-Anreicherung in einem Zeitraum von 6 Mon. mit der Zunahme von MRT-Befunden (z. B. dem Volumen der T1-gewichteten Läsionen oder der zerebralen Atrophie) nach 18 Mon. signifikant korreliert (Sailer et al. 2001b). Aus einer Metaanalyse von Kappos et al. (1999) geht jedoch hervor, dass KM-anreichernde Herde mit einem erhöhten Risiko für klinische Schübe, aber nicht mit einer Krankheitsprogression nach 2 Jahren einhergehen.

Eine 2- oder 3-fache KM-Dosis führt zu einer Steigerung der Empfindlichkeit der Detektion einer Blut-Hirn-Schrankenstörung, aber auch der Nebenwirkungen (**cave** Nephropathien). Für das Vorgehen in Therapiestudien und in der klinischen Praxis ergibt sich aus der Dosissteigerung kein erhöhter Nutzen. Andere Maßnahmen wie die Verwendung zusätzlicher Magnetisierungstransferpulse (MT-Pulse) haben sich in der Praxis wegen der schwer kalkulierbaren Effekte und der schlechten Vergleichbarkeit für KM-unterstützte Untersuchungen nicht durchgesetzt und werden nicht empfohlen. Sie bergen vielmehr sogar die Gefahr, dass auch inaktive Läsionen fälschlich als KM-aufnehmend imponieren, weshalb bei Verwendung des MT-Kontrasts eine Vergleichsaufnahme mit MT vor KM-Applikation gefordert werden müsste (Sailer et al. 2008). Mit 5 min Wartezeit nach der Bolusinjektion sollte die Zeit zwischen der Verabreichung des KM und der Untersuchung konstant gehalten werden (➤ Abb. 12.3).

Der Zusammenhang zwischen der Gabe von Gd-haltigen KM und der Entwicklung einer seltenen und in manchen Fällen tödlich verlaufenden nephrogenen fibrosierenden Nephropathie (NFD; auch als nephrogene systemische Fibrose, NSF bezeichnet), wurde bisher lediglich bei einzelnen Patienten mit **schwerwiegender Niereninsuffizienz** beschrieben. Es ergeben

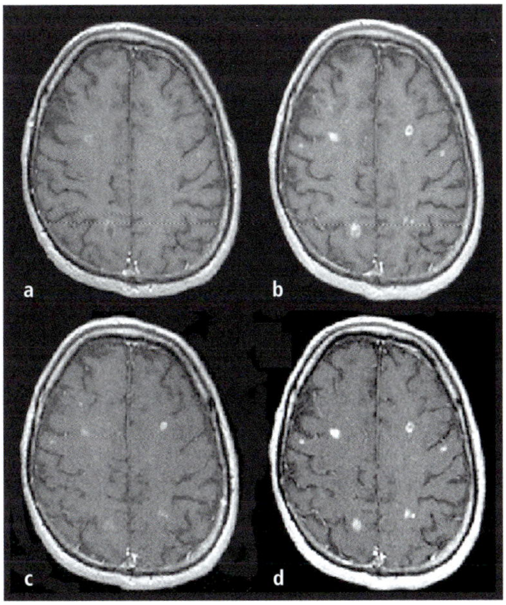

Abb. 12.3 Steigerung der Sensitivität zum Nachweis einer Störung der Blut-Hirn-Schranke in Abhängigkeit von Gd-Dosis und Sequenzwahl. T1-gewichtete Aufnahmen [M969]:
a) Gd-Dosis 0,1 mmol/kg KG ohne MT-Puls
b) Gd-Dosis 0,3 mmol/kg KG ohne MT-Puls
c) Gd-Dosis 0,1 mmol/kg KG mit MT-Puls
d) Gd-Dosis 0,3 mmol/kg KG mit MT-Puls

sich somit keine Einschränkungen zur Applikation einer zugelassenen Dosierung von Gd-haltigen KM bei Probanden oder Patienten mit normaler Nierenfunktion (Woolen et al. 2020). Die Nierenfunktion muss entweder durch eine **ausführliche Anamnese** dokumentiert oder durch **Laboruntersuchungen** gestützt werden. Bei seriellen Untersuchungen muss eine ausreichende Zeit zur Elimination der Gd-haltigen KM gewährleistet sein.

12.2.5 Aktuelle Debatte: Gd-Ablagerungen im ZNS als Folge der Applikation Gd-haltiger Kontrastmittel

Kürzlich erlangte die Frage Aufmerksamkeit, ob wiederholte Applikationen Gd-haltiger Kontrastmittel zu einer Ablagerung von Gadolinium im ZNS führen und ob eine solche Ablagerung auch mit klinisch relevanten Folgen einhergeht.

Auslöser waren Beobachtungen erhöhter T1-Signalintensitäten im Ncl. dentatus und im Globus pallidus, die mit der Anzahl der KM-Applikationen korrelierten (Kanda et al. 2014). Offenbar tritt dieses Phänomen besonders bei Verwendung von linearen Formen Gd-haltiger Kontrastmittel auf (Radbruch et al. 2015; Eisele et al. 2016a), wobei zuletzt Ähnliches auch nach Applikation von makrozyklischen Formen beschrieben wurde (Gulani et al. 2017). Histopathologisch konnte eine Gd-Ablagerung als Ursache der oben beschriebenen T1-Signalanhebungen in den Basalganglien verifiziert werden. In der Folge wurden Stellungnahmen von der amerikanischen Regulierungsbehörde FDA und der europäischen Regulierungsbehörde EMA am 20.7.2017 veröffentlicht, Letztere schränkte den Einsatz von linearen Formen Gd-haltiger Kontrastmittel ein.

Belastbare Daten, die eine klinische Relevanz der nachgewiesenen Gd-Ablagerungen beweisen würden, liegen bisher nicht vor. Dennoch erscheint in Hinblick auf das Vorsorgeprinzip beim Einsatz von Gd-haltigen Kontrastmitteln die Beschränkung auf makrozyklische Formen sowie eine zurückhaltende Indikationsstellung angezeigt. Entsprechend befassen sich derzeit mehrere Arbeitsgruppen mit der Frage nach der Notwendigkeit der Applikation von Gd-haltigen Kontrastmitteln im Rahmen der MS-Verlaufsbeobachtung zur Detektion einer subklinischen Krankheitsaktivität bei klinisch stabilen Patienten. Letztere erscheint insbesondere im Falle konfluierender Läsionen erschwert. In einer aktuellen Arbeit blieben mittels DWI-Sequenz und FLAIR-Subtraktionsbildern dennoch nur 9 von 1.442 KM-aufnehmenden Läsionen unerkannt (Eichinger et al. 2019). Eine MS-assoziierte Krankheitsaktivität war bei keiner der 507 MR-Aufnahmen singulär durch den Einsatz von Gd-basierten Sequenzen erkennbar. Da die Datenlage derzeit noch unzureichend ist und bisher keine Konsensusleitlinien verfügbar sind, kann jedoch derzeit keine abschließende Empfehlung zum Einsatz von Gd-haltigen Kontrastmitteln im Rahmen der MS-Verlaufsbeobachtung, auch vor dem Hintergrund der Pharmakovigilanz, getroffen werden.

12.2.6 MRT-basierte Diagnosekriterien und Differenzialdiagnose

Die konventionelle MR-Bildgebung ist bzgl. des pathologischen Substrats und damit auch im Hinblick auf die Diagnosestellung unspezifisch. Dies führte bereits in den 1980er-Jahren zur Vorstellung von MRT-Befundkonstellationen, die zum Zeitpunkt des ersten klinischen Schubs die Wahrscheinlichkeit der Konversion zur klinisch definitiven MS in den folgenden 3 Jahren erhöht beschrieben. Die **Fazekas-Kriterien** fordern mindestens drei in der T2-Wichtung hyperintense Läsionen, davon mindestens eine Läsion > 5 mm und eine periventrikuläre oder eine infratentorielle Läsion (Fazekas et al. 1988).

Die **Paty-Kriterien** verlangen vier in der T2-Wichtung hyperintense Läsionen, von denen mindestens eine periventrikulär liegen muss (Paty et al. 1988).

Barkhof et al. (1997) analysierten Daten von 74 Patienten mit CIS hinsichtlich des am stärksten prädiktiven MRT-Befunds, der die Entwicklung einer klinisch definitiven MS prognostisch bestimmen könnte. Folgende MRT-Befunde wurden berücksichtigt: periventrikuläre, infratentorielle und juxtakortikale T2-gewichtete hyperintense Läsionen sowie T1-gewichtete hypointense KM-anreichernde Herde. Bei 33 der 74 untersuchten Patienten entwickelte sich im Laufe der Zeit eine klinisch definitive MS. Die Anzahl der T2-hyperintensen Läsionen, die für einen im Hinblick auf eine klinisch definitive MS optimalen prädiktiven Wert retrospektiv errechnet wurde, betrug neun für die diffus verteilten und drei für die periventrikulär gelegenen Läsionen. Dieses Modell mit vier dichotomisierten MRT-Befunden ergab eine diagnostische Sicherheit von 80 % und hatte hinsichtlich der Vorhersage einer klinisch definitiven MS bei diesem Patientenkollektiv eine etwas höhere Aussagekraft als die Kriterien von Paty oder Fazekas.

Aufgrund der im letzten Jahrzehnt zunehmenden Bedeutung der MRT wurden die **Diagnosekriterien nach Poser** von einer internationalen Konsensusgruppe (McDonald et al. 2001) überarbeitet. Diese Revision der Kriterien war aufgrund der Erkenntnisse in unterschiedlichen Bereichen der MS-Forschung notwendig geworden. Insbesondere haben aber Erkenntnisse aus kontrollierten langjährigen MRT-Verlaufsbeobachtungen zu einer stärkeren Gewichtung der MRT in der Diagnostik der MS beigetragen.

Die MRT-Kriterien der **McDonald-Klassifikation** sowie die revidierten Kriterien (Polman et al. 2005, 2011; Thompson et al. 2018; seit 2005 International Panel [IP] genannt) sind so aufgebaut, dass ein Nachweis von MR-Befunden, die als räumliche und zeitliche Kriterien der Dissemination definiert wurden, vorliegen muss. Die MRT-Kriterien aller drei bisherigen Versionen umfassen Angaben zur Anzahl und Lage (räumliche Dissemination) und zur zeitlichen Dissemination der Läsionen (➤ Kap. 9). Die Spezifität dieser Befunde, gemessen an der Konversionsrate der Patienten zur definitiven MS nach 3 Jahren, bildet die Grundlage dieser Kriterien.

Ein Vergleich der diagnostischen Kriterien nach Poser (1983) und McDonald et al. (2001) zeigte in einer prospektiven Untersuchung, dass die MRT-Kriterien bei richtiger Anwendung konservativ sind. Gemessen an der Entwicklung einer klinisch definitiven MS innerhalb von 3 Jahren (2. klinischer Schub spätestens 3 Jahre nach dem Erstereignis) weisen die McDonald-Kriterien (mögliche Diagnose einer MS mittels MRT-Kriterien bereits 3 bzw. 6 Mon. nach dem Erstereignis) eine Spezifität von 95 % und eine Sensitivität von 58 % auf (Dalton et al. 2003). Die **revidierten McDonald-Kriterien** (Polman et al. 2005) bauen auf diesen Daten auf und können zu einer noch früheren Diagnosestellung führen, haben sich aber bzgl. der klinischen Praktikabilität nicht bewährt. Die wesentliche Veränderung der Revision der McDonald-Kriterien von 2005 umfasste die „zeitliche Dissemination", die beim Nachweis einer neuen T2-Läsion in zwei aufeinanderfolgenden MRT-Untersuchungen als erfüllt gilt. Problematischer war die Maßgabe der Durchführung eines Referenz-Scans, der erst 30 Tage nach dem 1. klinischen Ereignis zum Vergleich mit späteren MR-Untersuchungen, unabhängig von einer nur wenige Wochen früher stattgehabten MR-Untersuchung, durchgeführt werden sollte.

Das Ziel der Revisionen der diagnostischen Kriterien von 2005 und 2011 war es, unter Beibehaltung der Spezifität die Sensitivität zu erhöhen oder wenigstens bei unveränderter Spezifität und Sensitivität die Komplexität der Kriterien der räumlichen und zeitlichen Dissemination zu reduzieren. Dies wurde in der Revision von 2011 umgesetzt. Die in den beiden ersten Publikationen unverändert gebliebenen Kriterien für die räumliche Dissemination wurden vereinfacht. Anstatt der komplexen räumlichen Dissemination (drei der vier Barkhof-Kriterien) werden minimal zwei Läsionen in den vier Lokalisationen (juxtakortikal, periventrikulär, infratentoriell und spinal) gefordert, sofern es sich nicht um symptomatische Läsionen handelt. Die zeitliche Dissemination wird, wie bereits in der

Revision von 2005, durch den Nachweis einer neuen T2-Läsion in einer Folgeuntersuchung definiert. Ein Novum der Revision von 2010 ist die Bestimmung der räumlichen und zeitlichen Dissemination aus einer MRT-Untersuchung. Bei gleichzeitigem Vorliegen von T2-Läsionen und mindestens einer KM-anreichernden Läsion ist die räumliche und zeitliche Dissemination erfüllt, sodass die Diagnose einer MS gestellt werden kann, sofern keine weiteren Befunde dagegensprechen (Polman et al. 2011).

Im Rahmen der Revision der diagnostischen Kriterien von 2017 (Thompson et al. 2018) wurde die Unterscheidung von symptomatischen und asymptomatischen Läsionen verworfen, da zuvor gezeigt wurde, dass dies mit einer verbesserten Sensitivität bei gleicher oder nur geringfügig reduzierter Spezifität einhergeht. Somit können nun sowohl symptomatische als auch asymptomatische Läsionen für die Bestimmung der räumlichen und zeitlichen Dissemination verwendet werden. Ebenfalls können nun auch kortikale anstelle von juxtakortikalen Läsionen zur Festlegung der räumlichen Dissemination herangezogen werden. Läsionen des N. opticus werden weiterhin nicht berücksichtigt. Die revidierten Diagnosekriterien weisen zudem darauf hin, dass bei über 50-jährigen Patienten mit vaskulären Risikofaktoren der Nachweis von mehr als einer periventrikulären Läsion die Spezifität erhöht. Kortikale Läsionen sollten nur unter besonderer Aufmerksamkeit gegenüber Bildartefakten und möglicher falsch positiver Befunde eingeschlossen werden.

Dieses Vorgehen entspricht den Daten aus klinischen Studien zur Frühtherapie. Der Schwerpunkt liegt auf der frühen Identifizierung von Patienten, die binnen kurzer Zeit ein hohes Risiko aufweisen, eine klinisch definitive MS zu entwickeln – mit dem Ziel, eine frühe adäquate Therapie einzuleiten. Hierbei ist insbesondere nach den Revisionen von 2010 und 2017 mit Vereinfachung der Kriterien zu beachten, dass die geforderten MRT-Kriterien erfüllt werden, da sonst eine erhöhte falsch positive Rate für die Diagnose der MS (niedrigere Spezifität) der MR-Untersuchung die Folge ist (Nielsen et al. 2005).

Die pathologischen Befunde in der MRT-Untersuchung müssen gegenüber denen bei anderen Erkrankungen abgegrenzt werden. Bei 4 von 135 Patienten mit einem CIS und demyelinisierenden Läsionen im MRT konnten in den Folgeuntersuchungen andere Diagnosen als die der MS gesichert werden. Retrospektiv betrachtet gab es keine klinischen oder laborchemischen Untersuchungen, welche die Untersucher anders hätten werten können (O'Riordan et al. 1998).

MERKE

Die MRT ist die sensitivste paraklinische Untersuchung in der Diagnostik der MS, aber auch unter Berücksichtigung neuer MRT-Methoden und MR-Sequenzen gibt es kein MS-spezifisches MRT-Bild.

Auf der Grundlage neuer Daten zur Frühdiagnose der MS und vor dem Hintergrund verbesserter MR-Scanner-Technik wurden von einer internationalen Expertengruppe aus Neurologen und Neuroradiologen verbesserte MRT-Diagnosekriterien vorgeschlagen (Filippi et al. 2016). Am bisherigen Konzept des Nachweises der räumlichen und zeitlichen Dissemination nachweisbarer MRT-Aktivität wurde dabei grundsätzlich festgehalten. Die Kriterien für die zeitliche Dissemination wurden unverändert beibehalten. Zum Nachweis der räumlichen Dissemination wurden jedoch einige Änderungen vorgeschlagen (➤ Box 12.1), die eine frühere und gleichzeitig sicherere Diagnosestellung ermöglichen. Neu aufgenommen wurden Läsionen im N. opticus und kortikale Läsionen sowie der Nachweis von mindestens drei periventrikulären Läsionen (statt bisher einer), um das Risiko von Fehldiagnosen zu reduzieren. Alle Läsionen, ob symptomatisch oder nicht, werden mitbewertet. Besonders empfohlen wird auch die MR-Untersuchung des gesamten Rückenmarks zum Nachweis spinaler Läsionen. Die Kriterien gelten für chronische ebenso wie für schubförmige MS-Verläufe sowie für die kindliche MS ab dem 11. Lj.

Box 12.1

MRT-Kriterien zum Nachweis der räumlichen Dissemination von MS-Läsionen (nach MAGNIMS, Filippi et al. 2016)

Nachweis der räumlichen Dissemination durch T2-signalangehobene Herde* in mindestens zwei der folgenden fünf Hirnregionen:

- mindestens drei periventrikuläre Läsionen
- mindestens eine infratentorielle Läsion
- mindestens eine spinale Läsion

- mindestens eine Läsion im N. opticus
- mindestens eine kortikale/juxtakortikale Läsion**

* Unabhängig davon, ob die Läsion symptomatisch oder asymptomatisch ist

** Eine Unterscheidung zwischen kortikal und juxtakortikal ist häufig nicht möglich. Mitbewertung kortikaler Herde bei Verwendung moderner Scanner-Technologie

12.2.7 Differenzialdiagnose

MRT-Befunde bei Gesunden

Auch bei Gesunden finden sich, vor allem jenseits des 50. Lj., Veränderungen in der weißen Substanz des Gehirns („unidentified bright objects", UBOs). Zwischen dem 50. und 60. Lj. weisen ca. 30 %, jenseits des 60. Lj. mehr als 50 % der untersuchten Gesunden abnorme MRT-Befunde auf. Die Veränderungen reichen von diskreten, vereinzelten punktförmigen bis hin zu multiplen konfluierenden Läsionen. Die letztgenannten Veränderungen lassen sich morphologisch nicht von denjenigen unterscheiden, die bei Patienten mit klinisch definitiver MS zu finden sind. Ein Befund ohne pathologische Relevanz ist der Nachweis von erweiterten Virchow-Robin-Räumen. Ebenfalls als altersabhängiger Befund ist der Nachweis von hyperintensen Bereichen um die Pole der Seitenventrikel zu werten. Diese Bereiche zeigen sich besonders in der FLAIR-Sequenz und sind zu einem hohen Prozentsatz auch bei jüngeren Gesunden anzutreffen. Bei der Interpretation der letztgenannten Befunde müssen das Alter des Patienten und die Risikofaktoren Hypertonie, Rauchen sowie Erkrankungen wie Normaldruckhydrozephalus abgegrenzt werden. Bei diskreten fokalen Läsionen muss z. B. auch eine Migräne berücksichtigt werden.

In den letzten Jahren wurden Patienten identifiziert, die eine erhebliche T2-Läsionslast ohne ein klinisches Ereignis aufwiesen. Diese **radiologisch isoliertes Syndrom (RIS)** genannte Gruppe definiert sich nach den **Okuda-Kriterien** von 2009 (Okuda et al. 2009) vorwiegend über das Vorliegen von T2-Läsionen, die mindestens drei der vier Barkhof-Kriterien, d. h. eine räumliche Dissemination, erfüllen. Die **MAGNIMS-Konsensusempfehlungen** von 2017 (De Stefano et al. 2018) vereinfachen diese Kriterien, indem mindestens eine Läsion in mindestens zwei von vier MS-typischen Lokalisationen (periventrikulär, kortikal-juxtakortikal, spinal, infratentoriell) gefordert wird. Zusätzlich dürfen bildgebend keine Red Flags (s. nächster Abschnitt) für andere Erkrankungen des ZNS vorhanden sein, und es wurden Marker definiert, die das Vorliegen einer subklinischen MS als wahrscheinlicher erachten lassen (z. B. neue oder KM-aufnehmende Läsionen, verlängerte VEPs, MS-spezifische kognitive Beeinträchtigungen, Nachweis oligoklonaler Banden).

Ein Drittel der Patienten mit RIS hatte ein klinisches Ereignis nach einer mittleren Beobachtung von 2,3 Jahren. Insgesamt hatten 91 % der Patienten unabhängig von einem klinischen Ereignis neue Läsionen im MRT, sodass die Kriterien für eine zeitliche Dissemination erfüllt waren (Lebrun et al. 2009). Der Konsens ist, dass ein klinisches Ereignis gefordert wird, um die Diagnose einer MS oder eine Indikation zur Therapie zu stellen.

Pathologische MRT-Befunde

Der Nachweis eines pathologischen Befunds im zerebralen MRT bedarf einer differenzialdiagnostischen Abklärung unter Berücksichtigung klinischer und technischer Untersuchungsmethoden wie z. B. der Neurophysiologie oder Liquoranalyse. Zur differenzialdiagnostischen Abgrenzung einzelner Erkrankungen mittels MRT werden zum einen morphologische Kriterien angewandt (z. B. Form und Konfiguration der pathologischen Auffälligkeiten), zum anderen der Zeitpunkt des Auftretens, die Veränderung der pathologischen Befunde mit der Zeit sowie die KM-Anreicherung.

MRT-basierte Kriterien haben für die Diagnose einer MS gegenüber anderen relevanten Differenzialdiagnosen wie der Migräne und weiterer entzündlicher ZNS-Erkrankungen eine eingeschränkte Spezifität. So wurden in diesen Patientenkollektiven Barkhof-Kriterien in 7–58 % und positive McDonald-2010-MRT-Kriterien in 9–34,5 % beschrieben (Charil et al. 2006). In der Folge wurden sog. Red Flags definiert, um MRT-Befunde zu beschreiben, die hinweisend sind auf eine andere zugrunde liegende Ätiologie als die MS (Charil et al. 2006).

MERKE

Die Red Flags wurden im Rahmen einer MAGNIMS-Übersichtsarbeit vereinfacht zu einer Merkhilfe zusammengefasst (Geraldes et al. 2018): **iMIMICs** (meningeale KM-Aufnahme, indifferente oder sich vergrößernde Läsionen, Makro- oder Mikroblutungen, Infarkte, „cavities" [Lakunen], symmetrische Läsionen, Läsionen ohne Einbezug der U-Fasern, ausgedehnte spinale Läsionen, Siderose). Die genannten Merkmale sind bei der Abgrenzung der MS von anderen MRT-Differenzialdiagnosen inkl. entzündlicher, neoplastischer, metabolischer und hereditärer ZNS-Erkrankungen hilfreich.

Derzeit wird zudem das **zentrale Venenzeichen** als MS-spezifischer diagnostischer Biomarker evaluiert (➤ Abb. 12.4). Letzteres könnte vor allem im Kontext einer klinisch unklaren Situation die Spezifität der etablierten Diagnosekriterien erhöhen. In einer 606 Probanden mit CIS oder MS, Migräne und anderen Kopfschmerzsyndromen, NMOSD, SLE sowie Diabetes mellitus oder anderen kardiovaskulären Risikofaktoren umfassenden Querschnittstudie (Sinnecker et al. 2019) zeigte sich eine hohe Spezifität für die MS-Diagnose, wenn mindestens drei bis fünf Läsionen mit zentraler Vene (Spezifität 89,0–98,2 %) bzw. 35–50 % Läsionen mit zentraler Vene (Spezifität 82,9–89,6 %) detektiert wurden. Die moderate Sensitivität der 3-Tesla-SWI/FLAIR-Sequenz (39,0–66,6 %) konnte durch Applikation einer optimierten hochauflösenden 3-Tesla-3D-T2*-gewichteten Sequenz (80–100 %) verbessert werden. Prospektive Daten zum zentralen Venenzeichen im Kontext der MS-Erstdiagnose sind aktuell jedoch noch nicht ausreichend verfügbar.

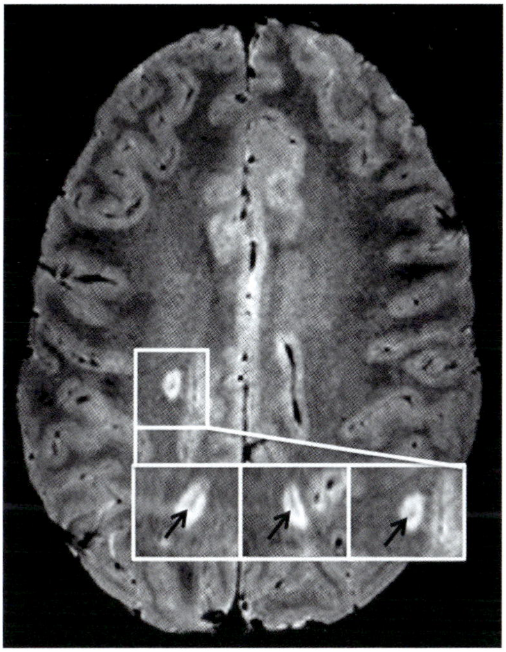

Abb. 12.4 Durch Anwendung einer optimierten 3-Tesla-T2*-gewichteten Sequenz kann bei weiterhin hoher Spezifität für die MS-Diagnose die Sensitivität des zentralen Venenzeichens erhöht werden. Bevorzugt sollte der Nachweis einer zentralen Vene (schwarzer Pfeil) in allen Raumebenen erfolgen, um die Spezifität des Befunds zu erhöhen (weiße Kästchen, von links nach rechts: sagittal, koronar, axial); s. auch Sinnecker et al. (2019). [P1025]

Im Folgenden wird detaillierter auf eine Auswahl häufiger MRT-Differenzialdiagnosen eingegangen:

- Am häufigsten müssen MS-Läsionen von **vaskulären Veränderungen** abgegrenzt werden. Vaskuläre Veränderungen können sich ebenfalls als multifokale periventrikuläre Läsionen in der weißen Substanz sowie als größere, teils konfluierende Herde darstellen. Insbesondere sollte das Vorhandensein von lakunären Defekten, Infarkten sowie Mikro- und/oder Makroblutungen zumindest an eine vaskuläre Komponente denken lassen. Kortikale Läsionen treten zwar häufig im Rahmen der MS auf, können prinzipiell jedoch mit kortikalen Mikroinfarkten verwechselt werden. MS-assoziierte und vaskuläre Veränderungen treten zudem bei Patienten mit MS teils überlappend auf.
- Eine weitere häufige MRT-Differenzialdiagnose stellen strukturelle Hirnveränderungen im Rahmen einer **Migräne** dar. In diesem Rahmen sollten Infarkte oder Läsionen, welche die U-Fasern aussparen, an die Möglichkeit einer Assoziation der Veränderungen mit einer Migräne erinnern lassen. Migräneassoziierte Läsionen sind i. d. R. klein bis punktförmig. Spinale Läsionen hingegen treten anders als bei der MS nicht auf.
- **Neuromyelitis-optica-Spektrum-Erkrankungen** sind eine (zumindest in Europa) weniger häufige, jedoch aufgrund der hohen therapeutischen und klinischen Relevanz wichtige MRT-Differenzialdiagnose der MS. Neben den eindrücklichen langstreckigen Myelonläsionen über drei oder mehr Wirbelkörpersegmente („longitudinally extensive transverse myelitis", LETM) und/oder zentralen Myelonläsionen mit Ausdehnung um den Zentralkanal herum sind insbesondere auch

12

ausgedehnt-flächige, diffuse bis indifferente Läsionen in Aquaporin-4-reichen Hirnregionen (z. B. Dienzephalon, Area postrema, periependymale Regionen um die Hirnventrikel oder dem Aquaeductus mesencephali), wenn auch weniger häufig, typisch für die Erkrankung.

- Beim **systemischen Lupus erythematodes** (SLE) mit ZNS-Beteiligung finden sich territoriale Infarkte oder seltener Blutungen. In den meisten Fällen liegen weniger und kleinere fokale Läsionen vor als bei der MS. Eine Ähnlichkeit mit MS-Läsionen ist aber nicht ungewöhnlich, sodass eine Differenzierung dieser Krankheitsbilder mittels MRT oft nicht möglich ist. Ein Kriterium zur Differenzierung kann die Prädilektionsstelle der Läsionen sein: Beim SLE mit ZNS-Beteiligung findet sich gelegentlich eine stärkere subkortikale Verteilung der Läsionen. Die Läsionen sind seltener durch eine Vaskulitis bedingt, deren Anteil an dieser Erkrankung weniger als 10 % beträgt. Zugrunde liegen meist eine Vaskulopathie mit fibrinoider Degeneration und Hyalinose sowie eine Endothelproliferation, die zur Verlegung kleinerer Gefäße führt. Mit dem SLE kann ein Antiphospholipid-Syndrom einhergehen, bei dem häufig disseminierte Läsionen in der T2- oder PD-gewichteten zerebralen MRT-Untersuchung zu finden sind.
- Die pathognomonischen Granulome der **Neurosarkoidose** stellen sich als isolierte, in der T2-Gewichtung hyperintense Läsionen dar, die teilweise auch in T1-gewichteten Aufnahmen KM anreichern. In wenigen Fällen finden sich ausgedehnte Veränderungen der weißen Substanz. Eine meningeale KM-Anreicherung der basalen Abschnitte des Gehirns oder Myelons können für die Diagnose wegweisend sein.
- Die zerebralen Läsionen im Rahmen eines **Morbus Behçet** finden sich häufig im Bereich des Hirnstamms. Es werden zwar multifokale, aber deutlich weniger Läsionen als bei der MS nachgewiesen.
- Läsionen der weißen Substanz des Gehirns oder spinale Läsionen kommen beim **Sjögren-Syndrom,** in seltenen Fällen auch bei anderen Erkrankungen aus dem rheumatischen Formenkreis vor, z. B. bei einer Mischkollagenose oder einem Sharp-Syndrom. Sie können mit einer systemischen Vaskulitis einhergehen und sind in der MRT gelegentlich schwer von der MS abzugrenzen.
- Die **akute disseminierte Enzephalomyelitis (ADEM)** ist eine monophasische entzündliche Erkrankung, die mit einer Demyelinisierung einhergeht. Der MRT-Befund kann im akuten Stadium einer MS sehr ähneln. Sowohl supra- als auch infratentoriell, häufig auch im Thalamus und in den Basalganglien finden sich multiple Läsionen in den T2-gewichteten Aufnahmen. In der Regel weisen initial alle Läsionen eine KM-Aufnahme auf. Ein indirekter Hinweis darauf, dass alle Läsionen im selben Entwicklungsstadium sind, ist das Fehlen von Anzeichen für eine zeitliche Dissemination, wie sie bei der MS zu finden ist. Sind diese Anzeichen bei der Verlaufsuntersuchung vorhanden, spricht dies gegen eine ADEM.
- Seltenere Erkrankungen, die in der T2-gewichteten MRT mit hyperintensen Bereichen in der weißen Substanz einhergehen, sind ZNS-Vaskulitiden, Leukodystrophien und Speicherkrankheiten, das Susac-Syndrom, HIV-Infektionen sowie ZNS-Lymphome.

12.2.8 MRT im Kontext der Pharmakovigilanz

Die zunehmende Verfügbarkeit sowie der Einsatz teils hocheffektiver immunmodulierender Substanzen in der MS-Langzeitbehandlung fordert eine verstärkte Aufmerksamkeit des behandelnden Arztes gegenüber möglichen Therapiekomplikationen.

Die **progressive multifokale Leukenzephalopathie (PML)** unter Natalizumab stellt eine der häufigsten schweren opportunistischen Infektionen des ZNS im Rahmen der MS-Therapie dar. In diesem Kontext hat sich vor allem die standardisierte MRT-basierte Verlaufsbeobachtung als spezifisch und sensitiv gegenüber einer Früherkennung von (asymptomatischen) PML-Läsionen gezeigt. Diese Früherkennung ist von hoher Relevanz, da asymptomatische PML-Läsionen mit einer geringeren klinischen Behinderung und einer höheren Überlebenswahrscheinlichkeit einhergehen. Auf der Basis von retrospektiven Daten kann oftmals ein Zeitfenster von etwa 3–4 Mon. angenommen werden, bis eine PML klinisch als symptomatisch in Erscheinung tritt. Auf diesem Konzept eines Zeitfensters basieren aktuelle Empfehlungen zum engmaschigen MRT-Monitoring von MS-Patienten mit erhöhtem PML-Risiko, um PML-Läsionen bereits im präsymptomatischen Stadium zu detektieren.

Entsprechend wurden Leitlinien zur MRT-basierten Pharmakovigilanz bei MS-Patienten unter Natalizumab-Therapie vorgeschlagen und kürzlich in Teilen von der europäischen Regulierungsbehörde EMA gutgeheißen. Da es sich bei der PML um eine seltene Erkrankung handelt, basieren diese Empfehlungen und Daten zur Prognose und Risikoeinschätzung jedoch vorwiegend auf retrospektiven Studien und/oder Registerdaten. Daher sind wichtige Fragen derzeit noch weitgehend unbeantwortet, z. B. inwiefern eine Dunkelziffer an liquornegativen, klinisch asymptomatischen und nur im MRT sichtbaren PML-Läsionen besteht (Wattjes und Warnke 2016). Dies ist auch vor dem Hintergrund einer abnehmenden Wahrscheinlichkeit eines positiven Liquorbefunds mit abnehmender Größe der PML-Läsion relevant (Wijburg et al. 2018).

Die aktuellen **Empfehlungen der EMA vom 25.4.2016** umfassen ein MRT-Kontrollintervall von 3–6 Mon. bei Patienten mit höherem PML-Risiko unter der Therapie mit Natalizumab. Hierfür wird ein verkürztes (bisher nicht prospektiv validiertes; Wattjes und Warnke 2017) MRT-Protokoll empfohlen, das eine FLAIR-Sequenz, eine T2-gewichtete Sequenz und eine DWI umfasst. Bei PML-Verdacht muss das Protokoll um eine KM-gestützte T1-gewichtete Sequenz ergänzt werden. Die Empfehlung der EMA, in der Routinekontrolle auf eine Kontrastmittelgabe zu verzichten, ist vor dem Hintergrund der aktuellen Debatte zur Ablagerung von Gadolinium im Gehirn mit derzeit nicht bekannten Auswirkungen zu sehen (➤ Kap. 12.2.5). Es ist jedoch anzumerken, dass bis zu 50 % der Natalizumab-induzierten PML-Läsionen bei Erstdiagnose durch eine KM-Aufnahme charakterisiert sind und eine punktförmige KM-Aufnahme sehr spezifisch für das Vorliegen einer PML ist.

Die **MAGNIMS-Konsensusleitlinie** (Wattjes et al. 2015) sowie die **Leitlinie einer irisch-britischen Expertengruppe** (McGuigan et al. 2016) präzisieren die Vorgaben der EMA in dem Sinne, dass bei Patienten mit hohem PML-Risiko, das je nach Leitlinie unterschiedlich definiert ist, ein Kontrollintervall von 3–4 Mon. und bei Patienten mit geringem PML-Risiko ein Kontrollintervall von 12 Mon. empfohlen wird. Zum Ausschluss einer Carry-over-PML nach Wechsel der Therapie von Natalizumab auf eine andere Therapie sollte die engmaschige MRT-Verlaufskontrolle für mindestens 6 (EMA-Empfehlung) bis 12 Mon. (MAGNIMS-Leitlinie) fortgeführt werden. In jedem Falle sollte bei einem Therapiewechsel eine MRT-Bildgebung als Vergleichsuntersuchung für zukünftige Kontrollen erfolgen.

Die PML manifestiert sich mit charakteristischen, jedoch nicht zwingend pathognomonischen Merkmalen auf MRT-Aufnahmen. Auch wenn sich vor allem punktförmige, ggf. KM-aufnehmende Läsionen, auf der T2-gewichteten Sequenz, eine Miteinbeziehung der U-Fasern und des Kortex sowie ein flaues Auslaufen der Läsion in die weiße Substanz als spezifisch für das Vorliegen einer PML gezeigt haben, ist die diagnostische Sicherheit für das Erkennen einer PML im frühen Stadium sogar für speziell trainierte Neuroradiologen teils eingeschränkt (Sensitivität 59 %, Spezifität 91 %; Wattjes et al. 2016). Vor diesem Hintergrund erscheint es in unklaren Fällen womöglich sinnvoll, eine Mitbeurteilung durch ein PML-MRT-Referenzzentrum anzustreben.

Die klassische PML manifestiert sich durch einzelne oder multifokale T2-hyperintense Läsionen, die am sensitivsten auf einer dünnschichtigen (3D oder max. 3 mm Schichtdicke mit axialer Schichtführung ohne „gap") FLAIR-Sequenz detektiert werden können. Die PML-Läsion zeigt eine Ausbreitung entlang der betroffenen Faserbündel mit Einbeziehung der U-Fasern. Die Läsionen sind typischerweise unscharf gegenüber der weißen Substanz und scharf gegenüber dem Kortex abgegrenzt. Histologisch ist jedoch häufig auch eine kortikale Infiltration zu beobachten. Durch diese Eigenschaften entsteht schließlich der Eindruck einer flammenförmig auslaufenden Läsion.

Zusätzlich zur FLAIR-Sequenz bleibt die Betrachtung einer T2-gewichteten Sequenz relevant, da Letztere weitere morphologische Details offenbaren kann. So sind kleine punktförmige Läsionen und punktförmige Inhomogenitäten innerhalb der PML-Läsion („Mikrozysten") oftmals besser oder ausschließlich auf einer T2-gewichteten Sequenz erkennbar. Weitere PML-Merkmale sind, dass im Verhältnis zur Läsionsausdehnung nur eine geringe raumfordernde Wirkung besteht und Hämorrhagien nur vereinzelt auftreten.

Häufig ist eine frontoparietale Lokalisation der PML-Läsionen zu beobachten. Dennoch können infratentorielle, die tiefen Hirnstrukturen infiltrierende oder auch periventrikuläre singuläre Läsionen als PML-Erstmanifestation in Erscheinung treten.

Weiterhin hat sich die dünnschichtige (max. 3 mm Schichtdicke in axialer Schichtführung) DWI als Standardsequenz in der PML-Früherkennung und -Verlaufsbeobachtung etabliert. Frühzeitig kann ein DWI-hyperintenses Signal, vermutlich als Folge anschwellender und untergehender Oligodendrozyten, im Zentrum der Läsion detektiert werden. Die DWI-Signalintensität korreliert mit der Aktivität. Entsprechend findet sich eine ringförmige DWI-Hyperintensität am Rande der expandierenden PML-Läsion. Bei zunehmender struktureller Schädigung bildet sich im Verlauf das Zentrum der PML-Läsion DWI-hypointens ab.

Eine KM-Aufnahme ist, im Gegensatz zur HIV-PML, im Rahmen der Natalizumab-assoziierten PML bereits häufig (ca. 30–50 % d. F.) zum Zeitpunkt der Erstdiagnose vorhanden. Typischerweise zeigt sich eine irregulär unregelmäßige, teils fleckförmige KM-Aufnahme am Rande der PML-Läsion. Dies wird in Zusammenschau mit einer Größenzunahme der PML-Läsion häufig als **Immunrekonstitutionssyndrom (IRIS)** interpretiert. Zusätzlich zeigen sich oftmals zahlreiche punktförmige KM-aufnehmende Läsionen. Die pathophysiologischen Grundlagen dieses MR-Phänomens sind noch nicht abschließend geklärt. Diskutiert werden neben IRIS eine frühe Immunreaktion im perivaskulären Raum oder auch eine anhaltende Virusreplikation.

MERKE

Die differenzialdiagnostische Abgrenzung von anderen Pathologien unter einer immunmodulierenden bzw. immunsuppressiven Therapie, z. B. einer progressiven multifokalen Leukenzephalopathie (PML) unter Natalizumab, ist bedeutsam. Wegen der herausragenden Bedeutung der MRT wird vor Aufnahme einer Therapie die Durchführung einer standardisierten MR-Untersuchung nachdrücklich empfohlen. Diese Referenzuntersuchung sollte nicht länger als 3 Mon. zurückliegen (Sailer et al. 2008); sie ist eine notwendige Voraussetzung für den Vergleich nachfolgender MR-Untersuchungen (Gold et al. 2009).

12.2.9 Korrelation zwischen MRT-Läsionslast und Behinderungsgrad

Korrelation zwischen Befunden der T2-gewichteten Bildgebung und Behinderungsgrad

Die mittels MRT quantifizierbare subklinische Krankheitsaktivität ist 5- bis 10-fach höher als die klinische Schubrate. Dennoch ist in Querschnittuntersuchungen bei etablierter MS die Korrelation zwischen der Anzahl bzw. dem Volumen der Läsionen in der T2-gewichteten Bildgebung und der Behinderung meist schwach oder allenfalls moderat. Der Hauptgrund hierfür ist die Heterogenität der pathologischen Prozesse, die in der T2-gewichteten MR-Untersuchung nicht erfasst wird. Die unterschiedlichen Pathologien (z. B. Gliose, Ödem, Entzündung mit Demyelinisierung oder axonaler Verlust) können zum Zeitpunkt einer Querschnittuntersuchung zu ähnlichen klinischen Symptomen führen, ihre Rückbildungstendenz unterscheidet sich aber deutlich. Ein weiterer Grund kann die Messung des Behinderungsgrades mittels einer nichtlinearen Skala sein. Die häufig durch spinale Beteiligung hervorgerufenen Funktionsstörungen der unteren Extremität tragen ebenfalls zu dieser schwachen Korrelation bei. In Bezug auf Krankheitsdauer und klinischen Phänotyp heterogene Patientenkollektive können ein weiterer Grund für eine fehlende Korrelation zwischen dem Befund der T2-gewichteten Bildgebung und dem Behinderungsgrad sein.

Werden Patienten jedoch in längeren Abständen im Rahmen eines festgelegten Protokolls nachuntersucht, so lässt sich eine moderate Korrelation zwischen der Zunahme der Läsionen und der Veränderung der Behinderung in diesem Zeitraum feststellen. Eine stärkere Korrelation findet sich bei Patienten in einem sehr frühen Stadium der MS bzw. vor einer klinisch definitiven Diagnose bei Patienten mit einem CIS (Brex et al. 2002; Sailer et al. 1999; O'Riordan et al. 1998).

In größeren, über mehrere Jahre durchgeführten Studien bei Patienten mit klinisch definitiver MS konnte eine schwache ($r = 0{,}13$), jedoch signifikante Korrelation zwischen der Anzahl der Herde bzw. dem Auftreten neuer Herde und einer Zunahme der Behinderung nachgewiesen werden (Filippi et al. 1995b). Kleinere Studien bestätigten dies nicht immer: In einer Studie mit 41 MS-Patienten wurde keine signifikante Korrelation zwischen der Läsionslast und dem Behinderungsgrad festgestellt. Darüber hinaus wiesen MS-Patienten mit primär progredientem Krankheitsverlauf und höherem EDSS weniger Läsionen auf als Patienten mit sekundär chronisch progredientem Verlauf (Thompson et al. 1990). In der Verlaufsbeobachtung wurde eine **signifikante Korrelation zwischen MRT-Aktivität und Schubrate** nachgewiesen. Patienten ohne Schübe hatten eine wesentlich niedrigere MRT-Aktivität. Da der Behinderungsgrad sowohl bei Patienten mit zahlreichen Schüben als auch bei Patienten ohne Schübe zunahm, muss man davon ausgehen, dass eine Zunahme der Behinderung sowohl mit als auch ohne deutliche Zunahme neuer Läsionen in der T2-gewichteten zerebralen MRT-Untersuchung einhergehen kann. Es müssen also unterschiedliche Mechanismen für die Zunahme des Behinderungsgrades verantwortlich sein (z. B. Atrophie oder andere degenerative Prozesse). Die spinale Beteiligung spielt bei der Zunahme der Behinderung eine große Rolle, wird aber in der zerebralen Bildgebung naturgemäß nicht berücksichtigt.

MERKE

Insgesamt ist die T2-gewichtete MRT als eine sehr sensitive, im Hinblick auf die Beurteilung des Behinderungsgrades jedoch wenig aussagekräftige Methode ausgewiesen.

Korrelation zwischen Befunden der T1-gewichteten Bildgebung und Behinderungsgrad

Die Anzahl bzw. das Volumen der in den T1-gewichteten Sequenzen dargestellten Läsionen weist sowohl in Quer- als auch Längsschnittstudien eine stärkere Korrelation zum Behinderungsgrad auf als die T2-gewichtete MRT-Untersuchung. Die stärkste Korrelation fand sich nach 3 Jahren bei Patienten mit sekundär chronisch progredientem Krankheitsverlauf ($r = 0{,}81$; Truyen et al. 1996).

Die chronischen, in T1-gewichteten Aufnahmen hypointensen Läsionen durchlaufen in ihrer Entwicklung ebenfalls zunächst ein akutes Stadium mit KM-Anreicherung. Post-mortem-Untersuchungen zeigen, dass diese Läsionen eine niedrigere Anzahl von Axonen aufweisen als in T2-gewichteten Aufnahmen hyperintense Läsionen. Gestützt wird dies durch zusätzliche Befunde wie z. B. eine Abnahme des Magnetisierungstransferverhältnisses (Magnetisation Transfer Ratio, MTR) in diesen Bereichen sowie eine Konzentrationsabnahme des neuronalen Markers NAA in der Spektroskopie. Neuropathologische Untersuchungen zeigen, dass die gemeinsame Endstrecke der unterschiedlichen pathologischen Prozesse im Hinblick auf den Behinderungsgrad der Axonverlust ist. Prädiktive Faktoren für die Ausbildung von T1-hypointensen Läsionen lassen sich nur bedingt abgrenzen. Dabei korrelieren das Gesamt-T1-Läsionsvolumen und die Frequenz der KM-anreichernden Herde am stärksten mit der Entwicklung der T1-hypointensen Läsionen (van Walderveen et al. 1999). Eine mehr als 2 Mon. bestehende Störung der Blut-Hirn-Schranke, die zu einer KM-Anreicherung führt, kann ebenfalls ein prädisponierender Faktor für die Entwicklung einer persistierenden chronischen T1-hypointensen Läsion sein.

Das Konzept von T1-hypointensen Läsionen wurde durch neue Erkenntnisse aus der Ultrahochfeld-MRT-Forschung in dem Sinne erweitert, dass bei genügend hoher Auflösung jede MS-Läsion auch einen gewissen T1-hypointensen Anteil aufweist, wobei Variationen bzgl. des Ausmaßes der T1-Hypointensität vorliegen (➤ Kap. 12.2.3).

Korrelation zwischen MRT-Befund und kognitiven Defiziten

Kognitive Defizite bei der MS umfassen selten kortikale Störungen; häufig sind Störungen der Aufmerksamkeit, des Gedächtnisses und der exekutiven Leistungen (z. B. Planung, Strategie- oder Konzeptbildung). Querschnittuntersuchungen zeigen eine stärkere Korrelation zwischen dem Volumen der Läsionen und neuropsychologischen Defiziten als zwischen dem Volumen der Läsionen und dem Behinderungsgrad. Die in einigen Untersuchungen postulierte Abhängigkeit des Defizits der exekutiven Leistungen von der Lokalisation der Läsionen scheint sich hingegen nicht zu bestätigen. Sowohl kombinierte MRT- und neuropsychologische Untersuchungen als auch eine Untersuchung mit ereigniskorrelierten Potenzialen und MRT bestätigten dies nicht (Sailer et al. 2001a). Übereinstimmend zeigte sich jedoch, dass die kognitiven Defizite stärker von der Läsionslast (inkl. periventrikulärer Läsionen) als von der Lokalisation der Läsionen abhängen. Es gibt mittlerweile Erkenntnisse, dass kognitive Defizite mit einer zunehmenden Anzahl an kortikalen Läsionen (➤ Kap. 12.2.3) sowie einer zunehmenden Hirnatrophie (➤ Kap. 12.3) assoziiert sind.

12.2.10 Prognostische Aussagekraft der MRT

Zieht man die MRT für prognostische Aussagen heran, so ist zunächst zu unterscheiden, ob es sich um eine klinisch definitive MS oder um ein CIS handelt.

Bei der klinisch definitiven MS zeigen Studien keine robuste Korrelation zwischen der PD- oder T2-gewichteten Bildgebung und dem Krankheitsverlauf. In einer Metaanalyse mit 281 Patienten aus verschiedenen Zentren wurde eine schwache, jedoch signifikante ($r = 0{,}13$; $p \leq 0{,}04$) Korrelation zwischen dem Auftreten neuer, in T2-gewichteten Aufnahmen hyperintenser Läsionen bzw. der Vergrößerung bereits bestehender Läsionen und Veränderungen des Behinderungsgrades, gemessen mittels EDSS (Filippi et al. 1995a), nachgewiesen. Werden die Patienten nach dem Verlauf der MS unterschieden, so findet sich durchaus eine stärkere Korrelation ($r = 0{,}5$; Mammi et al. 1996). Ähnliches war auch beim Placeboarm der nordamerikanischen IFN-β-1b-Zulassungsstudie zu beobachten (The IFNB Multiple Sclerosis Study Group 1995). Eine Korrelation zeigte sich lediglich für eine hinsichtlich einer kurzen Erkrankungsdauer einheitliche Gruppe von 60 MS-Patienten, die insgesamt mehr als 4 Jahre untersucht wurde.

Eine wesentlich stärkere Beziehung zwischen den T2-Hyperintensitäten und der Entwicklung der Erkrankung besteht bei CIS-Patienten (➤ Tab. 12.1, ➤ Abb. 12.5). Bei Patienten, die sich mit einer Optikusneuritis, einem Hirnstammsyndrom oder einer isolierten spinalen Läsion vorstellten, war eine signifikante Korrelation zwischen der Anzahl und dem Volumen der initial nachgewiesenen Läsionen und dem Krankheitsverlauf nach 10 Jahren feststellbar (Sailer et al. 1999; O'Riordan et al. 1998). Eine Nachuntersuchung dieser Patientengruppe 15 Jahre nach der Eingangsuntersuchung zeigte außerdem, dass die Zunahme der Läsionen, die in den ersten 5 Jahren auftraten, signifikant mit dem Behinderungsgrad nach 15 Jahren korrelierte. Sie stellt einen stärkeren Prädiktor der späteren Behinderung dar als das initiale Läsionsvolumen. Die Zunahme des Läsionsvolumens zwischen dem 6. und 10. bzw. 11. und 15. Erkrankungsjahr korrelierte hingegen nicht mit der Behinderung nach 15 Jahren. Eine mögliche Erklärung könnte sein, dass die frühe Ausbildung von Läsionen für die folgenden pathologischen Vorgänge, die zu einer irreversiblen Schädigung führen, von Bedeutung ist. Die Untersuchung dieser Patienten nach

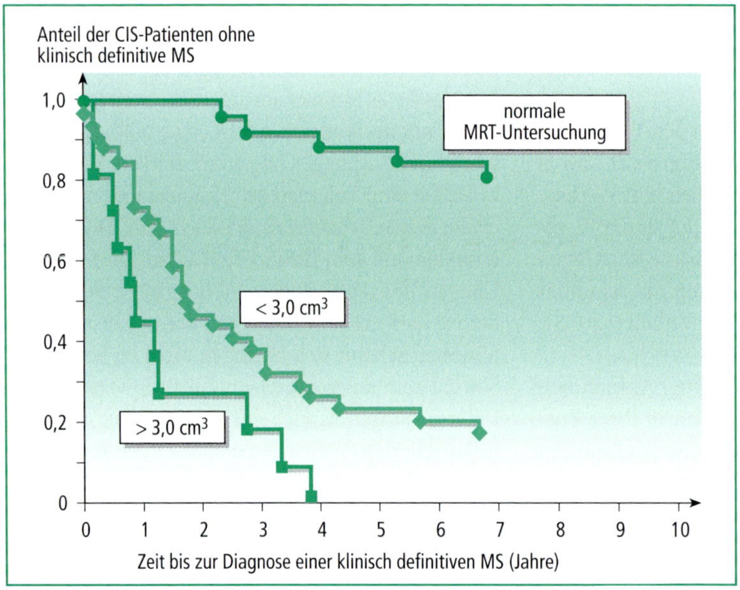

Abb. 12.5 Zeitraum zwischen dem Auftreten eines klinisch isolierten Syndroms (CIS) und der Diagnose einer klinisch definitiven MS gemäß Poser-Kriterien in Abhängigkeit vom Läsionsvolumen in der initialen T2-gewichteten MRT-Untersuchung (Sailer et al. 1999) [F611–004, L106]

12

Tab. 12.1 Vergleich der Entwicklung der Erkrankung (klinischer Verlauf) nach 10 Jahren und der initialen T2-gewichteten MRT-Untersuchung von CIS-Patienten

Nachuntersuchung nach 10 Jahren	Anzahl der Patienten zu Beginn ihrer Erkrankung mit		
Klinischer Verlauf	pathologischem MRT	T2-Läsionsvolumen > 3 cm³	infratentoriellen Läsionen
CIS (n = 27)	6 (23 %)	1 (3,7 %)	1 (3,7 %)
RRMS (n = 7)	7 (100 %)	5 (71 %)	3 (43 %)
SPMS (n = 12)	12 (100 %)	8 (67 %)	8 (67 %)
BE (n = 21)	18 (86 %)	5 (24 %)	4 (19 %)
CP (n = 4)	2 (50 %)	1 (25 %)	0

CIS = clinically isolated syndrome; RRMS = relapsing remitting MS; SPMS = secondary progressive MS; BE = benign MS; CP = clinically probable MS

20 Jahren bestätigt die früheren Daten einschließlich der prädiktiven Bedeutung der Akkumulation des Läsionsvolumens in den ersten 5 Jahren (Fisniku et al. 2011). Diese Daten deuten auf das therapeutische Fenster zu Beginn der Erkrankung für die Initiierung einer Behandlung (➤ Tab. 12.1).

12.2.11 Qualitätsstandards und Qualitätssicherung

In der klinischen Routine gibt es im Hinblick auf die Wahl von Untersuchungssequenzen, MRT-Parametern, Schichtführung und KM-Einsatz oftmals noch kein standardisiertes Vorgehen, obwohl hierfür nationale und internationale Konsensusleitlinien veröffentlicht wurden (➤ Kap. 12.2.2). Angesichts der stark limitierten Aussagekraft einer individuellen MRT-Verlaufsbeobachtung stößt eine Vergleichbarkeit individueller MRT-Untersuchungen mit zusätzlich unterschiedlichen Untersuchungstechniken an ihre Grenzen. Sollen die MRT-Befunde im weiteren Krankheitsverlauf verglichen und über längere Zeitabstände dokumentiert werden, so empfiehlt sich ein „standardisiertes" Untersuchungsprotokoll bzgl. der Sequenzen und der Anwendung des Kontrastmittels (Sailer et al. 2008).

Hardware

Geräte unterschiedlicher Hersteller sowie unterschiedliche Feldstärken sind Faktoren, die in den meisten Fällen vorgegeben sind und nichtvariable Bedingungen darstellen. Die am häufigsten verwendeten MRT-Systeme haben eine Feldstärke von 1,5–3,0 Tesla. Geräte mit geringerer Feldstärke (0,5 Tesla) sind seltener. Hier besteht der Nachteil eines niedrigen Signal-zu-Rausch-Verhältnisses und somit längerer Untersuchungszeiten. Mittlerweile haben sich 3-Tesla-MRT-Geräte in der klinischen Routineuntersuchung bewährt. Sie ermöglichen einen Zeitgewinn und ein höheres Signal-zu-Rausch-Verhältnis, was zum Einsatz neuerer Sequenzen, zur Reduktion von Artefakten und zur Detektion von ca. 20–30 % mehr Läsionen führt. Der rasche Fortschritt umfasst auch verbesserte Empfängerspulen und Bildakquisitionsmethoden wie z. B. das Parallel-Imaging.

Untersuchungsprotokoll bei MS

Untersuchungsplanung Bereits kleine Unterschiede in Schichtführung, Schichtdicke oder Positionierung des Patienten können die Vergleichbarkeit der Verlaufsuntersuchungen verringern. Die besten Voraussetzungen für eine reproduzierbare MRT-Untersuchung sind ein standardisierter Untersuchungsablauf sowie die konstante Verwendung von Untersuchungssequenzen. Es wird deshalb empfohlen, dass stets ein identisches MRT-Protokoll angewendet wird (Sailer et al. 2008). Im Einzelnen müssen folgende Bedingungen beachtet werden:

- **Sagittale Orientierungsmessungen (Localizer, Scout):** Sofern nicht eine automatische Repositionierung möglich ist, muss zur Optimierung der Aufnahme zum Vergleich von Sequenzen im Verlauf die Lage des Kopfes im Tomografen vorbereitet werden. Dazu sind drei aufeinander aufsetzende Orientierungsmessungen (➤ Abb. 12.6)

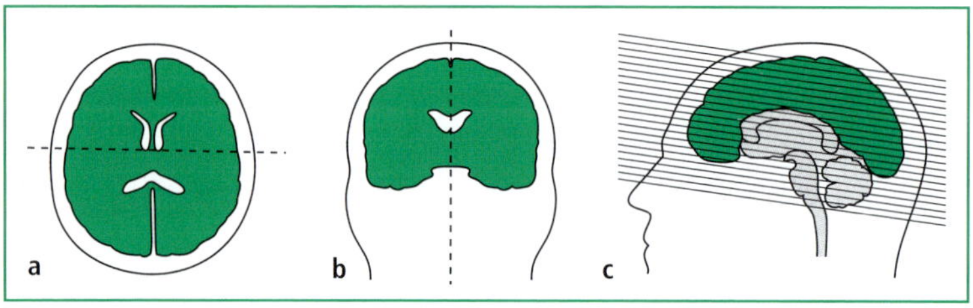

Abb. 12.6 Orientierungsmessungen (Localizer) [L106]: a) Axiale Orientierungsmessung: In Höhe des III. Ventrikels wird die koronare Schichtführung exakt lotrecht auf der Mittellinie vorbereitet.
b) Auf der koronaren Schicht wird die sagittale Schichtführung vorbereitet, wobei die Interhemisphärenfissur als Leitstruktur dient.
c) Die Verbindungslinie zwischen der unteren Begrenzung von Genu und Splenium des Corpus callosum ist eine leicht identifizierbare und reproduzierbare Basis für die Planung der transversalen Schichtführung. [L106]

erforderlich, die in allen Raumrichtungen leichte Drehungen ermöglichen. Zunächst wird eine *axiale* Orientierungsmessung durchgeführt. Auf einer geeigneten Schicht, meist in Höhe des III. Ventrikels, wird die *koronare* Schichtführung exakt lotrecht auf der Mittellinie vorbereitet (➤ Abb. 12.6a). Auf der koronaren Schicht wird anschließend die *sagittale* Schichtführung vorbereitet, indem die Interhemisphärenfissur als Leitstruktur dient (➤ Abb. 12.6b). Die so erarbeitete mittsagittale Schicht ist die Referenz für alle weiteren Sequenzen der Untersuchung. Sie stellt auch die Referenz für alle weiteren Verlaufsuntersuchungen dar, die jeweils möglichst genau reproduziert werden müssen. Alternativ dazu ermöglicht die Verwendung eines Dreiebenen-Localizers eine exakte Positionierung der Schichten.

- **Schichtführung in der transversalen Ebene:** Die Verbindungslinie zwischen der unteren Begrenzung von Genu und Splenium des Corpus callosum ergibt eine leicht identifizierbare und reproduzierbare Basis für die Planung der transversalen Schichtführung (➤ Abb. 12.6c). Die transversale Schichtführung wird parallel zu dieser Verbindungslinie eingerichtet.
- **Anzahl der Schichten:** Der gesamte Schädel soll dargestellt werden, wobei ein Minimum ca. 48 Schichten bei einer maximalen Schichtdicke von 3 mm empfohlen wird. Mit den neuen 3D-Sequenzen und Hochfeld-MRT-Geräten (3 Tesla) wird die Darstellung vom Vertex zum Foramen ovale als Volumenakquisition (Slab) garantiert, die mit entsprechender Orientierung in Schichten unterteilt werden kann.

Sequenzen Die Beibehaltung der technischen Parameter in den Untersuchungssequenzen ist eine weitere Voraussetzung für eine reproduzierbare MRT-Untersuchung. Für eine Übersicht über die aktuellen Empfehlungen zum Untersuchungsprotokoll wird auf ➤ Kap. 12.2.2 verwiesen.

12.3 MR-basierte Volumetrie

Wie in ➤ Kap. 12.2.9 diskutiert, sind Messungen der MS-Läsionslast allenfalls moderat mit dem klinischen Verlauf sowie dem Behinderungsgrad korreliert. Hieraus ergibt sich die Notwendigkeit der Entwicklung neuer Biomarker. Bereits von Krankheitsbeginn an kann als Folge komplexer physiologischer und pathologischer Prozesse im Rahmen der MS eine Atrophie des ZNS beobachtet werden. Ferner ermöglicht der technische Fortschritt zunehmend die vollautomatisierte Volumetrie von ZNS-Strukturen auf der Basis hochauflösender 3D-T1-gewichteter MRT-Aufnahmen. Die folgenden Abschnitte geben einen Überblick über die heutigen technischen Möglichkeiten und Einschränkungen sowie die klinische Relevanz der verfügbaren Methoden.

12.3.1 Biologische und technische Faktoren mit Einfluss auf die MR-basierte Volumetrie

Als Hirnatrophie wird ein **Verlust von Hirngewebe** bezeichnet. Auch wenn die Pathophysiologie der MS-Hirnatrophie nicht vollständig verstanden ist, wird am ehesten ein Zusammenspiel verschiedener pathologischer Prozesse angenommen. Wahrscheinlich kommt der Inflammation in der Ausbildung der Atrophie eine tragende Rolle zu. Eine parallele oder gar axonale Degeneration wird ebenfalls diskutiert. Ferner wurde eine signifikante Korrelation zwischen einer Zunahme von T1-hypointensen Läsionen und einer zunehmenden Hirnatrophie wie auch zwischen der periventrikulären Läsionslast und zunehmenden Ventrikelvolumina beschrieben.

MRT-basierte Verfahren messen Volumina und deren Veränderungen, nicht jedoch eine Atrophie im pathophysiologischen Sinne. Bei der Interpretation des berechneten Ergebnisses müssen somit zahlreiche Aspekte berücksichtigt werden (Sinnecker et al. 2018). Unabhängig von der technischen Messgenauigkeit haben biologische Faktoren einen erheblichen Einfluss auf das Hirnvolumen. Am bedeutendsten ist der **Zustand des Wasserhaushalts.** So konnten Studien eine Zunahme des Hirnvolumens von 0,36 % nach dem Trinken von 1,5 Liter Wasser und eine Abnahme des Hirnvolumens um 0,55 % nach einem Tag ohne Flüssigkeitszufuhr feststellen.

Im Kontext der MS ist zudem das Paradoxon zu berücksichtigen, dass es nach Beginn einer effektiven immunmodulierenden Therapie infolge der Rückbildung des entzündlichen Ödems zu einer Abnahme des Hirnvolumens kommen kann. Dieser Effekt wird als **Pseudoatrophie** umschrieben und trat in klinischen Studien vor allem in den ersten 3–6 Mon. nach Therapiebeginn auf.

Zusätzlich zur MS-assoziierten Hirnatrophie ist auch der nicht-MS-assoziierten Hirnatrophie infolge von **Alterungsprozessen** Beachtung zu schenken. Letztere sind durch Lifestyle-Faktoren beeinflusst. Zur Abgrenzung gegenüber der MS-assoziierten Hirnatrophie wurde ein Grenzwert von 0,4 %/Jahr vorgeschlagen. Dieser Grenzwert berücksichtigt jedoch nicht, dass der Anteil der MS-assoziierten Hirnatrophie an der gesamten Hirnatrophie altersabhängig zu sein scheint. Inwiefern regionale Volumenänderungen zur besseren Unterscheidung zwischen MS- und nicht-MS-assoziierter Hirnatrophie beitragen können, müssen zukünftige Studien zeigen.

Aus technischer Sicht ist hervorzuheben, dass alle Komponenten der Bilderstellung und -verarbeitung einen Einfluss auf die Volumetrie haben können und deswegen im Rahmen einer Verlaufsbeobachtung konstant gehalten werden müssen. Dies bezieht sich u. a. auf den MR-Tomografen mit den verwendeten Spulen, die Software, die MR-Sequenz inkl. räumlicher Auflösung und weiterer Sequenzparameter sowie schließlich die verwendeten Methoden zur automatischen Berechnung des Hirnvolumens. Verfügbar sind **segmentations- und registrierungsbasierte Methoden,** bei denen Verschiebungen von Grenzflächen zwischen zwei Bildpaaren verglichen werden. Der mediane Messfehler überschreitet oftmals 1 % bei segmentationsbasierten und 0,1–0,2 % bei registrierungsbasierten Methoden. Entsprechend bestehen zunehmend Bestrebungen, die Messgenauigkeit, z. B. durch maschinelles Lernen, zu verbessern.

MERKE

Zahlreiche biologische und technische Faktoren haben einen in der Summe erheblichen Einfluss auf die MR-basierte Volumetrie. Eine Interpretation von Volumenänderungen erscheint beim individuellen Patienten somit allenfalls bei standardisiertem MR-Protokoll und hinreichend langem Follow-up sinnvoll.

12.3.2 Volumetrie des Gehirns und seiner Substrukturen

Derzeitig sind zahlreiche kommerzielle und nichtkommerzielle volumetrische Verfahren verfügbar. Segmentationsbasierte Methoden werden i. d. R. bei Querschnittsstudien verwendet und umfassen SIENAx, FreeSurfer und Statistical Parametric Mapping (SPM). Registrierungsbasierte Algorithmen kommen bei longitudinalen Analysen zur Anwendung. Im Kontext klinischer Studien werden am häufigsten **Structural Image Evaluation using Normalization of Atrophy (SIENA)** oder die longitudinalen **FreeSurfer**-Methoden eingesetzt (➤ Abb. 12.7).

Die Abnahme des Hirnvolumens ist bereits von Beginn an im Rahmen der MS über den gesamten Krankheitsverlauf hinweg feststellbar. Frühzeitig konnten Losseff et al. (1996a) eine signifikante Korrelation zwischen der Veränderung des Hirnvolumens und der Zunahme des Behinderungsgrades und somit eine klinische Relevanz der Hirnatrophiemessung beschreiben. Heutzutage werden volumetrische Messungen im Rahmen der meisten klinischen Studien der Phase II und III bei der Erprobung neuer immunmodulierender Substanzen durchgeführt. Auch wenn

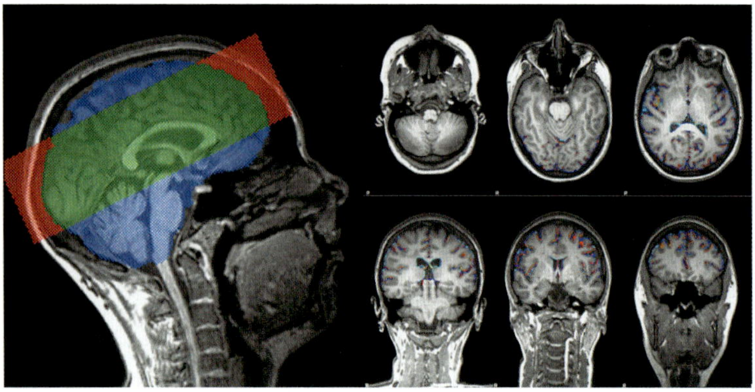

Abb. 12.7 Im Rahmen klinischer Studien wird am häufigsten das registrierungsbasierte Verfahren SIENA (Smith et al. 2002, 2004) zur Berechnung von Hirnvolumenänderungen eingesetzt. SIENA detektiert Oberflächen und vergleicht etwaige Verschiebungen. Eine Größenabnahme wird blau und eine Größenzunahme rot dargestellt, um schließlich in der Summe die „percentage brain volume change" zu berechnen. Im gezeigten Bildbeispiel (Patient mit früher MS) wurden Volumenveränderungen in einem zentralen Bildabschnitt („central slab", grüne Farbe) berechnet. Diese Methode wird teils in klinischen Studien angewendet und hat sich gegenüber Artefakten als sensitiv und robust erwiesen. Es ist eine deutliche Volumenzunahme der Seitenventrikel (blaue Farbe) im 4 jährigen Intervall zu erkennen. [G1034-001]

der direkte Vergleich zwischen den einzelnen Studien aufgrund unterschiedlicher Methoden zur Hirnatrophiemessung sowie unterschiedlicher Studienpopulationen nicht möglich ist, konnten Metaanalysen insgesamt einen relevanten, wenn auch begrenzten **Therapieeffekt der aktuellen MS-Therapeutika auf das Voranschreiten der Hirnatrophie** und einen hiermit verbundenen positiven Effekt auf die Behinderungsprogression aufzeigen (Sormani et al. 2014).

Neben der Messung des gesamten Hirnvolumens ist auch eine separate **Segmentation der grauen und weißen Substanz** möglich. Dies hat Relevanz, da eine Atrophie der weißen wie auch der kortikalen grauen Substanz mittels der Berechnung der parenchymalen Fraktion der weißen Substanz („white matter fraction", WMF) und des zerebralen Kortex („grey matter fraction", GMF) nachgewiesen werden konnte (Chard et al. 2002). Diese Ergebnisse zeigen, dass es bereits frühzeitig im Verlauf der Erkrankung zu einer Parenchymabnahme der kortikalen grauen und der weißen Substanz kommt. Insgesamt ist die Atrophierate vom klinischen Stadium abhängig. Obwohl bei Patienten im fortgeschritteneren Stadium der Erkrankung, vor allem bei sekundär chronischem Verlauf, eine ausgeprägtere Atrophie vorliegt, zeigt sich, dass die Atrophie zu Beginn der Erkrankung am schnellsten voranschreitet. Die jährliche Atrophierate ist bei Patienten mit schubförmig-remittierendem Verlauf bis zu 3-mal höher als bei Patienten mit sekundär chronischem Krankheitsverlauf.

Die Bedeutung der genauen **Quantifizierung des zerebralen Kortex** im Rahmen der Atrophiebestimmung wird ersichtlich, wenn man den hohen Anteil (> 50 %) des zerebralen Kortex am Gesamtvolumen des Gehirns berücksichtigt. In der ersten Studie, in der bei MS-Patienten in vivo die Dicke des zerebralen Kortex gemessen wurde, ließ sich mittels automatischer Oberflächenrekonstruktion zeigen, dass es regionale Unterschiede in der zerebralen kortikalen Dicke gibt (Sailer et al. 2003). Die fokale Ausdünnung des zerebralen Kortex im frontalen und temporalen Bereich konnte bereits früh im Krankheitsverlauf nachgewiesen werden. Darüber hinaus war bei Patienten mit längerer Krankheitsdauer oder ausgeprägterer Behinderung eine Ausdünnung des zerebralen Kortex im Bereich des motorischen Kortex darstellbar (➤ Abb. 12.8).

Neben der kortikalen grauen Substanz lassen sich mittels verschiedener Methoden (z. B. FreeSurfer, MAGeT und FSL) **subkortikale tiefe Hirnstrukturen** volumetrisch erfassen. Obgleich nahezu alle subkortikalen Strukturen bereits zum Krankheitsbeginn von einer Atrophie im Rahmen der MS betroffen sind, scheint insbesondere die Volumenabnahme des Thalamus klinisch relevant zu sein. Letztere ist am deutlichsten mit einer zunehmenden körperlichen

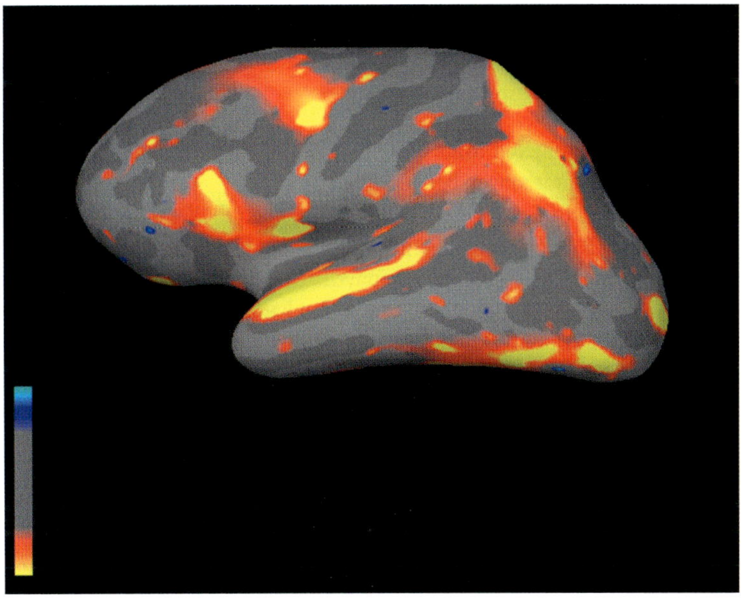

Abb. 12.8 Darstellung der Dicke des zerebralen Kortex mittels automatischer Oberflächenrekonstruktion (dunkelgraue Bereiche = Gyri, hellgraue Bereiche = Sulci). Die Oberfläche wurde zur besseren Visualisierung der tief im Sulcus liegenden kortikalen Areale mit einer Software „geglättet". Gelbe und rote Bereiche repräsentieren statistisch hochsignifikante dünnere Kortexbereiche im Vergleich zu einem Kontrollkollektiv (Sailer et al. 2003). [M969]

und kognitiven Behinderung sowie einer Konversion hin zur definitiven MS assoziiert. Neuere Arbeiten unterstreichen zudem die klinische Relevanz einer Volumenabnahme der Amygdala sowie des Hippokampus im Rahmen der MS.

MERKE

Die MS-assoziierte Atrophie betrifft die kortikale und tiefe graue Substanz sowie die weiße Substanz in vermutlich unterschiedlichen Dynamiken, wobei insbesondere die Atrophie der grauen Substanz mit klinischen Parametern wie dem Grad der (kognitiven) Behinderung zu korrelieren scheint. Aktuell ist es noch unklar, ob die MS-assoziierte Atrophie in den unterschiedlichen Hirnregionen einheitlich voranschreitet und inwiefern unabhängige Faktoren wie z. B. das Entstehen von Läsionen, das Vorliegen einer antero- oder retrograden neuronalen bzw. axonalen Degeneration oder nicht zuletzt eine diffuse Beteiligung des gesamten Gehirns hierzu beitragen.

12.3.3 Volumetrie des Myelons

Die Volumetrie des Myelons ist aufgrund seiner geringen Größe sowie der Artefaktanfälligkeit in dieser Region erschwert und dennoch von Interesse, da aktuelle Daten die klinische Relevanz der Myelonatrophie vor allem im Rahmen progressiver MS-Verlaufsformen unterstreichen. Die meisten Studien haben das zervikale Myelon mittels automatischer oder semiautomatischer Verfahren untersucht. Hierbei hat sich insbesondere die Querschnittsfläche des zervikalen Myelons („cross-sectional upper cervical cord area", **UCCA**) als bildgebender Biomarker etabliert. Eine UCCA-Abnahme wurde in allen MS-Verlaufsformen in der Größenordnung von 0,77 bis 4,9 % pro Jahr beschrieben. Ferner wurde eine UCCA-Abnahme vorwiegend bei MS-Patienten mit progressiver Verlaufsform, stärkerer klinischer Behinderung sowie längerer Krankheitsdauer beobachtet.

Im Detail konnten bereits frühe Messungen eine signifikante Korrelation zwischen der Behinderungsprogression und der Reduktion der Querschnittsfläche des Rückenmarks in Höhe von C2 im Verlauf von 18 Mon. ($r = -0{,}7$) sowie zur Krankheitsdauer ($r = 0{,}52$) aufzeigen. Die Abnahme der Querschnittsfläche als Maß für die Atrophie wurde in einer weiteren Untersuchung mit einem Beobachtungszeitraum von 12 Mon. zwar bestätigt (Stevenson et al. 1998), jedoch fehlte hier eine Korrelation zur Behinderung.

Neuere technische Verfahren ermöglichen auch eine **3D-Volumetrie des zervikalen Myelons** sowie eine Differenzierung in graue und weiße Substanz anhand optimierter MR-Sequenzen (z. B. PSIR, AMIRA). Die Fehlklassifikation von MS-Läsionen stellt ein noch ungelöstes Problem dar.

12.4 Quantitative MR-Bildgebung

Mit der konventionellen MRT lassen sich die pathologischen Veränderungen bei der MS nicht näher charakterisieren. In den vergangenen zwei Dekaden sind jedoch MR-Bildgebungsmethoden entwickelt worden, mit denen eine Reihe von biophysikalischen oder biochemischen Größen bestimmt werden kann. Dabei werden **Parameterkarten** erstellt, auf denen die jeweils berechneten Werte (Parameter) in den entsprechenden Bildpunkten (Pixeln) dargestellt sind. Die Werte der Pixel werden meist durch eine Grautonskala kodiert. Die Graustufe der Pixel wird durch die für das jeweilige Verfahren charakteristische Rechenoperation berechnet. Solche Parameterkarten haben gegenüber den mit gängigen Kontrastwichtungen gemessenen MR-Bildern den Vorteil, dass sie wirklich physikalische Eigenschaften in ihrer räumlichen Verteilung im Gewebe angeben.

MERKE

Eine Vielzahl klinischer Studien, aber auch Studien an Tiermodellen haben gezeigt, dass durch die quantitativen MR-Methoden eine im Vergleich zur konventionellen MRT spezifischere Bestimmung pathologischer Gewebeveränderungen möglich ist.

Die für Untersuchungen an MS-Patienten wichtigen quantitativen Bildgebungsmethoden sind:

- die **Magnetisierungstransferbildgebung** (Magnetisation Transfer Imaging, MIT; ➤ Kap. 12.4.1),
- die **diffusionsgewichtete Bildgebung** (Diffusion Weighted Imaging, DWI) und ihr Sonderfall, die **Diffusionstensorbildgebung** (Diffusion Tensor Imaging, DTI) (➤ Kap. 12.4.2), sowie
- die **T1- und T2-Relaxometrie** (➤ Kap. 12.7.2).

Außer diesen bildgebenden Verfahren liefert auch die schon lange etablierte **Protonenspektroskopie** (^{1}H-MR-Spektroskopie, ➤ Kap. 12.5) Informationen über Veränderungen des Hirngewebes, indem sie die Konzentration einiger Metaboliten im Gewebe bestimmt.

Mit der MTI lassen sich magnetische Wechselwirkungen zwischen Protonen in frei beweglichen Wassermolekülen und in und an Makromolekülen gebundenen Protonen quantifizieren. Die DWI basiert auf der Messung der im biologischen Gewebe durch Membranen eingeschränkten molekularen Bewegung (Diffusivität der Wassermoleküle). Mikrostrukturelle Veränderungen des Gewebes gehen einher mit einer Veränderung der Diffusivität. Die in der Relaxometrie gemessenen Relaxationszeiten T_1 und T_2 (nicht zu verwechseln mit T1- oder T2-gewichteten Messungen) sind von der molekularen Nachbarschaft der zum Signal beitragenden Wassermoleküle abhängig (➤ Kap. 12.7.2).

Die physikalischen Messgrößen, die mit den genannten Verfahren bestimmt werden können, sind, mit Ausnahme der Diffusion, magnetische Eigenschaften des Gewebes – eine Tatsache, die eine strukturelle Interpretation der Messwerte nicht gerade vereinfacht. Die Diffusion als eine statistisch-mechanische Messgröße ermöglicht hingegen eine anschaulichere Interpretation.

Sämtliche hier aufgeführten MR-Methoden inkl. der Protonenspektroskopie haben maßgeblich zum Verständnis der Entwicklung der pathologischen Veränderungen bei der MS beigetragen. Studien, in denen Unterschiede der quantitativen MR-Parameter im Querschnitt oder im Verlauf statistisch getestet werden sollen, stehen i. d. R. vor der Aufgabe, dass anatomisch definierte Regionen des Gehirns separat betrachtet werden sollen. Zwei Vorgehensweisen haben sich hier etabliert. Eine Methode besteht darin, relativ kleine **Regions of Interest (ROI)** von rechteckiger oder ovaler Form in anatomisch definierten Positionen des Bildvolumens zu generieren und die Intensitätsmittelwerte der beinhalteten Pixel als Messwerte der betrachteten Strukturen zu verwenden. Häufiger wird ein Verfahren verwendet, bei dem die gesamte interessierende anatomische Struktur (z. B. die gesamte weiße Substanz) markiert wird und alle in diesem Bereich vorkommenden Werte in einem Histogramm dargestellt werden. Es lassen sich verschiedene statistische Kennzahlen berechnen (z. B. Mittelwert, Median oder normalisierter Höchstwert). Für das Markieren der interessierenden Struktur bzw. für die Berechnung des Umrisses – man spricht hier von **Segmentierung** – stehen verschiedene Algorithmen zur Auswahl, die sich aus Sicht des Anwenders insbesondere im Grad ihrer Automatisierung unterscheiden. Für das Segmentieren von Läsionen zur quantitativen Bestimmung der Läsionslast werden nach wie vor arbeitsaufwendige interaktive Methoden verwendet, da die existierenden vollautomatischen Algorithmen – verglichen mit der Beurteilung durch einen erfahrenen Neurologen – noch nicht mit gleicher Exaktheit Läsionen zu identifizieren vermögen. Sogenannte **Partialvolumeneffekte,** d. h. das gemeinsame Vorhandensein von z. B. Liquor und Gewebe in einem Voxel (Volumenelement; ungefähr gleichbedeutend mit Pixel, aber dreidimensional), können Segmentierungsergebnisse verfälschen. Hier helfen Algorithmen, die solche Partialvolumeneffekte modellieren und dadurch virtuell eine gegenüber den Voxelabmessungen genauere Auflösung („subvoxel precision") ermöglichen.

12.4.1 Magnetisierungstransferbildgebung (MTI)

Grundlagen

Die quantitative Bestimmung von Makromolekülen, z. B. des Myelins, im Gewebe lässt sich mit der MRT nur indirekt durchführen, da die transversale Magnetisierung der stark bewegungseingeschränkten Protonen in solchen Makromolekülen äußerst schnell abklingt (T2 < 1 ms) und deshalb kein direktes Signal von ihnen messbar ist. Eine Methode, mit der man dennoch Rückschlüsse auf solche Makromoleküle ziehen kann, ist die MTI. Grundlage ist der beidseitige Austausch der longitudinalen Magnetisierung zwischen den beweglichen Protonen des Wassers und den in und an Makromolekülen gebundenen Protonen. Insbesondere ermöglicht die im Vergleich zur transversalen Magnetisierung beständige longitudinale Magnetisierung in den Makromolekülen den Transfer eben dieser Magnetisierung von den Protonen der Makromoleküle auf die frei beweglichen Wassermoleküle. Wird die longitudinale Magnetisierung der Makromoleküle durch einen selektiven RF-Sättigungsimpuls zerstört, führt dies zu einer Reduktion des messbaren Signals der freien Wasserprotonen. Die Größe dieser Signalminderung ist ein Maß für den Gehalt an Makromolekülen im Gewebe.

In der Bildgebung lässt sich der **Magnetisierungstransfereffekt** nutzen, indem eine sonst identische PD-gewichtete Sequenz einmal mit und einmal ohne Sättigungsimpuls gemessen wird (➤ Abb. 12.9). Bilder, die den Effekt anatomisch darstellen, lassen sich gewinnen, indem für jeden Bildpunkt die Differenz der beiden Scans berechnet und auf die Pixelintensität ohne Sättigungsimpuls bezogen wird ($MTR = (S_u - S_s)/S_u$, wobei S_s die Signalstärke im jeweiligen Pixel mit Sättigungsimpuls und S_u die Signalintensität im ungesättigten Fall darstellt). Der so für jedes Pixel berechnete Wert wird als **Magnetisierungstransferverhältnis (MTR,** meist angegeben in %, d. h. mit 100 multipliziert) bezeichnet, die Bilder entsprechend als **MTR-Karten** (Parameterbild, ➤ Abb. 12.6). Da die Lipoproteine der Zellmembranen einen großen Teil der Makromoleküle ausmachen, ist eine Abhängigkeit des Magnetisierungstransfereffekts vom Grad der strukturellen Veränderung – im Wesentlichen der Myelinisierung und der axonalen Schädigung – eines Gewebes zu erwarten.

Zur weiteren Auswertung können normalisierte Histogramme aus den berechneten MTR-Karten erstellt werden, und zwar je nach Segmentierung für bestimmte anatomische Regionen, das gesamte Gehirn, MS-Plaques oder für die normal erscheinende weiße Substanz („normal appearing white matter", NAWM; ➤ Abb. 12.10). Als NAWM wird der Bereich der weißen Substanz bezeichnet, der verbleibt, nachdem die in T2-gewichteten Aufnahmen hyperintensen Läsionen und der Kortex segmentiert und aus der Analyse herausgenommen wurden.

Median und Mittelwert der Histogramme sowie die normalisierte Peakhöhe können zur indirekten Beurteilung pathologischer Veränderungen des Hirngewebes herangezogen werden. Einer Linksverschiebung in Richtung der niedrigeren MTR-Werte kann z. B. eine Demyelinisierung oder ein Axonverlust zugrunde liegen.

MTR-Befunde der Läsionen

Obwohl die MTR-Veränderungen der MS-Läsionen eine beträchtliche Heterogenität aufweisen, lässt sich ein charakteristisches Muster aufzeigen.

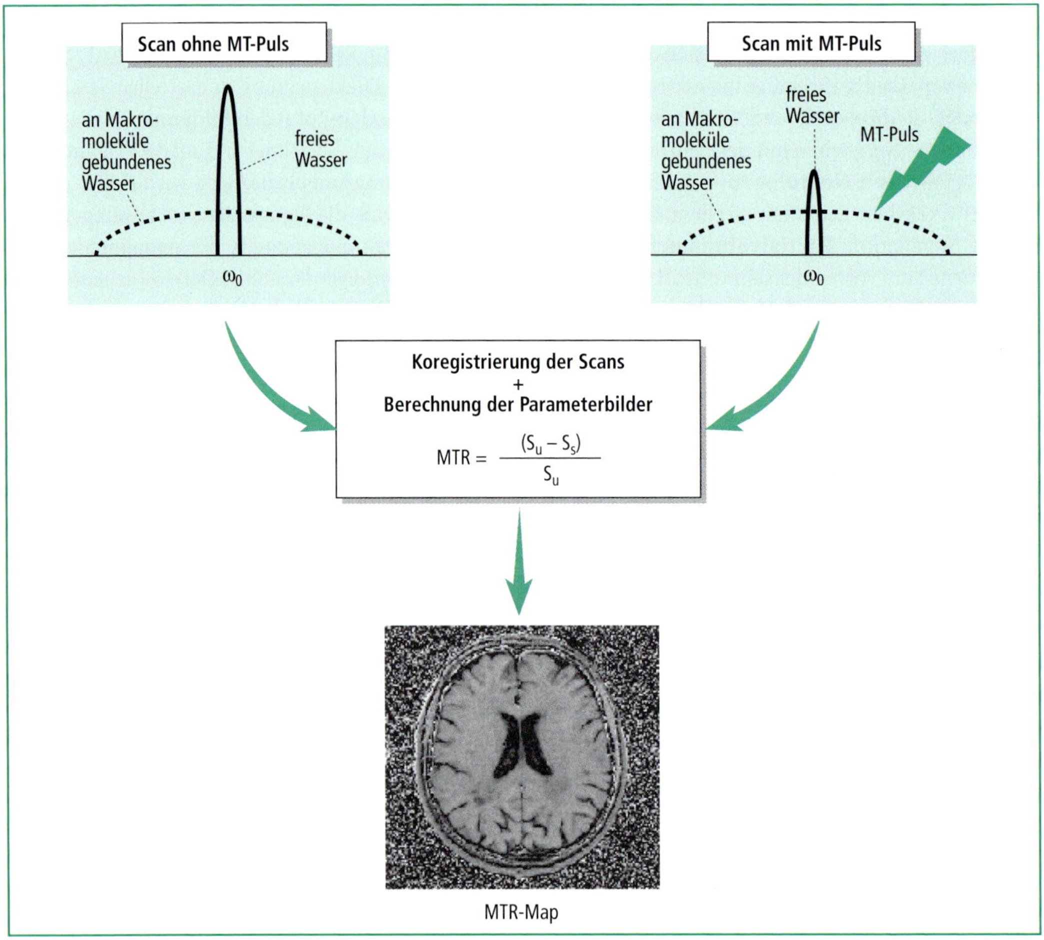

Abb. 12.9 Schematische Darstellung der Methodik der Magnetisierungstransferbildgebung (MTI) [M969, L106]

MERKE

Die MTR-Werte von in T1-gewichteten Aufnahmen hypointensen Läsionen sind kleiner als die der weniger hypointens erscheinenden Läsionen oder der ausschließlich in T2-gewichteten Aufnahmen auffälligen Läsionen. Der zeitliche Verlauf der MTR-Veränderungen einer Läsion zeigt eine initiale Reduktion der MTR-Werte in akuten Läsionen und eine langsame Rückkehr der MTR-Werte zum Ausgangsniveau in den folgenden 6 Monaten. Dies wurde in mehreren longitudinalen Untersuchungen bestätigt, bei denen neue KM-anreichernde Läsionen mittels MTI untersucht wurden (van Waesberghe et al. 1998).

In der akuten MS-Läsion kommt es zu einem gewissen Axonverlust. Das Vollbild der initialen MTR-Reduktion mit anschließender Normalisierung der MTR-Werte lässt sich durch einen axonalen Untergang nicht erklären. Dilutionseffekte tragen geringfügig zur MTR-Reduktion bei. Ein Ödem ohne Demyelinisierung bewirkt jedoch nur eine geringe Reduktion der MTR-Werte (ca. 3–5 %). Das Ausmaß der initialen MTR-Reduktion repräsentiert somit am ehesten eine strukturelle Veränderung des Hirnparenchyms, z. B. eine Demyelinisierung im akuten Stadium (➤ Abb. 12.11), die wiederum vom Ausmaß und von der Dauer der Störung der Blut-Hirn-Schranke, also dem Ausmaß der Entzündung, abhängt.

Die Normalisierung der MTR-Werte kann als prädiktiver Faktor für die weitere Entwicklung der

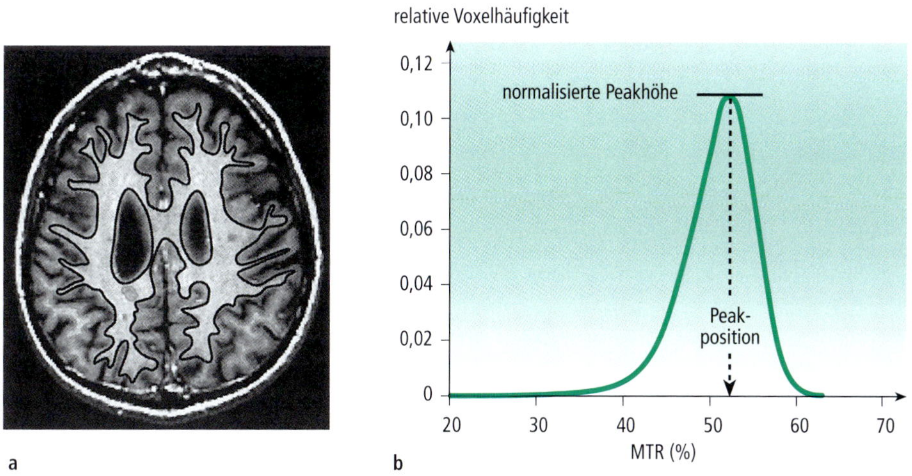

Abb. 12.10 MTR-Histogramm-Analyse der weißen Substanz [M969, L106]:
a) Segmentierung der normal erscheinenden weißen Substanz auf einer PD-gewichteten MRT-Aufnahme
b) Histogramm-Darstellung der MTR-Werte der segmentierten ROI nach Registrierung der ROIs auf einer MTR-Karte

Läsion herangezogen werden. Besteht zum Zeitpunkt der Abnahme der KM-Aufnahme noch eine deutliche MTR-Reduktion, so ist die Wahrscheinlichkeit erhöht, dass diese Läsion persistiert und sich nach 6 Mon. in T1-gewichteten Aufnahmen weiterhin hypointens darstellt.

Ältere T1-gewichtete hypointense Läsionen weisen die niedrigsten MTR-Werte auf, mit einer Reduktion der MTR-Werte im Vergleich zur NAWM von bis zu 30 %. In einer klinischen Studie (Gass et al. 1994) korrelierte die MTR-Reduktion in den Läsionen signifikant mit dem EDSS. In In-vivo-Untersuchungen wurden in MS-Läsionen niedrigere MTR-Werte nachgewiesen als in NAWM (Hiehle et al. 1995).

MTR-Befunde der weißen Substanz

Der Anteil der Pixel der Läsionen am Histogramm des gesamten Gehirns ist i. Allg. gering, sodass die MTR-Werte der Läsionen keine signifikante Veränderung der Gesamtverteilung der MTR-Werte bewirken.

Durch Histogramme von MTR-Werten des gesamten Gehirns, die den Kortex, die weiße Substanz und die Läsionen berücksichtigen, ist eine Aussage über das Ausmaß der pathologischen Beteiligung möglich (➤ Abb. 12.12). Der Nachteil einer globalen Messung der MTR-Werte ist, dass der jeweilige Anteil der Pathologie der drei wichtigsten Kompartimente (Kortex, NAWM und Läsionen) nicht bekannt ist. Dies könnte im Hinblick auf die Interpretation, z. B. bei unterschiedlichen MS-Verlaufsformen, von Bedeutung sein, da sich das Verhältnis der Pixel von Kortex und NAWM verändert. Dennoch zeigte die Auswertung globaler Histogramme nicht nur einen Unterschied der MTR-Werte zwischen MS-Patienten und einer Kontrollgruppe, sondern auch einen signifikanten Unterschied zwischen unterschiedlichen Verlaufsformen der MS (Tortorella et al. 2000; ➤ Abb. 12.13).

Untersuchungen der segmentierten NAWM zeigten ebenfalls eine signifikante Differenz der MTR-Werte bei unterschiedlichen Verlaufsformen der MS (Filippi et al. 1999b). Es gibt Hinweise dafür, dass es nicht nur zu einer lokalen Schädigung von Axonen kommt, wie sie in oder unmittelbar um die Läsionen bei Patienten mit einer schubförmigen oder sekundär progredienten Verlaufsform anzutreffen ist, sondern auch zu einer diffusen Schädigung, z. B. bei Patienten mit primär progredientem Verlauf (Filippi et al. 1999a).

MERKE

Signifikante Korrelationen zwischen den Veränderungen der Histogramme bei MS-Patienten bestehen sowohl mit dem Grad der Behinderung als auch mit dem Ausmaß an kognitiven Defiziten (Rovaris et al. 1998; van Buchem et al. 1998).

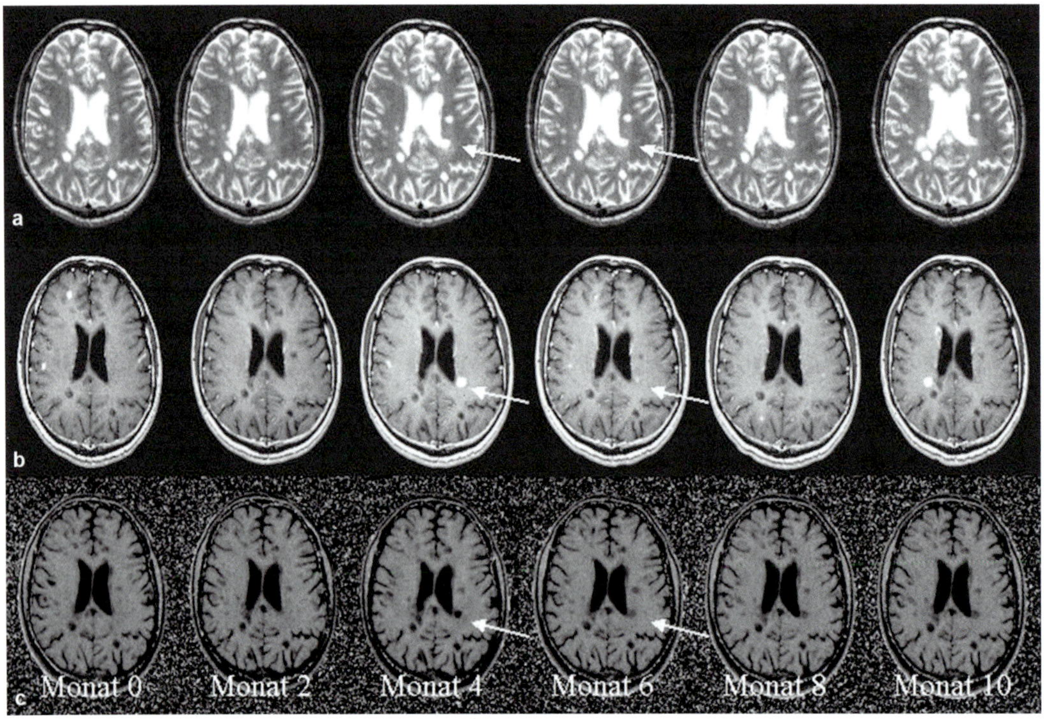

Abb. 12.11 Serielle MRT-Untersuchung über 10 Monate: Vergleich zwischen T2- bzw. T1-gewichteten Sequenzen und MTI [M969]:
a) T2-gewichtete Spin-Echo-Sequenz
b) T1-gewichtete Spin-Echo-Sequenz nach Gabe von Gadolinium (Gd) zum Nachweis einer Störung der Blut-Hirn-Schranke
c) MTR-Karte: Nachweis verminderter MTR-Werte (hypointens) der neu aufgetretenen Läsion (Monat 4, Pfeil). Im weiteren Verlauf ist die Läsion in der T1-Wichtung isointens. Die MTR-Karte jedoch zeigt in diesem Bereich eine strukturelle Veränderung des Hirnparenchyms.

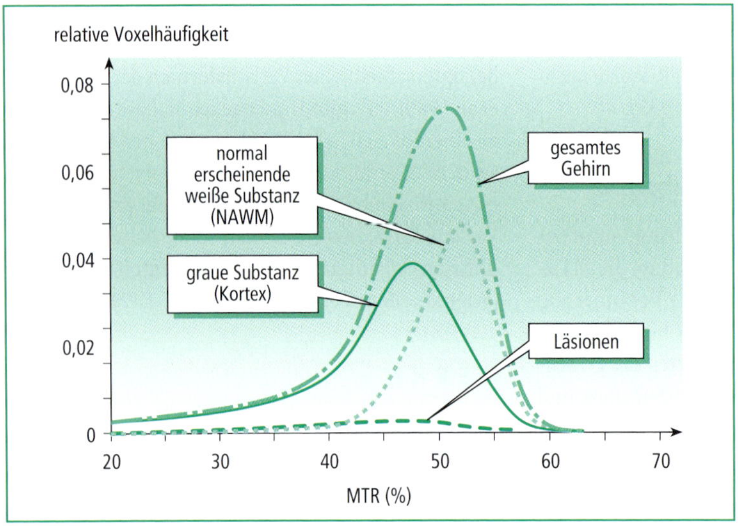

Abb. 12.12 MTR-Histogramme (über 40 MS-Patienten gemittelt). Dargestellt ist die Verteilung der MTR-Werte von MS-Läsionen, NAWM, Kortex und gesamtem Gehirn. [L106]

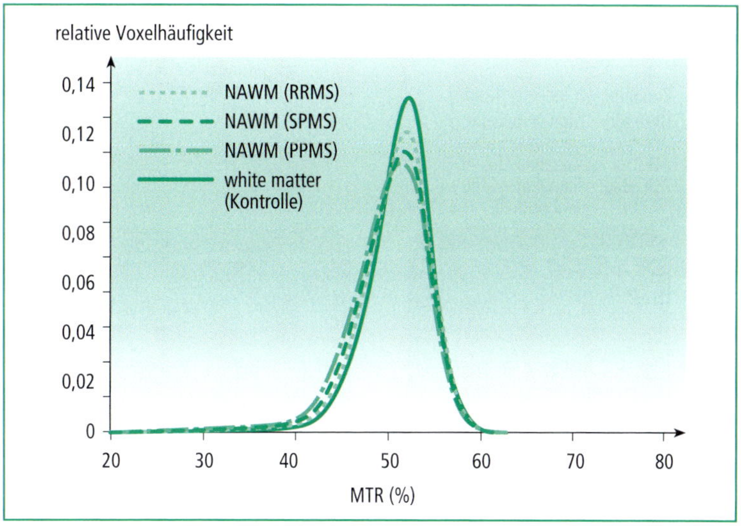

Abb. 12.13 Vergleich der MTR-Histogramme der NAWM von MS-Patienten mit unterschiedlichen Verlaufsformen mit der weißen Substanz von gesunden Probanden. Zu erkennen ist eine Verbreiterung der Kurven (in aufsteigender Reihenfolge: Kontrollgruppe → RRMS → SPMS → PPMS), die mit einer Abnahme der Peakhöhe (in aufsteigender Reihenfolge: Kontrollgruppe → RRMS → SPMS → PPMS) einhergeht. Dies ist ein Hinweis auf eine von RRMS zu PPMS zunehmende mikrostrukturelle Schädigung des Hirngewebes, die in der konventionellen T2-gewichteten Bildgebung nicht erfasst wird (RRMS: schubförmig remittierende Verlaufsform, SPMS = sekundär progrediente Verlaufsform, PPMS = primär progrediente Verlaufsform). [L106]

12.4.2 Diffusionsbildgebung

Grundlagen

In Flüssigkeiten befinden sich die Moleküle in ständiger Bewegung, wobei sie fortwährend mit anderen Molekülen zusammenstoßen (Brown-Molekularbewegung). Da in einem homogenen Medium alle Bewegungsrichtungen gleich wahrscheinlich sind, bezeichnet man die Diffusion in einem solchen Medium als *isotrop* (richtungsunabhängig). Im Gegensatz zur freien Diffusion in reinem Wasser ist die Diffusion der Wassermoleküle in biologischem Gewebe durch Zellmembranen und intrazelluläre Strukturen eingeschränkt. Da Zellstrukturen oft in einer Vorzugsrichtung ausgerichtet sind, ist die Diffusion im Gewebe i. Allg. *anisotrop* (richtungsabhängig). So ist z. B. in Axonen die Diffusion quer zum Axon wesentlich stärker eingeschränkt als in Axonrichtung (➤ Abb. 12.14).

Die in verschiedenartigen Geweben unterschiedlich stark eingeschränkte Diffusion bewirkt in der diffusionsgewichteten Bildgebung (DWI) einen spezifischen Kontrast. Grundlage der DWI ist die Nutzung des signalreduzierenden Einflusses der Diffusion und die Verstärkung dieses Effekts durch entsprechendes Sequenzdesign. Um eine deutliche Diffusionssensitivität zu erreichen, werden in diffusionsgewichteten MR-Sequenzen kurzzeitig zusätzliche starke Magnetfeldgradienten geschaltet. Abhängig von der räumlichen Ausrichtung dieser Gradienten ist die Messung sensitiv gegenüber Diffusionsprozessen in genau dieser Richtung. In der Regel werden mehrere Messungen mit verschiedenen Diffusionswichtungsrichtungen nacheinander ausgeführt.

Über die Aufnahme von lediglich diffusionsgewichteten Bildern hinaus ist eine quantitative Angabe des **scheinbaren Diffusionskoeffizienten** („apparent diffusion coefficient“, ADC) für jedes Voxel möglich. Zur Berechnung solcher ADC-Karten werden als Referenz sowohl nicht diffusionsgewichtete (➤ Abb. 12.15a) als auch diffusionsgewichtete Bilder benötigt. Da der ADC umso kleiner ist, je mehr diffusionseinschränkende Strukturen vorhanden sind, ist er geeignet, die strukturellen Eigenschaften des Gewebes zu charakterisieren.

Die Anisotropie der Diffusion im Gewebe hat zur Folge, dass die diffusionsbedingte Signalabschwächung von der Richtung des angelegten Diffusionsgradienten abhängt. Um im einfachsten Fall alle

12

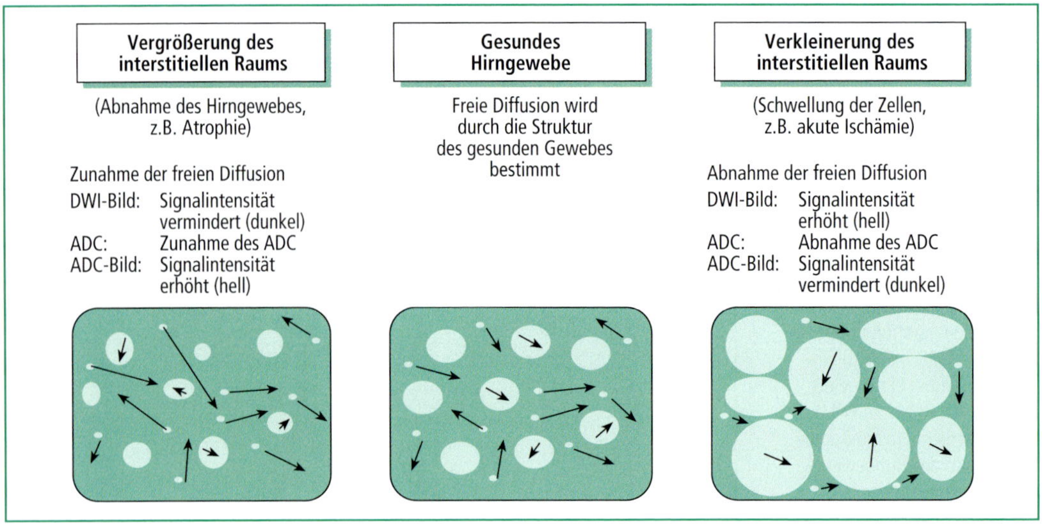

Abb. 12.14 Schematische Darstellung der freien Diffusion der Wassermoleküle in Abhängigkeit von unterschiedlichen Zuständen des Hirngewebes [L106]

Diffusionsrichtungen gleich zu gewichten, werden Messungen mit diffusionswichtenden Gradienten in drei zueinander orthogonalen Richtungen nacheinander ausgeführt und die entstehenden Bilder oder die entsprechenden richtungsabhängigen Diffusionskoeffizientenkarten voxelweise gemittelt. Bei den über die Richtungen gemittelten Werten der Diffusionskoeffizienten spricht man auch von **mittlerer Diffusivität** (MD). Der Begriff ADC wird meistens synonym verwendet und bezeichnet dann ebenfalls die über die Richtungen gemittelten und nicht die richtungsabhängigen Diffusionskoeffizienten.

Zusätzliche Informationen liefert die **Diffusionstensorbildgebung (DTI),** bei der man Bilder mit insgesamt 6 oder mehr unterschiedlichen Gradientenrichtungen misst. Die Richtungsabhängigkeit der Diffusion wird hier mit dem mathematischen Modell von Tensoren beschrieben. Diffusionstensoren lassen sich einzeln als Ellipsoide veranschaulichen (➤ Abb. 12.16, unten). Dabei bedeutet der Radius des Ellipsoids in der jeweiligen Raumrichtung die Stärke der Diffusion in dieser Richtung im jeweiligen Voxel. Der größte Wert der Diffusion, nämlich in Richtung der größten Hauptachse des Ellipsoids, entspricht dem größten Eigenwert des Diffusionstensors und wird mit λ_1 bezeichnet. In der weißen Substanz wird diese Richtung als Orientierung der neuronalen Verbindungen im jeweiligen Voxel interpretiert. Die Eigenwerte λ_2 und λ_3 bezeichnen die Stärke der Diffusion in Richtung der beiden kleineren Hauptachsen. Mit diesen drei Eigenwerten lässt sich ein Maß für die Anisotropie definieren: der **Anisotropie-Index** (AI). Entsprechend den ADC-Karten (➤ Abb. 12.15b) können AI-Karten (➤ Abb. 12.15c) mittels einer Grautonskala dargestellt werden. Die gesamte in den Diffusionstensoren beinhaltete Information ist zu komplex, um in Schichtbildern gezeigt zu werden. Es ist jedoch möglich, die Hauptrichtung der Diffusion farbkodiert darzustellen und dabei zusätzlich die Anisotropie zu visualisieren, indem der AI die Farbsättigung bestimmt (➤ Abb. 12.15d). Solche Karten ermöglichen es, unterschiedlich orientierte Nervenbahnen zu lokalisieren und voneinander abzugrenzen.

Da diffusionsgewichtete Sequenzen sehr anfällig für Bewegungsartefakte sind, werden typischerweise schnelle MR-Bildgebungsmethoden bevorzugt. Klinische Studien wurden daher bisher meistens mit diffusionsgewichteter Echo-Planar-Imaging-Technik (EPI-Technik) durchgeführt.

DWI-Befunde der Läsionen

Aus den oben dargestellten Grundlagen geht hervor, dass sich die DWI dazu eignet, die mikrostrukturellen Veränderungen in den unterschiedlichen Stadien der MS zu untersuchen. In tierexperimentellen MR-Studi-

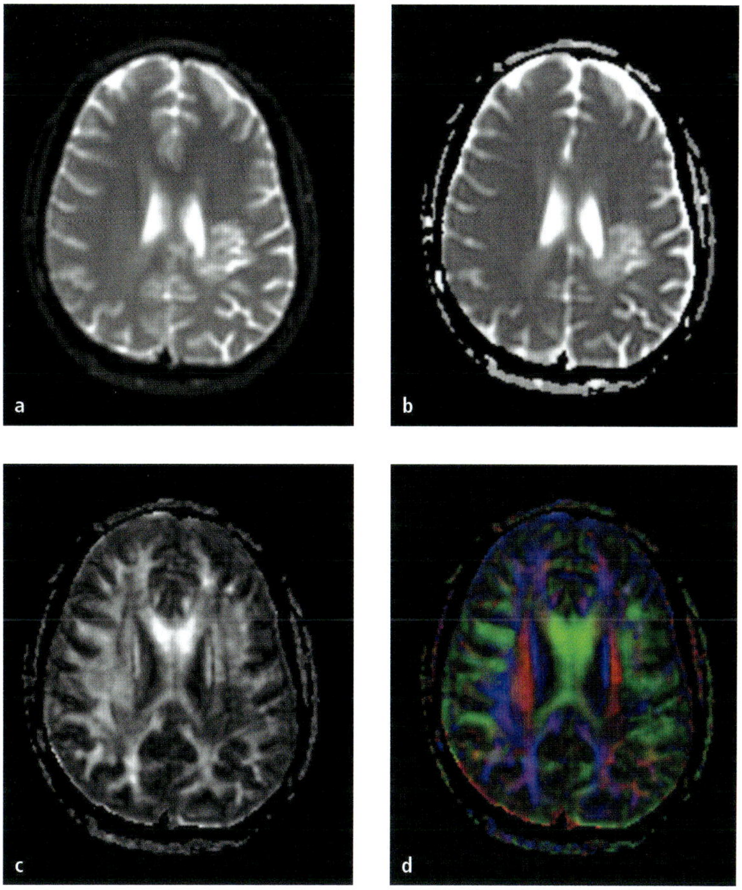

Abb. 12.15 Diffusionstensorbildgebung (DTI) [M969]:
a) Nicht diffusionsgewichtetes Bild mit T2-Kontrast
b) ADC-Karte
c) AI-Karte
d) Farbkodierte Diffusionsrichtungskarte (blau: anterior-posterior; rot: inferior-superior; grün: rechts-links). Im Bereich der sichtbaren großen Läsion ist der ADC erhöht und der Anisotropie-Index (AI) erniedrigt.

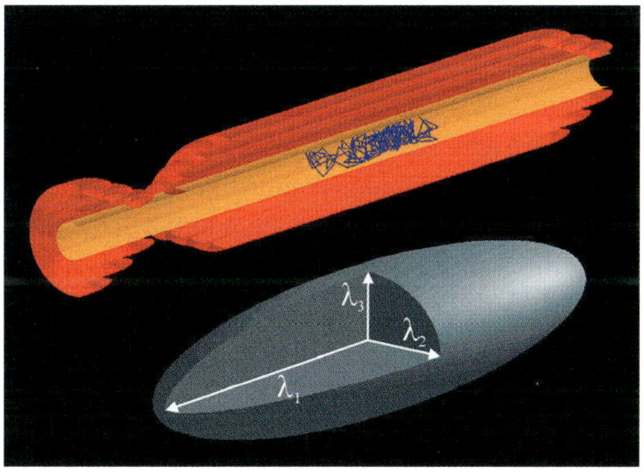

Abb. 12.16 Modell eines Axons. Ein Zufallsweg, auf dem sich ein einzelnes Wassermolekül aufgrund der Diffusion bewegt, ist blau dargestellt (oben). Darstellung des entsprechenden Diffusionstensors als Ellipsoid (unten); die Diffusion parallel zum Verlauf des Axons (λ_1) ist größer als senkrecht dazu (λ_2 und λ_3). [M969]

en und In-vivo-Untersuchungen wurde die Sensitivität der DWI für neu auftretende MS-Läsionen nachgewiesen (Werring et al. 2000a; Heide et al. 1993).

Im Gegensatz zu einer akuten ischämischen Läsion, die zu einer Abnahme des ADC führt, tragen bei der MS wahrscheinlich eine akute Demyelinisierung und zum geringeren Teil das interstitielle Ödem zu einer Zunahme des ADC (➤ Abb. 12.16) bei. Die bei der MS durchgeführten DWI-Untersuchungen zeigen übereinstimmend eine erhöhte Diffusivität in Läsionen. Dies wird durch Ergebnisse aus Kombinationsstudien untermauert, die eine signifikante negative Korrelation zwischen dem ADC und dem MTR-Wert aufzeigen und Rückschlüsse auf eine Gewebedestruktion zulassen (Cercignani et al. 2000). Nach der initialen Zunahme nimmt der ADC der Läsionen nach einer Beobachtungsphase von im Mittel 3 Mon. wieder ab. Der höchste ADC wurde in der Anfangsphase neu

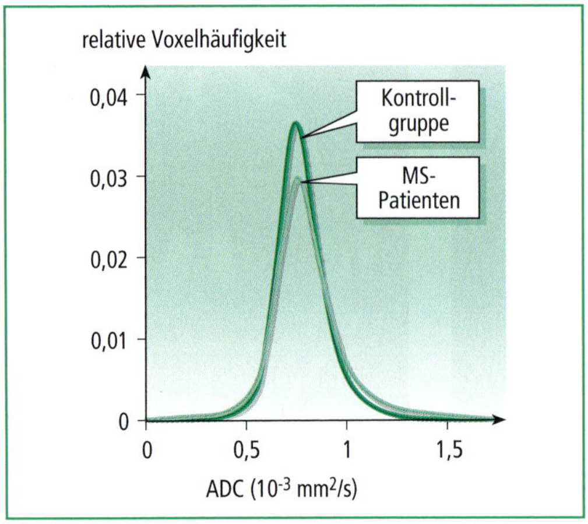

Abb. 12.17 Histogramm-Darstellung des ADC des gesamten Gehirns bei MS-Patienten (n = 30) und einer altersangeglichenen Kontrollgruppe (n = 15). MS-Patienten weisen neben einer Rechtsverschiebung des über die Patienten gemittelten Histogramms vor allem eine reduzierte normalisierte Peakhöhe, d. h. eine inhomogenere Verteilung der ADC-Werte, auf. [L106]

aufgetretener Läsionen ermittelt, welche die größte KM-Anreicherung aufwiesen. Des Weiteren zeigen die DWI-Untersuchungen bei MS übereinstimmend, dass der ADC in MS-Läsionen größer ist als in der NAWM. Der Verlust der mikrostrukturellen Anordnung ist in Läsionen, die in T2-gewichteten Aufnahmen hyperintens sind, deutlich ausgeprägter als in den subtilen Veränderungen in der NAWM (➤ Abb. 12.17).

In Untersuchungen von in T1-gewichteten Aufnahmen hypointensen Läsionen wurde eine deutlich höhere Diffusivität als in isointensen Läsionen nachgewiesen (Droogan et al. 1999). Diese Untersuchungen waren ein weiterer Beweis für die Sensitivität der DWI für Gewebedestruktion. Eine Erhöhung der Diffusivität in chronischen Läsionen, die mit einer Reduktion der Axone einhergeht, lässt sich mit der Vergrößerung des interstitiellen Raums erklären.

DWI-Befunde der weißen Substanz

Der Vergleich der NAWM von MS-Patienten mit der einer Kontrollgruppe ergab einen im Vergleich zur Kontrollgruppe erhöhten ADC bei den MS-Patienten (Werring et al. 1999). Es ist also anzunehmen, dass in der weißen Substanz von MS-Patienten bereits mikrostrukturelle Veränderungen vorliegen, auch wenn sie in der T2-gewichteten MRT unauffällig erscheint.

Es ist derzeit ungeklärt, ob außer einer Waller-Degeneration weitere unabhängige lokale degenerative Prozesse zu einer Schädigung der NAWM führen. In einer longitudinalen Studie mit 6 MS-Patienten wurde sowohl eine gestörte Diffusivität in der NAWM der MS-Patienten nachgewiesen als auch die in früheren Untersuchungen beobachtete Veränderung der Diffusivität in den T2-gewichteten hyperintensen Läsionen bestätigt. Weiterhin zeigte sich, dass bereits vor dem Nachweis einer Läsion in der T2-gewichteten MRT-Untersuchung Veränderungen in der Diffusivität im Bereich der NAWM der späteren Läsion nachweisbar waren (Werring et al. 2000a).

Diffusionstensorbildgebung und Traktografie

Die auf der Diffusionstensorbildgebung basierende Traktografie (auch *Fiber Tracking* genannt) ist eine verhältnismäßig neue Methode mit dem Ziel, neuronale Verbindungen im Gehirn zu detektieren. Die Diffusionstensoren liefern für jeden gemessenen Voxel eine Information über die Richtung, in der die Diffusion am stärksten ist (➤ Abb. 12.14). Wird diese Richtung als Orientierung der axonalen Stränge interpretiert, so ist es möglich, axonale Verbindungen zu verfolgen, indem – ausgehend von einem einzelnen oder einer Gruppe von Startvoxeln – Trajektorien durch das Gehirn berechnet werden, die stets in Richtung der höchsten Diffusion verlaufen. Einige der bislang präsentierten Traktografiealgorithmen arbeiten mit von den Diffusionstensoren abgeleiteten Wahrscheinlichkeiten für mögliche Verbindungen zwischen Nachbarvoxeln. Aus diesen lassen sich über längere Wege Verbindungswahrscheinlichkeiten (Konnektivität) zwischen zwei Hirnarealen A und B berechnen.

Für die Erforschung der histopathologischen Prozesse bei der MS eröffnen sich mit dieser Methodik ganz neue Möglichkeiten. Während bei Anwendung der zuvor beschriebenen quantitativen MR-Methoden die einzelnen Voxel die Einheiten bilden, wird es nun möglich, funktionelle, anatomisch definierte Teilsysteme des Gehirns zusammenzufassend zu betrachten. Nach einer virtuellen Dissektion einzelner Faserbündel anhand der Konnektivitätsdaten können einfache Maße wie z. B. der Durchmesser einer Faserverbindung zur Bestimmung lokaler Atrophie festgestellt werden. Komplexere Maße wie z. B. integrative

Werte quantitativer MR-Parameter für ein ganzes Faserbündel sind nur in wenigen bisher veröffentlichten Studien verwendet worden. Erwähnenswert ist die Studie von Wilson et al. (2003), in welcher der über die Pyramidenbahnen gemittelte relative AI eine signifikante negative Korrelation mit dem pyramidalen *Kurtzke Functional System Score* (KFS-p) zeigte.

Vorhandensein und Ausmaß von Waller-Degeneration lassen sich mittels Traktografie untersuchen. Ferner ist es möglich, die kortikalen Projektionen von Axonen zu verfolgen, die Läsionen durchqueren (➤ Abb. 12.18). Eine fusionierte Betrachtung solcher Projektionsareale mit funktionellen MR-Bildgebungsdaten könnte Erkenntnisse über Plastizitätsprozesse nach läsionsbedingten funktionellen Störungen erbringen.

Aufgrund der Komplexität der notwendigen Datenbearbeitung ist eine Anwendung der Traktografie derzeit noch experimentellen Untersuchungen vorbehalten.

12.4.3 Sind unterschiedliche histopathologische Prozesse mit quantitativer MR-Bildgebung differenzierbar?

Für diagnostische Zwecke, aber auch im Rahmen der Verlaufsbeobachtung in Zulassungsstudien wäre eine sichere Zuordnung unterschiedlicher pathologischer Prozesse mittels MR-Bildgebung von großem Nutzen. Es stellt sich also die Frage, ob die beschriebenen Verfahren Gliose, vasogenes Ödem, axonalen Verlust und Demyelinisierung auf möglichst spezifische Weise unterscheiden können.

Hinweise darauf, dass MTR-Werte ein Maß für das pathologische Substrat sind, finden sich in Post-mortem-Untersuchungen (van Waesberghe et al. 1999): Die MTR-Werte in MS-Läsionen korrelierten signifikant mit der Dichte der Axone. Eine weitere Post-mortem-Studie, in der das spinale Rückenmark von drei MS-Patienten in einem 7-Tesla-MR-Tomografen mit verschiedenen MR-Verfahren gemessen

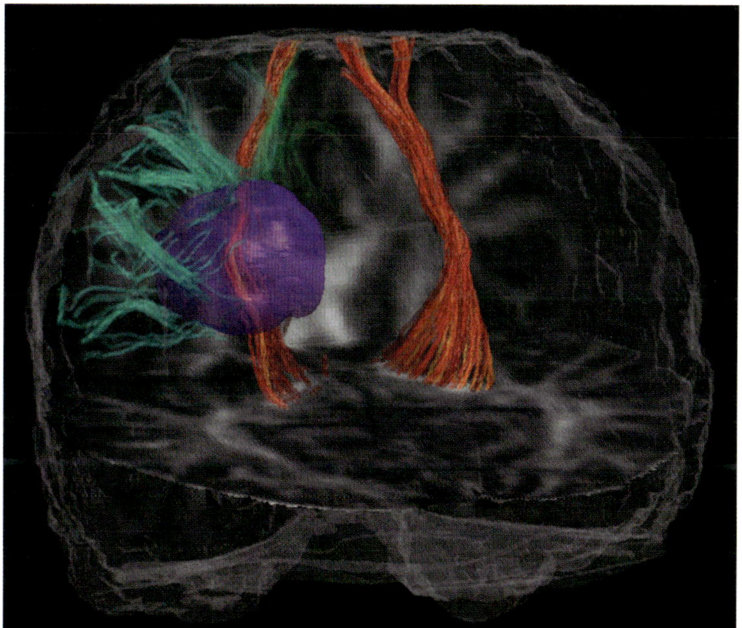

Abb. 12.18 3D-Visualisierung der Pyramidenbahnen (orange-rot), einer großen Läsion und dem umgebenden Ödem (magenta) und von der Läsion ausgehenden kortikalen Projektionen (grün) mittels Traktografie bei einem Patienten mit einer großen isolierten Läsion. Klinisch stellte sich der Patient mit einer brachiofazialen Hemiparese und motorischer Aphasie vor. Dies steht im Einklang mit den Projektionsarealen der Läsion. In der linken (betroffenen) Pyramidenbahn wurden deutlich weniger Pfade gefunden als auf der rechten Seite. Dies spricht für eine im Bereich der Läsion reduzierte Anisotropie aufgrund der histopathologischen Prozesse im Rahmen der akuten Entzündung. [M969]

und anschließend mit quantitativen Techniken der Neuropathologie untersucht wurde, zeigte eine starke Korrelation von MTR sowohl mit der axonalen Dichte als auch mit dem Myelingehalt (Mottershead et al. 2003).

In einer kürzlich durchgeführten Studie wurde am Ischiasnerv von Ratten nach experimentell induzierter Demyelinisierung eine signifikante Verminderung des MTR festgestellt. Ebenfalls an Ratten wurde allerdings von derselben Gruppe nach experimentell induzierter Entzündung bei vernachlässigbarer Demyelinisierung auch eine Verminderung des MTR beobachtet, die jedoch weniger stark war (Stanisz et al. 2004).

Für die Diffusionsbildgebung konnte gezeigt werden, dass eine unabhängige Betrachtung der drei Eigenwerte (l_1, l_2, l_3) die Unterscheidung von Demyelinisierung und axonalem Verlust ermöglicht. So wurde beobachtet, dass sich in der NAWM von Patienten mit RRMS nur die beiden kleineren Eigenwerte, welche die Diffusionsrichtungen senkrecht zur Ausrichtung der Axone beschreiben (➤ Abb. 12.14), signifikant von den entsprechenden Werten in der weißen Substanz gesunder Probanden unterscheiden (Henry et al. 2003). Bei der Untersuchung von Waller-Degeneration, die künstlich am Sehnerv von Mäusen ausgelöst wurde, ließ sich zeigen, dass in den ersten Tagen, in denen praktisch ausschließlich axonaler Verlust mit Methoden der Neuropathologie gefunden wurde, nur l_1 signifikant erhöht war. Während der in den nachfolgenden Tagen stattfindenden Demyelinisierung waren dann auch die Werte von l_2 und l_3 signifikant vergrößert, und zwar stärker als l_1, sodass nun auch die Anisotropie signifikant reduziert war (Song et al. 2003). Die Veränderung des λ_1-Eigenwertes (axiale Diffusion) bewirkt am ehesten eine Veränderung der Anzahl der Faserverbindungen, wobei die Bestimmung der radialen Diffusionskomponente (RD) (l_2- und l_3-Eigenwerte) als sensitivster Parameter für den Myelinisierungsgrad angenommen werden und wesentlich zur Differenzierung und Charakterisierung der Myelin-Axon-Einheit beitragen kann. Die Auswirkung von während der Demyelinisierung gebildeten Myelintrümmern auf die verschiedenen Messparameter wurde bislang noch nicht systematisch untersucht.

Ein weiterer Messparameter mit angenommener Pathologiespezifität ist das MR-spektroskopisch gemessene *N*-Acetylaspartat (NAA), das als Maß für axonale Integrität gilt (➤ Kap. 12.5).

12.5 Protonenspektroskopie

12.5.1 Grundlagen

Die Protonenspektroskopie (^{1}H-MRS) gibt Aufschluss über die Konzentration verschiedener Substanzen im Gehirn. Um diese nachweisen zu können, wird bei der Protonenspektroskopie im Gegensatz zur MR-Bildgebung, die ausschließlich das Resonanzsignal der im Wasser gebundenen Protonen nutzt, das Signal der Wasserprotonen unterdrückt. Die Grundlage der Protonenspektroskopie ist die unterschiedliche chemische Verschiebung der Resonanzfrequenz von Protonen in verschiedenen chemischen Verbindungen, die auf der unterschiedlichen magnetischen Abschirmung durch die Elektronenhüllen beruht.

Bei der MS wird hauptsächlich die Konzentration der Substanzen NAA, Cholin (Cho) sowie Kreatin und Phosphokreatin (gemeinsam als Cr bezeichnet) untersucht. Diese und weitere mit der ^{1}H-MRS detektierbaren Substanzen werden häufig als Metaboliten bezeichnet.

- **NAA** liefert im Normalfall das größte Signal im Protonenspektrum des Gehirns. Die Substanz ist fast ausschließlich in den Neuronen des ZNS nachzuweisen. Zwar ist die genaue Funktion unklar, doch wird NAA aufgrund seines auf das ZNS beschränkten Vorkommens als Marker für die axonale Integrität angesehen.
- **Cholin** weist auf einen hohen Zellmembranumsatz hin und ist vor allem im glialen Gewebe nachweisbar.
- **Kreatin** und **Phosphokreatin** (Cr) erweisen sich bis auf eine transiente Konzentrationsänderung in akuten Läsionen als stabile Substanzen, die oft als Referenz für eine relative Angabe der Metabolitenkonzentration herangezogen werden können (z. B. NAA/Cr oder Cho/Cr).
- **Myoinositol** (Ins), ein weiterer mittels ^{1}H-MRS detektierbarer Metabolit, wird vornehmlich in Gliazellen gefunden, ist allerdings nur bei kurzen Echozeiten nachweisbar.

Ein entscheidender Parameter für MR-spektroskopische Messungen ist die gewählte **Echozeit.** Der Grund hierfür sind die unterschiedlichen T_2-Relaxationszeiten der verschiedenen darstellbaren Metaboliten. Bei längeren Echozeiten (TE > 120 ms) ist die transversale Magnetisierung – und damit das Signal – einiger Substanzen bereits so stark abgeklungen, dass sie nicht mehr detektierbar sind. Was hier zunächst nachteilig klingt, erweist sich für viele Anwendungen durchaus als Vorteil. So ist bei Messungen mit kurzen Echozeiten ein breitbandiges, von Makromolekülen herrührendes Signal vorhanden, das sich zu allen anderen gemessenen Resonanzpeaks als Baseline hinzuaddiert und so die Werte verfälscht. Dies kann auch mit entsprechenden Algorithmen zur Bestimmung dieser Baseline nur unvollständig korrigiert werden. Bei Messungen mit langen Echozeiten erlauben die folgenden vier Metaboliten eine quantitative Konzentrationsbestimmung an ihren jeweils charakteristischen Resonanzfrequenzen:

- Cholin bei 3,2 ppm
- Kreatin/Phosphokreatin bei 3,0 und 3,9 ppm
- NAA bei 2,0 ppm (➤ Abb. 12.19a, b)
- Laktat bei 1,3 ppm

Die chemische Verschiebung der Resonanzfrequenzen wird üblicherweise in *parts per million* (ppm) als relative Abweichung bzgl. der Resonanzlinie einer Referenzsubstanz angegeben. **Laktat** ist am besten bei einer Echozeit von 144 ms zu identifizieren, da das Signal des Laktats bei dieser Echozeit eine vollständige Phaseninversion erfährt – es erscheint dann als negativer Peak. Bei Verwendung kurzer Echozeiten (TE = 10–35 ms) können zusätzlich Myoinositol, Glukose, Glutamat, Glutamin sowie Lipidverbindungen gefunden werden. Allerdings sind einigermaßen sichere quantitative Angaben über die Glukose-, Glutamat- und Glutaminkonzentrationen erst mit Magnetfeldstärken ab 3 Tesla zu erwarten.

Gebräuchliche MR-Spektroskopie-Sequenzen sind **PRESS** (Point-Resolved Spectroscopy) und **STEAM**

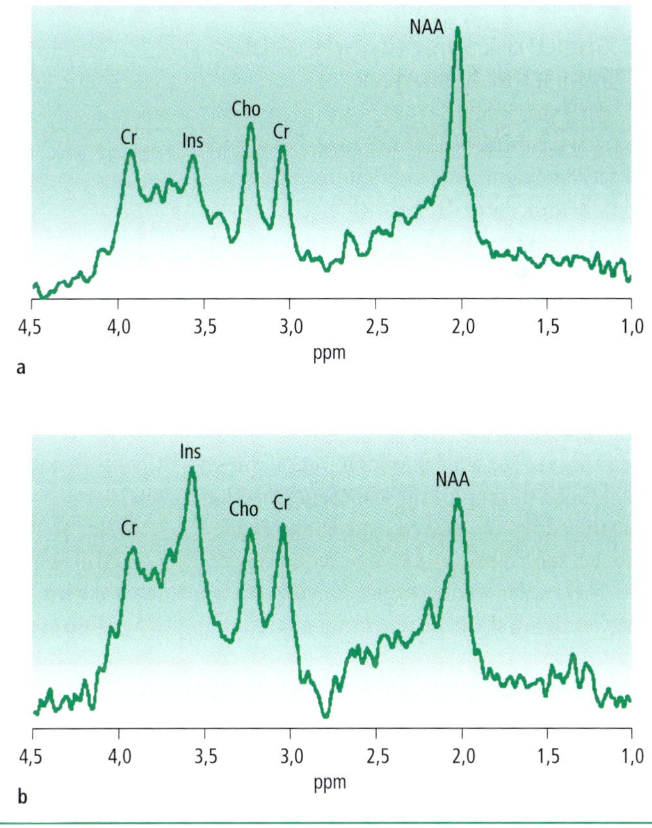

Abb. 12.19 Protonenspektroskopie. Methode: PRESS, TE = 135 ms, Voxelgröße 2,5 × 2,5 × 3,0 cm. Es finden sich folgende Signale: bei 3,2 ppm Cholin (Cho), bei 3,0 ppm Kreatin und Phosphokreatin (Cr), bei 2,0 ppm N-Acetylaspartat (NAA) und bei 3,5 ppm Myoinositol (Ins) [L106]:
a) Messung bei einem gesunden Probanden
b) Untersuchung der NAWM bei einem MS-Patienten mit primär progredientem Krankheitsverlauf (Erkrankungsdauer 7,5 Jahre, EDSS 5,5). Die NAA-Konzentration sowie der Quotient NAA/Cr sind im Vergleich zum gesunden Probanden (a) reduziert.

(Stimulated Echo Acquisition Mode), wobei am häufigsten die PRESS-Sequenz wegen ihrer um den Faktor 2 höheren Empfindlichkeit verwendet wird. MR-spektroskopische Messungen werden häufig reduziert auf ein einzelnes quaderförmiges Voxel, ohne weitere Ortsauflösung, durchgeführt (Single-Voxel-Spektroskopie). Es besteht aber auch die Möglichkeit, die Spektroskopie mit Methoden der Ortskodierung, wie sie in der MR-Bildgebung angewandt werden, zu kombinieren. Eine solche spektroskopische Bildgebung wird **Chemical Shift Imaging** (CSI) oder **MR Spectroscopic Imaging** (MRSI) genannt. Da die Spektren bei dieser Messmethode eine vierte Dimension (zusätzlich zu den drei Raumdimensionen) darstellen, für die Messwerte akquiriert werden müssen, würden die Messungen bei hoher räumlicher Auflösung äußerst zeitaufwendig werden. Um dies und ein schlechtes Signal-zu-Rausch-Verhältnis zu vermeiden, beschränkt man sich i. d. R. auf die Messung nur einer Schicht mit einer kleinen Matrixgröße von 16 × 16 oder 32 × 32 Voxeln.

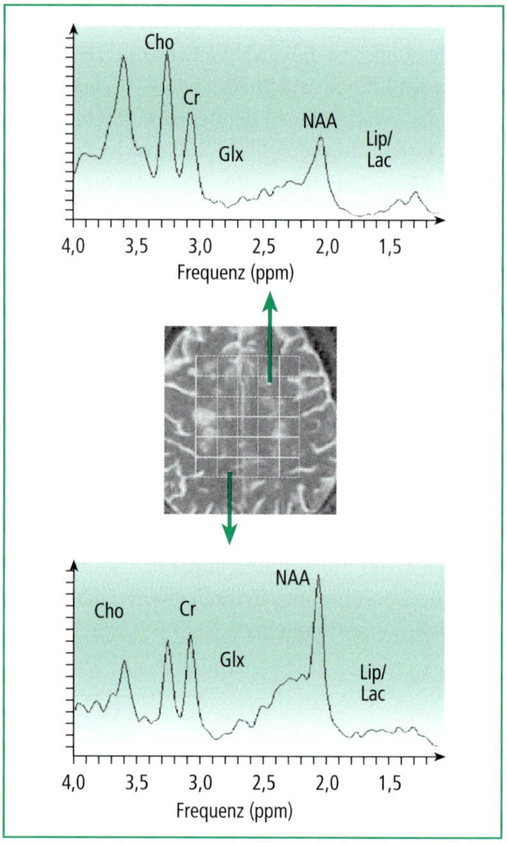

Abb. 12.20 Chemical Shift Imaging (CSI): MS-Patient mit repräsentativen Spektren. Das obere Voxel liegt innerhalb einer Läsion, das untere Voxel überwiegend in normalem Gewebe (mit freundl. Genehmigung der NMR Research Unit, University College London, Institute of Neurology, UK; unterstützt durch die MS-Society of Great Britain and Northern Ireland). [T758, L106]

12.5.2 Spektroskopiebefunde akuter und chronischer Läsionen

Es lassen sich vorübergehende und länger bestehende Konzentrationsveränderungen bestimmter Substanzen unterscheiden, die in der Entwicklung der akuten und chronischen Läsionen jeweils charakteristische Konstellationen mit entsprechenden pathologischen Veränderungen aufweisen. Bei Laktat und Cholin zeigen sich frühzeitig Konzentrationsveränderungen in akuten Läsionen. Die erhöhte Laktatkonzentration ist Ausdruck entzündlicher Vorgänge, die erhöhte Cholinkonzentration (➤ Abb. 12.20) ist durch den erhöhten Umsatz von Phospholipiden im Rahmen von Membranzerstörung und anschließendem Membranaufbau bedingt. In aktiven demyelinisierenden MS-Läsionen kann die Kreatinkonzentration vermindert sein. Nicht selten werden in aktiven Läsionen bei Messungen mit kurzen Echozeiten Abbauprodukte von Zellmembranen nachgewiesen; der Nachweis dieser mobilen Lipide spricht für den Abbau von Myelin in der akuten Phase einer MS-Läsion.

Die Konzentrationen von Kreatin und Laktat können sich binnen weniger Tage oder Wochen nach Abklingen der akuten Phase wieder normalisieren (Davie et al. 1994). In älteren Läsionen hingegen werden auch noch Wochen bis Monate nach der initialen entzündlichen Phase Veränderungen der Konzentration von Cholin, Myoinositol und den freien Lipiden beobachtet.

In der akuten Phase einer MS-Läsion sind keine wesentlichen NAA-Konzentrationsänderungen zu beobachten. Eine kurzfristige Veränderung der NAA-Konzentration in akuten Läsionen geht am ehesten mit begleitenden entzündlichen Prozessen (z. B. Ödem, Schwellung der Zellen sowie vorübergehende metabolische Störungen der Neurone) einher. Dies erklärt auch die kurzfristige Konzentrationsabnahme in akuten Läsionen von Patienten mit unterschiedlichen Verlaufsformen. In chronischen

Läsionen (nach Wochen bzw. Monaten) nimmt die NAA-Konzentration ab (➤ Abb. 12.20). Sie kann in älteren, persistierenden Läsionen bei Patienten mit sekundär chronischer Verlaufsform niedriger sein als bei Patienten mit benigner Verlaufsform. In T1-gewichteten Sequenzen hypointense Läsionen weisen eine ausgeprägte Reduktion der NAA-Konzentration auf (van Waesberghe et al. 1999).

12.5.3 Spektroskopiebefunde der weißen Substanz

Spektroskopische Untersuchungen der NAWM bei MS-Patienten zeigen, dass nicht nur in entzündlich aktiven, also akuten Läsionen ein ausgeprägter axonaler Untergang stattfindet, sondern dass es auch in der NAWM zu einer Schädigung der Neurone kommt. Es ist unklar, ob diese Schädigung auf einer diffusen mikroskopischen Veränderung der NAWM oder einer Waller-Degeneration der in entfernteren Läsionen zerstörten Axone beruht.

Der Verlauf der MS scheint ebenfalls einen Einfluss auf die Integrität der NAWM zu haben. Patienten mit sekundär chronisch-progredienter Verlaufsform weisen im Vergleich zu Patienten mit schubförmiger Verlaufsform eine signifikante Reduktion der NAA-Konzentration auf. De Stefano et al. (1998) fanden in einer Längsschnittuntersuchung bei Patienten mit schubförmiger Verlaufsform eine signifikante Korrelation zwischen der Abnahme der NAA-Konzentration und der Zunahme des Behinderungsgrades. In einer weiteren Untersuchung korrelierte nach 30 Mon. die Reduktion der NAA-Konzentration, nicht aber das T2-Gesamtvolumen der Läsionen signifikant mit dem Behinderungsgrad (Ferguson et al. 1997).

12.5.4 Spektroskopiebefunde und funktionelle MRT

Die Bedeutung des axonalen Untergangs in der Pathogenese der MS ist in neuropathologischen Arbeiten der letzten Jahre in den Vordergrund gerückt, insbesondere weil in einem frühen Stadium der MS in akuten Läsionen zerstörte Neurone zu finden sind. Darüber hinaus besteht eine signifikante Korrelation zwischen der NAA-Konzentration und dem neurologischen Defizit: MS-Patienten mit zerebellärer Ataxie wiesen im Vergleich zu Normalprobanden signifikante Unterschiede in der NAA-Konzentration auf (Davic et al. 1995). Die Kombination mit fMRT-Untersuchungen (Reddy et al. 2000) ergab eine signifikante Korrelation zwischen der NAA-Konzentration in einem Voxel im Bereich des Balkens und dem Ausmaß der Aktivierung im fMRT bei einem motorischen Paradigma (Fingerbewegung). Patienten mit verminderter NAA-Konzentration wiesen im Vergleich zu MS-Patienten ohne NAA-Konzentrationsabnahme eine zusätzliche Aktivierung der ipsilateralen Hemisphäre auf. Dies kann als Hinweis für eine zusätzliche Rekrutierung motorischer Areale als Folge von diffusem axonalem Untergang angesehen werden.

12.6 Funktionelle MRT

Für die Detektion von funktionell aktiven Arealen im menschlichen Gehirn stehen im Wesentlichen außer elektrophysiologischen Messmethoden drei bildgebende Verfahren zur Verfügung:

- Single Photon Emission Computed Tomography (SPECT)
- Positronenemissionstomografie (PET)
- Funktionelle Magnetresonanztomografie (fMRT)

Vergleicht man die fMRT mit der SPECT oder PET, hat sie gegenüber diesen Methoden zwei wesentliche Vorteile: Sie kommt ohne radioaktive Marker aus, ist also nichtinvasiv, und sie besitzt im Vergleich zu den beiden anderen Methoden ein hohes Signal-zu-Rausch-Verhältnis. Die räumliche Auflösung beträgt bei Messungen mit der üblicherweise angewandten EPI-Technik ca. 3 mm und ist damit besser als bei den beiden anderen Verfahren. Aufgrund der Notwendigkeit, nach jeder Einzelmessung den Spins Zeit zur Relaxation geben zu müssen, ist die ohne starke Signalverluste erreichbare zeitliche Auflösung begrenzt. Sie wird i. d. R. zwischen 1,5 und 2 s gewählt. Das bedeutet, dass nach jeweils 2 s ein vollständiges Datenvolumen gemessen wird, bei 20 Schichten also nach jeweils 100 ms eine ganze Schicht.

Der BOLD-Kontrast

Die fMRT-Bildgebungstechnik basiert auf dem BOLD-Kontrast („blood oxygenation level dependent contrast“). Die Einzelfaktoren, die zu diesem Kontrasteffekt beitragen (Blutfluss, lokale Blutvolumenänderung, Oxygenierung des Blutes und andere metabolische Parameter), sind nicht in allen Aspekten geklärt. Hämoglobin kann im Gehirn oxygeniert und desoxygeniert vorliegen. Oxyhämoglobin ist diamagnetisch, während Desoxyhämoglobin paramagnetische Eigenschaften besitzt und somit zu einer Störung des lokalen magnetischen Feldes um die Erythrozyten führt. Die Gesamtheit der mit paramagnetischem Desoxyhämoglobin beladenen Erythrozyten verursacht Unterschiede in der magnetischen Suszeptibilität. Es entstehen mikroskopische magnetische Feldgradienten, die mit Reichweiten im Submillimeterbereich eine Ortsabhängigkeit der Resonanzfrequenz bewirken. Dies führt zu einer schnelleren Dephasierung und damit zu einem beschleunigten Abklingen der transversalen Magnetisierung, also zu einer Verkürzung der T_2*-Relaxationszeit (➤ Kap. 12.1). Veränderungen des Konzentrationsverhältnisses zwischen Oxy- und Desoxyhämoglobin im Blut variieren die T_2*-Relaxationszeit und somit die Signalintensität auf suszeptibilitätsgewichteten fMRT-Bildern (➤ Abb. 12.21).

Durch Stimulation (z. B. Fotostimulation oder motorische Aufgaben) werden Neuronenverbände zu einer höheren Stoffwechselleistung angeregt. Diese wird von einem vermehrten Verbrauch von bzw. Bedarf an Sauerstoff begleitet. Nach anfänglicher Zunahme der Desoxyhämoglobin-Konzentration von sehr kurzer Dauer kommt es zu einer lokalen Nachregulation des zerebralen Blutflusses. Die anfängliche Abnahme der Oxyhämoglobin-Konzentration wird dabei überkompensiert. Dies geht mit einer im Rahmen der Autoregulation erhöhten Perfusion des Gewebes einher. Die resultierende Minderung der Desoxyhämoglobin-Konzentration im Blut führt zu einer relativen Signalzunahme. Dies ist der in der fMRT gemessene Effekt. Er beträgt bei einer Magnetfeldstärke von 1,5 Tesla in Bereichen starker funktioneller Aktivierung nur ca. 3–5 % des gemessenen Signals. Gemäß der BOLD-Hypothese stammt der Hauptanteil der messbaren Signaländerung aus dem Gefäßbett der Venuolen. Dies kann dazu führen, dass der Kontrasteffekt in einer gewissen Distanz zur tatsächlichen neuronalen Aktivierung gemessen wird. Ein weiteres Problem des BOLD-Kontrasts ist der zeitliche Verlauf: Die stimulusbezogene Aktivität führt erst im Verlauf von ca. 5 s zu einem Maximum; eine vollständige Rückkehr des Systems zum Ruhezustand erfolgt erst nach 15–20 s. Der vollständige zeitliche Verlauf der BOLD-Antwort auf einen auslösenden Stimulus wird als hämodynamische Responsefunktion bezeichnet.

Durchführung und Auswertung von fMRT-Untersuchungen

fMRT-Untersuchungen werden entweder im Block- oder im ereigniskorrelierten Design („event-related design“) durchgeführt. Mit Letzterem ist es möglich, komplizierte Paradigmen zu verwenden, bei denen sich Stimuli unterschiedlicher Konditionen häufig innerhalb eines Messdurchlaufs abwechseln. Diese Vorgehensweise erfordert in der Datenauswertung eine relativ komplexe Statistik unter Berücksichtigung der

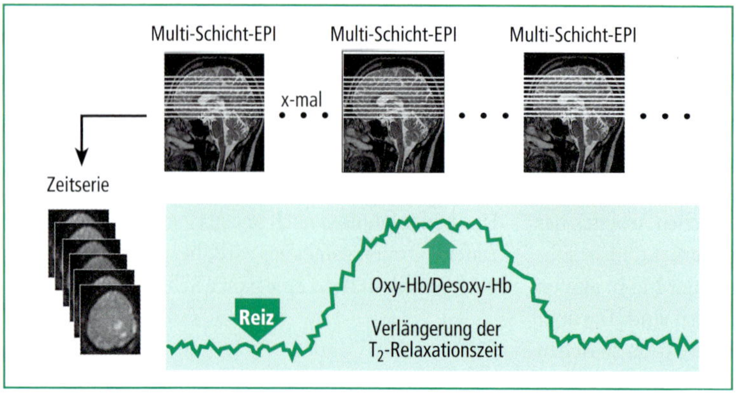

Abb. 12.21 Schematische Darstellung der funktionellen MR-Bildgebung (fMRT) [M969, L106]

hämodynamischen Responsefunktion, ist jedoch z. B. in Paradigmen, in denen Gewöhnungseffekte vermieden werden sollen, die einzige Option. In vielen Fällen ist ein Paradigma im **Blockdesign** effektiver. Dies ist insbesondere dann der Fall, wenn eine kontinuierliche Ausführung der gestellten Aufgabe möglich ist, wie z. B. bei motorischen Paradigmen oder einfachen Stimulationen durch Lichtreize. Bei Verwendung des Blockdesigns wird die zu untersuchende Person angehalten, die vorgegebene Aufgabe konstant während eines bestimmten Zeitintervalls, typischerweise für 30 s, durchzuführen. Danach schließt sich eine ebenso lange Ruhephase an. Es werden mehrere Durchgänge von Stimulations- und Ruhephasen durchgeführt, da die Differenz der unter diesen beiden verschiedenen Konditionen gemessenen Signalintensitäten mit 3–5 % zu gering ist, um nach nur einem Durchgang trotz des unvermeidbaren Rauschens sicher detektiert zu werden. Mit Erhöhung der Anzahl der für jede Kondition gemessenen Bilder verbessert sich die Genauigkeit der Mittelwerte der Signalstärke für die einzelnen Pixel. Die Unterschiede zwischen den Konditionen können in der anschließenden statistischen Analyse entsprechend besser detektiert werden (➤ Abb. 12.21). Um Unterschiede der Signalintensitäten zwischen den beiden Konditionen Stimulation und Ruhe zu bestimmen, wird häufig ein *t*-Test angewandt. Pixel, in denen die Signalunterschiede der den beiden Konditionen zugeordneten Bilder ein bestimmtes Signifikanzniveau überschreiten, werden als durch den Stimulus aktiviert betrachtet. Vor der statistischen Analyse werden alle Bilddaten einer fMRT-Messung koregistriert, d. h., sie werden rechnerisch so gedreht und verschoben, dass sie schichtweise deckungsgleich sind. So lassen sich während der Messung stattgefundene Bewegungen des Kopfes kompensieren. Außerdem werden die Daten vor der statistischen Analyse meist geglättet.

Untersuchungen motorischer, kognitiver und visueller Funktionen

In den bisher veröffentlichten fMRT-Studien mit MS-Patienten wurden am häufigsten motorische, z. T. auch kognitive Funktionen untersucht und Veränderungen der Aktivierungsmuster bei MS-Patienten gegenüber gesunden Probanden betrachtet. Bei Patienten mit Optikusneuritis (ON) wurden die veränderten Aktivierungen im visuellen Kortex untersucht.

Ein generelles Problem bei der Planung einer fMRT-Studie mit MS-Patienten ist die Heterogenität sowohl der Gewebeschädigungen im ZNS als auch der funktionellen Beeinträchtigungen. Um solche Variationen innerhalb des Patientenkollektivs gering zu halten, wurden für einige Studien ausschließlich Patienten im frühen Erkrankungsstadium mit monosymptomatischem Erscheinungsbild ausgewählt. Auch bei Patienten mit einer ON ist eine fokale Demyelinisierung i. d. R. anatomisch gut definiert.

In einer Reihe von Studien zur Untersuchung der **motorischen Funktion** bestand die einfache Aufgabe für Patienten und die als Referenz gemessenen gesunden Probanden darin, eine Hand regelmäßig abwechselnd zu öffnen und zu schließen. Bei MS-Patienten fanden sich im Vergleich zu gesunden Probanden eine zusätzliche ipsilaterale und eine verstärkte kontralaterale Aktivierung der sensorimotorischen Kortexareale. Außerdem wurden bei MS-Patienten zusätzliche Aktivierungen im supplementär-motorischen Areal beobachtet. Eine longitudinale Untersuchung eines Patienten im akuten Schub wies eine gleichsinnige Beziehung zwischen der Besserung seiner motorischen Defizite und der Zunahme der korrespondierenden kortikalen Aktivierung nach (Reddy et al. 2001). Eine Querschnittuntersuchung von MS-Patienten mit unterschiedlichen Behinderungsgraden zeigte, dass sowohl lokale als auch entferntere Schädigungen der Hirnsubstanz für ein verändertes kortikales Aktivierungsmuster bei motorischen Aufgaben verantwortlich sind (Lee et al. 2000). Hier wurde auch eine signifikante Korrelation zwischen dem Ausmaß der Aktivierung und dem Läsionsvolumen nachgewiesen. Größere Läsionsvolumina korrelierten mit einer verminderten hemisphärischen motorischen Lateralisation und einer erhöhten ipsilateralen kortikalen Aktivierung.

Diese Ergebnisse sprechen für das Vorhandensein von adaptiven Mechanismen, um mögliche Beeinträchtigungen motorischer Funktionen nach Verletzung oder Verlust von motorischen Neuronen zu kompensieren. Solche kortikalen Reorganisationsmechanismen bei motorischer Aufgabenstellung konnten bei Patienten mit CIS ebenfalls festgestellt werden, und zwar sowohl bei Patienten, die eine Hemiparese als Symptomatik aufwiesen, als auch bei Patienten mit einer ON (Pantano et al. 2002). Allerdings war die beobachtete Aktivierung zusätzlicher Areale im Fall einer Halbseitensymptomatik auffälliger. Dieses

Ergebnis deutet darauf hin, dass Plastizitätsprozesse sehr früh im Krankheitsverlauf auftreten. Weiterhin kann man aus dem bei einer ON ebenfalls veränderten motorischen Aktivierungsmuster schließen, dass die kortikale Reorganisation nicht nur Folge einer lokalen, spezifischen Schädigung des neuronalen Gewebes ist, sondern auch von globalen, diffusen Veränderungen der neuronalen Integrität beeinflusst wird.

In einer anderen Studie wurden bei MS-Patienten mit unspezifischem MRT-Befund signifikante Unterschiede gegenüber Aktivierungsmustern bei gesunden Probanden festgestellt (Rocca et al. 2003). Es wurde eine signifikante Korrelation zwischen der Aktivierung im ipsilateralen supplementärmotorischen Areal und der mittleren Diffusivität (> Kap. 12.3.2) in der grauen Substanz bei diesen Patienten beobachtet. In Korrelationsanalysen wurde versucht, Zusammenhänge zwischen funktionellen Aktivierungsmustern und diffuser bzw. in Läsionen fokussierter Gewebeschädigung zu finden. So konnte bei Patienten mit T2-Läsionen innerhalb der linken Pyramidenbahn gegenüber Patienten ohne solche Läsionen während Bewegungen der rechten Hand eine stärkere Aktivierung sowohl des kontralateralen als auch des ipsilateralen sensorimotorischen Kortex (und anderer Areale) gezeigt werden. Für den kontralateralen sensorimotorischen Kortex wurde eine signifikante Korrelation mit der T2-Läsionslast gefunden. In Verbindung mit der Protonenspektroskopie zur Bestimmung der NAA-Konzentration im Corpus callosum wurde eine signifikante Korrelation zwischen einer Abnahme des Lateralisationsindex, der die Zunahme der ipsilateralen gegenüber der kontralateralen Aktivierung des sensorimotorischen Kortex beschreibt, und dem Verhältnis NAA/Cr nachgewiesen (Reddy et al. 2000). Eine Aktivierung des ipsilateralen Kortex ist auch bei gesunden Probanden zu beobachten; sie hängt von der Komplexität und Frequenz der durchzuführenden motorischen Aufgabe ab. Es ist davon auszugehen, dass MS-Patienten über vergleichbare Mechanismen einer motorischen Funktionserhaltung wie gesunde Probanden verfügen. Die Schwelle für die Rekrutierung zusätzlicher Verbindungen erscheint jedoch reduziert und wird wahrscheinlich vom Ausmaß der zerebralen Schädigung bestimmt. So wurde in einer von Filippi et al. (2004) durchgeführten Studie zusätzlich eine schwierigere motorische Aufgabe gestellt. Die Probanden mussten unterschiedliche Objekte betasten. Die bei MS-Patienten zusätzlich aktivierten Areale im Frontallappen und in den Bereichen frontoparietaler Verbindungen wurden hier als planungs- und motivationsassoziiert interpretiert. Bei MS-Patienten scheinen bei relativ einfachen Aufgaben komplexe neuronale Netzwerke aktiviert zu werden, die gesunde Probanden erst rekrutieren, wenn kompliziertere Aufgaben zu bewältigen sind. > Abb. 12.22 zeigt die kortikale Aktivierung während eines motorischen Paradigmas bei einer MS-Patientin.

In einigen fMRT-Studien wurden Veränderungen der **kognitiven Funktion** bei MS-Patienten anhand des **PASAT** untersucht. Wie bei den motorischen Paradigmen wurde auch bei einem solchen Aufmerksamkeits- und Gedächtnisparadigma bei Patienten im Vergleich zu gesunden Probanden die Rekrutierung zusätzlicher Areale beobachtet, hier vornehmlich im inferioren und medialen frontalen Gyrus, im inferioren parietalen Kortex und im medialen und superioren temporalen Gyrus (Mainero et al. 2004). Interessanterweise war dieser Effekt bei Patienten, die eine gute, von gesunden Probanden nicht unterscheidbare Performance zeigten, größer als bei Patienten mit eingeschränkter Performance. Dies könnte dafür sprechen, dass bei Patienten mit starker Beeinträchtigung eine so gravierende Verminderung der aufgabenspezifischen Funktionalität vorhanden ist, dass keine adäquaten Kompensationsstrategien möglich sind.

Um den Einfluss von Neurotransmittern auf Plastizitätsprozesse zu untersuchen, wurden von Parry et al. (2003) fMRT-Messungen an Patienten und an gesunden Probanden nach Einnahme des Cholinesterasehemmers **Rivastigmin** bzw. eines Placebos durchgeführt. Als Paradigma wurde ein Zahlen-Stroop-Task gewählt. Patienten und gesunde Probanden führten die Aufgabe mit vergleichbarer Performance durch. Ohne Rivastigmin ergab die statistische Analyse für Patienten eine signifikante zusätzliche Aktivierung im links-medial präfrontalen Bereich, während bei gesunden Probanden eine Region rechts-frontal signifikant stärker aktiviert war. Die Gabe von Rivastigmin bewirkte bei den Patienten ein Aktivierungsmuster, das dem der Normalprobanden entsprach, während sich das Aktivierungsmuster bei gesunden Probanden nicht merklich änderte. Da Rivastigmin in erster Linie die synaptische Effizienz moduliert,

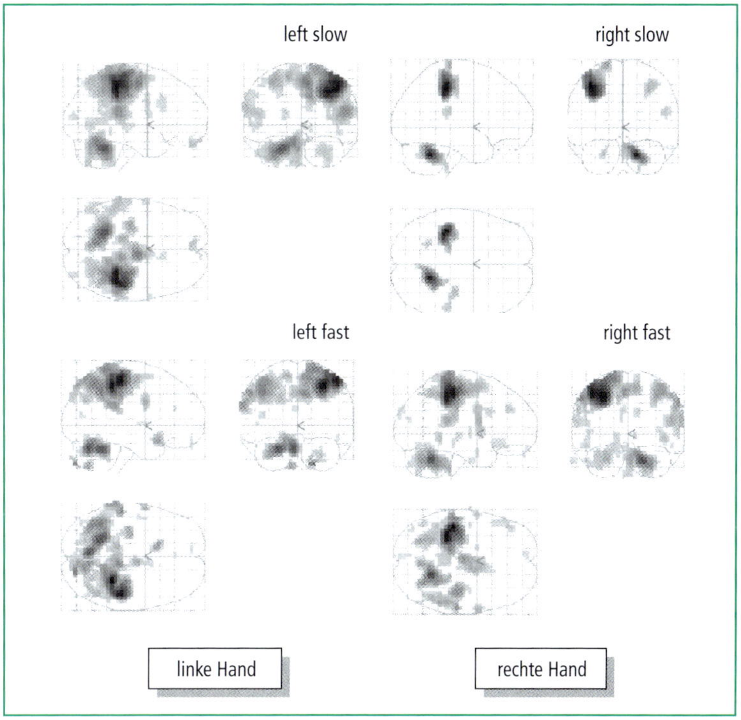

Abb. 12.22 fMRT-Untersuchung bei einer 35 Jahre alten MS-Patientin mit akut aufgetretener Parese der linken Hand. Motorisches Paradigma: Hand öffnen und schließen. Es zeigt sich eine Aktivierung der kontralateralen supplementärmotorischen und motorischen Areale (SMA1, M1). Bereits bei langsamer Durchführung des Paradigmas mit der linken Hand („left slow") zeigt sich eine verstärkte Aktivierung des ipsilateralen M1-Areals (links oben). Der Vergleich zwischen der langsamen (1/s) und schnellen (3–5/s) Bewegung der linken Hand („left slow" bzw. „left fast") zeigt, dass die Zunahme der Bewegungsfrequenz mit einer gesteigerten Aktivierung extrapyramidaler Areale und ipsilateraler M1-Areale einhergeht. Dies untermauert die Hypothese, dass zur Erhaltung von motorischen Funktionen bei MS adaptive Veränderungen sowohl des motorischen als auch des extrapyramidalen Systems genutzt werden (Analyse mit der Software SPM: www.fil.ion.ucl.ac.uk/spm/). [M969, L106]

scheinen die beobachteten Plastizitätsprozesse keine strukturelle Reorganisation zu erfordern.

Bei Patienten mit einer länger bestehenden einseitigen ON wurde eine reduzierte Aktivierung des primären **visuellen** Kortex bei einer einfachen Flickerlichtstimulation der betroffenen Seite nachgewiesen (Rombouts et al. 1998). Werring et al. (2000b) zeigten, dass extraokzipitale Areale im Rahmen der Erholung von einer ON bei der Adaptation eine Rolle spielen könnten. Der zeitliche Verlauf des funktionellen Aktivierungsmusters im primär visuellen Kortex im Rahmen einer Wiederherstellung des Visus ist noch nicht im Detail untersucht. Dies könnte aber besonders im Hinblick auf therapeutische und rehabilitative Strategien von Bedeutung sein.

Da die an MS-Patienten mit fMRT-Methoden gemachten Beobachtungen hauptsächlich als Beleg für Plastizitätsprozesse gesehen werden können, ist ein Blick auf die Mechanismen interessant, die bei einem neuronalen Schaden im Rahmen eines entzündlichen Prozesses der Funktionserhaltung dienen. Neben der Limitierung des entzündlichen Prozesses selbst sind dies die **Remyelinisierung** sowie **Adaptationsmechanismen,** z. B. eine erhöhte Expression von Natriumkanälen in chronisch demyelinisierten Abschnitten der Axone. Neuropathologische Studien und indirekt auch MRT-Untersuchungen zeigen, dass lediglich ein geringer Teil der akut geschädigten Axone wieder die volle Funktionsfähigkeit erlangt. In den Läsionen bleiben irreversibel geschädigte Axone zurück bzw. es gehen sukzessive Neurone zugrunde, was sowohl in den Läsionen als auch in der NAWM messbar ist. Keiner der o. g. Mechanismen ist jedoch in der Lage, bei bereits eingetretener irreversibler axonaler Schädigung eine potenzielle Verbesserung von Funktionen herbeizuführen.

Die zusätzliche Rekrutierung von motorischen Arealen in den genannten Studien weist auf eine kortikale Adaptation motorischer Funktionen nach möglicherweise irreversiblen axonalen Schädigungen hin. Eine solche kortikale Plastizität kann durch lokale synaptische Reorganisation oder Aktivierung von parallelen, nicht geschädigten subkortikalen Verbindungen zustande kommen. Verbunden damit sind u. U. Veränderungen und Neuordnungen von inhibitorisch-exzitatorischen Verschaltungen innerhalb der neuralen Netzwerke. Eine weitere Hypothese geht von einer entfernteren Reorganisation z. B. in den Kernen aus, deren Projektion auf den Kortex die kortikale Aktivierung beeinflussen kann.

Quantitative Angaben der mit fMRT gemessenen Aktivierungen sind generell etwas problematisch, da aufgrund der Abhängigkeit des BOLD-Effekts von zahlreichen, z. T. noch nicht vollständig geklärten physiologischen Faktoren starke Unterschiede der Aktivierungsintensität zwischen verschiedenen Probanden, aber auch zwischen unterschiedlichen Messungen derselben Person auftreten können. Jedoch sind sowohl eine Vergrößerung der Anzahl der mit gleichem Paradigma untersuchten Personen als auch die Definition relativer Aktivierungsmaße (z. B. Lateralisationsindex) Möglichkeiten, um valide, reproduzierbare Ergebnisse zu erhalten.

MERKE

Die fMRT kann bei MS-Patienten Aktivierungen neuronaler Funktionen bei motorischen und kognitiven Funktionen darstellen. Die methodischen Schwierigkeiten der Standardisierung der fMRT-Untersuchungen und die noch nicht im Detail bekannten Mechanismen der kortikalen Plastizität bei Schädigungen ergeben jedoch eine hohe Variabilität dieser funktionellen Untersuchung.

12.7 Auswahl weiterer experimenteller Verfahren

12.7.1 Ultrahochfeld-MRT

Die Sensitivität und die Spezifität der konventionellen MRT für pathologische Prozesse im ZNS sind eingeschränkt. Da sich das Signal-Rausch-Verhältnis proportional zur magnetischen Feldstärke verhält, werden neben Optimierungen an anderen Hardware-Komponenten (z. B. Spulendesign, Gradientensystem) zunehmend höhere magnetische Feldstärken angestrebt. 1,5- und 3,0-Tesla-Systeme werden als Hochfeld-MRT und Systeme mit einer Feldstärke von ≥ 7 Tesla als Ultrahochfeld-MRT bezeichnet.

Technische Besonderheiten und Sicherheitsaspekte

Durch das **höhere Signal-Rausch-Verhältnis** kann eine **höhere räumliche Auflösung** erzielt werden. Bei 2D-Sequenzen sind Auflösungen von teils 100 × 100 µm möglich. Zunehmende Suszeptibilitätseffekte stellen eine weitere Besonderheit von Ultrahochfeld-MRT-Systemen dar. Die **magnetische Suszeptibilität** beschreibt in diesem Kontext Veränderungen des Magnetfeldes durch paramagnetische oder ferromagnetische Substanzen auf mikroskopischer Ebene. Dieser Effekt führt auf Gradienten-Echo-Sequenzen zu einem Signalverlust und somit zu einem Auslöschungsartefakt. **Suszeptibilitätsartefakte** entstehen typischerweise durch paramagnetische oder ferromagnetische (Zahn-)Implantate oder an Grenzzonen zu luftgefüllten Hohlräumen. Die verstärkt in Erscheinung tretenden Suszeptibilitätseffekte können jedoch auch zusätzliche Informationen bieten. So führen das paramagnetische desoxygenierte Hämoglobin im venösen System, Eisenablagerungen, ein Verlust von diamagnetischem Myelin sowie stark anisotrope Strukturen ebenfalls zu einem Signalverlust und können somit in hoher Detailschärfe auf Ultrahochfeld-MRT-Aufnahmen dargestellt werden. Ein nicht vollständig gelöstes Problem stellen **Bildinhomogenitäten** dar, welche die automatisierte Auswertung, z. B. im Rahmen volumetrischer Messungen, erschweren.

Bei der Durchführung eines 7,0-Tesla-MRT müssen zusätzliche Sicherheitsmaßnahmen beachtet werden: Aufgrund der potenziell höheren Gefahr von Erwärmung und Dislokation bestehen im Vergleich zum konventionellen MRT zusätzliche Kontraindikationen, die z. B. Tätowierungen, Zahnimplantate, Stents, Clips und Piercings umfassen. Auch bestehen oft keine oder nur sehr begrenzte Erfahrungen mit sonst als „sicher" oder „MR-tauglich" gekennzeichneten Implantaten wie Herzschrittmachern oder Endoprothesen. Diese müssen somit zunächst ebenfalls als kontraindiziert betrachtet werden (zumal der Hersteller häufig einen oberen Grenzwert für die Magnetfeldstärke von z. B. 1,5 Tesla oder 3,0 Tesla in der Produktbeschreibung angibt).

MERKE

Unter Beachtung der o. g. Sicherheitsmaßnahmen hat sich die 7,0-Tesla-MRT in der bisherigen begrenzten Anwendung am Menschen als sicher herausgestellt, obgleich teils reversible Nebenwirkungen (z. B. Schwindel bei bis zu 5 % der Patienten, Muskelkontrakturen oder Sehstörungen bei schnell wechselnden magnetischen Gradientenfeldern) beobachtet werden. Widersprüchliche Daten wurden zu möglichen DNA-Schädigungen im Rahmen sehr spezifischer Hochfeld- und Ultrahochfeld-MRT-Anwendungen publiziert, deren Relevanz noch Gegenstand weiterer Studien ist.

Anwendung in der MS-Forschung

Die 7,0-Tesla-MRT hat sich im Vergleich zur konventionellen MRT als sensitiver für die Detektion von MS-Läsionen und deren morphologische Charakteristika herausgestellt. Wie bereits in ➤ Kap. 12.2.3 diskutiert, stellen sich alle FLAIR- oder T2-Läsionen ebenso hypointens auf 7,0-Tesla-T1-gewichteten MP-RAGE-Aufnahmen dar. Demgegenüber waren nur 68 % der Läsionen in selbiger Kohorte auf 1,5-Tesla-T1-gewichteten MP-RAGE-Aufnahmen darstellbar. Im direkten Vergleich zu hochauflösenden 3D-T2-gewichteten oder FLAIR-Sequenzen bei einer Feldstärke von 3,0 Tesla sind jedoch insgesamt nicht wesentlich mehr MS-Läsionen in der weißen Substanz bei 7,0 Tesla erkennbar.

Der Vorteil von 7,0 Tesla liegt mehr in der Darstellung und Klassifikation von **kortikalen Läsionen.** So konnten in einer Studie bis zu 48 % der histopathologisch sichtbaren kortikalen Läsionen mittels 7,0-Tesla-MRT detektiert werden. Im Vergleich zu 3,0 Tesla wurden bis zu 238 % mehr kortikale Läsionen auf 7,0-Tesla-MRT-Bildern beschrieben. Hierbei haben sich sowohl die 3D-FLAIR-Sequenz als auch hochauflösende T2*-gewichtete Sequenzen als besonders sensitiv für die Detektion von kortikalen Läsionen bei einer Feldstärke von 7,0 Tesla erwiesen. Aufgrund der höheren räumlichen Auflösung ist auch die Abgrenzung gegenüber Bildartefakten, die häufig im Bereich des Kortex aufgrund der in der Umgebung liegenden Grenzflächen und Blutgefäße auftreten, deutlich erleichtert. Die hohe räumliche Auflösung ermöglicht ferner eine Einteilung in **leukokortikale (Typ I), intrakortikale (Typ II) und subpiale (Typ III/IV) Läsionen** entsprechend der histopathologischen Klassifikation. Die geringste Sensitivität der 7,0-Tesla-MRT scheint gegenüber den subpialen kortikalen Läsionen zu bestehen, die jedoch vor allem bei progressiven MS-Verlaufsformen eine wichtige Rolle zu spielen scheinen.

Neben der verbesserten Detektion von kortikalen Läsionen ermöglicht die 7,0-Tesla-MRT eine genauere Beschreibung der Morphologie von MS-Läsionen. Seit Jahrzehnten ist bereits von histopathologischen Untersuchungen bekannt, dass sich MS-Läsionen um Venen herum entwickeln und ausbreiten. Aufgrund des paramagnetischen desoxygenierten Hämoglobins im venösen System lassen sich selbst kleine Venen mittels 7,0-Tesla-Gradienten-Echo-Sequenzen darstellen. Auf derartigen Sequenzen ist dann bei bis zu 90 % der MS-Läsionen eine kleine Vene im Zentrum erkennbar. Die Läsion breitet sich zudem um die Vene herum aus und „folgt" dem Verlauf der Vene, wodurch die typische ovale oder Dawson-Finger-artige Form von MS-Läsionen entsteht. Dieses **zentrale Venenzeichen** wurde bei allen MS-Verlaufsformen inkl. der progressiven Verläufe beschrieben. Am häufigsten kann eine zentrale Vene in Läsionen im periventrikulären Marklager detektiert werden, etwas weniger häufig ist das Zeichen der zentralen Vene in juxtakortikalen oder subkortikalen Läsionen erkennbar (➤ Abb. 12.23A). Das zentrale Venenzeichen kann die differenzialdiagnostische Abgrenzung der MS gegenüber anderen Erkrankungen des ZNS verbessern (➤ Kap. 12.2.7).

Darüber hinaus lässt sich bei ca. 25–50 % der MS-Betroffenen ein persistierender **paramagnetischer Ring** (➤ Abb. 12.23B) als hypointenser Ring auf T2*-gewichteten oder SWI-Sequenzen darstellen (Sinnecker et al. 2015). Es konnte gezeigt werden, dass der paramagnetische Ring mit eisenbeladenen $CD68^+$ Mikroglia bzw. Makrophagen kolokalisiert ist. Es ist noch Gegenstand der aktuellen wissenschaftlichen Debatte und Forschung, inwiefern dieser „Eisenring" bzw. das „Ringzeichen" als MRT-Biomarker für chronisch aktive MS-Läsionen dienen kann.

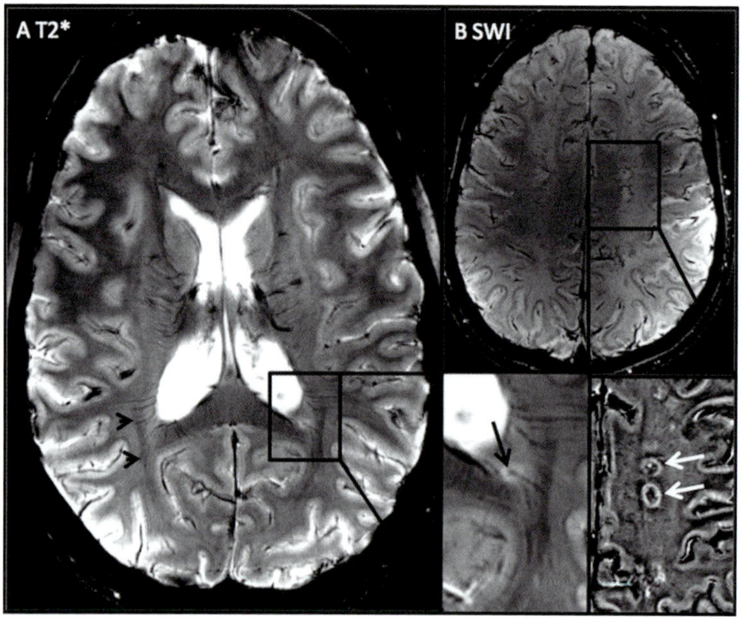

Abb. 12.23 Exemplarische 7-Tesla-MRT Aufnahmen. Auf hochaufgelösten 7-Tesla-T2*-gewichteten Sequenzen (A) kann selbst in kleinen MS-Läsionen eine zentrale Vene (schwarzer Pfeil) erkannt werden. Darüber hinaus sind weitere anatomische Details, z. B. die Sehstrahlung (Pfeilspitzen), erkennbar. Mittels suszeptibilitätsgewichteter Sequenzen (SWI) kann am Rand einiger MS-Läsionen ein SWI-hypointenser Ring detektiert werden (B), der mit einer starken positiven Phasenverschiebung (weiße Pfeile) als Hinweis auf Eisenablagerungen kolokalisiert ist. [P1025]

12.7.2 Aktueller Forschungsstand zu neuen MRT-Methoden

Nachfolgend geben wir einen Überblick über ausgewählte, teils noch experimentelle MRT-Techniken, die im Rahmen der MS-Forschung erprobt werden und derzeit noch keine direkte klinische Anwendung erfahren.

Arterial Spin Labeling (ASL) ASL nutzt das ins Gehirn einströmende Blut als endogenes Kontrastmittel zur Bestimmung der globalen und regionalen Hirnperfusion. Es handelt sich somit um ein nichtinvasives Verfahren, das sich auch für wiederholte Messungen eignet. Aufgrund des geringen Kontrast-Rausch-Verhältnisses profitiert die Methode von höheren Feldstärken wie 3,0 und 7,0 Tesla. Derzeitig wird die Technik vor allem im Rahmen der Forschung zu neurodegenerativen Erkrankungen eingesetzt. In Bezug auf die MS wurden bisher nur wenige Studien publiziert, die jedoch, nach anfänglicher Hyperperfusion im akuten Läsionsstadium, eine Hypoperfusion kortikaler Areale und insbesondere kortikaler Läsionen aufzeigen konnten (Dury et al. 2019). Das Ausmaß der Hypoperfusion wurde zudem mit kognitiven Defiziten in Zusammenhang gebracht (Amann et al. 2012).

Quantitative Susceptibility Mapping (QSM) Beim QSM handelt es sich in erster Linie um verschiedene Postprocessing-Techniken, um das „Field-to-Source"-Problem zu lösen und somit anhand der beobachteten Phasenverschiebungen – und je nach Methodik teils auch Veränderungen in der Magnitude – die magnetische Suszeptibilität als physikalische Größe pro Voxel zu berechnen. Als MRT-Sequenz dienen hochauflösende 3D-Gradienten-Echo-Sequenzen. Auch wenn die verschiedenen Algorithmen teils noch methodische Schwächen aufweisen, wurde QSM im Rahmen der MS angewendet, um regionale sowie intraläsionale Eisenablagerungen zu quantifizieren und Letztere gegenüber einer Demyelinisierung abzugrenzen. Neben dem „Ringzeichen" als Korrelat von $CD68^+$ Mikroglia bzw. Makrophagen (➤ Kap. 12.7.1) wurden auch vermehrt erhöhte Suszeptibilitätswerte im Zentrum neuer MS-Läsionen beschrieben, deren Relevanz noch nicht abschließend geklärt ist.

T1-, T2- und T2*-Relaxometrie Dabei handelt es sich um quantitative Verfahren zur Messung der jeweiligen Relaxationszeiten als physikalische Größe pro Voxel.

- Die **T1-Relaxationszeit** kann als Marker für die strukturelle Organisation des Gewebes sowie den Wassergehalt dienen. Im Rahmen der MS wurden verlängerte T1-Relaxationszeiten in der NAWM, der läsionsfreien periventrikulären weißen Substanz und in tiefen Hirnstrukturen beschrieben und eine Assoziation mit kognitiven Funktionsstörungen postuliert.

- Mithilfe der **T2-Relaxometrie** lässt sich die Fraktion kurzer T_2-Relaxationskomponenten ($T_2 \approx 10–20$ ms) bestimmen, die zu einem großen Teil von myelinassoziiertem Wasser herrührt. Grundlage dieser Methode sind Bilddaten aus mit unterschiedlichen Echozeiten häufig wiederholten T2-gewichteten Messungen. Der Anteil der schnell relaxierenden Komponenten im gemessenen Signal ist ein Maß, das besonders stark mit dem Myelingehalt im Gewebe korreliert (MacKay et al. 1994). Neben dieser hohen Sensitivität besteht eine gleichfalls hohe Spezifität des Verfahrens gegenüber dem Myelingehalt: So ist der Anteil der schnell relaxierenden Wasserprotonen in ödematösem Gewebe gegenüber gesundem Gewebe kaum verändert.
- Die **T2*-Relaxometrie** ist analog der T2*-gewichteten Sequenz sensitiv für Eisenablagerungen und Myelinisierung. In einer aktuellen 7,0-Tesla-MRT-Studie konnten ausgedehnte subpiale kortikale Verlängerungen der T2*-Relaxationszeit beobachtet werden, die u. a. in präzentralen Regionen mit der anhand des EDSS-Wertes gemessenen klinischen Behinderung korrelierten (Cohen-Adad et al. 2011).

MR-Elastografie Diese noch experimentelle nichtinvasive Technik dient der Untersuchung der biomechanischen Eigenschaften von Geweben („virtuelle Palpation"). Bisher wurden vorwiegend Untersuchungen bei Hepatopathien und Hirntumoren durchgeführt. Eine erste Studie über 45 Patienten mit MS zeigte eine gegenüber gesunden Kontrollen um 13 % reduzierte Viskoelastizität (Wuerfel et al. 2010). Die Veränderung biomechanischer Eigenschaften während inflammatorischer und/oder neurodegenerativer Prozesse ist jedoch bisher nicht hinreichend verstanden.

X-Kern-Bildgebung (x-nuclei MRI) Obgleich die konventionelle MRT-Untersuchung auf der Darstellung von Protonen beruht, sind hierfür auch andere Nuclei geeignet, insofern deren magnetisches Spinmoment nicht 0 ist. Diese **X-Kern-MRT** ist vorwiegend durch ein geringes Signal-Rausch-Verhältnis limitiert. Neben der Darstellung von Protonen bietet die **^{23}Na-MRT** das höchste Signal-Rausch-Verhältnis, das dennoch aufgrund der geringeren Häufigkeit sowie des geringeren gyromagnetischen Verhältnisses von ^{23}Na im Vergleich zu Protonen um ein Vielfaches geringer ist. Zur Verbesserung des Signal-Rausch-Verhältnisses bieten sich Untersuchungen bei Feldstärken von 3 Tesla oder höher an. Aktuell werden zunehmend Daten zu Querschnittstudien im Rahmen der MS veröffentlicht, die eine Akkumulation von Natrium (gemessen als „total sodium concentration", TSC) in zahlreichen Hirnarealen, inkl. der NAWM und des Kortex, zeigen (Huhn et al. 2019). Eine Studie mit 96 MS-Patienten beschrieb zudem eine Assoziation der Natriumakkumulation im Kortex mit zahlreichen klinischen Parametern wie dem EDSS-Wert (Brownlee et al. 2019). Dieser Effekt war unabhängig von Atrophiemessungen des Kortex. Auf läsionaler Ebene wurde die stärkste Akkumulation von Natrium in KM-aufnehmenden Läsionen beschrieben, nicht jedoch in hyperakuten Läsionen ohne KM-Aufnahme (Eisele et al. 2016b). Die Mechanismen, die zu einem erhöhten ^{23}Na-Signal führen, sind bisher nicht vollständig verstanden. Es werden sowohl extrazelluläre (z. B. Ödem und Zunahme des Extrazellularraums) als auch intrazelluläre (z. B. metabolische/mitochondriale Dysfunktion) Mechanismen angenommen (Petracca et al. 2016).

LITERATUR

Die vollständige Literatur zu diesem Kapitel finden Sie im Anhang am Ende dieses Buches.

KAPITEL

13 Optische Kohärenztomografie (OCT)

Sven Schippling

13.1 Einführung

Die Pathologie der multiplen Sklerose (MS) ist durch entzündliche Demyelinisierung und neuroaxonale Degeneration gekennzeichnet. Letztere kann sowohl an Orten akuter Entzündung als auch hiervon abgegrenzt auftreten (Trapp et al. 1998). Das MRT, das mit der Einführung der McDonald-Kriterien integraler Bestandteil der Diagnosekriterien der MS geworden ist, scheint bis heute der am besten geeignete In-vivo-Marker für die Prognose (bei Baseline) wie auch zum Monitoring der entzündlichen Krankheitsaktivität zu sein. Eine verbesserte MRT-Technik durch höhere Feldstärken, aber auch neue Verfahren zur Postprozessierung von MRT-Aufnahmen haben zudem dazu geführt, dass auch die Quantifizierung degenerativer Veränderungen wie z. B. T1-hypointenser Läsionen („black holes") oder auch prozentualer Hirnvolumenänderungen mit erhöhter Reliabilität möglich ist (McDonald et al. 2001; Barkhof et al. 2009).

MERKE

Die optische Kohärenztomografie („optical coherence tomography", OCT) ist eine schnelle, nichtinvasive Methode, die eine histologische Darstellung der Retina „quasi in vivo" ermöglicht (Frohman et al. 2006).

Da die Axone der retinalen Nervenfaserschicht als einzige Axone im ZNS nicht myelinisiert sind, ist es denkbar, dass mittels OCT über die strukturelle Vermessung der Retina die neurodegenerative Komponente der MS ohne Kontamination durch entzündliche Demyelinisierung untersucht werden kann. Querschnittstudien bei MS-Patienten mit verschiedenen Verlaufsformen und unterschiedlicher Krankheitsdauer konnten zeigen, dass bei der MS die **retinale Nervenfaserschicht (RNFS)** („retinal nerve fiber layer", RNFL) sowie das **Makulavolumen** („total macular volume", TMV) im Vergleich zu gesunden Kontrollpersonen signifikant vermindert sind (Frohman et al. 2006; Pulicken et al. 2007; Oberwahrenbrock et al. 2012).

13.2 Physikalische Grundlagen und Geschichte

Die OCT ist ein hochauflösendes, nichtinvasives Bildgebungsverfahren, das mittels niedrigkohärenten Lichts einer Wellenlänge von etwa 870 (840–920) nm eine zweidimensionale tomografische Darstellung biologischer Gewebe wie z. B. der Netzhaut ermöglicht. Die axiale Auflösung der neueren Spectral-Domain-OCT-Geräte (SD-OCT) liegt im Bereich 3–5 μm (Frohman et al. 2006).

Von Huang et al. (1991) wurde erstmals systematisch über diese Technologie berichtet. Das Funktionsprinzip der OCT beruht auf der Teilung eines von einem Laser ausgesendeten Lichtstrahls an einem Strahlenteiler, wobei ein Teil des Lichts auf einen Referenzspiegel umgeleitet und der übrige Teil durch die i. d. R. nicht weit getropfte Pupille in das Auge des Patienten bzw. Probanden fortgeleitet wird. In Abhängigkeit von der strukturellen Beschaffenheit der durchleuchteten Gewebeschichten wird das Licht in unterschiedlichen Frequenzspektren reflektiert. In der historisch jüngsten Gerätegeneration, der SD-OCT-Technologie, erlaubt ein Spektrometer die simultane Auflösung des gesamten Interferenzspektrums aus reflektiertem und monofrequentem Referenzlicht mittels Fourier-Transformation. Dies führte im Vergleich zur Time-Domain-OCT-Technologie (TD-OCT), bei der ein beweglicher Referenzspiegel für die Tiefenauflösung sorgt, hinsichtlich Auflösung und Scangeschwindigkeit zu einer deutlichen Optimierung. Seit nunmehr etwa einem Jahrzehnt ist die OCT-Technologie in der Ophthalmologie, vor allem in der Glaukomdiagnostik, fest etabliert (Sakata et al. 2009).

An der menschlichen Netzhaut lassen sich mittels OCT die retinale Nervenfaserschicht (RNFS), die den Axonen der Ganglienzellschicht (GZS) entspricht, die GZS selbst, die innere und äußere plexiforme Schicht, die innere und äußere Körnerschicht, retinales Pigmentepithel, Photorezeptorenschicht und Choriocapillaris recht gut in Schwarz-Weiß- bzw. Fehlfarbkontrasten voneinander abgrenzen, ohne dass eine gewebespezifische Darstellung erfolgt.

Die hochreflektive Nervenfaserschicht und das retinale Pigmentepithel erscheinen in Farben mit höherer Wellenlänge (gelb, orange, rot, weiß). Schwache Signale (z. B. der Glaskörperraum) werden schwarz bis grün dargestellt. Wenngleich das OCT-Bild dem histologischen Bild der Netzhaut in der SD-Technologie sehr ähnlich zu sein scheint, handelt es sich um ein Reflektivbild.

Die Routinedatenanalyse des OCT generiert auf der Grundlage einer vollautomatisierten Segmentierungstechnik Messwerte für die mittlere RNFS-Schichtdicke, den superioren, inferioren, nasalen und temporalen Quadranten sowie Werte für die 12 Sektoren des peripapillären Ringscans (Frohman et al. 2006). In den hierbei generierten Befunden wird der Schichtdickenverlauf des individuellen Patienten bzw. Probanden in Relation z. B. zu einer geräteimmanenten normativen Datenbank dargestellt.

In der Ophthalmologie wird das OCT insbesondere bei Patienten mit Glaukom genutzt. Zudem können pathologische strukturelle Veränderungen wie z. B. Netzhautablösung, Makulaödem oder degenerative Veränderungen mit einer Abnahme der RNF-Schichtdicke oder des Makulavolumens dargestellt werden.

13.3 OCT bei Optikusneuritis und multipler Sklerose

Bislang kommt der MRT bzgl. der Erfassung sowohl entzündlicher als auch degenerativer Veränderungen bei MS eine zentrale Bedeutung zu (Barkhof et al. 2009). Vor dem Hintergrund, dass eine Entzündung des Sehnervs bei 25 % der MS-Patienten als initiales klinisches Ereignis (klinisch isoliertes Syndrom, CIS) auftritt und visuelle Störungen im Krankheitsverlauf bei bis zu 80 % der MS-Patienten nachweisbar sind (Frohman et al. 2006), bietet das OCT nachgerade ideale Voraussetzungen, um konsekutiv auftretende degenerative Prozesse im vorderen Sehbahnabschnitt, sei es im Kontext einer auch klinisch zu diagnostizierenden Optikusneuritis oder auch unabhängig hiervon, rasch zu erfassen (Fu et al. 2008).

Da die Axone der Ganglienzellen der Retina nicht myelinisiert sind, erscheint die Darstellung der Netzhaut sowie der verschiedenen Retinaschichten mittels OCT modellhaft geeignet, die neurodegenerative Komponente der MS bzw. das Ausmaß des axonalen Schadens im Verlauf der Erkrankung abzubilden, da eine Abnahme der RNFS-Dicke nicht durch einen

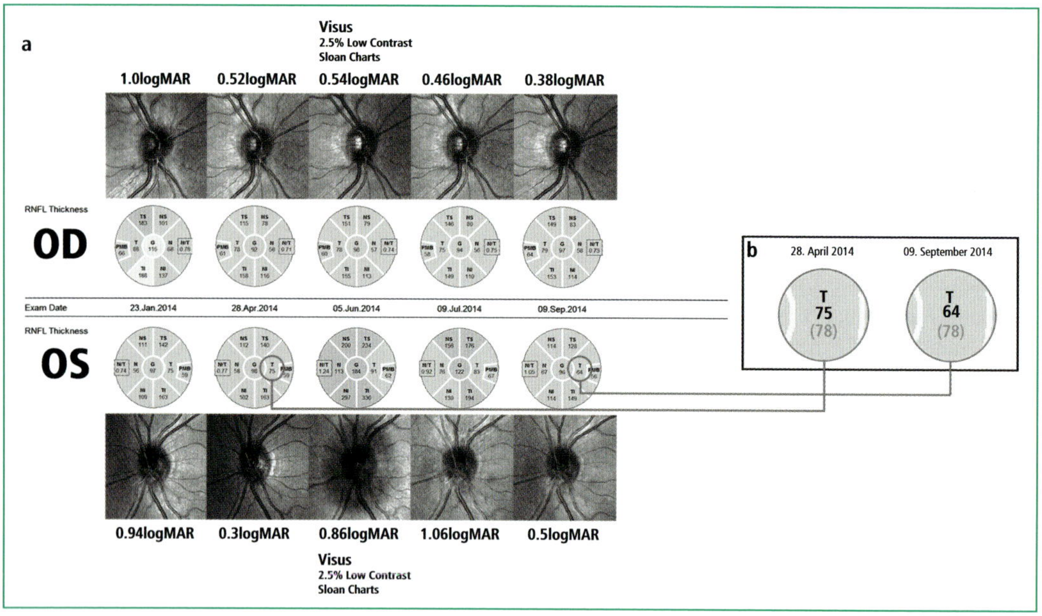

Abb. 13.1 OCT in der akuten Phase einer MS-assoziierten Optikusneuritis sowie Folgebefund. Fundusbilder und sektorielle Darstellung **(a)** der RNFS einer Patientin (23 J.) mit schubförmiger MS. Initial fand sich eine akute Optikusneuritis (ON) rechts mit Ödem (OD), im Verlauf dann eine kontralaterale ON mit deutlicher Schwellung. Auffällig war eine korrespondierende Abnahme des Niedrigkontrastvisus (Sloan Charts 2,5 % Kontrast), die sich im Verlauf zurückbildete (logMAR = logarithmierter Visus). Im Verlauf zeigte sich eine Atrophie der RNFS im temporalen Quadranten **(b)** von 11 µm. [M961, M962]

Verlust an Myelin im Rahmen der Demyelinisierung bedingt sein kann (Frohman et al. 2008).

Verschiedene Arbeitsgruppen konnten inzwischen konsistent zeigen, dass die RNFS-Dicke ebenso wie das TMV in der Folge einer akuten Optikusneuritis, z. B. im Kontext einer MS, signifikant abnehmen (Costello et al. 2006; Fisher er al. 2006; Petzold et al. 2010; Trip et al. 2006). Während die Akutphase häufig durch eine Schwellung gekennzeichnet ist, die sich im peripapillären Ringscan zeigt (➤ Abb. 13.1), tritt in der Folge die Degeneration der Axone der RNFS bis etwa 6 Mon. nach dem akuten Ereignis auf (Costello et al. 2006). Initial kann die Atrophie durch das entzündliche Ödem maskiert sein (Ratchford et al. 2012; Syc et al. 2012). In diesen Fällen scheint die GZS im Makulascan für frühe atrophe Veränderungen sensitiver zu sein als die RNFS (Syc et al. 2012). Zudem konnten Gabilondo et al. (2015) in einer Studie zeigen, dass das Ausmaß der Abnahme der Ganglienzell-/inneren plexiformen Schicht (GZIPS) zum Zeitpunkt Monat 1 mit guter Sensitivität (93 %) und Spezifität (88 %) für das klinische Outcome im Niedrigkontrastvisus nach 6 Mon. prädiktiv ist.

Atrophe Retinaveränderungen infolge von Optikusneuritiden bei Patienten mit einer insbesondere Aquaporin-(AQP)4-Ak-positiven **Neuromyelitis-optica-Spektrumerkrankung** (NMOSD) sind häufig bereits nach einer ersten Neuritisepisode erheblich stärker ausgeprägt, was mit der klinisch zumeist deutlich schlechteren Erholung des Visus gut korreliert (Naismith et al. 2009; Schneider et al. 2013; ➤ Abb. 13.2). Vergleichbar ausgeprägte strukturelle Veränderungen und schwere klinische Residuen finden sich auch bei AQP4-Ak-negativen Patienten mit NMOSD-ähnlichem Phänotyp und Antikörpern gegen Myelin-Oligodendrozyten-Glykoprotein (MOG-Ak). Im Gegensatz zu den AQP4-Ak/NMOSD-assoziierten Fällen scheint bei den mit MOG-Ak assoziierten Fällen die Schubrate erhöht zu sein, wobei wiederum das Ausmaß der strukturellen und klinischen Funktionseinbußen im Verlauf zunimmt und nicht bereits mit der ersten Episode auftritt (Pache et al. 2016).

Bemerkenswerterweise findet sich eine Ausdünnung der RNFS bei Patienten mit MS jedoch nicht allein in der Folge einer Optikusneuritis, sondern –

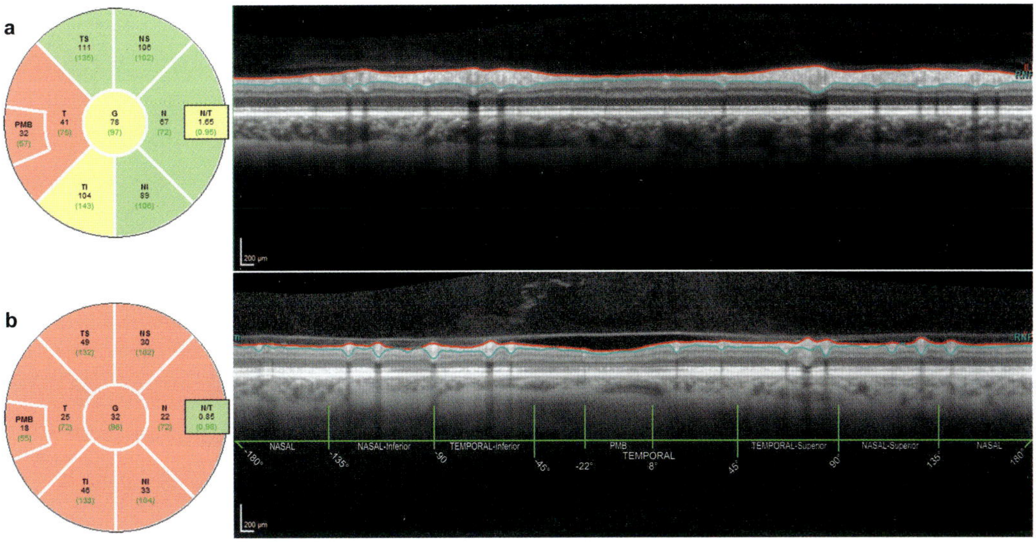

Abb. 13.2 OCT-Befund nach MS-assoziierter Optikusneuritis **(a)** und bei Neuromyelitis-optica-Spektrumerkrankung **(b)**. RNFS-Dickenverteilung über den peripapillären Kreisscan und korrespondierender OCT-B-Scan nach MS-assoziierter ON (a). Hier zeigt sich eine Atrophie (< 1. Perzentile) im Bereich des temporalen Quadranten und des papillomakulären Bündels. Im Vergleich dazu ist die Abnahme der RNFS bei NMOSD-assoziierter ON deutlich ausgeprägter und erstreckt sich über alle Quadranten (b). Auch die verbliebene durchschnittliche Dicke (G; Zentrum der Kreisscans in der Abbildung links) fällt bei der NMOSD mit 32 µm deutlich geringer aus als bei der MS (78 µm). [M961, M962]

wenngleich weniger stark ausgeprägt – auch ohne anamnestische Hinweise dafür (Frohman et al. 2008; Pulicken et al. 2007; Petzold et al. 2010; Oberwahrenbrock et al. 2012). Die 2010 erstmals beschriebenen **mikrozystischen Makulaödeme** (MMÖ) scheinen nach Ergebnissen von Querschnitt- sowie retrospektiven Studien auf Gruppenebene mit höherer Krankheitsaktivität und höheren Behinderungsgraden assoziiert zu sein (Gelfand et al. 2012; Saidha et al. 2012). In der Folge setzte eine rege Diskussion um mögliche Ursachen von MMÖ ein (Balk et al. 2012; Kaufhold et al. 2013; Abegg et al. 2014).

Zusammenfassend lässt sich festhalten, dass MMÖ nicht MS-spezifisch sind, sondern auch bei anderen Erkrankungen mit Beteiligung der Retina bzw. der vorderen Sehbahn gefunden werden, teils sogar in stärkerer Ausprägung wie im Fall der NMOSD-assoziierten ON (Kaufhold et al. 2013; Abegg et al. 2014). MMÖ können sich dynamisch verhalten, und ihr Nachweis verlangt bestimmte Geräteeinstellungen, weil er im Falle zu hoher Mittelungszahl der OCT-B-Scans misslingen kann. Es wird abzuwarten sein, inwieweit die Klärung der zugrunde liegenden molekularen bzw. zellulären Ursachen der Entstehung der MMÖ zu einem besseren Verständnis der pathologischen Mechanismen der MS generell (z. B. Gliazellpathologie) beitragen kann (Petzold et al. 2014). ➤ Abb. 13.3 zeigt ein MMÖ infolge einer Optikusneuritis.

Während die Abnahme der RNFS bei MS-Patienten mit stattgehabter erstmaliger Optikusneuritis zweifellos am ausgeprägtesten ist (Mittel etwa 20 µm, Spanne 5–40 µm) (Petzold et al. 2010), fällt die mittlere Abnahme ohne Sehnerventzündung deutlich geringer aus, liegt aber immer noch signifikant über den zu erwartenden altersbedingten Veränderungen bei Gesunden (Petzold et al. 2010; Balk et al. 2016). Die wenigen bislang vorliegenden longitudinalen Daten zu MS-Patienten sind nicht konsistent, was u. a. daran liegen könnte, dass z. B. die erste Studie mit der älteren TD-Technologie durchgeführt wurde (Talman et al. 2010), die deutlich weniger reliabel ist als die neuere SD-OCT-Technik (➤ Kap. 13.2). In einer jüngeren Arbeit, in der longitudinale Veränderungen über 2 Jahre an 135 Patienten und 16 Kontrollen untersucht wurden, fanden Balk et al. (2016) eine mittlere Abnahme von 1,1 µm oder 1,3 % sowohl für die peripapilläre RNFS als auch für die makuläre GZIPS im

13

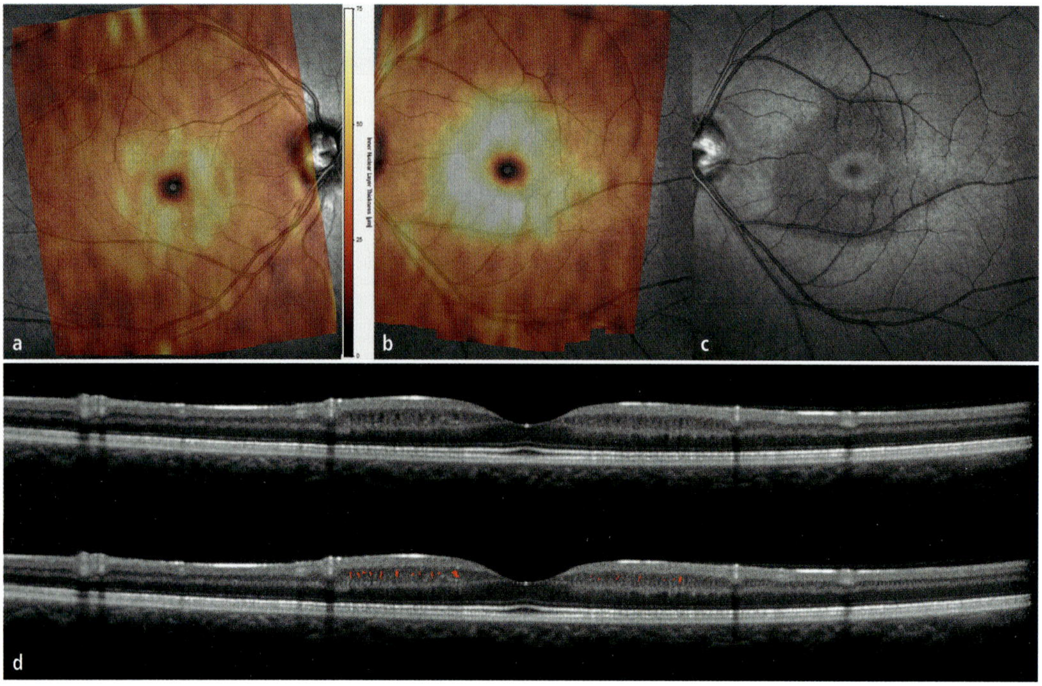

Abb. 13.3 Mikrozystisches Makulaödem der inneren Körnerschicht nach Optikusneuritis bei einem Patienten mit schubförmiger MS: Die auf segmentierten OCT-Daten makulärer B-Scans basierenden Dickenkarten der inneren Körnerschicht (IKS; „inner nuclear layer" [INL]) des rechten **(a)** und des linken **(b)** Auges zeigen auf dem linken Auge eine perimakuläre Verdickung der IKS. Ein Blick auf das Fundusfoto **(c)** zeigt eine donutförmige Pathologie um die Fovea, deren Ursprung in der IKS zu finden ist. Der simultan mit dem Fundusfoto aufgenommene OCT-B-Scan **(d)** ermöglicht eine Betrachtung des Querschnitts der Pathologie. Hier kommen kleine zystische Strukturen innerhalb der IKS (sog. mikrozystische Makulaödeme) zur Darstellung (schwarze Strukturen im oberen und rote Markierungen im unteren zentralen Makulascan). [M961, M962]

Vergleich zu 0,1 μm bzw. 0,1 % (RFNS) und 0,5 μm bzw. 0,5 % (GZIPS) bei den Kontrollen.

Laufende prospektive multizentrische Studienprogramme wie z. B. die **OCTIMS-Studie** werden in den kommenden Jahren zeigen müssen, ob insbesondere das angenommene Ausmaß der nicht ON-assoziierten Degeneration den obigen Annahmen auch tatsächlich entspricht. Neben ihrer Relevanz hinsichtlich der Reliabilität der Methode bei der MS sind solche Studien wichtig zur Beantwortung der Frage, ob und inwieweit die OCT als möglicher Endpunkt zukünftiger Phase-III-Studien fungieren könnte. In einer ganzen Reihe von Phase-II-Studien bei Patienten mit akuter Optikusneuritis hat das OCT aber bereits Eingang als primärer oder sekundärer Endpunkt gefunden (Sühs et al. 2012; Raftopoulos et al. 2016).

Eindeutiger als die Ergebnisse longitudinaler Arbeiten sind jene von Querschnittstudien, die unabhängig von der Krankheitsdauer stadienabhängige strukturelle Veränderungen unterschiedlichen Ausmaßes zeigen:

- Die quantitativ am stärksten ausgeprägten Veränderungen weisen Patienten mit sekundär und primär chronisch progredienter Verlaufsform (SPMS bzw. PPMS) auf.
- Geringere Verluste finden sich bei Patienten mit einem CIS bzw. schubförmig remittierender MS, insbesondere in den Fällen, in denen keine Optikusneuritis zu erfragen ist (Pulicken et al. 2007; Oberwahrenbrock et al. 2012).

13.4 OCT und MRT

Durch eigene strukturelle MRT-Arbeiten zur Assoziation von globalen bzw. segmentierten Hirnvolumenänderungen der grauen und weißen Substanz und

OCT-Daten sowie auch die Arbeiten anderer Gruppen konnte wiederholt gezeigt werden, dass die Parameter der retinalen Atrophie (RNFS, TMV) sehr eng mit dem Ausmaß der Hirnatrophie (Hirnparenchymfraktion [„brain parenchymal fraction", BPF]) bei MS assoziiert sind (Gordon-Lipkin et al. 2007; Siger et al. 2008; Young et al. 2013). Auch neuere longitudinale Daten stützen den engen Zusammenhang von OCT und MRT in der Quantifizierung von Atrophie bei MS (Saidha et al. 2015).

Die exakten molekularen bzw. zellulären Grundlagen der atrophen Veränderungen bleiben aber sowohl für das MRT als auch für das OCT unklar, wenngleich Post-mortem-Arbeiten einen neuroaxonalen Verlust nahelegen (Green et al. 2010; Popescu et al. 2015). Trotz einer zweifelsfrei engen Korrelation kann zudem nicht mit letzter Sicherheit davon ausgegangen werden, dass der Degeneration in Gehirn und Netzhaut bei der MS identische Mechanismen zugrunde liegen.

13.5 Struktur-Funktions-Beziehungen: VEP sowie Hoch- und Niedrigkontrastvisus

Strukturelle OCT-Messungen korrelieren stark mit Ergebnissen der Visusprüfungen verschiedener Modalität (Henderson et al. 2008). Ein besonders enger Zusammenhang besteht zwischen der Abnahme der makulären Ganglienzellschichtdicke und Visusbestimmungen mit Niedrigkontrasttafeln („low contrast visual acuity charts", z. B. SLOAN 2,5 %) (Walter et al. 2012; Saidha et al. 2011b).

Der elektrophysiologische Nachweis einer Demyelinisierung oder axonalen Schädigung des Sehnervs lässt sich mittels VEP-Untersuchungen führen. Optikuskonduktionsstörung wie auch Amplitudenverlust korrelieren dabei mit den OCT-Ergebnissen (Petzold et al. 2010).

In einer ganzen Reihe von Studien wurde die Beziehung zwischen **RNFS-Atrophie** und **EDSS** untersucht (Petzold et al. 2010). Die Ergebnisse dieser Arbeiten sind z. T. widersprüchlich. Während einige eine inverse Beziehung zwischen RNFS-Dicke und EDSS beschreiben, fanden andere diese Assoziation nicht. In Teilen dürften diese unterschiedlichen Ergebnisse durch sehr heterogene Studienpopulationen bedingt sein (Petzold et al. 2010). Interessanterweise fand sich die stärkste Assoziation von RNFS und EDSS in einer Gruppe von Patienten ohne Optikusneuritis in der Vorgeschichte (Siger et al. 2008). Bekanntlich wird der EDSS nachhaltig durch Ergebnisse der motorischen Behinderung bestimmt, während die visuelle Funktion in geringerem Maße Eingang in den EDSS-Summenscore findet. Es ist daher denkbar, dass eine subtile Beziehung zwischen globalem axonalem Schaden und dem EDSS angesichts des starken Effekts einer Optikusneuritis auf die RNF-Schichtdicke maskiert wird.

13.6 Darstellung tieferer Netzhautschichten mittels Segmentierung makulärer B-Scans

Die Entwicklung von Postprozessierungsmethoden makulärer OCT-B-Scans erlaubt eine reliable semiautomatische Segmentierung auch tiefer gelegener Netzhautschichten (Seigo et al. 2012). Neben kontroversen Ergebnissen zu einer möglichen primären Retinapathologie bei Patienten mit MS (Saidha et al. 2011a; Brandt et al. 2011) konnten Oberwahrenbrock et al. (2013) in einer Kohorte von CIS-Patienten zeigen, dass bei Patienten ohne Optikusneuritis in der Vorgeschichte und ohne Auffälligkeiten im VEP als möglichem Hinweis auf eine subklinische Beteiligung des Sehnervs bereits eine makuläre Ausdünnung der GZS im Vergleich zu Kontrollen nachweisbar ist.

13.7 OCT und Krankheitsmonitoring

In der Folge der Erstbeschreibung des MMÖ und damit einhergehender höherer Behinderungsgrade haben Saidha et al. (2012) gezeigt, dass eine Erhöhung der Dicke der inneren Körnerschicht (IKS) unabhängig vom Nachweis mikrozystischer Ödeme mit einem erhöhten Risiko klinischer und radiologischer Krankheitsaktivität einhergeht. Untersuchungen segmentierter makulärer B-Scans haben ergeben dass Patienten, die nach Initiierung einer Immuntherapie über 18 Mon. eine Abnahme der IKS im OCT aufwiesen, keine Zeichen messbarer Krankheitsaktivität („no evidence of disease activity"), d. h. keine Schübe, keine Behinderungszunahme und keine MRT-Aktivität zeigten. Dagegen waren Patienten mit unveränderter IKS bzw. Zunahme der IKS-Dicke im Verlauf nicht frei von Krankheitsaktivität (Knier et al. 2016). Sollten sich diese Studienergebnisse an größeren Kollektiven bestätigen lassen, so wäre das OCT möglicherweise auch als Instrument zum **Therapiemonitoring** geeignet. In einer weiteren Arbeit schienen die gegenwärtig verfügbaren Immuntherapien einen unterschiedlich starken protektiven Effekt auf die Abnahme der GZIPS zu haben (Button et al. 2017).

MERKE

Unabhängig von Therapieeffekten ist das OCT prädiktiv für die zukünftige Behinderung. So wurde in einer Studie des internationalen IMSVISUAL-Konsortiums an einem großen gepoolten Kollektiv gezeigt, dass mit der Unterschreitung gewisser Grenzwerte im OCT bei einzeitigen Messungen eine Verdoppelung des Risikos einer Behinderungszunahme zwischen dem ersten und dem dritten Nachbeobachtungsjahr vergesellschaftet ist (Martinez-Lapiscina et al. 2016).

13.8 Fazit und Ausblick

Die relativ junge Geschichte der OCT in der Neurologie und insbesondere in der Neuroimmunologie ist in vielerlei Hinsicht eine bemerkenswerte Erfolgsgeschichte. So erscheint die OCT als innovative und aussichtsreiche Methode, um nicht allein das Ausmaß des neuroaxonalen Schadens bei MS-Patienten modellhaft durch strukturelle Messungen der Retina zu erfassen, sondern – wie neuere Arbeiten nahelegen – auch geeignet, Differenzialdiagnosen wie AqP4- oder MOG-Ak-assoziierte Erkrankungen frühzeitig zu erkennen. Auch in der Prognoseabschätzung sowie im Therapiemonitoring könnte das OCT neben dem MRT zukünftig eine wichtige Rolle übernehmen.

Zweifelsfrei ist zudem der Einsatz der OCT in klinischen Studien zur Optikusneuritis sinnvoll, legen doch neuere Daten nahe, dass das OCT bereits zu einem sehr frühen Zeitpunkt als Prädiktor des klinischen Outcomes nach 6 Mon. fungieren könnte. In den placebokontrollierten Phase-II-Studien mit einem strukturellen OCT-Endpunkt wurde ein möglicher Zusatznutzen von Erythropoetin zu Methylprednisolon bzw. von Phenytoin zu Steroiden bei akuter Optikusneuritis untersucht (Sühs et al. 2012; Raftopoulos et al. 2016).

Weniger geeignet erscheint das OCT derzeit noch für Phase-II-Studien mit relativ kurzer Beobachtungsdauer (6–9 Mon.) bei Patienten mit z. B. schubförmiger MS ohne Optikusneuritis, da die anzunehmende mittlere Abnahme der RNFS-Dicke deutlich unterhalb der Auflösungsgrenze des OCT läge und somit eine verlässliche Abbildung von Wirkunterschieden unmöglich wäre. Von großer Bedeutung für den Erfolg derartiger Studien ist zweifellos die Anwendung validierter Qualitätskriterien wie z. B. der OSCAR-IB-Kriterien (Tewarie et al. 2012; Schippling et al. 2015).

Ferner könnten die oben erwähnten Segmentierungsanalysen eine Möglichkeit bieten, durch den Nachweis einer spezifischen Degeneration von Schichten außerhalb der RNFS (z. B. der GZS oder IKS/OKS) die Sensitivität und Spezifität der OCT zu erhöhen und bei der Charakterisierung von MS-Subtypen zu assistieren.

LITERATUR

Die vollständige Literatur zu diesem Kapitel finden Sie im Anhang am Ende dieses Buches.

KAPITEL

14 Neurophysiologie und MS

Alexander Reinshagen

14.1 Einleitung

Die Entstehung des Lebens und das Überleben bedürfen optimierter Myelinisierung nervaler Strukturen und deren frequenzstabiler Synchronisation; damit werden konsistentes Wahrnehmen und Bewegen gewährleistet. Bei der vordergründig als demyelinisierend interpretierten multiplen Sklerose (MS) wird durch Demyelinisierung, aber auch durch axonale Transsektion, die Erregungsleitung gestört (Trapp et al. 1998). Beide Prozesse sind reparabel, Restentmarkung und Gliose bedingen anhaltende klinische Symptome und gestörte Funktionalität bzw. Behinderung.

Evozierte Potenziale (EP) machen die Nervenleitung in ausgewählten Bahnen des zentralen Nervensystems quantifizierbar, sie spiegeln den hauptsächlichen Pathomechanismus der gestörten Nervenleitung wider (Hardmeier et al. 2017). Als die EP vor über 40 Jahren in den klinischen Routinebetrieb eingeführt wurden (Matthews et al. 1977), stellten sie noch die einzige paraklinische Option für die Diagnosestellung einer MS dar (Baker et al. 1968).

Wenn dies in den 2017 revidierten Diagnosekriterien der MS auch nicht mehr relevant ist (Thompson et al. 2018), gewährleisten allein die EP eine Erfassung funktioneller Verschlechterung bzw. eine Erholung der Impulsfortleitung (Hardmeier et al. 2017) bzw. funktionaler Remyelinisierung in vivo (Farley et al. 2019), weshalb EP neben klinischen Fragestellungen auch in relevanten Studienprotokollen eingesetzt werden.

Die Möglichkeiten der EP werden im klinischen Alltag nur unzureichend ausgeschöpft; es wird vornehmlich in Latenzen und Amplituden gedacht und gelehrt, durch künstliche Intelligenz (KI) werden ähnlich der automatisierten MR-Beurteilung ergänzende Parameter wie Peak-Latenzen (als Maß für das Gros demyelinisierter Nervenfasern bzw. die Area under the Curve [AUC] als Summenmaß für Axone) in die Auswertung einbeziehbar (Yperman et al. 2020) bzw. neue Zusammenhänge evident. Unter Beachtung spezieller Reizparameter und zunehmender Standardisierung lässt sich die Sensitivität der EP erhöhen, wie unten am Beispiel der VEP erläutert wird (➤ Kap. 14.2.2).

Weiter werden multifokale Ableitungen bzw. multimodale EP (Giffroy et al. 2016a; Ramanathan et al. 2013; Schlaeger et al. 2016) durch zunehmende Digitalisierung vereinfacht beurteilbar und sollten über einzuführende Algorithmen in den Praxisalltag bzw. zentrenübergreifend übernommen werden können (Hardmeier et al. 2019).

EP ermöglichen über die Quantifizierung funktioneller und damit für das klinische Outcome relevanter Systeme neben der Beurteilung der Prognose (Crnošija et al. 2019; Giffroy et al. 2016b) auch die Evaluierung von Therapiestrategien (Green et al. 2017; Iodice et al. 2016; Klistorner et al. 2018; Leocani et al. 2018; Niklas et al. 2009). So können durch magnetisch evozierte Potenziale Responder für die antispastische Indikation von Fampridin detektiert werden (Zeller et al. 2014).

Blickt man über den Tellerrand der aktuellen MS-Diagnosekriterien und Studien zur Prognose- und Therapieevaluation hinaus, so herrscht unter Klinikern und Neurophysiologen Konsens darüber, dass das neurophysiologische Assessment sensitiver als bzw. ergänzend zu klinischen Befunden ist und dass es klinisch relevante Änderungen im Verlauf objektivieren hilft. Weiter gilt, dass EP im Vergleich mit MRT und klinischen Angaben am meisten mit dem Grad der Behinderung korrelieren (Giffroy et al. 2016a).

EP sind flächendeckend und günstig in neurologischen Praxen und Kliniken verfügbar, nichtinvasiv und liefern in den Händen eines erfahrenen Auswerters reliable quantitative Befunde.

14.2 Neurophysiologische Grundlagen

MERKE

Evozierte Potenziale sind durch einen für ein System adäquaten Reiz hervorgerufene elektrische Aktivitäten neuronaler Strukturen inkl. deren Ableitung und Aufzeichnung. Die Reize hierfür müssen monoton, gut reproduzierbar und von kurzer Dauer sein.

So wird für die Testung des visuellen Systems als adäquater optischer Reiz ein schnell wechselndes **Schachbrett- oder Umkehrmuster** (= monoton, sehr gut reproduzierbar; ➤ Abb. 14.1) dargeboten. In der Retina wird der wechselnde Lichtimpuls in elektrische Aktivität gewandelt, fortgeleitet und in reizkorrelierten zentralnervösen Schaltzentralen verarbeitet. Die Summe dabei aktivierter zentralnervöser Nervenfasern generiert elektrische Felder, die als elektrische Dipole an der Kopfoberfläche als volumengeleitete Summenaktionspotenziale erfasst werden. Dazu wird der Reiz 100-fach (bei akustischen EP bis 2000-fach) ausgelöst und zeitkorreliert aus dem EEG ausgelesen (Average-Technik). Die für die EP notwendige Average-Technik wurde 1951 von Dawson entwickelt.

Die **Muster** evozierter Potenziale erklären sich orientierend so: Ausfall oder Verzögerung der schnellstleitenden Fasern führt zu einer Verzögerung des Beginns der Reizantwort (Latenz; Abgang von der Null-Linie). Ist die Störung der Erregungsleitung am Ranvier-Schnürring ausgeprägt bzw. findet sich eine direkte axonale Schädigung, führt dies funktionell und messtechnisch zu einem Leitungsblock bzw. Potenzialverlust (Amplitudenabnahme). Ist lediglich ein Teil der Fasern leitungsverzögert, kommt es zur zeitlichen Dispersion der Potenzialantwort (Potenzialaufsplitterung, -verlängerung) bei durchaus noch unauffälliger Latenz der frühen (ungestörten) oder Hauptkomponenten.

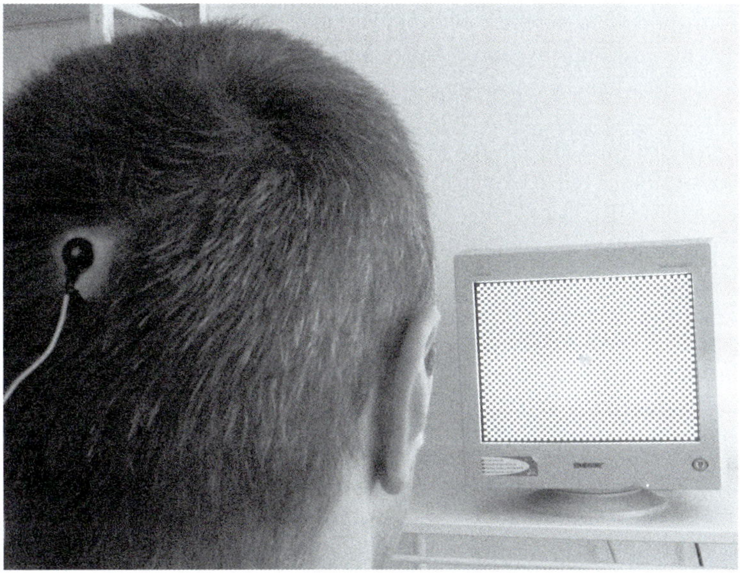

Abb. 14.1 Ableitung eines VEP mit Schachbrettmuster 64 × 48, entsprechend 13,6′ bei 120 cm Monitor-Augen-Abstand. Größere Kantenlängen des Reizmusters reizen das magnozelluläre visuelle System und sind weniger sensitiv für eine RBN. [M970]

Eine Schwierigkeit bei der Beurteilung evozierter Potenziale entsteht durch die tief zerebrale Generierung der Potenziale sowie interindividuell unterschiedliche Lage der Generatoren/Dipole, sodass deren Feldlinien different am Schädel abgreifbar werden. Durch die reine Differenzableitung elektrischer Dipole ist die Lokalisation der aktiven gegen die inaktive Elektrode ausschlaggebend für die Form der Potenziale; ggf. können sich beide Elektroden gegenseitig auslöschen bzw. falsch ergänzen, dies wiederum krankheitsbezogen, wie in ➤ Kap. 14.3.3 am Beispiel der VEP bei der Retrobulbärneuritis (RBN) dargestellt.

Die Fortleitung über geschädigte – i. S. der MS „sklerosierte" – Herde ist von der Temperatur des Gewebes abhängig, klinisch als **Uhthoff-Phänomen** bekannt, und spiegelt sich in EP-Latenzen wider (Romani et al. 2000).

Zu den Richtlinien für den Einsatz evozierter Potenziale gibt die Deutsche Gesellschaft für Klinische Neurophysiologie (www.dgkn.de) Auskunft; dort findet sich eine Übersichtstabelle zu den Mindestanforderungen für die Ableitung von EPs (➤ Tab. 14.1). Eine Voraussetzung zur Ableitung evozierter Potenziale ist ein entspannter, für die Durchführung der visuell und magnetisch evozierten Potenziale aktiv mitarbeitender Patient.

Die **Auswertung** von EP beginnt mit der Inaugenscheinnahme der Potenzialkonfiguration:

- Sind die Potenziale reproduziert (➤ Tab. 14.1)?
- Finden sich Abweichungen der Form von der Norm oder im Seitenvergleich?
- Finden Formabweichungen durch die zu Simplifikation verführenden Latenz- und Amplituden-Marker ausreichend Berücksichtigung?

Tab. 14.1 Ausschnitt aus der Tabelle der DGKN zu Mindestanforderungen an die Ableitung von evozierten Potenzialen (www.dgkn.de), hier auf die Reproduzierbarkeit der EP fokussiert

Parameter	VEP	SSEP	MEP
Reproduzierbarkeit	1 ms Latenz P100; ± 20 % Amplitude	Armnerven: 0,25 ms Latenz Bein: 0,5 ms Latenz; ± 20 % Amplitude	0,5 ms Latenz ± 20 % Amplitude
Auswertung	P100-Latenz P100-Amplitude NPN-Wellenform	Latenzen Arm: N9, N13, N14, N20 Latenzen Bein: N18, P40 Amplituden N20 u. P40 Seitenvergleich; Körpergröße beachten	ZML, PMP, CML (s. Text), Amplitudenquotient kortikal/peripher, Potenzialform, KG beachten
Dokumentation (Foto/Hardcopy)	Originalkurven(Latenzen/Peaks/Amplituden/Form)	= =	= =

Formabweichungen sollten im Befund benannt werden; finden quantitative Scores Anwendung, sollte für Formabweichungen ein Merkmal vergeben werden.

Erst dann werden Latenz- und Amplitudenmarker und deren Absolutwerte zur weiteren Beurteilung erfasst. Dieser Teil der Potenzialerfassung stellt die eigentliche Herausforderung dar. Der Vergleich der Werte für Latenzen und Amplituden mit einer Normwerttabelle setzt kein Verständnis von Physiologie sowie Reiz- und Ableittechnik voraus. Automatisiert gesetzte Marker werden gerade vom elektrophysiologischen Anfänger selten hinterfragt, was die teils kritisierte geringe Sensitivität der EP erklärt – nur der erfahrene Auswerter wird in einem erprobten Labor dem Anspruch einer validen Neurophysiologie gerecht.

14.3 Visuell evozierte Potenziale (VEP)

14.3.1 Einleitung

Mittels visuell evozierbarer Potenziale (VEP) wird die postretinale, retrobulbäre Leitung optischer Sinnesreize erfassbar. Der Ort der Generierung (Dipol) eines als P100 ableitbaren Potenzials wird mit dem striären Kortex (V1) angenommen (Grecescu 2014; Shigihara et al. 2016). Wie Halliday (1972) gezeigt hat, kann ein Musterumkehr-VEP (Schachbrettmuster) Entmarkungsprozesse im N. opticus nachweisen, was bei 50 % der Patienten eine subklinische RBN aufdecken hilft; hier versagen MRT und optische Kohärenztomografie (OCT; erfasst die retrograde retinale Degeneration nach retrobulbärer Schädigung, ➤ Kap. 13) noch (Behbehani et al. 2017; Di Maggio et al. 2014); allein für die *akute* RBN hat die MRT eine hohe Sensitivität (Acar et al. 2004).

MERKE

Die VEP sind – korrelierend zur häufigen Manifestation einer MS durch Retrobulbärneuritis (RBN) (Toosy et al. 2014) – die sensitivste neurophysiologische Methode zum Nachweis einer demyelinisierenden Schädigung des ZNS.

Galetta und Balcer (2018) bezeichnen den N. opticus als den „unbesungenen Helden der MS". So haben VEP inzwischen Einzug in die Beurteilung von Remyelinisierungsstudien gefunden (Andorrà et al. 2019; Leocani et al. 2018).

Dass die VEP in den 2017 revidierten MS-Diagnosekriterien aufgrund ihrer fehlenden diagnostischen Spezifität nunmehr als letztverbliebene EP auch keine diagnostische Rolle mehr spielen (Thompson et al. 2018), liegt vermutlich auch an der fehlenden Standardisierung der Ableittechnik, was bei den VEP deutlich relevanter ist als bei anderen EP (Barkhof 2018); die Rolle eines kleinfeldrigen Schachbrettmusters erhöht die Sensitivität und damit auch die Wertigkeit der VEP im klinischen Alltag, wie unten dargelegt (Reizparameter ➤ Kap. 14.3.2 und ➤ Abb. 14.2). Die einseitige Verzögerung der VEP ist bei Einsatz relevanter Reizparameter in der Hand des erfahrenen Auswerters weiterhin ein Beleg für eine Retrobulbärneuritis (Gronseth und Ashman 2000).

14.3.2 Grundlagen der VEP

Das optische System

Das optische neuronale System synchronisiert sich bereits intrauterin mittels Myelinisierung, wodurch die punkt- und zeitgenaue zentrale visuelle Erfassung der Außenwelt möglich wird. Es werden drei wesentliche **optische Leitsysteme** unterschieden (➤ Tab. 14.2):

- das evolutionsbiologisch früh entstandene magnozelluläre, in der Retina peripher angeordnete System mit schnellleitenden Fasern, das für die Wahrnehmung von Bewegung sowie Hell-Dunkel-Differenzen (Stäbchen) ausgelegt und durch grobe Reizmuster erregbar ist;
- das entwicklungsgeschichtlich später entstandene, für Kontrastsehen verantwortliche parvozelluläre foveale System (Zapfen), das durch Eigenschaften der Differenzverstärkung (Kontrast, Farbsehen, kleine Muster) charakterisiert ist, und
- das W-Zell-System, das zum Tectum mesencephali verschaltet ist, für Fluchtreaktionen zuständig zu sein scheint und für das VEP keine Relevanz hat.

Die Sensitivität des VEP erhöht sich durch Beurteilung des parvozellulären fovealen Systems gegenüber dem magnozellulären (Diener 1980), dies findet im klinischen Alltag und in einer Großzahl von Studien zur RBN bzw. MS keine Berücksichtigung; auch die Empfehlungen der DGKN für die Ableitung von EP berücksichtigen eine Reizung (s. Reizparameter, ➤ Tab. 14.2) < 15‘ nicht.

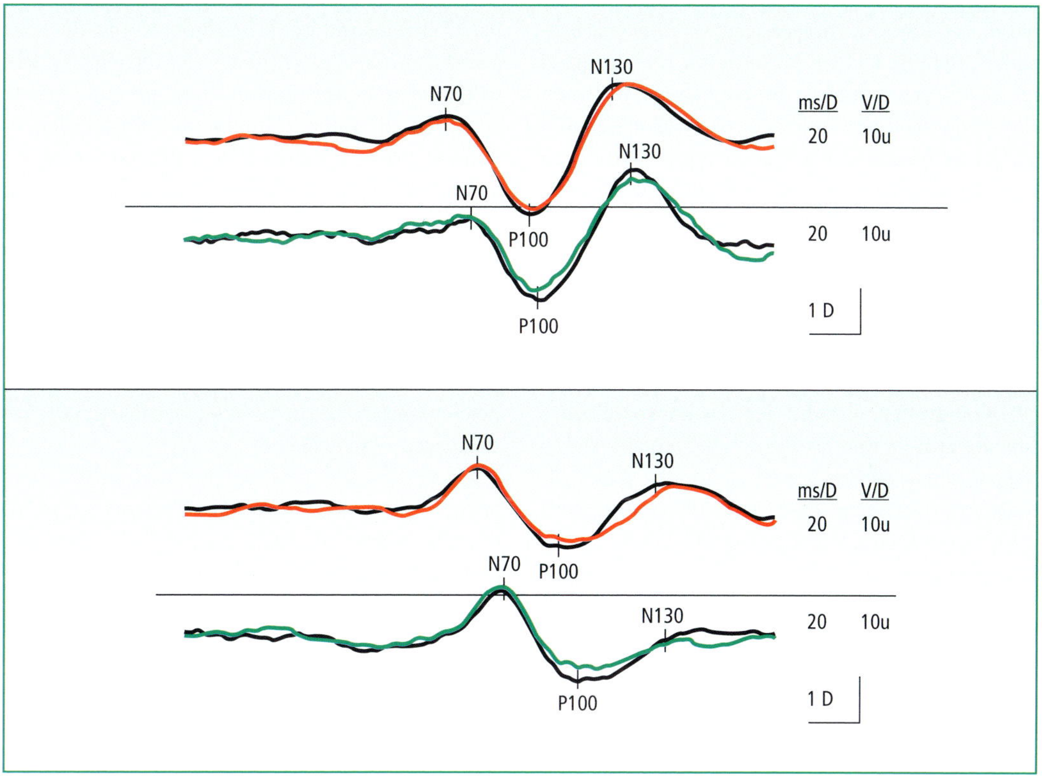

Abb. 14.2 Sensitivität visuell evozierter Potenziale. Oben: Darstellung üblicher parafovealer VEP. P(p)100 links 117 ms, rechts 120 ms, noch im Grenzbereich. Unten: foveale VEP (7,5–15′; siehe Text) derselben Patientin mit P100(f) links 127 und rechts 133 ms bds. pathologisch. Oberer Grenzwert P(f)100 123,0 ms. Beachte auch die unterschiedliche Form der VEP. [M970, L106]

Tab. 14.2 Eigenschaften der für VEP relevanten Systeme (1′ [Bogenminute] entspricht 1/60° [Grad], adaptiert nach Lowitzsch)

System	Parvozelluläres System	Magnozelluläres System
Lage in Retina	Fovea (Makula)	Peripherie
Rezeptoren	Zapfen	Stäbchen
Relevanter Reiz	Farbe, Kontrast	Bewegung, Hell-Dunkel
Nervenanzahl	¼ Mio.	¾ Mio.
Optimale Mustergröße	bis 7,5′ (parafoveal bis 15′)	20 bis > 60′
Leitgeschwindigkeit	9–14 m/s	29–39 m/s
Kortikale Repräsentation	oberflächlich	Sulcus calcarinus
Resultierende Latenzen/Amplituden	später, niedriger	schneller, höher
Visus/Kontrast	optimal	schlecht
Bewegungsempfindlichkeit	schwach	stark
VEP	Kontrast-VEP	Luminanz-VEP

14

Reizparameter

Aufgrund der unterschiedlichen Eigenschaften lassen sich das parvo- und das magnozelluläre System selektiv reizen; beide Systeme reagieren auf verschiedene Sehwinkel. Bei sehr kleinen Mustern mit einem Winkel bis 7,5' (Bogenminuten; 1/60 Winkelgrad °) werden isoliert die zentralen Zellen des parvozellulären und bei einem Winkel von 20–60' die peripheren Zellen des magnozellulären Systems gereizt. Beide Systeme überschneiden sich in der Parafovealregion (7,5–15').

Aufgrund evolutionsbedingt unterschiedlicher Leitgeschwindigkeit (➤ Tab. 14.2) und unterschiedlicher subkortikaler sowie kortikaler Generatoren ergeben sich abweichende Muster, Amplituden sowie Latenzen der VEP (➤ Abb. 14.2). Retrobulbärneuritiden (RBN) betreffen vornehmlich das **parvozelluläre foveale System** und lassen sich dementsprechend über dessen Beurteilung erfassen. Aus den dargestellten Zusammenhängen ergibt sich, dass eine selektive Reizung der Zapfen bei einem Sehwinkel von 7,5–15' erfolgen sollte.

Die Berechnung der Größe der visuellen Reizmuster ergibt sich bei gegebenem Sehwinkel (hier < 15') aus dem Abstand des Probanden vom Reizmuster/-monitor. Ein Rechteck des Umkehr-/Schachbrettmusters sollte demnach bei Verdacht auf eine RBN nicht mehr als 4,36 mm Kantenlänge betragen, wenn – wie immer wieder unkritisch festgelegt – der Monitor-Augen-Abstand von 1 m vorgegeben wird. Für kommerziell verfügbare EP-Systeme ist die Reizmustergröße jedoch selten stufenfrei einstellbar.

Für eine gerätetechnisch minimal einstellbare Kantenlänge von z. B. 4,75 mm bei einem Schachbrettmuster von 48 × 64 haben wir den Patient-Monitor-Abstand auf 1,20 m erhöht, was einem Bogenmaß von 13,6' entspricht. Die resultierende Bildschirmdiagonale gewährleistet auch bei diesem Reizabstand noch ein suffizientes Gesamtreizfeld von 12–15°; wir sahen bei dieser Reizmustergröße bei 45 Gesunden keinen Ausfall der fovealen Reizantwort, wie von Lowitzsch (2000) in seinem sehr gut strukturierten Grundlagenbuch angegeben.

Ableitung des VEP

Die Ableitung der VEP erfolgt regelhaft unipolar mit der aktiven Elektrode bei O_Z. Über der ursprünglich größten Negativität (Potenzialabgang nach oben) über dem Inion (O_Z') kommt es häufig zu Muskelartefakten. Relevanter für die Beurteilung der VEP ist paradoxerweise die Wahl der Referenzelektrode, die nach Übereinkunft mit F_z bestimmt wurde. Bei F_z ist jedoch zumeist eine Negativität (N) von einem (nicht näher bekannten) frontalen Dipol mit einer Latenz von ebenfalls 100 ms (frontale N 100) abzuleiten. Da es sich bei EP um eine reine Differenzableitung handelt, kann bei frontaler Referenz die erwartete okzipitale P (für positiv) 100 durch die frontale N100 in der Amplitude verstärkt (die Negativität auf der einen und die Positivität auf der anderen Seite addieren sich) oder bei Ausfall der als VEP relevanten P100 durch die frontale N100 vorgetäuscht werden. Ein solcher Fehler lässt sich durch Verschaltung der Referenz gegen z. B. die verbundenen Ohren (A1/A2) statt gegen F_z ausschließen.

Einige Kliniken helfen sich mit einer Referenz bei C_z. C_z liegt in der sog. Transitionszone zwischen frontaler N100 und okzipitaler P100, d. h., frontaler und okzipitaler Dipol/Generator extingieren sich bereits vor dem Abgriff an der Hirnoberfläche, und die okzipitale Positivität kann unbeeinflusst abgeleitet werden. Vor dem Hintergrund dieser Diskussion wird klar, wie inkonsistent und damit nur relativ verwertbar die interindividuellen Amplitudenangaben beim VEP sind.

Beurteilung der VEP

Für die Annahme einer Leitgeschwindigkeit des parvozellulären Systems von 9–14 m/s (folgend auf 10 m/s gerundet) ergibt sich für die Annahme der Länge des Nervus und Tractus opticus von 15 cm eine Latenz von 15 ms. Die ersten unter optimalen Bedingungen reproduzierbaren VEP sind bei etwa 30 ms (N1, P1) abzuleiten, annehmbar extrastriär (V5 u. a.) generiert (Shigihara et al. 2016). Diese ersten Reizantworten sind so amplitudenflach, dass man im klinischen Alltag erst die später generierten N2, P2 und N3 entsprechend N70, P100 und N130 (NPN-Komplex) berücksichtigt (➤ Abb. 14.2).

Aus diesem Komplex ist die P100 am zuverlässigsten latenzreproduziert, weshalb sie für den klinischen Alltag gewählt wird. Sind zwei Reizantworten pro Auge reproduziert, wird die Form bzw. Konfiguration der Reizantworten beurteilt. Die Erfassung von

Formunterschieden spiegelt sich in der alleinigen Interpretation der numerischen Werte für Amplitude und Latenz nicht wider, wodurch die Sensitivität der Beurteilung von VEP sinkt. Erst dann werden die Amplituden und zuletzt die Latenzen des NPN-Komplexes bestimmt.

Pathologische Werte für Seitendifferenzen ergeben sich bzgl. der Amplituden bei einer Differenz von > 50 %, für Latenzen relativ labor- und sehsystemunabhängig bei > 8 ms für die P100. Eine Latenzminderung von mehr als 10 ms kann im kurzfristigen Zeitverlauf als relevante Verbesserung verstanden werden (Niklas et al. 2009).

Insbesondere im Hinblick auf die VEP bleibt die jeweils laboreigene Normwerterstellung zu fordern, da die Latenz der VEP von zahlreichen Parametern abhängig ist. Genannt seien Leuchtkraft und Bildaufbaufrequenz des Monitors (was nach Monitorwechsel eine erneute Normwerterstellung erfordert), Umgebungshelligkeit bzw. Leuchtkontrast (Frohman et al. 2012) und, wie oben dargelegt, die Reizmustergröße bzw. der Reizmusterwinkel.

14.3.3 Pathophysiologie bei RBN

Bei einer akuten Retrobulbärneuritis (RBN) entstehen durch Demyelinisierung zunächst differente Leitungsblöcke im N. opticus (Youl et al. 1991). Diese resultieren in der Minderung der Zahl funktionaler Axone, was eine Amplitudenminderung bis hin zum Amplitudenverlust bedingt.

Mit eintretender Reparation bildet sich die Neurapraxie partiell zurück, die saltatorische Erregungsleitung bleibt hingegen asynchron. Ausgehend von einer physiologischen Nodalzeit (Erregungsleitung am Ranvier-Schnürring) von 20 µs und von 500 µs im MS-Plaque kann man aus der Latenzverzögerung grobe Schätzungen der Summe demyelinisierender Herde im N. opticus vornehmen. Demyelinisierungsherde > 22 mm – McDonald hat MR-tomografisch die Größe von Optikusplaques mit 3–30 mm ermittelt – ergeben theoretisch bereits eine Latenzverzögerung auf > 155 ms und lassen sich damit nur bei Formerhalt der VEP-Reizantwort (s. o.) sicher einem Demyelinisierungsherd zuordnen und, wie unten herausgearbeitet, gegen eine Kontamination mit der paramakulären P135 abgrenzen.

14.3.4 Interpretation von VEP-Verzögerungen

Bei Schädigung durch eine Plaque sind normal konfigurierte, jedoch verzögerte Potenziale zu erwarten; prinzipiell sind nur solche Potenziale i. S. einer Latenzverzögerung zu interpretieren. Stärker geschädigte Neuriten sind für repetitive Reize refraktär i. S. eines Leitungsblocks – eine repetitive Reizung führt demnach zu einer rein funktionellen Amplitudenminderung des Potenzials; ein (noch erhaltenes) VEP bildet nur das Schädigungsausmaß der weniger betroffenen Fasern ab.

Die okzipital abgeleiteten VEP stellen eine Vereinfachung der Verhältnisse der subkortikalen und kortikalen Potenzialgeneration i. S. eines Summationspotenzials dar. Es dominiert bei okzipitaler Ableitung der „makuläre N70-P100-N130-Komplex" (NPN-Komplex).

Bei Halbfeldreizung oder Abdeckung der Makula, so auch bei Ausfall der makulären, also fovealen Fasern i. S. einer RBN, wird ein sonst nicht relevanter invertierter „paramakulärer PNP-Komplex" mit einer P135 demaskiert. Diese demaskierte P135 kann bei Verlust fovealer Potenziale als Verzögerung der P100 auf 135 ms fehlsinterpretiert werden (sog. Pseudodelay nach Halliday). Eine solche Fehlinterpretation ergibt sich auch durch den klinischen Einsatz der üblichen parafovealen Reizmuster (➤ Abb. 14.3).

Als sicher pathologisch sind Latenzverzögerungen nur bis 155 ms zu werten, bei Latenzverzögerungen darüber hinaus und gleichzeitiger Formveränderung ist von der Kontamination der Reizantwort von der paramakulären P135 auszugehen.

14.4 Motorisch evozierte Potenziale (MEP)

14.4.1 Einleitung

Die Provokation motorischer Reaktionen durch elektrische Stimulation an der freiliegenden Hirnrinde ist aus dem 19. Jh. überliefert; *trans*kraniell war die Reizbarkeit des Gehirns durch den Arzt d'Arsonval durch Evozierung von Schwindel und Lichtblitzen

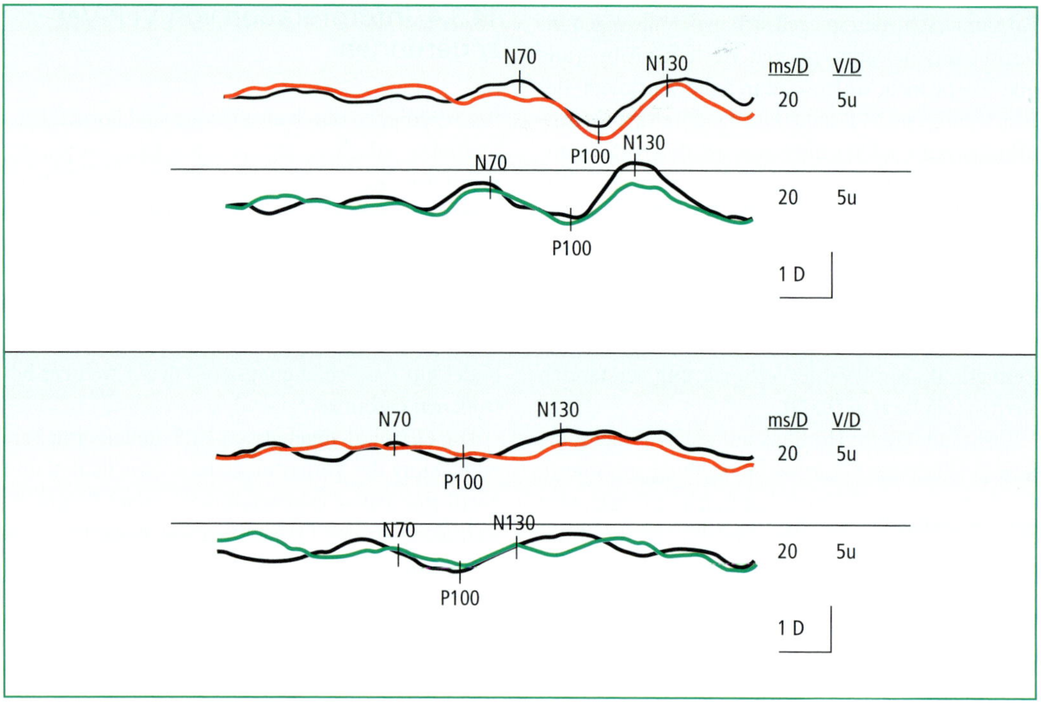

Abb. 14.3 Pseudodelay nach Halliday: Das VEP (oben) bei Reizmustergröße 54′ suggeriert eine gut reproduzierte Reizantwort mit Verzögerung der P100 auf 141 ms bzw. auf 131 ms (2. Reihe). Bei fovealer Reizung mit 13,6′ wird ersichtlich, dass das foveale VEP links (3. Reihe) schwer amplitudengemindert, jedoch nur leicht im Seitenvergleich latenzverzögert ist (103 ms wirkliche, weil foveale P100); Verhältnisse rechts vergleichbar [M970, L106]

mittels eines *Magnet*felds gezeigt worden. 1980 wiesen Merton und Morton die lokalisierte transkranielle *elektrische* Stimulierbarkeit des motorischen Kortex nach, die sich wegen Schmerzhaftigkeit jedoch nicht durchgesetzt hat.

Vor mehr als 30 Jahren eröffnete dann die transkranielle *magneto*elektrische und damit schmerzfreie Stimulation durch Barker et al. (1985) die Möglichkeit, die kortikospinal-motorische Bahn (Tractus corticospinalis bzw. -bulbaris) nichtinvasiv zu beurteilen.

Der adäquate Reiz für die MEP ist ein supramaximal magnetisch induzierter Stromimpuls an den deszendierenden Axonen der Beetz-Zellen, wobei verschiedene Induktionsrichtungen die Erregung einerseits am deszendierenden Axon (frühere D-Welle) oder präsynaptisch (I-Welle mit ca. 1–2 ms Verzögerung) generieren (Volz et al. 2015), interindividuell kann eine Verzögerung bei submaximalem Reiz je nach Induktionsrichtung um bis zu 4 ms verzögert auftreten (Hamada et al. 2013).

Der Reizeffekt ergibt sich neben der magnetischen Feldstärke aus der Anstiegssteilheit des Feldes, der Spulengeometrie (kreis- oder achtförmig), der Anatomie der Reizstelle sowie der Erregungsschwelle des relevanten Nervengewebes. Beurteilt werden die schnellleitenden Fasern (etwa 2 % der Pyramidenbahnfasern der Lamina V, ca. 50 m/s) des Tractus corticospinalis lateralis bzw. des Tractus corticobulbaris.

Die Ableitung der MEP erfolgt über dem Effektormuskel in „Belly-tendon"-Technik mit Oberflächenelektroden. Theoretisch ist jeder oberflächlich gelegene Muskel beurteilbar; im klinischen Alltag haben sich allerdings Ableitungen am M. abductor digiti minimi, am M. tibialis anterior und am M. nasalis (N. facialis) durchgesetzt, und Normwerte liegen auch nur für die genannten Muskeln vor. Letztendlich ist durch etagenweisen Seitenvergleich von Myotomen auch eine Höhenlokalisation spinaler (MS-)Läsionen möglich.

14.4.2 MEP in der MS-Diagnostik

Am sensitivsten sind die MEP in der MS-Diagnostik bei Ableitung an den Beinen, wobei hier die Körpergröße formelhaft zu berücksichtigen ist. Die zentrale Latenz korreliert mit dem Grad der Lähmung, Spastik bzw. Gehfähigkeit (Chen et al. 2008; Kalkers et al. 2007) und gar der Fatigue (Snow et al. 2019). Aus der Gruppe der EP weisen die MEP die höchste Sensitivität auf (Kurokawa et al. 2003).

Die Sensitivität erhöht sich bei Beurteilung der Amplituden-Ratio (MEP-Amplitude/ENG-Amplitude × 100 %), wodurch auch subklinische Pyramidenbahnschädigungen nachweisbar werden (Rico et al. 2009). Die Nutzung der Magnetstimulation zur Bestimmung der *silent period* (EMG-Suppression ab Ende des MEP-Signals bis Beginn der willkürlichen EMG-Aktivität) bzw. der Triple-Stimulationstechnik scheint die Sensitivität der MEP nochmals zu erhöhen (Giffroy et al. 2019; Pallix-Guyot et al. 2011), wobei Letztere für den klinischen Alltag zu anspruchsvoll ist.

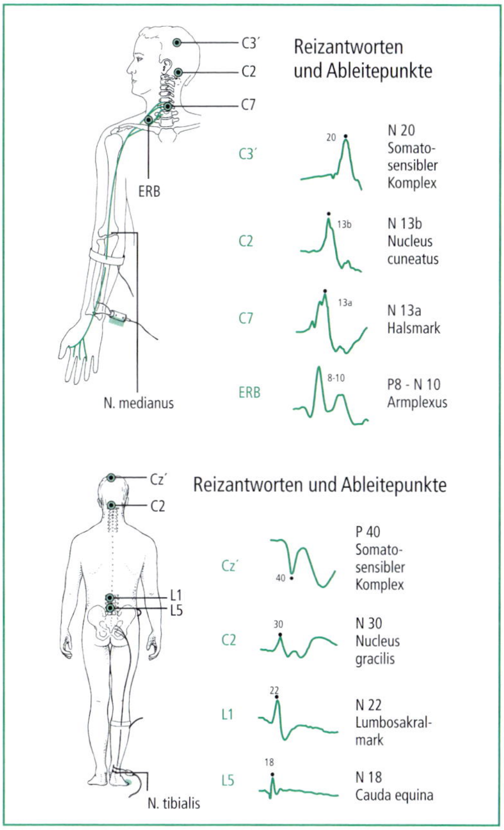

Abb. 14.4 Ableitung des SSEP vom N. medianus (oben) und vom N. tibialis (unten) mit Darstellung der relevanten Reizantworten [L106]

14.5 Somatosensibel evozierte Potenziale (SSEP)

14.5.1 Einleitung

Somatosensibel (oder sensorisch) evozierte Potenziale (SSEP bzw. SEP) entstehen durch elektrische Hautimpulse und deren Erregungsfortleitung im epikritischen lemniskalen System. Im klinischen Alltag werden die Schaltstellen/Dipole des Plexus, des Hinterstrangs und von kortikal abgeleitet. Da sich die oberflächlich abgeleiteten Reizantworten aus Fernfeldpotenzialen ergeben, ist die Potenzialkonfiguration von der Platzierung der Ableit- und Referenzelektroden abhängig. Neben den klinisch genutzten Ableitpunkten finden sich weitere Potenzialgeneratoren, die einerseits bei Formdifferenzen kortikaler SSEP bedacht und durch Variation der Ableitorte demaskiert werden sollten und die ggf. perspektivisch durch optimierte Ableit- oder Rechentechnik auch klinisch nutzbar werden (Sonoo 2000; Ulas et al. 2001).

Die Abbildung des schmerzleitenden protopathischen Systems durch evozierte Potenziale soll sensitiver sein als die des lemniskalen Systems, jedoch lassen sich die entsprechenden Reize (z. B. CO_2-Laser) nur mit hohem Aufwand standardisieren.

Für die klassischen SSEP werden der N. trigeminus, der N. medianus, der N. ulnaris und der N. tibialis gereizt (➤ Abb. 14.4). Darüber hinaus ist jeder andere sensible Fasern enthaltende Nerv reizbar; bei spinalen Herden lassen sich zur differenzierten topografischen Zuordnung auch Dermatomreizungen vornehmen, wobei aufgrund fehlender Normwerte allein der Seitenvergleich und wegen der erhöhten Artefaktanfälligkeit nur die Auswertung kortikaler Reizantworten relevant ist. Das Pudendus-SSEP sollte Kliniken mit spezieller neurourologischer Kompetenz vorbehalten bleiben.

14.5.2 SSEP in der MS-Diagnostik

Die Angaben zur Sensitivität der SSEP in der MS-Diagnostik variieren erheblich: Für die Zeit vor Einführung der McDonald-Kriterien hatte Stöhr (1996) bei Patienten mit sicherer MS bei immerhin 61 % pathologische Trigeminus-SSEP und selbst bei MS-Patienten ohne klinische Hinterstrangsymptomatik ein zu 73 % pathologisches Tibialis-SSEP gefunden.

In der MS-Diagnostik finden sich für die SSEP typischerweise Latenzverzögerungen bei relativ gut erhaltener Konfiguration der zentralen Potenziale durch die zumeist spinale (lemniskale) Schädigung. Turano stellte nach Untersuchung von 31 Patienten mit zervikalen Symptomen fest, dass sich pathologische Befunde in den SSEP vornehmlich durch spinale MS-Herde ergeben, Korrelationen zu supraspinalen Herden ließen sich nicht nachweisen (Turano et al. 1991).

Gemeinhin wird davon ausgegangen, dass ein demyelinisierender Herd bereits zu einer Leitungsverzögerung von 20 ms führt. Im Screening nach Herden im lemniskalen System wird wegen der erhöhten Wahrscheinlichkeit, eine Läsion zu erfassen, das Tibialis-SSEP bevorzugt. Sind jedoch bereits Läsionen nachgewiesen, so bieten sich zur funktionellen und Verlaufsbeurteilung Reizungen mit höchstmöglicher Tangierung relevanter Strukturen an.

Zum Nachweis parallel bestehender spinaler wie auch supraspinaler Herde ist für die MS-Diagnostik eine Mehrkanalableitung sinnvoll; die Ableitung lumbosakral (N22), über dem Ncl. gracilis (N30) und kortikal hilft Leitungsverzögerungen spinal bzw. supraspinal zuzuordnen (➤ Abb. 14.4b). Die Berücksichtigung auch der Interpeak-Latenzen – eine subtile Normwerterstellung vorausgesetzt – und von Komponenten wie z. B. der N11 für die Hinterhorneintrittszone beim Medianus-SSEP können die Sensitivität der SSEP erhöhen. Das Trigeminus-SSEP dient der Erfassung supraspinaler Herde; bereits die N13 entsteht in einem thalamischen Generator, sodass es bzgl. des Hirnstamms keine erhöhte Sensitivität aufweist. Für den Nachweis von Hirnstammfunktionsstörungen eignen sich die AEP (➤ Kap. 14.6) sowie die sog. Hirnstammreflexe (➤ Kap. 14.7.1).

14.6 Akustisch evozierte Potenziale (AEP) in der MS-Diagnostik

In wissenschaftlichen Laboratorien mit annehmbar hoch diskriminativen Normwertbereichen wurde die Sensitivität pathologischer AEP bei MS mit bis zu 78 % angegeben. Eine Sensitivität von 28 %, wie anderen Veröffentlichungen zu entnehmen ist, scheint eher den klinischen Alltag widerzuspiegeln; AEP werden in der MS-Diagnostik heute als verzichtbar angesehen und finden sich kaum noch in der Literatur.

Spezialisierte HNO-technische Untersuchungen können für den Nachweis einer Schädigung des auditiven Systems bei MS sensitiver sein. So wurde eine *interaural time discrimination for high-frequency sounds* bei 71 % gegenüber 40 % positiven AEP bei MS-Patienten gefunden (Levine et al. 1994); die störanfälligen vestibulär evozierten Potenziale zeigten sich hinsichtlich Hirnstammaffektionen ebenfalls sensitiver (Ivanković et al. 2013).

14.7 Weitere neurophysiologische Verfahren

14.7.1 Hirnstammreflexe

Dem Blinzeln als Schutzreflex entspricht als neurophysiologisches Korrelat der Blinkreflex (BR; auch Orbicularis-oculi- [OOR] oder trigeminofazialer Reflex [TFR]). Den klinisch 1896 von W. Overend in *Lancet* vorgestellten Reflex hat der Nestor der schwedischen Elektromyografie E. Kugelberg 1952 neurophysiologisch erfassbar gemacht.

Bei Reizung des N. supraorbitalis n. trigemini wird ipsilateral pontin (R1) sowie über eine medulläre Verschaltung (Ncl. spinalis n. trigemini über R2) vom M. orbicularis oculi abgeleitet. Die über die Medulla oblongata verschalteten Reizantworten R2 kreuzen nach der Gegenseite, was die Beidseitigkeit des Schutzreflexes gewährleistet und aus neurophysiologischer Sicht den pontinomedullären Raum gut darstellbar macht (➤ Abb. 14.5).

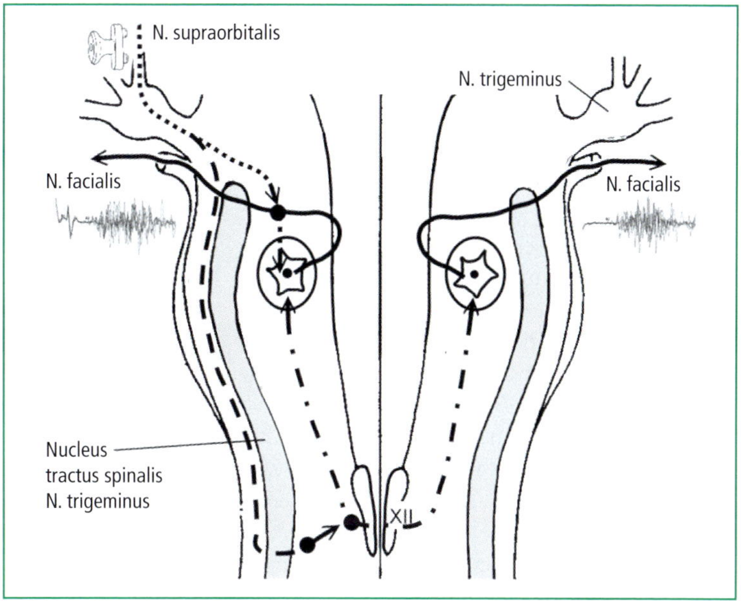

Abb. 14.5 Schematische Darstellung des Reflexbogens für den Blinkreflex. Durch Beurteilung der ipsi- und kontralateralen Reizantworten R2 und jeweils ipsilateral R1 lassen sich Schädigungen im pontomedullären Raum topografisch zuordnen. [R251–001]

Der BR ist für die MS mit 90 % sensitiv, und es ergibt sich eine Korrelation zu MR-Daten für die kontralateralen Latenzen (Degirmenci et al. 2013). Der BR wird in seinem Stellenwert in der Diagnose und Verlaufsbeurteilung der MS zu wenig beachtet (Brooks et al. 2015); eine Ergänzung um Werte des BR in einem multimodalen Assessment kann dieses wiederum in seiner Relevanz stärken. Der BR geht damit bei der MS über die Zuordnung einer Fazialisparese als (supra-) nukleär vs. peripher bzw. einer Vestibulopathie als zentral vs. peripher (Thomke und Hopf 1999) hinaus.

14.7.2 Autonomes Nervensystem (ANS)

Durch Läsionen im ZNS bedingte autonome Störungen stellen bei Patienten mit MS eine häufige und sehr frühe Ursache von Behinderung dar (Habek et al. 2019; Racosta et al. 2015). Das ANS findet in der aktuellen Literatur vermehrt Beachtung, da die Interaktion von ANS und Immunsystem stärker in den Vordergrund gerückt ist (Racosta und Kimpinski 2016).

Neurophysiologisch lässt sich das autonome System u. a. durch die sympathische Hautantwort (engl. „sympathetic skin response", SSR) erfassen, die 1888 in Frankreich durch den Neurologen Féré beschrieben wurde. Elie und Louboutin (1995) fanden bei 66 von 70 Patienten mit verschieden sicheren Kategorien der MS die SSR sensitiver als parallel durchgeführte VEP, AEP und SSEP. Linden et al. (1995) sahen bei 30 unselektierten MS-Patienten eine den magnetisch und sensorisch evozierten Potenzialen ebenbürtige Sensitivität. Zuletzt bestätigten Aghamollaii et al. (2011) die Sensitivität sowohl der SSR als auch deren Korrelation zum EDSS an 30 MS-Patienten. Bei Sexualstörungen des Mannes kann eine Störung des sympathischen Anteils durch die penile SSR bestimmt werden.

Der „adäquate Reiz" für die SSR ist ein unerwartet applizierter sensibler, z. B. supraorbitaler (zur Umgehung ggf. gestörter Afferenzen), oder akustischer Impuls; die Ableitung erfolgt an den Hand- und Fußflächen. Unter Beachtung der sympathisch-sudomotorischen Verschaltung (Kopf bis Th3/4, Hände Th5–7, Füße Th10–L2) kann hier eine Höhenlokalisation angestrengt werden.

MERKE

Obwohl sich autonome Tests in der Diagnosesicherung der MS nicht haben etablieren können, belegen die zitierten Ergebnisse die ausgesprochene Vulnerabilität des autonomen Nervensystems bei MS. Der klinische Aspekt dieser Störungen findet zunehmend Berücksichtigung in der Patientenbetreuung. Letztendlich steigt durch Einsatz der sympathischen Hautantwort die Sensitivität der neuroelektrophysiologischen Methodik (Margaritella et al. 2018).

14.8 Urodynamik

Blasenstörungen, aber auch Störungen der Sexualität sind bei der MS häufig. Sie werden aber trotz entsprechender Leitlinien zu wenig durch betreuende Kliniker erfragt bzw. gewürdigt, stellen häufig den Hauptfaktor der Einschränkung der Lebensqualität MS-Erkrankter dar und führen zu psychosozialer Belastung. Demgegenüber steht die zunehmende Möglichkeit therapeutisch lindernder Maßnahmen.

Die Angaben zur Prävalenz urologischer Symptome variieren (Ruffion et al. 2013). Es wird geschätzt, dass etwa 60–80 % der Patienten mit MS an einer Blasenstörung leiden; Wiedemann et al. (2013) fanden eine Zahl von 78/100, und Di Filippo et al. (2014) stellten bereits bei 57 % CIS-Patienten eine sowohl anamnestisch als auch urodynamisch gesicherte Blasenstörung fest.

In absteigender Häufigkeit treten bei der MS eine Dranginkontinenz, eine Detrusor-Sphinkter-Dyssynergie (➤ Kap. 16.14.5), eine Detrusorhyperaktivität sowie eine Obstruktion auf. Eine Schädigung des suprapontinen (frontalen) Miktionszentrums unterdrückt die zentrale Hemmung der Detrusorkontraktilität, was zu einer spontanen oder nicht limitierbaren Kontraktion mit imperativem Harndrang führt. Bei spinaler (suprasakraler) Schädigung kommt es aufgrund (teil-)gestörter Afferenzen oder/und Efferenzen zu einer Dyssynergie im Zusammenspiel von Detrusor und Sphinkter. Wegen der hieraus resultierenden Restharnmengen kann es zu einem Rückstau in den oberen Harntrakt mit der Gefahr von Nierenversagen kommen.

Aufgabe der Urodynamik ist die Klassifikation des Schädigungsmusters, ohne die eine medikamentöse und ggf. auch operative therapeutische Intervention nicht zweckmäßig ist.

Eine erste Untersuchung mit Berücksichtigung der kombinierten Blasendruckmessung und des Urinflusses war bereits 1897 dokumentiert worden. Als Goldstandard der Abklärung neurogener Blasenstörungen gilt heute die Kombination urodynamischer Messungen mit der radiologischen Darstellung des unteren Harntrakts in der Speicher- und Entleerungsphase (Videourodynamik) (Palmtag 2004). Es werden hierzu Volumina, Drücke sowie deren zeitlicher Verlauf eines aktiv mitarbeitenden Patienten bestimmt. Die Ergänzung durch ein perineales Oberflächen-EMG kann spezielle Fragestellungen beantworten helfen. Gerade bei Patienten mit MS ist die fein aufeinander abgestimmte Messtechnik durch Artefakte beeinflussbar: Einerseits neigt die MS-Klientel zu Harnwegsinfekten, andererseits ist die Blase aufgrund hyperpathischer und spastischer Beschwerdebilder leichter irritierbar.

MERKE

Aufgrund der Dynamik der zugrunde liegenden Erkrankung kommt es immer wieder zu einem Wechsel im vesikourethralen Zusammenspiel, sodass in Abhängigkeit von der Krankheitsaktivität auch wiederholte urodynamische Untersuchungen mit der Option einer adaptierten Therapie durchgeführt werden sollten.

LITERATUR

Die vollständige Literatur zu diesem Kapitel finden Sie im Anhang am Ende dieses Buches.

KAPITEL

15 Neuropsychologie

Jürgen H. Faiss und Annett Kunkel

15.1 Einführung

Die multiple Sklerose (MS) ist eine der häufigsten neurologischen Erkrankungen mit chronischem Verlauf und durch entzündliche Demyelinisierung und Neurodegeneration gekennzeichnet. Obwohl Charcot bereits im 19. Jh. bei MS Gedächtnisstörungen, eine allgemeine kognitive Verlangsamung und Konzeptbildungsprobleme beschrieb, wurden kognitive Störungen bei der Diagnostik und Behandlung der Erkrankung lange Zeit vernachlässigt und werden erst in jüngerer Zeit fokussierter betrachtet. Die von MS Betroffenen befinden sich zum Zeitpunkt der Diagnosestellung im Alter zwischen 20 und 40 Jahren in einer sehr sensiblen Phase ihrer Lebensplanung und der Umsetzung persönlicher, familiärer und beruflicher Ziele. Neben den klassischen neurologischen Symptomen (z. B. Sehstörungen, Sensibilitätsstörungen, Lähmungen oder Blasenstörungen) treten bei 43–70 % der Betroffenen z. T. bereits bei der Diagnosestellung oder auch sehr früh im Krankheitsverlauf auch „nicht sichtbare Symptome“ auf (Amato et al. 2008; Lembach und Adler 2014). Zu diesen sog. *soft signs* der MS zählen Veränderungen der kognitiven Leistungsfähigkeit, Fatigue und emotional-affektive Veränderungen i. S. von Depressionen und Ängsten (Penner 2017).

Wichtig ist, dass bei MS nicht alle kognitiven Leistungsbereiche gleichermaßen beeinträchtigt sind und es somit nicht zu einem generellen kognitiven Abbau kommt. Kognitive Veränderungen bei MS fokussieren auf ein „kognitives Kerndefizit“. Die drei wesentlichen kognitiven Bereiche umfassen eine eingeschränkte Informationsverarbeitungsgeschwindigkeit, Aufmerksamkeits- und Konzentrationsprobleme, wie z. B. die Aufmerksamkeit über einen längeren Zeitraum stabil aufrechtzuerhalten, sowie beeinträchtigte exekutive Funktionen i. S. einer eingeschränkten mentalen Flexibilität und verminderten verbalen oder nonverbalen Arbeitsgedächtnisleistung (Calabarese und Penner 2007; Penner 2017). Intellektuelle Fähigkeiten, sprachliche Leistungen, die Aufmerksamkeitsspanne und das semantische Gedächtnis sind hingegen nicht beeinträchtigt (Penner 2014).

MERKE

Als Red Flag hat sich das **verminderte kognitive Tempo** bzw. die **reduzierte Informationsverarbeitungsgeschwindigkeit** herausgestellt, was oftmals bereits zu Erkrankungsbeginn auffällt und auch andere kognitive Leistungsbereiche negativ beeinflussen kann.

Häufig fällt ein Leistungsdefizit bei zeitgebundenen Anforderungen auf. Können MS-Betroffene ohne zeitlichen Leistungsdruck arbeiten, zeigt sich oft eine unbeeinträchtigte Qualität (Köhler et al. 2017; Penner 2017). Vor allem das kognitive Tempo ist ein wichtiger Prädiktor für den Verbleib in der Arbeitswelt (Ruet et al. 2013). Kognitive Störungen unterschiedlicher Ausprägung können in allen Stadien der MS auftreten. Bei chronisch progredientem Verlauf sind die kognitiven Störungen i. d. R. schwerwiegender als bei schubförmigem Verlauf. Nachweislich zeigt sich eine ausgeprägtere Progression in den ersten 5 Jahren nach Erkrankungsbeginn, die sich im weiteren Verlauf abschwächt (Achiron et al. 2013). Im Schub kann die kognitive Leistungsfähigkeit durch aktive demyelinisierende Herde temporär beeinträchtigt sein (Morrow et al. 2011). Auch im frühen Erkrankungsverlauf bzw. zum Zeitpunkt der Diagnosestellung können sich bereits kognitive Dysfunktionen zeigen (Faiss et al. 2014; Schulz et al. 2006). Grund dafür kann eine kernspintomografisch nachweisbare axonale Degeneration sein, die konsekutiv Konnektionen zwischen einzelnen Hirnarealen zerstört. Hierfür sprechen MRT-Untersuchungen mit speziellen Sequenzen und Untersuchungstechniken (Schmierer et al. 2010). In einer eigenen Untersuchung fanden sich bei 55 % der Patienten zum Zeitpunkt der Diagnosestellung bereits Auffälligkeiten in mindestens einem der untersuchten kognitiven Leistungsparameter (Faiss et al. 2014).

Risikofaktoren für das Auftreten kognitiver Störungen sind eine globale Hirnatrophie oder eine Degeneration spezifischer Gehirnregionen (Deloire et al. 2011), ein höheres Alter, ein geringeres intellektuelles oder Bildungsniveau sowie eine Depression (Patti 2009). Assoziiert zu betrachten ist hier auch das Konzept der **kognitiven Reservekapazität,** wobei Personen mit höherer Schulbildung robuster gegenüber kognitiven Abbauprozessen zu sein scheinen, da Schädigungen länger kompensiert werden können (Sumowski et al. 2014). Auch eine genetische Disposition wird diskutiert, wobei die Ergebnisse hier inkonsistent sind.

Das kognitive Leistungsniveau ist für eine adäquate Lebensqualität der Betroffenen, für die Bewältigung der Aktivitäten des täglichen Lebens und Teilhabe an sozialen Aktivitäten sowie die Fahreignung relevant und der wichtigste Prädiktor für den Verbleib in der Arbeitswelt (Campbell et al. 2016; Kern et al. 2013; Ruet et al. 2013).

MERKE

Kognitive Störungen sind oftmals der Grund für eine Erwerbsminderung oder Berentung. Patienten mit kognitiven Störungen sind seltener berufstätig, zeigen weniger soziales Engagement, nehmen seltener an sozialen Aktivitäten teil, berichten häufiger über Probleme bei der Bewältigung alltäglicher Routinen im Haushalt und haben eher dysfunktionale oder vermeidende Krankheitsbewältigungsstrategien (Goretti et al. 2010; Kern et al. 2013; Lembach und Adler 2014).

15.2 Ziele der neuropsychologischen Diagnostik

Wegen der hohen Prävalenzraten kognitiver Störungen, die bereits zum Zeitpunkt der Diagnosestellung auffallen, sollte eine neuropsychologische Diagnostik fester Bestandteil der (initialen) klinischen Untersuchung und auch Verlaufsbeobachtung sein. Eine Beurteilung der kognitiven Leistungen durch die neurologische Routineuntersuchung oder ein Gespräch ist nicht adäquat möglich. Während vorliegende kognitive Störungen im Gespräch eher eindeutig auffallen, trifft die Vermutung, dass ein Patient nicht an kognitiven Störungen leidet, lediglich in 50 % d. F. zu (Messinis et al. 2010). Verschiedene Autoren kritisieren, dass eine reguläre neuropsychologische Untersuchung meist nicht zu den Routineverfahren im klinischen Alltag zählt (Messinis et al. 2010; Patti 2009). Gründe dafür sind der sehr hohe Zeitaufwand der kognitiven Untersuchungen und oft auch der Mangel an speziell ausgebildetem Personal (Neuropsychologen). Darüber hinaus mangelt es an ausreichend validierten und normierten nationalen bzw. internationalen Standards oder Auswertungskriterien für eine kognitive Testung (Fischer et al. 2014; Lembach und Adler 2014).

MERKE

Das Ziel der neuropsychologischen Diagnostik besteht darin, die kognitiven Leistungen in den verschiedenen Erkrankungsphasen und Leistungsbereichen, insbesondere aber in den Bereichen Aufmerksamkeit, v. a. kognitives Tempo, Gedächtnis und exekutive Funktionen sowie deren Auswirkungen auf die Bewältigung des Alltags sowie beruflicher Anforderungen und auf die Lebensqualität der Betroffenen zu beurteilen.

Im **akutneurologischen Klinikalltag** fokussiert die Diagnostik vor allem auf die Einschätzung der akuten klinischen und kognitiven Symptomatik bei Diagnosestellung, auf die Beurteilung der kognitiven Leistungen bei einem Schub, die kognitive Verlaufsbeurteilung in den verschiedenen Erkrankungsstadien und die Therapieeffizienzkontrolle. Insbesondere während der Therapie mit Natalizumab werden jährliche Untersuchungen der kognitiven Leistungen zur Verlaufsbeurteilung sowie auch zur Erfassung möglicher Komplikationen (PML) empfohlen (Kunkel et al. 2015).

In der **Neurorehabilitation** dient die neuropsychologische Diagnostik vor allem der Einschätzung der Alltagsrelevanz der kognitiven Störungen, ihres Einflusses auf die Erwerbsfähigkeit mit der Frage der Wiedereingliederung in den Arbeitsprozess sowie der allgemeinen Auswirkung auf die Lebensqualität und Teilhabe am sozialen Leben. In späteren Erkrankungsphasen und bei schwer betroffenen Patienten kann auch die Frage der Einwilligungsfähigkeit relevant werden. Nicht zu unterschätzen sind darüber hinaus auch die Auswirkungen kognitiver Störungen der Betroffenen auf die Lebensqualität der Angehörigen.

Auch bei **gutachtlichen Stellungnahmen** zur Beurteilung der Erwerbsfähigkeit oder des Grades der Behinderung kann eine Untersuchung der kognitiven Leistungen erforderlich und sinnvoll sein.

15.3 Neuropsychologische Diagnostik

15.3.1 Rahmenbedingungen

Die neuropsychologische Diagnostik erfolgt mittels **standardisierter und normierter neuropsychologischer Testverfahren,** wobei weder international noch im deutschsprachigen Raum ein einheitliches diagnostisches Prozedere existiert, sodass diese eher kultur- bzw. landes- oder regionenspezifisch erfolgt. Erschwerend kommt hinzu, dass einige englischsprachige Tests weder in die deutsche Sprache übersetzt noch an einem deutschen Kollektiv normiert wurden und ihre Anwendbarkeit und Interpretierbarkeit somit limitiert sind. Grundsätzlich müssen alle verwendeten Verfahren über ausreichende **Gütekriterien** (Objektivität, Reliabilität, Validität) verfügen. Bedeutsam sind zudem die Sensitivität und Spezifität eines Verfahrens.

Eine ausführliche neuropsychologische Diagnostik kann zuverlässig nur von ausgebildetem **Fachpersonal** (z. B. Klinischen Neuropsychologen) durchgeführt werden. Ausgebildete Neuropsychologen sind überwiegend im akutstationären und vor allem im rehabilitativen Setting tätig. Im ambulanten Versorgungsgebiet ist neuropsychologische Expertise durch hohe Anforderungen an die Qualifikation (abgeschlossene Ausbildung in einem psychotherapeutischen Richtlinienverfahren, Zertifikat zum Klinischen Neuropsychologen, Approbation) nur selten verfügbar. Lediglich in größeren Ballungszentren sind ambulante neuropsychologische Untersuchungen/Behandlungen möglich.

Vor der Durchführung einer neuropsychologischen Diagnostik sollten die personelle Situation (Verfügbarkeit von Neurologen, MS-Nurse, Neuropsychologen) und die Indikation geklärt werden. ➤ Abb. 15.1 zeigt ein Ablaufschema für die **Indikation** einer neuropsychologischen Diagnostik.

MERKE

Für eine orientierende Einschätzung der kognitiven Leistungen ist die Durchführung eines **kognitiven Screenings** sinnvoll. Sollte das Screening Auffälligkeiten zeigen, ergibt sich die Frage der Indikation einer ausführlichen neuropsychologischen Diagnostik. Im Fall eines unauffälligen Screenings muss geklärt werden, ob ggf. subjektiv beklagte kognitive Störungen adäquat abgebildet wurden, ob dennoch eine ausführliche neuropsychologische Diagnostik indiziert ist oder ob der Diagnostikprozess als abgeschlossen gelten kann.

15.3.2 Kognitive Screeningverfahren

Durch Anwendung eines Screeningverfahrens lassen sich kognitiv beeinträchtigte Patienten selektieren, um sie anschließend, falls möglich und notwendig, genauer neuropsychologisch zu untersuchen. Screeningverfahren erlauben eine zeit- und kostengünstige orientierende Einschätzung des kognitiven Leistungsniveaus. Die Anwendung eines kognitiven Screenings sollte Bestandteil einer klinisch-neurologischen Untersuchung sein und kann von geschultem medizinischem Personal durchgeführt werden (z. B. MS-Nurse). In ➤ Tab. 15.1 sind einige für das Erkrankungsbild MS geeignete kognitive Screeningverfahren aufgeführt.

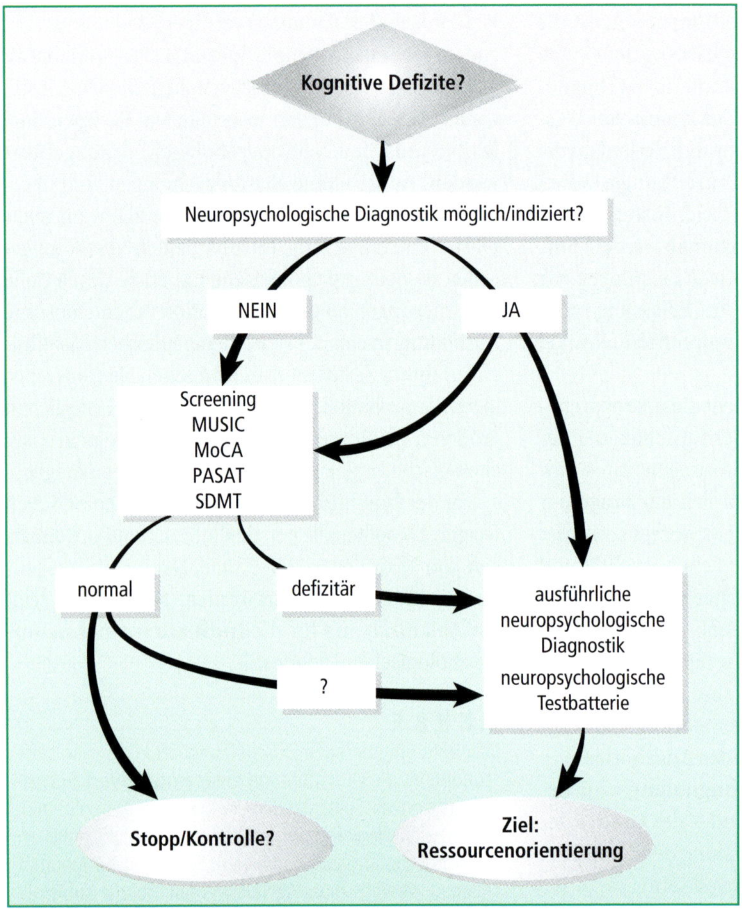

Abb. 15.1 Workflow zur Indikation einer neuropsychologischen Diagnostik [L231]

Tab. 15.1 Für MS geeignete kognitive Screeningverfahren

Screening	Kognitiver Bereich	Testdauer [min]
MUSIC[1]	Informationsverarbeitungsgeschwindigkeit Verbales Gedächtnis (Lernen, LZG) Exekutive Funktionen (Interferenzanfälligkeit, Fluidität, Flexibilität) Fatigue	10–12
BRB-N[2]	Informationsverarbeitungsgeschwindigkeit Lernen, Gedächtnis (verbal, nonverbal, KZG, LZG) Arbeitsgedächtnis Exekutive Funktion (semantische Wortflüssigkeit)	insgesamt 30–34
PASAT **SDMT**	Informationsverarbeitungsgeschwindigkeit Arbeitsgedächtnis	10 5
MSFC[3] **PASAT**	Informationsverarbeitungsgeschwindigkeit Arbeitsgedächtnis	insgesamt 30 10

LZG: Langzeitgedächtnis; KZG: Kurzzeitgedächtnis
[1] Multiple Sclerosis Inventar Cognition (Calabrese et al. 2004)
[2] Brief Repeatable Battery of Neuropsychological Tests (Scherer et al. 2004)
[3] Multiple Sclerosis Functional Composite (Fischer et al. 1999; Polman und Rudick 2010)

Welches Verfahren zur Anwendung kommt, sollte je nach Zeitmanagement und personeller Situation individuell entschieden werden:

- Am detailliertesten und mit geringem Zeitaufwand werden die kognitiven Funktionen bei MS durch den **MUSIC** (*Multiple Sclerosis Inventar Cognition;* Calabrese et al. 2004) abgebildet; allerdings lassen sich nur geringe oder leichte kognitive Störungen, insbesondere in der Frühphase der Erkrankung, nicht ausreichend erfassen, weshalb sich dieses Screening im klinischen Alltag nicht durchgesetzt hat.
- Der **PASAT** (*Paced Auditory Serial Addition Test;* Fischer et al. 1999; Spreen und Strauss 1998) als bekanntester Test im Bereich der MS überprüft kognitive Funktionen wie Informationsverarbeitungsgeschwindigkeit, Arbeitsgedächtnis, Fähigkeit zur Aufmerksamkeitsteilung, Rechenfähigkeit und Aufmerksamkeit allgemein. Der Test wird von vielen Patienten in unterschiedlichen Erkrankungsphasen der MS als sehr schwer eingeschätzt, was sich negativ auf die Compliance zur Testdurchführung auswirkt.
- Im Vergleich zum PASAT setzt sich sowohl im klinischen Alltag als auch in der Forschung zunehmend der **SDMT** (*Symbol Digit Modalities Test;* Smith 2000) durch. Bei diesem Test werden dem Patienten 9 Symbole präsentiert, denen 9 Zahlen zugeordnet sind. Aufgabe ist es, innerhalb von 90 Sekunden den jeweiligen Symbolen die richtigen Zahlen zuzuordnen. Vorteilhaft an diesem Test ist, dass zwischen mündlicher (orale) und schriftlicher Durchführungsvariante gewählt werden kann. Bei MS wird die „orale" Durchführungsvariante favorisiert, da sprachliche Auffälligkeiten bei der MS vernachlässigbar sind und somit motorische, ggf. leistungsverzerrende Beeinträchtigungen kompensiert werden können. Empfohlen wird eine jährliche Durchführung des SDMT (Benedict et al. 2017; Penner 2017).
- Die **BRB-N** (*Brief Repeatable Battery of Neuropsychological Tests;* Scherer et al. 2004) kommt vorwiegend in multizentrischen Studien zum Einsatz. Mit diesem Verfahren, das aus fünf Subtests (SDMT, PASAT, Serial Addition Test (SRT), 10/36 Spatial Recall Test, Word List Generation [WLG]) besteht, lassen sich verbales und nonverbales Kurz- und Langzeitgedächtnis, Informationsverarbeitungsgeschwindigkeit, Aufmerksamkeit, Arbeitsgedächtnis, semantische Wortflüssigkeit und exekutive Funktionen beurteilen.

MMST (*Mini-Mental-Status-Test;* Folstein et al. 1975) und **DemTect** (Calabrese und Kessler 2000) sind zur Einschätzung der kognitiven Leistungen bei MS als Screeningverfahren nicht geeignet, da diese das „kognitive Kerndefizit" nur unzureichend abbilden. Vor allem der MMST verfügt über eine nur unzureichende Sensitivität (Beatty und Goodkin 1990). Ergänzend sei der **MoCA** (*Montreal Cognitive Assessment,* Nasreddine et al. 2005) als ein weiteres Screeningverfahren erwähnt, der zur Untersuchung kognitiver Defizite bei Schlaganfallpatienten entwickelt wurde und im Vergleich zum MMST über eine deutlich bessere Sensitivität (87–90 %) verfügt (Pendlebury et al. 2012). Kürzlich wurde der MoCA auch als Screeningverfahren zur Selektion kognitiv beeinträchtigter MS-Patienten hinsichtlich der Indikation einer ausführlichen neuropsychologischen Diagnostik empfohlen (Charvet et al. 2015).

MERKE

Vorteile der Durchführung eines kognitiven Screenings sind die mögliche Selektion kognitiv auffälliger Patienten und die Wahrnehmung von Ängsten und Sorgen der Patienten hinsichtlich kognitiver Störungen. Als nachteilig werden die häufige Unterschätzung des kognitiven Leistungsniveaus vor allem bei höherem intellektuellem Niveau und die nur unzureichenden Aussagen zu spezifischen, fokussierten kognitiven Defiziten bewertet.
Bei spezifischer Fragestellung und auch im frühen Erkrankungsstadium ist deshalb eine ausführliche neuropsychologische Diagnostik indiziert (➤ Kap. 15.3.3).

15.3.3 Ausführliche neuropsychologische Diagnostik

Eine ausführliche neuropsychologische Diagnostik sollte hypothesengeleitet entsprechend den subjektiven Beschwerden des Betroffenen und störungsrelevant erfolgen und ist in allen Erkrankungsphasen empfehlenswert, um die Erwerbsfähigkeit und/oder Auswirkung kognitiver Störungen auf die Lebensqualität der Betroffenen adäquat einschätzen zu können. Da kognitive Defizite oder ein Fatigue-Syndrom auch erste Symptome einer MS sein können, ist eine ausführliche Diagnostik auch in der Frühphase der Erkrankung sinnvoll.

15

Tab. 15.2 Auswahl neuropsychologischer Testverfahren für die Bereiche Aufmerksamkeit, Gedächtnis und exekutive Funktionen

Kognitiver Bereich	Testverfahren
Aufmerksamkeit	
Aufmerksamkeitsaktivierung/Alertness	TAP[1]: Untertest Alertness (Zimmermann und Fimm 2008)
Informationsverarbeitungsgeschwindigkeit	**SDMT** (Smith 2000) PASAT (Scherer et al. 2004)
Selektive/fokussierte Aufmerksamkeit	TAP: Untertests Go/Nogo, Flexibilität Wiener Testsystem: Stroop
Geteilte Aufmerksamkeit	TAP: Untertest Geteilte Aufmerksamkeit
Daueraufmerksamkeit/Vigilanz	TAP: Untertests Daueraufmerksamkeit, Vigilanz
Gedächtnis	
Kurzzeitgedächtnis	Verbaler Lern- und Merkfähigkeitstest (VLMT, Helmstaedter et al. 2001) Wechsler Memory Scale Revised (WMS-R), Zahlen nachsprechen, Blocktapping vorwärts (Härting et al. 2000)
Arbeitsgedächtnis	WMS-R, Zahlen nachsprechen, Blocktapping rückwärts TAP: Untertest Arbeitsgedächtnis PASAT Wiener Testsystem: N-Back, verbal, nonverbal
Langzeitgedächtnis	VLMT Verbaler/Nonverbaler Lerntest (VLT/NVLT, Sturm und Willmes 1999) Verbaler Gedächtnistest (VGT, Lux et al. 2012) Diagnosticum für Cerebralschädigung (DCS, Wolfram et al. 1989) Brief Visuospatial Memory Test-Revised (BVMT-R, Benedict 1997)
Exekutive Funktionen	
Strategiebildung	Wisconsin Card Sorting Test (WCST, Nelson 1976)
Divergentes Denken	Regensburger Wortflüssigkeitstest (RWT, Aschenbrenner et al. 2000)
Problemlösen	Turm von London (Tucha und Lange 2004) Turm von Hanoi (Gediga und Schöttke 2005) Standardisierte Linksche Probe (SLP, Metzler 2000)

[1] TAP: Testbatterie zur Aufmerksamkeitsprüfung
[2] RVDLT: keine deutschen Normen

Im deutschsprachigen Raum sind für die Diagnostik der einzelnen kognitiven Bereiche verschiedene standardisierte und normierte Testverfahren verfügbar. Eine ausführliche Untersuchung der kognitiven Leistungen ist sehr zeitintensiv, beansprucht meist mehrere Stunden und sollte von ausgebildeten Klinischen Neuropsychologen durchgeführt und bewertet werden. Bei der Auswahl der Verfahren und der Länge der Untersuchung sind das intellektuelle Niveau und die Belastbarkeit des Patienten zu berücksichtigen. Die Diagnostik sollte entsprechend dem „kognitiven Kerndefizit" vor allem Aspekte der Aufmerksamkeit, des Gedächtnisses und der exekutiven Funktionen erfassen. Darüber hinaus ist die Untersuchung der visuell-räumlichen Wahrnehmung empfehlenswert. ➢ Tab. 15.2 gibt einen Überblick über gängige, im deutschen Sprachraum anwendbare neuropsychologische Testverfahren zur Untersuchung von Aufmerksamkeits- und Gedächtnisleistungen sowie exekutiven Funktionen. Die Darstellung erhebt keinen Anspruch auf Vollständigkeit.

Von einem internationalen Expertenkomitee aus Neurologen und Neuropsychologen wurde 2012 die **BICAMS-Testbatterie** (Brief International Cognitive Assessment for Multiple Sclerosis, Benedict et al. 2012; Langdon et al. 2012) zusammengestellt. Sie stellt einen Konsensversuch zur Homogenisierung der Erfassung kognitiver Defizite bei MS dar und fokussiert auf die Schwerpunkte der Informationsverarbeitungsgeschwindigkeit sowie des verbalen und nonverbalen Gedächtnisses und somit auf Teilbereiche des kognitiven Kerndefizits. Die BICAMS-Batterie beinhaltet den SDMT sowie die Lerntrials des *California Verbal Learning Test* (CVLT, Delis et al. 2000) und des *Brief Visuospatial Memory Test-Revised* (BVMT-R, Benedict 1997). Im deutschsprachigen Raum kann alternativ für den CVLT der VLMT eingesetzt werden. Mit einer Durchführungszeit von ca. 15–20 min ist die BICAMS-Testbatterie bei sehr guten psychometrischen Eigenschaften ausgesprochen zeitökonomisch. Steht für die Durchführung der kompletten BICAMS-Testbatterie keine ausreichende Zeit zur Verfügung,

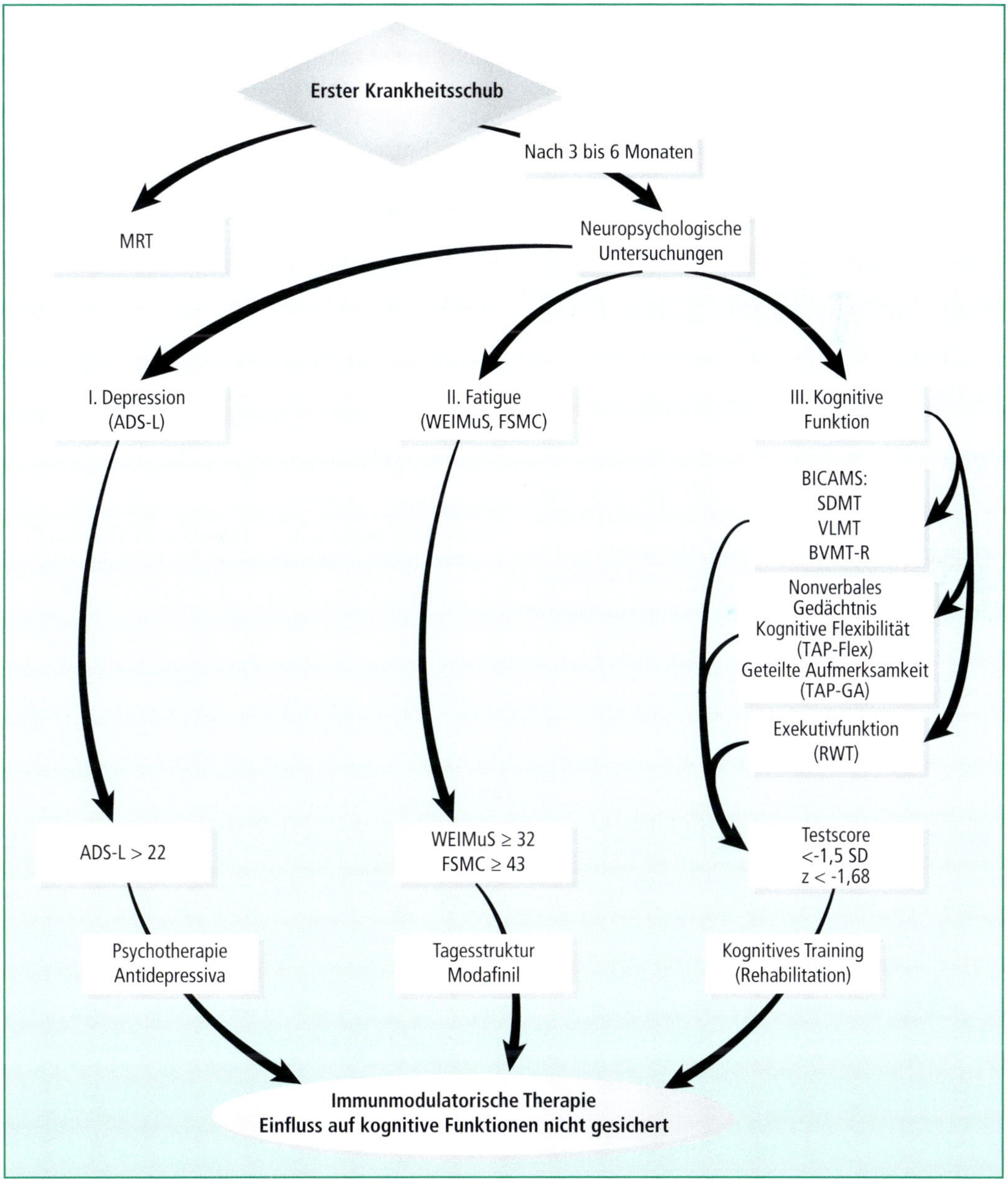

Abb. 15.2 Workflow zur Erfassung früher kognitiver Defizite bei MS [L231]

empfiehlt die Arbeitsgruppe um Professor I. Penner die verkürzte Version aus SDMT und BVMT-R (Sensitivität 92,7 %; κ = 0,95). Die Anwendung nur eines der drei Tests zeigte sich als nicht ausreichend sensitiv (Baetge et al. 2019).

Die aus sieben Tests bestehende neuropsychologische MACFIMS-Testbatterie (*Minimal Assessment of Cognitive Function in MS,* Benedict et al. 2006; Messinis et al. 2010) konnte sich im klinischen Alltag wegen der Durchführungszeit von 90 min nicht durchsetzen.

Basierend auf den Resultaten eigener Untersuchungen (Faiss et al. 2014; Köhler et al. 2017) und dem aktuellen Stand der Literatur empfehlen wir zur Erfassung früher kognitiver Einschränkungen das in ➤ Abb. 15.2 dargestellte Diagnostikschema.

MERKE

Wichtig ist, kognitive Störungen stets in Abgrenzung zu Depression und/oder Fatigue (➤ Kap. 15.3.4) zu beurteilen.

15.3.4 Depression und Fatigue

Depressionen und Fatigue mit einer Häufigkeit von bis zu 50 bzw. 90 % können die kognitiven Leistungen negativ verzerren. Vor allem Depressionen wirken sich negativ auf das Rehabilitationsergebnis und die Erwerbsfähigkeit aus (Glad et al. 2011). Hingegen können kognitive Defizite auch die Ursache einer psychischen Fatigue sein.

Die Beurteilung von Depression und Fatigue ist über standardisierte Fragebögen möglich. Empfohlen wird zur Erfassung einer Depression die **Allgemeine Depressionsskala** in der Langform (ADS-L, Hautzinger et al. 2012).

Zur Beurteilung eines Fatigue-Syndroms eignet sich die **Fatigue Skala für Motorik und Kognition** (FSMC, Penner et al. 2009). Ab einem Cut-off-Wert von ≥ 43 lassen sich verschiedene Schweregrade von Fatigue erfassen. Auch die getrennte Beurteilung einer kognitiven oder eher motorisch betonten Fatigue ist möglich. Da Fatigue ein subjektives, schwer objektivierbares Symptom ist, sollte die Diagnostik eines Fatigue-Syndroms auf einer umfassenden Exploration, ggf. einem strukturierten Interview und einem ergänzenden Fragebogen basieren. Sinnvoll ist darüber hinaus die Anwendung eines Tagebuchs, um Tagesstruktur, Belastung und emotionales Befinden des Patienten exakt zu erfassen. Objektive Methoden zur Messung einer Fatigue z. B. mittels Vigorimeter sind bisher nicht validiert; sie werden selten und ausschließlich zu wissenschaftlichen Zwecken genutzt.

Auf spezifischere Aspekte von Depression und Fatigue bei MS wird in ➤ Kap. 22 eingegangen.

LITERATUR

Die vollständige Literatur zu diesem Kapitel finden Sie im Anhang am Ende dieses Buches.

C Therapie und Rehabilitation

Frank A. Hoffmann

Vorbemerkungen zur Therapie der multiplen Sklerose

Prinzipiell gibt es für die multiple Sklerose (MS) drei therapeutische Optionen:

1. die Therapie einzelner Symptome,
2. die Therapie des akuten Schubs und
3. die verlaufsbeeinflussende Langzeittherapie (➤ Abb. C.1).

Diese Optionen sind in der Regel in Kombination, und zwar individuell angepasst, anzuwenden.

Bei der Empfehlung der zum jeweiligen Zeitpunkt für den einzelnen Patienten am besten geeigneten Therapie müssen verschiedene krankheitsimmanente Faktoren berücksichtigt werden: Krankheitsstadium, Behinderungsgrad, die im Vordergrund stehende Symptomatik, Verlaufsform und Verlaufsdynamik, Alter, Geschlecht und Kinderwunsch des Patienten sowie Begleiterkrankungen, Begleit- und Vormedikation. Darüber hinaus gilt es aber auch immer den individuellen Patienten in seiner ganz persönlichen Lebenssituation mit seinen Lebensvorstellungen und Therapieerwartungen zu berücksichtigen und in die Therapieentscheidungen einzubeziehen. Daraus ergibt sich, dass die Therapieempfehlungen immer wieder hinterfragt, aktualisiert und angepasst werden müssen. Insofern ist die Therapie des einzelnen MS-Patienten ähnlich individuell wie der Krankheitsverlauf jedes einzelnen Patienten und stellt für Patient und Arzt eine ständige Herausforderung dar. Auch im Rahmen des medizinischen Fortschritts gibt es immer wieder Anlass, aufgrund neuer und erfolgreicherer Therapien, neuer Erkenntnisse oder Expertenmeinungen Änderungen an der Therapie vorzunehmen. Wichtige und inzwischen bewährte Grundlagen zur Entscheidung für eine verlaufsbeeinflussende Langzeittherapie sind die laufend aktualisierten Empfehlungen der aus den Leitlinien der Deutschen Gesellschaft für Neurologie (DGN) und des Krankheitsbezogenen Kompetenznetzes Multiple Sklerose (KKNMS) zur immunmodulatorischen Stufentherapie der MS (➤ Kap. 18).

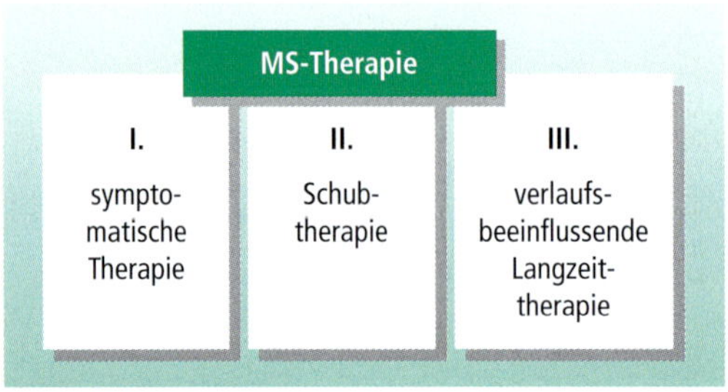

Abb. C.1 Therapieprinzipien bei MS [L106]

So bedeutend die Möglichkeiten und Fortschritte der pathophysiologisch ansetzenden Therapie und der verlaufsbeeinflussenden Langzeittherapie auch sind (➤ Kap. 18), so sollte die symptomatische Therapie doch keinesfalls vernachlässigt werden. Sie ist die Basis des individuell angepassten Therapiekonzepts: Zum einen sind die den Patienten unmittelbar beeinträchtigenden Beschwerden oft nur durch symptomatische Therapie zu lindern (d. h., nur so ist die bestmögliche Lebensqualität zu erreichen und zu erhalten), zum anderen dient sie der Prophylaxe von Komplikationen der MS wie z. B. Dekubitus, Kontrakturen, HWI, Pneumonien und Thrombosen, die den Patienten u. U. vital gefährden. Deshalb wird die symptomatische Therapie der MS im Folgenden vor der pathophysiologisch ansetzenden Therapie besprochen.

KAPITEL

16 Symptomatische Therapie

Frank A. Hoffmann

16.1 Vorbemerkungen zur symptomatischen Therapie

Frank A. Hoffmann

Das Ziel der symptomatischen Therapie ist das Erreichen der unter den gegebenen Umständen bestmöglichen Lebensqualität. Für den einzelnen Patienten soll der höchstmögliche Grad an Selbstständigkeit und Unabhängigkeit von Dritten ermöglicht werden. Von überragender Bedeutung noch vor der symptomatischen Behandlung einzelner MS-Symptome ist die Vermeidung von Komplikationen der Erkrankung, zusätzlichen Gesundheitsstörungen, unerwünschten Nebenwirkungen und Langzeitfolgen der medikamentösen Therapie.

Seit August 2004 gab es auch zur symptomatischen Therapie der MS Empfehlungen der MSTKG, die in den zuletzt 2014 aktualisierten Leitlinien der DGN/KKNMS fortgesetzt werden (DGN 2020). Sie berücksichtigen insbesondere, dass es für viele Medikamente und auch nichtmedikamentöse Verfahren, die in der symptomatischen Behandlung oft seit vielen Jahren erprobt, hilfreich und ohne Alternativen sind, keine durch moderne Studien gestützten Wirksamkeitsbelege und keine behördliche Zulassung gibt. Die symptomatische Therapie der MS stützt sich weitgehend auf Medikamente, die nach ärztlicher Erfahrung wirksam, aber nicht explizit für die Indikation MS zugelassen sind (Off-Label-Use). Die Expertenempfehlungen sollen auch dazu beitragen, dass diese offensichtlich wirksamen, aber nicht durch kontrollierte Studien überprüften bzw. überprüfbaren Therapeutika auch weiterhin für die Patienten zur Verfügung stehen, da sonst nicht zu füllende Lücken im Repertoire der symptomatischen Therapiemöglichkeiten drohen.

MERKE

Die **nichtmedikamentöse Therapie** von MS-Symptomen hat in jedem Erkrankungsstadium einen hohen Stellenwert. Sie umfasst so wichtige Bereiche wie Krankenpflege, Bewegungs-, Ergo-, Sprech- und Schlucktherapie, Hilfsmittelversorgung, Beratung, Sozio- und Psychotherapie.

Wichtig ist die gute interdisziplinäre Zusammenarbeit aller beteiligten Berufsgruppen im Rahmen eines Gesamttherapiekonzepts, das unter ärztlicher Leitung in engem gegenseitigem Austausch für jeden Patienten individuell erarbeitet und durchgeführt wird. Von wesentlicher Bedeutung ist eine durch physio- und ergotherapeutische Maßnahmen ergänzte **aktivierende Krankenpflege.** Wichtigstes Ziel all dieser Maßnahmen ist die Vermeidung inaktivitätsbedingter Komplikationen. Der MS-Kranke ist nicht primär durch die MS vital gefährdet, sondern durch die möglichen **Komplikationen,** die sich aus der **Immobilisierung und Inaktivierung** ergeben können. Dies sind vor allem:

- Dekubitus
- Thrombosen, Lungenembolie
- Schluckstörung, Aspiration
- Infektionen der oberen Luftwege, Bronchitis, Pneumonien
- Osteoporose
- Gelenk- und Muskelkontrakturen

- Inaktivitätsatrophie der Muskulatur
- HWI, Pyelonephritis, Urosepsis
- Ernährungs- und Vitaminmangelzustände
- Exsikkose

Grundlage einer erfolgreichen MS-Therapie ist das Verhüten dieser Komplikationen (Bauer und Kesselring 1995). Deshalb stehen die entsprechenden Prophylaxen, insbesondere in fortgeschrittenen Krankheitsstadien, im Zentrum aller therapeutischen Maßnahmen. Sie beruhen ganz vorwiegend auf nichtmedikamentösen Maßnahmen, nämlich auf einer kompetenten aktivierenden Krankenpflege und Bewegungstherapie. Erst wenn durch optimale Pflegemaßnahmen und Prophylaxe von Komplikationen in Kombination mit aktiver Bewegungstherapie die Grundlagen geschaffen sind, können symptomatische oder auch verlaufsbeeinflussende medikamentöse Therapien sinnvoll eingesetzt werden und ihre Wirksamkeit ausreichend entfalten. So ist z. B. eine antispastische Medikation ohne physiotherapeutische Beübung meist wenig erfolgreich. Wenn gleichzeitig noch ein Dekubitalgeschwür die Spastik verstärkt, wird der Erfolg von Medikamenten gegen die Spastik noch geringer sein. Es muss dann ganz vordringlich der Dekubitus zur Abheilung gebracht werden, um – in Verbindung mit intensiver Physiotherapie und antispastischer Medikation – eine Besserung der Spastik zu erreichen.

Physiotherapie und Krankengymnastik sind sehr wichtige Elemente jedes Behandlungskonzepts für MS-Patienten. Sie haben in jedem Krankheitsstadium ihren Platz und sind an Bedeutung kaum zu überschätzen. Insbesondere in der Behandlung von Lähmungen, Spastik, Gangstörungen, Koordinations- und Gleichgewichtsstörungen nimmt eine kompetente aktive Physiotherapie den ersten Platz aller therapeutischen Maßnahmen ein. Therapieziele sind die Erhaltung der größtmöglichen Selbstständigkeit des Patienten, das Entwickeln kompensatorischer Funktionen und die Prophylaxe bzw. Beseitigung sekundärer Komplikationen wie z. B. Kontrakturen, Dekubitus, Haltungsschäden, Osteoporose usw.

Ganz im Vordergrund stehen aktive Therapiekonzepte, die in Form von neurophysiologisch fundierten Behandlungsmethoden angewendet werden. Die beiden wichtigsten sind die **Methode nach Bobath** und die **propriozeptive neuromuskuläre Fazilitation** (PNF). Die Bobath-Methode, die entwicklungsneurologisch begründet und aus der Hemiplegietherapie hervorgegangen ist, zielt auf Bewegungsbahnung und Hemmung der Spastik. Auch die PNF wirkt bewegungsbahnend, wobei afferente Stimulationen zur Verbesserung der Oberflächen- und Tiefensensibilität eingesetzt werden. Beide Methoden sind auch sehr erfolgreich kombinierbar.

Hilfreich kann auch aktive Physiotherapie im **Bewegungsbad** von 28–32 °C sein. Durch den natürlichen Auftrieb des Wassers ist eine aktive Beübung mit Stehen und Gehen auch bei Beinparesen möglich.

Auch die **Hippotherapie** bietet vielen Patienten die Möglichkeit, Spastik, Paresen und Koordination zu bessern und auch – im Umgang mit dem Pferd als Partner – soziale Fähigkeiten und das Selbstwertgefühl zu stärken.

Für Patienten, die nicht mehr aktiv stehen können, ist das **Stehbrett** geeignet, das stufenlos bis zur Senkrechten aufgerichtet werden kann und auch ihnen ermöglicht, regelmäßig zu stehen. Es trainiert Rumpf-, Extremitäten- und Atemmuskulatur sowie den Kreislauf und beugt Kontrakturen, Dekubitus und Osteoporose vor.

Die **Ergotherapie** hat – in Ergänzung und Zusammenarbeit mit der Physiotherapie – die Aufgabe, die oberen Extremitäten, Feinmotorik, Sitzkontrolle, Wahrnehmung und Sensibilität funktional zu trainieren. Hinzu kommen noch die Behandlung von Kommunikations- und neuropsychologischen Störungen (z. B. Konzentrations- und Gedächtnistraining) sowie der große Bereich des Selbsthilfetrainings. Hier erfolgen funktionelle Übungsbehandlungen zur Erhaltung bzw. Wiedererlangung von Aktivitäten des täglichen Lebens (ATL). Dazu zählen z. B. Wasch-, Ess-, Trink-, Anzieh-, Haushalts- und auch Schreibtraining. Ebenfalls zur Ergotherapie gehören das Erproben und Anwenden geeigneter Hilfsmittel sowie das Üben im Umgang damit. Dies umfasst neben Anzieh- und Küchenhilfen auch das Rollstuhltraining und die Beratung zur behindertengerechten Gestaltung der individuellen Wohn- und Arbeitssituation.

Die **Logopädie** diagnostiziert und behandelt Sprach-, Sprech- und Schluckstörungen. Die enge Zusammenarbeit mit Physio- und Ergotherapeuten ist unbedingt erforderlich.

Zur Therapie einzelner Symptome der MS steht eine Vielzahl von Medikamenten zur Verfügung. Sie ermöglichen für viele MS-Symptome eine wirksame symptomatische Behandlung, z. B. von Spastik, Schmerzen, paroxysmalen Symptomen und Blasenstörungen. Andere Symptome wie z. B. Sehstörungen, Doppelbilder, Ataxie und Fatigue lassen sich medikamentös oft nicht erheblich bessern.

MERKE

Vor Beginn jeder medikamentösen symptomatischen Therapie muss eine Abwägung des erwünschten Therapieziels gegen die möglichen Risiken und Nebenwirkungen erfolgen. Auswahl und Dosierung der Medikamente sind von der jeweiligen individuellen Gesamtsituation des Patienten abhängig.

So wird man bei der Auswahl antispastischer Medikamente für einen Patienten mit ausgeprägter Fatigue von vornherein versuchen, potenziell sedierende Medikamente zu vermeiden; und zur Behandlung depressiver Symptome und schmerzhafter Missempfindungen bei einem Patienten mit Blasenentleerungsstörungen bei Detrusorschwäche sollte man keine Antidepressiva mit anticholinerger Wirkung einsetzen, da sonst eine weitere Erhöhung der Restharnmenge droht.

16.2 Fatigue

Frank A. Hoffmann

Als Fatigue wird die bei MS sehr häufig auftretende verstärkte psychophysische Ermüdbarkeit bezeichnet, die bei bis zu 90 % aller MS-Patienten vorliegt (Kos et al. 2008). Sie entspricht nicht der physiologischen Müdigkeit, wie sie auch Gesunde kennen, und korreliert bei MS-Patienten nicht mit dem Behinderungsgrad.

MERKE

Die Fatigue stellt für viele MS-Patienten einen Hauptbelastungsfaktor dar und verursacht oft einen größeren Leidensdruck als körperliche Behinderungen. Sie nimmt neben den Blasenstörungen den führenden Platz unter den Symptomen ein, die den Patienten in seiner Lebensqualität subjektiv am stärksten beeinträchtigen.

Viele MS-Betroffene werden durch Fatigue in ihren privaten und beruflichen Aktivitäten wesentlich eingeschränkt. Die körperliche und geistige Leistungsfähigkeit kann erheblich gemindert sein, sodass es passieren kann, dass auch Patienten mit weitgehend regelrechtem neurologischem Befund und ohne körperliche Behinderungen allein aufgrund der Fatigue erwerbsunfähig sein können.

Die Tatsache, dass aus der Fatigue erhebliche Einschränkungen für MS-Patienten resultieren können, ist aber oft nicht ausreichend bekannt bzw. anerkannt. Eine objektive Beurteilung ist mit der **Testbatterie zur Aufmerksamkeitsprüfung** (TAP) möglich, wobei sich hier vor allem die **Bestimmung der tonischen Alertness** bewährt hat (Flachenecker 2012).

16.2.1 Allgemeine Therapiemaßnahmen

Das Behandlungskonzept gegen Fatigue stützt sich in erster Linie auf allgemeine Maßnahmen; Medikamente können ergänzend zum Einsatz kommen (➤ Abb. 16.1).

Aufklärung Der erste und entscheidende Schritt zur Therapie der Fatigue ist die umfassende Aufklärung über dieses häufige Symptom. Sowohl die Patienten selbst als auch ihr Umfeld in Familie und Beruf sollten über die krankheitsbedingt verstärkte Ermüdbarkeit und verminderte Belastbarkeit ausführlich informiert werden. Die Fatigue soll als unmittelbares und sehr häufiges Symptom der Erkrankung selbst erklärt und verstanden werden. Dies ist für den Betroffenen und sein Umfeld vielfach entlastend und kann den oftmals vorhandenen, mehr oder weniger deutlich ausgesprochenen Vorwurf entkräften, der Patient lasse es an Anstrengungsbereitschaft und Durchhaltewillen fehlen. Im nächsten Schritt können dann unangemessene Ansprüche an das verminderte Leistungsvermögen des Betroffenen korrigiert werden.

Kräfteeinteilung Wird das Vorliegen einer Fatigue vom Betroffenen und seiner Umgebung als bestehendes Krankheitssymptom anerkannt, kann eine dem Leistungsvermögen angepasste Planung der Tagesaktivitäten erfolgen. Dies erfordert zunächst eine Einteilung des Tages- und Wochenablaufs. Eine individuelle Festlegung der Prioritäten im Tagesplan sollte erfolgen, damit weniger wichtige Bestandteile weggelassen werden können und somit Kraftreserven erhalten

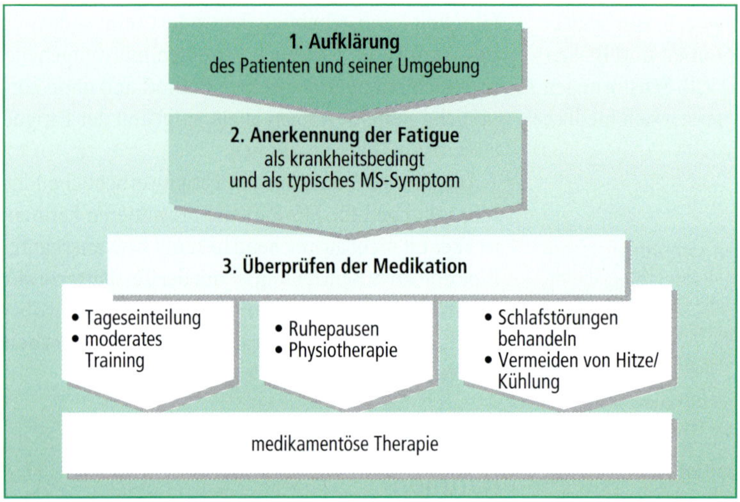

Abb. 16.1 Allgemeine Therapiemaßnahmen bei Fatigue [L106]

bleiben. In der Regel ist vor allem auf das Vermeiden von Überlastungen und Überforderungen zu achten. Daher sind ausreichend Ruhepausen und Erholungszeiten einzuplanen. Der Patient sollte lernen, seine individuellen Belastbarkeitsgrenzen zu akzeptieren und Ruhepausen **vor** dem Eintritt von Erschöpfung einzulegen. Ein spezielles „Energiespartraining", bei dem der Patient lernt, tägliche Verrichtungen mit minimalem Energieaufwand zu bewältigen, kann ergänzend Nutzen bringen (Schapiro 1998).

Training Durch Physiotherapie und *moderates* körperliches Training, vor allem mit Ausdauersportarten wie Nordic Walking oder Fahrradergometer, lässt sich die körperliche Belastbarkeit häufig verbessern (Mostert und Kesselring 2002; Pfitzner et al. 2009). Überlastungen und Überanstrengungen sind jedoch zu vermeiden.

Kühlung und Vermeiden von Hitze Viele Patienten berichten auch von einer deutlichen Verstärkung der Fatigue durch (insbesondere feuchte) Hitze – beispielsweise beim Aufenthalt in heißen Klimazonen. Deshalb sollte eine angemessene Urlaubs- und Reiseplanung erfolgen, die das Vermeiden von größerer Hitze erlaubt. Trotzdem können die meisten südlichen Reiseziele durchaus auch für MS-Kranke geeignet sein, wenn der Reisetermin günstig in eine kühlere Jahreszeit gelegt wird. Auch das Vermeiden von direkter Sonneneinstrahlung und heißen Bädern, das Klimatisieren von Räumen usw. können zur Reduktion von Fatigue-Beschwerden beitragen (zum Uhthoff-Phänomen ➤ Kap. 16.3.2). Viele Patienten profitieren vom Kühlen des Körpers oder der Gliedmaßen. Der positive Effekt auf die Fatigue tritt mit einer Latenz von ca. 30–45 min ein und kann bis zu einige Stunden andauern. Die Kühlung kann durch Kühlelemente, kühle Bäder, spezielle Kühlwesten oder externe Klimatisierung erfolgen (z. B. Klimaanlage im Auto bzw. Haus). Wichtig ist auch eine ausreichende Flüssigkeitszufuhr, da ein Flüssigkeitsmangel die Fatigue-Beschwerden verstärken kann. Die tägliche Trinkmenge sollte 2–3 l betragen, bei hohen Umgebungstemperaturen entsprechend mehr. Dies ist vor allem für MS-Betroffene bedeutsam, die aufgrund einer Blasenstörung zu wenig trinken, um häufige Toilettengänge zu vermeiden (Flachenecker 2009a).

Verstärkung durch Medikamente Schließlich ist im Einzelfall noch zu bedenken und zu überprüfen, ob nicht Medikamente eine Verstärkung der Fatigue-Beschwerden verursachen. In diesem Zusammenhang sind z. B. einige antispastisch wirkende Medikamente zu erwähnen, die als Nebenwirkung Müdigkeit und damit eine Fatigue verstärken können. Dies trifft dosisabhängig z. B. für Baclofen, Tizanidin und alle Benzodiazepine zu. Aber auch Medikamente wie Carbamazepin, Gabapentin, Pregabalin, Amitriptylin, Anticholinergika u. a. kommen infrage. Im Zweifelsfall kann – wenn medizinisch vertretbar – ein Auslassversuch zur Klärung beitragen. Auch Beta-Interferone können Fatigue verstärken, insbesondere zu Beginn der Therapie.

Schlafstörungen Häufig liegt eine Verstärkung der Fatigue durch unzureichenden oder gestörten und damit zu wenig erholsamen Nachtschlaf vor. Die gezielte Behandlung der zugrunde liegenden Ursache bringt hier eine Besserung der Fatigue. Zu nennen ist in diesem Zusammenhang die Behandlung der Blasenstörung bei häufiger Nykturie (➤ Kap. 16.14). Bei einem durch ständigen Harndrang gestörten Nachtschlaf kann z. B. der abendliche Einsatz von Desmopressin erfolgreich sein. Ein weiteres Beispiel ist die Behandlung nächtlicher schlafstörender Spastik (➤ Kap. 16.7). Wenn ein Restless-Legs-Syndrom die Schlafstörung verursacht, was bei MS-Patienten nicht selten vorkommt, ist der Einsatz von retardiertem L-Dopa (Nacom® retard, Madopar® depot 100–200 mg z. N.) bzw. von Dopaminagonisten angezeigt.

16.2.2 Medikamentöse Therapie

Die medikamentösen Therapiemöglichkeiten der Fatigue sind in ➤ Tab.16.1 zusammengefasst und werden nachfolgend ausgeführt.

Antidepressiva Fatigue und depressive Symptome sind oft klinisch nicht exakt zu trennen. Häufig liegen sie gleichzeitig und nebeneinander vor und verstärken sich gegenseitig. Viele Patienten, die über eine gesteigerte Ermüdbarkeit klagen, erfüllen auch die Kriterien einer Depression.

Gerade hier ist der Einsatz von nichtsedierenden Antidepressiva eine wichtige Therapieoption. In erster Linie kommen hierbei SSRIs, der MAO-A-Hemmer Moclobemid (Aurorix®) und Noradrenalin-Wiederaufnahmehemmer (NARI) infrage (zur Behandlung der Depression bei MS ➤ Kap. 22.1.2).

Amantadin Amantadin (z. B. PK Merz®) ist seit Längerem zur Therapie der Parkinson-Krankheit zugelassen und bewährt. Es wirkt im ZNS auf multiple Rezeptoren, vor allem NMDA-antagonistisch, und klinisch am ehesten durch eine unspezifische zentrale Stimulation, möglicherweise durch Freisetzung körpereigenen Dopamins aus den Stammganglien. Ein positiver Effekt auf die Fatigue-Symptomatik bei MS wurde beschrieben (Zimmermann und Hohlfeld 1999). Fünf kontrollierte Studien mit insgesamt 272 MS-Patienten zeigten bei heterogenen Studienendpunkten schwache und inkonsistente Effekte von Amantadin auf die MS-assoziierte Fatigue, wobei die klinische Bedeutung unklar bleibt (Pucci et al. 2007). Als optimale Dosierung gelten 2- bis 3 × 100 mg oral. Die zweite Einnahme sollte spätestens am frühen Nachmittag erfolgen, um nächtliche Schlafstörungen zu vermeiden. Auch eine i. v. Gabe als morgendliche

Tab.16.1 Medikamentöse Therapiemöglichkeiten der Fatigue

Substanzen	Wirksamkeit	Bemerkungen
Antidepressiva **SSRIs** **Moclobemid** **NARI**	+	Bei begleitender Depression
Amantadin	+	Bei innerer Unruhe, Schlafstörungen, Verwirrtheit; auch i. v. Gabe möglich
Aminopyridine **3-AP und 3,4-AP**	+	**Cave:** • Geringe therapeutische Breite • Anfallsprovokation
Modafinil	+	Off-Label-Use bei MS
Immunmodulatoren **IFN-β** **GLAT** **IVIG**	?	Auch Verschlechterung der Fatigue möglich (IFN-β)
Kortison-Pulstherapie	(+)	Keine Dauertherapie!
Cannabis	?	BtM-pflichtig

Infusion ist möglich, z. B. bei schluckgestörten Patienten.

Nebenwirkungen: innere Unruhe, Schlaflosigkeit, Obstipation, Harnverhalt, Ödeme. Selten: Übelkeit, Angst, grippeähnliche Symptome, Halluzinationen, Verwirrtheit, Benommenheit, Durst, abnormes Schwitzen, akute Exazerbationen der MS. **Kontraindikationen:** Epilepsie, Verwirrtheitszustände, ausgeprägte Hypotonie, Gravidität, schwere Leber- und Nierenfunktionsstörungen.

MERKE

Problematisch ist aufgrund einer neueren Empfehlung des Gemeinsamen Bundesausschusses (GB-A) die Erstattungsfähigkeit der Amantadin-Therapie für die Indikation „Fatiguebehandlung bei MS".

Modafinil Seit 1999 ist Modafinil (Vigil®) in Deutschland zur Narkolepsiebehandlung zugelassen. Einzelbeobachtungen und kleinere Studien sprechen für eine positive Wirkung dieser α-adrenergen Substanz auch bei MS-bedingter Fatigue.

Reeß und Mauch (2000) berichten von einem Therapieversuch bei 11 MS-Patienten, die für 14 Tage 200 und 300 mg/d Modafinil einnahmen. 7 der 11 Patienten berichteten über eine wahrnehmbare Abnahme ihrer Fatigue-Symptomatik im Alltag. Die durchschnittlichen Zahlenwerte der *Fatigue Severity Scale* (FSS) und der MS-spezifischen FSS (MSFSS) sanken. Hauptnebenwirkungen waren Kopfschmerzen und Schwindel. Ein Patient beendete den Therapieversuch wegen innerer Unruhe. In einer ersten placebokontrollierten Studie zeigten sich bei einer Dosierung von 200 mg (nicht aber für 400 mg) positive Effekte auf die subjektiv erlebte Erschöpfbarkeit (Rammohan et al. 2002). Diese Ergebnisse konnten in einer französischen Studie mit insgesamt 115 Patienten nicht bestätigt werden; hier gaben alle Patienten ausweislich der *Modified Fatigue Impact Scale* eine Verbesserung ihrer Fatigue-Symptomatik an, ohne dass ein Unterschied zwischen Placebo und Modafinil festzustellen gewesen wäre (Stankoff et al. 2005). Diese unterschiedlichen Ergebnisse dürften am ehesten darauf beruhen, dass die verschiedenen Pathomechanismen der Fatigue bisher zu wenig beachtet und noch nicht einmal sekundäre Fatigue-Mechanismen ausgeschlossen wurden. Daher kann Modafinil im Einzelfall trotz des negativen Studienergebnisses wirksam sein. Da in mehreren Untersuchungen eine gute Korrelation zwischen subjektiv erlebter Fatigue und eingeschränkter Aufmerksamkeitsintensität festzustellen war (Meissner et al. 2007, 2009), erscheint im Rahmen eines individuellen Heilversuchs Modafinil bei denjenigen Patienten gerechtfertigt, bei denen sich eine Aufmerksamkeitsstörung objektivieren lässt.

Zu erwartende Nebenwirkungen: Nervosität, Schlafstörungen (und damit bei zu hoher Dosierung möglicherweise die Verschlechterung der Fatigue-Symptomatik), Herzrasen, Schwindel und Leberwertveränderungen.

MERKE

Modafinil muss nicht mehr nach BtMG verordnet werden; der Einsatz bei MS erfolgt aber off-label.

Weitere Substanzen Für Acetyl-L-Carnitin in einer Dosierung von 2.000 mg/d (Tomaßini et al. 2004) und ASS (1.300 mg/d) gibt es Hinweise für eine positive Wirkung auf Fatigue-Beschwerden (Wingerchuk et al. 2005), wobei die Bedeutung dieser Befunde immer noch unklar ist. Für Pemolin, L-Carnitin, Prokarin, 4-Aminopyridin (Fampridin) und Ginkgo biloba liegen keine konsistenten Wirksamkeitsnachweise vor. Ihr Einsatz kann deshalb nicht empfohlen werden.

Immunmodulatoren Unter **Kortison-Pulstherapien** wird häufig eine Besserung von Fatigue-Beschwerden beobachtet, insbesondere durch einen positiv inotropen Effekt des Kortisons. Eine Kortison-Dauertherapie ist aber unbedingt zu vermeiden.

Die großen doppelblinden placebokontrollierten Zulassungsstudien der Beta-Interferone erbrachten auch Daten, aus denen sich ihre positive Wirksamkeit auf Fatigue und neuropsychologische Symptome ableiten lässt. So gaben in der Avonex® Studie bei **IFN-β-1a** in der Placebogruppe initial 6 % der Patienten eine vermehrte Müdigkeit an (Jacobs et al. 1996). Nach 2 Jahren waren es in der Placebogruppe wiederum 6 %. In der Verumgruppe klagten initial 15 % über Asthenie, nach 2 Jahren nur noch 3 %. Auch für **IFN-β-1b** gibt es Hinweise für eine positive Wirkung auf neuropsychologische Funktionen (Pliskin et al. 1996). Die Datenlage für die IFN-β ist jedoch noch beschränkt. Auch Patienten, die mit Glatirameracetat (GLAT) oder IVIG behandelt werden, profitieren möglicherweise i. S. einer Besserung der Fatigue.

Hierzu liegen jedoch noch keine ausreichenden Daten aus kontrollierten Studien vor.

MERKE

Unter **Kortison-Stoßtherapien** wird von Patienten immer wieder eine Besserung der Fatigue berichtet, die am ehesten im Rahmen eines positiven psychotropen Effekts zu erklären ist.

Zu den Cannabinoiden ➤ Kap. 16.7.2.

16.3 Hirnnervenstörungen

Frank A. Hoffmann

16.3.1 Optikusneuritis

Die akute Optikusneuritis (ON), die mit Sehstörungen, Gesichtsfelddefekten und auch Schmerzen im Bulbus oder Bewegungsschmerzen des Bulbus einhergehen kann, ist am besten mit einer hoch dosierten i. v. Kortison-Pulstherapie behandelbar (➤ Kap. 17.2.3).

16.3.2 Sehstörungen

Sehstörungen bei MS, die nicht im Rahmen eines akuten Schubs auftreten oder als Residuen nach einer Optikusneuritis bestehen bleiben, sind medikamentös i. d. R. kaum beeinflussbar.

Bereits 1890 beschrieb Uhthoff, dass sich MS-bedingte Sehstörungen bei Temperaturerhöhung, aber auch bei körperlicher Arbeit verstärken können. Dies trifft auch für eine Reihe weiterer MS-Symptome zu. Wenn ein solches **Uhthoff-Phänomen** vorliegt, kann eine Besserung durch Kühlung, Vermeidung von Hitze und Überanstrengung, ggf. auch durch fiebersenkende Medikamente erreicht werden (Uhthoff 1890).

Bei **Akkommodationsstörungen** sollte an die Möglichkeit einer Verursachung durch anticholinerg wirksame Medikamente gedacht werden.

16.3.3 Augenbewegungsstörungen

Wenn Augenbewegungsstörungen im Rahmen eines akuten Schubs auftreten, sind sie mit hoch dosiertem i. v. Kortison zu behandeln (➤ Kap. 17.2.3). Die medikamentöse Dauerbehandlung von Doppelbildern, Nystagmus und den oft damit einhergehenden **Oszillopsien** ist häufig nicht sehr erfolgreich. Versuchsweise setzt man Gabapentin, Memantin, Baclofen, Carbamazepin, Clonazepam und lokal Botulinustoxin ein.

Zur Therapie des seltenen **Fixationspendelnystagmus** haben sich Memantin (40–60 mg/d) und Gabapentin (900–1.200 mg/d) als wirksam erwiesen (Bandini et al. 2001; Starck et al. 1997).

Der **Upbeat-/Downbeat-Nystagmus** kann auf Baclofen (3 × 5 mg/d) ansprechen (Dieterich et al. 1991). 3,4-Diaminopyridin ist prinzipiell wirksam beim Downbeat-Nystagmus, allerdings liegen keine Daten bei MS-Patienten vor (Strupp et al. 2003).

Bei sehr störenden **Doppelbildern** kann das vorübergehende Abdecken eines Auges einen funktionellen Gewinn bringen.

Die **internukleäre Ophthalmoplegie** (INO), eine häufige und MS-typische zentrale Augenmotilitätsstörung, geht zwar oft mit ausgeprägten Fehlstellungen der Augen einher, aber selten mit einer Beeinträchtigung durch Doppelbilder, und bedarf daher selten einer speziellen Therapie.

16.3.4 Trigeminusneuralgie

Die Trigeminusneuralgie ist ein paroxysmales Schmerzsyndrom und tritt bei MS-Patienten mit einer Häufigkeit von bis zu 4 % auf. Sie ist in ihrem Schmerzcharakter nicht von einer idiopathischen Trigeminusneuralgie zu unterscheiden, tritt allerdings bei MS-Patienten häufiger beidseitig auf. Therapeutisch eignen sich Carbamazepin, Oxcarbazepin, Gabapentin, Pregabalin, Lamotrigin, Topiramat, Valproat, Baclofen, Phenytoin. Kortison ist erfolgreich, wenn die Beschwerden im Zusammenhang mit einem akuten Schub auftreten (➤ Kap. 17.10.2).

16.4 Sprech- und Schluckstörungen

Frank A. Hoffmann und Anja Block

Die Häufigkeit von **Sprechstörungen** i. S. einer Dysarthrie wird bei MS mit etwa 40 % angegeben (Hartelius et al. 1995). **Sprachstörungen** sind wesentlich seltener; genauere prozentuale Angaben liegen nicht vor. In unserem Patientengut traten Sprachstörungen meist als Wortfindungsstörungen auf. Störungen der Sprache und des Sprechens stellen für die Betroffenen eine oft erhebliche Behinderung ihrer Kommunikationsmöglichkeiten mit der Gefahr der sozialen Isolierung dar. Sie sind daher unbedingt therapiebedürftig.

Nach neueren Untersuchungen finden sich bei über 40 % der MS-Patienten neurogene **Schluckstörungen.** Obwohl man generell sagen kann, dass mit zunehmender Dauer und Schwere der Erkrankung Schluckstörungen mit steigender Tendenz auftreten (Hartelius und Svensson 1994), leiden ungefähr 17 % der MS-Patienten, die nur eine geringe Behinderung haben, ebenfalls an einer neurogenen Dysphagie (Prosiegel et al. 2004). Essen und Trinken sind für alle Menschen nicht nur lebensnotwendige Funktionen zur Sicherung der Nahrungszufuhr, sondern auch wichtiger Bestandteil der allgemeinen Lebensfreude und Genussfähigkeit. Schluckstörungen führen zu einem kaum zu überschätzenden Leidensdruck. Wenn die Dysphagie noch mit Aspirationen einhergeht, besteht zudem noch eine potenziell vitale Gefährdung des Patienten durch ständige pulmonale Affektionen. Schließlich drohen als Folge gestörten Schluckens auch Exsikkose und Mangelernährung, was u. a. das Infektionsrisiko erhöht und ungünstige Auswirkungen auf die Immunlage, den Allgemeinzustand und die Überlebensrate hat (Denk 1999). Schluckstörungen müssen bei MS-Patienten deshalb gezielt diagnostiziert und therapiert werden.

Die Behandlung von Sprach-, Sprech- und Schluckstörungen ist eine Domäne der Logopädie.

16.4.1 Dysarthrie

Meist liegt bei MS-Patienten eine gemischte **Dysarthrie** und **Dysarthrophonie** vor. Häufig manifestieren sich spastische und ataktische Bewegungsmuster. Die Störungen betreffen den gesamten Funktionskreis von Atmung, Phonation und Artikulation.

Atemstörungen zeigen sich in Form einer unkorrekten Anpassung der Sprechatmung an eine auffällige Luftstrommodulation durch die Stimmlippen und/oder das obere Ansatzrohr. Weitere Einflussgrößen können z. B. Haltungsanomalien, rumpf- und gliedkinetische Ataxien, Hemiparesen usw. sein. Daraus entwickeln sich häufig thorakale oder klavikuläre Atemmuster, die diese Schwierigkeiten ausgleichen sollen. Sehr häufig tritt eine **paradoxe Atmung** auf, insbesondere bei ataktischer Dysarthrie (Abbs et al. 1982). Es kann zum Energieverlust durch insuffiziente Unterstützung der Inspirationsmuskulatur mit verkürzter Ausatmung sowie Atemvorschieben durch Luftverschwendung im Glottisbereich kommen. Nicht selten findet man bei MS-Patienten auch eine verminderte Vitalkapazität.

Zu den Störungen der **Phonation** bei MS gehören Einschränkungen im Bereich des Tonhöhen- und Lautstärkeumfangs. Hierbei kann es Patienten mit Ataxie z. B. ganz unmöglich sein, leise zu sprechen oder bei schwerer spastischer und ataktischer Störung zu flüstern, da der dafür notwendige selektive Zugang zur Kehlkopfmuskulatur behindert ist. Ungenügende Stimmlippenspannung zeigt sich häufig in einer heiseren, rauen Stimmqualität. Sehr oft fehlt der vollständige Glottisschluss, was dazu führt, dass vor Phonationsbeginn „wilde Luft" entweicht und die Stimme verhaucht klingt.

Artikulationsstörungen führen zu einer verwaschenen, undeutlichen Sprache, die auf einen Hirnstammbefall hinweist. Als eindeutiges Kleinhirnsymptom gilt die skandierende Sprache, die zumeist mit fortschreitender Erkrankung beobachtet wird.

16.4.2 Neurogene Dysphagie

Die neurogene Dysphagie bei MS korreliert mit dem Behinderungsgrad und dem Ausmaß des Hirnstammbefalls (Prosiegel et al. 2004). Bei unseren Patienten zeigten sich Auffälligkeiten beim Schluckvorgang sehr häufig bei den chronisch-progredienten Verlaufsformen oder im Rahmen eines akuten Schubs mit Hirnstammbeteiligung. Diagnostisch sind neben der gezielten Anamneseerhebung und dem **50-ml-Wasser-Test** zur Beurteilung der pharyngealen Sensibilität noch unbedingt die **videofluoroskopische (VFSS) und/oder endoskopische (FEBS) Beurteilung des Schluckakts** anzuwenden. Da MS-Patienten sehr häufig unter Sensibilitätsstörungen leiden, bleiben stille Aspirationen auch dem erfahrenen klinischen Beobachter verborgen. Sehr hilfreich ist hierbei vor allem die **Videofluoroskopie,** die eine genaue Analyse der Schluckstörung und vor allem eine Einschätzung ermöglicht, ob eine Aspiration in die Luftwege droht bzw. stattfindet. Die Vermeidung von Aspirationen und der damit verbundenen Komplikationen wie Aspirationspneumonien ist von großer Bedeutung. Somit bestimmt das Ergebnis der Schluckdiagnostik mittels Videofluoroskopie entscheidend das weitere therapeutische Vorgehen in Bezug auf die Dysphagie.

Auch wenn es keine spezifischen Störungsmuster bei MS gibt, fanden sich in unserem Patientengut gehäuft Schwierigkeiten im Bereich der zeitlich korrekten Auslösung des Schluckreflexes, der ausreichenden Elevation des hypolaryngealen Komplexes, der Epiglottisfunktion und einer zeitgerechten Öffnung bzw. Schließung des oberen Ösophagussphinkters und damit verbundenen Nahrungsresiduen im hypopharyngealen Bereich.

16.4.3 Therapie von Sprech- und Schluckstörungen

Sprech- und Schluckstörungen treten bei MS i. d. R. kombiniert auf und erfordern eine beide Aspekte berücksichtigende Behandlung. Deshalb sollen im Folgenden die Therapieansätze für beide Störungen zusammen besprochen werden, die Therapie der Schluckstörungen ist zudem in ➤ Tab. 16.2 zusammengefasst. Das therapeutische Prozedere richtet sich danach, ob eine Sprech- und Schluckstörung akut im Rahmen eines MS-Schubs oder aber schleichend bei chronisch-progredientem Verlauf auftritt.

Tab. 16.2 Therapie von Schluckstörungen bei MS

Therapieziele	Therapiemaßnahmen
Schutz vor vitaler Bedrohung (Aspiration, daraus resultierend Pneumonien etc.)	Nahrungskarenz
Sicherung von Ernährung und Flüssigkeitszufuhr	Parenterale Ernährung Sonden PEG
Erhalt/Wiederherstellung der Schluckfunktionen	Logopädie/Schlucktherapie
Lebensqualität und soziale Integration	Logopädie/Schlucktherapie (Medikamente)

Akute Sprech- und Schluckstörungen

Akute Sprech- und Schluckstörungen, die im Rahmen eines MS-Schubs neu oder verstärkt auftreten, werden zunächst medikamentös mit einer i. v. **Kortison-Stoßtherapie** behandelt (➤ Kap. 17.2). Von Anfang an sind eine begleitende logopädische Diagnostik, Dokumentation und Therapie unbedingt erforderlich.

Bei Aspirationsgefahr sind eine vorübergehende **Nahrungskarenz** und eine parenterale Flüssigkeits- und Nährstoffsubstitution angezeigt. Möglich ist auch eine Ernährung über gastrale Sonden; allerdings werden durch die Nase eingeführte Sonden vom Patienten meist als unangenehm empfunden, bergen die Gefahr von nasalen und ösophagealen Druckläsionen und Entzündungen und sind bei der Sprech- und Schlucktherapie hinderlich. Falls der Zeitraum der notwendigen Nahrungskarenz absehbar ist und sich in der logopädischen Diagnostik eine Besserungstendenz der Schluckstörung ergibt, bevorzugen wir die vorübergehende **parenterale Ernährung und Flüssigkeitszufuhr.** Die Anlage einer **perkutanen endoskopischen Gastrostomie (PEG)** wird man erst anstreben, wenn nach vollständiger Ausbehandlung des akuten Schubs und anschließender intensiver Schlucktherapie keine ausreichende orale Nahrungs- und Flüssigkeitszufuhr gelingt und/oder die Aspirationsgefahr weiterhin bestehen bleibt.

Chronische Sprech- und Schluckstörungen

Die Therapie der chronischen Sprech- und Schluckstörungen bei MS-Patienten ist eine Domäne der **Logopädie.** Nach zielgerichteter klinischer und apparativer Diagnostik der Dysarthrie und Dysphagie folgt ein aufbauendes Therapiekonzept, das auf restituierende, kompensatorische oder adaptierende Maßnahmen ausgerichtet ist. Eine gute interdisziplinäre Zusammenarbeit der Therapeuten, insbesondere der Logopäden und Krankengymnasten, ist wichtig.

MERKE

Zwingend notwendig ist hierbei der Beginn mit Basisübungen, die auf den Gesamtkörpertonus und die Haltung ausgerichtet sind. Daran schließen sich Übungen zur Fazilitation der Kau- und Schluckmuskulatur mit Übungen zur verbesserten Respiration, Phonation und Artikulation an, die evtl. auch kompensatorische Maßnahmen beinhalten. Neben der Atem- und Stimmtherapie erfolgt die Artikulationsbehandlung, die bei schwerster Beeinträchtigung auch mit elektronischen Hilfsmitteln zur Kommunikation und deren Erarbeitung gekoppelt sein soll.

Immer sollte mitberücksichtigt werden, dass eine Verstärkung von Dysarthrie und Schluckstörung auch **medikamentös bedingt** sein kann. Auch hier ist wieder in erster Linie an Medikamente zur Therapie der Spastik wie Baclofen, Tizanidin und Benzodiazepine zu denken, die gerade in fortgeschritteneren Stadien bei chronisch-progredienten Patienten hoch dosiert und/oder kombiniert eingesetzt werden. Manchmal kann durch Reduktion oder Absetzen der Antispastika eine Besserung der Sprechstörung und Dysphagie erreicht werden. In einigen Fällen hat sich bei uns auch das Umsetzen der oralen antispastischen Therapie auf eine intrathekale Baclofen-Pumpentherapie oder auch fokale Therapie mit i. m. Botulinustoxin bzw. eine Kombination beider Therapieformen bewährt (➤ Kap. 16.7.2).

Sondenernährung

Im Fall einer trotz aller therapeutischen Bemühungen nicht ausreichenden oralen Flüssigkeits- und Nahrungsaufnahme wird zur Vermeidung von Mangelzuständen eine dauerhafte Sondenernährung notwendig. Hier ist eine PEG gegenüber einer nasogastralen Sonde vorzuziehen, da die Ernährungssituation der mit nasogastralen Sonden versorgten Patienten schlechter und die Letalität erhöht ist. Demgegenüber ist die Erhöhung der Gefahr von Aspirationspneumonien im Vergleich beider umstritten (Fay et al. 1991).

Die Anlage der PEG erfolgt i. d. R. endoskopisch. Sie erfordert eine eingehende Aufklärung und die schriftliche Einwilligung des Patienten. Die Häufigkeit schwerer Komplikationen wird mit bis zu 4 % angegeben, die der leichteren mit bis zu 25 % (Leineweber und Steube 2000). Im Vordergrund stehen dabei mit ca. 4 % Wundinfektionen. Seltener kommt es zu Sondendislokation, Aspiration, Pneumoperitoneum und Stomaleck.

Die **Komplikationen** einer enteralen Sondenernährung werden mit 10–30 % angegeben, insbesondere Reflux und Erbrechen, Aspiration, Diarrhö, intestinale Atonie, Hyperglykämie, Störungen des Wasser- und Elektrolythaushalts. Bei Reflux und Erbrechen ist zunächst eine Gastritis oder ein Ulkus auszuschließen. Eine Verbesserung ist durch Verminderung der Infusionsgeschwindigkeit und Oberkörperhochlagerung zu erreichen. Auch Prokinetika wie Domperidon (Motilium®) oder Metoclopramid (Paspertin®) können hilfreich sein. Aspirationen erfordern zunächst den Ausschluss einer Sondenfehllage. Die Behandlung erfolgt durch Hochlagerung des Oberkörpers während der Ernährung und den Einsatz von Prokinetika. Wenn sich hierdurch keine Besserung erzielen lässt, ist die Anlage einer Jejunalsonde indiziert.

Bei einigen Patienten kommt es trotz Nahrungskarenz zu **Aspirationen,** da im Rahmen der Schluckstörung Speichel aspiriert wird. Auch können bei schluckgestörten Patienten kosmetische und soziale Probleme durch aus dem Mund tropfenden Speichel entstehen. In diesen Fällen kann die Speichelproduktion medikamentös gehemmt werden. Hierfür eignen sich anticholinerg wirksame Medikamente, z. B. Amitriptylin (Saroten® retard) 25–100 mg/d. Allerdings kommt es durch systemisch wirksame Anticholinergika öfter zu unerwünschten Wirkungen wie kognitiven Verschlechterungen und Blasenentleerungsstörungen, die deren Einsatz limitieren. In solchen Fällen setzen wir lokale Injektionen von Botulinumtoxin direkt in die Speicheldrüsen ein. Häufig genügt dabei die Behandlung der Parotisdrüsen beidseits, da eine geringe Restspeichelproduktion durchaus erwünscht ist. Wir verwenden hierfür das Präparat Dysport® in einer Dosierung von ca. 100 Einheiten pro Seite. In einigen Fällen müssen die submandibulären Speicheldrüsen mitbehandelt werden, um einen ausreichenden Effekt zu erzielen. Die Wirkung setzt nach einigen Tagen ein und hält ca. 3–6 Mon. an. Systemische Nebenwirkungen sind nicht zu erwarten. Lokal kann es selten zu vorübergehenden Schmerzen im Injektionsbereich kommen. Prinzipiell ist auch eine vorübergehende Verstärkung der Schluckstörung möglich.

Probleme bereiten bei der Essensaufnahme auch der Tremor der Arme und Hände und die Ataxie. Hier kann durch geeignete Ess- und Trinkhilfen eine funktionelle Verbesserung erreicht werden. Die individuelle Auswahl und das Training des Gebrauchs solcher Ess- und Trinkhilfen übernehmen meist Ergotherapeuten. Geeignet sind z. B. die Verwendung von Tassen mit Doppelgriffen, Trinkröhrchen usw.

Zur medikamentösen Therapie von Tremor und Ataxie ➢ Kap. 16.13.

16.5 Epileptische Anfälle

Frank A. Hoffmann

Epileptische Anfälle i. S. symptomatischer Anfälle kommen bei MS gehäuft vor; betroffen sind ca. 2,5 % der MS-Patienten. Damit liegt die Inzidenz für MS-Patienten etwa 5-mal so hoch wie in der Durchschnittsbevölkerung. In der Regel handelt es sich um fokale Anfälle, die sekundär generalisieren können. Ursächlich dürfte eine fokale Erhöhung der Anfallsbereitschaft bzw. die Auslösung epileptogener Erregungen durch MS-Herde selbst sein, insbesondere bei rindennaher und subkortikaler Lage. Auslöser für die Manifestation von epileptischen Anfällen sind bei MS-Erkrankten häufig MS-Schübe, fieberhafte Infekte und immer wieder auch Medikamente. Zu tonischen Hirnstammanfällen und deren Behandlung ➢ Kap. 16.11.2.

16.5.1 Allgemeine Maßnahmen

Bei manchen MS-Patienten ist das Auftreten epileptischer Anfälle eindeutig und ausschließlich an bestimmte Auslöser gebunden. Therapeutisch genügt es hier meist, die auslösenden Ursachen zu identifizieren und zu vermeiden. Im Einzelfall kann durch rechtzeitige Behandlung von Infekten mit fiebersenkenden Medikamenten – und, falls erforderlich, auch Antibiotika – das Auftreten weiterer Anfälle verhindert werden.

Beim Initialanfall ist im Einzelfall immer zu berücksichtigen, dass die **Krampfschwelle** medikamentös gesenkt sein mag und die Anfälle somit durch Medikamente provoziert sein könnten, von denen eine ganze Reihe infrage kommt, u. a. auch von MS-Patienten häufig verwendete wie z. B. Kortison, Baclofen (vor allem auch bei intrathekaler Gabe), Aminopyridine, Antipsychotika und Antibiotika. Aber auch Benzodiazepine können Anfälle provozieren, insbesondere wenn sie plötzlich abgesetzt werden. Auch unter einer Therapie mit IFN-β kann es zur Provokation epileptischer Anfälle kommen, vor allem zu Therapiebeginn im Rahmen grippeähnlicher Symptome („flu-like symptoms") und der damit häufig verbundenen Temperaturerhöhung. Hier kann die konsequente adjuvante Gabe von Paracetamol oder Ibuprofen die Anfallsgefahr senken.

Bei Patienten mit bekannter Epilepsie, Anfällen in der Vorgeschichte oder Zeichen erhöhter Anfallsbereitschaft im EEG ist vor Therapiebeginn die Indikation für eine Behandlung mit den genannten Substanzen besonders kritisch zu prüfen. Bei erstmalig auftretenden Anfällen sollte immer an eine medikamentöse Auslösung gedacht und das Therapieregime überprüft werden. Im Zweifelsfall muss entschieden werden, ob ein Absetzen oder der Austausch der potenziell anfallsauslösenden Substanz medizinisch vertretbar ist, und ggf. ein Ab- oder Umsetzversuch erfolgen. Sollte dann Anfallsfreiheit unter Erreichen der ursprünglichen Therapieziele bestehen, ist eine antiepileptische Medikation entbehrlich. Ist ein Absetzen oder Umsetzen des potenziell anfallsprovozierenden Medikaments nicht möglich, kann durch zusätzliche Gabe von Antiepileptika die Krampfschwelle erhöht und so häufig Anfallsfreiheit erreicht werden.

16.5.2 Medikamentöse Therapie

Akuttherapie

Ein einzelner epileptischer Anfall ist i. d. R. nicht akut medikamentös behandlungsbedürftig. Bei fokalen oder generalisierten Anfallsserien oder einem Status epilepticus ist dagegen zum raschen Abbruch eine medikamentöse Akutbehandlung notwendig.

Benzodiazepine Für die Akuttherapie einer Anfallsserie oder eines Anfallsstatus eignen sich am besten schnell wirksame und i. v. oder als Rektaltube applizierbare Benzodiazepine. Häufig kommt **Clonazepam** (Rivotril®) 1–2 mg langsam i. v. zur Anwendung. Hierbei ist zu beachten, dass der Inhalt beider Ampullen (Wirkstoff und Lösungsmittel) zusammen in einer Spritze aufgezogen und nicht in der Akutsituation versehentlich nur das Lösungsmittel verabreicht wird. Alternativ kann auch Diazepam (Valium®) 5–10 mg langsam i. v. gespritzt werden. Bei mangelnder Wirksamkeit kann man die Injektion nach einigen Minuten wiederholen. Die Gefahr einer Atemdepression ist hierbei ernst zu nehmen. Fast genauso schnell wirksam sind Diazepam-Rektaltuben (Diazepam-Desitin® rectal tube). Sie sind für Patienten geeignet, bei denen es Probleme bereitet, rasch einen venösen Zugang zu erhalten, oder in Situationen, in denen die Erstbehandlung durch Angehörige oder Pflegepersonal erfolgt. Anfallsgefährdete Patienten können solche Rektaltuben mit sich führen und im Bedarfsfall (z. B. bei Auftreten fokaler Anfälle) selbst einsetzen, um die Anfälle zu unterbrechen bzw. eine Generalisierung zu verhindern. Die Dosierung beträgt auch hier 5–10 mg. Wiederholungen sind möglich (Höchstdosis 30 mg). Alternativ kann auch 1–2,5 mg Lorazepam (Tavor® expidet) bukkal appliziert werden.

Langzeittherapie

Treten wiederholt epileptische Anfälle auf, die sich durch das Vermeiden anfallsinitiierender Faktoren nicht verhindern lassen, ist eine medikamentöse antiepileptische Langzeittherapie angezeigt. Da bei MS-Patienten einem ersten epileptischen Anfall mit relativ großer Wahrscheinlichkeit weitere Anfälle folgen, wird die Einleitung einer medikamentösen Dauertherapie schon nach dem ersten Anfall empfohlen (Engelsen und Gronning 1997). Einen Überblick über die eingesetzten Antiepileptika gibt ➤ Tab. 16.3. Zur Langzeittherapie epileptischer Anfälle bei MS-Patienten setzen wir vor allem Carbamazepin, Valproinsäure, Gabapentin, Lamotrigin, Pregabalin und Levetiracetam ein. In einigen Fällen verwenden wir auch noch andere der „neuen" Antiepileptika. Benzodiazepine sind für die Langzeittherapie wegen der Gefahr einer Abhängigkeits- und Toleranzentwicklung nicht zu empfehlen.

Carbamazepin Da bei MS-Patienten i. d. R. fokale oder sekundär generalisierte Anfälle auftreten, ist Carbamazepin (z. B. Tegretal®, Timonil®) das Mittel der ersten Wahl. Wir beginnen mit 200 mg eines retardierten Präparats und steigern täglich in Schritten von 100–200 mg bis zu 2 × 400 mg, max. bis zu 2 × 600 mg/d.

Zu bedenken ist, dass es zu Schwindel, Übelkeit, Ataxie, Doppelbildern und Nystagmen kommen kann,

Tab. 16.3 Antiepileptika: Dosierung, Nebenwirkungen, Kontraindikationen und Besonderheiten

Wirksubstanz	Handelsname	Dosierung [mg/d]	Nebenwirkungen, Kontraindikationen	Besonderheiten
Carbamazepin	Tegretal® retard Timonil® retard Finlepsin® retard	2 × 200–600	Müdigkeit, Schwindel, Nystagmus, Ataxie, Hautallergien	Blutbildkontrollen! Serumspiegel bestimmbar
Valproat	Ergenyl® Orfiril®	2 × 300–600	Allergie, Tremor, Haarausfall (reversibel), Gewichtszunahme	Potenzielle Teratogenität beachten
Gabapentin	Neurontin®	3 × 300–800	Schwindel, Müdigkeit, Muskelschwäche	Kaum Interaktionen mit anderen Pharmaka
Pregabalin	Lyrica®	2 × 75–300	Benommenheit, Schläfrigkeit, Appetitsteigerung	Wenig Interaktionen
Lamotrigin	Lamictal®	2 × 50–200	Hautallergien, erhöht Valproatspiegel	Langsam aufdosieren, Beginn mit 12,5–25 mg/Wo.
Topiramat	Topamax®	2 × 50–200	Appetitverlust, Gewichtsabnahme, psychoorganische Auffälligkeiten, Nierensteine	Langsam aufdosieren
Oxcarbazepin	Apydan® Trileptal®	2 × 300–900	wie Carbamazepin, jedoch geringer ausgeprägt	**Cave:** Hyponatriämie
Levetiracetam	Keppra®	2 × 500–1.500	Initial Müdigkeit, Kopfschmerzen, Depression	Kaum Interaktionen mit anderen Pharmaka
Phenytoin	Phenhydan®, Zentropil®	2- bis 3 × 100	Schwindel, Ataxie, Übelkeit, Gingivahyperplasie, Kleinhirnatrophie, Osteoporose, PNP	Nichtlineare Pharmakokinetik

vor allem bei zu schneller und zu hoher Aufdosierung. Bei MS-Patienten, bei denen diese Symptome bereits vor Therapiebeginn bestehen und verstärkt werden könnten, sollte Carbamazepin nur sehr zurückhaltend eingesetzt oder auf Alternativpräparate zurückgegriffen werden (s. u.). Nicht selten treten unter Carbamazepin auch Hautallergien auf.

Blutbildkontrollen sind wegen der Gefahr von Leuko- und Thrombozytopenien notwendig, ebenso Kontrollen der Transaminasen. Zur Therapieführung, Überprüfung der Compliance und bei Verdacht auf Überdosierung bieten sich **Serumspiegelbestimmungen** an. Bei guter Wirksamkeit und Verträglichkeit kann – wie bei jedem Antiepileptikum – jedoch im Einzelfall der angegebene therapeutische Serumspiegelbereich unter- oder überschritten werden. Wenn auch in geringerem Ausmaß als bei Valproinsäure, so besteht auch für Carbamazepin ein gewisses Teratogenitätsrisiko (s. u.). Der Carbamazepin-Abkömmling **Oxcarbazepin** (Apydan®, Trileptal®) zeichnet sich durch eine bessere Verträglichkeit aus, muss jedoch um ca. 50 % höher dosiert werden und ist teurer.

Valproinsäure Als therapeutische Alternative zu Carbamazepin eignet sich Valproinsäure (Ergenyl® chrono, Orfiril® long). Valproinsäure ist bei generalisierten und bei fokalen Anfällen gleichermaßen gut wirksam. Wir dosieren mit einem retardierten Präparat langsam in Schritten von 150–300 mg/d bis zu einer Zieldosis von 750–1.250 mg/d auf, verteilt auf eine morgendliche und eine abendliche Gabe. Valproinsäure kann auch i. v. appliziert und somit in der Akuttherapie, z. B. im Anfallsstatus, oder bei schluckgestörten Patienten eingesetzt werden.

Prinzipiell besteht für alle Medikamente und insbesondere für alle Antiepileptika ein gewisses **Teratogenitätsrisiko.** Bei Frauen im gebärfähigen Alter (die Hauptgruppe aller MS-Patienten) mit Kinderwunsch oder ohne sichere Kontrazeption sollte Valproinsäure wegen der Gefahr fetaler Neuralrohrdefekte nicht eingesetzt bzw. die Indikation sehr streng gestellt und die Therapie intensiv neurologisch und gynäkologisch überwacht werden. Eine Kombinationstherapie mit anderen Antiepileptika ist nach Möglichkeit zu vermeiden, da sich das teratogene Risiko hierdurch noch erhöht. Es sollte die niedrigste noch wirksame Dosis gegeben werden. Die zusätzliche prophylaktische Gabe von Folsäure (Folsan®) 5–10 mg/d kann das Fehlbildungsrisiko reduzieren. Auf die Möglichkeit einer pränatalen Diagnostik bzgl. des Vorliegens einer Dysrhaphie sei nur hingewiesen.

An **Nebenwirkungen** können ein feinschlägiger Tremor und eine gewisse Gewichtszunahme auftreten. Auch ein nach einigen Monaten wieder reversibler leichterer Haarausfall ist nicht selten. In Bezug auf zerebelläre und kognitive Nebenwirkungen ist Valproinsäure empfehlenswerter als Carbamazepin.

Gabapentin Alternativ zu Carbamazepin und Valproinsäure kommt bei der Behandlung von MS-Erkrankten mit epileptischen Anfällen Gabapentin (Neurontin®) in Betracht. Dies liegt zum einen an der guten Verträglichkeit des Präparats bei nur geringen Arzneimittelinteraktionen (auch bei älteren und multimorbiden Patienten anwendbar), zum anderen ist Gabapentin auch noch bei weiteren häufigen Symptomen der MS wirksam: Spastik (➤ Kap. 16.7.2), Schmerzen (➤ Kap. 16.10.2), anderen paroxysmalen Symptomen (➤ Kap. 16.11.2). Somit lässt sich bei Patienten mit einer Kombination der Zielsymptome, gegen die Gabapentin wirksam ist, eine nebenwirkungsreichere Polytherapie u. U. vermeiden (zu Aufdosierung und Nebenwirkungen von Gabapentin ➤ Kap. 16.10).

Für die Therapie epileptischer Anfälle bei MS-Patienten können in besonderen Fällen noch folgende Medikamente eingesetzt werden.

- **Lamotrigin** (Lamictal®): zeichnet sich durch gute Verträglichkeit und besondere Sicherheit bzgl. der Gefahr von Teratogenität aus und kann somit bei Frauen mit Kinderwunsch eine Alternative sein. Nachteilig ist, dass die Aufdosierung zur Vermeidung von hautallergischen Nebenwirkungen, im Extremfall eines Stevens-Johnson- oder Lyell-Syndroms, relativ langsam erfolgen muss. Man steigert in wöchentlichen Schritten um 12,5–25 mg. Die Zieldosis liegt bei etwa 2 × 50–100 mg/d.
- **Topiramat** (Topamax®): zeichnet sich durch gute Wirksamkeit aus. Häufig kommt es unter der Therapie zu einer Gewichtsabnahme, was bei adipösen Patienten u. U. erwünscht sein kann. Topiramat ist bei Untergewicht und Nierensteinen kontraindiziert. Nicht selten sind Nebenwirkungen in Form von Kopfschmerzen und auch psy-

choorganischen Auffälligkeiten wie Gereiztheit, innerer Unruhe, Benommenheit usw. Es sollte daher nicht bei Patienten mit Psychosyndrom eingesetzt werden. Die Aufdosierung muss zur Vermeidung dieser Nebenwirkungen ebenfalls langsam erfolgen. Man steigert in wöchentlichen Schritten von 25 mg bis zu einer Zieldosis von ca. 2 × 50 bis 2 × 100 mg/d.

- **Levetiracetam** (Keppra®): ein Piracetam-Abkömmling, zeichnet sich durch gute und rasch eintretende Wirksamkeit bei fokalen und generalisierten Anfällen sowie Myoklonien verschiedener Genese aus. Aufgrund der chemischen Verwandtschaft zu Piracetam sind auch nootrope Effekte möglich. Abgesehen von Kopfschmerzen und initialer Müdigkeit sind Nebenwirkungen relativ selten. In einigen Fällen kann es aber zum Auftreten oder zur Verstärkung depressiver Symptome kommen, die ein Umsetzen der Therapie notwendig machen. Die Aufdosierung erfolgt in 2- bis 3-tägigen Schritten von 500 mg bis zu einer Zieldosis von 2 × 50 bis 2 × 1.500 mg/d. Eine parenterale Gabe per infusionem ist möglich, sodass es auch für die Akuttherapie geeignet ist.
- **Pregabalin** (Lyrica®): ist dem Gabapentin verwandt und seit 2004 zur Add-on-Therapie fokaler und sekundär generalisierter Anfälle sowie zur Therapie neuropathischer Schmerzen zugelassen. Die Gabe von 2 × 75 bis 2 × 300 mg/d ist ausreichend. Nebenwirkungsspektrum s. Gabapentin.
- **Phenytoin** Phenhydan®, Zentropil®): sollte bei MS-Patienten in der Langzeittherapie nur noch in Ausnahmefällen eingesetzt werden. Grund hierfür ist insbesondere die Gefahr einer irreversiblen Kleinhirnschädigung, abgesehen von anderen Nebenwirkungen (➤ Kap. 16.10.2). Aufgrund seiner parenteralen Applizierbarkeit hat Phenytoin noch einen Stellenwert in der Akutbehandlung oder z. B. kurzfristig perioperativ, bei Schluckstörungen usw.

16.6 Lähmungen und eingeschränkte Gehfähigkeit

Frank A. Hoffmann

Die Therapie von motorischen Paresen und deren Folgeerscheinungen wie z. B. Feinmotorik- und Gangstörungen ist eine Domäne der aktiven Bewegungstherapie. Aktive Physio- und Ergotherapie ermöglichen den bestmöglichen Erhalt der vorhandenen motorischen Funktionen und helfen, Defizite auszugleichen.

Medikamente sind zur Behandlung von Paresen i. d. R. nicht erfolgreich. Im Gegenteil: Paresen können medikamentös verstärkt werden. Hier sind die meisten Antispastika zu nennen, die außer einer Reduktion der Spastik auch eine Verminderung der groben Kraft bewirken können. Der Einsatz von Antispastika (systemisch: Baclofen, Tizanidin, Dantrolen, Gabapentin, lokal: Botulinumtoxin) sollte immer im Zusammenhang mit einer möglichen unerwünschten Muskelschwäche gesehen werden. So kann z. B. die Therapie einer Streckspastik der Beine mit antispastischen Medikamenten an Grenzen stoßen, da mit der Reduktion der Spastik auch der Verlust der Geh- und Stehfähigkeit verbunden sein kann.

Ist die Gehfähigkeit vorwiegend aufgrund einer spinalen Spastik eingeschränkt, kann die intrathekale Gabe von Triamcinolonacetonid-Kristallsuspension (Volon A® Kristallsuspension) hilfreich sein und zu einer Verlängerung der Gehstrecke führen (➤ Kap. 16.7.2).

4-Aminopyridin Der reversible Kaliumkanalblocker 4-Aminopyridin ist eine lange bekannte Substanz, welche die axonale Erregungsleitung und somit die muskuläre Kraft bei demyelinisierenden Erkrankungen verbessern kann (Husseini et al. 2010). Die Substanz wurde auch zur Fatigue-Behandlung eingesetzt (➤ Kap. 16.7.2).

In zwei randomisierten, placebokontrollierten, multizentrischen Phase-III-Studien besserte sich durch orales 4-Aminopyridin in retardierter Form (Fampridin) in einer Subgruppe von MS-Patienten die Gehbeeinträchtigung (Goodman et al. 2009, 2010). Jeweils ein Drittel der behandelten Patienten sprach auf die Therapie mit **Fampridin** (Fampyra®) an. Primärer Studienendpunkt war eine relevante Verbesserung der Gehgeschwindigkeit, die unter Fampridin bei 33 % und unter Placebo bei 14 % der Patienten zunahm.

Prädisponierende Faktoren für ein Ansprechen auf Fampridin waren nicht ersichtlich. Die Response war unabhängig von Alter, Geschlecht, ethnischer Zugehörigkeit, MS-Verlaufsform, begleitenden immunmodulatorischen Therapien, Krankheitsdauer oder Schwere der neurologischen Defizite. Die häufigsten Nebenwirkungen waren HWI, Schlaflosigkeit und Schwindel. In Bezug auf die Gefahr der Auslösung epileptischer Anfälle ergaben beide Studien für eine Dosierung von 2 × 10 mg kein erhöhtes Risiko. Jedoch muss wegen früherer Erfahrungen mit Anfallsprovokationen durch Aminopyridine in dieser Hinsicht erhöhte Aufmerksamkeit und Vorsicht walten. Deshalb sollte eine Tagesdosis von 2 × 10 mg nicht überschritten und zwischen den Einnahmen ein Intervall von 12 h beachtet werden. Kontraindikationen sind Krampfanfälle in der Vorgeschichte sowie Niereninsuffizienz mit einer Kreatinin-Clearance < 50 ml/min. Beim Auftreten von Krampfanfällen soll Fampridin abgesetzt werden.

2010 erhielt Fampridin in den USA die Zulassung für die Behandlung der eingeschränkten Gehfähigkeit bei Patienten mit MS. Fampyra® ist seit August 2011 auch in Deutschland zugelassen, laut Zulassungstext „zur Verbesserung der Gehfähigkeit von erwachsenen Patienten mit multipler Sklerose (MS) mit Gehbehinderung" im EDSS-Bereich von 4–7.

16.7 Spastik, Klonus

Frank A. Hoffmann

Unter Spastik versteht man eine geschwindigkeitsabhängige Steigerung des muskulären Widerstands gegen Zug. Sie beruht im Wesentlichen auf einer chronischen Schädigung der motorischen kortikospinalen Bahnen, bei MS-Erkrankten z. B. durch Herde im Bereich der Pyramidenbahn. Klinische Zeichen des spastischen Syndroms sind erhöhter Muskeltonus, zentrale Paresen, Störungen der Feinmotorik, Spasmen, gesteigerte Muskeleigenreflexe, Kloni, Pyramidenbahnzeichen. Häufig verursacht Spastik Schmerzen, Schwere- und Spannungsgefühl, aber auch Fehlstellungen und Kontrakturen, Bewegungseinschränkungen bis hin zu Immobilisierung und Dekubitusbildung.

➤ Abb. 16.2 zeigt ein Stufenschema der Möglichkeiten zur Spastiktherapie mit Physiotherapie als Basismaßnahme, die bei allen Schweregraden der Spastik und Behinderung angezeigt ist. Die weiteren i. S. einer Eskalationstherapie dargestellten Therapiemöglichkeiten werden nachfolgend besprochen.

16.7.1 Bewegungstherapie

Krankengymnastik und Physiotherapie sind notwendige Grundlage jeder erfolgreichen Therapie der Spastik und in Form von Bobath-Behandlung, PNF, Bewegungsbad, Stehbrett, Eisbehandlung, Hippotherapie usw. bei Patienten mit Spastik immer angezeigt (➤ Kap. 16.1).

Weitere unabdingbare Voraussetzungen einer erfolgreichen Spastiktherapie sind optimale Lagerung des Patienten, gute Anpassung von Rollstuhl und Hilfsmitteln, das Vermeiden von Komplikationen wie Dekubitus, HWI, Thrombosen und Schmerzen.

Spezielle aktive physiotherapeutische Optionen der Spastik sind motorgetriebene Therapiefahrräder (z. B. MOTOmed®) zur Durchführung von Bewegungen der Beine oder Arme, jeweils ohne Widerstand (Sosnoff

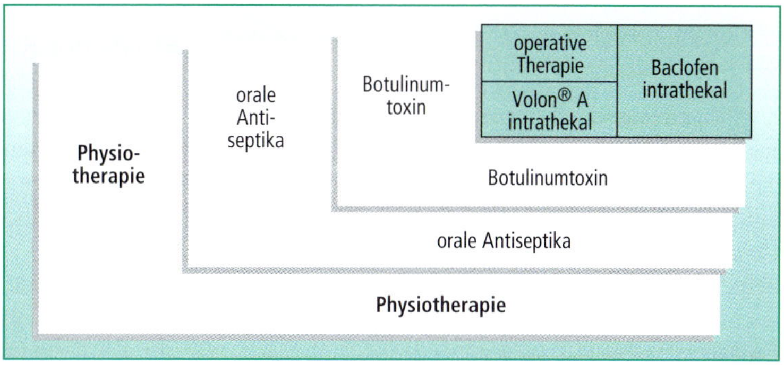

Abb. 16.2 Stufenschema zur Spastikbehandlung. Ordinate: zunehmende Spastik, zunehmender EDSS, zunehmende Immobilisierung. Die Physiotherapie ist Basismaßnahme und bei allen Schweregraden der Spastik und Behinderung indiziert. Die weiteren Therapiemöglichkeiten sind i. S. einer Eskalationstherapie dargestellt. [L106]

und Motl 2010) und das Training auf einem Laufband mit partieller Körpergewichtsentlastung (Giesser et al. 2007).

16.7.2 Medikamentöse Therapie

Allgemeines

Zur sinnvollen medikamentösen Behandlung der Spastik ist zunächst abzuklären, ob es sich im Einzelfall überhaupt um eine Spastik handelt, die medikamentös therapiebedürftig ist, d. h., ob der Patient von einer Reduktion der Spastik überhaupt funktionell profitiert. Denn möglicherweise erfüllt die Spastik eine für den Patienten positive und notwendige Funktion, z. B. um über eine Streckspastik im Bein die paresebedingt verlorene Geh- und Stehfähigkeit wiederherzustellen.

Weiterhin ist vor dem Einsatz antispastischer Medikamente zu bedenken, ob dadurch systemische Nebenwirkungen zu erwarten sind, die den Patienten u. U. mehr belasten könnten als die Spastik selbst. So kann eine sehr umschriebene Spastik häufig erfolgreicher und nebenwirkungsärmer lokal mit **Botulinumtoxin** behandelt werden als mit systemisch wirkenden Spasmolytika. Durch die lokale (fokale) Therapie umschriebener Spastik lassen sich störende systemische **Nebenwirkungen** wie Müdigkeit, Abgeschlagenheit, Konzentrationsstörungen und generalisierte Schwäche, die für viele Patienten ein Grund sind, systemisch wirkende antispastische Medikamente zu reduzieren oder abzusetzen, häufig vermeiden.

MERKE

Es ist also wichtig, den Schwerpunkt der Spastik zu ermitteln und zu klären, ob überhaupt eine Therapie und, wenn ja, eher eine systemische oder eine fokale Spastiktherapie angezeigt ist. Eventuell ist auch eine Kombination aus systemischer und fokaler medikamentöser Therapie der Spastik notwendig.

Zur Behandlung schwerer Spastik, insbesondere einer sonst therapieresistenten spinalen Spastik, eignet sich die kontinuierliche Gabe von intrathekalem Baclofen mittels implantierbarer Baclofen-Pumpen. Diese sind vor allem bei ausgeprägter spastischer Paraparese der Beine mit aufgehobener Eigenbeweglichkeit erfolgreich. Durch die intrathekale Gabe kann die lokal (spinal) wirksame Dosis gegenüber der systemischen Gabe (oral oder i. v.) erheblich erhöht und so ihre Wirksamkeit gesteigert werden (s. u.). Gleichzeitig können systemische Nebenwirkungen (z. B. Müdigkeit, Konzentrations-, Schluck- und Sprechstörungen) geringer gehalten werden als bei systemischer Applikation von Baclofen. Durch die Behandlung der schweren spinalen Spastik mit Baclofen-Pumpen lassen sich oft eine deutliche Pflegeerleichterung, eine Verbesserung der Lagerungsfähigkeit, der krankengymnastischen Behandlung, von Schmerzen, Kontrakturen und Kloni erreichen. Eine Verbesserung der aktiven Kraft stellt sich jedoch nicht ein.

Zum einen beruht die medikamentöse Therapie der Spastik auf Arzneimitteln mit systemischer Gabe und Wirkung; Beispiele hierfür sind Baclofen oral, Tizanidin oral oder Benzodiazepine (oral oder i. v.). Zum anderen gibt es auch fokal applizierbare und ansetzende medikamentöse Therapien wie die i. m. Gabe von Botulinumtoxin und die intrathekale Gabe von Baclofen und Kortikoiden.

Systemisch applizierbare Antispastika

Zur Behandlung der Spastik steht eine ganze Reihe von **oralen Medikamenten** zur Verfügung. Spastik ist i. d. R. von zentralen Paresen begleitet, die durch antispastische Medikamente noch verstärkt werden können. Da fast alle oralen Antispastika neben einer Verstärkung der Muskelschwäche auch Müdigkeit verursachen und die MS-typischen Fatigue-Beschwerden verstärken können, müssen sie langsam aufdosiert werden. Das bewährteste Präparat ist **Baclofen** (Lioresal®). Daneben kommen auch **Tizanidin** (Sirdalud®), **Dantrolen** (Dantamacrin®) und **Gabapentin** (Neurontin®) zur Anwendung. Benzodiazepine sind ebenfalls sehr gut wirksam, sollten aber wegen der Gefahr einer Abhängigkeitsentwicklung nicht zur Langzeitbehandlung eingesetzt werden.

➤ Tab. 16.4 gibt einen Überblick über die gebräuchlichsten oralen Antispastika, ihre Wirkprinzipien, Dosierungen und typischen Nebenwirkungen. Ergänzend zu diesen bewährten und breit eingesetzten Medikamenten sollen noch einige weitere Möglichkeiten angesprochen werden.

Kortison Kortison hat neben anderen Effekten auch eine unmittelbar antispastische Wirkung. Wegen der Gefahr von Nebenwirkungen ist es aber oral nicht

Tab. 16.4 Orale Antispastika

Wirkstoff	Handelsname	Wirkprinzip	Dosierung	Nebenwirkungen
Baclofen	Lioresal®	zentraler GABA-β-Agonist	3–4 × 5–25 mg Max.: 100 mg (in Einzelfällen bis 200 mg)	Müdigkeit, Muskelschwäche, Schwindel, Anfallsprovokation (vor allem bei abruptem Absetzen), Psychosyndrom
Tizanidin	Sirdalud®	α_2-Rezeptor	3 × 2–8 mg Agonist	Müdigkeit, Muskelschwäche, Schwindel, Nausea, Blutdrucksenkung, Psychosyndrom
Dantrolen	Dantamacrin®	peripheres Muskelrelaxans	2 × 25–200 mg	Hepatotoxizität, deshalb strenge Indikationsstellung, gastrointestinale NW, Fotosensibilisierung Muskelschwäche, Müdigkeit
Benzodiazepine (z. B. Diazepam)	Valium® Faustan®	zentrale GABA-α-Agonisten	Diazepam: 2–3 × 5–20 mg	Müdigkeit, Muskelschwäche, Abhängigkeit, in höheren Dosierungen Atemdepression
Gabapentin	Neurontin®	GABA-Agonist	3–4 × 100–800 mg	Schwindel, Müdigkeit, Muskelschwäche, Ataxie
Carbamazepin	Tegretal® Timonil® Finlepsin®	Membranstabilisator	2–3 × 200–800 mg	Schwindel, Nystagmus, Doppelbilder, Übelkeit, Ataxie Müdigkeit, Hautallergie
Memantin	Axura® Ebixa®	Glutamat-(NMDA-) Rezeptor-Blocker	2–3 × 10–20 mg	Schwindel, Psychosyndrom
Tolperisol	Mydocalm® (50 mg) Viveo®	adrenerger Alphablocker	3 × 50–150 mg	Schwindel, Blutdrucksenkung, Mundtrockenheit, Allergie, kaum Müdigkeit

für die Dauertherapie geeignet (➤ Kap. 17.2.3). Zur intrathekalen Applikation s. u.

Cannabinoide In den letzten Jahren ist zunehmend der therapeutische Einsatz von Cannabis bei MS im Gespräch. Ein antispastischer Effekt scheint vorzuliegen. Eine 2003 publizierte größere Studie aus England konnte zwar gemessen an der Ashworth-Skala keinen positiven Effekt von Tetrahydrocannabinol (THC) auf die Spastik nachweisen. Allerdings zeigten sich eine Besserung des Gehvermögens und eine subjektive Schmerzreduktion (Zajicek et al. 2003). Ob Cannabinoide auch bzgl. weiterer MS-Symptome wie z. B. Fatigue und Ataxie wirksam sind oder gar einen positiven Einfluss auf den Krankheitsverlauf haben können, ist noch ungesichert.

In Deutschland erfolgt die Verordnung nach dem BtMG und war bei MS-Patienten bisher nur im Rahmen eines Heilversuchs oder klinischer Studien möglich. 2011 wurde in Deutschland als erstes Cannabinoid das Spray-Präparat Sativex® für MS-Patienten zugelassen (s. u.). Dronabinol (Delta-9-THC, Marinol®) hat seit 1998 in Deutschland die Zulassung zur Behandlung der chemotherapieassoziierten Übelkeit und des anorexiebedingten Gewichtsverlusts bei Patienten mit Aids. Das sehr teure Marinol® muss aus den USA importiert werden. Deutlich preisgünstiger sind Dronabinol-Zubereitungen, die direkt vom Apotheker hergestellt werden können.

Die Aufdosierung erfolgt in wöchentlichen 2,5-mg-Schritten, die erforderliche Dosis liegt meist bei 7,5–20 mg/d. Da die Datenlage noch lückenhaft ist und die Risiken dieser Therapie noch nicht ausreichend bekannt sind, sollten Cannabinoide derzeit nur in besonderen Einzelfällen und in Zentren mit großer Erfahrung in der MS-Therapie sowie im Rahmen von Studien zum Einsatz kommen.

Sativex® zur Therapie der mittelschweren bis schweren Spastik Der Vollpflanzenextrakt Sativex® ist als Spray zur Anwendung in der Mundhöhle erhältlich. Ein Sprühstoß mit 100 µl Spray besteht aus einem standardisierten Gemisch von 2,7 mg Δ^9-THC und 2,5 mg Cannabidiol (CBD). THC und CBD wirken agonistisch an Cannabinoidrezeptoren, die u. a. an Nervenendigungen zu finden sind. Im Tiermodell konnten sie die Steifigkeit der Gliedmaßen reduzieren und die Motorik verbessern. Während lange Zeit die Wirkung von Cannabinoiden auf die MS-bedingte Spastik umstritten war, konnten nun mehrere kontrollierte Studien mit mehr als 1.500 MS-Patienten einen signifikanten Effekt auf die mittelschwere bis schwere Spastik zeigen (Wade et al. 2010; Novotna et al. 2011). Diese wurde anhand einer numerischen Rating-Skala (NRS) gemessen, auf der Patienten den durchschnittlichen Schweregrad ihrer Spastik in den vergangenen 24 h von 0 (keine Spastik) bis 10 (schwerstmögliche Spastik) bewerteten. In der bisher größten Studie erhielten in der Einfachblindphase 572 MS-Patienten Sativex®. Nach 4 Wochen erfüllten 241 Patienten (42 %) das Einschlusskriterium einer 20-prozentigen Reduktion der Spastik und wurden für die 12-wöchige Doppelblindphase zum Verum bzw. zu Placebo randomisiert. Dabei konnte die Verbesserung der Symptome unter Sativex® erhalten werden, während sich die Placebogruppe wieder zum Ausgangszustand verschlechterte. Neben der Reduktion der Spastik wurden positive Effekte auch für Spasmen, Schlaf und Gehfähigkeit berichtet.

Nach Zulassungen u. a. in England und Spanien ist Sativex® seit Mai 2011 auch in Deutschland als Betäubungsmittel zur Behandlung mittelschwerer bis schwerer Spastik bei Patienten zugelassen, die unzureichend auf andere Antispastika angesprochen haben. Die vorbestehende antispastische Medikation sollte zunächst unverändert fortgeführt werden. Die Dosis wird innerhalb von 14 Tagen titriert und reicht von 1 Sprühstoß am Abend bis zu max. 12 Sprühstößen, verteilt auf zwei tägliche Gaben. Das Ansprechen auf Sativex® sollte nach 4 Wochen überprüft werden. Die häufigsten Nebenwirkungen waren Schwindel und Müdigkeit, die insbesondere in der Titrationsphase auftraten. Von Bedeutung sind mögliche psychiatrische Symptome wie Angst, Illusionen, Stimmungsschwankungen bis hin zu Depressionen und paranoiden Vorstellungen. Obwohl der Gebrauch von Cannabis zu kognitiven Störungen führen kann (Honarmand et al. 2011), zeigten die zulassungsrelevanten Studien keine negativen Auswirkungen auf Gedächtnis, Reaktionsgeschwindigkeit und Aufmerksamkeit. Ein erhöhtes Missbrauchspotenzial bestand erst bei 8–16 gleichzeitig verabreichten Sprühstößen.

Chinin Zur Therapie schmerzhafter Muskelkrämpfe, z. B. nächtlicher Wadenkrämpfe, können auch chininhaltige Medikamente erfolgreich eingesetzt werden, z. B. Limptar® N (200 mg z. N.).

MERKE

Die **intravenöse Gabe** von Antispastika ist bei MS nur selten erforderlich. Benzodiazepine und Dantrolen können i. v. verabreicht werden, z. B. bei schluckgestörten Patienten oder in besonderen Krisensituationen.

Intramuskulär appliziertes Botulinumtoxin

Zur Behandlung stark umschriebener Spastik bzw. eines besonderen Schwerpunkts der Spastik eignet sich sehr gut i. m. verabreichtes **Botulinumtoxin.**

Vorteilhaft bei allen fokal einsetzbaren Antispastika sind die gezieltere Einsetzbarkeit und die Verminderung systemischer Nebenwirkungen. Nachteilig ist der aufwendigere und invasive Applikationsweg mit seinen möglichen Risiken und Belastungen.

Botulinumtoxin hat in die Spastiktherapie zunehmend Eingang gefunden und gerade bei MS-Patienten das therapeutische Spektrum erfreulich erweitert. Seine Stärke liegt in der sehr gezielten fokalen Einsetzbarkeit bei umschriebener Wirkung im Applikationsbereich. Es bewirkt eine neuromuskuläre Blockade durch Verhinderung der Ausschüttung von Acetylcholin in den synaptischen Spalt. Dies führt am Skelettmuskel zu einer schlaffen Lähmung, die nach ca. 3–10 Tagen einsetzt. Eine zusätzliche analgetische Komponente liegt vor und setzt bereits früher ein. Die Wirkung erreicht nach ca. 14 Tagen ihren Höhepunkt und hält ca. 3 Mon. an. Wirkung und mögliche Nebenwirkungen sind dosisabhängig, zeitlich begrenzt und voll reversibel. Wiederholte Injektionen sind möglich und führen auch im langjährigen Gebrauch nicht zu einer Strukturläsion des behandelten Muskels oder zu Muskelfaseratrophie, wohl aber zur Hypotrophie des Gesamtmuskels.

Präparate und Dosierungen Therapeutisch zum Einsatz kommen drei Präparate des Botulinumtoxins Typ A, Botox®, Dysport® sowie Xeomin®. Auch ein Typ-B-Präparat (NeuroBloc®) ist verfügbar, das bei sekundärer Therapieresistenz durch neutralisierende Antikörperbildung eingesetzt werden kann, für das jedoch in der Indikation Spastik keine Zulassung vorliegt.

CAVE

Dringend zu beachten ist, dass die biologischen Aktivitäten der einzelnen Präparate, die in Mäuseeinheiten (MU) angegeben werden, nicht äquivalent sind. So entspricht z. B. nach klinischer Erfahrung die Wirkung von 100 Einheiten Botox® und Xeomin® etwa der von 300–500 Einheiten Dysport® oder der von ca. 5.000–10.000 Einheiten NeuroBloc®. Bei jeder Angabe zur Dosierung und in der Dokumentation ist deshalb unbedingt zu berücksichtigen, um welches Präparat es sich handelt!

Die hier angegebenen **Dosierungen** beziehen sich auf das Präparat Dysport® in der empfohlenen Standardverdünnung von 200 Einheiten/ml. Botulinumtoxin ist das stärkste bekannte biologische Gift und wird daher in sehr hohen Verdünnungen eingesetzt. Es durchdringt nicht die Blut-Hirn-Schranke. Der klinische Einsatz sollte in erfahrenen Zentren erfolgen; sehr hohe Dosierungen sind wegen der Gefahr systemischer Nebenwirkungen zu vermeiden. Besondere Vorsicht ist auch beim Einsatz im Bereich der Mund- und Schluckmuskulatur geboten. Zu hohe Applikationsfrequenz und hohe Dosierungen können zur Bildung von neutralisierenden Antikörpern und damit zu sekundärem Therapieversagen führen. Deshalb sollte zwischen zwei Injektionen ein zeitlicher Mindestabstand von ca. 6–12 Wochen eingehalten werden. Die Gesamtdosis pro Injektionssitzung sollte 1.500 Einheiten des Präparats Dysport® oder 350 Einheiten Botox® nicht überschreiten.

Bei Verdacht auf sekundäres Therapieversagen können **Probeinjektionen** in funktionell nicht bedeutsame Muskeln (z. B. M. frontalis, M. extensor digitorum brevis) oder auch intrakutan erfolgen. Fehlt hier die zu erwartende Wirkung des Botulinumtoxins (Parese oder Schweißsekretionsstörung), ist vom Vorliegen neutralisierender Antikörper auszugehen. Es gibt auch direkte Antikörperbestimmungen, die jedoch relativ aufwendig sind.

Besteht nachweislich eine sekundäre **Therapieresistenz** durch neutralisierende Antikörper gegen Typ A, kommt alternativ der Einsatz von Botulinumtoxin Typ B (NeuroBloc®) infrage.

Da in der Spastikbehandlung meist weit höhere Dosierungen als z. B. in der Therapie von Dystonien erforderlich sind, ist der Einsatzbereich von Botulinumtoxin am einzelnen Patienten begrenzt. Aufgrund der notwendigen Dosisbeschränkung ist es z. B. bei einer Tetraspastik nicht möglich, alle spastischen Muskeln suffizient zu behandeln. Vielmehr ist eine sorgfältige Auswahl der Injektionsorte und Verteilung der verfügbaren Dosis auf besondere Schwerpunkte der Spastik notwendig. Es empfiehlt sich, dies mit dem Patienten ausführlich zu besprechen und den Therapieschwerpunkt zusammen mit ihm auszuwählen. Auch sollte gemeinsam ein erreichbares Behandlungsziel definiert werden. Dieses kann individuell sehr unterschiedlich sein, z. B. Verbesserung von Schmerzen und motorischen Funktionen, Erleichterung von Hygiene und Pflege sowie Besserung und Vermeidung von Kontrakturen, Fehlstellungen und Kloni. Jede Spastikbehandlung mit Botulinumtoxin sollte von einer kompetenten Physiotherapie begleitet werden.

Kontraindikationen Neuromuskuläre Erkrankungen (z. B. Myasthenia gravis) und Schwangerschaft. Besondere Vorsicht ist auch bei Blutgerinnungsstörungen und Antikoagulanzientherapien geboten.

Wichtige lokale Nebenwirkungen Möglichkeit von Infektionen, Hämatombildung, Spannungsgefühl und Schmerzen. Von besonderer Bedeutung sind die Berücksichtigung und Aufklärung einer stets auftretenden lokalen Muskelschwäche, die u. U. über das erwünschte Maß hinausgehen kann, aber voll reversibel ist. Bei sehr hohen Dosierungen sind in einzelnen Fällen auch Fernwirkungen wie Schluckstörungen und Mundtrockenheit möglich, sehr selten allgemeine Muskelschwäche, Blasen- und Mastdarmstörungen. Allergische Reaktionen wurden bisher nicht beschrieben.

Indikationen Prinzipiell können alle Muskeln mit Botulinumtoxin behandelt werden. Da bei jedem Patienten ein ganz individuelles Spastikmuster vorliegt, gibt es kein festes Indikations- und Therapieschema. Die Therapie richtet sich immer nach dem Einzelfall, dem Ausmaß der Spastik, den Paresen, dem Mobilisierungsgrad, den Begleiterkrankungen, der Begleitmedikation usw., ist also immer individuell anzupassen. Zur genauen Identifikation des optimalen Injektionspunktes kann bei kleineren und tiefer gelegenen Muskeln eine elektromyografisch gestützte Injektion mittels spezieller EMG-Nadeln oder besser noch die Injektion unter sonografischer Kontrolle hilfreich sein.

Im Folgenden soll auf einige bei MS-typische und häufige Indikationen eingegangen werden.

- **Spastik der oberen Extremität:** Meist handelt es sich um eine Beugespastik im Ellenbogen-, Hand- und Fingerbereich. Gezielte Injektionen in die hauptsächlich betroffene Muskulatur können Schmerzen und Kontrakturen sowie die physiotherapeutische Beübbarkeit verbessern. Injiziert werden pro Muskel ca. 100–400 Einheiten Dysport®. Wichtig ist jedoch, den Patienten darauf hinzuweisen, dass eine Verbesserung der begleitenden Paresen und der aktiven Gebrauchsfähigkeit von Hand und Arm nicht zu erwarten ist.
- **Adduktorenspastik der Beine:** Hierdurch kann es zu erheblichen Problemen der Mobilisierung, Lagerung und Pflege im Intimbereich sowie zu Schmerzen kommen. Behandelt wird die Adduktorenmuskulatur an mehreren Injektionsstellen mit einer Dosis von ca. 500 bis max. 1.000 Einheiten Dysport® pro Seite. Häufig ist neben der Muskelgruppe der Adduktoren auch die ischiokrurale Muskulatur mit betroffen, sodass begleitend eine Kniebeugespastik bestehen kann. Dann kann die ischiokrurale Muskulatur, die auch adduzierend im Hüftgelenk wirkt, mit behandelt werden.
- **Patellarklonus:** Im Rahmen einer Streckspastik der Beine kann es zu einem störenden und auch schmerzhaften Patellarklonus kommen. Hier kann die Behandlung des M. quadriceps femoris an mehreren Injektionspunkten mit 250–1.000 Einheiten Dysport® pro Seite von Nutzen sein. Es ist aber darauf zu achten, dass die Steh- und Gehfähigkeit nicht durch eine zu hohe Dosierung gefährdet werden.
- **Fußklonus:** Fußkloni können schmerzhaft sein und auch die Mobilisierung, das Stehen und das Gehen erheblich erschweren sowie den Nachtschlaf stören. Häufig sind sie von schmerzhaften Wadenkrämpfen begleitet. Man injiziert Botulinumtoxin in den M. triceps surae mit Schwerpunkt im M. soleus. Wir injizieren ca. 250–1.000 Einheiten Dysport® pro Seite, davon die Hälfte in den M. soleus, den Rest zu gleichen Teilen in beide Anteile des M. gastrocnemius.
- **Supinationsspastik der Füße:** Häufig besteht eine schmerzhafte Supinationsspastik der Füße mit der Folge von Supinationsfehlstellungen und Störungen der Steh- und Gehfähigkeit. Zielmuskel ist der M. tibialis posterior, in den an zwei Stellen jeweils 100–250 Einheiten Dysport® injiziert werden.
- **Beugespastik der Zehen:** Hierdurch kann es zu Schmerzen und Krallenzehenfehlstellungen, Problemen beim Gehen und Stehen kommen. Für die Großzehe injiziert man in den M. flexor hallucis longus am Unterschenkel sowie in den M. flexor hallucis brevis im Fußgewölbe jeweils etwa 150–250 Einheiten Dysport®. Entsprechend kann man auch für die übrigen Zehenbeuger verfahren.
- **Extensionsspastik/-dystonie der Großzehen:** Diese imponiert gewissermaßen als spontanes Babinski-Zeichen und kann schmerzhaft sowie störend beim Gehen und beim Tragen von Schuhen sein. Mit Injektionen von 100–250 Einheiten Dysport® an 1–2 Injektionspunkten in den M. extensor hallucis longus lassen sich oft gute Erfolge erzielen.

Intrathekal appliziertes Baclofen

Zur intrathekalen Gabe stehen derzeit zwei medikamentöse Möglichkeiten zur Verfügung: **Baclofen** (Lioresal® Intrathecal) und in letzter Zeit wieder zunehmend das Kortikoid **Triamcinolonacetonid** (Volon A® Kristallsuspension, s. u.). Beide zeigen besonders bei spinaler Spastik eine gute Wirksamkeit und zeichnen sich durch eine relativ gute Verträglichkeit bei geringen systemischen Nebenwirkungen aus.

Baclofen ist bei intrathekaler Gabe mittels **implantierbarer Pumpen** erfolgreich in der Dauertherapie der Spastik einsetzbar (Abel und Smith 1994). Es wirkt hier insbesondere bei schwerer Spastik, für die orale Gaben oft nicht ausreichen, da Baclofen schlecht liquorgängig ist. Durch intrathekale Gabe sind mehrere hundertfach höhere Liquorkonzentrationen erreichbar als bei oraler Ausdosierung (Lioresal® Intrathecal). Besonders erfolgreich ist der Einsatz bei Patienten, die im Rahmen einer spastischen Paraparese der Beine nicht mehr gehfähig sind, da durch Baclofen intrathekal oft eine Schmerzreduktion, eine Verbesserung der Lagerungs- und Pflegemöglichkeiten, die Vermeidung von Kontrakturen und anderen Komplikationen zu erreichen ist. Bei noch gehfähigen Patienten ist das Risiko einer Reduktion der aktiven Kraft gegeben und damit einer Verschlechterung der Geh- und Stehfähigkeit. Ein wichtiger Vorteil der intrathekalen Gabe ist auch die Verminderung systemischer Nebenwirkungen, nicht zuletzt weil ein Einsparen oraler Antispastika möglich ist.

Ablaufphasen der Therapie

- **Testphase:** Vor Implantation einer Pumpe muss ermittelt werden, ob der Patient von intrathekalem Baclofen profitiert, ob er die Medikation verträgt und welche Dosis er benötigt. Dazu wird über eine atraumatische Lumbalpunktionsnadel zunächst ein Probebolus von 25 µg Baclofen intrathekal appliziert. Der Wirkungseintritt erfolgt nach ca. 30–60 min, die max. antispastische Wirkung ist nach ca. 4 h erreicht. Bei unzureichendem Effekt gibt man täglich 25 µg mehr, bis eine ausreichende Wirksamkeit zu beobachten ist oder Nebenwirkungen auftreten. Meist genügen für einen positiven Effekt 50–100 µg. In Einzelfällen sind bis zu 500 µg als Testbolus nötig. Hat man auf diese Weise einen guten antispastischen Effekt bei tolerablen Nebenwirkungen nachgewiesen und die ungefähr notwendige Dosis ermittelt, kann die Pumpenimplantation erfolgen.
- **Implantationsphase:** Die Pumpenimplantation wird i. d. R. von einem Neurochirurgen oder auch Orthopäden in Vollnarkose durchgeführt. Hierfür bedarf es der engen Zusammenarbeit zwischen Neurologe und Operateur. Der Katheter liegt in einem subkutanen Tunnel, die Spitze wird über den lumbalen Spinalkanal im Subarachnoidalraum bis zur unteren BWS vorgeschoben. Der Katheter wird am Lig. supraspinale fixiert. Die Pumpe selbst wird subkutan in der Bauchwand an der Faszie fixiert. Die Erstbefüllung der Pumpe erfolgt nach Berechnung der benötigten Tagesdosis unter Berücksichtigung des Volumens und der Flussrate der Pumpe nach folgender Formel: Tagesdosis =

$$\frac{\text{effektive Einzeldosis [mg]} \times 24}{\text{Dauer der Wirksamkeit in der Testsphase [h]}}$$

- **Dosisanpassungsphase und Dauerbehandlung:** Für die Dauerbehandlung ist oft noch eine Anpassung der täglichen Dosis notwendig. Meist muss die Dosis im Laufe der nächsten Monate noch etwas erhöht werden. Auf rechtzeitiges Wiederauffüllen der Pumpe vor der vollständigen Entleerung ist zu achten, um keine Exazerbation der Spastik (Rebound) zu riskieren. Das Wiederauffüllen kann in erfahrenen Zentren ambulant erfolgen und muss unter sterilen Bedingungen vorgenommen werden.

Dosisabhängige Nebenwirkungen Benommenheit, Müdigkeit, Sedierung, Kopfdruck; selten Bradykardie und Blutdruckabfall. Die Provokation von epileptischen Anfällen ist möglich.

Komplikationen der Pumpenimplantation Vor allem Dislokation und Diskonnektion des Katheters bei bis zu 10 % der Patienten. An diese Möglichkeit sollte bei sekundärem Wirkungsverlust immer gedacht werden. Auch eine Liquorleckage kommt nicht selten vor. Bei 3–5 % der Patienten kommt es zu Hämatomen und Seromen in der Pumpentasche. Auch Infektionen des Pumpensystems bis hin zur eitrigen Meningitis sind möglich. Überdosierungen und Intoxikationen mit Sedierung bis zum Koma, generalisierter Muskelschwäche, Bradykardie und Blutdruckabfall erfordern das sofortige Abschalten bzw. Entleeren der Pumpe.

Kontraindikationen für eine Pumpenanlage

- Gerinnungsstörungen
- Antikoagulation
- Therapieresistente Epilepsien

Applikation Es stehen prinzipiell zwei **Pumpentypen** zur Verfügung: rein mechanisch arbeitende Gasdruckpumpen und von extern programmierbare batteriebetriebene elektronische Pumpen. Führender Hersteller ist die Fa. Medtronic, die beide Pumpentypen anbietet. Die Pumpen sind in verschiedenen Größen mit Füllvolumina von 16–50 ml erhältlich. Je nach Fließgeschwindigkeit ergeben sich daraus Auffüllintervalle zwischen ca. 4 und 24 Wochen.

- **Gasdruckpumpen** werden inzwischen kaum mehr eingesetzt. Sie haben den Vorteil, dass kein Batteriewechsel nötig ist und keine Störungen der Elektronik möglich sind, z. B. durch ein elektromagnetisches Feld wie im MRT. Sie sind zudem billiger als elektronische Pumpen. Da die Fließgeschwindigkeit bei Gasdruckpumpen nicht veränderbar ist, muss die Dosisanpassung über die Konzentration bzw. Verdünnung von Lioresal® Intrathecal erfolgen. Bei Nebenwirkungen kann die Gasdruckpumpe nicht von extern abgeschaltet, sondern muss entleert werden.

- In den letzten Jahren haben sich daher zunehmend **elektronische Pumpen** durchgesetzt. Die Fließgeschwindigkeit elektronischer Pumpen ist von extern leicht programmierbar; zur Befüllung kann die Verdünnung des Medikaments immer konstant bleiben. Eine über den Tag leicht veränderbare Dosisverteilung ermöglicht bei elektronischen Pumpen eine zirkadiane Variabilität. So können z. B. Dosiserhöhungen z. N. bei schmerzhaft einschießender Spastik sinnvoll sein.

Intrathekal appliziertes Kortison

Seit Langem wurden zur Therapie von MS-bedingter Spastik intrathekale Gaben von Kortison durchgeführt. Im Gegensatz zu Baclofen intrathekal eignet sich **Triamcinolonacetonid**-Kristallsuspension (TCA, Volon A® Kristallsuspension) intrathekal vor allem für noch gehfähige Patienten mit spastischer Paraparese der Beine, vorzugsweise spinaler Genese. Es kann hier oft eine Verminderung der Spastik ohne gleichzeitige Reduktion der Muskelkraft und somit eine Verbesserung der Gehfähigkeit und der Gehstrecke bewirken. Obwohl zu dieser Therapieform nur relativ wenige Publikationen vorliegen (Heun et al. 1992; Rohrbach et al. 1987), hat die Methode in letzter Zeit wieder an Bedeutung gewonnen. Immer mehr Zentren setzen TCA erfolgreich in der Spastiktherapie bei MS ein. In einer Studie an 36 Patienten mit progredienter MS war eine signifikante Verbesserung der Gehstrecke und des EDSS nachweisbar (Hoffmann et al. 2003, 2006). In einer weiteren unkontrollierten Studie an 161 Patienten mit progredienter MS zeigten sich ebenfalls Verbesserungen von Gehstrecke und EDSS, aber auch von Barthel-Index und kortikalen Latenzen der Medianus- und Tibialis-SSEP (Hellwig et al. 2004). In einer neueren multizentrischen Open-Label-Studie mit 54 MS-Patienten zeigten sich unter TCA signifikante Verbesserungen von Spastizität, Gehstrecke, Behinderungsgrad und Lebensqualität, bei jedem 7. Patienten besserte sich auch die Blasenfunktion (Kamin et al. 2015). Besondere Nebenwirkungen traten nicht auf. Auch in der Langzeitanwendung waren bei wiederholten TCA-Anwendungen replizierbar positive Effekte auf die Spastizität nachweisbar, wobei Subgruppen mit initial stärkerer Spastik, initial höherem EDSS und höherer Therapiefrequenz in Bezug auf eine Verbesserung der Spastizität und des EDSS am deutlichsten profitierten (Rommer et al. 2016). Die Behandlung erwies sich als sicher; schwerwiegende Nebenwirkungen traten nicht auf. Biomarker-Untersuchungen im Liquor ergaben keine Hinweise auf axonale Schäden unter TCA (Rommer et al. 2014).

Auch bei unserem Patientengut haben wir seit über 20 Jahren positive Erfahrungen mit dieser Therapieform gemacht. Als Effekt sieht man häufig eine gewisse Besserung der Gehfähigkeit, die sich mit einer messbaren Verlängerung der Gehstrecke oder Verbesserung im 25-Fuß-Test objektivieren lässt. Vorteilhaft ist, dass bei relativ gutem antispastischem Effekt keine wesentliche Verstärkung der Paresen auftritt, wie sie bei allen anderen Antispastika zu beobachten ist. Auch treten kaum systemische Nebenwirkungen auf, wie sie bei einer oralen oder i. v. Kortisontherapie häufig sind.

Durchführung Wichtig ist, dass die **Kristallsuspension** von Volon A® verwendet wird, da andere Zubereitungen mit wasserlöslichem Kortikoid potenziell neurotoxisch sein können und keinen langanhaltenden Effekt haben. Da für diese Therapieform **keine Zulassung** besteht, insbesondere auch nicht für die intrathekale Gabe von Volon A® Kristallsuspension, sind die Patienten besonders ausführlich mündlich und auch schriftlich über Nutzen, Risiken und Nebenwirkungen aufzuklären. Zur Vermeidung von Infektionen ist eine streng **aseptische Vorgehensweise** bei der Applikation von großer Bedeutung. Wir verwenden unter sterilen Bedingungen und Tragen von Mundschutz atraumatische Lumbalpunktionsnadeln und applizieren pro Sitzung 40–60 mg TCA-Kristallsuspension intrathekal. Die Gabe wird jeden 2. bis 3. Tag wiederholt, wobei pro Zyklus max. 200 mg verabreicht werden. Initial sind bis zum Erreichen eines Effekts ca. 3–5 intrathekale Injektionen nötig. Wir führen die Injektionen unter stationären Bedingungen und begleitet von intensiver Physiotherapie durch. Der Therapieeffekt wird vor und nach jedem Behandlungszyklus durch eine Gehstreckenmessung und einen 25-Fuß-Test dokumentiert. Ist ein ausreichender

Effekt erreicht, können orale Antispastika und damit auch deren systemische Nebenwirkungen oft erheblich reduziert werden. Die Wirkung hält mehrere (nach unseren Erfahrungen ca. 3–6) Monate an. Dann kann der Behandlungszyklus wiederholt werden.

Nebenwirkungen Möglich sind zunächst alle, die auch bei der diagnostischen Lumbalpunktion vorkommen können:

- Postpunktioneller Kopfschmerz
- Infektionen
- Blutungen

Die beschriebene Komplikation Arachnopathie scheint durch Volon A® Kristallsuspension nicht hervorgerufen zu werden, sondern durch andere früher verwendete Zubereitungsformen. In seltenen Fällen können Meningitiden, chronisch subdurale Hämatome, Sinusvenenthrombosen und epileptische Anfälle vorkommen.

Kontraindikationen Gerinnungsstörungen, Antikoagulation und therapieresistente Epilepsie.

MERKE

Zusammenfassend stellt die intrathekale Applikation von Triamcinolonacetonid-Kristallsuspension eine Behandlungsmöglichkeit dar, die für ausgewählte Patienten mit spinaler Symptomatik sehr hilfreich sein kann. Sie erfordert aber neben besonderer Erfahrung in der Therapie dieses Patientenguts eine sehr sorgfältige Indikationsstellung und Durchführung. Deshalb und aufgrund ihres invasiven Charakters sowie der noch spärlichen Datenlage sollte diese Behandlungsform nur an Zentren durchgeführt werden, die über entsprechende Erfahrungen mit dieser Therapieform verfügen.

Kombinationstherapien

Die für den einzelnen Patienten optimale antispastische Therapie besteht oft in einer individuellen Kombination mehrerer der genannten Therapieformen. Hierbei gilt es, das günstigste Verhältnis zwischen erwünschter Spastikreduktion und unerwünschten Medikamentennebenwirkungen zu finden. Viele Patienten erhalten neben einer oralen antispastischen Basistherapie an besonderen fokalen Schwerpunkten der Spastik erfolgreich Botulinumtoxin. Aber auch Kombinationen systemisch, intramuskulär und intrathekal applizierter Medikamente können im Einzelfall sinnvoll und hilfreich sein.

16.7.3 Operative Therapie der Spastik

Durch die zunehmenden Möglichkeiten der medikamentösen Spastikbehandlung, insbesondere auch mit Botulinumtoxin und intrathekalem Baclofen, ist eine operative Therapie der Spastik bei MS-Patienten nur noch sehr selten erforderlich. Infrage kommen dann z. B. Sehnenverlängerungen, Tenotomien und operative Gelenkmobilisationen.

16.8 Extrapyramidale Symptome, Dystonien

Frank A. Hoffmann

Bei MS-Patienten können auch extrapyramidale Bewegungsstörungen auftreten. Insbesondere sind dystone Störungen nicht selten, die auch schmerzhaft sein können und häufig an Extremitäten zu beobachten sind, die auch spastische Paresen aufweisen. Ein Beispiel dafür sind die schmerzhaften Fuß- und Zehendystonien. Auch dystone Tremorformen, etwa i. S. eines Kopftremors, kommen vor.

Therapeutisch ist die Kombination von Physiotherapie und oralen Antispastika nicht immer erfolgreich genug. In diesen Fällen lässt sich eine Besserung oft durch lokale i. m. Injektionen von Botulinumtoxin (Botox®, Dysport®, Xeomin®, NeuroBloc®) erreichen (Einzelheiten zur Botulinumtoxin-Therapie ➤ Kap. 16.7.2).

Die Therapie weiterer extrapyramidaler und anderer motorischer Störungen wie choreatiformer und ballistischer Symptome, Myoklonien, Schluckauf, paroxysmaler Dysarthrie und Ataxie, Myokymien wird in ➤ Kap. 16.11.2 im Zusammenhang mit der Therapie paroxysmaler Symptome besprochen.

16.9 Sensibilitätsstörungen, Missempfindungen

Frank A. Hoffmann

Sensibilitätsstörungen sind sehr häufige Symptome der MS. Reine Defizitsymptome der Sensibilität wie Hypästhesie und Hypalgesie sind therapeutisch kaum zu beeinflussen. Hilfreich kann ergotherapeutische Beübung zur funktionellen Verbesserung sein, z. B.

der Feinmotorik der Hände, auch in Kombination mit Perzeptionstraining.

Stehen sensible Reizsymptome wie Missempfindungen und Schmerzen im Vordergrund, so sind die therapeutischen Möglichkeiten größer (zur medikamentösen Behandlung schmerzhafter Missempfindungen ➤ Kap. 16.10.2).

16.10 Schmerzen

Frank A. Hoffmann

Schmerzen treten bei MS-Patienten weit häufiger auf, als früher allgemein angenommen wurde. Ihre Inzidenz wird mit bis zu 83 % angegeben (Mäurer und Riekmann 1999). Bei etwa einem Viertel der Patienten waren Schmerzen bereits ein Frühsymptom der Erkrankung, für etwa ein Drittel der Patienten sind sie das am meisten störende Symptom überhaupt.

16.10.1 Ursachen

Die bei MS-Patienten auftretenden Schmerzen können unterschiedliche Ursachen haben. ➤ Tab.16.5 gibt einen Überblick über die Einteilung nach den Ursachen von Schmerzen bei MS und deren Therapie.

Wichtig sind zunächst die rasche und gründliche diagnostische Abklärung und Einordnung des vorliegenden Schmerzsyndroms. Denn wann immer möglich, sollte eine kausal wirksame Therapie angestrebt werden. Akuter Schmerz hat auch beim MS-Patienten eine wichtige Warnfunktion. Eine vorschnelle symptomatische Schmerztherapie ohne diagnostische Einordnung des vorliegenden Schmerzsyndroms ist oft nicht nur

Tab.16.5 Ursachen von Schmerzen bei MS und Therapiemaßnahmen

Schmerzverursachung	Beispiele	Therapie
Durch die Erkrankung selbst (unmittelbar)	Schmerzhafte ON, Kopfschmerzen (s. a. ➤ Kap. 6.3.2), Trigeminusneuralgie, tonische Hirnstammanfälle, Lhermitte-Zeichen, schmerzhafte zentrale Parästhesien, dumpfe Extremitätenschmerzen, Tiefenmissempfindungen (Hinterstrangaffektionen), einschießende pseudoradikuläre Schmerzen	Schubtherapie Antikonvulsiva Tri- und tetrazyklische Antidepressiva
Durch Symptome und Folgezustände der MS	Schmerzhafte Spastik, Gelenkfehlstellungen, Muskel- und Gelenkkontrakturen, Fehlhaltungen/Muskelverspannungen, HWI/Blasenstörungen, Dekubitalgeschwüre, Somatisierungsschmerz bei Depression	Physiotherapie Symptomatische Therapie
Durch Behinderung/Hilfsmittel	Nackenschmerzen bei Rollstuhlfahrern (ca. 60 %), schlecht angepasste Rollstühle, Osteoporose, Läsion peripherer Nerven: Karpaltunnelsyndrom durch Gehstützen, Ulnarisläsion durch Aufstützen des Ellenbogens am Rollstuhl, Peroneusläsion durch Schiene	Physiotherapie Optimierung der Hilfsmittel
Durch die Therapie	Gastrointestinale Beschwerden durch Kortison, Azathioprin etc., Osteoporose (Kortison), grippeähnliche Symptome durch IFN-β, systemische Reaktion durch GLAT, schmerzhafte Injektionsstellen und Hautnekrosen durch Injektionen von Immunmodulatoren; hämorrhagische Zystitis unter Cyclophosphamid	Prophylaxe Symptomatische Therapie Ggf. Ab-/Umsetzen der Therapie
Unabhängig von der MS-Grunderkrankung	Migräne, Bandscheibenschäden, Nierensteine etc.	Therapie je nach Ursache Grunderkrankung MS berücksichtigen!

Tab. 16.6 Schmerzen bei MS: Einteilung nach Schmerzdauer

Schmerzdauer	Beispiele
Paroxysmale Schmerzen (➤ Kap. 16.10.2)	• Trigeminusneuralgie • Tonische Hirnstammanfälle • Lhermitte-Zeichen • Paroxysmale Extremitätenschmerzen
Akute/subakute Schmerzen (➤ Kap. 16.10.3)	• Schmerzhafte ON • Druckläsionen peripherer Nerven (Nn. ulnaris, medianus, peroneus) • Dekubitus • Osteoporose • Blasenspasmen
Chronische Schmerzen (➤ Kap. 16.10.4)	• Schmerzhafte Spastik • Rückenschmerzen • Schmerzhafte Missempfindungen • Viszeraler Schmerz • Somatisierter Schmerz bei Depression

relativ erfolglos, sondern birgt auch die Gefahr, eine rechtzeitige, gezielte Behandlung zu versäumen und dem Patienten damit sogar zu schaden. Beispiele aus der klinischen Praxis sind übersehene tiefe Beinvenenthrombosen, Dekubiti, HWI, Bandscheibenvorfälle, Nasennebenhöhlenvereiterungen usw.

Eine weitere praktisch relevante Einteilungsmöglichkeit der Schmerzen bei MS nach der Dauer der Schmerzen (paroxysmal, akut, subakut und chronisch) ist ➤ Tab. 16.6 zu entnehmen.

16.10.2 Paroxysmale Schmerzen

Paroxysmale Schmerzen sind kurze (Sekunden bis max. wenige Minuten dauernde) einschießende heftigste Schmerzen, oft mit elektrisierendem Schmerzcharakter und oft mit hoher Frequenz. Sie beruhen wahrscheinlich auf spontanen neuronalen Entladungen in demyelinisierten Arealen.

Neuralgien Trigeminusneuralgien kommen bei ca. 2–3 % der MS-Patienten vor; im Vergleich zur Gesamtbevölkerung wird ihre Wahrscheinlichkeit als um ca. 37-mal erhöht beschrieben (Soyka 1999). Die MS ist nach der ganz überwiegenden idiopathischen Form mit 2–8 % die zweithäufigste Ursache einer Trigeminusneuralgie. Während bei der idiopathischen Form der Trigeminusneuralgie eine vaskuläre Genese durch Irritation der Trigeminuswurzel durch ein arterielles Gefäß besteht, ist die Trigeminusneuralgie bei MS durch MS-typische Entmarkungsherde im Hirnstamm bedingt, vorzugsweise in der pontinen Eintrittszone der Trigeminuswurzel.

Die Trigeminusneuralgie bei MS ist in ihrem Schmerzcharakter nicht von der idiopathischen Form zu unterscheiden, tritt aber häufiger doppelseitig auf und beginnt bei MS-Patienten im Durchschnitt in jüngerem Lebensalter. Neuralgien des N. glossopharyngeus kommen bei MS ebenfalls vor, sind aber sehr viel seltener als Trigeminusneuralgien.

16

Tonische Hirnstammanfälle Tonische Hirnstammanfälle imponieren klinisch als sehr schmerzhafte, plötzlich auftretende tonische Muskelkrämpfe einer Körperseite. Sie dauern wenige Sekunden bis Minuten und betreffen am Arm meist die Beuge-, am Bein vorwiegend die Streckmuskulatur.

Paroxysmale Extremitätenschmerzen Paroxysmaler Extremitätenschmerz kann begleitend zu tonischen Hirnstammanfällen oder isoliert auftreten. Er ist häufig durch Berührung, Bewegung der betreffenden Extremität oder auch durch Hyperventilation auslösbar. Die schmerzhaften Missempfindungen dauern – wie die tonischen Hirnstammanfälle – wenige Sekunden bis Minuten an.

Lhermitte-Zeichen Das Lhermitte-Zeichen tritt bei MS-Herden im zervikalen Rückenmark auf. Es kommt bei Nackenbeugung nach vorn zu schmerzhaften und meist als elektrisierend beschriebenen Missempfindungen, die in die Arme oder den Rücken ausstrahlen.

Medikamentöse Therapie

Paroxysmale Schmerzsyndrome treten bei MS häufig als Symptome eines akuten Schubs auf. Dann sind sie mit einer hoch dosierten i. v. Kortison-Therapie zu behandeln und meist zu bessern (➤ Kap. 17.2.3). Sonst sprechen sie am besten auf Antikonvulsiva an.

Carbamazepin Therapeutikum der ersten Wahl für paroxysmale Schmerzsyndrome ist Carbamazepin (Tegretal® retard, Timonil® retard). Es kann in täglichen Schritten von 200 mg aufdosiert werden, bis die gewünschte Wirkung oder Nebenwirkungen eintreten. Der mittlere wirksame Dosisbereich liegt zwischen 400 und 1.200 mg/d und kann im Einzelfall noch überschritten werden. Es sollte möglichst ein retardiertes Präparat eingesetzt werden.

Als Nebenwirkungen bzw. Überdosierungssymptome können Schwindel, Nystagmus und Ataxie auftreten. Auch Benommenheit, Konzentrations- und Vigilanzstörungen, Doppelbilder, Übelkeit und Hautallergien kommen vor und sind zu berücksichtigen. Wegen der Gefahr einer Leuko- oder Thrombozytopenie sind vor allem initial Blutbildkontrollen erforderlich, außerdem auch Kontrollen der Leberenzyme. Zur Führung der Therapie, bei Verdacht auf Überdosierung oder fehlende Compliance und zur Dosisanpassung bei mangelndem Therapieerfolg ist die Möglichkeit der Bestimmung des Carbamazepin-Serumspiegels günstig. Der empfohlene therapeutische Bereich ist jedoch nur als Orientierungshilfe zu betrachten und kann im Einzelfall je nach klinischem Effekt und Verträglichkeit unter- oder überschritten werden (➤ Kap. 16.5.2).

16

Gabapentin Als Alternative zu Carbamazepin bei paroxysmalen Schmerzsyndromen hat sich zunehmend das neuere Antiepileptikum Gabapentin (Neurontin®) bewährt. Für Gabapentin spricht eine ähnlich gute Wirksamkeit auf die Zielsymptome bei meist sehr guter Verträglichkeit. Insbesondere bei älteren und multimorbiden Patienten setzen wir Gabapentin auch als Medikament der ersten Wahl ein. Ebenso verfahren wir bei Patienten, bei denen Symptome wie Schwindel, Ataxie und Nystagmus im Vordergrund stehen, die durch Carbamazepin oder auch Phenytoin noch verstärkt werden könnten. Dies ist bei einer Vielzahl der MS-Patienten der Fall.

Wir beginnen mit 3 × 100 mg/d Gabapentin und steigern täglich um 100 mg je Einzelgabe bis auf zunächst 3 × 400 mg, sodass die Aufdosierung bereits nach 4 Tagen abgeschlossen ist. Im Bedarfsfall kann noch höher dosiert werden: bis zu 4 × 800 mg/d. Ein Wirkungseintritt ist bereits nach wenigen Tagen zu erwarten. Nebenwirkungen sind relativ selten und blande. Im Vordergrund stehen Schwindel, Benommenheit und Übelkeit. Bei Patienten mit Spastik kann es zu einer Verminderung der Spastik kommen, die einerseits erwünscht sein, andererseits aber auch die Steh- und Gehfähigkeit vermindern kann. Serumspiegelbestimmungen sind nicht notwendig (➤ Kap. 16.5.2).

Pregabalin Seit 2004 ist auch der dem Gabapentin verwandte Wirkstoff Pregabalin (Lyrica®) als Antiepileptikum und zur Behandlung neuropathischer Schmerzen zugelassen. Man beginnt mit 2 × 75 mg/d, meist genügen 2 × 150 mg/d, bei Bedarf kann bis 2 × 300 mg gesteigert werden. Nebenwirkungen sind Benommenheit, Müdigkeit, Schwindel, Appetitsteigerung, Aufmerksamkeitsstörungen, Ataxie, Tremor und Dysarthrie.

Phenytoin Das Antiepileptikum Phenytoin (Phenhydan®, Zentropil®) ist nur noch als Reservemedikament bei Versagen oder Kontraindikationen gegen die Medikamente der ersten Wahl angezeigt. Gegen den Einsatz von Phenytoin spricht die relativ geringe therapeutische Breite bei exponentieller Pharmakokinetik. Es kann deshalb schon bei geringer Erhöhung der Phenytoin-Dosis rasch zu Überdosierungszeichen mit Übelkeit, Schwindel, Erbrechen, Ataxie, Doppelbildern und Nystagmus kommen. Als noch problematischer sind mögliche irreversible Langzeitnebenwirkungen zu betrachten. Hier sind vor allem die Kleinhirnatrophie, aber auch PNP, Osteomalazie, Gingivahyperplasie usw. zu nennen.

Die initiale Dosierung beträgt 100 mg/d, Zieldosis ist 2- bis 3 × 100 mg. Die Dosis kann im Einzelfall vorsichtig noch weiter gesteigert werden. Bei Verdacht auf Überdosierung kann eine Bestimmung des Serumspiegels hilfreich sein (➤ Kap. 16.5.2).

Baclofen Besonders bei der Behandlung der Trigeminusneuralgie kann auch das sonst zur Therapie der Spastik eingesetzte GABAerge Medikament Baclofen (Lioresal®) erfolgreich sein. Man beginnt mit 2 × 5 mg/d und kann bis zu einer max. Dosis von 100 mg/d steigern (4 × 25 mg). Häufig genügen aber Dosierungen zwischen 20 und 60 mg/d. An Nebenwirkungen sind eine Senkung der Krampfschwelle, Müdigkeit, Schwindel und Muskelschwäche zu bedenken (➤ Kap. 16.5.2).

Misoprostol Als erfolgreich in der Behandlung der Trigeminusneuralgie ist auch das Prostaglandin-E_1-Analogon Misoprostol beschrieben. Weitere

Möglichkeiten sind Clonazepam (3–8 mg/d), Valproat, Lamotrigin und Antipsychotika.

Kombinationsbehandlungen Manchmal ist die Behandlung paroxysmaler Schmerzen mit einer bis an die Nebenwirkungsgrenze ausgereizten Monotherapie der o. g. Substanzen nicht ausreichend erfolgreich. In diesen Fällen führen wir Kombinationsbehandlungen durch, vorzugsweise von Carbamazepin und Gabapentin. Aber auch andere Kombinationen oder gar Dreifachkombinationen (z. B. Carbamazepin, Gabapentin und Baclofen) können in Einzelfällen schließlich doch noch den gewünschten Erfolg bringen.

Methylprednisolon Sollten auch Kombinationsbehandlungen versagen, kann ein Versuch mit einem hoch dosierten i. v. Kortisonstoß wie bei Behandlung eines akuten MS-Schubs durchaus gerechtfertigt und erfolgreich sein, auch wenn kein MS-Schub vorliegt (➤ Kap. 17.2.3).

Operative Therapien

Als Ultima Ratio besteht schließlich die Möglichkeit einer neurochirurgischen Intervention. Aufgrund der besonderen Pathogenese der Trigeminusneuralgie bei MS ist jedoch die klassische Janetta-Operation nicht geeignet, denn sie zielt auf eine neurovaskuläre Dekompression, die bei der Pathogenese der idiopathischen Trigeminusneuralgie sinnvoll und wirksam ist, nicht jedoch bei der durch entzündliche Läsionen im Hirnstamm bedingten Trigeminusneuralgie im Rahmen der MS. Erfolgreich in der Behandlung der MS-bedingten Trigeminusneuralgie können z. B. die selektive Thermokoagulation des Ganglion Gasseri oder die Glyzerininstillation in die Cisterna trigemini sein.

16.10.3 Akute und subakute Schmerzen

Akute und subakute Schmerzen bei MS können eine Vielzahl von Ursachen haben. Charakteristisch ist der retroorbitale Schmerz bei ON. Weiterhin von Bedeutung sind Kopfschmerzen (s. a. ➤ Kap. 6.3.2), radikuläre Schmerzen, Schmerzen bei Harnwegsentzündungen und Blasenspasmen, Dekubitalgeschwüren, Druckläsionen peripherer Nerven (Nn. ulnaris, medianus, peroneus; ➤ Tab. 16.6).

Optikusneuritis/Retrobulbärneuritis

Retrobulbärneuritiden rufen sehr häufig akute retroorbitale Schmerzen hervor, die typischerweise durch Augenbewegungen oder Druck auf den Bulbus verstärkt werden. In über 90 % wird die akute Visusminderung von solchen Schmerzen begleitet. Die subjektiv empfundene Schmerzintensität ist hierbei individuell sehr unterschiedlich und reicht von leichteren bis hin zu starken Schmerzen. Als ursächlich für die Schmerzen gilt eine mechanische Irritation der Meningen durch den entzündlich veränderten Sehnerv.

Therapeutisch ganz im Vordergrund steht die hoch dosierte i. v. Therapie mit **Methylprednisolon** (z. B. Urbason®) in einer Dosierung von 500–1.000 mg/d über 3–5 Tage (➤ Kap. 17.2.3). Meist ist hierunter innerhalb der ersten 3 Tage ein Rückgang der Schmerzen zu erreichen. Der Effekt auf die Schmerzen tritt deutlich rascher und auch zuverlässiger ein als die Verbesserung des Visus. Sollten die retroorbitalen Schmerzen nach Kortison-Therapie noch sistieren, kommt ein Versuch mit einem NSAR in Betracht, z. B. Diclofenac (Voltaren®) oral 25–100 mg/d.

Kopfschmerzen

Über Jahrzehnte wurde der Zusammenhang zwischen Kopfschmerzen und MS kontrovers diskutiert, teilweise wurden Kopfschmerzen sogar nahezu als Ausschlusskriterium für eine MS betrachtet. Neuere Daten zeigen aber, dass Kopfschmerzen bei MS-Patienten deutlich häufiger vorkommen als in der Allgemeinbevölkerung (Gebhardt et al. 2020). Bereits zum Zeitpunkt der Erstmanifestation einer MS liegen bei bis zu 78 % der Betroffenen Kopfschmerzen vor, der Schmerzcharakter ist am häufigsten migräneartig i. S. eines sekundären Kopfschmerzes. Pathophysiologisch werden u. a. meningeale B-Zell-Follikel diskutiert. Kopfschmerzen können auch Ausdruck eines akuten MS-Schubs sein und auf eine entsprechende Schubtherapie ansprechen. Ferner können sie als Erstsymptom einer MS auftreten (i. S. eines CIS). Häufigkeit und Schwere korrelieren nicht mit dem Behinderungsgrad. Im Einzelfall kann es schwierig sein, das komorbide Auftreten von Migräne bzw.

Spannungskopfschmerz von sekundären Kopfschmerzen bei MS abzugrenzen.

Die Therapie entspricht der allgemein für die jeweilige primäre Kopfschmerzform empfohlenen. Spannungskopfschmerzen sprechen auf Amitriptylin (Saroten® retard) an; man beginnt mit 25 mg abends und kann je nach Verträglichkeit und Wirksamkeit auf bis zu 100 mg steigern. Amitriptylin ist auch als Migräneprophylaktikum und in der Behandlung der Kopfschmerzen vom Mischtyp erfolgreich. Bedarfsweise kann ASS (Aspirin®) in einer Dosis von 500 mg bei Spannungskopfschmerz oder 1.000 mg zu Beginn eines Migräneanfalls gegeben werden.

Schmerzen bei Blasenstörungen

Schmerzen im Rahmen von Blasenentleerungsstörungen, HWI und Blasenspasmen sind bei MS-Patienten häufig. Zunächst muss eine eingehende neurourologische Untersuchung mit Restharnbestimmung, ggf. auch Urodynamik und Urinstatus erfolgen. Die Behandlung richtet sich nach der Art der vorliegenden Blasenstörung. HWI werden antibiotisch ausbehandelt (zur Therapie der Blasenstörungen ➤ Kap. 16.14).

Bei Cyclophosphamid-Therapie besteht die Gefahr der Induktion einer hämorrhagischen Zystitis. Prophylaktisch wirksam ist die Gabe des Mukolytikums Mesna (Uromitexan®) als Kurzinfusion vor jeder Cyclophosphamid-Infusion sowie 4 und 8 h danach. Die Dosierung beträgt jeweils ca. 20 % der Cyclophosphamid-Dosis.

Schmerzen bei Dekubitus

Schmerzen in Zusammenhang mit Dekubiti erfordern eine konsequente Druckentlastung, eine geeignete Lagerung des Patienten mit häufigem Umlagern, intensive Pflegemaßnahmen und Physiotherapie mit dem Ziel, den Dekubitus rasch zur Abheilung zu bringen. Die Prophylaxe ist hier von ebenso herausragender Bedeutung wie bei der Vermeidung von Druckschäden peripherer Nerven.

Schmerzen durch Läsionen peripherer Nerven

Hier sind u. a. zu nennen: Schädigungen des **N. medianus** i. S. eines Karpaltunnelsyndroms. Es kann dabei zu Parästhesien und Sensibilitätsstörungen im Bereich der radialen 3½ Finger kommen sowie oft zu Schmerzen, die aber in den gesamten Arm ausstrahlen können, häufig auch nachts i. S. einer Brachialgia paraesthetica nocturna. Ursache sind chronische Druckschädigungen im volaren Handgelenkbereich, oft verursacht durch Benutzung von Unterarmgehstützen ohne anatomisch geformte Handgriffe oder intensive Rollstuhlbenutzung. Die klinische Untersuchung und Elektroneurografie sichern die Diagnose.

Therapeutisch steht die konsequente Druckentlastung im Vordergrund. Gut geeignet sind z. B. Unterarmgehstützen mit anatomisch geformten Handgriffen, die Hyperextensionen des Handgelenks vermeiden und den Karpaltunnel von Druck entlasten können. Handlagerungsschienen und die Gabe von Antiphlogistika können ergänzend von Nutzen sein. Eine operative Therapie ist bei fehlendem Ansprechen auf die konservativen Maßnahmen angezeigt, insbesondere wenn Paresen der Daumenballenmuskulatur auftreten.

Druckläsionen des **N. ulnaris** beruhen bei MS-Patienten meist auf einem Sulcus-ulnaris-Syndrom, verursacht durch chronische Belastung des ulnaren Ellenbogens durch schlecht gepolsterte Rollstuhlseitenteile oder Unterarmgehstützen oder durch Druck auf die Matratze in Rückenlage.

Der **N. peroneus** ist vor allem im Bereich des Fibulaköpfchens druckgefährdet, z. B. durch Druck am Rollstuhl oder Peroneusschienen. Durch gute Lagerung, Polsterung der gefährdeten Stellen und optimale Hilfsmittelanpassung können Druckschädigungen peripherer Nerven und die damit verbundenen Schmerzen vermieden bzw. gebessert werden.

16.10.4 Chronische Schmerzen

Dysästhetischer Extremitätenschmerz

Die Mehrzahl der MS-Patienten klagt im Verlauf der Erkrankung über chronische Schmerzen. Am häufigsten sind dabei dumpfe und brennende Schmerzen sowie Missempfindungen, vor allem im Bereich der unteren Extremitäten. Sie verstärken sich oft nachts. Die Ursachen dieser Schmerzen sind noch nicht völlig geklärt. Zugrunde liegen dürften myelopathische Veränderungen durch MS-Herde und Affektionen zentraler Schmerzbahnen im Tr. spinothalamicus sowie im Bereich der Hinterhörner oder der Commissura anterior.

Tri- und tetrazyklische Antidepressiva Die Behandlung dieses zentralen Schmerzsyndroms beruht hauptsächlich auf „schmerzdistanzierenden" Medikamenten vom Typ der klassischen tri- und tetrazyklischen Antidepressiva. Am häufigsten setzen wir in dieser Indikation **Amitriptylin** (Saroten® retard) ein, alternativ auch **Doxepin** (Aponal®) und **Maprotilin** (Ludiomil®). Der Effekt auf die Schmerzen und Missempfindungen tritt meist schon in Dosierungen ein, die unter der für eine antidepressive Wirksamkeit notwendigen liegen. Alle drei Substanzen wirken mäßig sedierend. Die sedierende Wirkung setzt sofort ein, die schmerzdistanzierende und gegen die Missempfindungen gerichtete nach einigen Tagen. Wenn man die Medikation mit abendlichem Schwerpunkt gibt, kann sich dadurch auch der schmerzbedingt oft gestörte Nachtschlaf verbessern.

Man beginnt die Therapie mit 25 mg z. N. Die **Dosis** kann je nach Verträglichkeit und Wirkung jeden zweiten Tag um 25 mg gesteigert werden. Meist genügen Dosierungen von 50–100 mg/d, aber auch eine Steigerung bis 150 mg ist möglich. In schwereren Fällen kann zum rascheren Wirkungseintritt auch eine initiale i. v. Gabe als abendliche Kurzinfusion erfolgen und nach einigen Tagen auf orale Medikation umgesetzt werden. Bei positivem Ansprechen sollte die Medikation nicht zu früh abgesetzt, sondern über mindestens 3 Mon. fortgeführt werden. Dann kann ein vorsichtiger Reduktionsversuch erfolgen. Häufig ist jedoch eine Dauertherapie notwendig.

Durch die anticholinergen Effekte der tri- und tetrazyklischen Antidepressiva kann es als **Nebenwirkungen** dosisabhängig zu einer Beeinträchtigung kognitiver Leistungen und zu einer Erhöhung der Restharnmenge kommen. Deshalb ist in der Indikationsstellung bei Patienten mit vorbestehenden kognitiven Störungen und Blasenentleerungsstörungen Zurückhaltung geboten. Restharnkontrollen sind zu empfehlen. Meist kommt es als harmlosere Nebenwirkung zu Mundtrockenheit, über die der Patient vorher aufgeklärt werden sollte. Mit Lutschpastillen oder einem stets in Reichweite befindlichen Glas Wasser zum gelegentlichen Befeuchten des Mundes lässt sich meist hinreichend Abhilfe schaffen. **Kontraindikationen** sind das Engwinkelglaukom und der AV-Block II. und III. Grades (daher vor Therapiebeginn und unter der Therapie EKG-Kontrollen). In Bezug auf die Therapie schmerzhafter Missempfindungen sind die neueren selektiveren Antidepressiva wie SSRIs, MAO-A-Hemmer und NARI nach unseren Erfahrungen nicht ausreichend wirksam.

Carbamazepin, Gabapentin, Pregabalin Bei Unwirksamkeit der klassischen Antidepressiva auf die dysästhetischen Extremitätenschmerzen oder bei Kontraindikationen empfiehlt sich ein Versuch mit dem schon in ➤ Kap. 16.10.2 besprochenen Membranstabilisator Carbamazepin (Tegretal® retard, Timonil® retard) oder alternativ mit Gabapentin (Neurontin®) oder Pregabalin (Lyrica®).

Manchmal ist auch erst eine Kombination aus einem tri- oder tetrazyklischen Antidepressivum und Carbamazepin oder Gabapentin ausreichend erfolgreich.

Auch über die Wirksamkeit von Amantadin (PK Merz®) und Mexiletin ist für die Indikation MS-bedingter Dauerschmerzen berichtet worden. Amantadin wird hierbei wie in der Fatigue-Therapie mit 200–300 mg/d dosiert (➤ Kap. 16.2.2), Mexiletin (Mexitil®) mit ca. 500–750 mg/d.

Analgetika Gelegentlich sprechen dysästhetische Dauerschmerzen auch auf Analgetika und Antiphlogistika wie Paracetamol (2–3 × 500 mg) und Ibuprofen (bis zu 3 × 600 mg) an. Der Einsatz von Opioiden verspricht in dieser Indikation meist wenig Erfolg und ist auch wegen der Gefahr der Abhängigkeits- und Toleranzentwicklung zu vermeiden.

Sonstige Therapiemöglichkeiten Manche Patienten geben eine Linderung der brennenden Dauermissempfindungen durch den Einsatz von Lokaltherapeutika in Salbenform an. Infrage kommen hierzu anästhesierende Salben mit **Xylocain** (Emla®) oder auch Präparate mit dem Pfefferextrakt **Capsaicin** (Capsamol®). Auch physiotherapeutische Maßnahmen wie z. B. lokale Kältebehandlungen können als lindernd empfunden werden.

In Einzelfällen kann bei Versagen aller bisher genannten Therapieoptionen auch ein Versuch mit einer hoch dosierten **Methylprednisolon-Stoßtherapie** noch Erfolg bringen, sei es durch einen antiödematösen und entzündungshemmenden Effekt oder auch durch eine meist vorhandene positiv psychotrope Wirkung.

Rückenschmerzen

MS-Patienten leiden in 20 % unter chronischen Rückenschmerzen (Moulin 1998), die i. d. R. lumbal lokalisiert sind und auch radikulär bzw. pseudoradikulär ausstrahlen können. Die Rückenschmerzen kommen bevorzugt in fortgeschritteneren Krankheitsstadien vor. Sie treten meist in Zusammenhang mit spastischen Paraparesen der Beine, Rumpfspastik, Fehlbelastungen der Wirbelsäule, unphysiologischer Sitzhaltung im Rollstuhl usw. auf. Rollstuhlfahrer sind besonders häufig betroffen, insbesondere wenn der Rollstuhl nicht optimal angepasst ist. Immobilisationsbedingte Inaktivitätsatrophie der Rückenmuskulatur, Osteoporose infolge von Inaktivität und/oder langfristige Kortisontherapie und degenerative Wirbelsäulenveränderungen verstärken die Beschwerden noch.

Therapeutisch ganz im Vordergrund stehen zunächst prophylaktische Maßnahmen und aktive Physiotherapie. Eine optimale Sitzhaltung und Anpassung des Rollstuhls und der Hilfsmittel sind von großer Bedeutung. Aktive Krankengymnastik zur Stärkung der Rücken- und Bauchmuskulatur sowie zur Reduktion der spastischen Muskeltonuserhöhung ist immer angezeigt. Tägliches Stehen – auch und gerade von Patienten mit höheren Behinderungsgraden – kräftigt die Muskulatur, beübt Wirbelsäule und Gelenke, trainiert aber auch den Kreislauf. Hierzu sind ggf. Hilfsmittel wie Sprossenwand, Gehbarren, Aufrichtrollstuhl oder Stehbrett erforderlich.

Medikamentös können NSAR eingesetzt werden, z. B. Diclofenac (Voltaren®), Ibuprofen oder Paracetamol. Daneben kommen Muskelrelaxanzien und Antispastika zum Einsatz (➤ Kap. 16.7.2). Auch eine begleitende schmerzdistanzierende Medikation mit tri- oder tetrazyklischen Antidepressiva (s. o.) kann sinnvoll sein.

Schmerzen durch Spastik

Erhebliche Schmerzen können durch ständig vorhandene oder auch einschießende Spastik verursacht werden (➤ Kap. 16.7).

16.11 Paroxysmale Symptome

Frank A. Hoffmann

Paroxysmale Symptome sind bei MS-Patienten sehr häufig. Man schätzt, dass mindestens 20 % der Patienten betroffen sind. Zu unterscheiden sind sensible paroxysmale Schmerzsyndrome einerseits und paroxysmal auftretende Bewegungsstörungen andererseits. Paroxysmal auftretende Schmerzsyndrome wurden in ➤ Kap. 16.10.2 behandelt, dystone Bewegungsstörungen in ➤ Kap. 16.8.

Daneben gibt es noch eine Reihe weiterer paroxysmaler Symptome der MS, i. d. R. in Form von paroxysmalen Bewegungsstörungen (Rudick und Goodkin 1999). Die Ausprägung dieser intermittierend auftretenden Bewegungsstörungen ist individuell sehr unterschiedlich. Häufig sind sie provozierbar bzw. triggerbar, z. B. durch sensible Stimuli, Bewegungen, Hyperventilation, Anstrengung, Stress oder Hitze. Vorkommen können Myoklonien (z. B. in Form von segmentalen Myoklonien, Gaumensegelmyoklonien oder Schluckauf), aber auch Myokymien, dystone, choreatiforme und ballistische Bewegungen, tonische Spasmen, das Phänomen der paroxysmalen Dysarthrie und Ataxie usw.

16.11.1 Allgemeine therapeutische Maßnahmen

Wenn paroxysmale Symptome neu auftreten, liegt ein Zusammenhang mit einem akuten Schub nahe. Häufig ist dann durch eine hoch dosierte i. v. Behandlung mit Methylprednisolon eine Besserung zu erreichen (➤ Kap. 17.2.3).

Wenn paroxysmale Symptome triggerbar bzw. auslösbar sind, kann die Vermeidung bzw. Beseitigung des auslösenden Stimulus Erfolg bringen.

Die medikamentöse Dauertherapie paroxysmaler Bewegungsstörungen bei MS entspricht weitgehend der von paroxysmalen Schmerzsyndromen (➤ Kap. 16.10.2). Es kommt eine Reihe von Medikamenten zum Einsatz. An erster Stelle stehen Antiepileptika, insbesondere Carbamazepin. Alternativ kommt das gut verträgliche Gabapentin infrage. Abweichungen dazu ergeben sich in der symptomatischen Therapie der Dystonien und Myoklonien.

16.11.2 Medikamentöse Therapie

Paroxysmale Dystonien

Bei den fokalen Dystonien, die im Einzelfall häufig von einer Spastik überlagert sind bzw. nicht immer scharf von einer Spastik zu trennen sind, ist der lokale Einsatz von Botulinumtoxin oft sehr hilfreich (➤ Kap. 16.7, ➤ Kap. 16.8, ➤ Kap. 16.9). Die systemische Gabe von Anticholinergika in Tablettenform, z. B. Trihexyphenidyl (Artane®) oder Biperiden (Akineton®), kann in einigen Fällen zu einer Besserung führen. In Betracht zu ziehen sind jedoch die unerwünschten Wirkungen wie kognitive und Blasenentleerungsstörungen.

Myoklonien

Für die Therapie der Myoklonien sind nach unseren Erfahrungen Valproinsäure, Clonazepam, Piracetam und wohl auch Levetiracetam besser geeignet als Carbamazepin und Gabapentin. Manchmal ist auch erst eine Kombinationsbehandlung erfolgreich.

Am schnellsten wirksam ist **Clonazepam** (Rivotril®), jedoch besteht – wie bei allen Benzodiazepinen – das Risiko der Toleranzentwicklung und Abhängigkeit. Deshalb sollte eine Langzeitbehandlung mit Clonazepam nach Möglichkeit vermieden werden. Clonazepam kann initial i. v. gegeben werden (1–2 mg langsam i. v.). Die individuell wirksame Dosis ist unterschiedlich und liegt bei oraler Gabe zwischen ca. 3 × 0,25 mg und 3 × 2 mg. Plötzliches Absetzen ist wegen der Gefahr von Anfallsprovokation und Entzugssyndromen zu vermeiden, die Reduktion sollte langsam und stufenweise erfolgen.

Für die Dauertherapie von Myoklonien besser geeignet sind **Valproinsäure, Piracetam** und wohl auch die von Piracetam abgeleitete Substanz **Levetiracetam** (Keppra®). Piracetam (Nootrop®, Normabrain®) ist ein Nootropikum, das in höheren Dosierungen eine gute Wirkung gegen Myoklonien zeigt (z. B. Nootrop® Trinkampullen 3 × 1.200 bis zu 3 × 4.800 mg). Zur Initialtherapie kann es auch als Kurzinfusion gegeben werden. Zu Valproinsäure (Ergenyl®, Orfiril®) und Levetiracetam (Keppra®) ➤ Kap. 16.5.2.

16.12 Koordinations- und Gleichgewichtsstörungen, Schwindel

Frank A. Hoffmann

Koordinations- und Gleichgewichtsstörungen sind am erfolgreichsten mit krankengymnastischen und ergotherapeutischen Übungsbehandlungen zu bessern (z. B. Koordinationstraining, Gangschule, Gleichgewichtstraining, Übungen von Feinmotorik und Zielbewegungen). Die medikamentösen Behandlungsmöglichkeiten sind hier begrenzt. Teilweise beeinflussbar ist z. B. ein oft vorhandener Intentionstremor (➤ Kap. 16.13).

Falls Schwindel besteht, können Antivertiginosa eingesetzt werden, z. B. Triflupromazin (Psyquil®) in einer Dosierung von 10–50 mg oral oder als Zäpfchen. Auch das atypische Neuroleptikum Sulpirid (Meresa®, Dogmatil®) kann in dieser Indikation erfolgreich sein. Die notwendigen Dosierungen liegen bei schrittweiser Aufdosierung von 50 mg/d bei ca. 3 × 50 bis 3 × 200 mg. Antiemetika wie Metoclopramid (Paspertin®), Domperidon (Motilium®) oder Ondansetron (Zofran®) können eine begleitende Übelkeit dämpfen.

16.13 Tremor

Frank A. Hoffmann

Tremor gilt als die häufigste Bewegungsstörung bei MS-Patienten (Tranchant et al. 1995). Er ist durch unwillkürliche oszillierende Bewegungen gekennzeichnet. Bei MS-Patienten findet sich am häufigsten ein **Intentionstremor** mit Frequenzen von ca. 3–5 Hz oder ein **Haltetremor.** Zugrunde liegen Läsionen im Kleinhirn, in zerebellären Bahnen und auch im Tr. dentatorubrothalamicus. Die Pathophysiologie des Tremors ist noch nicht in allen Einzelheiten geklärt. Durch Tremor können erhebliche Behinderungen entstehen, bis hin zu völliger Gebrauchsunfähigkeit der Extremitäten, der Unfähigkeit zu gehen, zu stehen oder frei zu sitzen und daraus resultierender völliger Hilfs- und Pflegebedürftigkeit.

16.13.1 Allgemeine therapeutische Maßnahmen

Die therapeutischen Möglichkeiten zur Beeinflussung des Tremors sind begrenzt. Krankengymnastik und Ergotherapie sind oft dienlich. Empfohlen werden auch Hilfsmittel, z. B. in Form von Gewichten, die (etwa mit Klettbändern) an den Extremitäten befestigt werden. Nach unseren Erfahrungen ist aber die Akzeptanz dafür bei vielen Patienten gering. Auch über (allerdings nur vorübergehende) Besserungen durch Kühlung der betroffenen Extremitäten in Eiswasser wurde berichtet.

16.13.2 Spezielle Therapie

Ein isolierter Ruhetremor kommt bei MS nur sehr selten vor. Häufig sind dagegen ein Halte-, Aktions- und Positions- sowie ein Intentionstremor. Das gleichzeitige Vorkommen von Ruhe-, Halte- und Intentionstremor bei MS-Patienten deutet auf das Vorliegen eines Holmes-Tremors (s. u.) hin. Gelegentlich findet sich bei MS-Patienten auch ein dystoner Tremor, z. B. in Form eines Tremor capitis. Die Wahl des erfolgversprechendsten Medikaments richtet sich nach der im Einzelfall vorliegenden Tremorform.

Haltetremor

Betablocker Ein Haltetremor ist häufig durch die Gabe eines nichtkardioselektiven Betablockers zu bessern. Am besten eignet sich hierzu Propranolol (Dociton®) in Dosierungen von ca. 2–4 × 40 mg oder 1- bis 2 × 80 mg/d retard. Die Aufdosierung sollte langsam erfolgen. Als Nebenwirkungen sind dosisabhängig Blutdruckabfall und Bradykardien zu berücksichtigen, was den Einsatz von Propranolol häufig limitiert.

Primidon Oft ist auch Primidon (Liskantin®, Mylepsinum®, Resimatil®) wirksam. Man beginnt mit 20–50 mg/d. Einer der Hauptmetaboliten von Primidon ist Phenobarbital, das eine sehr lange HWZ hat. Häufige Nebenwirkungen sind psychomotorische Verlangsamung und Müdigkeit, was den Einsatz bei Patienten mit Fatigue einschränkt. Bei manchen Patienten ist wegen der Nebenwirkung Müdigkeit und der langen HWZ eine abendliche Einmalgabe günstig und ausreichend wirksam. Einzukalkulieren ist auch das Abhängigkeitspotenzial der Substanz.

Bei einigen Patienten mit Haltetremor, die von der alleinigen Gabe von Propranolol oder Primidon nicht ausreichend profitieren, kann durch eine Kombination beider Substanzen noch eine Besserung erreicht werden.

Intentionstremor

Noch schwieriger als der Haltetremor ist die medikamentöse Therapie des Intentionstremors, der im Rahmen von Ataxie auftritt. Bei einer Reihe von Medikamenten wurden Erfolge beschrieben, die sich im klinischen Alltag aber oft nicht bestätigen. Für keine der Substanzen liegen überzeugende Wirksamkeitsnachweise aus placebokontrollierten Studien vor.

Antiepileptika Versucht werden können Clonazepam (Rivotril®) 1–8 mg/d und Carbamazepin (Tegretal®, Timonil®) 300–1.800 mg/d in retardierter Form. Für Levetiracetam wurden zunächst positive Effekte berichtet (Striano et al. 2006), die jedoch nicht bestätigt werden konnten (Feys et al. 2009). Eine gewisse Wirksamkeit in einer kleinen offenen, nicht kontrollierten Studie (n = 9, davon n = 5 mit MS) zeigte Topiramat in einer Dosis von 2 × 25 bis 2 × 100 mg/d (Sechi et al. 2003).

Isoniazid Das Tuberkulostatikum Isoniazid (Isozid®) 3 × 100 bis 3 × 400 mg/d kann bei einem Teil der Patienten mit Intentionstremor wirksam sein. Es muss mit Pyridoxin (ca. 60–100 mg/d) gegeben werden. Häufige Nebenwirkungen: Müdigkeit und Verstärkung von Paresen.

Buspiron (Bespar®), 3 × 5–10 mg/d, kann ebenfalls in einzelnen Fällen eine gewisse Reduktion des Intentionstremors bewirken.

Ondansetron Einzelne Berichte liegen über eine positive Wirkung von Ondansetron (Zofran®) vor (Rice et al. 1997). Ondansetron ist ein als Antiemetikum zugelassener Serotonin-Antagonist. Die vorliegenden Berichte beziehen sich auf eine i. v. Applikation. Ein Nachteil ist der hohe Preis dieser Therapieoption.

Operative Therapie In sehr ausgeprägten Fällen kommt bei Therapieresistenz eine neurochirurgische Therapie mit stereotaktischem Eingriff (**Thalamotomie**) oder die Implantation von **Thalamus-Elektrostimulationssonden** in speziellen neurochirurgischen Zentren infrage.

Die **chronische tiefe Hirnstimulation** (VIM-Stimulation) nach Sondenimplantation als Alternative zur Thalamotomie zeigt bessere Ergebnisse, wobei hier meist wiederholte Optimierungen der Stimulationsparameter notwendig sind. Daher wird die Indikation eher zurückhaltend gestellt (Henze et al. 2017a). Die Deutsche Arbeitsgemeinschaft Tiefe Hirnstimulation hat zur VIM-Stimulation bei MS-Tremor Empfehlungen publiziert (Timmermann et al. 2009). Bisher wurden in kleineren Studien und Fallserien 75 Fälle publiziert, wobei eine Besserung des Tremors bei 87,7 % und eine Verbesserung in den ATLs bei 76 % der operierten Patienten beschrieben wurden (Wishart et al. 2003). In Betracht kommen insbesondere Patienten mit stabilen Symptomen (ausgeprägter axialer und proximaler Armtremor, gleichzeitige Rumpfataxie (Alusi et al. 2001).

Holmes-Tremor

Der Holmes-Tremor, auch Mittelhirn- oder Ruber-Tremor genannt, ist klinisch durch eine Kombination von Ruhe-, Halte- und Intentionstremor gekennzeichnet. Er kann auf **L-Dopa** (Madopar®, Nacom®) oder auf Dopaminergika ansprechen. L-Dopa kann in Schritten von 50 mg/d bis zu 4 × 100 mg gesteigert werden.

Einzelfallberichte und erste eigene Erfahrungen weisen darauf hin, dass ein Therapieversuch mit **Levetiracetam** erfolgreich sein kann.

Dystoner Tremor

Gelegentlich findet sich bei MS-Patienten ein dystoner Tremor, vor allem in Form eines Tremor capitis („Nein"-Tremor), oft verbunden mit einer zervikalen Dystonie. Dieser ist am erfolgreichsten mit lokalen Botulinumtoxin-Injektionen in den M. splenius capitis bds. behandelbar. Die Hauptdosis wird auf der Seite appliziert, nach der die unwillkürliche Kopfdrehung erfolgt. Wir verwenden pro Sitzung ca. 250–500 Einheiten Dysport®. Die Wirkung hält etwa 8–12 Wochen an.

16.14 Blasenstörungen

Frank A. Hoffmann

Störungen der Blasenfunktion finden sich laut Literatur bei 67 % der MS-Patienten (Bauer und Kesselring 1995). Damit nehmen sie neben der Fatigue den ersten Platz in der Rangliste der Symptome ein, durch die sich MS-Patienten in ihrer Lebensqualität am stärksten beeinträchtigt fühlen. Störungen der Blasenfunktion schränken aber nicht nur die Teilhabe am sozialen Leben oft erheblich ein, sondern verursachen auch körperliche Beschwerden wie Blasenschmerzen und imperativen Harndrang und sekundäre Komplikationen wie HWI mit der Gefahr von Urosepsis und Nierenschädigung.

Komplikationen Pyelonephritis, Urosepsis und Niereninsuffizienz müssen als potenziell vitale Bedrohungen für den Patienten unbedingt verhindert werden. Darüber hinaus bedingen Blasenstörungen mit den häufigen Symptomen Pollakisurie und Inkontinenz oft auch erhebliche psychische und soziale Probleme.

Diagnostik Für die Diagnose von Blasenstörungen ist zunächst deren Erfassung in der Anamneseerhebung von Bedeutung. Oft werden Miktionsstörungen von Patienten nicht spontan angegeben, sei es aus Gründen der Scham oder auch, weil eine gewisse Gewöhnung an die Beschwerden eingetreten ist. Nach Blasenstörungen muss also im ärztlichen Gespräch ganz konkret gefragt werden.

Klinisches Bild und Ausprägungsgrad der Blasenstörung eines individuellen Patienten können sich im Verlauf der Erkrankung ändern. Die Diagnostik muss deshalb immer wieder aktualisiert werden, um die jeweils beste Therapie zu finden.

Symptome Typische Beschwerden bei Miktionsstörungen sind häufiger und/oder imperativer Harndrang, Harninkontinenz, Schmerzen und Brennen beim Wasserlassen, Blasentenesmen und -schmerzen, Gefühl der unvollständigen Entleerung, Harnverhalt, Fieber bei HWI und Urosepsis. Das weitere Anamnesegespräch kann Qualität und Ausmaß der Miktionsstörung näher bestimmen. Der anschließende klinische Befund, die Restharnbestimmung

Tab. 16.7 Blasenstörungen bei MS

Beschwerden	Restharn	Urinstatus	Therapie
Harnwegsinfekte			
Brennen, Pollakisurie, Inkontinenz	gering bis hoch	pathologische Keime, Zellen	Antibiose Prophylaxe
Blasenfunktionsstörungen			
Speicherstörungen Imperativer Harndrang, Pollakisurie, Inkontinenz	gering	normal	Anticholinergika Alpha-Adrenergika Vasopressin
Entleerungsstörungen Pollakisurie, Inkontinenz, „Überlaufblase"	hoch	häufig pathologisch	Cholinergika Katheter
Detrusor-Sphinkter-Dyssynergie Pollakisurie, Inkontinenz	hoch	häufig pathologisch	Betablocker Cholinergika Botulinumtoxin Katheter

und der Urinstatus sind die Basis der Diagnostik und ermöglichen meist eine Zuordnung zu einer der Hauptgruppen der Blasenfunktionsstörungen: HWI, Störungen der Speicherfunktion, Störungen der Entleerungsfunktion und die Kombination der genannten Blasenfunktionsstörungen. Nur bei ca. 10 % der MS-Patienten liegt keine Blasenstörung vor. Bei ca. 45 % finden sich Blasenstörungen in Form einer **hyperaktiven Blase,** bei ca. 35 % in Form einer **Detrusor-Sphinkter-Dyssynergie** und bei ca. 10 % eine **Überlaufblase.** Erst die diagnostische Zuordnung der vorliegenden Blasenstörung zu einer dieser Gruppen ermöglicht eine gezielte Therapie (➤ Tab. 16.7).

Zur weiterführenden Diagnostik eignet sich die Urodynamik. Die eingehende Diagnostik MS-bedingter Blasenfunktionsstörungen bedarf einer guten interdisziplinären Zusammenarbeit von Neurologen und Urologen. Die allgemeinen Therapieziele bei Blasenfunktionsstörungen sind in ➤ Tab. 16.8 zusammengefasst.

Tab. 16.8 Therapieziele bei Blasenfunktionsstörungen

Therapieziel	Beispiele
Vermeidung von Komplikationen	• Infektion • Reflux • Urosepsis • Niereninsuffizienz • Dekubitus
Erhalt/Wiederherstellung der Kontinenz	
Verbesserung der Lebensqualität	• Vermeidung von: • Harndrang • Schmerzen • sozialen Problemen

16.14.1 Allgemeine therapeutische Maßnahmen

Einteilung der Trinkmenge

Das Führen eines **Miktionsprotokolls** ermöglicht Patient und Arzt einen Überblick über die Miktionshäufigkeit im Tagesverlauf. Daraus lässt sich häufig ein individueller Miktionsplan ableiten, d. h. die Festlegung bestimmter Miktionszeiten, um z. B. imperativen Harndrang, Inkontinenz oder zu hohen Restharn zu vermeiden. Oft kann man durch eine **Einteilung der Flüssigkeitszufuhr** einen positiven Einfluss auf die Beschwerden und die sozialen Einschränkungen durch die Blasenfunktionsstörung nehmen. Beispiele sind eine geplante Flüssigkeitsrestriktion am Abend (zur Reduktion von Nykturie) oder vor Unternehmungen und sexueller Aktivität. Allerdings muss auf eine ausreichende tägliche Gesamtflüssigkeitszufuhr geachtet werden. Sie sollte 1.000–2.000 ml betragen. Bei Unterschreitung drohen Exsikkose und auch HWI.

Mechanische Maßnahmen, Physiotherapie

Auch für Männer ist zur vollständigeren Blasenentleerung die Miktion im Sitzen zu empfehlen. Die Blasenentleerung kann durch Stimuli (z. B. rhythmisches

Beklopfen der Blasenregion) und aktive Bauchmuskelpresse gefördert werden. Auf den Handgriff nach Credé sollte wegen der Gefahr eines Refluxes in die Ureteren verzichtet werden. Physiotherapeutisch kann vor allem aktive Beckenbodengymnastik gegen Inkontinenzbeschwerden erfolgen.

Hilfsmittel, Katheter

Schließlich gibt es noch eine Reihe von **Inkontinenzhilfen** in Form von Vorlagen, Windeln und (Kondom-)Urinalen, welche die Therapiemaßnahmen im Einzelfall ergänzen können. Manche Patienten können die Technik des **intermittierenden Selbstkatheterisierens** erlernen.

Bei ausgeprägten und therapierefraktären Blasenfunktionsstörungen, wenn z. B. durch Inkontinenz die Entwicklung eines Dekubitus droht, ist häufig die Anlage von Urinableitungen nicht zu umgehen. Allerdings ist durch jede Art von Dauerkatheter immer eine Eintrittspforte für Infektionskeime gegeben, und es besteht die Gefahr von HWI.

Transurethrale Dauerkatheter haben den Nachteil, dass sie eine Miktion auf natürlichem Weg verhindern und deshalb z. B. kein Miktionstraining erfolgen kann; weiterhin besteht die Gefahr von Harnröhrenreizung/-verletzung, Epididymitis und Orchitis. Sie sollten deshalb nur kurzzeitig eingesetzt werden.

Bei längerfristig erforderlicher Urinableitung ist die Anlage eines **suprapubischen Katheters** zu empfehlen. Dies erfordert aber einen kleineren urologischen Eingriff. Suprapubische Katheter ermöglichen eine Miktion auf natürlichem Wege und somit ein Training der Blasenentleerung. Auch sind Restharnbestimmungen über den Katheter möglich. Bei allen Blasendauerkathetern ist zu berücksichtigen, dass sie für mehrere Stunden täglich abgeklemmt und danach geöffnet werden, um eine gewisse regelmäßige Blasenfüllung und muskuläre Blasenaktivität zu ermöglichen und der Entwicklung einer Schrumpfblase vorzubeugen. Schließlich besteht die Möglichkeit der operativen Anlage einer Blasenfistel durch den Urologen.

16.14.2 Harnwegsinfekte

Harnwegsinfekte (HWI) mit Bakterien oder Pilzen kommen bei MS-Patienten häufig vor, insbesondere wenn eine Blasenentleerungsstörung mit erhöhter Restharnbildung vorliegt oder eine Keimeintrittspforte (z. B. in Form eines Blasendauerkatheters) besteht.

Prophylaxe

Von großer Bedeutung ist die Prophylaxe von Harnwegsinfekten. Wichtig ist, dass eine **ausreichende Flüssigkeitszufuhr** gewährleistet ist. Als Richtgröße gelten mindestens 1.000 ml/d. Viele MS-Patienten versuchen ihre Inkontinenzbeschwerden durch Restriktion der Trinkmenge zu bessern, was mangels ausreichender Spülung der Harnwege das Risiko aufsteigender Infektionen erhöhen kann.

Durch Behandlung der Blasenentleerungsstörung und Normalisierung bzw. Verminderung des Restharnvolumens können HWI vermindert werden. Erhöhte Restharnmengen bedeuten immer ein günstiges Milieu für die Vermehrung pathogener Keime. Die Menge des Restharns muss deshalb regelmäßig sonografisch bestimmt werden und sollte 100 ml nicht überschreiten. Erhöhte Restharnmengen können durch regelmäßiges intermittierendes Katheterisieren oder auch medikamentös reduziert werden.

Wichtig sind auch das sterile Vorgehen beim Legen des Dauerkatheters, seine hygienische Pflege sowie der rechtzeitige und regelmäßige Wechsel.

Als weitere Maßnahme zur Prophylaxe von HWI eignet sich das medikamentöse **Ansäuern des Urins** mit Methionin (Acimethin®), 3 × 1–2 Tbl./d. Auch Cranberry-Präparate können wirken (Hess et al. 2008; Guay 2009).

Zur Prophylaxe einer hämorrhagischen Zystitis unter Cyclophosphamid-Therapie ➤ Kap. 16.20.4.

Therapie

Wenn ein HWI vorliegt, sollte dieser konsequent antibiotisch ausbehandelt werden, um eine Chronifizierung und ein Aufsteigen der Infektion zu vermeiden. Die Antibiose erfolgt am gezieltesten nach Resistenzbestimmung im Antibiogramm.

16.14.3 Speicherstörungen der Blase

Speicherstörungen der Harnblase zeichnen sich klinisch durch erhöhte Miktionsfrequenz bei geringen

Mengen der Einzelmiktionen aus. Es können imperativer Harndrang und auch Inkontinenz vorliegen. Das Restharnvolumen ist sehr gering bis fehlend. Zugrunde liegt eine MS-bedingte Hyperreflexie des M. detrusor vesicae, oft verbunden mit einer Schwäche des M. sphincter vesicae.

Medikamentöse Therapie

Anticholinergika Anticholinerg wirksame Medikamente hemmen die Detrusoraktivität, erhöhen so die Speicherkapazität der Blase und vermindern den Harndrang. Bei allen Anticholinergika können Nebenwirkungen wie Mundtrockenheit, Obstipation, Erhöhung des Augeninnendrucks und Erhöhung der Restharnmenge bzw. Harnverhalt auftreten. Deshalb sind unter der Therapie regelmäßige Kontrollen der Restharnmenge notwendig: Sie sollte nicht über 100 ml ansteigen. Von besonderer Bedeutung ist auch die Möglichkeit des Auftretens oder Verstärkens kognitiver Störungen.

Eingesetzt wird in dieser Indikation **Oxybutynin** (Dridase®) 2–3 × 5 mg/d. **Tolterodin** (Detrusitol®) wirkt vorwiegend über Muskarinrezeptoren und kann als relativ selektiv für die Blasenfunktion angesehen werden. Es ist damit ärmer an systemischen anticholinergen Nebenwirkungen. Man dosiert mit 2 × 1–2 mg/d. In den letzten Jahren wurden weitere und als noch blasenselektiver einzuschätzende Substanzen zur Behandlung der Dranginkontinenz zugelassen, die zudem in retardierter Form vorliegen, was eine tägliche Einmalgabe ermöglicht. **Darifenacin** (Emselex®) wird zunächst mit 1 × 7,5 mg dosiert und kann bei Bedarf nach 2 Wochen auf 1 × 15 mg gesteigert werden. Bei **Fesoterodin** (Toviaz®), das initial mit 1 × 4 mg dosiert wird, kann die Dosis bei Bedarf auf 1 × 8 mg erhöht werden. Bei **Solifenacin** (Vesiur®) beginnt man mit 1 × 5 mg; eine Erhöhung auf 1 × 10 mg ist möglich. Trospiumchlorid und Propiverin kommen als Anticholinergika ebenfalls zum Einsatz.

MERKE

Die Anticholinergika unterscheiden sich im Hinblick auf Wirksamkeit, Verträglichkeit, muskarinerge Selektivität und Aufdosierung. Für Diagnostik, Indikationsstellung und Therapieführung ist daher eine enge interdisziplinäre Zusammenarbeit mit einem Urologen bzw. Neurourologen dringend zu empfehlen.

Antidepressiva Das Antidepressivum **Duloxetin** (Cymbalta®) ist auch als Urologikum bei Belastungsinkontinenz der Frau zugelassen, wodurch bei ggf. begleitend vorliegender Depression ein zusätzlicher Therapiegewinn erreicht werden könnte. Auch das leicht aktivierende Antidepressivum **Imipramin** (Tofranil®) kann in einer Dosierung von 3 × 10–25 mg erfolgreich sein.

Alpha-Adrenergika Wenn erhöhter Harndrang oder Dranginkontinenz aufgrund einer unzureichenden Kontraktion des Blasenverschlusssystems besteht, können Alpha-Adrenergika insbesondere den M. sphincter vesicae stimulieren und so zur Erhöhung der Speicherkapazität der Blase beitragen. **Midodrin** (Gutron®) kann den Blasenverschluss verbessern; man dosiert mit 2 × 2,5 mg. Mögliche Nebenwirkungen: Blutdruckanstieg, Herzrhythmusstörungen, innere Unruhe, Muskelzittern.

Vasopressin In Einzelfällen, vor allem bei nächtlichem Harndrang, kann Vasopressin (antidiuretisches Hormon in Form von Desmopressin®-Nasenspray oder als Tabletten) eingesetzt werden. Es kann bei abendlicher Gabe die nächtliche Urinproduktion vermindern und so zu einer Besserung von Miktionsfrequenz, Schlafstörungen und Fatigue beitragen (Bosma et al. 2005) (➤ Kap. 16.2). Ein Hub (= 20 µg) ist i. d. R. gut verträglich. Kontraindikationen: Herz- oder Nierenfunktionsstörungen.

16.14.4 Entleerungsstörungen

Entleerungsstörungen der Blase führen zu einer erhöhten Restharnmenge. Oft besteht zusätzlich eine Inkontinenz, wobei nur geringe Mengen Urin abgehen, da der Detrusor nicht ausreichend kontrahiert. Man spricht dann von einer „Überlaufblase". Therapeutisch kann man **cholinerge Substanzen** einsetzen, z. B. Distigminbromid (Ubretid®). Die Dosierung liegt bei 1–3 × 5 mg/d.

16.14.5 Detrusor-Sphinkter-Dyssynergie

Die Detrusor-Sphinkter-Dyssynergie führt zu erhöhten Restharnmengen durch eine Dyssynergie der Blasenmuskulatur beim Miktionsvorgang mit Detrusorschwäche und Hyperaktivität des Blasenschließmuskels. Zudem droht aufgrund des oft erhöhten intravesikalen Drucks auch ein vesikorenaler Reflux. Die Detrusor-Sphinkter-Dyssynergie ist medikamentös oft nicht befriedigend zu bessern. Bei einzelnen MS-Patienten zeigen sich bei sonst therapierefraktären Blasenstörungen Besserungen nach hoch dosierter Kortisontherapie, vor allem auch nach Behandlung mit Triamcinolon intrathekal (➤ Kap. 16.7.2).

Medikamentöse Therapie

Alpha-Rezeptorenblocker Therapeutisch kann man zur Relaxation der Blasensphinkter Alpha-Rezeptorenblocker einsetzen, z. B. **Phenoxybenzamin** (Dibenzyran®). Die Dosierung beträgt 2 × 5 bis 2 × 15 mg. Häufig zu beobachten und limitierend sind eine Blutdrucksenkung mit verstärkter Orthostase, Schwindel und Benommenheit sowie Ejakulationsstörungen. Zum Einsatz kommt auch **Tamsulosin** (Alna® Retardkapseln) in einer Dosierung von 1 × 0,4 mg. Die Nebenwirkungen sind ähnlich wie von Phenoxybenzamin, jedoch meist geringer ausgeprägt.

Cholinergika Zur Stimulation des Detrusors kann zusätzlich ein Cholinergikum (z. B. Distigminbromid) gegeben werden. Häufig ist jedoch die Therapie der Detrusor-Sphinkter-Dyssynergie mit systemischen Medikamenten unbefriedigend.

Botulinumtoxin Zunehmend erfolgreich wird in letzter Zeit eine lokale Therapie der Blasenmuskulatur mit Botulinumtoxin A durchgeführt. Seit Februar 2013 ist das Präparat Botox® zur Behandlung der Reizblase zugelassen, wenn eine Therapie mit Anticholinergika nicht wirkt. Insofern können auch MS-Patienten zulassungsgemäß behandelt werden, wenn eine entsprechende urologische bzw. auch urodynamische Diagnostik und Vortherapie erfolgt sind. Zur Behandlung eines überaktiven M. detrusor vesicae wird Botulinumtoxin zystoskopisch lokal an mehreren Stellen in den Muskel appliziert. Die Injektion in den M. sphincter urethrae externus kann transperineal (unter EMG-Kontrolle) oder auch zystoskopisch erfolgen. Die Wirkdauer beträgt ca. 2–9 Monate. Als wichtigste Nebenwirkung ist eine vorübergehende Inkontinenz möglich, sehr selten sind Infektionen und Blutungen (Naumann 1998). Diese häufig erfolgreiche und relativ risikoarme Therapie sollte aufgrund der Komplexität nur an erfahrenen neurourologischen Zentren durchgeführt werden.

Katheter

Viele Patienten können das intermittierende Katheterisieren erlernen und selbst durchführen oder regelmäßig von Angehörigen und Pflegepersonal durchführen lassen, wenn eine Selbstkatheterisierung z. B. wegen schwerer Paresen, Seh- und Koordinationsstörungen oder kognitiver Defizite nicht möglich ist. Hierdurch werden eine regelmäßige vollständige Blasenentleerung, eine Verminderung des intravesikalen Drucks und eine Verhinderung des vesikorenalen Refluxes erreicht.

Obwohl bisher keine placebokontrollierten Studien ausschließlich mit MS-Patienten vorliegen, wird die Selbstkatheterisierung bei MS-Patienten empfohlen, wenn sonst keine ausreichende Blasenentleerung erreicht wird und die Restharnmenge über 100 ml liegt (Fowler et al. 2009). Suprapubische Dauerableitungen sollten wegen der Gefahr aufsteigender Infekte und einer Blasenschrumpfung möglichst vermieden werden.

Operative Therapien

Sakrale invasive Neuromodulation Sie gilt als ein wirksames Verfahren zur Reduktion von Inkontinenzsymptomen bei neurogenen Blasenstörungen (de Seze et al. 2007). Bislang gibt es allerdings nur wenige Daten für MS-Patienten. Es werden zunächst uni- oder bilateral Stimulationselektroden in die Sakralforamina S2–S4 eingeführt. Hierüber erfolgen dann Teststimulationen, worauf im Erfolgsfall ein Neurostimulator implantiert werden kann. Die Komplikations- und Revisionsraten liegen bei 10 % innerhalb von 3 Jahren. Somit ist das Risiko nicht gering (Abrams et al. 2003), und das Verfahren sollte auch nur nach sehr sorgfältiger Abwägung in erfahrenen Zentren angewandt werden.

Rekonstruktive operative Verfahren Bei sehr schweren Verläufen und Versagen aller anderen Therapien können im Einzelfall als Ultima Ratio operative Verfahren mit Blasenaugmentation oder Harnblasenersatz erwogen werden (Stoffel 2010). Die Durchführung sollte jedoch nur nach sehr sorgfältiger Einzelfallprüfung durch MS-Zentren in spezialisierten operativen Zentren erfolgen.

16.15 Sexualfunktionsstörungen

Frank A. Hoffmann

Sexualität ist ein wichtiger Bestandteil unseres Lebens. Sie hat erhebliche Bedeutung für das Körper- und Selbstwertgefühl eines Menschen, seine Lebensqualität und die Partnerschaft. Die Einflussfaktoren auf die Sexualfunktion jedes einzelnen Menschen sind sehr komplex und individuell. Es besteht ein Geflecht aus emotionalen, psychischen, perzeptiven und körperlichen Faktoren, das zum sexuellen Erleben und zur Sexualfunktion beiträgt. Dementsprechend vielgestaltig können auch die Ursachen für Störungen der Sexualfunktion sein.

Sexualfunktionsstörungen sind bei MS-Betroffenen beiderlei Geschlechts häufig. In der Literatur werden für Männer bis zu 91 % und für Frauen bis zu 72 % angegeben. Das typische Erkrankungsalter fällt in eine sexuell meist aktive Lebensphase. Viele psychische Aspekte können bei MS-Erkrankten zu Störungen der Sexualität führen: u. a. die Konfrontation mit der Diagnose, die Ungewissheit über den Verlauf, die Tatsache, eine Behinderung zu haben mit der Angst, dadurch unattraktiv für den Partner zu sein. Durch eine häufig vorliegende Depression kann es auch zum Verlust der Libido kommen. Andererseits können auch MS-bedingte körperliche Ursachen wie Sensibilitätsstörungen im Genitalbereich, Affektionen im Bereich der Reflexbögen, einschießende Spastik usw. zu sexueller Dysfunktion führen.

Ähnlich wie Blasenstörungen werden Störungen der Sexualfunktion oft erst bei gezielter Anamneseerhebung angegeben.

16.15.1 Allgemeine therapeutische Maßnahmen

Ärztliches Gespräch, Beratung

Wichtig ist, das Thema Sexualfunktion in das ärztliche Gespräch einzubeziehen. Viele Patienten sprechen das Thema aus Scham nicht selbst an, obwohl in diesem Bereich Leidensdruck besteht, und sind dankbar, wenn der Arzt darauf zu sprechen kommt. Oft kommt es im Rahmen des ärztlichen Gesprächs durch Zuhören und Informationen über die Häufigkeit sexueller Dysfunktion bei MS und die Möglichkeiten ihrer Behandlung zu einer Entlastung der Patientin oder des Patienten.

Im Bedarfsfall sollte sich eine gezielte Sexualberatung anschließen, die auch Paargespräche umfassen kann. Ziel hierbei ist es, u. a. Sexualpraktiken und Alternativen zu finden, die den Partnern die Möglichkeit einer befriedigenden Sexualität eröffnen.

Therapie von Spastik, Blasenstörungen, Fatigue und Depression

Nicht selten ist es das Symptom Spastik, das die Sexualfunktion stören kann. So kann z. B. bei Frauen eine Adduktoren- oder Beckenbodenspastik den Geschlechtsverkehr schon aus rein mechanischen Gründen verhindern. In diesen Fällen kann eine Optimierung der krankengymnastischen und medikamentösen Therapie die Spastik vermindern. Vor dem Geschlechtsverkehr kann die Dosis der oralen Antispastika erhöht werden bzw. eine zusätzliche Einnahme erfolgen. In einzelnen Fällen kann auch eine fokale Behandlung der Adduktorenmuskulatur mit Botulinumtoxin erfolgreich sein.

Wenn eine **Blasenstörung** vorliegt, sollte diese optimal therapiert werden (➤ Kap. 16.14). Vor dem Verkehr sollte die Blase entleert werden. Transurethrale Katheter sollten vermieden werden, da sie sowohl emotional als auch mechanisch störend sein können.

Falls eine **Fatigue** oder **Depression** vorliegt, kann eine optimierte Therapie dieser Symptome auch eine Besserung der Sexualfunktionsstörung bewirken (➤ Kap. 16.2, ➤ Kap. 16.18). Zur antidepressiven Therapie bei Patienten mit Libidostörungen eignet sich besonders der reversible MAO-A-Hemmer

Moclobemid (Aurorix®) in einer Dosis von 150 bis max. 600 mg/d. Moclobemid wirkt nicht sedierend. Nebenwirkungen sind gering; selten kommt es zu Schlafstörungen, Angst, Mundtrockenheit und Verdauungsbeschwerden. Eine tyraminarme Diät wie bei der Gabe irreversibler MAO-Hemmer ist nicht erforderlich.

MERKE

Wichtig ist beim Vorliegen von Sexualfunktionsstörungen auch das Vermeiden von Medikamenten, die eine sexuelle Dysfunktion hervorrufen bzw. verstärken können. Dies sind vor allem anticholinerg wirksame Substanzen wie tri- und tetrazyklische Antidepressiva, Benzodiazepine, Neuroleptika, Antikonvulsiva, Betablocker, Clonidin und Blasentherapeutika, insbesondere Anticholinergika.

16.15.2 Therapie sexueller Störungen der Frau

Sexualberatung ist die Basis der Therapie. Ergänzend kann kognitive Verhaltenstherapie (KVT) erfolgen, mit dem Ziel, die Zufriedenheit mit dem eigenen Sexualleben, die problembezogene Kommunikation mit dem Partner sowie die Fähigkeit, auf das Sexualleben bezogene Probleme zu lösen, zu verbessern (Foley et al. 2001).

Individuell können ergänzend Hilfsmittel eingesetzt werden, z. B. Vibratoren zur sexuellen Stimulation oder Gleitmittel bei zu geringer Lubrikation und damit verbundener Dyspareunie. Auch orale Hormonpräparate wie Tibolon (Liviella®) in einer Dosierung von 2,5 mg/d (**cave:** Menstruationsstörungen vor der Menopause) sowie östrogenhaltige Salben können bei mangelnder Lubrikation helfen.

Ob auch bei Frauen zur symptomatischen Therapie von Sexualfunktionsstörungen Phosphodiesterasehemmer wie z. B. Sildenafil (Viagra®) wirksam sind, ist nicht eindeutig geklärt.

16.15.3 Therapie sexueller Störungen des Mannes

Die Grundlage der Therapie ist Sexualberatung, ggf. in Kombination mit KVT (➤ Kap. 16.15.2). Bei Erektionsstörungen sollte auch eine urologische Untersuchung erfolgen. Hilfsmittel wie Vibrator und Vakuumerektor können zur sexuellen Stimulation und Erektion beitragen.

Medikamentöse Therapie

Schließlich gibt es zur Behandlung von Erektionsstörungen auch medikamentöse Möglichkeiten in Form von Tabletten (z. B. Yohimbin, Sildenafil) oder Prostaglandin-Injektionen in den Schwellkörper.

Yohimbin Das seit über 30 Jahren zur Behandlung von Erektionsstörungen eingesetzte Yohimbin ist wohl deutlich weniger wirksam als Sildenafil; als Nebenwirkungen können Kopfschmerzen, Angst, erhöhte Miktionsfrequenz und Schwindel auftreten.

Phosphodiesterase-Inhibitoren (PDE-Hemmer) Zur Behandlung der erektilen Dysfunktion stehen drei PDE-Hemmer (➤ Tab. 16.9) zur Verfügung: **Sildenafil** (Viagra®), **Tadalafil** (Cialis®) und **Vardenafil** (Levitra®). Die Wirksamkeit von Sildenafil ist an MS-Patienten untersucht und nachgewiesen (Fowler et al. 1999, 2005). Bei Patienten mit Rückenmarksverletzungen war Sildenafil in Kombination mit Vibratorstimulation zu 70 % erfolgreich (Derry et al. 1997). PDE-Hemmer sind deutlich wirksamer als Yohimbin und unterscheiden sich untereinander in Dosierung, Wirklatenz und Wirkdauer. Voraussetzung für die erektionssteigernde Wirksamkeit ist eine ausreichende sexuelle Erregung. PDE-Hemmer wirken nicht bei psychogen bedingter Impotenz. Sie sollten etwa 30–60 min vor der sexuellen Aktivität eingenommen werden. Dosierung und Wirkdauer ➤ Tab. 16.9.

Tab. 16.9 PDE-5-Hemmer zur Therapie der erektilen Dysfunktion

Wirkstoff	Handelsname	Halbwertszeit [h, Circawerte]	Wirkdauer [h, Circawerte]	Dosierung [mg]
Sildenafil	Viagra®	2	4–5	25–100
Vardenafil	Levitra®	2	4–7	10–20
Tadalafil	Cialis®	4	bis 36	10–20

16

CAVE
Aufgrund der vasokonstriktorischen Wirkung dürfen PDE-Hemmer auf keinen Fall bei Patienten mit KHK, frischem Herz- oder Hirninfarkt und in Kombination mit Nitraten oder Molsidomin gegeben werden.

Nebenwirkungen sind Kopfschmerzen, Flush, Übelkeit, Dyspepsie, Schwindel, Sehstörungen, Schwellung der Nasenschleimhäute. Die Kosten für PDE-Hemmer sind nicht unerheblich (ca. 10 Euro pro Einnahme) und werden von den gesetzlichen Krankenkassen i. d. R. nicht erstattet. PDE-Hemmer müssen also auf Privatrezept verordnet werden. Allerdings kann bei erheblichem Leidensdruck durch die Erektionsstörung bei der Krankenkasse ein Antrag auf Kostenübernahme im Rahmen einer Einzelfallentscheidung gestellt werden.

Apomorphin Dieser Dopamin-Agonist kann sublingual appliziert werden und ist zur Therapie der erektilen Dysfunktion in Deutschland zugelassen (Ixense®, Uprima®). Er ist weniger wirksam als die PDE-Hemmer, kann aber bei Kontraindikationen gegen diese alternativ eingesetzt werden. Man dosiert mit 3 mg; die Erektion tritt nach etwa 20 min ein. Nebenwirkungen sind Übelkeit, Kopfschmerzen und Müdigkeit.

Prostaglandin-Injektionen Lokale Injektionen von vasoaktiven Substanzen (Prostaglandin, Papaverin) in den Schwellkörper können Erektionsstörungen ebenfalls bessern. Allerdings ist die Applikation evtl. emotional belastend und auch schmerzhaft. Nebenwirkungen sind lokale Schmerzen, Priapismus, Infektionen und Penisfibrosen. Aus diesen Gründen ist die Akzeptanz der Injektionen trotz guter Wirksamkeit eher gering.

16.16 Darmstörungen

Frank A. Hoffmann

16.16.1 Obstipation

Viele MS-Patienten leiden unter chronischen Obstipationsbeschwerden. Allerdings besteht auch teilweise die unrealistische Erwartung, dass täglicher Stuhlgang unabdingbar sei. Wichtig zur Förderung der Darmfunktion ist eine ausreichende orale Zufuhr von Flüssigkeit (mindestens 1.500–2.000 ml/d); oft schränken MS-Betroffene die Trinkmenge wegen Blasenfunktionsstörungen ein. Ebenso wichtig sind ausreichend Ballaststoffe in der Nahrung. Ferner kann eine Obstipation durch den oft erkrankungsbedingt vorliegenden Bewegungsmangel verstärkt werden. Es sollte also zunächst versucht werden, die Obstipation durch ausreichende Flüssigkeits- und Ballaststoffaufnahme sowie Bewegung zu bessern. **Medikamentös** kann z. B. mit Lactulose (Bifiteral®), das den Stuhl weicher macht, unterstützend eingegriffen werden. Falls dies nicht ausreichend gelingt, können intermittierend Laxanzien zum Einsatz kommen, z. B. Macrogol (Movicol® Pulver). Allerdings ist darauf zu achten, dass die Obstipationsneigung nicht durch chronischen Laxanzienabusus noch verstärkt wird.

16.16.2 Darminkontinenz, Meteorismus

Beim Vorliegen von **Darminkontinenz** kann ein Training der Beckenbodenmuskulatur Besserung bringen. Medikamentös reduziert Loperamid (Imodium®) die Darmmotilität, auch Anticholinergika können eingesetzt werden. Schließlich können als mechanische Hilfsmittel Darmtampons zur Anwendung kommen.

Gegen **Flatulenz** und **Meteorismus** kann Simethicon (Lefax®) in Tropfen- oder Tablettenform gegeben werden.

16.16.3 Ernährung und Diäten

Die Ernährung hat bei jedem Menschen einen nicht zu unterschätzenden Einfluss auf die Verdauung und ganz allgemein auf den Gesundheitszustand. Essen und Trinken sind aber auch ein wichtiger Bestandteil der allgemeinen Lebensfreude und des sozialen Lebens. Dies alles trifft in besonderem Maß auch für MS-Patienten zu. MS-Patienten sollten auf eine gesunde, schmackhafte, ausgewogene, abwechslungsreiche, vitamin- und ballaststoffreiche Ernährung achten, damit nicht durch Fehl- oder Mangelernährung noch zusätzliche gesundheitliche Probleme auftreten. Über-

und Untergewicht sind zu vermeiden und ggf. zu behandeln.

Eine Fülle von „speziellen" Diäten zur Beeinflussung oder gar Heilung der Erkrankung ist entwickelt und propagiert worden. Keine davon hat sich als wirksam erwiesen.

MS ist keine Mangel- oder Stoffwechselerkrankung; darauf ausgerichtete Diäten sind ebenso wenig einbringlich wie Nahrungsergänzungsstoffe. Im Gegenteil können sie dem Patienten sogar schaden, indem sie zu einseitiger oder mangelhafter Ernährung, sozialer Isolation und finanzieller Belastung, auch zum Abbruch oder Versäumen wirksamer Therapien führen können. Dennoch unterzieht sich ein nicht zu unterschätzender Teil der Patienten auf der Suche nach Heilung solchen Diäten. Im ärztlichen Gespräch mit MS-Patienten dürfen deshalb das Thema gesunde Ernährung und der Stellenwert von Diäten nicht vergessen werden.

16.17 Kognitive Störungen, Demenz

Frank A. Hoffmann

Viele MS-Patienten klagen über Störungen des Gedächtnisses und Denkens. Kognitive Störungen bei MS rücken in letzter Zeit zunehmend in den Vordergrund des Interesses. Sie können auch schon in frühen Krankheitsstadien vorliegen (zu Häufigkeit, Ausprägung, Diagnostik und Therapie ➤ Kap. 15). Rein klinisch kann im Einzelfall eine Abgrenzung kognitiver Störungen gegenüber den häufigen MS-Symptomen Fatigue und Depression problematisch sein. Zur gezielten Therapie ist aber die differenzialdiagnostische Abgrenzung zur Fatigue und zur depressiven Pseudodemenz notwendig. Oft liegen auch Überlappungen von Fatigue, Depression und kognitiven Störungen vor. Zur differenzierten Diagnostik sind gezielte Untersuchungsmethoden der Neuropsychologie erforderlich und hilfreich (➤ Kap. 15). Im Zweifelsfall kann ein Therapieversuch mit gegen Fatigue und Depression wirksamen Medikamenten erfolgen, z. B. mit einem SSRI (➤ Kap. 16.2.2) oder MAO-A-Hemmer.

MERKE

Wichtig ist, beim Vorliegen kognitiver Störungen an die Möglichkeit einer Auslösung oder Verstärkung durch Medikamente zu denken. Infrage kommen in erster Linie Anticholinergika, wie sie z. B. in der Therapie von Blasenstörungen eingesetzt werden, tri- und tetrazyklische Antidepressiva, aber auch Antispastika und Antikonvulsiva. Beim Vorliegen kognitiver Störungen ist daher die Indikation zur Therapie mit diesen Substanzen sehr kritisch zu prüfen. Auch Kortikosteroide können bis zu 6 Mon. andauernde kognitive Verschlechterungen induzieren.

Nichtmedikamentöse Therapie

Liegen kognitive Defizite vor, die nicht durch Medikamente hervorgerufen wurden, kann nach gezielter testpsychologischer Diagnostik ein kognitives und Hirnleistungstraining erfolgen. Einige kleinere kontrollierte Studien konnten in den letzten Jahren positive Effekte eines intensiven und spezifischen **Aufmerksamkeitstrainings** zeigen (Mattioli et al. 2010a, b). Auch für Exekutivfunktionen, Informationsverarbeitungsgeschwindigkeit und Gedächtnis waren nach einem 4- bis 12-wöchigen Training zumindest partielle Verbesserungen nachweisbar, die teilweise für 6–12 Mon. anhielten (Brenk et al. 2008; O'Brien et al. 2008; Fink et al. 2010; Mattioli et al. 2010a, b). Am effektivsten scheint ein möglichst störungsspezifisches Training zu sein, das nur auf der Grundlage einer qualifizierten und differenzierten neuropsychologischen Diagnostik möglich ist. Auch das Erlernen von Kompensationsstrategien und eine begleitende Psychotherapie, ggf. mit Angehörigenberatung, können hilfreich sein (O'Brien et al. 2008).

Medikamentöse Therapie

Eine gesicherte medikamentöse Therapie kognitiver Störungen bei MS gibt es derzeit nicht. Der Einsatz von **Nootropika** und **Antidementiva** wie Piracetam (Nootrop®, Normabrain®), Memantin (Axura®, Ebixa®), Galantamin (Reminyl®) und Nimodipin (Nimotop®) sowie **Acetylcholinesterase-Hemmstoffen** wie Donepezil (Aricept®) und Rivastigmin (Exelon®) kann in einzelnen Fällen eine gewisse Besserung bringen.

Nach MRT-Daten kann **β-IFN** ab dem 2. Behandlungsjahr das Fortschreiten der Hirnatrophie bei MS bremsen (Rudick et al. 1999); ähnliche Befunde liegen auch für **Fingolimod** vor. Möglicherweise ergibt sich daraus eine gewisse prophylaktische Wirksamkeit von Immuntherapeutika in Bezug auf die Entwicklung kognitiver Defizite (Tumani und Uttner 2007).

16.18 Depressionen, Angst

Frank A. Hoffmann

Zur Therapie von Depressionen und Angst ➤ Kap. 22.

16.19 Psychosen

Frank A. Hoffmann

Bei Psychosen von MS-Patienten handelt es sich i. d. R. um exogene bzw. organische Psychosen. Sie können depressiv, manisch oder auch paranoid-halluzinatorisch gefärbt sein. Zum einen treten sie symptomatisch im Rahmen der Grunderkrankung auf (z. B. beim akuten Schub), zum anderen sind sie aber auch häufig medikamentös induziert. Als psychoseninduzierende Medikamente kommen vor allem Kortison und Anticholinergika infrage. Aber auch eine Induktion durch β-IFN ist nicht ausgeschlossen.

Die Therapie richtet sich nach der Genese. Es ist nicht immer einfach zu entscheiden, ob die akute Psychose Symptom eines akuten Schubs ist. Oft kann jedoch die MRT helfen, wenn sich hier deutliche Aktivitätszeichen in Form von Gd-anreichernden Herden finden. Bei einer symptomatischen Psychose im Rahmen eines akuten Schubs ist eine Kortison-Pulstherapie angezeigt, wobei immer das Risiko einer vorübergehenden Verstärkung der Psychose durch die Kortisonwirkung besteht. Deshalb wird man im Einzelfall parallel hochpotente Antipsychotika bzw. auch Antidepressiva geben.

Ist die Psychose nicht als Symptom eines Schubs zu deuten, wird man rein symptomatisch behandeln, falls nicht eine Auslösung der Psychose durch eines der o. g. Medikamente vermutet wird und dessen Absetzen angezeigt und ausreichend ist (Einzelheiten ➤ Kap. 22.1).

16.20 Behandlung von Nebenwirkungen der verlaufsbeeinflussenden medikamentösen Therapie

Frank A. Hoffmann

Die Medikamente zur verlaufsbeeinflussenden Therapie der MS können ihrerseits Nebenwirkungen haben. Zur Verbesserung der Lebensqualität des Patienten, zur Sicherung der Compliance und zur Vermeidung von Komplikationen kann dann eine symptomatische Behandlung dieser therapiebedingten Nebenwirkungen notwendig werden. Wichtig ist bei allen diesen Therapieformen die vorherige gründliche Aufklärung des Patienten über mögliche Nebenwirkungen und Symptome.

16.20.1 Kortison

Zur Kortisonbehandlung ➤ Kap. 17.2.3. Bei der hoch dosierten Kortison-Pulstherapie kann es zu Blutzuckerentgleisungen kommen. Engmaschige Kontrollen (Tagesprofile) und ggf. die Korrektur durch Gabe von Altinsulin sind notwendig. Zur Vermeidung von Magenulzera sollte ein Protonenpumpenhemmer gegeben werden, zur Thromboseprophylaxe ggf. niedermolekulares Heparin. Innere Unruhe, Schlafstörungen und Angst können durch Benzodiazepine gebessert werden.

CAVE

Die Vermeidung von Langzeitkomplikationen einer Kortisontherapie wie Osteoporose, Cushing-Syndrom, Wundheilungsstörungen, Hypertonus, Diabetes mellitus usw. ist von großer Bedeutung. Deshalb ist eine Dauertherapie mit Kortison bei MS unbedingt zu unterlassen.

16.20.2 Beta-Interferone

Als typische unerwünschte Wirkungen der Therapie mit β-IFN können sog. grippeartige Symptome („flu-like-symptoms“*)*, lokale Nebenwirkungen an der Einstichstelle, Verstärkungen schon vorhandener Symptome (insbesondere einer Spastik), Laborwertveränderungen, Menstruationsstörungen, Verstärkungen einer vorbestehenden Psoriasis und andere seltene Nebenwirkungen auftreten (Walther und Hohlfeld 1999).

Grippeähnliche Symptome (flu-like symptoms) Bei bis zu 75 % der Patienten treten zu Beginn einer β-IFN-Therapie in unmittelbarem zeitlichem Zusammenhang mit der Injektion nach ca. 3–6 h grippeartige Nebenwirkungen wie Fieber mit gelegentlich auch Schüttelfrost, Muskel- und Gliederschmerzen, Kopfschmerzen und Abgeschlagenheit auf, die sich i. d. R. im Laufe der ersten 3 Therapiemonate verlieren. Die Verträglichkeit lässt sich durch **langsames Eindosieren** des β-IFN verbessern. Die erste Injektion sollte mit einem Viertel bis der Hälfte der therapeutischen Dosis und die weitere Steigerung je nach Verträglichkeit erfolgen. Die Präparate sollten am Abend gespritzt werden, um die Symptome quasi zu „verschlafen".

Die Gabe von **Paracetamol** (500 mg) oder **Ibuprofen** (400 mg) 1 h vor der Injektion und ggf. noch 4–8 h nach der Injektion kann insbesondere am Anfang der Therapie geeignet sein. Wenn NSAR allein nicht ausreichen, kann vorübergehend Prednison (10 mg/d) gegeben werden.

Lokale Nebenwirkungen an der Einstichstelle Bei den subkutan verabreichbaren Präparaten (Betaferon®, Extavia®, Rebif®) kann es im Injektionsbereich zu Hautreaktionen kommen, die von einer relativ häufigen, mehr oder weniger schmerzhaften Rötung und Schwellung bis zur seltenen Ausbildung einer Hautnekrose reichen. Das Hautnekroserisiko nach der Injektion von IFN-β-1b (Betaferon®) lag bei ca. 8 von 150.000 Injektionen. Bei subkutan gespritztem IFN-β-1a (Rebif®) sind Hautnekrosen noch seltener.

Lokale Nebenwirkungen lassen sich durch das Erlernen und Durchführen einer korrekten und sterilen Spritztechnik an gut geeigneten Hautpartien mit ausreichendem subkutanem Fettgewebe, ausreichender Kanülenlänge und durch vorheriges Kühlen des Injektionsbereichs minimieren. Es darf nicht in Hautareale injiziert werden, die lokale Entzündungszeichen von einer vorangegangenen Injektion aufweisen. Ibuprofen (400 mg oral) kann die lokalen Schmerzen lindern. Auch lokal angewendetes Hydrokortison in Salbenform kann dienlich sein. Gelegentlich treten lokale Nebenwirkungen an den Einstichstellen nach jahrelanger problemloser Applikation auf. In solchen Fällen empfiehlt sich nach unserer Erfahrung eine Überprüfung der Spritztechnik und ggf. ein erneutes Anlernen des Patienten.

Beim Auftreten von Hautnekrosen sollte die subkutane Therapie unterbrochen und das Umsetzen auf die i. m. Applikation (Avonex®) erwogen werden. Unter steriler Wundbehandlung heilen sie i. d. R. ab. Bei Superinfektion kann die Gabe von Antibiotika (nach Resistogramm vom Wundabstrich) notwendig sein.

Spastik Insbesondere zu Therapiebeginn können sich MS-Symptome im Rahmen der grippeähnlichen Symptome, aber auch nach deren Abklingen verschlechtern. Dies trifft vor allem für die Spastik zu. Oft sind Maßnahmen zur Behandlung der grippeähnlichen Symptome wirksam. Auch die Einleitung oder Steigerung einer antispastischen Therapie kann sich lohnen (➤ Kap. 16.7.2).

Depressionen Bei MS-Patienten treten Depressionen häufig auf. Suizide sind etwa 7,5-mal häufiger als in der Durchschnittsbevölkerung und ereignen sich meist in den ersten 5 Erkrankungsjahren. Ob durch die Therapie mit einem β-IFN ein erhöhtes Risiko für Depressionen oder Suizidalität besteht, ist nicht gesichert. In den meisten vorliegenden β-IFN-Studien ist zwischen dem Risiko von Patienten in den Verum- und in den Placebogruppen kein signifikanter Unterschied erkennbar. Trotzdem ist beim Einsatz von β-IFN bzgl. Depression und Suizidalität Vorsicht geboten.

CAVE

Patienten mit schwereren depressiven Episoden oder Suizidversuchen in der Vorgeschichte sollten nicht auf β-IFN eingestellt werden.

Zur Therapie von Depressionen ➤ Kap. 22.

Menstruationsstörungen Bei MS-Patientinnen, die mit einem β-IFN behandelt werden, kommt es häufiger zu leichtergradigen Störungen des Menstruationszyklus. In Absprache mit dem Gynäkologen kann die Gabe eines oralen Antikonzeptivums hilfreich sein.

Laborwertveränderungen Unter Therapie mit β-IFN kann es zu Blutbildveränderungen (Leuko-, Neutro-, Lymphopenie) und zu Erhöhungen der

Leberwerte kommen. Diese Nebenwirkungen sind i. d. R. leichtgradig, vorübergehend und erfordern keine speziellen Maßnahmen. Nur selten ist eine vorübergehende Dosisreduktion des β-IFN angezeigt, ein Absetzen ist fast nie nötig. In den ersten 3 Therapiemonaten sind monatliche, danach ¼-jährliche Kontrollen zu empfehlen. Beim Absinken der Leukozyten unter 3,0 G/l, der Granulozyten unter 1,5 G/l, der Lymphozyten unter 1,0 G/l und der Thrombozyten unter 75 G/l sowie bei einem Anstieg der Transaminasen (SGOT, SGPT) auf mehr als das 5-Fache des Ausgangswertes sind weitere engmaschige Laborkontrollen notwendig. Sind die Laborwertabweichungen dann nicht rückläufig, ist eine vorübergehende Halbierung der IFN-Dosis zu empfehlen.

16.20.3 Glatirameracetat

Unter Therapie mit Glatirameracetat kann es in seltenen Fällen unmittelbar nach der subkutanen Injektion zu einer **sofortigen Postinjektionsreaktion** (SPIR) mit Palpitationen und Engegefühl in der Brust kommen, oft verbunden mit Angst. Das Phänomen hält nur wenige Minuten an. Ob ein Zusammenhang mit einer unbeabsichtigten Injektion in kleine Blutgefäße besteht, ist in der Diskussion. Von großer Bedeutung ist die Aufklärung des Patienten über die Möglichkeit dieses Phänomens und seine vollständige spontane Reversibilität und Ungefährlichkeit.

16.20.4 Immunsuppressiva

Unter der Therapie mit Immunsuppressiva wie Azathioprin, Mitoxantron und Cyclophosphamid kommt es regelmäßig zu Veränderungen des Blutbildes, insbesondere zu Leuko-, Neutro-, Lympho- und Thrombopenien sowie Anämien. Deshalb sind engmaschige Blutbildkontrollen erforderlich. Daraus ergibt sich nicht selten die Notwendigkeit einer Dosisreduktion des Immunsuppressivums. Bei ausgeprägten Leukopenien (Leukozyten < 1,5–2 G/l) kann der Einsatz von Filgrastim (Neupogen®) angezeigt sein. Aber auch unter den neuen Immuntherapeutika Natalizumab, Fingolimod, Teriflunomid, Dimethylfumarat und Alemtuzumab sind regelmäßige Blutbildkontrollen ebenso angezeigt wie Kontrollen der Leber- und Nierenretentionswerte.

Zur Prophylaxe der hämorrhagischen Zystitis bei Cyclophosphamid-Therapie gibt man zu jedem Therapiezyklus Mesna (Uromitexan®). Die regelmäßig nach der Gabe von Mitoxantron und Cyclophosphamid auftretende Übelkeit kann durch Metoclopramid (Paspertin®) oder in ausgeprägteren Fällen durch Ondansetron (Zofran®) gebessert werden.

LITERATUR

Die vollständige Literatur zu diesem Kapitel finden Sie im Anhang am Ende dieses Buches.

KAPITEL

17 Pathophysiologisch ansetzende Therapie

Sascha Alvermann, Jürgen H. Faiss, Judith Haas, Frank A. Hoffmann, Wolfgang Köhler, Roland Martin, Dieter Pöhlau, Sven Schippling und Martin Stangel

17.1 Einleitung

Frank A. Hoffmann

Die pathophysiologisch ansetzenden Therapiemöglichkeiten der MS und ihre Bewertungen durch Experten sind seit einigen Jahren in einem raschen Wandel begriffen. Zunehmend sind für die komplexe und individuell unterschiedlich verlaufende Erkrankung Erkenntnisse der evidenzbasierten Medizin (EbM) verfügbar und anwendbar geworden. Man unterscheidet die kurzzeitige Behandlung des akuten Krankheitsschubs (Schubtherapie) von der schubvorbeugenden bzw. verlaufsbeeinflussenden Therapie im Sinne einer Dauertherapie.

Zur **Schubtherapie** eignet sich die mehrtägige hoch dosierte i. v. Gabe von *Methylprednisolon* (IVMP). Sie kann bei unzureichender Wirkung – ggf. noch höher dosiert – wiederholt werden. Falls die Schubbehandlung mit IVMP versagt oder kontraindiziert ist, kommen Plasmapherese bzw. Immunadsorption zur Anwendung.

Gerade auf dem Gebiet der **Verlaufsbeeinflussung** der MS und der pathophysiologisch ansetzenden Therapien wurden in den letzten Jahren erhebliche Fortschritte erzielt und neue wirksame Behandlungsmöglichkeiten entwickelt. Insbesondere die Zulassung der Beta-Interferone (IFN-β) in den 1990er-Jahren zur Therapie der schubförmigen MS hat für einen Umbruch gesorgt: Erstmals war eine positive Verlaufsbeeinflussung in Form einer **Immunmodulation** nachweisbar. Damit ließ sich ein bis dahin weitverbreiteter Nihilismus bzgl. einer wirksamen Langzeittherapie nicht mehr rechtfertigen.

Schon vor Zulassung der Interferone war bereits lange Jahre das Prinzip der immunsuppressiven Langzeittherapie der MS mit *Azathioprin* bekannt und angewandt worden, hatte aber noch nicht zu einer allgemein unumstrittenen Therapieempfehlung geführt. Auf die Beta-Interferone folgten weitere immunmodulatorische Ansätze mit *Glatirameracetat* (GLAT), das in Deutschland seit 2001 zugelassen ist, und mit *intravenösen Immunglobulinen* (IVIG).

Durch den seit 2006 in der EU zur Behandlung der hochaktiven schubförmigen MS zugelassenen monoklonalen Antikörper (MAK) *Natalizumab* konnte das therapeutische Arsenal um eine sehr wirksame Substanz mit dem Prinzip der Hemmung der Lymphozytenmigration ins ZNS erweitert werden, allerdings um den Preis des bis dahin in der MS-Therapie nicht bekannten Risikos der progressiven multifokalen Leukenzephalopathie (PML). Zur PML-Vermeidung wurde eine spezielle Risikostratifizierung unter Berücksichtigung der Therapiedauer, von Vortherapien und insbesondere des JCV-Antikörper-Status entwickelt.

Auch in Bezug auf das Prinzip der **Immunsuppression** hat sich ein Zuwachs an Kenntnissen und Möglichkeiten ergeben. Die „milde" Immunsuppression mit Azathioprin, das in Tablettenform verabreicht wird, hat in Deutschland bereits 2000 die Zulassung zur Therapie der schubförmigen MS erhalten. Es bleibt aber wegen mangelnder Datenlage Therapeutikum der zweiten Wahl.

Mit dem schon seit Langem in der Tumortherapie etablierten Chemotherapeutikum *Mitoxantron* steht eine weitere für die MS-Therapie zugelassene Substanz zur Verfügung. Es erweitert die Möglichkeiten der Behandlung vor allem bei sehr rasch fortschreitenden und ungünstigen Krankheitsverläufen, die auf immunmodulatorische Therapien nicht ausreichend ansprechen. Allerdings hat Mitoxantron wegen neuer hochwirksamer und gleichzeitig risikoärmerer Therapiealterativen inzwischen an Bedeutung verloren.

Mit Cladribin (Mavenclad®) steht jetzt eine oral applizierbare immunsuppressive Substanz für die aktive RRMS zur Verfügung, deren Besonderheit es ist, dass sie als sog. Impulstherapie und nicht als Dauermedikation verabreicht wird.

2013 und 2014 erfolgte die Zulassung dreier weiterer Immuntherapeutika zur Behandlung der RRMS. *Teriflunomid* (Aubagio®), der aktive Metabolit des aus der Behandlung der rheumatoiden Arthritis schon lange bekannten Leflunomids, muss aufgrund seiner sehr langen Halbwertszeit nur einmal täglich oral eingenommen werden. *Dimethylfumarat* (Tecfidera®), Abkömmling der aus der Psoriasistherapie bekannten Fumarsäure, wird zweimal täglich oral verabreicht. Beide Substanzen sind als orale Basistherapeutika der RRMS einzuordnen.

Eine weitere oral verabreichbare Substanz ist das seit 2011 zur Behandlung der aktiven schubförmigen MS zugelassene *Fingolimod* (Gilenya®), dessen Wirksamkeit auf dem Prinzip der **Sphingosin-1-Phosphat-Rezeptor-Modulation** beruht (S1P-Modulation). Mit *Siponimod* (Maycent®), das 2019 für die Indikation aktive SPMS zugelassen wurde, und *Ozanimod* (Zeposia®), das 2020 die Zulassung für

RRMS erhielt, stehen inzwischen zwei weitere orale S1P-Modulatoren zu Verfügung.

Schließlich steht mit *Alemtuzumab* (Lemtrada®) ein weiterer MAK zur Behandlung der (hoch-)aktiven RRMS zur Verfügung, der sich durch hohe Wirksamkeit aufgrund breiter Immundepletion auszeichnet, aber auch ganz neue Dimensionen des Risikomanagements erfordert, insbesondere auch noch über Jahre nach Applikation der Substanz.

In den letzten Jahren rückte das Prinzip der **B-Zell-Depletion** immer mehr als MS-Therapiemöglichkeit in den Fokus. Der MAK *Rituximab,* der schon lange in der Rheumatologie angewendet wird, wurde auch in der Indikation RRMS erfolgreich eingesetzt, erlangte aber keine Zulassung für MS. Mit der Nachfolgesubstanz *Ocrelizumab* (Ocrevus®)steht jetzt aber ein zugelassener MAK mit dem in der MS-Therapie neuen therapeutischen Ansatz der B-Zell-Depletion zur Verfügung. Ocrelizumab ist für die aktive RRMS und auch als erstes und bisher einziges Medikament für die PPMS zugelassen. Die Zulassung weiterer B-Zell-depletierender Substanzen ist zu erwarten; Ofatumumab befindet sich bereits im Zulassungsverfahren (Stand 12/2020).

Aber nicht nur Erfolge waren zu verzeichnen. Ein herber Rückschlag trat auf, als der 2016 für die RRMS zugelassene CD25-MAK Daclizumab wegen schwerer Nebenwirkungen 2018 wieder vom Markt genommen werden musste.

Die Konsensusgruppe des Ärztlichen Beirats der DMSG (MSTKG) hat ein Stufenschema zur immunmodulatorischen Therapie der MS erstellt, das die aktuelle Studienlage berücksichtigt und regelmäßig aktualisiert veröffentlicht wird; zuletzt wurde es vom Kompetenznetz Multiple Sklerose (KKNMS) weiterentwickelt und hat auch Einzug in die Leitlinien der Deutschen Gesellschaft für Neurologie (DGN) gehalten. Aktualisierte DGN-Leitlinien für MS wurden kürzlich veröffentlicht (Hemmer et al. 2021). Die Stufentherapie der schubförmigen MS (RRMS, ➤ Abb. 17.1), die zu einer wichtigen und inzwischen bewährten Orientierungshilfe für die Entscheidung zu einer verlaufsbeeinflussenden Langzeittherapie geworden ist, gliedert sich je nach Indikation (CIS, RRMS, SPMS, PPMS) und Verlaufsform in Schubtherapie und verlaufsbeeinflussende Therapie. Für die Behandlung akuter Krankheitsschübe der MS gelten die Methylprednisolon-Puls-

Stufentherapieschema
Übersichtstabelle

Indikation		CIS[1]	RRMS[1]			SPMS[1]		PPMS
			1. Wahl	2. Wahl	3. Wahl	mit aufgesetzten Schüben	ohne aufgesetzte Schübe	
Verlaufsmodifizierende Therapie	(Hoch-)aktive Verlaufsform		• Alemtuzumab • Cladribin • Fingolimod • Natalizumab • Ocrelizumab	• Mitoxantron • (Cyclophosphamid)[4]	• Experimentelle Verfahren			
	Milde/moderate Verlaufsform	• Glatirameracetat • Interferon-β 1a i.m. • Interferon-β 1a s.c. • Interferon-β 1b s.c.	• Dimethylfumarat • Glatirameracetat • Interferon-β 1a i.m. • Interferon-β 1a s.c. • Interferon-β 1b s.c. • PEG-IFN-β 1a s.c. • Teriflunomid • (Azathioprin)[2] • (IVIG)[3]			• Interferon-β 1a s.c. • Interferon-β 1b s.c. • Mitoxantron • (Cyclophosphamid)[4]	• Mitoxantron • (Cyclophosphamid)[4]	• Ocrelizumab
Schubtherapie	2. Wahl	• Plasmaseparation						
	1. Wahl	• Methylprednisolon-Puls						

Bei Versagen einer verlaufsmodifizierenden Therapie bei milder/moderater Verlaufsform einer MS werden diese Patienten wie Patienten mit einer aktiven MS behandelt.

[1] Substanzen in alphabetischer Reihenfolge; die hier gewählte Darstellung impliziert KEINE Überlegenheit einer Substanz gegenüber einer anderen innerhalb einer Indikationsgruppe (dargestellt innerhalb eines Kastens)
[2] Zugelassen, wenn Interferon-β nicht möglich oder unter Azathioprin-Therapie ein stabiler Verlauf erreicht ist
[3] Einsatz nur postpartal im Einzelfall gerechtfertigt, insbesondere vor dem Hintergrund fehlender Behandlungsalternativen
[4] Zugelassen für bedrohlich verlaufende Autoimmunkrankheiten, somit lediglich nur für fulminante Fälle als Ausweichtherapie vorzusehen, idealerweise nur an ausgewiesenen MS-Zentren

Abb. 17.1 Immunmodulatorische Stufentherapie der MS (aus: DGN/KKNMS-Leitlinie zur Diagnose und Therapie der Multiplen Sklerose, Stand: 2020) [W1087-002]

behandlung als erste und Plasmaseparationsverfahren als zweite Wahl.

Im Bereich der Verlaufsbeeinflussung unterscheidet das Stufenschema nach den Indikationen CIS, RRMS SPMS und PPMS:

- Zur Behandlung des **CIS** stehen die klassischen IFN und GLAT gleichberechtigt nebeneinander.
- In der Indikation **RRMS** unterscheidet das Schema neuerdings zwischen den Verlaufsformen „mild/moderat" einerseits und „(hoch-)aktiv" andererseits.
  - Für die milde/moderate Verlaufsform stehen derzeit mehrere zugelassene Substanzen der ersten Wahl zur Verfügung (alphabetisch: DMF, GLAT, IFN-β-1a i. m., IFN-β-1a s. c., pegyliertes IFN-β-1a s. c. und Teriflunomid). 2020 wurde auch der S1P-Modulator Ozanimod für diese Verlaufsform zugelassen. Dazu kommen als Optionen der zweiten Wahl das zugelassene Azathioprin sowie die nicht zugelassenen IVIG.
  - Zur Behandlung (hoch-)aktiver Verläufe der RRMS gelten Alemtuzumab, Cladribin, Fingolimod, Natalizumab und Ocrelizumab als erste Wahl. Alle fünf Substanzen sind in dieser Indikation ebenso zugelassen wie Mitoxantron, das aufgrund seines Risikoprofils die zweite Wahl ist. Als nicht zugelassenes Ausweichpräparat der zweiten Wahl wird noch Cyclophosphamid aufgeführt, als dritte Wahl experimentelle Verfahren.
- Für die **SPMS mit aufgesetzten Schüben** sind IFN-β-1a s. c., IFN-β-1b s. c. und Mitoxantron die zugelassenen Optionen. Für die SPMS mit Krankheitsaktivität ist seit 2020 auch der S1P-Modulator Siponimod zugelassen. Als nicht zugelassene Alternative wird das nicht zugelassene Cyclophosphamid genannt.
- Die **SPMS ohne aufgesetzte Schübe** ist im zugelassenen Bereich nur mit Mitoxantron verlaufsmodifizierend zu behandeln; als Ausweichmöglichkeit gilt auch hier wieder Cyclophosphamid.
- Für die **PPMS** gab es lange Zeit keine Substanz mit positiven Wirksamkeitsdaten. Mit Ocrelizumab besteht seit 2017 erstmals eine Zulassung einer Substanz für PPMS.

Abgesehen vom Verlaufstyp PPMS steht zur Immuntherapie der MS inzwischen eine Vielzahl von etablierten und neueren Medikamenten zur Verfügung. Zudem werden bewährte Substanzen innovativ weiterentwickelt. Beispiele hier sind die Pegylierung von IFN-β-1a (von Plegridy®), das im Herbst 2014 in Deutschland zugelassen wurde, und die dreimal wöchentliche Gabe GLAT s. c., das seit 2015 verfügbar ist. Hier ist das Ziel, Patientenkomfort und Adhärenz durch verminderte Injektionshäufigkeit zu steigern.

Eine Vielzahl neuer und experimenteller Therapieansätze zeichnet sich bereits ab. Zunehmend liegt der Fokus hierbei nicht mehr hauptsächlich auf antiinflammatorischer Wirkung, sondern der Aspekt der Verhütung von axonalem Verlust, Neurodegeneration, Hirnatrophie und damit Behinderungszunahme tritt in den Vordergrund. Die Frage der Kombinationstherapien ist noch zu klären. „Kausale" Therapieansätze wie hämatogene und neurogene Stammzelltherapie werden weiterentwickelt und erforscht.

Eine zukünftige Herausforderung wird es sein, jene Patientensubgruppen zu identifizieren, die am besten von den einzelnen bereits vorhandenen Therapieoptionen profitieren. Das Ziel ist also gewissermaßen die Entwicklung einer Differenzialtherapie der MS bis hin zur individualisierten Therapie. Ansätze hierzu bestehen (Zettl 2000) und werden weiterentwickelt.

Außerdem gilt es, neue und hoffentlich noch erfolgreichere und risikoärmere Therapien zu entwickeln und zu etablieren. ➤ Abb. 17.2 zeigt schematisch die aktuellen immuntherapeutischen Möglichkeiten bei verschiedenen Krankheitssituationen, Stadien und Verlaufsformen der MS.

17.2 Therapie des akuten MS-Schubs

Frank A. Hoffmann und Wolfgang Köhler

17.2.1 Definition des akuten MS-Schubs

Frank A. Hoffmann

Ein **akuter MS-Schub** ist klinisch definiert als das Auftreten eines oder mehrerer neuer oder reaktivierter Krankheitszeichen der MS mit einer Dauer von mehr als 24 h und anschließender – mehr oder weniger vollständiger – Remission. Die Symptomatik kann

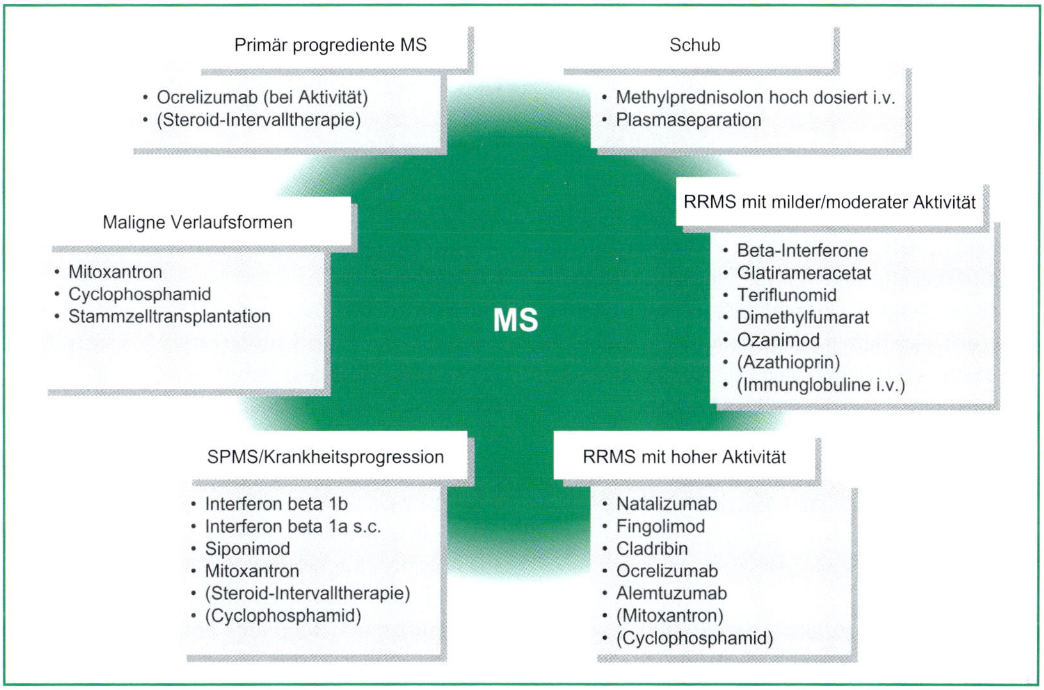

Abb. 17.2 Immuntherapeutische Möglichkeiten bei MS [M971, L106]

klinisch-neurologisch objektivierbar oder auch nur anamnestisch fassbar sein. Der Abstand zum vorangegangenen Schub muss mindestens 30 d betragen. Auch das Auftreten paroxysmaler Symptome kann als akuter Schub eingeordnet werden, wenn multiple Episoden paroxysmaler Symptome mit einer Dauer von > 24 h vorliegen. Einzelne paroxysmale Episoden (z. B. tonische Spasmen, Neuralgien etc.) werden nicht als Schub gewertet.

Die Symptome dürfen nicht durch hohe Temperatur (Uhthoff-Phänomen, ➤ Kap. 16), Infekt, Begleiterkrankung, Erschöpfung oder körperliche bzw. seelische Belastung verursacht sein. Dies grenzt den akuten MS-Schub von einer vorübergehenden Verschlechterung der Symptomatik im Rahmen äußerer Einflüsse und Begleiterkrankungen (sog. Pseudoschub) ab. Ein **Pseudoschub** muss bei einer Zunahme der MS-Symptomatik immer ausgeschlossen werden. Er ereignet sich häufig im Rahmen von Infekten und Allgemeinerkrankungen. Liegt ein Pseudoschub vor, hat die Behandlung der Grunderkrankung Vorrang, z. B. die Sanierung eines fieberhaften Harnwegsinfekts. Erst wenn ein Pseudoschub ausgeschlossen ist, kann die spezielle medikamentöse Therapie des MS-Schubs erfolgen. Beachtet man dies nicht, wird möglicherweise eine behandlungsbedürftige Grunderkrankung übersehen oder ihre Symptomatik gar durch die eingeleitete Schubtherapie verstärkt. Letzteres ist z. B. bei hoch dosierter Steroidtherapie einer bakteriellen Pneumonie oder Zystitis zu befürchten.

Gelegentlich kann es Probleme bereiten, einen MS-Schub von einer Befindlichkeitsverschlechterung zu unterscheiden, insbesondere wenn klinisch kein neues Symptom auftritt, sondern eine Verschlechterung bestehender Beschwerden. In solchen Fällen kann die MRT eine gewisse Entscheidungshilfe bieten, falls sich hier Aktivitätszeichen (Gd^+ Herde) zeigen. Allerdings darf die Entscheidung zu einer Schubbehandlung nicht allein vom Nachweis frischer MS-Herde in der MRT abhängig gemacht werden; dabei sollte immer die Klinik im Vordergrund stehen.

MERKE

Zu berücksichtigen ist auch, dass KM-aufnehmende Läsionen in der MRT des Kopfes zwar fehlen, dennoch aber frische Herde im Rückenmark vorliegen können. Gerade spinale Entzündungen können häufig schwerwiegende Symptome verursachen, der MRT-Diagnostik aber entgehen.

17.2.2 Allgemeine Maßnahmen

Frank A. Hoffmann

Ein akuter MS-Schub stellt eine erhebliche körperliche und psychische Belastung dar. Deshalb sollte der Patient zu Beginn des Schubs Ruhe finden und körperliche und seelische Belastungen weitestgehend vermeiden. Oft ist deshalb eine vorübergehende Hospitalisierung sinnvoll. Im Schub besteht meist Arbeitsunfähigkeit. Bettruhe ist jedoch weder erforderlich noch hilfreich. Vielmehr ist von Anfang an eine wohldosierte Physio- und Ergotherapie angezeigt, um funktionelle Defizite rasch zu bessern.

17.2.3 Therapie mit Glukokortikosteroiden

Frank A. Hoffmann

Die Gabe von Glukokortikosteroiden (GKS) ist seit den 1950er-Jahren etabliert und inzwischen die allgemein anerkannte Therapie der Wahl bei akuten MS-Schüben (MSTKG 1999, 2001, 2002; MSTKG und Rieckmann 2005; KKNMS 2020). Empfohlener Standard ist die hoch dosierte i. v. Gabe von **Methylprednisolon** (MP) (Urbason® solubile forte, 500–1.000 mg über 3–5 d), das seit einigen Jahren als einzige Substanz und Applikationsform zur Schubtherapie zugelassen ist. Ob 500 oder 1.000 mg/d gegeben werden und ob über einen Zeitraum von 3 oder 5 Tagen behandelt wird, ist je nach Schubschwere, individueller Verträglichkeit, Begleiterkrankungen sowie anderen Aspekten individuell zu entscheiden.

Bei Kontraindikationen für MP kann prinzipiell auch auf Dexamethason, Prednison oder Prednisolon ausgewichen werden, wobei beachtet werden muss, dass sich die verschiedenen GKS in ihrer Wirkstärke, Äquivalenzdosis, Plasmahalbwertszeit und mineralokortikoiden Wirkung unterscheiden. Ist eine i. v. Therapie nicht möglich, kommt prinzipiell auch eine orale MP-Hochdosistherapie infrage (Le Page et al. 2015), wobei zu bedenken ist, dass damit eine Off-Label-Therapie erfolgt, die zudem nur schwer praktikabel erscheint, da MP oral nur mit max. 40-mg-Tabletten erhältlich ist. IVIG zeigten in der Schubtherapie keine Wirksamkeit.

Wirkungen der Glukokortikoide

GKS wirken entzündungshemmend, antiödematös und immunsuppressiv. Sie haben somit direkten Einfluss auf den Entzündungs- und Immunprozess. Zudem haben sie eine antispastische und eine positiv psychotrope Wirkung.

Unter GKS-Therapie geht die Blut-Hirn-Schrankenstörung im akuten Schub zurück, was sich in der MRT durch ein rascheres Abklingen der Gd-Anreicherungen zeigt und schon innerhalb der ersten 24 h eintritt. Der Effekt auf die MRT lässt sich etwa 6–9 Wo. nachweisen. Dieser Aspekt ist insbesondere bei der Anwendung der aktuellen McDonald-Kriterien zur Beurteilung der zeitlichen Dissemination und bei der Einschätzung der Krankheitsaktivität zu berücksichtigen.

GKS hemmen die Entzündungsreaktion in Bezug auf zelluläre (Migrationshemmung von Immunzellen, Induktion der T-Zell-Apoptose) und humorale Immunprozesse (Hemmung proinflammatorischer Zytokine wie IL-2, IFN-γ und TNF-α). Zudem inhibieren sie Arachidonsäuremetaboliten und die Degranulierung lysosomaler Enzyme, reduzieren die Gefäßdilatation und Fibrinablagerung und fördern so die Restauration der Blut-Hirn-Schranke.

Klinisch resultiert aus der GKS-Therapie ein rascheres Abklingen der Schubsymptome. Auch eine Verzögerung weiterer MS-Schübe ist nach den Daten der Optikusneuritis-Studie (Beck 1997, 1995; Beck et al. 1992) denkbar, wenn auch nicht gesichert (s. u.).

Die Verstoffwechslung der GKS erfolgt überwiegend hepatisch, die Ausscheidung biliär und renal. Eine Dosisanpassung bei Niereninsuffizienz ist nicht notwendig. Zu beachten sind zahlreiche mögliche Wechselwirkungen mit anderen Wirkstoffen, z. B. oralen Antikonzeptiva (erhöhte GKS-Wirkung), Cumarinen (reduzierte Cumarinwirkung), CYP3A4-Induktoren (z. B. Carbamazepin; reduzierte GKS-Wirkung), NSAR (erhöhtes Risiko für GI-Blutungen).

Intravenöse Schubtherapie mit Methylprednisolon

Die i. v. Therapie mit hoch dosiertem Methylprednisolon (Urbason®, IVMP) hat sich aufgrund der Ergebnisse der **Optikusneuritis-Studie** (Beck et al. 1992), bei der sich ihre signifikante Überlegenheit gegenüber einer niedrig dosierten oralen Gabe zeigte, allgemein durchgesetzt. Die Wirksamkeit von IVMP beim akuten MS-Schub kann durch mehrere, allerdings methodisch begrenzt verwertbare Studien der Evidenzstufe 1 als belegt gelten (Burton et al. 2012).

MP zeigt gegenüber Prednisolon eine höhere Rezeptoraffinität und Liquorgängigkeit bei linearer Dosiskinetik. Für den Einsatz von MP spricht zudem seine relativ geringe mineralokortikoide Wirkung und deshalb relativ gute Verträglichkeit. In zwei Studien (Sellebjerg et al. 1998; Barnes et al. 1997) fand sich für die Dosierung 500 mg/d im Vergleich von oraler und i. v. Applikation eine ähnlich gute Wirksamkeit. Allerdings war die i. v. Gabe in Bezug auf Nebenwirkungen deutlich überlegen. Auch für 1.000 mg/d konnte in einer neueren Studie eine vergleichbare Wirksamkeit von IVMP und oraler Applikation gezeigt werden (Le Page et al. 2015). Jedoch ist aktuell nur die i. v. Applikation zur Schubtherapie zugelassen.

MP wird nach Infektausschluss in Form morgendlicher Kurzinfusionen verabreicht. Die morgendliche Gabe entspricht am ehesten der physiologischen zirkadianen Kortisonausschüttung und ist günstig in Bezug auf psychische Nebenwirkungen wie Unruhe und Agitiertheit und daraus resultierende Schlafstörungen.

Derzeit sind mehrere Dosierungsschemata gebräuchlich. Das am häufigsten verwendete Schema orientiert sich an der Dosierung der Optikusneuritis-Studie: Man verabreicht 3 Tage lang je 1.000 mg IVMP, üblicherweise mit einer oralen Ausschleichphase (➤ Tab. 17.1). Bei den anderen Therapieschemata werden über 5 Tage je 500 mg bzw. 1.000 mg IVMP verabreicht, meist ebenfalls mit oraler Ausschleichphase, deren Nutzen aber nicht eindeutig belegt ist. Für eine orale Ausschleichphase spricht die Beobachtung, dass bei einigen Patienten nach Beendigung der Pulstherapie ohne orale Weiterbehandlung die Symptomatik wieder zunahm. Weitere Argumente für den Anschluss einer oralen Ausschleichphase an eine IVMP-Therapie liefern Daten von Miller et al. (1992). Nach abruptem Absetzen einer 3-tägigen Schubtherapie mit 1 g MP kam es in 39 % d. F. zu einem Wiederauftreten von Gd-aufnehmenden Herden in der MRT. Für die orale Ausschleichphase sind verschiedene Dosierungsschemata verbreitet (➤ Tab. 17.1), von denen sich das gebräuchlichste an die Therapieempfehlungen für den Lupus erythematodes anlehnt.

Die Optikusneuritis-Studie hat gezeigt, dass die i. v. Hochdosistherapie mit Methylprednisolon das Risiko reduziert, innerhalb von 2 Jahren eine klinisch gesicherte MS zu entwickeln. Zwar war das Risiko, nach Hochdosistherapie innerhalb von 3 Jahren eine klinisch gesicherte MS zu entwickeln, nicht mehr

Tab. 17.1 Therapieschemata zur Methylprednisolon-Pulstherapie

Tag	Schema 1*	Schema 2	Schema 3	Schema 4
1	1.000 mg i.v.	1.000 mg i.v.	500 mg i.v.	1.000 mg i.v.
2	1.000 mg i.v.	1.000 mg i.v.	500 mg i.v.	1.000 mg i.v.
3	1.000 mg i.v.	1.000 mg i.v.	500 mg i.v.	1.000 mg i.v.
4	Orale Ausschleichphase**: • Tag 4–14: 80 mg • Tag 15: 20 mg • Tag 16–18: 10 mg • Dann absetzen	1.000 mg i.v.	500 mg i.v.	1.000 mg i.v.
5		1.000 mg i.v.	500 mg i.v.	1.000 mg i.v.
6		Tag 6 und 7: 80 mg oral	Tag 6 und 7: 80 mg oral	100 mg oral
7				50 mg oral
8		Tag 8 und 9: 60 mg oral	Tag 8 und 9: 60 mg oral	25 mg oral
9				10 mg oral
10		Tag 10 und 11: 40 mg oral	Tag 10 und 11: 40 mg oral	5 mg oral
11				absetzen
12		Tag 12 und 13: 20 mg oral	Tag 12 und 13: 20 mg oral	
13				
14		absetzen	absetzen	

* Beck et al. (1992)
** Die orale Ausschleichphase ist optional und variabel.

signifikant reduziert, dennoch kann von einer Verzögerung der Entwicklung eines zweiten Schubs und damit der Entwicklung einer MS ausgegangen werden (Beck 1997, 1995; Beck et al. 1992). Dieses Hinauszögern weiterer Schübe kann als Argument für eine frühe und nicht zu strenge Indikationsstellung zur MP-Pulstherapie gesehen werden. Insgesamt kann man sogar postulieren, dass durch hoch dosierte Glukokortikoid-Pulstherapien nicht nur eine Reduktion akuter Schubsymptome, sondern auch eine positive Beeinflussung des weiteren Krankheitsverlaufs erreicht werden kann. Die Tatsache, dass der Effekt einer einmaligen IVMP-Pulstherapie noch nach 2, aber nicht mehr nach 3 Jahren nachweisbar ist, spricht eher für die Notwendigkeit einer Wiederholung in engeren Zeitintervallen als für einen therapeutischen Nihilismus. Während die Effekte der i. v. GKS-Pulstherapie auf eine raschere Symptomrückbildung im Rahmen des MS-Schubs konstant belegt sind, gibt es aktuell keine ausreichenden Belege dafür, dass die i. v. GKS-Pulstherapie einen Einfluss auf die Langzeitprognose funktioneller Beeinträchtigungen der MS hat (Beck et al. 1992; Beck 1995).

Auch im Hochdosisbereich scheint die Wirkung von IVMP dosisabhängig zu sein: Oliveri et al. (1998) verglichen den Effekt von 500 mg IVMP mit dem von 2.000 mg IVMP bei jeweils 5-tägiger Gabe. Beide Dosen führten zum Rückgang der Symptomatik und der KM-aufnehmenden Läsionen in der MRT. Die höhere IVMP-Dosis war jedoch in Bezug auf die Reduktion aktiver Herde in der MRT sowohl 30 als auch 60 Tage nach der IVMP-Therapie überlegen. Diese Befunde sprechen für den Einsatz höherer IVMP-Dosen.

Viele Neurologen sehen erst bei Auftreten eindeutig behindernder Symptome wie Paresen, Sehstörungen oder Ataxie eine Indikation zur Therapie mit hoch dosiertem IVMP.

MERKE

Geht man aber davon aus, dass nur ein kleiner Teil der in der MRT als aktiv erscheinenden Herde überhaupt Symptome verursacht, sollte man nach Auffassung des Autors schon bei funktionell weniger beeinträchtigender Symptomatik hoch dosiert mit MP behandeln, z. B. schon bei Sensibilitätsstörungen. Argumente hierfür liefert sowohl die Optikusneuritis-Studie (Hinauszögern eines weiteren Schubs bzw. der klinisch definitiven MS) als auch die Studie von Oliveri (Reduktion aktiver Läsionen in der MRT). Zukünftig wird man wohl eher zu noch höheren Dosen tendieren. Nach tierexperimentellen Daten am EAE-Modell sollten mindestens 10 mg MP pro kg KG/d gegeben werden (Schmidt et al. 2000), um eine hinreichende T-Zell-Apoptose zu erreichen.

Praktisches Vorgehen

Nach Ausschluss eines Pseudoschubs und von Kontraindikationen (➤ Tab. 17.2) verabreicht man 500 bzw. 1.000 mg MP (z. B. Urbason®) als morgendliche Kurzinfusion in 250 ml physiologischer Kochsalzlösung über 30–60 min (mögliche Dosierungsschemata ➤ Tab. 17.1). Die morgendliche Gabe sollte aufgrund des physiologischen zirkadianen Rhythmus der GKS-Konzentration im Serum und zur Vermeidung von

Tab. 17.2 Kontraindikationen der Methylprednisolon-Pulstherapie

Kontraindikation	Diagnostik	Maßnahmen
Akute tiefe Beinvenenthrombose oder Lungenembolie	Klinik (!), D-Dimere, Sonografie, EKG, Angiografie, Thorax-CT	Absolute Kontraindikation!
Floride Magen-Darm-Ulzera	Anamnese, ggf. Gastroskopie	Ulkus ausbehandeln, Ulkusprophylaxe
Allergie auf MP	Anamnese	Vorsicht bei Erstbehandlung, ärztliche Aufsicht, ggf. Umsetzen auf anderes GKS
Diabetes mellitus (schwer einstellbar/entgleist)	BZ-Kontrollen, HbA_{1c}	Engmaschigere BZ-Kontrollen und passagere Anpassung der Diabetesmedikation (einschließlich ggf. vorübergehender Insulingabe)
Akuter Infekt	Blutbild, BKS, CRP, Temperatur, Urinstatus	Infekt ausbehandeln
Lungenerkrankungen, insb. reaktivierbare Tuberkulose	Anamnese, ggf. Röntgen-Thorax	Pulmologische Mitbetreuung
Floride Psychose	Anamnese, psychopathologischer Befund	Psychose behandeln (Antipsychotika)

Schlafstörungen erfolgen. Bei Frauen im gebärfähigen Alter sollte vor Therapiebeginn ein Schwangerschaftstest durchgeführt werden.

Die potenziell bedrohlichen Nebenwirkungen (s. u.) machen die Anwesenheit eines Arztes während der Applikation erforderlich. Bei erstmaliger IVMP-Therapie oder Unverträglichkeit bzw. Nebenwirkungen bei vorangegangenen Behandlungen sowie bei psychopathologischen Auffälligkeiten muss die Behandlung unter stationären Bedingungen erfolgen. Inwieweit sonst eine ambulante Therapie möglich ist, hängt von verschiedenen individuellen Faktoren ab (z. B. Schubschwere, Begleiterkrankungen, Infektanfälligkeit, häusliche Versorgung). In der Regel kann die bestehende Immuntherapie der RRMS während der GKS-Therapie fortgeführt werden.

Schubbehandlung in Schwangerschaft und Stillzeit

Bei Frauen im gebärfähigen Alter muss vor Therapiebeginn eine evtl. vorliegende Schwangerschaft anamnestisch abgeklärt und ggf. ein Schwangerschaftstest durchgeführt werden, da insbesondere frühe Schwangerschaften den Schwangeren ggf. noch nicht bekannt sind. Eine GKS-Applikation in den ersten 3 Schwangerschaftsmonaten erhöht möglicherweise das Abort- und das fetale Fehlbildungsrisiko (vor allem Lippen-Kiefer-Gaumen-Spalte). Deshalb ist die Indikation für eine hoch dosierte GKS-Therapie in dieser Zeit besonders streng zu stellen. Ab dem zweiten Schwangerschaftstrimenon kann eine hoch dosierte GKS-Therapie erfolgen, wobei MP und Prednisolon aufgrund ihrer geringeren Plazentagängigkeit gegenüber Dexamethason bevorzugt werden sollten. Eine besonders sorgfältige Überwachung der Schwangeren ist wegen der typischen Nebenwirkungen der GKS (z. B. diabetogene Stoffwechsellage, Blutdruckerhöhung, Elektrolytverschiebungen, psychische Nebenwirkungen u. a.) notwendig. Mehrfachbehandlungen mit GKS in der Schwangerschaft können zu intrauteriner Wachstumsretardierung (IUGR), Frühgeburt sowie vorübergehend zu Hypoglykämie, Hypotonie und Elektrolytstörungen beim Neugeborenen führen (KKNMS 2020). Während insbesondere ab dem zweiten Schwangerschaftstrimenon die Schubrate deutlich sinkt, steigt sie postpartal stark an.

Wenn eine hoch dosierte GKS-Therapie in der Stillzeit erforderlich wird, ist ein Abstillen nicht zwingend erforderlich, und auch eine Stillkarenz von 4 h nach Verabreichung der GKS wird nicht mehr obligat empfohlen. Als Alternative zur Schubtherapie mit Kortikosteroiden in Schwangerschaft und Stillzeit kann eine Plasmaseparationsbehandlung (Immunadsorption) erfolgen (Hoffmann et al. 2015).

Nebenwirkungen

Magenbeschwerden Unter der Therapie mit MP treten häufig Oberbauchbeschwerden auf. Die Entwicklung von Magen- und Duodenalulzera bis hin zur GI-Blutung und Perforation kann gefördert werden. Deshalb sollte die GKS-Therapie prinzipiell von einer Ulkusprophylaxe begleitet werden, vorzugsweise mit einem Protonenpumpenhemmer wie Omeprazol oder Pantoprazol (z. B. Antra®, Pantozol®). Zum Ausschluss einer Gastritis oder eines Ulkus ist vor Therapiebeginn ggf. eine Gastroskopie durchzuführen.

Entgleisung von Blutzucker, Blutdruck und Elektrolyten Insbesondere bei Diabetikern kann es während der MP-Pulstherapie zu einer Zunahme oder sogar zur Entgleisung der Blutzuckerwerte kommen. Deshalb sind während der Therapie Blutzucker-Tagesprofile sowie bei Bedarf die Anpassung der Diabetes-Medikation notwendig, ggf. auch die vorübergehende Gabe von Altinsulin. Blutdruck und Kaliumkonzentration im Serum sollten kontrolliert, hypertone Blutdruckwerte und Hypokaliämie korrigiert werden.

Thrombosen In der Phase der hoch dosierten GKS-Gabe ist prinzipiell eine medikamentöse Thromboseprophylaxe anzuraten (z. B. mit einem niedermolekularen Heparin). Patienten mit erhöhter Thromboseneigung sind obligat prophylaktisch mit Low-Dose-Heparin zu behandeln. Dies gilt insbesondere für MS-Patienten mit höhergradigen Paresen, da bei ihnen bereits durch die Immobilisierung ein erhöhtes Thromboserisiko besteht, das durch die Gabe von MP noch steigt.

Epileptische Anfälle Bei Patienten mit einem erhöhten Risiko für epileptische Anfälle ist die potenziell anfallsfördernde Wirkung von GKS zu beachten. Im Einzelfall kann bei schwer kontrollierbarer Epilepsie begleitend ein Benzodiazepin zur Anfallsprophylaxe gegeben werden.

Schlafstörungen, psychische Symptome, Psychosen Von besonderer Bedeutung sind die möglichen psychischen Nebenwirkungen von GKS. Sie reichen von Unruhe und Schlafstörungen (relativ häufig, können bei Bedarf vorübergehend mit Benzodiazepinen behandelt werden) bis zu GKS-induzierten Psychosen (selten). Letztere können allerdings sehr ausgeprägt sein und in Einzelfällen auch zu Suizidalität führen. Bei Risikopatienten mit psychotischen Episoden in der Anamnese ist daher besondere Vorsicht geboten. Im Zweifelsfall sollte die Therapie unter stationären Bedingungen stattfinden. Bei Bedarf sind Benzodiazepine und Antipsychotika einzusetzen.

Unverträglichkeitsreaktionen und Allergien Unter der Therapie mit MP kann es zu Unverträglichkeits- und allergischen Reaktionen kommen. Die Erstbehandlung sollte daher unter ärztlicher Aufsicht erfolgen. Im Fall einer Allergie ist die Infusion sofort zu unterbrechen, ggf. sind Adrenalin und Antihistaminika einzusetzen. Bei anamnestisch bekannter Unverträglichkeitsreaktion auf MP kann bei einem behandlungsbedürftigen Schub unter entsprechenden Vorsichtsmaßnahmen ein Versuch mit einem anderen Kortisonderivat erfolgen.

17

Kontraindikationen

Die Kontraindikationen der MP-Pulstherapie sind ➤ Tab. 17.2 zu entnehmen.

MERKE

Vorgehen bei Versagen einer initialen Schubtherapie mit IVMP

- Wenn nach erfolgter IVMP-Therapie über 3 Tage keine befriedigende Rückbildung der Schubsymptomatik zu verzeichnen ist, kann die Therapie auf 5 Tage verlängert werden.
- Ist auch dann kein ausreichender Effekt eingetreten, sollte 2 Wo. nach Beendigung der ersten IVMP-Therapie eine erneute gründliche neurologische Untersuchung und Befunddokumentation erfolgen. Bei ungenügender Befundbesserung ist eine erneute IVMP-Gabe durchzuführen. Die Dosis kann dabei evtl. auf 2 g IVMP über 5 Tage gesteigert werden (Oliveri et al. 1998; MSTKG und Rieckmann 2006; KKNMS 2020).
- Bleibt auch hierunter die erwünschte Wirkung aus und eine erhebliche Symptomatik bestehen, kann eine Plasmaseparationsbehandlung (➤ Kap. 17.2.4) eingeleitet werden. Letztere kann bei kontinuierlicher Verschlechterung der Symptomatik trotz 5-tägiger hoch dosierter IVMP-Therapie auch schon anstelle einer wiederholten IVMP-Therapie erwogen werden (Leitlinien der Deutschen Gesellschaft für Neurologie 2020, Konsultationsfassung 18.8.2020).

Risiken der Dauertherapie mit Glukokortikoiden

Eine Dauertherapie mit GKS muss unbedingt vermieden werden. Sie hat keinen positiven Einfluss auf den Krankheitsverlauf, es können jedoch schwerwiegende und teils irreversible Nebenwirkungen und Folgen auftreten, z. B. Hypertonie, Diabetes mellitus, Osteoporose, aseptische Knochennekrosen, Cushing-Syndrom, Magenulzera, Myopathie, Neuropathie, Glaukom, Thrombose, Wundheilungsstörungen, Hautschäden und NNR-Insuffizienz.

Intrathekale Applikation von Triamcinolonacetonid-Kristallsuspension

Diese Therapie kann zur symptomatischen Behandlung der Spastik (➤ Kap. 16.7) erfolgreich angewendet werden (Rommer et al. 2016), ist jedoch zur Schubtherapie nicht etabliert. Eine Pilotstudie (Heun et al. 1992) verglich an 23 Patienten mit akutem MS-Schub die Wirkung von intrathekal applizierter Triamcinolon-(Volon®A-)Kristallsuspension und systemisch appliziertem Kortison. Sie erbrachte keinen signifikanten Unterschied in der Wirkung. Allerdings war die Fallzahl gering und das Patientengut bzgl. der Symptomatik nicht selektiert. So ist denkbar, dass Patienten mit Symptomen aufgrund spinaler Herde von intrathekal appliziertem Triamcinolon profitieren könnten. Studien hierzu fehlen jedoch.

Ein potenzieller Vorteil der intrathekalen Triamcinolon-Therapie bei akutem Schub könnten geringere systemische Nebenwirkungen sein. Profitieren würden hiervon Patienten mit schwer einstellbarem Diabetes mellitus oder Patienten, bei denen die Gefahr einer gastrointestinalen Blutung besteht. Insgesamt liegen jedoch nur sehr wenige Daten zur intrathekalen The-

Tab. 17.3 Indikationen für Glukokortikoide bei MS

Indikation	Therapie	Bemerkung
Akuter Schub	MP-Pulstherapie, hoch dosiert i. v.	Anerkannte Indikation Etablierte Therapie Schnelleres Abklingen des Schubs
Akuter Schub	Triamcinolon- (Volon®A-)Kristallsuspension intrathekal	Nicht anerkannte Indikation 1 Pilotstudie (Heun et al. 1992): Wirksamkeit wie Kortison i. v.
Sekundär chronisch progrediente Verlaufsform	Intermittierende hoch dosierte GKS-Applikation	Nicht anerkannte Indikation Wenige Studien (Goodkin et al. 1998)
Primär chronisch progrediente Verlaufsform	MP-Pulstherapie (1.000 mg über 5 d)	Nicht anerkannte Indikation 1 Studie (Cazzato et al. 1995)
Spastik	Triamcinolon-(Volon®A-)Kristallsuspension intrathekal	Symptomatische Therapie (➤ Kap. 16.7)

rapie mit Triamcinolon vor. Zudem ist die Applikation aufwendig und risikoreicher als bei i. v. Therapie. Die intrathekale Therapie kommt daher nur für einzelne Patienten in Betracht und sollte nur an Zentren mit entsprechender Erfahrung durchgeführt werden.

Weitere Indikationen für Glukokortikoide bei der MS

Neben der allgemein anerkannten Indikation zur Behandlung des akuten Schubs (MP-Pulstherapie) gibt es noch weitere Indikationen für Glukokortikoide bei MS (➤ Tab. 17.3). Der Einsatz von ACTH ist heute obsolet.

Sekundär chronisch progrediente Verlaufsform (SPMS) Auch Patienten mit SPMS können von einer intermittierenden GKS-Stoßtherapie profitieren. Hierzu liegen allerdings nur wenige klinische Studien vor (Goodkin et al. 1998). Bei Patienten mit deutlicher Progression der MS ist ein Versuch mit MP-Pulstherapie alle 3 Mon. trotzdem gerechtfertigt, vor allem da es im Einzelfall nicht immer möglich ist, eine schleichende Progression sicher von kleineren Schüben abzugrenzen, und die Patienten diese Therapie meist sehr gut vertragen.

Primär chronisch progrediente Verlaufsform (PPMS) Cazzato et al. (1995) wiesen bei der PPMS einen positiven Effekt der MP-Pulstherapie nach. Sie verabreichten 35 Patienten 1.000 mg IVMP mit oraler Ausschleichphase oder Placebo und wiederholten dies nach 4 Mon. im Crossover-Design. In den Verumgruppen zeigte sich ein statistisch signifikanter positiver Effekt auf die EDSS, der etwa 3 Mon. anhielt und hauptsächlich pyramidale, zerebelläre und sensorische Symptome betraf. Obwohl nur diese eine Studie vorliegt, erscheint der probatorische Einsatz von IVMP als Pulstherapie alle 3 Mon. bei primär chronisch progredienter Verlaufsform gerechtfertigt. Dies gilt vor allem deshalb, weil bei dieser Verlaufsform aktuell keine gesicherten therapeutischen Alternativen bestehen.

17.2.4 Weitere Möglichkeiten: Plasmapherese und Immunadsorption

Wolfgang Köhler und Frank A. Hoffmann

Plasmapherese

Bei einem klinisch schweren Schub, der nicht ausreichend auf GKS-Pulstherapien anspricht, kann eine zusätzliche Behandlung mit Plasmapherese erwogen werden (MSTKG). Bei der Plasmapherese werden zelluläre und flüssige Blutbestandteile extrakorporal getrennt. Das so gewonnene antikörperhaltige Plasma wird verworfen und anschließend durch Humanalbumin ersetzt. Weinshenker et al. (1999) konnten Besserungen nach Plasmapherese-Therapie bei ca. 40 % der behandelten Patienten nachweisen. Ihre Ergebnisse wurden später von verschiedenen Autoren bei Patienten mit steroidresistenten Schüben und insbesondere bei akuter Optikusneuritis bestätigt. Darüber hinaus finden sich Hinweise, dass die Plasmapherese-Therapie besonders bei Typ-II-Patienten (nach Lucchinetti et al. 2000) mit schubförmiger MS wirksam ist. Bei dieser MS-Untergruppe sind Immunglobuline und Komplementfaktoren pathogenetisch relevante Faktoren für die Entstehung entzündlicher Demyelinisierungen. Die Elimination dieser Faktoren durch die Apheresetherapie würde daher einen pathogenetisch begründeten Therapieansatz darstellen und somit die gute Wirksamkeit bei dieser Patientengruppe erklären. Die kombinierte Behandlung von Apherese und Kortison erbringt möglicherweise zusätzliche Therapieeffekte.

Immunadsorption

Im Unterschied zur Plasmapherese erhält der Patient bei der Immunadsorption sein eigenes, im Immunadsorber von pathogenen Substanzen gereinigtes Plasma zusammen mit den zuvor abgetrennten zellulären Blutbestandteilen zurück. Die Gabe von Fremdeiweiß ist nicht erforderlich. Bisherige Erfahrungen mit der Immunadsorption belegen eine vergleichbar gute Wirksamkeit beider Methoden bei deutlichen Vorteilen der Immunadsorption bzgl. der nebenwirkungs- bzw. methodisch bedingten Komplikationsraten (Schimrigk et al. 2016). Insbesondere schwere Nebenwirkungen wie allergischer Schock oder Embolien werden seltener beobachtet. Plasmaseparationsbehandlungen können auch alternativ eingesetzt werden, wenn Kontraindikationen für eine GKS-Schubtherapie bestehen. Insbesondere für die Immunadsorption liegen für Schübe in der Schwangerschaft und Stillzeit positive Erfahrungen vor (Hoffmann et al. 2015).

LITERATUR

Die vollständige Literatur zu diesem Kapitel finden Sie im Anhang am Ende dieses Buches.

17.3 Verlaufsmodifizierende Therapien

Sascha Alvermann, Jürgen H. Faiss, Judith Haas, Frank A. Hoffmann, Dieter Pöhlau und Martin Stangel

17.3.1 Beta-Interferone

Dieter Pöhlau

Interferone (IFN) wurden von Isaacs und Lindenmann (1957) als antivirale Substanzen beschrieben; diese „Interferenz" mit der Virusvermehrung gab der ganzen Substanzklasse den Namen. Interferone werden zu den Zytokinen gezählt und sind wichtige Effektormoleküle des angeborenen Immunsystems, die von verschiedenen Zellen als Antwort auf virale Infekte oder andere Stimuli produziert werden. Sie beeinflussen parakrin die Zellen in der unmittelbaren Umgebung der sezernierenden Zelle und haben dabei starke immunmodulatorische, antiproliferative und antivirale Effekte. Es gibt über 20 verschiedene Interferone, die in sog. Typ-I- (IFN-α, IFN-β und IFN-ω, IFN-τ) und Typ-II-Interferone (IFN-γ) eingeteilt werden. Rezeptoren für IFN-β finden sich auf praktisch allen Zellen. Über 1.000 Gene werden durch IFN-β direkt beeinflusst (Stark et al. 1998).

Durch Einbringen der entsprechenden DNA in Zelllinien gelingt die Herstellung von rekombinantem IFN-β in größeren Mengen. Dabei werden entweder prokaryote Bakterienzellen *(E. coli)* oder eukaryote Säugetierzellen (Ovarzellen des chinesischen Hamsters, CHO) eingesetzt. In prokaryoten Zelllinien können keine Glykosylierungen durchgeführt werden. CHO-Zellen erzeugen ein dem humanen IFN in der Aminosäuresequenz identisches Protein, das glykosyliert ist.

Die Glykosylierung führt zu einer besseren Stabilität des Proteins. Diese Stabilität dürfte auch die Tatsache erklären, dass die biologische Wirksamkeit beim Einsatz gleicher Proteinmengen von IFN-β-1a größer ist als bei IFN-β-1b, wahrscheinlich weil es bei Letzterem zu vermehrter Aggregatbildung kommt, die wohl auch für eine höhere Immunogenität und damit für die Induktion von neutralisierenden Antikörpern (NAK) verantwortlich ist (Review bei Rudick und Goelz 2011).

Bei der Pegylierung von IFN-β-1a wird eine Polyethylen-Seitenkette in das IFN-Molekül eingebracht. Pegylierung ändert die pharmakologischen und pharmakodynamischen Eigenschaften auch bei anderen Pharmaka: Es verlängert die Halbwertszeit u. a. durch eine deutlich höhere Proteasenstabilität und vermindert die Immunogenität des Moleküls (Bailon und Won 2009). So entwickelten weniger als 1 % der Patienten persistierende NAK gegen das pegylierte IFN. IFN-β-1a, das an seinem N-terminalen Ende mit einem 20 kDa PEG-Rest versehen wurde, zeigte keine Abnahme seiner spezifischen Aktivität in vitro. Im Tierversuch führt die Pegylierung zu einer Zunahme der HWZ um 500 %, während sich die Bioverfügbarkeit nicht von nichtpegyliertem IFN-β unterschied (Arduini 2004).

Erste Studien mit Interferon-beta

Frühe Studien zur Behandlung der MS mit Alpha- und Beta-Interferonen wurden mit natürlichem, intrathekal appliziertem IFN durchgeführt. Da nur sehr geringe Mengen zur Verfügung standen, konnten nur sehr wenige Patienten damit behandelt werden, sodass keine klaren Aussagen über die Wirksamkeit getroffen werden konnten. Allerdings zeigte sich, dass IFN-α und IFN-β recht gut vertragen wurden (Jacobs und Johnson 1994).

In der frühesten Studie, die für eine Wirksamkeit bei MS sprach, wurde natürliches IFN-β intrathekal appliziert. 10 MS-Patienten erhielten 1 Mio. Einheiten natürliches IFN-β 2 ×/Wo. für 4 Wochen intrathekal, für weitere 5 Monate eine Injektion pro Monat. Als Kontrollen dienten 10 MS-Patienten, die nur serielle Lumbalpunktionen erhielten. In der mit IFN-β behandelten Gruppe traten signifikant weniger Schübe auf, sowohl im Vergleich zur Zeit vor der Therapie als auch im Vergleich zu einer nicht mit IFN behandelten Kontrollgruppe (Jacobs et al. 1981).

Später wurde von Jacobs und Kollegen eine weitere Studie mit vergleichbarem Design, aber einer größeren Fallzahl und verblindeten Kontrollen vorgestellt. Auch sie belegte eine Reduktion der Schubrate unter intrathekalem IFN-β.

Aufgrund der lästigen Prozedur und der Angst vor Nebenwirkungen wurde diese Therapie nur schwer akzeptiert. Als dann rekombinantes IFN-β zur Verfügung stand, das in größeren Mengen und höher gereinigt eingesetzt werden konnte, wurden Studien durchgeführt, in denen IFN-β bei MS i. v., i m. und s. c. verabreicht wurde, sodass der Weg der intrathekalen Therapie nicht weiterverfolgt wurde.

Dosis-Wirkungs-Beziehung, Applikationsart und Dosierintervalle

Sowohl in der Betaferon®-Studie zur Behandlung der schubförmigen MS als auch in der PRISMS-Studie stellte sich eine Dosis-Wirkungs-Beziehung zugunsten der höheren Dosis dar. In der PRISMS-Studie profitierten in einer Post-hoc-Analyse Patienten, die initial bereits eine Gehbehinderung hatten, bzgl. der Progression der Behinderung nur von der höheren Dosis (3 × 44 µg/Wo.). Ein Vergleich von Absolutzahlen aus verschiedenen Studien ist problematisch und sollte nicht durchgeführt werden. Ein Vergleich von relativen Daten (Verum/Placebo) zwischen verschiedenen Studien kann jedoch zumindest einen Eindruck über mögliche Unterschiede zwischen den Dosierungen vermitteln.

Mit IFN-β-1a (Rebif®) wurden Doppelblindstudien mit verschiedenen Dosierungen (zwischen 22 µg 1 ×/Wo. und 44 µg 3 ×/Wo.) durchgeführt. Dabei stellte sich die Dosis-Wirkungs-Beziehung in Bezug auf die **Krankheitslast** („burden of disease", BOD) im MRT wie in ➤ Abb. 17.3 gezeigt dar.

Die einmal wöchentliche Gabe von IFN-β-1a (Rebif®) 22 µg oder 44 µg (OWIMS-Studie) zeigte zwar in der höher dosierten Gruppe in den MRT-Parametern einen Nutzen gegenüber Placebo, jedoch keinen signifikanten Effekt auf die Schubrate (Freedman et al. 2005).

Ob die i. m. Gabe zu einer höheren Bioverfügbarkeit führt, sodass der mögliche Nachteil der geringeren Dosis ausgeglichen werden kann, ist umstritten. Die meisten Arbeiten, die i. m. und s. c. Gaben vergleichen, finden keine gravierenden Unterschiede bzgl. der Bioverfügbarkeit zwischen den beiden Applikationsweisen (Munafo 1998; Salmon 1996).

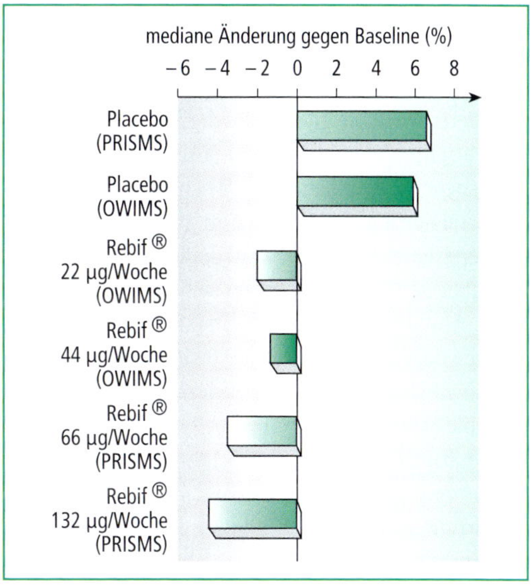

Abb. 17.3 Dosis-Wirkungs-Beziehung bei einer Therapie mit IFN-β-1a (Änderung der Läsionslast im T2-gewichteten MRT-Bild, BOD = „burden of disease") [L106]

17

IFN-β zur Behandlung der schubförmigen MS

Alle fünf Beta-Interferone konnten ihre Wirksamkeit bei der schubförmigen MS unter Beweis stellen und sind für diese Indikation zugelassen. Extavia® und Betaferon® werden nach einem identischen Herstellungsprozess am selben Ort produziert, d. h., dasselbe Medikament wird unter zwei verschiedenen Namen vertrieben. Unterschiede bestehen bei den Injektionshilfen.

Interferon-β-1b (Betaferon®, Extavia®)

1993 wurde das gentechnisch hergestellte (rekombinante) IFN-β-1b (Betaferon®) als erstes Medikament überhaupt zur Behandlung der schubförmigen MS in den USA zugelassen. 372 Patienten mit schubförmiger MS wurden über 3 Jahre in einer dreiarmigen Doppelblindstudie behandelt. Sie erhielten entweder 8 Mio. Einheiten IFN-β-1b oder 1,6 Mio. Einheiten IFN-β-1b oder Placebo und injizierten sich die Medikation alle 2 d selbst subkutan. Nach 2 Jahren hatte die Hochdosisgruppe signifikant weniger Schübe, mehr schubfreie Patienten und eine signifikant verlängerte Zeit bis zum nächsten, d. h. zweiten, Schub. Dies bestätigte sich auch nach 3 Jahren, allerdings war der Unterschied in der Anzahl der schubfreien Patienten nicht mehr signifikant. Bezüglich der klinischen Verschlechterung (gemessen mit EDSS) fand sich ein deutlicher, aber nicht signifikanter Trend zur geringeren Verschlechterung in der Hochdosisgruppe. 327 Patienten wurden einmal jährlich mittels MRT untersucht, 52 Patienten alle 6 Wochen. Dabei wurden die „total burden of disease" (mm^2 der Fläche der Entzündungsherde) sowie die Zahl der Gd-anreichernden Läsionen bestimmt. Es fanden sich eine hochsignifikante Abnahme der Krankheitslast ($p < 0{,}001$) zugunsten der Hochdosisgruppe sowie eine signifikante Abnahme der Gd-anreichernden Läsionen (IFNB Multiple Sclerosis Study Group 1993a, b).

Die Studie wurde bis zu 5 Jahre weitergeführt, und es zeigte sich ein beständiger Nutzen bzgl. der Schubrate. Der Unterschied zwischen Verum- und Placebogruppe war für die ersten beiden Jahre hochsignifikant, später nicht mehr. Der Verlust der Signifikanz könnte auf die generelle Abnahme der Schubrate über die Zeit auch in der Placebogruppe zurückzuführen sein, die zu einer Verminderung der statistischen Power führt. Von der ursprünglichen Studienpopulation hatten 217 Patienten nach 4 oder 5 Jahren eine weitere MRT-Untersuchung. In der Gruppe der mit 8 MIU IFN-β-1b behandelten Patienten fand sich über die gesamte Zeit keine signifikante Progression der Läsionen im MRT des Schädels (Zunahme um 3 %), während sich die Placebogruppe diesbezüglich hochsignifikant verschlechterte. Eine bestätigte Progression der Behinderung trat bei den mit IFN behandelten Patienten deutlich seltener auf als in der Placebogruppe; die statistische Signifikanz für diesen Parameter wurde allerdings mit $p = 0{,}096$ knapp verpasst (IFNB Multiple Sclerosis Study Group 1995). Für die unbestätigte Progression ergab sich jedoch ein signifikanter Zusammenhang.

MERKE

Für IFN-β-1b lässt sich also eine Wirksamkeit in klinischen und MRT-Parametern über die gesamte Studiendauer von 5 Jahren belegen (➤ Abb. 17.4).

Interferon-β-1a (Avonex®)

Aufgrund der Daten zum Nutzen einer intrathekalen Therapie mit IFN-β-1a wurde von der amerikanischen Gesundheitsbehörde (NIH) zunächst eine Dreiarmstudie mit systemischer, intrathekaler und Placebogabe initiiert. Der intrathekale Arm wurde später fallengelassen (Jacobs 1995). Es wurde entschieden, als primären Endpunkt nicht die Schubrate, sondern die Progression der Behinderung zu wählen. Da es zum Zeitpunkt der Studienplanung noch keinen Wirksamkeitsbeweis für ein rekombinantes IFN-β gab, wurde nach intensiven Diskussionen über die Injektionsfrequenz entschieden, die Therapie mit einer einzigen Injektion von IFN-β-1a pro Woche i. m. durchzuführen.

301 Patienten mit schubförmiger MS wurden so über 2 Jahre mit IFN-β-1a behandelt. Zu Beginn der Behandlung waren alle Patienten noch gut gehfähig (EDSS 1,0–3,5). Sie erhielten entweder 30 µg IFN-β-1a oder Placebo 1 × pro Woche i. m. Das Hauptzielkriterium war die Zeitdauer bis zur Verschlechterung um 1 EDSS-Punkt. Nach 1 Jahr hatten sich 20,1 % der Patienten unter Placebo und 12 % der IFN-β-Patienten um 1 EDSS-Punkt verschlechtert, nach 2 Jahren 36,3 % der Placebo- und 22,6 % der Verumpatienten

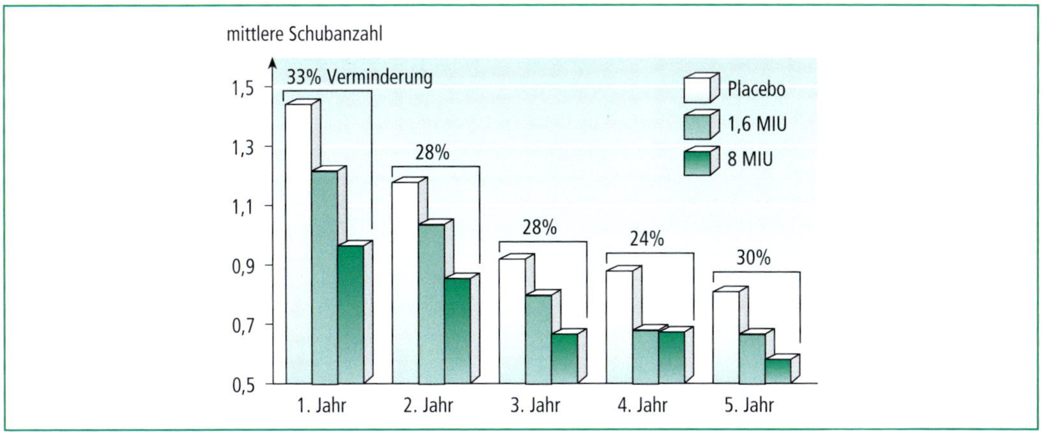

Abb. 17.4 Schubrate unter IFN-β-1b über 5 Jahre [F611–001, L106]

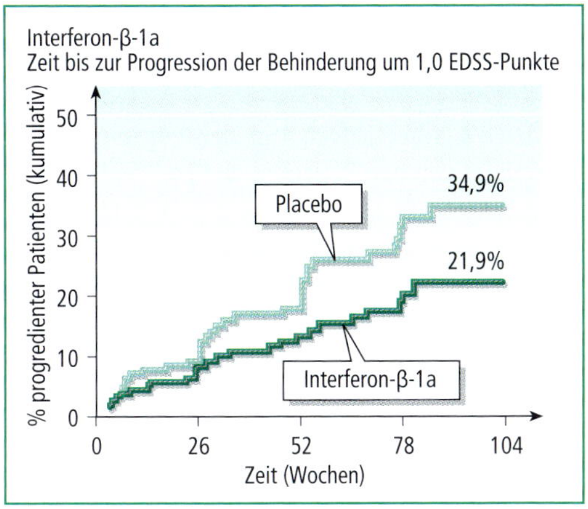

Abb. 17.5 Verlangsamung der Progression durch IFN-β-1a (Avonex®) [F635–001, L106]

($p = 0{,}024$): Es fand sich eine signifikante Verminderung der Schubrate nach 1 und nach 2 Jahren. Für alle Patienten ergab sich unabhängig von der Dauer ihrer Studienteilnahme (Intention-to-treat-Analyse) eine Schubreduktion um 18 %.

Wenn man die Subgruppe der Patienten analysiert, die frühzeitig genug in die Studie eingeschlossen wurden, um die 2 Jahre beenden zu können, dann betrug die Schubreduktion 32 % ($p = 0{,}002$). Verumpatienten hatten signifikant weniger KM-aufnehmende Herde und Herdvolumen im MRT. Der Medianwert der Zunahme des Läsionsvolumens in den T2-gewichteten MRT-Bildern betrug 455 mm^3 in der Placebo- und 152 mm^3 in der Verumgruppe, nach 2 Jahren lagen die Werte bei 1.410 bzw. 628 mm^3. Der Unterschied war nach 1, nicht jedoch nach 2 Jahren signifikant (Jacobs 1996).

MERKE

Aufgrund seines nachgewiesenen Einflusses auf die Progressionsverlangsamung wurde Avonex® in den USA als Orphan Drug zugelassen (➤ Abb. 17.5).

Interferon-β-1a (Rebif®)

PRISMS, eine weitere Studie zur Behandlung der schubförmigen MS mit IFN-β-1a (Rebif®), konnte die Wirksamkeit der IFN-Therapie in allen primären und sekundären Endpunkten belegen (➤ Tab. 17.4).

In einer Post-hoc-Analyse der PRISMS-Studie zeigte sich, dass Patienten, die zu Beginn einen EDSS-Wert > 3,5 (n = 94 von insgesamt 560) hatten, bzgl. der Progression der Behinderung nur von der Dosis 3 × 44 µg profitierten. Da diese Auswertung a priori nicht geplant war und vor der Randomisierung auch keine entsprechende Stratifizierung der Patienten stattgefunden hatte, sprechen die Ergebnisse zwar dafür, dass Patienten mit höherer Behinderung eine höhere IFN-Dosis benötigen, sie sind jedoch nicht beweisend (➤ Abb. 17.6).

Nach 2-jähriger Studiendauer wurde die Studie um weitere 2 Jahre verlängert. Dabei wurde die Placebogruppe doppelblind und randomisiert entweder mit 3 × 22 µg oder mit 3 × 44 µg IFN-β-1a behandelt. Damit konnten nach 4 Jahren vier Behandlungsgruppen einander gegenübergestellt werden.

17

Tab. 17.4 Die PRISMS-Studie

Design	Randomisiert, doppelblind, placebokontrolliert, 22 Zentren in 9 Ländern, 560 Patienten mit schubförmiger MS, 2 Schübe in den 2 Jahren vor Therapie, EDSS 0–5,0
Dosis	Drei Arme: 3 × 22 µg Rebif® s.c./3 × 44 µg Rebif® s.c. oder Placebo
Dauer	2 Jahre

Ergebnisse				
Parameter	**Placebo**	**3 × 44 µg**	**3 × 22 µg**	**p-Wert**
Primärer Endpunkt				
Mittlere Anzahl von Schüben während der 2 Jahre	2,56	1,73	1,82	< 0,001
Schubreduktion während 2 Jahren in %		32	29	
Sekundäre Endpunkte				
Anteil schubfreier Patienten nach 2 Jahren (in %)	14,6	32	26	< 0,01
Mediane Zeit bis zum ersten Schub (Monate)	4,5	9,6	7,6	< 0,001
Reduktion der Anzahl aktiver Läsionen im MRT gegen Placebo (Gesamtgruppe)		88 %	81 %	< 0,0001
Veränderung der BOD (alle nachweisbaren Herde im MRT; in %)	+10,9	–3,8	–1,2	< 0,0001

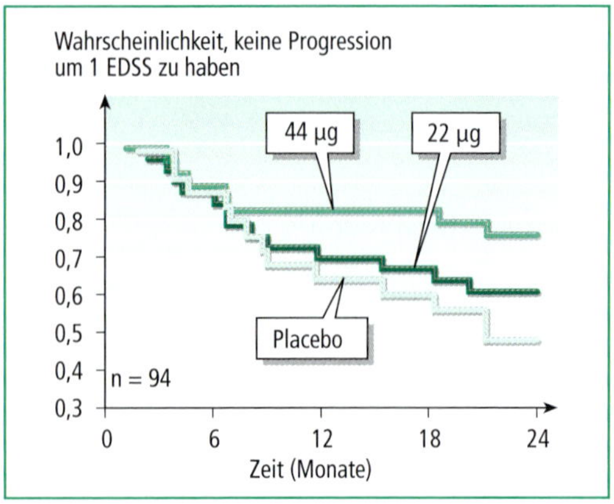

Abb. 17.6 Ergebnisse der PRISMS-Studie für Patienten mit EDSS > 3,5 [L106]

Es stellte sich heraus, dass die Schubreduktion über die Jahre zunahm – ein Effekt, der auch schon in der IFN-β-1b-Studie nachweisbar war. So betrug in der Gruppe, die über die ganze Zeit 44 µg IFN-β-1a erhielt, die mediane Schubrate 0,92, 0,82, 0,57, 0,44 pro Jahr. In der Vier-Gruppen-Auswertung profitierten die Patienten, die von Anfang an die hohe IFN-Dosis erhielten, bzgl. der Schubrate am meisten.

Auch die Progression der Behinderung war bei den Patienten, die pro Woche 3 × 44 µg IFN-β-1a erhielten, am geringsten. Ein später Therapiebeginn konnte nicht wieder aufgeholt werden. Die Patienten, die über 4 Jahre niedri gdosiertes IFN erhielten, unterschieden sich nach 4 Jahren jedoch bzgl. der Progression nicht signifikant von den Patienten, die nach einer 2-jährigen Placebophase zur hohen Dosis randomisiert worden waren.

Besonders klar stellten sich die Effekte im MRT dar. Gemessen wurde die BOD als Gesamtfläche der Herde im T2-gewichteten Bild; dabei stellte sich eine eindeutige Dosis-Wirkungs-Beziehung dar (➤ Abb. 17.7). Diese Grafik zeigt auch, dass für diesen Parameter ein verspätetes Einsetzen der IFN-Therapie später nicht wieder aufgeholt werden kann (PRISMS 2001).

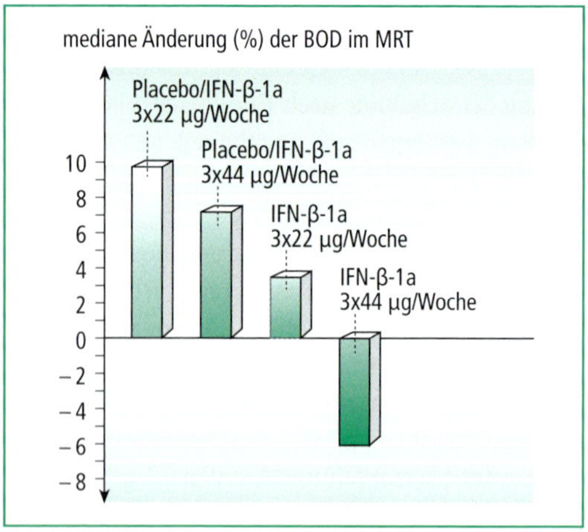

Abb. 17.7 Veränderung der BOD im MRT des Kopfes über 4 Jahre Studiendauer [L106]

Pegyliertes IFN-β-1a (Plegridy®)

In der randomisierten, placebokontrollierten, doppelblinden ADVANCE-Studie wurden 1.512 RRMS-Patienten entweder mit 125 µg pegyliertem IFN-β-1a (1 ×/2 Wo. s. c. oder 1 ×/4 Wo.) oder mit Placebo behandelt. Der primäre Endpunkt war die jährliche Schubrate nach 48 Wochen. Die Gruppe mit 14-tägigen Injektionen schnitt am besten ab; es wurde eine Reduktion der Schubrate um 36 % erreicht. Auch bzgl. der MRT-Parameter zeigte sich ein signifikanter Vorteil der Therapie gegenüber Placebo. Es traten die bereits in den früheren Studien beschriebenen Nebenwirkungen auf (Calabresi et al. 2014).

In der IFN-Gruppe war der Anteil der Patienten ohne Krankheitsaktivität („no evidence for disease activity", NEDA) signifikant höher als in der Placebogruppe (Calabresi et al. 2014; Arnold et al. 2017).

Am 23.7.2014 hat die Europäische Kommission Peginterferon beta-1a (Plegridy®) zur Behandlung von Erwachsenen mit RRMS zugelassen. Peginterferon beta-1a wird alle 2 Wo. s. c. mit dem PLEGRIDY-Fertigpen, einem neuen automatischen Einweg-Injektor, oder mittels vorgefüllter Fertigspritze verabreicht.

Orales IFN-β-1a

In einer Studie mit oralem IFN-β-1a gab es keine Hinweise auf eine Wirkung (Polman et al. 2003).

Direkte Vergleichsstudien zweier Behandlungsregime

Die Frage nach der „besseren" Strategie aus Dosis, Applikationsart, Injektionsintervallen und Substanz lässt sich formal nur durch direkte, prospektive, randomisierte Vergleichsstudien („Head-to-head"-Studien) beantworten.

Evidence-Studie (IFN-β-1a 3 × 44 µg/Wo. s. c. vs. IFN-β-1a 30 µg/Wo. i. m.)

In die Evidence-Studie (Evidence for Interferon Dose-Effect: European-North American Comparative Efficacy Study) wurden 677 Patienten aus 56 Zentren eingeschlossen. Sie erhielten entweder IFN-β-1a (Rebif® 3 × 44 µg/Wo. s. c.) oder IFN-β-1a (Avonex® 30 µg/Wo. i. m.). Der primäre klinische Endpunkt war die Zahl der schubfreien Patienten nach Woche 24 und der primäre MRT-Endpunkt die Anzahl der KM-aufnehmenden Herde nach Woche 24. Schubfrei waren nach 24 Wochen 74,9 % der Gruppe mit 3 × 44 µg und 63,35 % der Gruppe mit 30 µg. In der Hochdosisgruppe gab es in Woche 24 und 48 weniger KM-aufnehmende Herde im MRT des Schädels. 2 % der Patienten in der i. m. und 25 % in der s. c. Gruppe entwickelten NAK. Nach Schlussfolgerung der Autoren war die Hochdosisgruppe nach 24 und 48 Wochen in allen primären und sekundären Endpunkten überlegen (Panitch et al. 2002).

INCOMIN-Studie (IFN-β-1b 250 µg jeden 2. Tag s. c. vs. IFN-β-1a 30 µg/Wo. i. m.)

Im Rahmen der INCOMIN-Studie (Independent Comparison of Interferons) wurden 188 Patienten prospektiv entweder in die Gruppe mit IFN-β-1b (Betaferon®) jeden zweiten Tag s. c. oder mit IFN-β-1a (Avonex®) 1 ×/Wo. i. m. jeweils in der zugelassenen Dosis randomisiert (➤ Tab. 17.5).

17

Tab. 17.5 Synopse der Ergebnisse

	IFN-β-1a (n = 92)	IFN-β-1b (n = 96)	p-Wert
Anteil schubfreier Patienten (%)	33	49	0,03
Jährliche Schubrate	0,7	0,5	0,03
Anzahl der Patienten mit bestätigter EDSS-Progression um 1 Punkt (%)	28	13	0,05
Patienten, die über 24 Mon. keine neuen T2-Herde entwickelten (%)	26	55	0,001
Patienten, die über 24 Mon. keine frischen KM-aufnehmenden Herde entwickelten (%)	49	76	0,001
Patienten ohne Aktivität im MRT über 24 Mon. (%)	18	39	0,001

Bei den Nebenwirkungen hatten die Hochdosispatienten signifikant öfter Kopfschmerzen und Reaktionen an der Einstichstelle. Die Entwicklung von NAK war bei den IFN-β-1b-Patienten fast viermal so hoch wie bei den IFN-β-1a-Patienten. Trotzdem war das Outcome bzgl. der klinischen Endpunkte (z. B. Anteil schubfreier Patienten) bei NAb-positiven Patienten mit hoch dosierter, hochfrequenter IFN-β-1b-Therapie signifikant besser als bei NAb-negativen Patienten mit einmal wöchentlicher Applikation von IFN-β-1a.

Für den primären Endpunkt (schubfreie Patienten) lag die Number-Needed-to-Treat (NNT) bei 7, d. h., man hätte 7 Patienten anstelle von IFN-β-1a mit IFN-β-1b behandeln müssen, um einen (weiteren) schubfreien Patienten zu bekommen. Damit erwies sich das Behandlungsregime mit IFN-β-1b in allen primären und sekundären Endpunkten als überlegen (Durelli et al. 2002).

BEYOND-Studie (GLAT vs. IFN-β-1b 250 μg s. c. jeden 2. Tag vs. IFN-β-1b 500 μg s. c. jeden 2. Tag)

In der prospektiven randomisierten BEYOND-Studie wurden drei Patientengruppen mit schubförmigem Verlauf untersucht; insgesamt wurden 2.447 Patienten eingeschlossen:

- Gruppe 1: Standarddosis Glatirameracetat (GLAT), d. h. 20 mg/d s. c.
- Gruppe 2: Standarddosis IFN-β-1b (Betaferon®), also 250 μg s. c. jeden 2. Tag
- Gruppe 3: doppelte Dosis Betaferon® (500 μg) s. c. jeden 2. Tag

Die beiden Interferondosen wurden doppelblind gegeneinander untersucht. Primärer Endpunkt war die jährliche Schubrate; sekundäre Endpunkte waren die Progression der Behinderung, gemessen mit der EDSS-Skala, und die Änderungen im T1-Läsionsvolumen des MRT des Kopfes. Zunächst fand sich in o. g. Endpunkten kein Unterschied zwischen den drei Gruppen (O'Connor et al. 2009).

Eine weitere Auswertung der MRT-Daten ging der Frage nach, inwieweit neu aufgetretene T2-Läsionen oder KM-aufnehmende T1-Läsionen zu permanenten *black holes* (PBH) führen, die als Marker für eine irreversible Parenchymschädigung gelten. Dabei war 1. die mittlere Anzahl von PBH, die im zweiten Jahr aus neuen Läsionen im ersten Jahr entstanden, in der Gruppe mit 250 μg IFN-β signifikant geringer und 2. der Prozentanteil neuer Läsionen, die sich im zweiten Jahr als PBH darstellten, vergleichbar. Die 500-μg-Gruppe schnitt in beiden Parametern besser ab als die GLAT-Gruppe. Die Autoren schließen daraus, dass die Behandlung mit IFN-β-1b im Vergleich zu GLAT die Entwicklung von PBH reduziert (Filippi 2011).

REGARD-Studie

In dieser 96 Wochen dauernden Studie wurde IFN-β-1a (Rebif®), 44 μg 3 ×/Wo., randomisiert mit GLAT (Copaxone®) verglichen. Eingeschlossen wurden 774 Patienten mit RRMS, die im letzten Jahr vor Studienbeginn mindestens einen Schub erlitten hatten. Die Schubrate lag insgesamt unerwartet niedrig. Hinsichtlich des primären Endpunkts (Zeit bis zum ersten Schub innerhalb der Studie) fand sich kein Unterschied. Bei den sekundären Endpunkten gab es weder einen Unterschied in Zahl und Volumenänderung bei T2-gewichteten Herden noch im Volumen von KM-aufnehmenden Läsionen im T1-Bild. Allerdings hatten Patienten unter IFN weniger KM-aufnehmende Läsionen pro Patient und Scan (Mikol et al. 2008).

TRANSFORMS-Studie

In die TRANSFORMS-Studie wurden 1.292 Patienten mit RRMS eingeschlossen, die über 12 Mon. entweder 1,25 mg Fingolimod, 0,5 mg Fingolimod oder IFN-β-1a (Avonex®), 30 μg/Wo., i. m. erhielten. Primärer Endpunkt war die jährliche Schubrate, sekundäre Endpunkte waren u. a. die Progression der Behinderung und MRT-Daten.

Der primäre Endpunkt wurde erreicht: Fingolimod senkte die jährliche Schubrate signifikant besser als das eingesetzte IFN-β-1a (> Abb. 17.8).

Bei den neuen oder sich vergrößernden T2-Läsionen schnitt nur die 0,5-mg-Gruppe besser ab. Die Anzahl an KM-aufnehmenden Läsionen wurde durch die Therapie mit Fingolimod in beiden Dosierungen signifikant vermindert.

Bezüglich der mittels EDSS-Skala gemessenen Behinderungsprogression zeigte sich ein nicht signifikanter Trend zugunsten von Fingolimod; wurden Veränderungen des MSFC-z-Score im Vergleich zur Baseline als Maß der Verschlechterung gewählt, dann

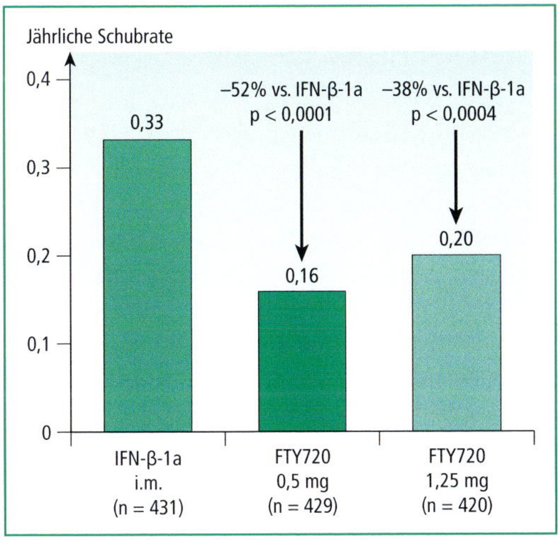

Abb. 17.8 Jährliche Schubrate in der TRANSFORMS-Studie (nach Cohen et al. 2010) [L231]

ergab sich für beide FTY720-Dosierungen ein signifikanter Vorteil gegenüber IFN (Cohen et al. 2010). Allerdings muss der mögliche Vorteil einer FTY720-Behandlung gegen die potenziellen Risiken sorgfältig abgewogen werden (➤ Kap. 17.3.5).

MERKE

Patienten, die unter einer Basistherapie stabil sind und keine relevanten Nebenwirkungen haben, sollten u. E. keinesfalls umgestellt werden.

CARE-MS1- und CARE-MS2-Studien

Alemtuzumab ist ein rekombinanter, humanisierter monoklonaler Antikörper, der an das Glykoprotein CD52 auf der Zelloberfläche von B- und T-Lymphozyten bindet und diese depletiert (➤ Kap. 17.3.4). In einer Phase-II-Studie (CAMMS223-Studie) wurde eine Überlegenheit von Alemtuzumab gegenüber IFN-β-1a (44 µg 3 ×/Wo. s. c.) gefunden (Coles et al. 2008).

In zwei Phase-III-Studien wurde Alemtuzumab gegen IFN-β-1a (44 µg 3 ×/Wo. s. c.) als aktiver Komparator getestet.

In die CARE-MS1-Studie wurden therapienaive RRMS-Patienten eingeschlossen, in CARE-MS2 solche, die nicht ausreichend auf eine Vortherapie angesprochen hatten. In beiden Studien war Alemtuzumab im Hinblick auf eine Reduktion der Schubrate und MRT-Parameter überlegen. Ein Nutzen bzgl. der Progression der Behinderung war nur in der CARE-MS2-Studie nachweisbar, in die Patienten mit höherer (entzündlicher) Krankheitsaktivität eingeschlossen wurden (Cohen et al. 2012).

DECIDE-Studie

In dieser bis zu 144 Wochen dauernden Studie zu 1.841 Pateinten mit RRMS wurde Daclizumab (DAC), ein an den IL-2-Rezeptor bindender MAK, gegen IFN-β-1a 30 µg 1 ×/Wo i. m. (Avonex®) untersucht. Daclizumab wird in einer festen Dosis von 150 mg alle 4 Wo. s. c. appliziert.

Die jährliche Schubrate war mit 0,22 unter DAC um 45 % niedriger als unter IFN mit 0,39 ($p < 0{,}001$). Die Zahl der neuen oder sich vergrößernden Läsionen in T2-gewichteten MRT-Bildern und der aktiven (Gd^+) Läsionen war unter DAC signifikant niedriger. Kein signifikanter Unterschied fand sich für die Anzahl der Patienten, die in Woche 144 eine im EDSS gemessene Progression der Behinderung aufwiesen (Kappos et al. 2015). Insgesamt zeigte sich bzgl. der Wirksamkeit ein Vorteil von DAC. Daclizumab wurde 2018 wegen des Auftretens von Enzephalitiden vom Markt genommen.

Doppelte IFN-β-1a-Dosis – einmal pro Woche

Die Verdoppelung der Dosis brachte in einer Studie, in der sich 802 Patienten randomisiert entweder 30 µg oder 60 µg IFN-β-1a (Avonex®) pro Woche spritzten, weder klinisch noch hinsichtlich der MRT-Parameter einen zusätzlichen Nutzen (Clanet 2002; Avonex Dose Comparison Study 2000; ➤ Abb. 17.9).

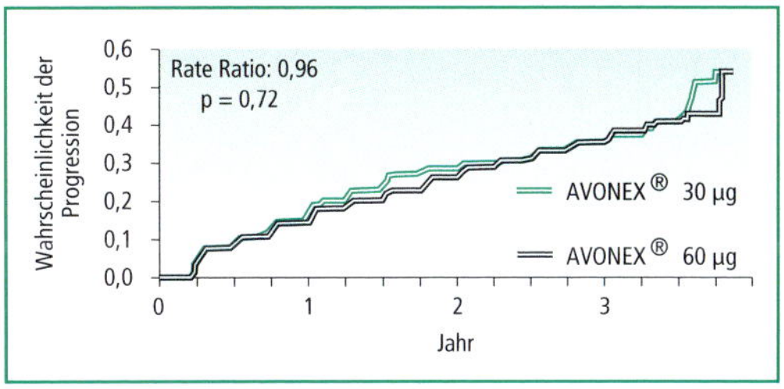

Abb. 17.9 Dosis-Vergleichs-Studie IFN-β-1a (Avonex®) 30 µg vs. 60 µg/Wo. (Avonex Dose Comparison Study: Clanet et al. 2002) [O523]

17

Sind mehrere Injektionen pro Woche der Einmalgabe überlegen?

Es bleibt zu erklären, warum die pure Verdoppelung der Dosis bei einmal wöchentlicher Injektion keinen zusätzlichen Nutzen bringt. Die wöchentliche Einmalgabe ist zwar im Vergleich zu Placebo wirksam, aber wahrscheinlich nicht optimal:

- Die biologische HWZ von IFN ist relativ kurz. Als indirekter Parameter der IFN-Wirkung kann die Konzentration von sog. biologischen Response-Markern (BRM) bestimmt werden.
- Die 2'-5'-Oligoadenyl-Synthetase (2'5'OAS) gilt klassischerweise als BRM, als Maßstab, ob exogenes, in den Organismus eingebrachtes IFN seine Wirksamkeit entfaltet. Das Enzym ist Teil eines Systems, das durch jedes IFN induziert und aktiviert wird (Preble et al. 1983).
- Die 2'-5'-OAS-Konzentration erreicht ca. 24 h nach einmaliger Injektion von IFN ihren Höchststand, um dann nach ca. 72 h wieder auf das Ausgangsniveau abzufallen (➤ Abb. 17.10).

Durch mehrmalige Gabe pro Woche lässt sich das erneute Abfallen auf das Baseline-Niveau der 2'-5'-OAS und auch das anderer IFN-induzierter BRM verhindern.

MERKE
Die Zusammenschau aller vorliegenden klinischen und Labordaten unterstützt die Annahme, dass die mehrfach wöchentliche Gabe der Einmalgabe überlegen ist; dies gilt nicht für glykosylierte Präparate.

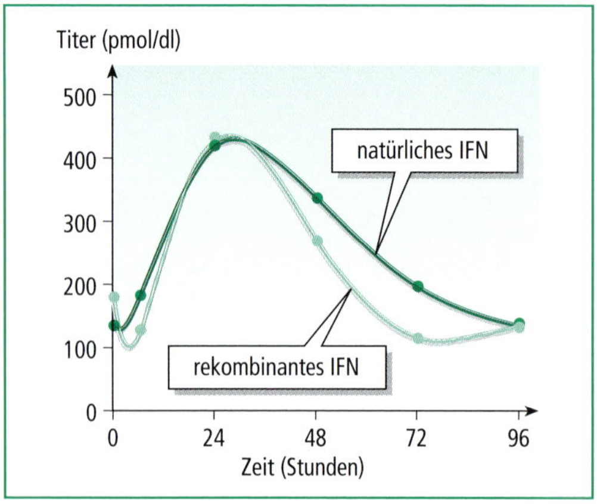

Abb. 17.10 Verhalten von 2'-5'-OAS nach einmaliger Gabe von 6 MIU IFN-β-1a i.m. [L106]

Studien zur IFN-β-Therapie nach dem ersten klinischen Ereignis

In drei Studien, die zur Frage des Nutzens einer Frühtherapie der MS durchgeführt wurden, konnte gezeigt werden, dass die frühe Therapie mit IFN-β den zweiten Schub und damit das Eintreten der klinisch sicheren MS (CDMS) signifikant hinauszögert (➤ Tab. 17.6). Zwei Studien wurden nur mit einmal wöchentlich appliziertem IFN-β-1a durchgeführt.

Im Gegensatz dazu konnte in der BENEFIT-Studie erstmals die Wirksamkeit einer hoch dosierten IFN-β-1b-Therapie in dieser Patientengruppe über 2 Jahre belegt werden. Erstmals wird auch eine prospektive Nachbeobachtung durchgeführt, die Daten zum Langzeitnutzen einer möglichst frühen therapeutischen Intervention liefern wird. In allen drei Studien ließ sich auch im MRT ein Nutzen der frühen IFN-Therapie belegen.

ETOMS-Studie

Im Rahmen der ETOMS-Studie (Early Treatment of MS) wurden 309 Patienten nach dem ersten klinischen Ereignis („Schub") eingeschlossen, die im MRT des Schädels mindestens vier Läsionen im T2-Bild oder drei Läsionen aufwiesen, wenn eine davon infratentoriell oder KM-aufnehmend war. Die Patienten wurden innerhalb von 3 Monaten nach dem ersten Schub eingeschlossen und erhielten eine wöchentliche Dosis von 1 × 22 µg IFN-β-1a (Rebif®) oder Placebo s. c.

Die mittlere Zeit bis zum zweiten Schub konnte durch die Therapie um ca. 9 Monate verlängert werden. Der Anteil der Patienten, die den zweiten Schub erlitten (womit die MS sicher war), konnte um 24 % gesenkt werden. BOD und Krankheitsaktivität im MRT wurden gesenkt. Damit konnte bewiesen werden, dass selbst diese geringe IFN-Dosis bei dieser Patientengruppe eine Wirkung erzielte (Comi et al. 2001).

CHAMPS-Studie

In diese Studie wurden 383 Patienten mit monofokaler Erstmanifestation eingeschlossen, die beim ersten Schub bereits mindestens zwei auf eine MS hindeutende Läsionen im MRT des Schädels hatten und obligat mit Steroiden vorbehandelt waren. Sie erhielten

Tab. 17.6 Daten der drei IFN-Studien zur Therapie nach dem ersten Schub

Basisdaten	CHAMPS		ETOMS		BENEFIT	
Einschluss	Kürzliche (< 27 d) monofokale ON-, Hirnstamm- oder RM-Läsion nach Steroidtherapie + ≥ 2 stumme MRT-Läsionen > 3 mm		Kürzliche (< 3 Mon.) ON-, Hirnstamm- oder RM-Läsion + MS-typische MRT-Läsionen		Kürzliche (< 60 d) mono- oder multifokale Erstsymptomatik + ≥ 2 stumme MRT-Läsionen > 3 mm	
Dosierung	30 µg Avonex®	Placebo	22 µg Rebif®	Placebo	250 µg Betaferon®	Placebo
Applikation	1 ×/Wo. i. m.		1 ×/Wo. s. c.		Jeden 2. Tag s. c.	
Patienten	193	190	154	154	292	176
Alter	33	33	28	29	30	30
EDSS	1,3	1,3			1,5	1,5
Gd + MRT (%)	34	26	59	59	43	40
Hauptzielparameter	**Verzögerung CDMS**		**Anteil der Patienten mit CDMS**		**Anteil der Patienten mit CDMS und MS nach McDonald**	
CDMS (24 Mo.) (%)	21	38	34	45	28	45
Tage bis CDMS (Perzentile)	395* (25 %)	807* (25 %)	533 (30 %)	251 (30 %)	618 (25 %)	255 (25 %)
Neue MRT-Aktivität (18 Mon.) (%)	19	42	n. v.	n. v.	69 (24 Mon.) #	85 (24 Mon.) #

CDMS = „clinically defined MS"; n. v. = nicht vorhanden
* nur monofokale Patienten;
# Erreichen der McDonald-Kriterien

30 µg IFN-β-1a (Avonex®) 1 ×/Wo. oder Placebo i. m. Der primäre Endpunkt war das Auftreten des zweiten Schubs, d. h. der CDMS (➤ Abb. 17.11).

MRT-Untersuchungen des Schädels bewiesen die Wirksamkeit auch für diese Parameter. Insgesamt wurde die Wahrscheinlichkeit, innerhalb der nächsten 3 Jahre eine CDMS zu entwickeln, durch die Behandlung mit Avonex® nach dem ersten Schub halbiert (Jacobs et al. 2000). Das führte dazu, dass Avonex® als bislang einziges MS-Therapeutikum für den Einsatz in einem Kollektiv aktiver Patienten (mindestens 9 T2- und 1 Gd^+ Läsion im MRT) bereits nach dem ersten Schub vor der CDMS zugelassen wurde.

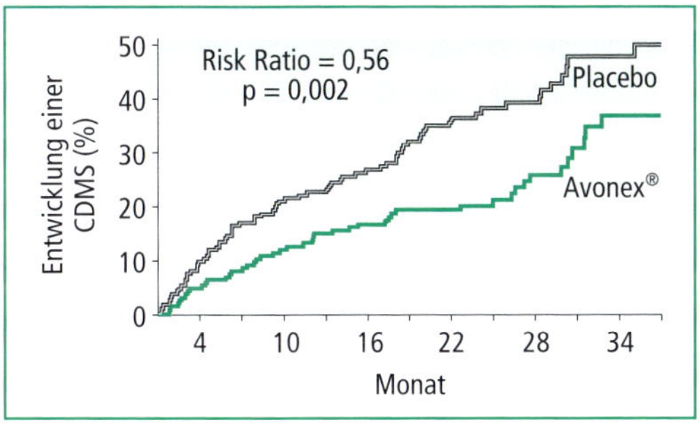

Abb. 17.11 Entwicklung einer CDMS unter IFN-β-1a (Avonex®) [O523]

BENEFIT-Studie

In diese Studie wurden 487 Patienten mit einem ersten MS-verdächtigen klinischen Ereignis und mindestens zwei klinisch stummen MS-typischen MRT-Läsionen eingeschlossen. Die Patienten wurden im Verhältnis von 5 : 3 den Studienarmen IFN-β-1b (Betaferon®, 250 µg jeden 2. Tag) und Placebo zugeordnet. Geprüft wurde initial über bis zu 2 Jahre die Konversion zur sicheren MS nach Poser und erstmals auch prospektiv zu den 2001 publizierten McDonald-Kriterien

(➤ Abb. 17.12). Bereits nach 6 Monaten entwickelten 51 % der Patienten unter Placebo eine sichere MS nach McDonald, nach 24 Monaten waren es bereits 85 %. Lediglich 12 von 487 Patienten zeigten weder neue Herde im MRT noch Schübe oder eine Progression (➤ Abb. 17.13).

Das Risiko, eine CDMS nach Poser zu entwickeln, wurde über 2 Jahre um 50 % gesenkt. Bei Patienten mit weniger disseminierter Erstmanifestation (monofokal, initial < 9 T2-Läsionen oder initial keine Gd$^+$ Läsionen im MRT) waren die Effekte noch größer. Insgesamt wurde die Hochdosis-IFN-Therapie sehr gut vertragen: Weniger als 10 % der Patienten brachen die Studie vorzeitig ab. Mehr als 95 % entschieden sich für eine Teilnahme an der prospektiven offenen Langzeit-Folgestudie.

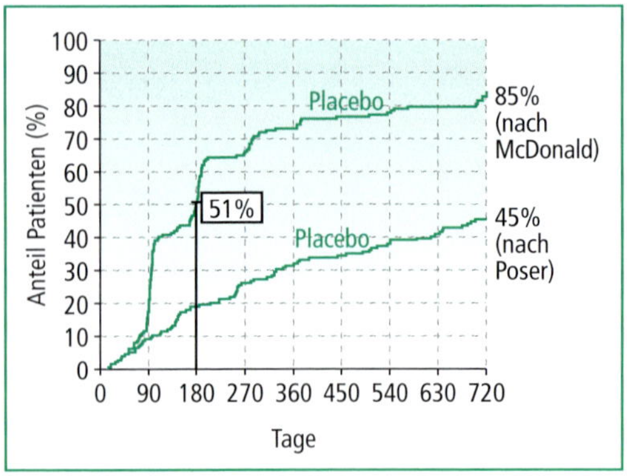

Abb. 17.12 Konversionsraten zu MS gemäß Poser- und McDonald-Kriterien im Placebokollektiv der BENEFIT-Studie [L106]

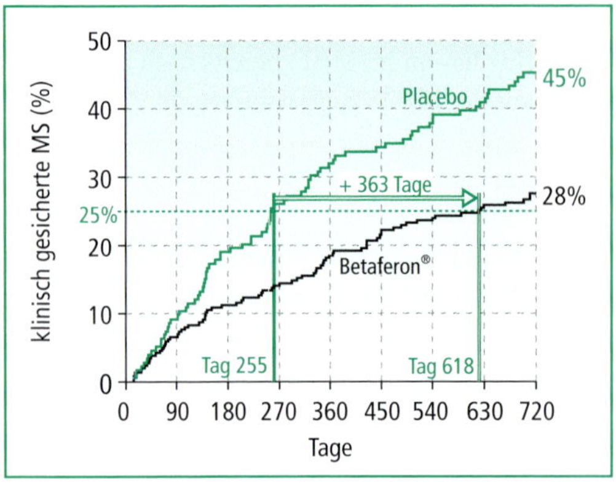

Abb. 17.13 Entwicklung einer CDMS unter Betaferon® im Gesamtkollektiv der BENEFIT-Studie (monofokale und multifokale Erstmanifestation) [L106]

Auch aufgrund von CHAMPS und ETOMS gaben amerikanische, kanadische und deutsche Expertengruppen Therapieempfehlungen ab, die in der Empfehlung des frühzeitigen Therapiebeginns übereinstimmen. Diese Daten werden durch die BENEFIT-Studie untermauert und erweitert.

REFLEX-Studie und deren Extension bis zu 5 Jahren (REFLEXION)

In die dreiarmige REFLEX-Studie wurden 402 Patienten nach dem ersten klinischen demyelinisierenden Ereignis, also im Stadium des CIS, eingeschlossen. Sie erhielten über 24 Monate bzw. bis zum Erreichen der klinisch sicheren MS (CDMS) entweder Placebo oder 1 × 44 µg oder 3 × 44 µg IFN-β-1a s. c. pro Woche. Bei Eintritt der CDMS wurden alle Patienten auf 3 × 44 µg IFN-β-1a umgestellt, ebenso Patienten der Placebogruppe, welche die CDMS nach 24 Monaten nicht erreicht hatten. Nach 24 Monaten bekamen alle Patienten das Verum und wurden im Rahmen der Folgestudie (REFLEXION) bis zu 5 Jahre nachuntersucht. Durch den frühen Therapiebeginn konnte das Erreichen der CDMS (primärer Endpunkt) signifikant hinausgezögert werden. Ferner war ein Trend zu einer besseren Wirksamkeit der höheren Dosis zu verzeichnen. Nach 36 Monaten fand sich ein signifikanter Nachteil in der Zeit bis zur CDMS zuungunsten der „Delayed treatment"-Gruppe, bei der die Behandlung mit Placebo begonnen worden war.

Die Ergebnisse der MRT-Untersuchungen stützen die klinischen Daten (Comi et al. 2012, 2017).

Interferon-β zur Behandlung der sekundär chronisch progredienten MS

Die Wirkung von IFN-β auf sekundär chronisch-progrediente Verläufe der MS (SPMS) wurde in vier großen Studien untersucht.

Europäische Studie (EUSPMS) mit IFN-β-1b

Diese Studie untersuchte 718 Patienten (360 IFN-β-1b, 358 Placebo), denen jeden zweiten Tag 8 MIU IFN-β-1b oder Placebo s. c. injiziert wurden. Der Behinderungsgrad auf der 10-stufigen EDSS lag bei Einschluss zwischen 3,0 und 6,5 Punkten. Der primäre Endpunkt der Studie war eine bestätigte Progression der Behinderung, gemessen mittels EDSS. In der mit IFN-β-1b behandelten Gruppe verschlechterten sich 38,9 % der Patienten und damit signifikant weniger als in der Placebogruppe (49,7 %). Der Anteil der Patienten, die sich um 2,0 EDSS-Punkte verschlechterten, lag in der IFN-β-1b-Gruppe um 27 % niedriger als in der Placebogruppe.

Die MRT-Ergebnisse der Studie zeigen, dass die IFN-Therapie einen geringen Einfluss auf die Hirnatrophie hatte, aber die Entwicklung von hypointensen T1-Läsionen verminderte, was dafür spricht, dass eine Verminderung von Axonuntergängen zum klinischen Nutzen beigetragen hat (Kappos et al. 2001).

Auch die Anzahl der Krankheitsschübe konnte um 31 % gesenkt werden (European Study Group 1998). Mit diesen Daten wurde Betaferon® als bisher erste Therapie der sekundär chronisch progredienten MS zugelassen.

Nordamerikanische Studie (NASPMS) mit IFN-β-1b

Auch in dieser Studie mit 939 Patienten war der primäre Endpunkt die mittels EDSS gemessene Progression der Behinderung. Sie wurde mangels Wirksamkeit im primären Endpunkt vorzeitig beendet. In einigen sekundären Endpunkten ließ sich Wirksamkeit nachweisen: Die Schubrate war bei den IFN-Patienten geringer, es gab eine geringere Zunahme des Läsionsvolumen in der T2-Wichtung des MRT, und die Zahl der frischen KM-aufnehmenden Läsionen im zerebralen MRT war vermindert (Panitch 2000).

In dieser Studie waren die Patienten älter als in der europäischen Studie, hatten eine längere Krankheitsdauer und weniger Schübe und eine geringere Progression in der Gesamtgruppe.

Die Unterschiede zwischen den beiden Studien mit IFN β-1b zur Behandlung der SPMS sind in ➤ Tab. 17.7 zusammengefasst. In einer Metaanalyse der beiden Betaferon-SPMS-Studien konnte gezeigt werden, dass der Therapieeffekt u. a. umso größer war, je schubaktiver die Patienten bei Studieneinschluss waren.

SPECTRIMS (Secondary Progressive Efficacy Trial of Rebif®) mit IFN β-1a

Die SPECTRIMS-Studie zur Behandlung der SPMS mit IFN-β-1a wurde in sieben europäischen Ländern sowie Australien und Kanada an insgesamt 618 Patienten durchgeführt. Die Patienten erhielten entweder 44 µg oder 22 µg IFN-β-1a (Rebif®) oder Placebo 3 ×/Wo. s. c. Die Ein- und Ausschlusskriterien entsprachen denen anderer Studien zur Behandlung der SPMS; die Behinderung lag zu Studienbeginn zwischen 3 und 6,5 Punkten auf der EDSS-Skala. Alle Patienten wurden klinisch und kernspintomografisch zweimal pro Jahr untersucht. Bei 283 Patienten aus neun Zentren wurden in den ersten 9 Monaten monatliche MRT-Untersuchungen durchgeführt. Primärer Endpunkt war die bestätigte Verschlechterung der Behinderung.

Im ersten Jahr wiesen die Patienten mit der hohen Dosis einen Vorteil bzgl. der Progression der Behinderung auf, der jedoch im 2. Jahr wieder verloren ging. Insgesamt wurde das Ziel, hinsichtlich des primären Endpunkts, eine signifikante Überlegenheit der IFN-Behandlung nachzuweisen, nicht erreicht.

Dieses auf den ersten Blick negative Ergebnis lässt sich durch Subgruppenanalysen weiter aufschlüsseln: Beschränkt man die Auswertung auf die weiblichen

Tab. 17.7 Vergleich der amerikanischen und der europäischen Studie zur Behandlung der SPMS mit Betaferon®

	Europäische Studie	Nordamerikanische Studie
Alter bei Studieneintritt	41	47
Alter bei MS-Beginn	27,9	31,7
Dauer MS	13,1	14,7
Schübe während 24 Mon. vor Therapiebeginn	1,74	0,82
Schubfreie Patienten während der 2 Jahre vor Studienbeginn (%)	20	55
Mittelwert der EDSS-Veränderung 2 Jahre vor Studienbeginn	1,5	1,7
EDSS-Ausgangswert (Mittelwert)	5,1	5,1
Gd^+ Läsionen (Mittelwert)	2,6	1,5

Patienten, stellt sich eine signifikante Überlegenheit der hoch dosiert behandelten Gruppe dar. Die Progression der Behinderung trat in dieser Gruppe im Mittel 1 Jahr später auf als in der Placebogruppe. Das negative Ergebnis für die Gesamtgruppe liegt im Wesentlichen darin begründet, dass die männlichen Patienten der Placebogruppe erstaunlich stabil waren.

Für die Schubrate fand sich bei beiden eingesetzten Dosierungen ein signifikanter Nutzen: Die mittlere jährliche Schubrate nahm von 0,71 in der Placebogruppe auf 0,5 in beiden Verumgruppen ab, was einer signifikanten Reduktion um ca. 30 % entspricht. Dementsprechend trat in der Gruppe mit 44 µg der erste Schub im Mittel nach 494 Tagen auf, in der Placebogruppe bereits nach 281 Tagen; auch dieser Unterschied war signifikant.

Im T2-gewichteten MRT-Bild stieg die Läsionslast unter Placebo um ca. 10 % an, während sie in der niedrig dosierten Therapiegruppe praktisch unverändert blieb und in der Hochdosisgruppe sogar etwas abnahm. Der Unterschied zu Placebo war signifikant. Der Median der aktiven Läsionen fiel mit 0,2 bzw. 0,1 in beiden Therapiegruppen signifikant geringer aus als in der Placebogruppe mit 1,0.

17

MERKE

Zusammenfassend kann festgehalten werden, dass in der SPECTRIMS-Studie bzgl. der sekundären Endpunkte ein signifikanter Nutzen der IFN-β-1a-Therapie belegt werden konnte, nur der primäre Endpunkt der mittels EDSS gemessenen Progressionsverlangsamung in der Gesamtgruppe wurde nicht erreicht (SPECTRIMS Study Group 2001; Li et al. 2001).

Vergleich der SPECTRIMS-Daten mit der europäischen Betaferon-Studie

Warum ließ sich in der SPECTRIMS-Studie insgesamt keine Progressionsverhinderung nachweisen, während dies in der europäischen IFN-β-1b-Studie gelang? Die Patienten in der SPECTRIMS-Studie zeigten eine deutlich fortgeschrittenere SPMS, waren im Mittel schon seit 4 Jahren in der sekundär chronisch progredienten Phase (Betaferon-Studie: 2,1 J.), waren älter (43 vs. 41 J.), hatten eine höhere Behinderung zu Studienbeginn (Basis-EDSS: 5,4 vs. 5,1), und außerdem wiesen bereits 54 % der Patienten einen EDSS von 6,0 oder höher auf (Betaferon-Studie: 45 %). Patienten, die noch Schübe hatten, fanden sich in der Betaferon-Studie häufiger (70 vs. 48 %). Insgesamt war also die SPECTRIMS-Population älter und kränker.

IMPACT-Studie

In die IMPACT-Studie (International MS Secondary Progressive Avonex Clinical Trial) wurden 436 Patienten mit SPMS eingeschlossen, die entweder 60 µg IFN-β-1a (Avonex®) oder Placebo 1 ×/Wo. i. m. erhielten. Primärer Endpunkt war die Veränderung im MSFC. Dieser Score umfasst eine Messung der Gehgeschwindigkeit, der Feinmotorik (Nine-Hole Peg Test, 9HPT) und kognitiver Funktionen (PASAT). Verglichen wurde der Baseline-Wert mit dem MSFC-Wert nach 24 Monaten. Der MSFC-Z-Wert wurde durch die IFN-Therapie signifikant um 40,4 % vermindert, dies kam durch positive Effekte im 9HPT und im PASAT zustande. Die Gehzeit und der EDSS zeigten keinen Unterschied. Die mit IFN-β-1a behandelten Patienten hatten weniger Schübe und weniger neue oder sich vergrößernde Läsionen im T2-Bild und weniger KM-aufnehmende Herde des MRT nach 12 und 24 Monaten (Cohen et al. 2002).

Die obigen Befunde sprechen dafür, dass die IFN-Wirkung auf klinische Parameter bei Patienten mit schwereren Behinderungen abnimmt. Schubaktivität und eine schnelle Progression der Behinderung sind möglicherweise Prädiktoren für den Nutzen einer IFN-Therapie bei SPMS-Patienten (Kappos 2004).

In späteren Krankheitsphasen treten neurodegenerative Phänomene und Axonuntergänge in den Vordergrund, die sich therapeutisch schwerer beeinflussen lassen als akute Entzündungen. Die Ergebnisse decken sich auch mit der klinischen Erfahrung, dass es umso schwerer ist, den Verlauf einer MS-Erkrankung zu beeinflussen, je weiter fortgeschritten die Erkrankung ist. Zu beachten ist, dass in alle diese Studien noch gehfähige Patienten (EDSS max. 6,5) eingeschlossen wurden; für noch schwerer behinderte Patienten liegen keine aussagekräftigen Daten vor.

IFN-β zur Behandlung der primär chronisch progredienten MS?

In einer kleinen doppelblinden Pilotstudie (insgesamt 73 Pat.) zeigte sich, dass die mit IFN-β-1b (Betaferon®) behandelten Patienten zwar keinen Nutzen bzgl. der mittels EDSS gemessenen Progression aufwiesen, sich aber im MSFC signifikant langsamer verschlechterten als die Patienten unter Placebo. Auch im MRT zeigte sich ein Nutzen der IFN-Therapie (Montalban 2004).

In einer weiteren Studie fand sich kein sicherer Nutzen einer Therapie mit IFN-β-1a (Avonex®) (30 µg 1 ×/Wo. i. m.) (Miller et al. 2004).

Ein Cochrane-Review von 2009 kommt zu dem Schluss, dass die vorliegenden Studien keinen Nutzen einer IFN-Therapie bei PPMS belegen, dass allerdings die Fallzahlen zu klein sind, um ein abschließendes Urteil fällen zu können, weshalb die Autoren die Durchführung größerer Studien empfehlen (Rojas et al. 2010).

Therapieeskalation und -deeskalation innerhalb der Interferone?

In einer kleinen prospektiven randomisierten Studie wurden 27 Patienten, die unter IFN-β-1b (Betaferon®) einen stabilen Krankheitsverlauf hatten, entweder weiterbehandelt (n = 14) oder auf IFN-β-1a 1 ×/Wo. i. m. (Avonex®) „deeskaliert". Diese Patienten hatten vor der Randomisierung über 2 Jahre keinen Schub und über 12 Monate im MRT keinen Hinweis auf eine Krankheitsaktivität. Nach 12 Monaten hatten sich folgende Parameter zuungunsten der Gruppe mit einmal wöchentlicher IFN-β-1a-Therapie verschlechtert:

- Die Anzahl der schubfreien Patienten war signifikant erhöht und die Schubrate signifikant vermindert. In der IFN-β-1b-Gruppe traten 3 Schübe auf, in der IFN-β-1a-Gruppe 12 Schübe.
- Es gab im MRT signifikant mehr neue Läsionen, mehr KM-aufnehmende Läsionen und eine signifikante Zunahme der BOD (Barbero 2004).

MERKE

Ungeachtet der recht kleinen Fallzahl dieser Studie kann eine Deeskalation zu einer niedrigeren Interferon-Dosis nach diesen Daten derzeit nicht empfohlen werden.

Von den im Rahmen der EVIDENCE-Studie mit Avonex® behandelten Patienten wurden 223 nach Studienende auf Rebif® 3 × 44 µg/Wo. s. c. eingestellt. 190 davon beendeten die 8-monatige Crossover-Studie. 272 Patienten, die von Anfang an Rebif® erhalten hatten, wurden so weiterbehandelt, 249 davon über 8 Monate. Die Studie war offen, die MRT-Untersucher verblindet. In beiden Gruppen ging die Schubrate in den ersten 6 Monaten nach Studienbeginn signifikant zurück: in der Rebif®-Rebif®-Gruppe von 0,46 auf 0,34, in der Avonex®-Rebif®-Gruppe von 0,64 auf 0,32. Bei den aktiven Herden im T2-gewichteten MRT-Bild zeigte sich nur in der Avonex®-Rebif®-Gruppe eine signifikante Reduktion. Durch die Umstellung auf Rebif® war die Rate an NAK von 1,4 auf 7,0 gestiegen. In der Rebif®-Gruppe hatten 21 % der Patienten NAK (Mitteilung auf dem ENS-Kongress in Istanbul 2003).

Diese Daten sind noch kritisch zu sehen, sprechen jedoch dafür, dass es möglich sein kann, innerhalb der Beta-Interferone auf eine höher dosierte, höher frequente Therapie zu wechseln. Dies mag insbesondere für Patienten gelten, die bereits von niedrig dosiertem IFN-β profitiert haben, aber noch (Rest-)Krankheitsaktivität zeigen.

Da jetzt wirksame Eskalationstherapien zur Behandlung der schubförmigen MS zur Verfügung stehen, wird ein Wechsel auf ein höher dosiertes IFN-β-Präparat nur sehr selten eine Option sein.

CAVE

Zu bedenken ist, dass Patienten mit NAK zeitweise Non-Responder werden können und dass es eine Gruppe von primären IFN-Non-Respondern gibt, die zurzeit noch nicht sicher identifiziert werden kann.

Nebenwirkungen der Beta-Interferone

Die häufigste Nebenwirkung der ersten Interferonstudie (IFN-β-1b) war **eine milde Lymphopenie,** die bei 80 % der Patienten der Hochdosisgruppe mindestens einmal auftrat. Zudem kann es zu **Transaminasen-Anstiegen** kommen. Bei subkutaner Gabe von IFN-β-1b bekamen 80 % der Patienten **Hautreaktionen** bzw. **Entzündungen an der Einstichstelle.**

Bei mehr als der Hälfte der Patienten ist mit **grippeähnlichen Nebenwirkungen** zu rechnen (Fieber, Myalgien, Kopfschmerzen, Abgeschlagenheit); die Fatigue-Symptomatik kann zunehmen. Durch abendliche Injektionen (sodass die ersten Nebenwirkungen „verschlafen" werden) sowie durch Ibuprofen 400–600 mg ca. 1 h vor der Injektion und am nächsten Morgen lassen sich die Nebenwirkungen meist deutlich vermindern; auch andere NSAR sind diesbezüglich wirksam. Die Einstellung sollte schleichend erfolgen. Darüber hinaus treten bei s. c. Applikation durch Nutzung von Injektomaten lokale Nebenwirkungen deutlich seltener und weniger intensiv auf. Besonders wichtig erscheint uns, dass die Injektionstechnik von einer entsprechend geschulten MS-Nurse vermittelt wird. Mit einem solch optimalen Nebenwirkungsmanagement lässt sich die Inzidenz der o. g. Nebenwirkungen deutlich vermindern.

Erste Studien zu IFN-β weisen darauf hin, dass vorbestehende **depressive Verstimmungen** verstärkt werden können. Vereinzelt wurden auch Suizidversuche und Suizide beobachtet. Obwohl ein kausaler Zusammenhang bisher nicht belegt werden konnte, sollte bei der Indikationsstellung und im Verlauf auf depressive Zeichen geachtet werden. In neueren Studien mit Patienten in MS-Frühstadien (z. B. BENEFIT) wurde bei IFN-behandelten Patienten keine höhere Inzidenz von Depressionen beobachtet.

Nicht selten finden wir unter IFN eine **Zunahme der Spastik** bei Patienten mit einer schwereren Behinderung.

Vor allem bei Temperaturempfindlichkeit kann es zu einer initialen Verschlechterung neurologischer Funktionen im Rahmen eines **Uhthoff-Phänomens** kommen. Schilddrüsenstörungen, insbesondere das Auftreten von Schilddrüsenautoantikörpern, sind beschrieben worden, weshalb regelmäßig der TSH-Wert und ggf. Schilddrüsen-Autoantikörper bestimmt werden sollten.

In präklinischen Studien an Primaten zeigte sich ein dosisabhängiger abortiver Effekt. Teratogenität von IFN-β konnte bislang nicht nachgewiesen werden, und bei Kindern, die dem Einfluss von IFN-β ausgesetzt waren, wurde kein Einfluss auf die Entwicklung festgestellt. 1.022 Patientinnen, die während der Schwangerschaft gegenüber IFN-β-1a exponiert waren, erlitten nicht mehr Fehlgeburten, und es gab nicht mehr kindliche Fehlbildungen, als in der Normalbevölkerung zu erwarten gewesen wären (Sandberg-Wollheim et al. 2011). Auswertungen eines europäischen Registers von MS-Patientinnen, die Betaferon® erhalten hatten, und von populationsbasierten Registern aus Finnland und Schweden zeigten, dass eine Behandlung mit IFN-β vor Beginn der **Schwangerschaft** oder im ersten Schwangerschaftsdrittel keine negativen Auswirkungen hatte (Burkill et al. 2019). Deshalb hat der Ausschuss für Humanarzneimittel der Europäischen Arzneimittelagentur (EMA) ein positives Votum für eine Aktualisierung des Betaferon-Labels bei MS in der Schwangerschaft erhalten; zudem kann es auch in der **Stillzeit** angewendet werden (Produktinformation Betaferon® September 2019).

Auch in der Langzeitanwendung sind die IFN-β-Präparate sicher (Bermel 2010).

Die Bedeutung neutralisierender Antikörper

Unter der Behandlung mit IFN-β kann es zur Entwicklung von neutralisierenden Antikörpern (NAK) kommen. Viele Patienten entwickeln bindende Antikörper, die meist zwischen 3 und 6 Monate nach Therapiebeginn nachweisbar sind. Bei einem Teil dieser Patienten lassen sich – meist erst zwischen 6 und 18 Monate nach Therapiebeginn – NAK nachweisen, die nach den vorliegenden Daten die IFN-Wirkung abschwächen und evtl. aufheben können.

Offenbar ist die Immunogenität von IFN-β-1b und auch die Rate von Patienten mit NAK etwas höher als bei IFN-β-1a. Dies ist wahrscheinlich durch die fehlende Glykosylierung und höhere Aggregatbildung bedingt, die auch eine größere Proteinmenge für die gleiche biologische Wirkung erfordert. Avonex® hat seinerseits eine geringere Immunogenität als Rebif®, was teils auf die Herstellung und teils auf den Unterschied in der Applikation (i. m. gegenüber s. c.) zurückgeführt wird. Einmal nachgewiesene NAK können aber im weiteren Verlauf wieder verschwinden (Rice et al. 1999).

Die Effekte von NAK, die ja erst im Laufe der IFN-Therapie entstehen, sind erst nach vielen Monaten zu erwarten, was die Interpretation von kurzen Zeiträumen in klinischen Studien schwierig macht. Die Transienz von NAK kann in Abhängigkeit vom Präparat unterschiedlich ausgeprägt sein (Sorensen et al. 2005).

Bei klinischem Verdacht auf Therapieversagen (z. B. Zunahme der Schubrate, Zunahme von KM-aufnehmenden Herden im MRT) ist die Bestimmung von NAK indiziert und kann zusätzliche Informationen, auch zur möglichen Indikationsstellung und zu einer Therapieeskalation, liefern; sollten diese hochtitrig nachweisbar sein, dann sollte u. E. die Therapiestrategie geändert werden; die Antikörper sind kreuzreaktiv. Ob auch der Wechsel zu einem weniger immunogenen Präparat sinnvoll ist, wie einige Beobachtungen nahelegen (Perini et al. 2001), wird derzeit ebenso untersucht wie eine immunsuppressive Co-Therapie.

Wie lange behandeln? Wann eskalieren?

Es können bislang keine wissenschaftlichen Empfehlungen für die Dauer einer immunmodulatorischen Therapie der MS gegeben werden. Auch nach längeren Zeiträumen zeigte sich bei Patienten in klinischen Studien kein Nachlassen der Wirksamkeit. Deshalb ist die Weiterführung einer immunmodulatorischen Therapie unter neurologischer Kontrolle u. E. gerechtfertigt und angezeigt, wenn klinische Stabilität besteht. Entsprechend sollten Patienten klinisch und paraklinisch (z. B. mittels MRT) monitoriert werden. Wenn unter einer Basistherapie mit einem Beta-Interferon keine Stabilität erreicht werden kann, dann kommt eine Therapieeskalation infrage (➤ Kap. 17.1).

Allerdings brechen viele Patienten die Therapie ab, wenn sie nicht ausreichend gut betreut und begleitet werden. Insbesondere Depressionen und eine insgesamt schlechte gemessene Lebensqualität erhöhen das Abbruchrisiko. Das Vorhandensein einer Injektionshilfe beeinflusst die Adhäsion positiv (Pozilli et al. 2011).

LITERATUR

Die vollständige Literatur zu diesem Kapitel finden Sie im Anhang am Ende dieses Buches.

17.3.2 Glatirameracetat

Frank A. Hoffmann

Glatirameracetat (GLAT, Copolymer 1, Copaxone®) wurde bereits 1967 synthetisiert, zunächst mit dem Ziel, durch dieses Molekül, das aus den Hauptbestandteilen des basischen Myelinproteins (MBP) zusammengesetzt wurde, im Tierversuch eine exogene allergische Enzephalomyelitis (EAE) hervorzurufen. Überraschenderweise führte dieses aus vier Aminosäuren bestehende Molekül im Tierversuch jedoch nicht zu einer Verstärkung der EAE, sondern vielmehr zu einer Hemmung der Entzündungsreaktion. 1977 kam es nach weiteren tierexperimentellen und pathophysiologischen Versuchen zu ersten erfolgreichen Anwendungen bei MS-Patienten (Abramsky et al. 1977). In den USA erfolgte die Zulassung für die schubförmige MS 1996, in Deutschland im Jahr 2001.

Pharmakologie und Wirkprinzip

Es handelt sich um ein synthetisches Polymerisat aus den Aminosäuren L-Glutamin, L-Lysin, L-Alanin und L-Tyrosin, die in einem dem MBP entsprechenden molekularen Verhältnis von 4,2 : 1,4 : 3,4 : 1 kombiniert sind. Das Molekulargewicht beträgt 4.700–13.000 Dalton. Das Kürzel GLAT leitet sich aus den Anfangsbuchstaben der verwendeten Aminosäuren ab. GLAT ist schlecht oral bioverfügbar: Es muss in einer Dosierung von 20 mg/d bzw. 40 mg 3 ×/Wo. s. c. injiziert werden. In der im Jahr 2000 begonnenen placebo- und MRT-kontrollierten doppelblinden **CORAL**-Studie über orales GLAT bei 1.300 Patienten mit schubförmigem Verlauf konnte die Wirksamkeit der oralen Applikationsform nicht nachgewiesen werden.

Im Tierversuch verhindert GLAT die EAE bei allen untersuchten Spezies einschließlich Primaten. GLAT zeigt Kreuzreaktivität zu MBP auf T- und B-Zell-Ebene und bindet in der Peripherie an den MHC-II-Komplex antigenpräsentierender Zellen. Dies führt zur Bildung von GLAT-spezifischen TH2-Zellen, die antiinflammatorische Zytokine (wie IL-4 und IL-10) produzieren und mit MBP kreuzreagieren (Haupts et al. 2001). Die TH2-Zellen wandern durch die Blut-Hirn-Schranke ins ZNS (➤ Abb. 5.1). GLAT ist im ZNS jedoch nicht nachweisbar. Im ZNS werden die GLAT-spezifischen TH2-Zellen durch MBP wieder aktiviert. Die Kreuzreaktion mit MBP führt zur Sekretion antiinflammatorischer Zytokine (IL-4, IL-6, IL-10) und damit zur Abschwächung des Entzündungsprozesses. Bei mit GLAT behandelten MS-Patienten war nach 3-monatiger Therapie der Serumspiegel von IL-10 und IL-4 erhöht.

MERKE

Durch GLAT kommt es also zu einer Verschiebung im Bereich der T-Helferzellen, weg von einer zytotoxischen TH1-Antwort hin zu eher protektiven TH2-Zellen. GLAT induziert auch MBP-spezifische Suppressorzellen. Es unterdrückt unabhängig vom primären antigenen Triggermechanismus die mit Myelinzerstörung verbundene Immunantwort und wirkt weitgehend MS-spezifisch. Diese Wirkung ist auch gegen ein mögliches Antigenspreading im Verlauf der Erkrankung von Bedeutung.

Wirksamkeit

Die erste Pilotstudie ergab eine hochsignifikante Schubratenreduktion (Bornstein 1987). Daraufhin erfolgte zunächst eine Studie beim chronisch progredienten Verlauf der MS (Bornstein et al. 1991), die positive Effekte auf die Progression ergab, aber keine statistische Signifikanz erreichte.

Die Grundlage für die Zulassung in den USA war die Phase-III-Studie zum schubförmigen Verlauf (Johnson et al. 1995). In diese randomisierte, placebokontrollierte Doppelblindstudie wurden 251 MS-Kranke mit schubförmigem Verlauf und einem EDSS-Behinderungsgrad von 0–5,5 eingeschlossen. Die Behandlung erfolgte mit täglicher Applikation von 20 mg GLAT oder Placebo s. c. Primärer Endpunkt der 2-jährigen Studie war die Schubrate; sekundäre Endpunkte waren der Anteil der schubfreien Patienten, die Zeit bis zum ersten Schub, die mittlere Änderung des EDSS und der Anteil der Patienten mit bestätigter Progression. Die Auswertung nach 2 Jahren ergab eine Schubrate von 0,59 in der GLAT-Gruppe und von 0,84 in der Placebogruppe (29 % Reduktion, $p = 0{,}007$). Die mittlere Progression war signifikant geringer (–0,05 vs. +0,023). Die Wirksamkeit war bei Patienten mit geringem Behinderungsgrad (EDSS 0–2) am besten. Durch Verlängerung dieser Studie um weitere 11 Mon. war ein fortbestehender Effekt von GLAT nachweisbar. Die Schubrate über den gesamten Beobachtungszeitraum von 35 Mon. lag in der Verumgruppe bei 1,34 und in der Placebogruppe bei 1,98 ($p = 0{,}002$). Dies entspricht einer Reduktion der Schubrate um 32 %. In der Verumgruppe waren 33,6 %, in der Placebogruppe 24,6 % der Patienten schubfrei ($p = 0{,}035$, Johnson et al. 1998).

Inzwischen wurden Daten von Studienpatienten veröffentlicht, die über 6 (Johnson et al. 2000) bzw. 8 (Johnson et al. 2002) und 10 Jahre (Ford et al. 2003) nachverfolgt wurden. Über einen Nachbeobachtungszeitraum von 6 Jahren ließ sich bei 251 MS-Patienten ein anhaltender und sogar im Verlauf noch zunehmender positiver Behandlungseffekt nachweisen. Bei dieser bisher größten Langzeitstudie zur Immuntherapie der MS nahm die durchschnittliche Schubrate im Verlauf von 6 Jahren von einem Schub pro Jahr auf einen Schub alle 4 Jahre ab. Dies ist, auch wenn man die im natürlichen Verlauf auftretende Verminderung der Schubrate berücksichtigt, hochsignifikant. In der durchgehend mit GLAT behandelten Subgruppe war der EDSS nach ≥ 5 Behandlungsjahren in 69,3 % d. F. unverändert oder gebessert. 25 % der behandelten Patienten waren schubfrei. Compliance und Verträglichkeit waren sehr gut.

Über den erweiterten Beobachtungszeitraum von 8 Jahren verminderte sich die mittlere jährliche Schubratenzahl der mit Verum behandelten Patienten kontinuierlich von 1,49 zu Studienbeginn auf zuletzt 0,2 Schübe/Jahr. Bei 65,3 % der von Anfang an mit GLAT behandelten Patienten war der EDSS unverändert oder verbessert, im Gegensatz zu nur 50,4 % der Patienten, die nach anfänglicher Placebogabe erst in der offenen Phase auf GLAT eingestellt wurden. Dies sprach für den Nutzen eines möglichst frühen Therapiebeginns, der sich auch in der **PreCISe**-Studie zum klinisch isolierten Syndrom (CIS) bestätigte (Comi et al. 2009).

Da die europäischen Zulassungsbehörden den Wirksamkeitsnachweis in der MRT fordern, wurde in Europa und Kanada eine multizentrische Studie initiiert, in die 239 MS-Kranke eingeschlossen und 9 Mon. mit GLAT oder Placebo behandelt wurden. Primäres Zielkriterium war die Anzahl der Gd^+ Herde. Sekundäre Endpunkte waren der Anteil der Patienten mit Gd^+ Herden, die Anzahl der neuen Gd^+ Herde, das Volumen der Gd^+ Herde, die Anzahl neuer T2-Läsionen und das Volumen der im T1-gewichteten Bild hypointensen Läsionen.

Die Auswertung nach 9 Mon. ergab im Vergleich zu Placebo eine 35-prozentige Reduktion der Anzahl von Gd^+ Herden ($p = 0{,}007$; Comi et al. 1999). Die Reduktion der nach klinischen Kriterien erfassten Schubrate in dieser Studie betrug 33 % ($p = 0{,}0117$).

Diese MRT-Studie wurde als offene Nachfolgestudie um 9 Mon. verlängert (Wolinsky et al. 2002). Insgesamt 224 Patienten setzten die Studie fort, alle erhielten täglich 20 mg GLAT s. c. Bei den Patienten, die von Anfang an GLAT erhalten hatten, reduzierte sich die Anzahl Gd-aufnehmender Läsionen um weitere 54 %, bei den von Verum auf GLAT umgestellten Patienten um 46,5 % (nicht signifikant). Im Gesamtverlauf hatten die von Anfang an mit GLAT behandelten Patienten jedoch 35 % weniger KM-aufnehmende Herde als die zunächst mit Placebo behandelten Patienten ($p = 0{,}03$). Die T2-Läsionslast war in der Gruppe der anfangs mit Placebo behandelten Patienten signifikant höher. Somit sprechen auch die

Ergebnisse dieser MRT-Studie für den Nutzen eines möglichst frühzeitigen Behandlungsbeginns.

MERKE

Klinische und MRT-Befunde legen nahe, dass sich die Wirkung von GLAT erst im Laufe einiger Monate entfaltet. Bei einem Schubereignis am Beginn der Therapie sollte daher nicht übereilt von Unwirksamkeit ausgegangen, sondern eine ausreichende Therapiedauer abgewartet werden (ca. 6–12 Mon.).

Häufig tritt eine Antikörperbildung auf, insbesondere in den ersten Monaten der Behandlung, ohne dass damit ein Wirkverlust verbunden wäre (Johnson et al. 1995). Meist fallen die Antikörpertiter im weiteren Verlauf wieder ab.

GLAT bei CIS Die PreCISe-Studie konnte zeigen, dass GLAT auch beim CIS ähnlich wirksam ist wie die Beta-Interferone und das Auftreten eines zweiten Krankheitsschubs und somit die Diagnose einer klinisch definitiven MS (CDMS) ebenso hinauszögern kann (Comi et al. 2009). Aufgrund dieses Ergebnisses wurde GLAT für die Indikation CIS zugelassen.

GLAT bei sekundär chronischer MS Eine Wirksamkeit von GLAT bei SPMS ist derzeit nicht durch überzeugende Daten belegbar. In einer Studie mit 106 SPMS- und PPMS-Patienten fanden sich zwischen beiden Studienzentren heterogene Ergebnisse, und eine statistisch signifikante Wirksamkeit wurde in der Summe verfehlt (Bornstein et al. 1991).

GLAT bei primär chronisch progredienter MS
Bisher liegt für GLAT kein Wirksamkeitsnachweis bei PPMS vor. Eine umfangreiche, in den USA und Kanada zu dieser Frage durchgeführte Studie (**PROMiSe**) mit 943 Patienten wurde 2002 vorzeitig abgebrochen, da bei der Zwischenanalyse bzgl. des primären Endpunkts kein Vorteil gegenüber Placebo nachweisbar war (Wolinsky et al. 2004). In einer nach dem Abbruch der Studie vorgenommenen Analyse der Daten zeigte sich für Männer unter GLAT ein Trend zu einer möglicherweise verlangsamten Progression, allerdings ohne statistische Signifikanz. Um die Frage der Wirksamkeit von GLAT bei PPMS zu klären, bedarf es daher weiterer Untersuchungen.

Vergleichsstudien mit IFN-β

Khan et al. (2001) veröffentlichten eine offene, prospektive, nichtrandomisierte vergleichende Wirksamkeitsstudie, in die 156 Patienten mit schubförmiger MS und einem EDSS bis 4 eingeschlossen wurden (➤ Abb. 17.14). Nach 12-monatiger Behandlung ergab sich in den mit GLAT und in den mit IFN-β-1b behandelten Gruppen ein vergleichbarer und statistisch signifikanter positiver Effekt in Bezug auf eine Reduktion von Schubrate und EDSS.

Inzwischen sind Daten aus drei aktuelleren Studien (BECOME, BEYOND und REGARD) in der Indikation schubförmige MS verfügbar, in denen die Wirksamkeit von GLAT mit verschiedenen IFN-β-Präparaten

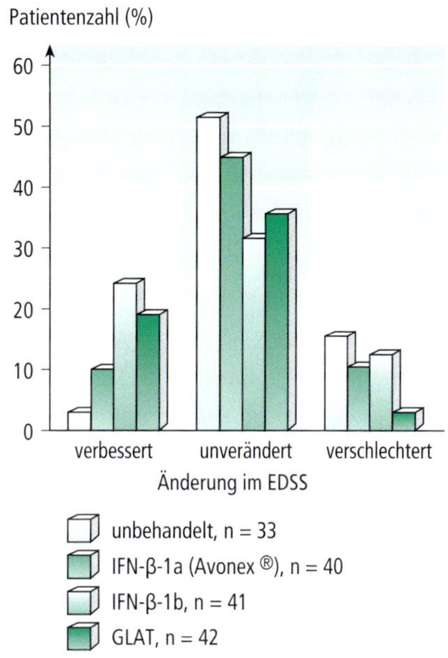

Abb. 17.14 Vergleich der Wirksamkeit immunmodulatorischer Therapien mit IFN-β-1a i. m., IFN-β-1b s. c. und GLAT: Prozentzahl der Patienten, deren EDSS nach 12 Mon. Behandlung unverändert war oder sich um ≥ 1 Punkt verbessert oder verschlechtert hatte (Khan et al. 2001). In der Gruppe der unbehandelten Patienten verbesserten sich 3 %, bei 51,6 % blieb der EDSS unverändert, 15,2 % verschlechterten sich. 10 % der mit IFN-β-1a behandelten Patienten verbesserten sich, 31,7 % blieben unverändert, und 10 % verschlechterten sich. In der mit IFN-β-1b behandelten Gruppe verbesserten sich 24,4 %, 31,7 % blieben unverändert, 12,2 % verschlechterten sich. In der GLAT-Gruppe verbesserte sich der EDSS bei 19 %, bei 35,7 % blieb er unverändert, bei 2,4 % verschlechterte er sich. [F768–001, L106]

17

verglichen wurde (➤ Kap. 17.3.1). Alle drei Studien erbrachten hinsichtlich der jeweiligen primären Studienendpunkte keinen signifikanten Wirksamkeitsunterschied:

- In der **BECOME**-Studie, die GLAT und IFN-β-1b 250 µg über 2 Jahre verglich, war der primäre Endpunkt ein radiologischer, nämlich die Anzahl kombinierter aktiver Läsionen im MRT (Cadavid et al. 2009).
- Die **BEYOND**-Studie verglich GLAT und IFN-β-1b in zwei Dosierungen (250 µg und 500 µg) mit dem primären Studienendpunkt „Schubrisiko über 2 Jahre" (O'Connor et al. 2009).
- Bei **REGARD** wurde GLAT mit IFN-β-1a 44 µg s. c. verglichen; Endpunkt war die Zeit bis zum ersten Schub über 96 Wo. (Mikol et al. 2008).

Die u. a. von den National Institutes of Health (NIH) in den USA durchgeführte große Doppelblindstudie die **CombiRx** untersuchte industrieunabhängig die Langzeiteffekte der Therapie mit GLAT, IFN-β-1a i. m. oder einer Kombination der beiden über 3 Jahre bei 1.008 Patienten mit frühen RRMS-Stadien. Die Kombinationstherapie zeigte lediglich in Bezug auf die MRT-Parameter leichte signifikante Vorteile, nicht jedoch bzgl. des Primärendpunkts „Schubratenreduktion" und Behinderungsprogression. Bei der Schubratenreduktion war GLAT IFN-β-1a i. m. signifikant überlegen (Lublin et al. 2013).

Orale Applikation In der multizentrischen randomisierten, placebokontrollierten, doppelblinden CORAL-Studie wurde kein Beleg für die Effektivität von oralem GLAT bei Patienten mit schubförmiger MS gefunden (Filippi et al. 2006).

Kombinationstherapien mit GLAT Die vorliegenden Daten zur Kombinationstherapie von GLAT mit IFN-β erlauben derzeit keine Empfehlungen (Lublin et al. 2001). Ein leichter Vorteil der Kombinationstherapie von GLAT mit IFN-β-1a i. m. gegenüber einer Monotherapie mit GLAT oder IFN-β-1a i. m. ergab sich in der CombiRx-Studie nur bzgl. der MRT-Parameter, nicht jedoch in Bezug auf die klinischen Parameter der Schubfrequenz und der Behinderungsprogression (Lublin et al 2013).

Nebenwirkungen und Risiken

Lokale Nebenwirkungen Die Behandlung mit GLAT ist hervorragend verträglich. GLAT wird in einer Dosis von 1 × 20 mg/d oder 3 ×/Wo. 40 mg s. c. gespritzt. Wesentliche Nebenwirkungen sind lokale Injektionsreaktionen, die in milder Form bei ca. 90 % der Patienten auftreten. Häufigkeit und Ausmaß der lokalen Nebenwirkungen nehmen im Verlauf der Therapie ab. Rötung, Schwellung und Gewebsinduration können gelegentlich mehrere Wochen anhalten. In seltenen Fällen kommt es nach langjähriger Applikation zu Fettgewebsatrophien. Relativ häufig sind regionale oder auch generalisierte Lymphknotenschwellungen, die von den Patienten meist unbemerkt bleiben.

Subakute Postinjektionsreaktion Die subakute (sofortige) Postinjektionsreaktion (SPIR) beruht wahrscheinlich auf einer Histaminfreisetzung nach versehentlicher Injektion in ein Hautgefäß. Sie geht mit Herzrasen, Atemnot, thorakalem Druckgefühl, Schweißausbrüchen und Blutdruckabfall einher und dauert ca. 30 s bis max. 30 min an. Sie beginnt unmittelbar nach der Injektion und klingt spontan wieder ab. Die SPIR tritt bei ca. 15 % der mit GLAT behandelten Patienten auf. Das Risiko einer SPIR besteht vor allem in den ersten 6 Behandlungsmonaten. Meist tritt sie bei ein und demselben Patienten nur einmalig auf; nur sehr wenige Patienten sind mehrmals betroffen.

MERKE

Von großer Bedeutung ist die vorherige Aufklärung der Patienten über die Möglichkeit dieser zwar harmlosen, aber subjektiv sehr beeindruckenden Nebenwirkung. Sind der Patient und seine Umgebung darauf nicht ausreichend vorbereitet, wird häufig ein kardialer Notfall befürchtet. Oft sind dann unnötige Notarzteinsätze und auch Krankenhausaufenthalte die Folge. Bleibende kardiale Schäden oder Effekte auf das EKG waren bisher nicht nachweisbar.

Veränderungen von Laborparametern wurden unter GLAT-Therapie nicht beschrieben; routinemäßige Laborkontrollen gelten deshalb nicht als obligat, jedoch sind halbjährliche Bestimmungen von Blutbild, Leber- und Nierenretentionswerten zu empfehlen.

Inzwischen liegen Langzeitdaten in der täglichen s. c. Applikation über mehr als 20 Jahre vor, die keine neuen Nebenwirkungen oder unerwartete Sicherheitsaspekte ergaben (Miller et al. 2008; Boster et al. 2015; Ziemssen et al. 2016).

In Bezug auf Impfungen unter GLAT gibt es keine Hinweise auf einen verminderten Impferfolg.

Während der Schwangerschaft ist GLAT nicht mehr ausdrücklich kontraindiziert, denn es ergaben sich in der langjährigen Erfahrung mit dieser Therapie bisher keine Hinweise darauf, dass der Eintritt einer Schwangerschaft unter GLAT problematisch und das Fehlbildungs- und Abortrisiko erhöht ist (Hellwig et al. 2018; Hellwig und Neudorfer 2019). Die Fortführung einer GLAT-Therapie bis zur Bestätigung einer Schwangerschaft erscheint daher sicher (DGN-Leitlinie 2014). Die Fortführung der GLAT-Therapie nach Bestätigung einer Schwangerschaft und während der gesamten Schwangerschaft kann nach individueller Risiko-Nutzen-Abwägung erfolgen. Das Gleiche gilt während der Stillzeit. Zwar ist die Datenlage zum Stillen unter GLAT begrenzt, doch gibt es derzeit keine Hinweise dafür, dass GLAT in die Muttermilch übergeht (Bove et al. 2014).

Regelmäßige neurologische Kontrolluntersuchungen sollten durch MS-erfahrene Behandler erfolgen.

Schübe, die unter GLAT auftreten, können nach Standardvorgaben mit Kortison bzw. Plasmaseparation therapiert werden. Zum gegenwärtigen Zeitpunkt liegen keine Erkenntnisse über die notwendige Mindestbehandlungsdauer vor. Bisher gibt es keine Hinweise für mit der Therapiedauer zunehmende Langzeitrisiken. Ebenso deuten aktuelle Studien darauf hin, dass sich GLAT und IFN-β im Wirkungseintritt nicht signifikant unterscheiden und erste Effekte bereits nach wenigen Wochen messbar sind.

Karenzzeiten zum Wechsel von GLAT auf andere Immuntherapeutika sind nicht notwendig, d. h., eine Umstellung von GLAT auf jede andere Immuntherapie kann ohne Therapiepause erfolgen.

Aktueller Stellenwert

Glatirameracetat ist seit Ende 2000 neben den Beta-Interferonen als Basistherapeutikum der ersten Wahl für den schubförmigen Verlauf anerkannt (MSTKG 2001; ➤ Abb. 17.14). In Deutschland wurde es 2001 für gehfähige Patienten mit RRMS zugelassen; später folgte die Zulassung für Patienten mit CIS und einem hohen Risiko für die Entwicklung einer klinisch gesicherten MS.

Nach der Studienlage scheint die beste Wirksamkeit im niedrigen EDSS-Bereich (0–2) zu bestehen, sodass der bevorzugte therapeutische Einsatz im frühen schubförmigen Stadium naheliegt (Wolinsky 1995). Die Zulassung umfasst den EDSS-Bereich von 0 bis ca. 5 (d. h. Patienten, „die ohne Hilfe gehfähig sind“). Dem Nachteil täglicher bzw. 3 ×/Wo. notwendiger s. c. Injektionen steht eine gute Verträglichkeit ohne ernste Nebenwirkungen gegenüber. Copaxone® ist inzwischen als Fertigspritze verfügbar.

Drei vorliegende randomisierte Vergleichsstudien (BECOME, BEYOND, REGARD, s. o.) sprechen für eine klinische Wirksamkeit bei RRMS, die jener der Beta-Interferone entspricht. Auch beim CIS wurde in der PreCISe-Studie eine den Interferonen entsprechende Wirksamkeit nachgewiesen. GLAT ist auch in der Indikation CIS zugelassen.

Insgesamt sprechen die Studienergebnisse und klinischen Erfahrungen für einen – gleichberechtigt zu den Interferonen – möglichst frühzeitigen Einsatz von GLAT bei Patienten mit CIS bzw. RRMS. Für den Einsatz von GLAT bei SPMS, PPMS und in der Kombinationstherapie liegt derzeit keine ausreichende Evidenz vor.

Seit 2016 ist auch ein erstes Glatirameracetat-Generikum zur RRMS-Behandlung zugelassen (CLIFT® 20 mg/ml Fertigspritzen), nachdem die 2015 veröffentlichte **GATE**-Studie eine zu Copaxone® äquivalente Wirksamkeit und Verträglichkeit ergeben hatte (Cohen et al. 2015). Das Generikum ist allerdings nur in der täglichen Applikationsform von 20 mg s. c. verfügbar. Aktuell erscheint bzgl. Therapieumstellungen Zurückhaltung angebracht. Da die Beobachtungszeit der GATE-Studie mit 9 Mon. relativ kurz war und der primäre Endpunkt MRT-Parameter waren, lassen sich noch keine Aussagen in Bezug auf die längerfristige klinische Wirksamkeit und Verträglichkeit treffen. Zudem ist GLAT als „Arzneimittel mit komplex zusammengesetzten Wirkstoffen“ einzuordnen, für das aufgrund des komplexen Produktionsprozesses unter unterschiedlichen Produktionsbedingungen kaum chemische Gleichheit herzustellen sein dürfte.

MERKE

- Die **dreimal wöchentliche s. c. Applikation von 40 mg GLAT,** für die in der **GALA**-Studie über 24 Mon. eine der herkömmlichen s. c. Injektion von 20 mg/d vergleichbare Wirksamkeit und Verträglich-

keit gezeigt werden konnte (Khan et al. 2013), kann zur Verbesserung des Patientenkomforts und der Adhärenz beitragen.
- Die **GLACIER**-Studie ergab eine Verminderung von injektionsassoziierten Nebenwirkungen um 50 % unter der dreimal wöchentlichen Gabe von 40 mg gegenüber der täglichen Injektionsfrequenz von 20 mg s. c. Aufgrund der Ergebnisse der GALA-Studie wurde inzwischen das 3 ×/Wo. s. c. applizierte 40-mg-GLAT-Regime zugelassen (Wolinsky et al. 2015).

LITERATUR
Die vollständige Literatur zu diesem Kapitel finden Sie im Anhang am Ende dieses Buches.

17.3.3 Intravenöse Immunglobuline

Dieter Pöhlau

Intravenöse Immunglobuline (IVIG) werden aus den Plasmapools tausender Spender fraktioniert und wegen ihrer immunmodulatorischen Wirkung bei Autoimmunerkrankungen, systemisch-entzündlichen Erkrankungen und Allotransplantationen eingesetzt. Sie verhindern die Induktion einer EAE, haben jedoch keine therapeutische Wirkung nach erfolgter Induktion (Niimi et al. 2011). IVIG repräsentieren den humoralen Schenkel des Immunsystems unter Einschluss regulativ wirkender Immunglobulin-Moleküle. Immunglobuline haben eine Vielzahl von Wirkungen im immunologischen Netzwerk (Übersicht bei Pöhlau et al. 1996; Simon und Späth 2003; Stangel 2004), die einen Nutzen auch bei der MS möglich erscheinen lassen.

Offene Studien zur Behandlung der MS mit IVIG

In einer Vielzahl von offenen Studien wurden Hinweise für eine Wirksamkeit bei verschiedenen Formen der MS gefunden (Rothfelder et al. 1982; Schuller und Goevaerts 1983; Soukop und Tschabitscher 1986; Yan et al. 1990; Frohman et al. 1991; Achiron et al. 1992; Maida 1992; van Engelen et al. 1992; Karageorgiou et al. 1997). Cook et al. (1992), die 14 Patienten mit progressiver MS (11 davon kortisonabhängig) behandelten, fanden keinen Nutzen der IVIG-Therapie.

Placebokontrollierte Doppelblindstudien zur Behandlung der schubförmig verlaufenden MS mit IVIG

In einer in Israel durchgeführten Doppelblindstudie fand Achiron bei 40 Patienten (20 Verum, 20 Placebo) mit schubförmiger MS im Verlauf von 2 Jahren eine hochsignifikante Verminderung der Schubrate. Sie behandelte initial mit 400 mg pro kg Körpergewicht (KG) an 5 aufeinanderfolgenden Tagen, dann mit 400 mg/kg KG alle 8 Wochen. Die mittlere jährliche Schubrate reduzierte sich in der Verumgruppe von 1,85 vor Therapie auf 0,59 in den 2 Jahren der Behandlung, während in der Placebogruppe die Schubrate von 1,55 vor Therapie auf 1,61 während der Therapie leicht anstieg. Der Unterschied ist hochsignifikant ($p = 0{,}0006$). Zur Analyse der Magnetresonanztomogramme (MRT) wurde ein Läsionsscore gebildet; die Kontrastmittelaufnahme wurde nicht untersucht. Am Studienende gab es eine nicht signifikante Differenz zwischen den beiden Gruppen (Achiron et al. 1998).

In einer multizentrischen randomisierten Doppelblindstudie wurden in 13 Zentren in Österreich insgesamt 148 Patienten mit schubförmiger MS untersucht. Sie erhielten über 2 Jahre einmal pro Monat 0,15–0,2 g IVIG/kg KG oder Placebo. Als primärer Endpunkt war die Progression der Behinderung um mindestens 1 Punkt auf der EDSS-Skala festgelegt.

In der Verumgruppe fand sich eine um 59 % niedrigere Schubrate als in der Placebogruppe ($p = 0{,}041$). Die Therapie wurde gut vertragen; leider wurden keine MRT-Untersuchungen durchgeführt (Fazekas et al. 1997).

In Schweden führte Sorensen zum Nachweis von MRT-Veränderungen durch IVIG eine placebokontrollierte Doppelblindstudie im Crossover-Design durch. In die Studie wurden 26 Patienten (9 Männer, 17 Frauen) mit schubförmiger MS eingeschlossen, die mehr als 5 Läsionen im MRT aufwiesen und wenigstens 2 Schübe in den letzten beiden Jahren vor Therapiebeginn hatten. Der EDSS lag vor Therapiebeginn zwischen 2,0 und 7,0.

Die Patienten erhielten alle 4 Wochen an 2 aufeinanderfolgenden Tagen je 1 g IVIG pro kg KG. Entsprechend dem Crossover-Design wurden die Patienten jeweils 6 Mon. mit Verum bzw. Placebo behandelt, dann folgte eine 3-monatige Auswaschphase, anschließend ein Crossover zur jeweils anderen Therapie und danach eine weitere 6-monatige Behandlung.

Alle 4 Wochen wurden die Patienten klinisch und mittels MRT untersucht. Es fand sich eine hochsignifikante Reduktion der Gd^+ Herde in der Verumphase ($p < 0{,}01$). Es traten 10 Schübe in der Verumphase und 16 Schübe in der Placebophase auf. Damit konnte eine signifikante Reduktion der Schubrate ($p < 0{,}05$) nachgewiesen werden (Sorensen et al. 1998).

In eine Dosisvergleichsstudie wurden 49 Patienten mit schubförmiger MS in 3 Behandlungsgruppen (entweder 400 mg IVIG/kg KG [n = 15] oder 200 mg IVIG/kg KG [n = 17] oder Placebo [n = 17] alle 4 Wo. für 12 Mon.) randomisiert. Als primärer Endpunkt wurde die jährliche Schubrate gewählt. Sekundäre Endpunkte waren die Anzahl schubfreier Patienten, die mittlere Veränderung in EDSS und NRSS im Vergleich zur Baseline sowie die Anzahl der Patienten, die sich um wenigstens 0,5 EDSS-Punkte verschlechtert hatten, wenn die Verschlechterung nach 3 Monaten bestätigt werden konnte. Weiterhin wurden zu Beginn und in 3-monatigen Abständen MRT-Kontrollen (T2, T1 und T1 mit KM) durchgeführt.

Die jährliche Schubrate betrug in der 200-mg/kg-Gruppe 0,88/Jahr, in der 400-mg-Gruppe 0,86/Jahr und in der Placebogruppe 1,24/Jahr. Nimmt man beide Verumgruppen zusammen, ergibt sich ein signifikanter Unterschied ($p = 0{,}01$). Die beiden IVIG-Gruppen, jeweils gegen Placebo getestet, ergaben nur einen nicht signifikanten Trend zu einer verminderten Schubrate (200 mg: $p = 0{,}0890$, 400 mg: $p = 0{,}0626$). Allerdings reicht aufgrund der geringen Fallzahl die statistische Power nicht aus, um einen Unterschied zwischen den beiden Gruppen nachweisen zu können.

Eine Progression der Behinderung fand sich bei 23,5 % in der 200-mg-Gruppe und bei 6,7 % in der 400-mg-Gruppe, verglichen mit 47,1 % in der Placebogruppe. Im MRT fand sich eine Zunahme des Läsionsvolumens im T2-gewichteten Bild von 13,6 % in der Placebogruppe, eine Abnahme von 3,95 % in der 400-mg-Gruppe und eine geringe Zunahme von 3,6 % in der 200-mg-Gruppe.

Auch die kumulative Anzahl der KM-aufnehmenden Läsionen war durch die IVIG-Therapie signifikant vermindert ($p = 0{,}0005$), ohne Unterschied zwischen den beiden Dosierungen. Die Therapie wurde gut vertragen (Lewanska et al. 2002).

In einer Metaanalyse der o. g. 4 Studien kamen Sorensen et al. (2002) zu dem Schluss, dass die IVIG-Therapie die jährliche Schubrate sowie Änderungen auf der EDSS-Skala signifikant vermindert, die Anzahl der schubfreien Patienten signifikant erhöht und sich weiterhin ein Trend zu einer verringerten Progression der Behinderung darstellt.

Diese Daten werden durch eine retrospektive Praxisstudie unterstützt: 308 gut dokumentierte Patienten mit schubförmiger MS hatten im Mittel 15 g IVIG pro Monat erhalten. Während des 2-jährigen Beobachtungszeitraums war die mittlere Anzahl neuer Schübe mit 0,5/Jahr um 69 % niedriger als vor Therapiebeginn. Die jährliche Schubrate sank von 1,74 ± 1,15 Schüben/Jahr in den beiden Jahren vor Therapiebeginn auf 0,53 ± 0,61 unter der Behandlung mit IVIG (Haas et al. 2005). Die ermittelte Schubreduktion ist größer, als vom Spontanverlauf zu erwarten wäre, bei dem es über die Zeit ja auch zu einer Verminderung der Schubrate kommt.

In einer dreiarmigen Studie wurden 127 Patienten mit RRMS über 48 Wochen entweder mit 200 mg/kg KG oder mit 0,4 mg/kg KG oder mit Placebo alle 4 Wochen behandelt. Primärer Endpunkt war der Anteil der schubfreien Patienten; zu den sekundären Endpunkten gehörte u. a. das Auftreten neuer Herde im MRT des Kopfes. Die Therapie wurde gut vertragen; es fand sich allerdings in keinem Parameter ein Unterschied zwischen den Gruppen (Fazekas et al. 2008). Dies ist die bisher größte randomisierte Doppelblindstudie zur Behandlung der RRMS; entsprechend enttäuschend sind die Ergebnisse. Allerdings liegt die eingesetzte IVIG-Dosis im unteren Bereich der zur Behandlung der RRMS angewendeten Dosen.

Eine aktuelle Metaanalyse randomisierter kontrollierter Studien zur IVIG-Therapie bei RRMS kommt zu dem Schluss, dass durch IVIG eine signifikante Verminderung der Schubrate erfolgt, in der Änderung des EDSS-Wertes im Vergleich zum Therapiebeginn sehen die Autoren keinen Effekt zugunsten von IVIG. MRT-Daten, die ja auch nicht systematisch erhoben wurden, wurden nicht analysiert (Olyaeemanesh et al. 2016).

Immunglobuline in besonderen Therapiesituationen

Verhinderung postpartaler Schübe?

Während einer Schwangerschaft nimmt die Schubrate vor allem im 3. Trimenon deutlich ab, um postpartal (p. p.) sehr steil anzusteigen (➤ Abb. 17.15, obere

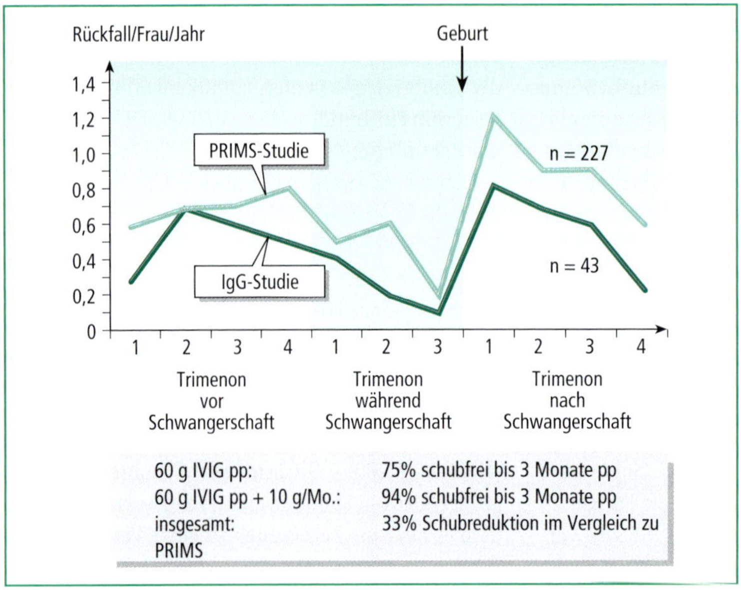

Abb. 17.15 Verminderung postpartaler Schübe durch IVIG (PRIMS-Studie, Confavreux et al. 1998) [L106]

Kurve, aus der PRIMS-[Pregnancy-in-MS-]Studie; Confavreux et al. 1998).

In einer kleinen offenen Pilotstudie fand Achiron, dass eine postpartale Therapie mit IVIG die Schubrate vermindert: 9 Patientinnen, die wenigstens einen gut dokumentierten Schub nach einer vorausgehenden Schwangerschaft hatten, wurden 1–3 Tage nach der Entbindung über 5 Tage mit je 400 mg/kg KG IVIG behandelt. 6 und 12 Wochen p. p. erfolgten sog. Booster-Injektionen mit je 400 mg IVIG pro kg KG. Während diese 9 Patientinnen in 12 Schwangerschaften ohne IVIG-Behandlung 12 Schübe hatten, die im Mittel 5,8 Wochen p. p. auftraten, hatte keine der Frauen nach IVIG-Behandlung in den ersten 6 Monaten p. p. einen Schub. Drei Schübe traten innerhalb von 12 Monaten p. p. auf, und zwar nach 8 (n = 2) und nach 10 Monaten (n = 1). Die Therapie wurde ohne ernsthafte Nebenwirkung vertragen (Achiron et al. 1996).

Haas behandelte insgesamt 43 Patientinnen postpartal mit IVIG. Sie erhielten 60 g IVIG (30–20–10 g) an 3 aufeinanderfolgenden Tagen unmittelbar postpartal. Eine Gruppe erhielt drei weitere Infusionen à 10 g im Abstand von je 1 Monat. Die Ausgangsdaten der Patientinnen (Alter, EDSS, Krankheitsdauer, Schübe im Jahr vor der Schwangerschaft) stimmten recht gut mit denen der PRIMS-Studie überein, sodass ein Vergleich der postpartalen Schubraten gerechtfertigt ist. Wie ➤ Abb. 17.15 zeigt, konnte durch die postpartale Behandlung mit IVIG die Schubrate im Vergleich zu derjenigen in der PRIMS-Population verringert werden (Haas 2000).

Um diese Daten zu verifizieren, wurde europaweit die Gammaglobulin-Post-Partum-Studie (GAMPP-Studie) durchgeführt, in der 173 Patientinnen an 38 europäischen Zentren unmittelbar p. p. entweder zu 150 mg oder 900 mg IVIG pro kg KG randomisiert wurden; danach bekamen die Patientinnen beider Gruppen 5 Monate lang eine monatliche Infusion mit 150 mg/kg KG. Endpunkte waren die Anzahl der schubfreien Patientinnen, die Schubrate und eine Verschlechterung auf der EDSS-Skala. Zwischen den beiden Dosierungen fand sich kein Unterschied (Haas und Hommes 2007).

In einer prospektiven Vergleichsstudie hatten die Patientinnen, die vor Beginn der Schwangerschaft, während des ersten Trimenons und postpartal mit IVIG behandelt wurden, die geringste postpartale Schubrate im Vergleich zu den Frauen, die nur postpartal IVIG oder während der Schwangerschaft und der Postpartalzeit keine Immuntherapie erhalten hatten (Winkelmann et al. 2019).

In einer weiteren Studie an 108 Patientinnen verglich Achiron retrospektiv drei Gruppen: Gruppe I (n = 39) hatte während Schwangerschaft und Stillzeit keine Immuntherapie, Gruppe II (n = 41) erhielt 5 Tage lang je 400 mg/kg KG IVIG unmittelbar p. p.

und dann die gleiche Dosis noch einmal in Woche 6 und 12 p. p. Bei Gruppe III (n = 28) begann die IVIG-Therapie bereits 6–8 Wochen nach Schwangerschaftsbeginn mit 400 mg/kg KG für 5 Tage, gefolgt von einem Booster von 400 mg/kg KG alle 6 Wochen: während der Schwangerschaft, bis Woche 12 p. p. und auch während der Stillzeit (73 % der Patientinnen stillten). Es gab keinerlei Fehlbildungen oder Geburtsstörungen und keine Unterschiede bzgl. der Geburtsgewichte in den drei Behandlungsgruppen. 13,7 % der Patientinnen wurden per Kaiserschnitt entbunden, die anderen spontan. Alle Kinder waren gesund. Schwerwiegende Nebenwirkungen der IVIG-Therapie traten weder bei den Müttern noch bei den Kindern auf.

MERKE

In diesen Studien wurde erstmalig gezeigt, dass eine IVIG-Therapie nicht nur die postpartale Schubrate senken kann, sondern dass unter IVIG auch während der Schwangerschaft weniger Schübe auftreten. Die Autoren empfehlen, eine IVIG-Therapie während der gesamten Schwangerschaft durchzuführen (Achiron et al. 2004b). Wenngleich die Aussagekraft der retrospektiven Studie nicht der einer prospektiv randomisierten Studie entspricht, liefern diese Daten aufgrund der großen Fallzahl und der statistischen Vergleichbarkeit der Patientinnen vor Therapiebeginn Evidenz für eine IVIG-Therapie vor Schwangerschaftsbeginn, bei geplanten Schwangerschaften, während und nach einer Schwangerschaft.

In einer Beobachtungsstudie verfolgten Hellwig et al. (2009) drei Gruppen von schwangeren MS-Patientinnen: Gruppe 1 (n = 51) bekam postpartal IVIG; Gruppe 2 (n = 51) wurde nicht behandelt; Gruppe 3 (n = 22) erhielt konventionelle Immuntherapien (14 IFN-β, 6 GLAT, 2 Azathioprin). Die Patientinnen wurden kurz vor der Entbindung untersucht bzw. befragt und bis zu 6 Monate nach der Entbindung beobachtet. Die IVIG-Gruppe erhielt unterschiedliche Dosen: 10 g IVIG an 3 aufeinanderfolgenden Tagen unmittelbar p. p. (n = 23); nach postpartaler IVIG-Pulstherapie 10 g IVIG alle 4 Wochen für 6 Monate (n = 19), 20 g IVIG p. p. und dann 20 g alle 4 Wochen für 6 Monate (n = 9). Zwischen den verschiedenen IVIG-Regimen gab es keinen Unterschied in der postpartalen Schubrate. Im Vergleich zur unbehandelten Gruppe war die Schubrate in der IVIG-Gruppe im 1. Trimenon p. p. signifikant vermindert, im 2. Trimenon fand sich kein Unterschied zwischen den drei Gruppen. Die Autoren sehen einen Nutzen der postpartalen IVIG-Therapie (Hellwig et al. 2009).

MERKE

Ein Vorteil einer IVIG-Therapie ist, dass sie während der Stillzeit und während der Schwangerschaft eingesetzt werden kann.

Bei steroidresistenten Optikusneuritiden?

In einer offenen nichtrandomisierten kontrollierten Studie wurden MS-Patienten mit Optikusneuritis, die nicht ausreichend auf eine Kortisontherapie angesprochen hatten, mit IVIG behandelt (n = 23) und mit 24 Patienten verglichen, die nur Kortison erhalten hatten. In der IVIG-Gruppe erreichten 78 % einen Visus von 66 % oder mehr, in der Kontrollgruppe nur 12,5 % (Tselis et al. 2008).

Zur Remyelinisierungsförderung?

Verschiedene Studien, in denen eine mögliche remyelinisierungsfördernde Wirkung von IVIG untersucht wurde, fanden keine überzeugenden Beweise für eine solche Wirkung bei MS-Patienten, die nach theoretischen und tierexperimentellen Daten zu erwarten gewesen wäre (z. B. Noseworthy et al. 2000). Dies mag daran liegen, dass es ein enges Zeitfenster nach einer demyelinisierenden Schädigung gibt.

Zur Behandlung der ADEM?

Die akute disseminierte Enzephalomyelitis (ADEM) ist eine monophasisch verlaufende Erkrankung (➤ Kap. 9.3.5). In verschiedenen unkontrollierten Studien wird bei unzureichendem Ansprechen auf eine Behandlung mit Kortikosteroiden ein Nutzen einer IVIG-Behandlung beschrieben (Review bei Marchioni et al. 2002).

Zur Behandlung chronischer Verläufe?

Die Behandlung sekundär chronisch progredienter Verläufe der MS (SPMS) stellt nach wie vor ein großes Problem dar. Wenngleich die Therapie mit Beta-Interferonen eine gewisse Wirksamkeit zeigt, so wurde doch nur in einer Studie eine Wirksamkeit von IFN-β bzgl. der mittels EDSS gemessenen Behinderung gefunden (European Study Group 1998). Zwei weitere Studien, in die schwerer betroffene Patienten eingeschlossen waren, konnten bzgl. des klinischen Endpunkts keine signifikante Wirksamkeit nachweisen (➤ Kap. 18.3.1). Mitoxantron ist bei sekundär progredienten Formen der MS wirksam, jedoch in der Anwendung insofern limitiert, als eine Dosisobergrenze nicht überschritten werden sollte (Hartung et al. 2002) und sich das Tumorrisiko erhöht (Marriott et al. 2010). Zur Behandlung dieser Patienten mit schlechter Prognose sind weitere Medikamente nötig.

318 Patienten mit SPMS mit einem initialen EDSS zwischen 3,0 und 6,5 und einer Erkrankungsdauer von mindestens 3 Jahren, die sich in den beiden Jahren vor Studienbeginn verschlechtert hatten, wurden in die sog. ESIMS-Studie eingeschlossen. Die Patienten erhielten 1 g/kg KG IVIG (max. 80 g) oder Placebo und wurden über 2 Jahre behandelt. Als primärer Endpunkt galt die Zeit bis zum bestätigten Therapieversagen. Ein Therapieversagen wurde angenommen, wenn Patienten, die zu Studienbeginn einen EDSS $< 6{,}0$ hatten, sich um 1 EDSS-Punkt verschlechterten und diese Verschlechterung nach 3 Mon. bestätigt wurde („sustained progression"). Bei Patienten mit einem initialen EDSS $\geq 6{,}0$ genügte eine bestätigte Verschlechterung um 0,5 EDSS-Punkte. Weiterhin wurde der 9HPT zur Messung der Feinmotorik durchgeführt, es wurden die Schübe gezählt und vor Studienbeginn, nach 12 Monaten sowie am Studienende ein MRT des Schädels durchgeführt.

Für den primären Endpunkt fand sich kein Unterschied zwischen den beiden Gruppen, auch nicht im 9HPT. Die jährliche Schubrate lag in beiden Gruppen bei 0,46. Es gab keinen Unterschied bei den Läsionsvolumina in den T2-gewichteten Bildern, das Volumen der T2-Herde blieb in beiden Gruppen nahezu unverändert. Es gab nur einen signifikanten Unterschied zwischen den beiden Gruppen: Das mittels MRT als *brain parenchymal fraction* (BPF) gemessene Hirnvolumen nahm in der IVIG-Gruppe signifikant geringer ab als in der Placebogruppe ($p = 0{,}009$).

Sechs Patienten der IVIG-Gruppe und ein Patient der Verumgruppe erlitten tiefe Beinvenenthrombosen, vier Patienten der IVIG-Gruppe hatten dabei Lungenembolien. Zwei der IVIG-Patienten und ein Patient aus der Placebogruppe waren Träger der Faktor-V-Leiden-Mutation. Sie alle hatten einen EDSS von mindestens 6,0.

Sämtliche Patienten dieser Studie befanden sich in einem fortgeschrittenen Stadium der SPMS; sie waren weiter fortgeschritten als die Patienten der MIMS-Studie zur Behandlung chronisch progredienter Verläufe mit Mitoxantron (Hartung et al. 2002) oder in der Studie, die für IFN-β-1b eine Wirksamkeit auch bei SPMS nachgewiesen hatte (European Study Group 1998). Die Autoren kommen zu dem Schluss, dass IVIG zurzeit nicht zur Behandlung von Patienten mit SPMS empfohlen werden können (Hommes et al. 2004).

Eine von uns über 2 Jahre durchgeführte Doppelblindstudie an 231 Patienten mit progredienter MS (197 SPMS, 34 PPMS) ergab in der gemeinsamen Auswertung aller Patienten einen Nutzen der IVIG-Therapie (400 mg/kg KG alle 4 Wo.) bzgl. des primären Endpunkts (Anzahl der Patienten mit bestätigtem Fortschreiten der Behinderung). Allerdings war der Gesamteffekt v. a. auf das gute Abschneiden von Patienten mit PPMS zurückzuführen; eine Auswertung der SPMS-Patienten zeigte einen klaren, jedoch nicht signifikanten Trend zu einem Nutzen der IVIG-Therapie (Pöhlau et al. 2007).

Kombination von IVIG mit anderen Immuntherapeutika

Unter der Frage, ob die gleichzeitige Gabe von IVIG zu hoch dosiertem Methylprednisolon (MP) (3 Tage je 1.000 mg) einen zusätzlichen Nutzen bringt, wurden in einer randomisierten Doppelblindstudie insgesamt 76 Patienten mit MP plus 1 g/kg KG IVIG oder Placebo behandelt. Beide Gruppen besserten sich bzgl. der z-Scores von individuell festgelegten neurologischen Defiziten in dem durch den Schub am stärksten betroffenen System – ohne signifikanten Unterschied zwischen den beiden Gruppen. In globalen Scores (EDSS, Multiple Sclerosis Impairment Scale) und bei der Zeit bis zum nächsten Schub fand sich ein nicht signifikanter Trend zu einem zusätzlichen Nutzen der IVIG-Behandlung (Sorensen et al. 2004).

In einer kontrollierten Studie erbrachte die gleichzeitige Gabe von IVIG zu einer Kortison-Stoßtherapie keinen Zusatznutzen gegenüber einer reinen Kortisontherapie (Visser et al. 2004). In Einzelfällen wird IVIG mit Mitoxantron offenbar erfolgreich kombiniert (Rodriguez Orozco 2004). Daten aus kontrollierten Studien liegen bislang nicht vor.

Immunglobuline nach dem ersten Schub?

Dieser Frage ging eine Studie von Achiron et al. (2004a) nach, in der 91 Patienten nach dem ersten demyelinisierenden Ereignis entweder zur Behandlung mit IVIG (2 g/kg KG initial), dann 400 mg/kg KG alle 6 Wochen für 1 Jahr oder mit Placebo randomisiert wurden. Die Wahrscheinlichkeit, in diesem Zeitraum einen zweiten Schub zu erleiden, war durch die IVIG-Therapie signifikant vermindert. Patienten der IVIG-Gruppe wiesen eine signifikante Reduktion der Anzahl und des Läsionsvolumens im T2-gewichteten MRT-Bild sowie des Volumens der Gd^{+} Herde auf. Die Therapie wurde gut vertragen.

Zur Frage der Dosis

Bislang wurden zur Behandlung verschiedener Verläufe der MS ganz unterschiedliche IVIG-Einzeldosen eingesetzt: von 10 g alle 4 Wochen (Fazekas et al. 1997a) bis zu 2 g/kg KG alle 4 Wochen (Achiron et al. 2004b; Sorensen et al. 1998), d. h., die Patienten in der Studie von Sorensen erhielten im Vergleich zur Studie von Fazekas etwa die 15-fache Menge an IVIG (!) alle 4 Wochen.

Bei Lewanska et al. (2002) und Fazekas et al. (2008) wurden randomisiert zwei Dosen IVIG gegen Placebo untersucht, und zwar 200 mg/kg KG vs. 400 mg/kg KG alle 4 Wochen. Die Autoren beschreiben keinen Unterschied zwischen den beiden (niedrigen) Dosen.

Im Zellkultur-Assay finden sich dosisabhängige Effekte von IVIG auf Demyelinisierungen und die Aktivierung von Mikroglia (Winter 2016). Vor allem aus Kostengründen wurden gerade die höheren Dosierungen von IVIG seltener eingesetzt. Es wäre wünschenswert, in Zukunft kontrollierte Studien mit höheren Dosen von IVIG durchzuführen.

Mögliche Nebenwirkungen einer IVIG-Behandlung

Allgemein sind IVIG sehr gut verträglich. Bei der Gabe von IVIG ist auf korrekte Infusionstechnik zu achten. Besonders bei zu schneller oder zu kalter Infusion können Schüttelfrost, Hitzegefühle, Schwindel und Unwohlsein auftreten.

Schockreaktionen werden bei der i. m. Gabe von Immunglobulinen mit 1 : 100.000 angegeben (AkdÄ 1993). Deren Auftreten ist auch von der Grunderkrankung abhängig; bei Patienten mit MS ohne IgA-Mangel sind keine solchen Ereignisse zu erwarten. Es ist zu beachten, dass sich unterschiedliche Präparate in der Reinheit der IgG-Moleküle, der Anzahl der IgG-Dimere und IgG-Polymere sowie in der Art und Konzentration der Hilfsstoffe unterscheiden. Deshalb lassen sich Verträglichkeitsdaten eines Präparats nicht ohne Weiteres verallgemeinern.

Unter IVIG-Therapien sind schwere **anaphylaktoide Reaktionen** fast ausschließlich bei Patienten mit IgA-Mangel oder anderen Immundefekt-Syndromen aufgetreten (Björkander et al. 1986). Da der IgA-Immundefekt mit 1 : 1.000 relativ häufig ist, sollte die IgA-Konzentration vor Therapiebeginn überprüft werden (Cassity und Nordby 1975).

Infektionen können durch Übertragung von Krankheitserregern durch die IVIG-Präparate oder als Folge einer Immunsuppression durch IVIG entstehen. Bisher sind mehr als 100 Fälle der Übertragung von **Hepatitis C** durch IVIG bekannt geworden, die alle auf ein Produkt zurückzuführen waren (Björö et al. 1994). Seit Einführung entsprechender Testverfahren und Virusinaktivierungsschritte sind solche Hepatitiden nicht mehr aufgetreten. Die Effizienz der Virusinaktivierung wird durch die Verwendung anerkannter Testviren geprüft. Wenngleich die Virussicherheit auf diese Weise wesentlich erhöht wurde, können nur die Viren eliminiert werden, die direkt oder serologisch im Spenderplasma identifizierbar sind oder beim Produktionsprozess abgetötet werden. Letzteres war glücklicherweise beim HI-Virus der Fall. Es wurde weltweit kein Fall einer HIV-Infektion durch IVIG-Präparate bekannt. Eine Immunsuppression mit Infektneigung durch IVIG ist selten. Vor allem bei hohen Dosierungen ist eine immunsuppressive Wirkung von IVIG zu beobachten (Tenser et al. 1993).

Immunglobuline sind wichtige Determinanten der Plasmaviskosität. In vitro und in vivo steigt die Plasma- und Vollblutviskosität nach IVIG-Gabe an. Bekannt sind einige Fälle, in denen Patienten eine **zerebrale Ischämie** nach IVIG-Therapie erlitten (Woodruff et al. 1986). In der Studie zur Behandlung der SPMS mit IVIG traten **tiefe Beinvenenthrombosen** und **Lungenembolien** bei 2 % der Patienten in der Verum- und bei 0,6 % in der Placebogruppe auf (Hommes et al. 2004).

Auch die Auslösung von **Migräneattacken** durch IVIG wird berichtet (Constantinescu et al. 1993). In ca. 6 % aller Fälle tritt eine **aseptische Meningitis** auf (Bihan et al. 2019). Dafür typisch sind Kopfschmerzen, evtl. Übelkeit, Erbrechen, auch Photophobien und Meningismus können vorkommen. Das diesbezügliche Risiko dieser nach symptomatischer Therapie meist spontan remittierenden Nebenwirkung ist bei Migränepatienten größer (Watson 1991; Review bei Guo et al. 2018).

Einige Fälle mit **akutem Nierenversagen** unter IVIG-Therapie sind beschrieben, meist bei vorgeschädigten Nieren. Nach kurzer Dialyse waren die Patienten wieder nierensuffizient. Soweit biopsiert wurde, fanden sich keine Antikörperkomplexe und keine entzündlichen Infiltrate. Der Mechanismus ist unklar; möglicherweise sind Hilfsstoffe (z. B. Zucker) ursächlich beteiligt (Weismann 1994).

MERKE

- Die Daten für die Behandlung von MS-Patienten mit IVIG sind vielfältig und z. T. widersprüchlich. Am besten belegt erscheint der Einsatz in der Schwangerschaft und postpartal bei Patientinnen mit RRMS. Ob Patienten mit steroidresistenten Optikusneuritiden davon profitieren, sollte in weiteren Studien untersucht werden (Tselis et al. 2008). Der klinische Eindruck, dass es eine Subgruppe von MS-Patienten gibt, die von einer IVIG-Therapie profitieren, konnte bisher nicht bewiesen werden.
- IVIG sind bzgl. Spenderpool, Herstellung und der in den jeweiligen Präparaten vorhandenen sonstigen Immunmoleküle und Hilfsstoffe inhomogen. Für manche antiinflammatorischen Effekte ist nur eine kleine Untergruppe von IgG-Molekülen mit speziellen FC-Rezeptoren verantwortlich (Anthony et al. 2008). Auch der Gehalt an IgG-Molekülen, die antiidiotypisch andere IgG (z. B. Autoantikörper) binden können, schwankt stark sowohl zwischen den Chargen als auch zwischen den Präparaten; Gleiches gilt für die Antigenspezifitäten.
- Die MS selbst ist nicht nur klinisch, sondern auch pathogenetisch inhomogen (Luccinetti et al. 2000). Da nicht bekannt ist, welche IgG-Moleküle oder sonstigen Bestandteile die Wirkung bei der MS hervorrufen, wird es in der Zukunft darauf ankommen, diejenigen MS-Patienten zu identifizieren und in ausreichend gepowerte Studien einzuschließen, bei denen eine Wirksamkeit von IVIG zu erwarten ist, und auf der anderen Seite die für den Nutzen verantwortlichen Bestandteile bzw. Antigenspezifitäten in den IVIG sowie deren nötige Dosis zu ermitteln.
- Da es für die RRMS inzwischen Second-Line-Therapien gibt, die über entsprechende Zulassungen verfügen, besteht hier nur noch selten eine Indikation für IVIG.
- Für sekundär chronisch progrediente Verläufe liegen einige positive Berichte aus offenen Studien vor. Zwei kontrollierte Studien konnten in den primären Endpunkten bei dieser Patientengruppe keine Wirksamkeit zeigen.
- Eine kontrollierte Studie zum Einsatz von IVIG bei PPMS wäre u. E. sinnvoll.
- Insbesondere für MS-Patienten mit einer Zweiterkrankung, die auf IVIG anspricht, oder einem humoralen Immundefekt kann eine IVIG-Behandlung eine Option darstellen.

LITERATUR

Die vollständige Literatur zu diesem Kapitel finden Sie im Anhang am Ende dieses Buches.

17.3.4 Monoklonale Antikörper

Sascha Alvermann und Martin Stangel

Die Herstellung monoklonaler Antikörper (MAK) wurde durch die 1975 veröffentlichte Beschreibung der Fusion von Tumorzellen mit antikörperproduzierenden B-Zellen durch die späteren Nobelpreisträger Cesar Milstein und Georges Köhler ermöglicht (Köhler und Milstein 1975). Bereits 5 Jahre später wurden erste Patienten mit einem Antikörper gegen ein lymphomassoziiertes Antigen behandelt (Nadler et al. 1980). Da die spezifischen B-Zell-Klone meist in Mäusen generiert wurden und diese Maus-MAK bei vielen Patienten zur Bildung von „human anti mouse antibodies" führten (Khazaeli et al. 1991), war der therapeutische Einsatz zunächst limitiert. Durch molekularbiologische Techniken wurde die Herstellung weniger immunogener Antikörper möglich, indem diese „humanisiert" werden, d. h., nur die antigenerkennenden Bestandteile werden aus dem Mausmolekül beibehalten, während der Rest gegen die humane Sequenz ausgetauscht wird (Gonzales et al. 2005). Sogar die Herstellung komplett humaner Antikörper ist möglich (Lonberg 2008). Die kompliziert erscheinenden Namen von MAK leiten sich von ihrem Ursprung und dem Zielantigen ab (➤ Tab. 17.8).

Als erster MAK wurde 2006 Natalizumab für die Therapie der MS zugelassen.

Tab. 17.8 Nomenklatur monoklonaler Antikörper

Präfix	Zielstruktur		Ursprung		Suffix
Frei wählbar	-vi(r)	viral	-u	human	-mab („monoclonal antibody")
	-ba(c)	bakteriell	-o	Maus	
	-li(m)	immunologisch	-a	Ratte	
	-le(s)	infektiös	-zu	humanisiert	
	-ci(r)	kardiovaskulär	-e	Hamster	
	-ner	neurologisch	-i	Primaten	
	-kin	Interleukine	-xi	chimär	
	-fung	antifungal	-axo	Ratte oder Maus	
	-mul	muskuloskelettal	-xizu	Kombination von humanisiert und chimär	
	-toxa	Toxine			
	-tu(m)	Tumoren			
Beispiel:					
Ri-	tu-		xi-		mab

Natalizumab

Natalizumab ist ein humanisierter MAK, der gegen die α4-Untereinheit von VLA-4 („very late antigen-4"), einem α4β1-Integrin, gerichtet ist. VLA-4 wird auf T-Zellen und Monozyten exprimiert und ist für die Transmigration durch die Blut-Hirn-Schranke erforderlich (Yednock et al. 1992). Die Blockade von VLA-4 verhindert die Infiltration von T-Zellen in das Hirnparenchym (von Andrian und Engelhardt 2003), was als wesentlicher Wirkmechanismus von Natalizumab angesehen wird.

Wirksamkeit

Die Wirksamkeit von Natalizumab bei schubförmiger MS wurde in zwei Phase-III-Studien belegt. In der **AFFIRM**-Studie (Polman et al. 2006) wurden 4-wöchentliche Infusionen von 300 mg Natalizumab über 2 Jahre mit Placebo verglichen. Es kam zu einer Schubratenreduktion von 68 %, wobei 76 % der mit Natalizumab behandelten Patienten schubfrei blieben, verglichen mit 53 % der Patienten unter Placebo. Die Behinderungsprogression wurde um 42 % reduziert (17 % Behinderungsprogression unter Natalizumab, 29 % in der Placebogruppe). 37 % der mit Natalizumab behandelten Patienten blieben frei von jeglicher Krankheitsaktivität (keine Schübe, keine EDSS-Progression, keine Gd^+ oder neuen T2-Läsionen im MRT); in der Placebogruppe waren es nur 7 % (Havrdova et al. 2009). Bei den Gd^+ Läsionen kam es zu einer Reduktion um 90 %. Die Ergebnisse wurden durch die **SENTINEL**-Studie (Rudick et al. 2006) bestätigt, in der Patienten, die unter IFN-β-1a mindestens 1 Schub hatten, zusätzlich mit Natalizumab oder Placebo behandelt wurden. Die Schubrate konnte um 53 % und die Anzahl der Gd^+ Läsionen um 89 % gesenkt werden.

Die Ergebnisse dieser Studien führten 2006 zur Zulassung von Natalizumab unter dem Handelsnamen Tysabri®. Da in der SENTINEL-Studie zwei Fälle von progressiver multifokaler Leukenzephalopathie (PML) auftraten, wurde die Zulassung auf die Monotherapie bei Patienten mit anhaltender Krankheitsaktivität unter einer krankheitsmodifizierenden Therapie und bei unbehandelten Patienten mit hoher Krankheitsaktivität eingeschränkt (➤ Box 17.1).

Box 17.1

Indikationen zur Therapie mit Natalizumab*

- Anhaltende Krankheitsaktivität trotz Behandlung mit mindestens einer krankheitsmodifizierenden Therapie
- Rasch fortschreitende schubförmige MS bei therapienaiven Patienten:

– ≥ 2 Schübe mit Behinderungsprogression innerhalb eines Jahres und
– ≥ 1 Gd^+ Läsion oder ≥ 2 neue T2-Läsionen

* Quelle: www.kompetenznetz-multiplesklerose.de

Kürzlich wurde in der **ASCEND**-Studie die Wirksamkeit von Natalizumab auch bei der sekundär progredienten MS (SPMS) untersucht. In der 2-jährigen Studienphase wurde kein Effekt auf die EDSS-Progression oder die Gehfähigkeit nachgewiesen, jedoch verschlechterte sich die Armfunktion, gemessen anhand des 9-Hole-Peg-Tests, bei den mit Natalizumab behandelten Patienten signifikant weniger als in der Placebogruppe (Kapoor et al. 2018). Natalizumab ist zur Behandlung der SPMS nicht zugelassen, könnte aufgrund der Studiendaten aber in ausgewählten Fällen eine Off-Label-Behandlungsoption darstellen.

Nebenwirkungsmanagement

Insgesamt wird Natalizumab gut vertragen. Häufigste Nebenwirkungen sind Kopfschmerzen und Ermüdbarkeit am Tag der Infusion (Polman et al. 2006; Rudick et al. 2006). Für die praktische Anwendung ist das Auftreten von **allergischen Reaktionen** (überwiegend Sofortreaktionen wie Urtikaria, Flush und Hypotonie, selten auch verzögerte Reaktionen) bei etwa 4 % der Patienten relevant (Leussink et al. 2008). Allergische Reaktionen sind mit Anti-Natalizumab-Antikörpern assoziiert, die bei ca. 10 % der behandelten Patienten transient auftreten und bei 6 % persistieren. Bei Nachweis persistierender Antikörper sollte Natalizumab aufgrund des erhöhten Risikos für allergische Reaktionen und des neutralisierenden Effekts auf die Wirksamkeit abgesetzt werden.

Die mit Abstand schwerwiegendste Nebenwirkung von Natalizumab stellt die **progressive multifokale Leukenzephalopathie** (PML) dar. Bei der PML handelt es sich um eine Infektion des Gehirns durch eine Reaktivierung des JC-Virus, die zu ausgedehnten Demyelinisierungsherden führt und letal verlaufen kann. Eine latente Infektion besteht häufig im Uroepithel und im Knochenmark (Tan et al. 2009). Eine Reaktivierung kann bei Störungen der zellulären Immunität auftreten, z. B. bei HIV-positiven Patienten oder bei lymphoproliferativen Erkrankungen. Bis März 2019 wurden weltweit 811 PML-Fälle unter Natalizumab bestätigt, was einer Inzidenz von 4,14 pro 1.000 behandelten Patienten entspricht (Biogen Idec).

CAVE

Während im ersten Behandlungsjahr nur sehr wenige PML-Fälle auftreten, steigt das Risiko nach 2 Jahren deutlich an. Daher ist bei Therapie über 2 Jahre hinaus eine erneute schriftliche Aufklärung erforderlich. Eine immunsuppressive Vortherapie (z. B. mit Mitoxantron) erhöht das Risiko, unter Natalizumab eine PML zu entwickeln.

Das PML-Risiko kann anhand von drei Faktoren abgeschätzt werden: Eine längere Therapiedauer, eine immunsuppressive Vorbehandlung und eine positive JCV-Serologie erhöhen das Risiko, an einer PML zu erkranken (Bloomgren et al. 2012). Die Fa. Biogen Idec bietet den sog. Stratify Test zur Detektion von Anti-JCV-Ak im Serum an. Die jährliche Serokonversionsrate liegt bei 2–3 %, sodass bei seronegativen Patienten unter der Therapie eine Nachbestimmung in ½-jährlichen Abständen empfohlen wird. Zur genaueren Risikostratifizierung ist ein Index entwickelt worden, mit dem die JCV-Ak-Konzentration im Serum quantifiziert werden kann (Plavina et al. 2014). Ein höherer Antikörperindex korreliert mit einem höheren PML-Risiko. Nach den bisherigen Daten gilt diese Aussage aber nur für Patienten ohne immunsuppressive Vortherapie (McGuigan et al. 2016) (➤ Tab. 17.9).

Unabhängig vom Vorhandensein der erwähnten Risikofaktoren muss während einer Behandlung mit Natalizumab immer auf mögliche Zeichen einer PML geachtet werden. Die Symptome einer PML können in vielen Fällen denen eines MS-Schubs ähneln. Ausnahmen sind eine Optikusneuritis und eindeutig spinale Symptome, die i. d. R. nicht durch eine PML hervorgerufen werden. Neuropsychiatrische Symptome, epileptische Anfälle, Aphasie und Hemianopsie sind auf der anderen Seite bei der MS selten (➤ Tab. 17.10). Auch der zeitliche Verlauf ist zur Abgrenzung hilfreich. Während sich die Symptome eines MS-Schubs relativ akut ausbilden, nach Stunden bis wenigen Tagen ihr Maximum erreichen und später oft spontan regredient sind, ist die PML durch einen schleichenden Beginn und eine Progredienz über Wochen bis Monate gekennzeichnet (McGuigan et al. 2016).

Tab. 17.9 PML-Risikoabschätzung unter Natalizumab-Therapie (Schwab et al. 2017)

JCV-Ak	Natalizumab-Therapiedauer	Immunsuppressive Vorbehandlung	JCV-Index	PML-Risiko
negativ				< 1 : 10.000
positiv	1–24 Mon.	nein	≤ 0,9	< 1 : 10.000
			> 0,9	1 : 1.062
		ja		1 : 330
	> 24 Mon.	nein	≤ 0,9	1 : 748
			> 0,9	1 : 101
		ja		1 : 31

Tab. 17.10 Vergleich der Häufigkeit [%] von Symptomen bei MS und PML (nach Weber 2008)

Symptom	MS	PML
Sensibilitätsstörungen	50	11
Epileptische Anfälle	4	14
Kopfschmerzen	17	16
Koordinationsstörungen	47	22
Sehstörungen	26	36
Sprachstörungen	0,8	31
Mono- und Hemiparesen	80	52
Neuropsychologische Störungen	16	45

Bei klinischem Verdacht auf eine PML muss die Therapie pausiert und eine weitere Abklärung mit MRT des Kopfes und JCV-PCR im Liquor eingeleitet werden. Bei anhaltendem Verdacht müssen die Untersuchungen ggf. wiederholt werden, und in unklaren Fällen muss eine Hirnbiopsie die Diagnose klären (Hartung et al. 2011). Die Wiederherstellung der Immunkompetenz ist die einzige gesicherte Therapie der PML. Lange wurde die Plasmapherese zum Auswaschen von Natalizumab empfohlen (Khatri et al. 2009). Eine neuere retrospektive Analyse von 219 Natalizumab-assoziierten PML-Fällen hat allerdings keinen Vorteil der Plasmapherese hinsichtlich des Outcomes ergeben (Landi et al. 2017), sodass der Stellenwert dieser Behandlung derzeit unklar ist.

Die Wiederherstellung der Immunkompetenz führt häufig zu einer überschießenden Immunreaktion im Gehirn, dem **Immune Reconstitution Inflammatory Syndrome (IRIS).** Das IRIS führt zu einer sekundären klinischen Verschlechterung mit Gd-anreichernden, z. T. raumfordernden Läsionen im MRT. Dadurch verschlechtert sich die Prognose der PML. Die Durchführung einer Plasmapherese scheint die Wahrscheinlichkeit eines IRIS nicht zu erhöhen, dieses tritt dann allerdings etwas früher auf als ohne Plasmapherese (im Mittel 27,5 Tage vs. 45 Tage nach PML-Diagnose). Als gesichert gilt, dass das PML-IRIS mit hoch dosierten Steroiden behandelt werden sollte (Landi et al. 2017). Auch Maraviroc, ein Antagonist des Chemokinrezeptors CCR5, wurde zur Behandlung des PML-IRIS eingesetzt (Giacomini et al. 2014), eine Validierung in klinischen Studien steht aber noch aus. Es gibt eine Reihe von Fallberichten zu weiteren, jedoch nicht validierten Therapien der PML, darunter Mefloquin, das in vitro die JCV-Proliferation hemmt, und Mirtazapin, das den 5-HT_{2A}-Serotoninrezeptor blockiert, über den das Virus in die Zellen gelangt (Brickelmaier et al. 2009; Elphink et al. 2004). Beide Substanzen wurden bei PML eingesetzt, es liegen aber keine überzeugenden klinischen Daten zur Wirksamkeit vor. Bei HIV-Patienten hat sich die Therapie mit Mefloquin als nicht effektiv erwiesen (Clifford et al. 2013). Eine Therapie kann daher nur als individueller Heilversuch mit den bei anderen Indikationen üblichen Dosierungen erwogen werden (z. B. Mefloquin eindosieren mit 250 mg/d über 3 Tage und dann Erhaltungsdosis 250 mg/Wo. für 6 Mon.; Mirtazapin 30 mg/d). Kürzlich wurden Daten zur Behandlung der PML mit dem Immuncheckpoint-Inhibitor Pembrolizumab publiziert (Cortese et al. 2019). In der Studie wurden acht Patienten mit HIV-Infektion oder hämatologischer Grunderkrankung untersucht. Die Anwendung bei MS-Patienten mit PML wurde noch nicht versucht und ist derzeit nicht empfehlenswert, da durch die Checkpoint-Inhibition eine Zunahme der MS-Aktivität anzunehmen ist.

Insgesamt ist die Prognose der PML unter Natalizumab günstiger als bei HIV-Patienten. Aktuelle Daten zeigen eine Überlebensrate von 76 %, wobei überlebende Patienten häufig unter schwerwiegenden Behinderungen leiden (Dong-Si et al. 2015). Ein entscheidender Faktor für ein gutes Outcome ist die frühe Erkennung der PML. Daher werden unter Natalizumab-Therapie regelmäßige MRT-Untersuchungen empfohlen, um PML-Fälle möglichst schon im asymptomatischen Stadium zu erkennen. Die Häufigkeit der MRT-Kontrollen sollte sich nach dem individuellen Risikoprofil richten (McGuigan et al. 2016). Während für alle Patienten eine mindestens jährliche Kontrolle empfohlen wird, sollten Hochrisikopatienten (d. h. Patienten mit mehr als 2-jähriger Behandlungsdauer, die entweder immunsuppressiv vorbehandelt sind oder einen hohen JCV-Antikörperindex aufweisen) in Intervallen von 3 bis 6 Mon. untersucht werden.

Als Strategie zur Reduktion des PML-Risikos wird zudem von einigen Autoren eine Verlängerung der Therapieintervalle („extended interval dosing", EID) propagiert. Eine retrospektive Analyse einer Kohorte JCV-Ak-positiver MS-Patienten ergab eine geringere PML-Inzidenz bei Patienten, die Natalizumab in verlängerten Intervallen (im Mittel 35–43 Tage) verglichen mit dem Standardintervall erhielten (Ryerson et al. 2019). Die Effektivität von Natalizumab scheint laut den bisher publizierten, ebenfalls nur retrospektiven Daten durch eine Intervallverlängerung bis auf 8 Wo. nicht relevant vermindert zu sein (Zhovtis Ryerson et al. 2016).

Mehrere Veröffentlichungen der letzten Jahre haben sich mit den Folgen der Beendigung einer Natalizumab-Therapie beschäftigt. Gesichert ist, dass es schon kurz nach Absetzen zu einem Wiederanstieg der Krankheitsaktivität kommt, die nach 4–7 Mon. ihren Ausgangswert wie vor der Behandlung erreicht (O'Connor et al. 2011). Therapiepausen stellen daher keine sinnvolle Strategie dar.

In einer Studie zur **Umstellung** von Natalizumab **auf Fingolimod** war das Schubrisiko von der Karenzzeit abhängig: Bei einer Karenzzeit von < 3 Mon. hatten 19,9 % der Patienten in der Umstellungsphase mindestens einen Schub, bei längerer Karenz waren es 31,3 % (3–6 Mon.) bzw. 51,9 % (> 6 Mon.) (Cohen et al. 2014). Derzeit wird eine Karenzzeit von 2 Mon. empfohlen (www.kompetenznetz-multiplesklerose.de). Nach der Umstellung auf Fingolimod scheint die jährliche Schubrate etwas höher zu sein als zuvor unter Natalizumab (Jokubaitis et al. 2014). In einer schwedischen Studie wurden die Patienten von Natalizumab entweder auf Fingolimod oder auf Rituximab umgestellt. Die mit Rituximab behandelten Patienten hatten innerhalb von 18 Mon. nach Absetzen von Natalizumab signifikant weniger Schübe (1,7 vs. 17,6 %) und weniger Gd^+ Läsionen (1,4 vs. 24,2 %) als die Patienten unter Fingolimod (Alping et al. 2016).

Die **Umstellung auf IFN-Präparate oder GLAT** erfordert keine Karenzzeit, kann aufgrund der geringen Effektivität aber kaum empfohlen werden (Havla et al. 2013).

Eine französische Studie beschäftigte sich mit der MS-Therapie nach einer Natalizumab-assoziierten PML . Bei keinem der 23 untersuchten Patienten trat nach Wiederaufnahme einer krankheitsmodifizierenden Therapie ein PML-Rezidiv auf. Aufgrund der Heterogenität des Studienkollektivs und der eingesetzten Medikamente (IFN-β, GLAT, DMF, Fingolimod) kann daraus aber keine verbindliche Empfehlung für das Vorgehen nach einer PML abgeleitet werden (Maillart et al. 2017).

Alemtuzumab

Alemtuzumab ist ein humanisierter MAK, der gegen das Oberflächenmolekül CD52 gerichtet ist. CD52 wird auf fast allen reifen Lymphozyten und auf Monozyten exprimiert. Die Therapie führt durch komplementvermittelte Lyse zu einer lang anhaltenden Lymphozytendepletion. Erste Studien bei der MS während der 1990er-Jahre haben eine deutliche Reduktion der mittels Gd-Anreicherung im MRT gemessenen entzündlichen Aktivität gezeigt (Coles et al. 1999). Trotzdem kam es bei Patienten mit SPMS zu einer klinischen Verschlechterung, die einer von der Entzündungsaktivität unabhängigen progredienten axonalen Schädigung zugeschrieben wurde. Im Gegensatz hierzu zeigte sich bei Patienten mit RRMS eine beeindruckende Schubratenreduktion (Coles et al. 2006). In einer Phase-II-Studie wurden bei 334 RRMS-Patienten zwei Dosierungen von Alemtuzumab im Vergleich zu einer Therapie mit hoch dosiertem IFN-β-1a s. c. untersucht. In beiden Alemtuzumab-Gruppen ergaben sich eine deutliche Reduktion der Schubrate um 74 % und eine Verringerung der Behinderungsprogression um 71 %. Bei einigen Patienten kam es sogar zu einer

Verbesserung der Behinderung. In der Extensionsphase der Studie konnten diese Effekte auch nach einem Nachbeobachtungszeitraum von 5 Jahren bestätigt werden. Hier betrug die Schubratenreduktion 69 % ohne weitere Infusionen von Alemtuzumab und die Reduktion der Behinderungsprogression 72 % im Vergleich zur durchgehenden Therapie mit IFN-β-1a s. c. (Coles et al. 2012).

Wirksamkeit

Zwei jeweils über 2 Jahre laufende komplementäre Phase-III-Studien haben die Überlegenheit von Alemtuzumab gegenüber IFN-β-1a s. c. bestätigt. Die **CARE-MS1**-Studie, die therapienaive RRMS-Patienten einschloss, ließ in der Alemtuzumab-Gruppe eine Reduktion der Schubrate um 54,9 % erkennen. 78 % der Patienten blieben schubfrei, verglichen mit 59 % der Patienten in der IFN-Gruppe. Die Reduktion der Behinderungsprogression durch Alemtuzumab war in dieser Studie allerdings nicht signifikant (Cohen et al. 2012). In die **CARE-MS2**-Studie wurden Patienten eingeschlossen, die zuvor bereits eine Basistherapie mit IFN oder GLAT erhalten hatten und darunter nicht schubfrei waren. Hier zeigte sich eine Schubratenreduktion von 49,4 % durch Alemtuzumab, 65 % der Patienten waren schubfrei, verglichen mit 47 % in der IFN-Gruppe. Die Reduktion der Behinderungsprogression durch Alemtuzumab betrug 42 % (Coles et al. 2012). 2017 wurden die Daten aus einer 3-jährigen Extensionsphase der beiden CARE-MS-Studien publiziert. Nach den zwei Behandlungszyklen in der ursprünglichen Studienphase benötigten 69 % (CARE-MS-I) bzw. 60 % (CARE-MS-II) der Patienten keine erneute Alemtuzumab-Gabe. Der Anteil der Patienten ohne nachweisbare Krankheitsaktivität blieb in der Extensionsphase stabil (62,4 bzw. 58,2 % in Jahr 5). Bei 79,7 bzw. 75,1 % der Patienten kam es während der gesamten 5-jährigen Therapie nicht zu einer bestätigten Behinderungsprogression (Havrdova et al. 2017; Coles et al. 2017).

Nebenwirkungen

Den überzeugenden Daten zur Wirksamkeit stehen jedoch relevante Nebenwirkungen gegenüber. So wurde die Phase-II-Studie zwischenzeitlich unterbrochen, nachdem ein Patient an Blutungskomplikationen aufgrund einer **idiopathischen thrombozytopenischen Purpura** (ITP) verstorben war. Fünf weitere Patienten entwickelten eine ITP, konnten allerdings erfolgreich behandelt werden. In den beiden Phase-III-Studien entwickelte jeweils 1 % der Patienten unter Alemtuzumab eine ITP, bei ähnlicher Größenordnung in der Extensionsphase.

Eine weitere wichtige Nebenwirkung ist die Entwicklung von autoimmun vermittelten Schilddrüsenerkrankungen, in erster Linie eines Morbus Basedow. Die Häufigkeit von **Schilddrüsenerkrankungen** betrug in der Phase-II-Studie 23 % (in der Extensionsphase 30 %) und in den Phase-III-Studien (über 2 Jahre) 18 bzw. 16 %. In der Extensionsphase der Phase-III-Studien zeigte sich ein Häufigkeitsgipfel in Jahr 3; so betrug die Inzidenz von Schilddrüsenerkrankungen allein im 3. Jahr 16,7 % (CARE-MS-I) bzw. 16,5 % (CARE-MS-II), fiel danach aber deutlich ab. Ein Patient in der Phase-II-Studie entwickelte zudem eine Niereninsuffizienz aufgrund eines Goodpasture-Syndroms, in den Extensionsphasen der Phase-III-Studien wurde jeweils ein Fall einer Nierenerkrankung berichtet. Die Sicherheitsdaten aus den Extensionsphasen zeigen zusammenfassend, dass auch nach Beendigung der aktiven Therapie ein weiteres Monitoring erforderlich ist.

Es ist noch nicht vollständig geklärt, warum unter der Behandlung mit Alemtuzumab **Autoimmunerkrankungen** auftreten. Bei Patienten, die unter der Therapie Autoimmunität entwickelten, wurde eine verminderte T-Zell-Neubildung im Thymus beschrieben. Die Rekonstitution der T-Zellen nach der Depletion erfolgt bei diesen Patienten hauptsächlich über sog. homöostatische Proliferation von verbliebenen T-Zellen. Da die homöostatische Proliferation Antigenkontakt erfordert, könnte dieser Vorgang zur Selektion von autoreaktiven Zellen führen, die im Körper auf passende Selbstantigene treffen (Jones et al. 2013).

Neben Autoimmunerkrankungen traten auch **Infektionen** häufiger unter Alemtuzumab als unter IFN auf (CARE-MS1: 67 vs. 45 %, CARE-MS2: 77 vs. 66 %), wobei diese selten schwerwiegend waren. Besonders häufig kam es zu Herpes-Reaktivierungen sowie Infekten der Harnwege und der oberen Atemwege. Selten wurden seit der Zulassung auch Listerienmeningitiden und andere seltene Infektionen wie z. B. mit Nokardien beschrieben. Die humorale

Immunkompetenz scheint nach Alemtuzumab-Gabe nicht wesentlich eingeschränkt zu sein (McCarthy et al. 2013). Es wurde gezeigt, dass B-Zellen nach der Depletion am schnellsten wiederhergestellt werden (der Ausgangswert im Blut war nach durchschnittlich 6 Mon. erreicht), gefolgt von $CD8^+$ T-Zellen (10 Mon.). $CD4^+$ T-Helferzellen waren durchschnittlich erst nach 36 Mon. wieder rekonstituiert, wobei ein schnellerer Anstieg der $CD4^+$ Zellen mit einem Wiederauftreten von Krankheitsaktivität assoziiert war (Cossburn et al. 2013).

Indikation

Die Studiendaten haben 2013 zur Zulassung von Alemtuzumab unter dem Handelsnamen Lemtrada® geführt. Im Zulassungstext wurde eine aktive Erkrankung, definiert durch klinischen Befund oder Bildgebung, gefordert. Eine genaue Aktivitätsdefinition wurde nicht gegeben, sodass die Einschlusskriterien der beiden Zulassungsstudien zugrunde gelegt wurden:

- Bei vorheriger krankheitsmodifizierender Therapie wurden in der CARE-MS2-Studie mindestens 2 Schübe in den letzten 2 Jahren gefordert, wovon mindestens einer im letzten Jahr unter der Therapie aufgetreten sein muss.
- Ferner müssen MS-typische MRT-Veränderungen vorliegen, und die Gesamtdauer der Erkrankung sollte 10 Jahre nicht überschreiten.

Als First-Line-Therapie wurde Alemtuzumab in der CARE-MS1-Studie bei besonders aktiven Verläufen (mindestens 2 Schübe während der letzten 2 Jahre, einer davon im letzten Jahr, und MS-typischen MRT-Veränderungen) gegeben. Aus den Studiendaten geht hervor, dass mit der Therapie früher im Krankheitsverlauf wahrscheinlich ein besserer Effekt erreicht werden kann. Daher wird die Therapie mit Alemtuzumab innerhalb von 10 Jahren nach Erkrankungsbeginn empfohlen. Wegen der lang anhaltenden Wirkung und der z. T. schwerwiegenden Nebenwirkungen sollte die Anwendung gut überlegt sein; sie erfordert eine intensive Aufklärung und weitere Betreuung der Patienten.

Die Gabe von Alemtuzumab erfolgt in zwei Behandlungszyklen im Abstand von 12 Monaten. Im ersten Jahr werden 12 mg/d Alemtuzumab über 5 Tage, im zweiten Jahr über 3 Tage infundiert. Wenn sich weiterhin signifikante Krankheitsaktivität zeigt, kann frühestens 12 Mon. später ggf. eine weitere 3-tägige Behandlungsphase angeschlossen werden. Aufgrund einer sehr hohen Rate von Infusionsreaktionen (insgesamt 90 % in den Zulassungsstudien, 3 % schwerwiegend) erfolgt jeweils an den ersten 3 Behandlungstagen eine Prämedikation mit 1.000 mg Methylprednisolon i. v. Zusätzlich sollte eine Begleitmedikation mit einem Antipyretikum (z. B. Paracetamol) sowie H_1- und H_2-Antihistaminika erfolgen. Die praktische Erfahrung zeigt, dass diese Begleittherapie auch an den Infusionstagen 4 und 5 hilfreich sein kann, weshalb dies in einigen Zentren praktiziert wird. Beginnend mit dem ersten Behandlungstag wird zudem eine antivirale Prophylaxe mit Aciclovir (200 mg 2 ×/d oral) über 1 Mon. gegeben. Aufgrund der selten beobachteten Listerienmeningitiden (Holmøy et al. 2017) wird als weitere Vorsichtsmaßnahme einige Wochen vor und nach den Infusionen eine „Schwangerschaftsdiät" empfohlen.

Im April 2019 wurde die Indikation durch die Europäische Arzneimittel-Agentur (European Medicines Agency, EMA) vorerst eingeschränkt. Grund dieser Maßnahme waren Berichte über weitere immunvermittelte Erkrankungen (Autoimmunhepatitis, hämophagozytische Lymphohistiozytose), schwere Neutropenien sowie Gefäßerkrankungen (Hirn- und Myokardinfarkte, Gefäßdissektionen, pulmonale Blutungen) mit mehreren Todesfällen, die unter Therapie mit Alemtuzumab gemeldet wurden. Eine **Überprüfung und Neubewertung** des Medikaments durch das **Pharmakovigilanz-Komitee der EMA (PRAC)** wurde am 31.10.2019 veröffentlicht und gibt folgende Empfehlung:

- Alemtuzumab soll nur noch angewendet werden bei Erwachsenen mit hochaktiver schubförmig-remittierend verlaufender MS trotz angemessener Behandlung mit mindestens einer krankheitsmodifizierenden Therapie sowie bei Patienten mit rasch fortschreitender schubförmig verlaufender MS.
- Alemtuzumab soll nicht mehr angewendet werden bei Patienten mit bestimmten Herz-, Kreislauf- oder Blutungsstörungen sowie bei Patienten mit anderen Autoimmunerkrankungen als MS.
- Die Behandlung sollte in einem Krankenhaus mit raschem Zugang zu intensivmedizinischer Behandlung und mit Spezialisten für den Umgang

mit schwerwiegenden Nebenwirkungen erfolgen. Wichtig sind neben regelmäßigen Blutuntersuchungen insbesondere die Aufklärung und die Schulung der Patienten in Bezug auf mögliche Warnzeichen. Sollten sich Hinweise auf eine der genannten Erkrankungen ergeben, müssen diese unverzüglich weiter abgeklärt werden.

CAVE

Sicherheitsmaßnahmen über mindestens 4 Jahre nach der letzten Infusion:

- **Laborkontrollen:** monatlich Blutbild und Nierenwerte, mindestens ¼-jährlich TSH und Leberwerte
- **Klinische Kontrollen** (Patienten über Warnsymptome aufklären!): Atemprobleme, Brustschmerzen, Bluthusten, Ikterus, dunkler Urin, Blutungsneigung, Hautausschläge, Fieber, Lymphknotenschwellungen

Rituximab

Die Rolle von B-Zellen bei der Pathogenese der MS wurde in den letzten Jahren immer deutlicher herausgestellt. Der chimäre MAK Rituximab richtet sich gegen das Oberflächenmolekül CD20, das auf B-Zellen, nicht aber auf Plasmazellen exprimiert wird. Die Gabe von Rituximab führt zu einer fast vollständigen Depletion von $CD20^+$ Zellen. Rituximab ist für die Therapie des Non-Hodgkin-Lymphoms und der rheumatoiden Arthritis zugelassen, wobei sich die Therapieregime hinsichtlich Dosis und Frequenz der Gaben unterscheiden.

In einer Phase-II-Studie wurde Rituximab bei 104 Patienten mit RRMS untersucht (Hauser et al. 2008). Die Behandlung erfolgte mit einer Dosis von jeweils 1.000 mg i. v. am 1. und 15. Tag der 48-wöchigen Studie. Im Vergleich zu Placebo kam es zu einer signifikanten Reduktion von Schüben und Gd^+ Läsionen im MRT. Eine Phase-III-Studie wurde nicht durchgeführt, jedoch wird Rituximab aufgrund der Phase-II-Daten gelegentlich außerhalb der Zulassung in der MS-Therapie eingesetzt.

In einer retrospektiven Kohortenstudie aus Schweden, wo das Medikament wesentlich häufiger als in Deutschland angewendet wird, wurde die Effektivität verschiedener Medikamente bei therapienaiven RRMS-Patienten verglichen. Bei Rituximab ergaben sich signifikant niedrigere Abbruchraten als bei den anderen untersuchten Medikamenten (Natalizumab, Fingolimod, DMF, INF-β, GLAT). Hinsichtlich klinischer und radiologischer Krankheitsaktivität zeigte sich eine Überlegenheit von Rituximab gegenüber DMF, IFN-β und GLAT und im Vergleich mit Natalizumab und Fingolimod eine mindestens gleichwertige Wirksamkeit (Granqvist et al. 2018). Die bereits erwähnte Studie von Alping et al. (2016) hat zudem eine Überlegenheit von Rituximab gegenüber Fingolimod bei Patienten mit hochaktiver RRMS gezeigt, die zuvor mit Natalizumab behandelt worden waren. Insgesamt wird Rituximab daher als effektives Medikament bei der RRMS angesehen, auch wenn keine Zulassung besteht und keine Phase-III-Studie durchgeführt wurde.

In einer weiteren Phase-II-Studie wurde Rituximab bei 439 Patienten mit primär progredienter MS (PPMS) geprüft (Hawker et al. 2009). In dieser randomisierten, placebokontrollierten Studie erhielten die Patienten zwei Infusionen mit 1.000 mg alle 24 Wo. für insgesamt 96 Wo. (8 Infusionen). Insgesamt war bzgl. des primären Endpunkts (klinische Verschlechterung) kein Unterschied zu beobachten. In einer Subgruppenanalyse war Rituximab allerdings bei Patienten < 51 Jahren und mit Gd^+ Läsionen im MRT wirksam. Ferner war die Zeit bis zur bestätigten klinischen Verschlechterung in der Rituximab-Gruppe signifikant länger als unter Placebo. Eine allgemeine Empfehlung kann hieraus aber noch nicht abgeleitet werden, da die Studie insgesamt als negativ bewertet werden muss.

Da es sich bei Rituximab um einen chimären Antikörper mit einem relativ hohen Risiko für die Entwicklung von antichimären Antikörpern und allergischen Reaktionen handelt (in der Phase-II-Studie zu MS entwickelten 25 % der Patienten antichimäre Antikörper), wurden ein humanisierter (Ocrelizumab) und ein vollständig humaner (Ofatumumab) Antikörper gegen CD20 entwickelt, um derartige Nebenwirkungen zu reduzieren.

Ocrelizumab

Ocrelizumab hat in einer Phase-II-Studie in zwei verschiedenen Dosierungen (600 und 2.000 mg, verteilt auf 2 Infusionen im Abstand von 2 Wo.) die Gd^+ MRT-Läsionen bei **RRMS**-Patienten um 89 bzw. 96 % gegenüber Placebo reduziert (Kappos et al. 2011). Diese vielversprechenden Daten haben zu mehreren zulassungsrelevanten Phase-III-Studien geführt. In

17

zwei identisch konzipierten Studien (**OPERA I und II**) wurden Patienten mit schubförmiger MS (RRMS oder SPMS mit aufgesetzten Schüben) untersucht, die entweder Ocrelizumab 600 mg i. v. alle 24 Wo. oder IFN-β-1a 44 µg s. c. erhielten. Ocrelizumab reduzierte in einem 2-jährigen Beobachtungszeitraum die Schubrate im Vergleich zu IFN um 46 bzw. 47 % und die Behinderungsprogression um 43 bzw. 37 %. Gd^+ MRT-Läsionen wurden sogar um 94 bzw. 95 % reduziert, neue oder vergrößerte T2-Läsionen um 77 bzw. 83 %. An unerwünschten Wirkungen traten vor allem Infusionsreaktionen auf (34,3 % der mit Ocrelizumab behandelten Patienten); die Häufigkeit schwerwiegender Nebenwirkungen einschl. gravierender Infekte war in beiden Behandlungsarmen vergleichbar (Hauser et al. 2016).

In der **ORATORIO**-Studie wurden 732 Patienten mit **PPMS** und einem EDSS zwischen 3 und 6,5 eingeschlossen. Die Patienten wurden zweimal jährlich mit Ocrelizumab (zwei Infusionen à 300 mg im Abstand von 14 Tagen) oder Placebo behandelt. Ocrelizumab reduzierte das Risiko einer Behinderungsprogression über 12 Wo. gegenüber Placebo signifikant um 25 %. Die mit Ocrelizumab behandelten Patienten hatten zudem bessere Ergebnisse im 25-Fuß-Gehtest, ein geringeres T2-Läsionsvolumen im MRT und eine geringere Hirnatrophie im Vergleich zu Placebo. Die Rate an Infusionsreaktionen lag bei 39,9 % (Ocrelizumab) vs. 25,5 % (Placebo); schwerwiegende Nebenwirkungen waren in beiden Gruppen vergleichbar häufig auf (Montalban et al. 2016). Ocrelizumab ist somit das erste Medikament, das in einer großen Studie eine Wirksamkeit bei der PPMS gezeigt hat.

Im Januar 2018 erteilte die EMA die Zulassung für Ocrelizumab zur Behandlung der schubförmigen und der primär progredienten MS. Das Medikament ist unter dem Handelsnamen Ocrevus® erhältlich.

Die Zulassung umfasst Patienten mit aktiver schubförmiger MS, definiert durch klinischen Befund oder Bildgebung, sowie Patienten mit früher PPMS, definiert durch Erkrankungsdauer und Behinderungsgrad, sowie Hinweisen auf entzündliche Aktivität im MRT. Die Zulassung ist formal sehr weit gefasst, sodass es sinnvoll ist, für die Indikationsstellung die Einschlusskriterien der zulassungsrelevanten Studien zugrunde zu legen (➤ Box 17.2).

Box 17.2

Indikationen zur Therapie mit Ocrelizumab*

- Aktive schubförmige MS: Nachweis von Krankheitsaktivität innerhalb der letzten 2 Jahre
- Frühe primär progrediente MS: Patienten ≤ 55 Jahre mit einem EDSS 3,0–6,5 und einer Krankheitsdauer < 10 Jahre (bei EDSS ≤ 5,0) bzw. < 15 Jahre (bei EDSS > 5,0); zusätzlich Hinweise auf entzündliche Aktivität im MRT

* Quelle: www.kompetenznetz-multiplesklerose.de

Die Therapie mit Ocrelizumab erfordert den Ausschluss chronischer Infektionen (insb. HIV, Hepatitis B und C, Tuberkulose) und einen vollständigen Impfstatus, da die Wirkung von Impfungen während der Therapie eingeschränkt sein kann und Lebendimpfstoffe nach Möglichkeit gänzlich vermieden werden sollten. Eine ausreichende Immunität gegen das Varicella-zoster-Virus sollte vor Behandlungsbeginn sichergestellt werden.

Eine relative Kontraindikation besteht bei Patienten mit Malignomen in der Vorgeschichte, da in den Phase-III-Studien eine geringfügige, nicht statistisch signifikante Häufung von Neoplasien bei den mit Ocrelizumab behandelten Patienten beobachtet wurde.

Während der Therapie sollte mindestens alle 3 Mon. ein Differenzialblutbild bestimmt werden, möglichst mit Quantifizierung der Lymphozytensubpopulationen ($CD19^+$ B-Zellen). Alle 6 Mon. sollte das IgG im Serum quantifiziert werden, da eine Hypogammaglobulinämie mit einer erhöhten Infektneigung einhergeht.

Weitere CD20-Antikörper

Zu **Ofatumumab** wurde 2014 eine erste Phase-II-Studie mit 38 RRMS-Patienten veröffentlicht. Hier zeigte sich bei drei verschiedenen Dosierungen (zwei Infusionen à 100, 300 und 700 mg im Abstand von 2 Wo.) im Vergleich zu Placebo eine signifikante Reduktion von Gd^+ Läsionen sowie neuen und vergrößerten T2-Läsionen (Sorensen et al. 2014). In einer größeren Phase-II-Studie mit 232 RRMS-Patienten (**MIRROR**-Studie) wurde das Präparat in subkutaner Applikation untersucht (3 mg alle 12 Wo., 30 mg alle 12 Wo., 60 mg alle 12 Wo., 60 mg alle 4 Wo.). Alle Dosierungen erzielten im Placebovergleich eine signifikante Reduktion neuer Gd^+ Läsionen. Das Ausmaß der B-Zell-Reduktion war dosisabhängig, wobei keine vollständige Depletion nötig war, um die MRT-Aktivität zu unterdrücken (Bar-Or et al. 2018). Die Ergebnisse zweier parallel durchgeführter Phase-III-Studien (**Asclepios I und II** mit 1.277 bzw. 1.280 Patienten) wurden im September 2019 erstmals im Rahmen einer Tagung vorgestellt. Dabei wurde Ofatumumab 20 mg s. c. mit oralem Teriflunomid im Double-Dummy-Design mit variabler Dauer verglichen. Ofatumumab wurde zunächst 3 × im Abstand von 1 Wo. und anschließend alle 4 Wo. verabreicht. Die jährliche Schubrate als primärer Endpunkt wurde durch Ofatumumab im Vergleich zu Teriflunomid um 50,5 bzw. 58,5 % reduziert. Die nach 3 Mon. bestätigte Behinderungsprogression wurde in der kombinierten Analyse um 34,4 % reduziert. Die Anzahl Gd^+ MRT-Läsionen war in der Ofatumumab-Gruppe um 97,5 bzw. 93,8 % vermindert. Unerwartete neue Nebenwirkungen wurden in dieser ersten Präsentation nicht berichtet. Die weiteren Analysen werden nun zeigen müssen, wann und wie eine Zulassung von der EMA ausgesprochen wird.

Ublituximab ist ein neuer chimärer Antikörper mit verbesserter CD20-Bindung, der im Vergleich zu Rituximab und Ocrelizumab eine kürzere Infusionszeit erlaubt. Der Wirkstoff wurde in einer kleinen Phase-II-Studie bei 48 Patienten mit aktiver schubförmiger MS erprobt. Neben unterschiedlichen Dosierungen wurden dabei auch unterschiedliche Infusionszeiten untersucht. Abgesehen von der Erstgabe soll es laut den Autoren möglich sein, die Infusionsdauer auf 1 h zu reduzieren (Fox et al. 2018). Phase-III-Studien sind derzeit in Planung.

Daclizumab

Daclizumab ist ein humanisierter Antikörper gegen CD25, die α-Untereinheit des IL-2-Rezeptors. Zu den vermuteten Wirkmechanismen von Daclizumab gehören die Expansion immunregulatorischer NK-Zellen (Bielekova et al. 2006) und eine verminderte Aktivierung von T-Lymphozyten durch dendritische Zellen (Wuest et al. 2011).

Eine placebokontrollierte Phase-IIb-Studie mit 621 **RRMS**-Patienten (**SELECT**-Studie) wurde 2013 veröffentlicht. Die Patienten erhielten Daclizumab s. c. in einer Dosierung von entweder 150 oder 300 mg alle 4 Wo. über 1 Jahr. Verglichen mit Placebo betrug die jährliche Schubratenreduktion 54 % mit der niedrigen und 50 % mit der hohen Dosis. Die Anzahl neuer oder vergrößerter T2-Läsionen im MRT war nach 1 Jahr gegenüber Placebo um 70 bzw. 79 % reduziert (Gold et al. 2013). In einer Phase-III-Studie mit 1.841 RRMS-Patienten wurde die Wirksamkeit einer Monotherapie mit Daclizumab 150 mg s. c. alle 4 Wo. mit der von IFN-β-1a verglichen (**DECIDE**-Studie). Die Schubratenreduktion im Daclizumab-Arm gegenüber IFN-β1a i. m. betrug 45 %, die Anzahl neuer oder vergrößerter T2-hyperintenser Läsionen im MRT war um 54 % reduziert. Dem standen eine etwas höhere Infektionsrate (65 vs. 57 %) und eine deutlich höhere Rate an Hautreaktionen (37 vs. 19 %) in der Daclizumab-Gruppe gegenüber. Schwerwiegende Infekte wurden bei 4 %, schwerwiegende Hauterscheinungen bei 2 % der mit Daclizumab behandelten Patienten berichtet. Zudem waren Transaminasenerhöhungen im Daclizumab-Arm häufiger als im IFN-β-Arm. Bei 5 % der mit Daclizumab behandelten Patienten wurde die Therapie aufgrund von Leberfunktionsstörungen abgebrochen (4 % bei IFN-β) (Kappos et al. 2015).

Basierend auf den Studienergebnissen wurde im Juli 2016 die Zulassung für die schubförmige MS in Europa erteilt. Die Markteinführung in Deutschland erfolgte im August 2016 unter dem Handelsnamen Zinbryta®. Aufgrund eines Todesfalls als Folge eines akuten Leberversagens unter Daclizumab wurde die Zulassung im Juni 2017 eingeschränkt. Nachdem weitere Fälle schwerer Leberschäden sowie 12 Fälle einer immunvermittelten Enzephalitis (vier davon letal) bei mit Daclizumab behandelten Patienten bekannt wurden, wurde im März 2018 die Zulassung zurückgenommen. Das Medikament ist seitdem nicht mehr verfügbar.

Opicinumab (anti-LINGO-1)

Ein ganz anderer Ansatz wird mit Antikörpern gegen LINGO-1 verfolgt. Dabei handelt es sich um ein Transmembranprotein, das auf Neuronen und Oligodendrozyten exprimiert wird. LINGO-1 hemmt über unterschiedliche Signalwege die Differenzierung von Oligodendrozyten, die axonale Regeneration und das Überleben von dopaminergen Neuronen sowie retinalen Ganglienzellen. Von der Blockade des Moleküls erhofft man sich regenerative und protektive Effekte bei demyelinisierenden und neurodegenerativen ZNS-Erkrankungen (Mi et al. 2013). Bei der MS wäre dies die erste pathophysiologisch ansetzende Therapie, die über eine Immunmodulation hinausgeht und auf regenerative Mechanismen und Neuroprotektion abzielt.

Der humane anti-LINGO-1-Antikörper Opicinumab wurde im Rahmen zweier placebokontrollierter Phase-II-Studien getestet. Bei der **RENEW**-Studie wurden Patienten mit erstmaliger **Optikusneuritis** eingeschlossen. Nach üblicher MP-Pulstherapie erhielten die Patienten in 4-wöchentlichen Intervallen entweder 100 mg/kg KG Opicinumab i. v. oder Placebo. Primärer Endpunkt war die Leitfähigkeit des N. opticus nach 24 Wo., gemessen anhand von VEP (P100-Latenz). Dabei zeigte sich kein signifikanter Unterschied zwischen Verum und Placebo, allerdings wurde nach 32 Wo. in der Per-Protocol-Analyse ein Vorteil von Opicinumab festgestellt. Eine klinisch nachweisbare Verbesserung der Sehschärfe wurde nicht erreicht, und es fand sich auch kein Effekt auf die retinale Nervenfaserdichte (Cadavid et al. 2017). Eine Subgruppenanalyse suggeriert, dass das Alter einen starken Einfluss auf die Wirksamkeit von Opicinumab hat und dass Patienten ≥ 33 Jahre am besten profitieren (Cadavid et al. 2018).

Die **SYNERGY**-Studie untersuchte 418 Patienten mit **RRMS** oder **SPMS** mit aufgesetzten Schüben über einen Zeitraum von 72 Wochen. Die Patienten erhielten alle 4 Wo. Opicinumab i. v. in unterschiedlichen Dosierungen (3, 10, 30 oder 100 mg/kg) oder Placebo; daneben erfolgte eine schubprophylaktische Behandlung mit INF-β1a. Primärer Endpunkt war eine funktionelle Verbesserung, wobei mehrere Komponenten (EDSS, Schritttempo, Funktion der oberen Extremität, kognitive Leistungen) untersucht wurden. Eine funktionelle Verbesserung wurde bei 49 % der Patienten unter Placebo beobachtet, bei 47 % unter 3 mg/kg KG, bei 63 % unter 10 mg/kg KG und bei 65 % unter 30 mg/kg KG Opicinumab. In der Gruppe mit der höchsten Dosierung (100 mg/kg KG) verbesserten sich nur 40 %, also weniger als in der Placebogruppe. Das Ziel der Studie, einen dosisabhängigen Effekt auf das funktionelle Outcome nachzuweisen, wurde damit nicht erreicht. In einer Subgruppenanalyse fand sich (im Gegensatz zu den o. g. Daten der RENEW-Studie) tendenziell eine bessere Wirksamkeit bei jüngeren Patienten mit kürzerer Krankheitsdauer und geringerer Hirnatrophie (Cadavid et al. 2019).

Ob Antikörper gegen LINGO-1 in Zukunft einen Platz in der Behandlung der MS haben werden, lässt sich nach diesen Resultaten aktuell nicht abschätzen. Weitere Studien werden derzeit durchgeführt.

LITERATUR

Die vollständige Literatur zu diesem Kapitel finden Sie im Anhang am Ende dieses Buches.

17.3.5 Orale Immunmodulatoren

Jürgen H. Faiss

Sicherlich besteht bei Patienten und behandelnden Neurologen ein Bedürfnis nach Substanzen, deren Handhabung aufgrund der oralen Zufuhr weniger aufwendig ist (keine Infusionen, keine Schulungen zur s. c. oder i. m. Injektion, keine Kühlpflicht). Allerdings zeigt die tägliche klinische Praxis, dass neben dem auch unter oraler Therapie notwendigen Nebenwirkungs- und Risikomanagement Probleme mit der Therapieadhärenz und der Patientencompliance eine bedeutsame Rolle spielen können.

Im Folgenden werden die oralen Therapien vorgestellt, die in Phase-III-Studien ihre Wirksamkeit zeigen konnten.

Fingolimod

In Deutschland ist Fingolimod seit März 2011 (FTY720) unter dem Namen Gilenya® als Kapsel in der Dosierung von 0,5 mg 1 ×/d zur Therapie der hochaktiven schubförmigen MS zugelassen; in den USA war im September 2010 eine Zulassung als Basistherapie erfolgt.

Seit Dezember 2018 ist der Wirkstoff auch für Kinder mit hochaktiver schubförmiger MS ab dem 10. Lj. zugelassen, die trotz Behandlung mit einem vollständigen und angemessenen Zyklus mit mindestens einer krankheitsmodifizierenden Therapie einen hochaktiven Krankheitsverlauf haben (Chitnis et al. 2018; **PARADIGMS**-Studie).

Außerdem können Kinder behandelt werden, die eine rasch fortschreitende schwere schubförmig-remittierend verlaufende MS haben, definiert durch zwei oder mehr Schübe mit Behinderungsprogression in 1 Jahr und mit einer oder mehr Gd-anreichernden Läsionen im MRT des Gehirns oder mit einer signifikanten Erhöhung der T2-Läsionen im Vergleich zu einer kürzlich durchgeführten MRT.

Wirkmechanismus und Pharmakokinetik

Fingolimod (FTY720) ist ein synthetisch hergestelltes Derivat von Myriocin (ISP-1), einem immunmodulierenden Metaboliten aus dem in der Traditionellen Chinesischen Medizin verwendeten Pilz *Isaria sinclairii.* Fingolimod ist der erste Vertreter der neuen Wirkstoffklasse der **Sphingosin-1-Phosphat-Rezeptor-Modulatoren.** Neben der gut belegten antientzündlichen Wirkung werden auch neuroprotektive oder neuroregenerative Wirkungen diskutiert (Chun und Hartung 2010).

Sphingosin-1-Phosphat (S1P), das mittels Phosphorylierung durch Sphingosinkinasen (SphK) aus Sphingosin entsteht, ist ein wichtiger Mediator bei essenziellen zellulären Prozessen; u. a. beeinflusst es die Migration von Immunzellen.

Fingolimod ist eine orale Vorstufe, die durch Sphingosinkinase 2 (SphK2) hauptsächlich in der Leber zu Fingolimod-Phosphat phosphoryliert und damit aktiviert wird (Prodrug). Der aktive Metabolit Fingolimod-Phosphat bindet als funktioneller Antagonist an mehrere Untergruppen von S1P-Rezeptoren, die auf verschiedenen Geweben vorkommen (➤ Tab. 17.11).

Der Ausstrom der Lymphozyten aus den Lymphknoten wird hauptsächlich durch den S1P1-Rezeptor-Komplex reguliert. Fingolimod hemmt die Lymphozytenmigration. Die Bindung von Fingolimod-Phosphat an S1P1-Rezeptoren bewirkt deren Internalisierung von der Zelloberfläche und ihren intrazellulären Abbau. Dieser Abbau verursacht eine Hemmung der S1P1-vermittelten Auswanderung der Lymphozyten aus den Lymphknoten ins Blut und vermindert infolgedessen die Einwanderung entzündungsfördernder Zellen in periphere Organe und das ZNS.

Im Blut befinden sich normalerweise ca. 2 % aller Lymphozyten; die restlichen 98 % sind gewebeständig oder in peripheren lymphatischen Organen lokalisiert. Nach Einnahme von Fingolimod sinkt ein Teil der frei im Blut zirkulierenden Lymphozyten innerhalb weniger Tage auf ca. 30 % des Ausgangswertes, d. h., ca. 70 % der zirkulierenden Lymphozyten werden aufgrund der Wirkung von Fingolimod in den Lymphknoten zurückgehalten. Wichtig für die Wirkung sind vor allem die S1P1-Rezeptoren auf T-Lymphozyten. Eine funktionelle Einschränkung der Lymphozyten ist während der Therapie nicht gegeben.

Die Lymphozyten werden nicht zerstört; ihre Blutkonzentrationen erreichen nach Absetzen von Fingolimod nach ca. 4–6 Wo. wieder den Normalbereich (Tedesco-Silva 2004), d. h., die Wirkung von Fingolimod ist reversibel und damit entsprechend steuerbar.

CAVE

Fingolimod wird vorwiegend durch CYP4F2 metabolisiert. Die gleichzeitige Gabe von Fingolimod und Ketoconazol resultierte in einer 1,7-fachen Erhöhung der Exposition (AUC) von Fingolimod und Fingolimod-Phosphat. Besondere Vorsicht ist angebracht bei Wirkstoffen, die CYP3A4 hemmen können (Protease-Inhibitoren, Azol-Antimykotika, einige Makrolide wie Clarithromycin oder Telithromycin).

Fingolimod hat keinen Einfluss auf orale Kontrazeptiva. Seine durchschnittliche HWZ liegt bei 6–9 Tagen. Nach oraler Gabe werden ungefähr 81 % der verabreichten Dosis als inaktive Metaboliten langsam in den Urin ausgeschieden. Die Anwendung von Fingolimod bei Nierenfunktionsstörungen unterliegt keinerlei Einschränkungen.

Klinische Daten

Einen Überblick über das Phase-III-Studienprogramm gibt ➤ Tab. 17.12.

Tab. 17.11 S1P-Rezeptor-Subgruppenverteilung und Affinität von Fingolimod-Phosphat

	Fingolimod-Phosphat			
	S1P1	S1P3	S1P4	S1P5
Vorkommen	ubiquitär, vor allem Lymphozyten, Nervenzellen, Gefäße	ubiquitär, einschl. ZNS und Endothel	Lymphozyten (geringe Expression)	ZNS (Oligodendrozyten), natürliche Killerzellen
Affinität	hoch	niedrig	hoch	hoch

Tab. 17.12 Überblick über die Phase-III-Studien mit Fingolimod

Studie	Design	Indikation	Anzahl Patienten	Dauer
FREEDOMS	Fingolimod 0,5 mg u. 1,25 mg vs. Placebo (Europa)	RRMS (Phase III)	1.272	2 Jahre (+ Extension)
FREEDOMS II	Fingolimod 0,5 mg u. 1,25 mg vs. Placebo (USA)	RRMS (Phase III)	1.088	2 Jahre (+ Extension)
TRANSFORMS	Fingolimod 0,5 mg u. 1,25 mg vs. Avonex®	RRMS (Phase III)	1.292	1 Jahr (+ Extension)
INFORMS	Fingolimod 0,5 mg vs. Placebo	PPMS (Phase III)	940	3 Jahre (+ Extension)

In der **FREEDOMS**-Studie mit 1.272 Studienteilnehmern aus 138 Zentren in 22 Ländern wurden RRMS-Patienten über 24 Mon. dreiarmig mit 1,25 mg Fingolimod, mit 0,5 mg Fingolimod und Placebo behandelt. Primärer Endpunkt war die jährliche Schubrate; zu den sekundären Endpunkten zählten die Progression der Behinderung (bestätigt nach 3 bzw. 6 Mon.) sowie MRT-Parameter. Die Patientengruppen unterschieden sich zum Zeitpunkt des Einschlusses in die Studie nicht. Sowohl der primäre Endpunkt (Schubreduktion von 54 % in der 0,5-mg-Gruppe bzw. 60 % in der 1,25-mg-Gruppe) als auch der sekundäre Endpunkt (Verlangsamung der Progression der Behinderung) wurden erreicht (➤ Abb. 17.16).

MERKE

Durch die Behandlung mit Fingolimod konnte die Anzahl der Patienten mit KM-aufnehmenden Herden im T1-gewichteten MRT signifikant reduziert werden (➤ Abb. 17.17).

Eine weitere Post-hoc-Auswertung der FREEDOMS-Studie analysierte den Anteil der Patienten, die frei von Krankheitsaktivität waren, also keinen Schub, keine Progression der Behinderung und keine neuen Herde im MRT (keine KM-aufnehmenden Herde, keine neuen oder sich vergrößernden Herde im T2-Bild) hatten. Dabei wurden zwei Szenarien berechnet:

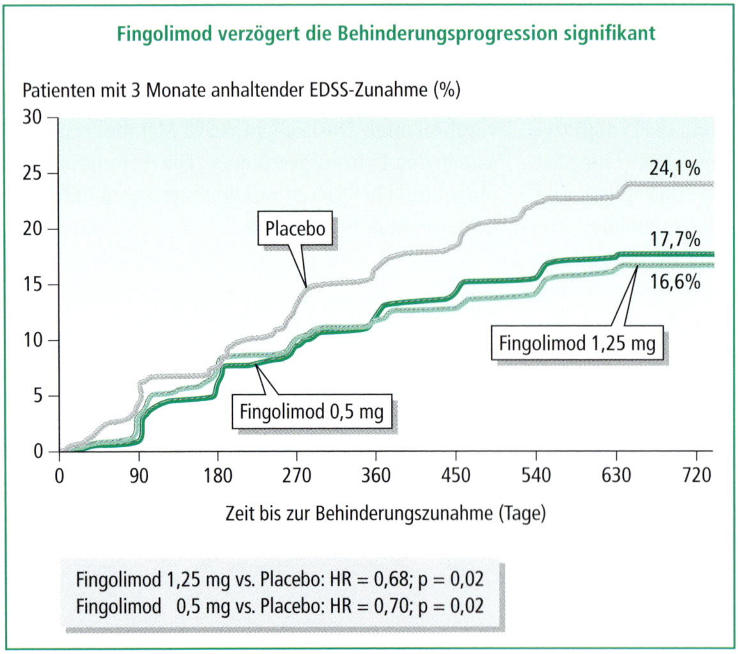

Abb. 17.16 FREEDOMS-Studie: Zeit bis zur bestätigten Progression der Behinderung nach 2 Jahren [U224, L231]

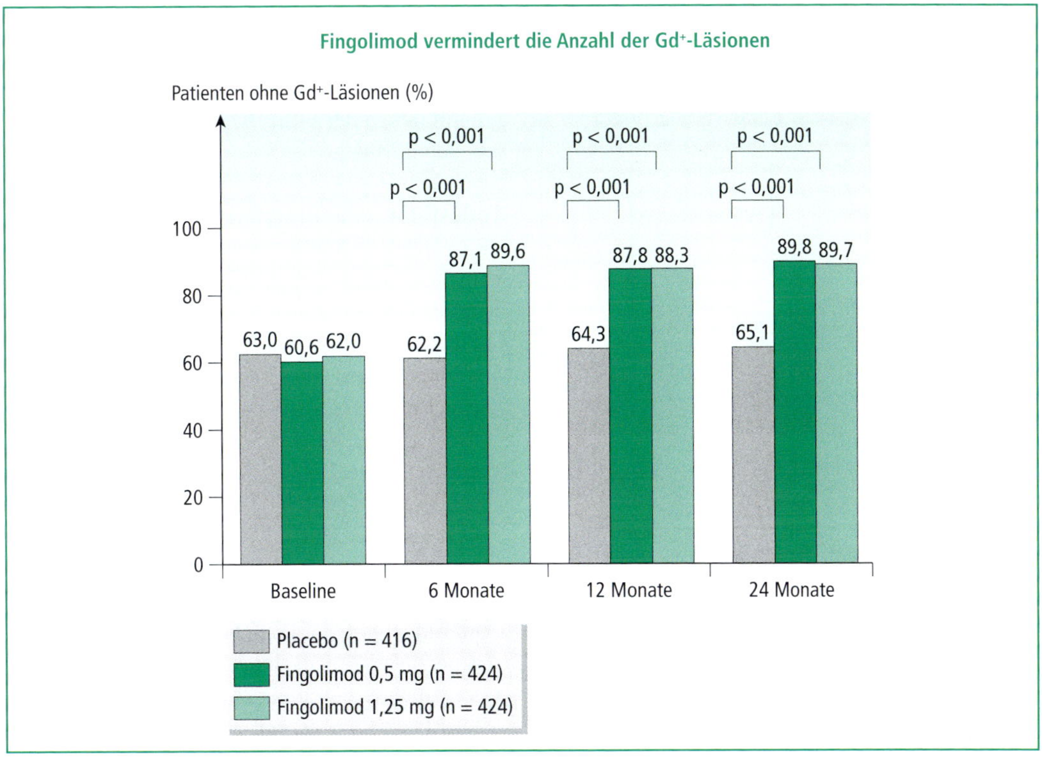

Abb. 17.17 FREEDOMS-Studie: Anzahl der Patienten ohne KM-aufnehmende Herde nach 2 Jahren [U224, L231]

- Alle Patienten, die nicht an allen Untersuchungen teilnahmen oder die Studie vorzeitig beendeten, aber in den durchgeführten Untersuchungen keinen Hinweis auf Krankheitsaktivität zeigten, wurden als krankheitsfrei eingeschätzt (Best-Case-Szenario).
- Im zweiten Szenario wurden dieselben Patienten als nicht krankheitsfrei eingeschätzt (Worst-Case-Szenario).

In beiden Szenarien fand sich ein signifikanter Nutzen von Fingolimod im Vergleich zu Placebo ($p < 0{,}001$; ➤ Tab. 17.13).

In die **TRANSFORMS**-Studie wurden 1.292 Patienten mit RRMS eingeschlossen und über 12 Mon. in einem doppelblinden[1] Double-Dummy[2]-Studiendesign entweder mit 1,25 mg Fingolimod, 0,5 mg Fingolimod oder IFN-β-1a (Avonex®, 30 µg/Wo. i. m.) behandelt. Primärer Endpunkt war die jährliche Schubrate; sekundäre Endpunkte waren u. a. die Progression der Behinderung und MRT-Daten. Der primäre Endpunkt wurde erreicht: Fingolimod senkte die jährliche Schubrate signifikant gegenüber dem aktiven Komparator IFN-β-1a (➤ Kap. 17.3.1, ➤ Abb. 17.18).

Tab. 17.13 FREEDOMS-Studie: Anteil von Patienten ohne Krankheitsaktivität nach 1 Jahr [%]

	Placebo	Fingolimod 0,5 mg	Fingolimod 1,25 mg
Best Case	12,9	32,7	37,7
Worst Case	7,9	28,9	29,8

MERKE

Die Anzahl der KM-aufnehmenden Läsionen wurde durch die Therapie mit Fingolimod in beiden Dosierungen ebenfalls signifikant vermindert (➤ Abb. 17.18).

[1] Sowohl die behandelnden Studienärzte als auch die Patienten waren hinsichtlich der Behandlung verblindet.

[2] Jeder Patient bekam sowohl eine Kapsel als auch eine wöchentliche Injektion, d. h. entweder Fingolimod-Verum (0,5 oder 1,25 mg) und eine Placebo-Spritze oder IFN-β-1a i. m. Verum und Placebo-Kapsel.

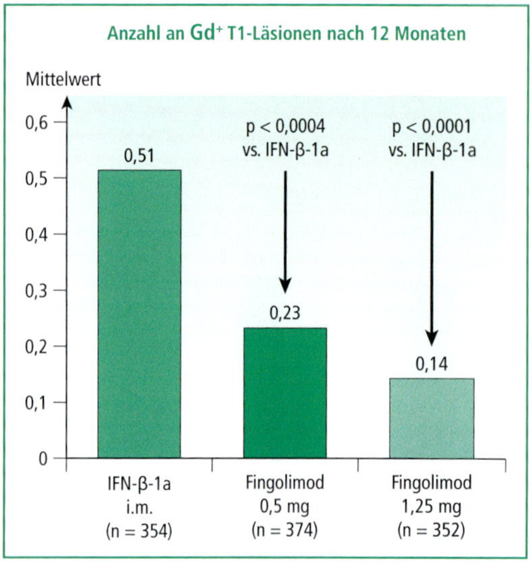

Abb. 17.18 TRANSFORMS-Studie: Einfluss von Fingolimod auf KM-aufnehmende Herde im Vergleich zu IFN-β-1a nach 1 Jahr [U224, L231]

Auch bei den neuen oder sich vergrößernden T2-Läsionen schnitten die Fingolimod-Gruppen besser ab.

In die **INFORMS**-Studie („oral fingolimod in primary progessive MS") wurden zwischen September 2008 und August 2011 970 Patienten randomisiert. Fingolimod wurde über einen Zeitraum von mindestens 36 Mon. und max. 5 Jahren in zwei Dosierungen eingesetzt: 1,25 mg/d oral (n = 147) und 0,5 mg/d oral (n = 336) und jeweils gegen Placebo (n = 133 bzw. n = 487) verglichen. Im Ergebnis konnte Fingolimod die Krankheitsprogression (primärer Endpunkt der Studie) im Vergleich zu Placebo nicht verringern (Lublin et al. 2016).

Nebenwirkungen und Verträglichkeit

Die Sicherheitspopulation in den beiden Phase-III-Studien bei Patienten mit schubförmig-remittierender MS umfasste insgesamt 1.703 Patienten unter Behandlung mit Fingolimod 0,5 oder 1,25 mg.

Bei FREEDOMS waren die schwerwiegendsten Nebenwirkungen unter Fingolimod 0,5 mg Infektionen, Makulaödeme und ein transienter atrioventrikulärer Block bei Therapiebeginn. Die häufigsten Nebenwirkungen (Inzidenz ≥ 10 %) waren Kopfschmerzen, Influenza, Diarrhö, Rückenschmerzen, Anstieg der Leberenzyme und Husten. Die häufigste zum Abbruch der Behandlung führende Nebenwirkung war ein Anstieg der Serumtransaminasen (3,8 %). Bei TRANSFORMS waren die Nebenwirkungen generell mit denen der FREEDOMS-Studie vergleichbar (➤ Tab. 17.14).

Todesfälle Zu Todesfällen kam es nur in der TRANSFORMS-Studie:

- In dem einen Fall handelte es sich um eine 30 Jahre alte Frau aus Italien, die seit 10 Mon. mit einer Fingolimod-Dosis von 1,25 mg behandelt worden war und wegen eines MS-Schubs gleichzeitig eine Hochdosis-Steroidbehandlung (IVMP 1 g für 5 Tage mit anschließendem Ausschleichen) erhalten hatte. Die Patientin hatte ihre Arbeit im Kindergarten gegen ärztlichen Rat fortgesetzt. Es bestand weder ein Varizellenimpfschutz noch war eine Varizellenerkrankung anamnestisch bekannt. Bei einem Ausbruch von Windpocken im Kindergarten erkrankte sie zeitgleich an einer generalisierten VZV-Infektion, die letal verlief.
- Im zweiten Fall war ein 24 Jahre alter Mann aus Korea betroffen, der seit 11 Mon. mit Fingolimod 1,25 mg behandelt worden war und an einer Herpes-simplex-Enzephalitis erkrankte. Während der noch unerkannten Enzephalitis wurde er außerhalb des Studienzentrums an einem peripheren Krankenhaus wegen des Verdachts auf einen MS-Schub mit Antiepileptika und Hochdosis-MP behandelt. Die Herpes-simplex-Enzephalitis wurde erst am Fingolimod-Studienzentrum mit einer Verspätung von 7 Tagen diagnostiziert; die dann sofort eingeleitete Behandlung konnte den letalen Ausgang nicht mehr verhindern.

Infektionen In klinischen Studien zur MS war die Gesamtrate von Infektionen (72 %) und schwerwiegenden Infektionen (2 %) bei Fingolimod 0,5 mg ähnlich wie unter Placebo. Infektionen der unteren Atemwege, vor allem Bronchitis und – in geringerem Ausmaß – Pneumonien, traten etwas häufiger bei den mit 0,5 mg Fingolimod behandelten Patienten auf. Im Vergleich zu Placebo oder IFN-β-1a geht Fingolimod 0,5 mg nicht mit einem erhöhten Risiko für Herpes-Infektionen einher.

Makulaödeme Bei 0,4 % der mit 0,5 mg Fingolimod behandelten Patienten wurde über Makulaödeme mit

Tab. 17.14 Übersicht über die in den Fingolimod-Zulassungsstudien aufgetretenen Nebenwirkungen

Nebenwirkungen (≥ 5 %) nach primärer System-Organklasse; n (%)	Fingolimod 1,25 mg (n = 849)	Fingolimod 0,5 mg (n = 854)	Placebo (n = 418)	IFN-β-1a (n = 431)
Kopfschmerzen	196 (23,1)	195 (22,8)	79 (18,9)	88 (20,4)
Nasopharyngitis	175 (20,6)	166 (19,4)	81 (19,4)	88 (20,4)
Müdigkeit	97 (11,4)	86 (10,1)	36 (8,6)	45 (10,4)
Infektionen der oberen Atemwege	86 (10,1)	86 (10,1)	58 (13,9)	27 (6,3)
ALT ↑	66 (7,8)	61 (7,1)	11 (2,6)	8 (1,9)
Durchfall	66 (7,8)	67 (7,8)	26 (6,2)	21 (4,9)
Rückenschmerzen	61 (7,2)	62 (7,3)	24 (5,7)	23 (5,3)
Übelkeit	61 (7,2)	75 (8,8)	30 (7,2)	29 (6,7)
Husten	55 (6,5)	53 (6,2)	23 (5,5)	16 (3,7)
Schwindel	52 (6,1)	49 (5,7)	19 (4,5)	21 (4,9)
Influenza	52 (6,1)	64 (7,5)	30 (7,2)	32 (7,4)
Melanozytischer Nävus	50 (5,9)	40 (4,7)	11 (2,6)	26 (6,0)
Bronchitis	46 (5,4)	39 (4,6)	11 (2,6)	11 (2,6)
GGT ↑	46 (5,4)	28 (3,3)	3 (0,7)	1 (0,2)
Bluthochdruck	43 (5,1)	36 (4,2)	11 (2,6)	9 (2,1)
Gelenkschmerz	40 (4,7)	37 (4,3)	25 (6,0)	24 (5,6)
Dyspnoe	39 (4,6)	36 (4,2)	17 (4,1)	7 (1,6)
Pharyngitis	37 (4,4)	31 (3,6)	16 (3,8)	13 (3,0)
Harnwegsinfektionen	37 (4,4)	48 (5,6)	36 (8,6)	22 (5,1)
Depression	36 (4,2)	47 (5,5)	17 (4,1)	33 (7,7)
Schmerz in Extremitäten	36 (4,2)	41 (4,8)	18 (4,3)	28 (6,5)
Oropharyngealer Schmerz	34 (4,0)	39 (4,6)	18 (4,3)	28 (6,5)
Fieber	26 (3,1)	24 (2,8)	7 (1,7)	77 (17,9)
Myalgie	20 (2,4)	22 (2,6)	9 (2,2)	44 (10,2)
Grippeähnliche Symptome	17 (2,0)	21 (2,5)	2 (0,5)	159 (36,9)
Gesamt	**769 (90,6)**	**752 (88,1)**	**369 (88,3)**	**396 (91,9)**

oder ohne visuelle Symptome berichtet, die vorwiegend in den ersten 3–4 Behandlungsmonaten auftraten (Brinkmann et al. 2007; Zarbin et al. 2011). Daher sollte 3–4 Mon. nach Behandlungsbeginn eine ophthalmologische Beurteilung erfolgen. Falls Patienten im Laufe der Behandlung über Sehstörungen berichten, wird eine Funduskopie unter Einbeziehung der Makula empfohlen.

Zur Anwendung von 0,5 mg Fingolimod bei MS-Patienten mit Diabetes mellitus liegen keine Untersuchungen vor. Bei Patienten mit anamnestisch bekannter Uveitis oder Diabetes besteht ein erhöhtes Risiko für Makulaödeme (Markomichelakis et al. 2004). Auch diese Patientengruppen sollten vor Behandlungsbeginn eine ophthalmologische Untersuchung erhalten, die im Laufe der Behandlung zu wiederholen ist.

Die Weiterbehandlung mit Fingolimod 0,5 mg bei Patienten mit Makulaödem wurde nicht untersucht. Es wird empfohlen, Fingolimod 0,5 mg nach dem Auftreten eines Makulaödems abzusetzen. Die Entscheidung für oder gegen die Wiederaufnahme der Behandlung mit Fingolimod 0,5 mg nach Abklingen eines Makulaödems muss unter Abwägung des potenziellen Nutzens und der Risiken für den betroffenen Patienten erfolgen.

Blutdruck In klinischen Studien zur MS war Fingolimod 0,5 mg mit einer durchschnittlichen Erhöhung des mittleren systolischen Blutdrucks um 2 mmHg und des diastolischen Blutdrucks um rund 1 mmHg assoziiert. Diese Erhöhung manifestierte sich ca. 2 Mon. nach Therapiebeginn und blieb im Verlauf der Behandlung bestehen. Eine Hypertonie wurde bei 6,1 % der Patienten unter Fingolimod 0,5 mg und bei 3,8 % der Patienten unter Placebo berichtet. Daher sollte der Blutdruck während der Behandlung mit Fingolimod 0,5 mg regelmäßig kontrolliert werden.

Transaminasenanstieg In den Zulassungsstudien kam es bei 8 % der mit Fingolimod 0,5 mg behandelten Patienten zu einem asymptomatischen Anstieg der Serumspiegel von Lebertransaminasen auf ≥ 3 × ULN[3] bzw. bei 2 % auf ≥ 5 × ULN.

CAVE

Fingolimod 0,5 mg wurde bei Patienten mit bestehenden schweren Leberschäden (Child-Pugh-Klasse C) nicht untersucht und darf daher bei diesen Patienten nicht angewendet werden.

Vor Behandlungsbeginn sollten aktuelle Transaminasen- und Bilirubinwerte verfügbar sein. In Abwesenheit klinischer Symptome sollten die Lebertransaminasen-Spiegel in den Monaten 1, 3 und 6 der Therapie und danach regelmäßig überprüft werden. Falls die Werte der Lebertransaminasen das 5-Fache des ULN übersteigen, sollte die Überwachung (inkl. Messungen von Serum-Bilirubin und AP) häufiger durchgeführt werden. Bei wiederholter Bestätigung des Lebertransaminasen-Spiegels über dem 5-Fachen des ULN sollten Therapiealternativen diskutiert und die Fingolimod-Behandlung sollte unterbrochen werden.

Neue unerwünschte Wirkungen

Als neue unerwünschte Wirkungen werden ein immunvermitteltes **hämophagozytisches Syndrom** und sog. **tumefaktive akute Demyelinisierungsherde** beschrieben (Pilz et al. 2013).

Zudem sind auch mindestens 15 Fälle einer **PML** unter Therapie mit Fingolimod bekannt. Dabei handelt es sich in der Mehrzahl um JCV-Ak-positive Patienten, die von Natalizumab auf Fingolimod umgestellt wurden (Sinnecker et al. 2016; Kremer et al. 2018).

Dies sollte im **Risikomanagement** berücksichtigt werden und führte in Abstimmung mit der EMA und dem BfArM auch zu entsprechenden Empfehlungen des Herstellers:

- Demnach sollten Ärzte bzgl. des Risikos einer PML aufmerksam sein. Patienten und medizinisches Personal sollten vom behandelnden Arzt über frühe klinische Symptome einer PML aufgeklärt sein und angewiesen werden, beim Auftreten solcher Symptome unverzüglich ärztlichen Rat einzuholen.
- Vor Beginn einer Fingolimod-Behandlung sollte ein Basis-MRT mit Kontrastmittelgabe als Referenz vorliegen (nicht älter als 3 Mon.).
- Während der MRT-Routineuntersuchungen sollte besonderes Augenmerk auf Läsionen gelegt werden, die suspekt für eine PML sind.
- Falls klinisch eine PML vermutet wird, sollte sofort eine MRT- und i. d. R. auch eine Liquoruntersuchung durchgeführt und die Behandlung mit Fingolimod so lange ausgesetzt werden, bis eine PML definitiv ausgeschlossen ist (Ayzenberg et al. 2016).

First-Dose-Effekt, Therapiebeginn und Therapieüberwachung

Vor Therapiebeginn mit Fingolimod 0,5 mg sollte ein aktuelles großes Blutbild vorliegen.

Für Patienten mit schweren aktiven **Infektionen** bzw. aktiven chronischen Infektionen wie Hepatitis und Tuberkulose besteht eine **Kontraindikation** für Fingolimod 0,5 mg, ebenso für Patienten mit einem erhöhten Risiko für opportunistische Infektionen einschl. immungeschwächter Patienten sowie bei bestehendem Immundefizienz-Syndrom. Bei Patienten mit schweren aktiven Infektionen sollte der Behandlungsbeginn mit Fingolimod 0,5 mg verschoben werden, bis die Infektion abgeklungen ist.

Vor Beginn der Behandlung mit Fingolimod sollten die Patienten auf Antikörper gegen VZV getestet werden (Yeh und Weinstock-Guttman 2011). Bei negativem Antikörpertest sollte vor Beginn der Behandlung mit Fingolimod 0,5 mg eine VZV-Impfung

[3] Obergrenze des Normalwerts (engl. „upper limit of normal")

erfolgen; die Behandlung sollte 1 Mon. nach der letzten Impfdosis beginnen, damit die Vakzine ihre volle Wirkung entfalten kann. Lebendimpfungen sollten wegen des potenziellen Infektionsrisikos vermieden werden.

Es wird empfohlen, das Blutbild regelmäßig während der Behandlung und bei Anzeichen einer Infektion zu untersuchen. Bei einer bestätigten Gesamt-Lymphozytenzahl $< 0{,}2 \times 10^9$/l sollte die Behandlung bis zur Besserung unterbrochen werden, wie es auch in den klinischen Studien geschehen ist.

Die Verabreichung einer ersten Dosis Fingolimod 0,5 mg kann eine vorübergehende **Abnahme der Herzfrequenz** bewirken, die innerhalb von 1 h einsetzt und nach etwa 4–5 h ihr Maximum erreicht, wobei die mittlere Herzfrequenz im Mittel um 8 Schläge/min abnahm. Bei kontinuierlicher Einnahme kehrt die Herzfrequenz normalerweise innerhalb von 1 Mon. wieder zum Ausgangswert zurück (DiMarco et al. 2011). Deshalb sollten alle Patienten bei der ersten Medikamenteneinnahme für den Zeitraum von 6 h auf Zeichen und Symptome einer Bradykardie überwacht werden. Dieser transiente Effekt wird vermutlich durch die S1P1-vermittelte Aktivierung von GIRK-Kanälen („G-protein coupled inwardly rectifying potassium channels“) auf atrialen Myozyten verursacht (Brinkmann et al. 2010). In klinischen Studien mit Fingolimod wurden symptomatische Bradykardien mit Atropin (s. c. oder i. v.) bis max. 3 mg/d (wiederholte Gabe von 1 mg Atropin nach je 3–5 min) behandelt.

Der Therapiebeginn bei Patienten unter Betablockern oder anderen Wirkstoffen, welche die Herzfrequenz verlangsamen können (z. B. Verapamil, Digoxin, Cholinesterasehemmer oder Pilocarpin), sollte aufgrund des additiven Effekts auf die Herzfrequenz mit Vorsicht erfolgen (Kovarik et al. 2008). Es können AV-Blöcke I. Grades auftreten. In klinischen Studien waren solche Überleitungsstörungen üblicherweise vorübergehend und asymptomatisch. Sie erforderten i. d. R. keine Behandlung und waren innerhalb der ersten 24 h nach Behandlungsbeginn abgeklungen (Cohen et al. 2010).

Bei Patienten mit einem AV-Block II. Grades oder höher, Sick-Sinus-Syndrom, ischämischer Herzerkrankung, kongestiver Herzinsuffizienz oder signifikanten kardiovaskulären Erkrankungen wurde die Anwendung von Fingolimod, 0,5 mg, nicht untersucht und ist deshalb nicht zu empfehlen, zumal therapeutische Alternativen zur Verfügung stehen.

CAVE

Wird die Therapie mit Fingolimod länger als 2 Wo. unterbrochen, können bei Wiederaufnahme der Behandlung erneut dieselben Auswirkungen auf die Herzfrequenz und die AV-Überleitung auftreten; es sollten deshalb dieselben Vorsichtsmaßnahmen wie beim initialen Therapiebeginn getroffen werden.

Schwangerschaft und Stillzeit

Tierexperimentelle Studien haben Reproduktionstoxizität gezeigt, darunter Fehlgeburten und Organdefekte, vor allem ein persistierender Truncus arteriosus und ein ventrikulärer Septumdefekt. Darüber hinaus ist bekannt, dass der durch Fingolimod modulierte S1P-Rezeptor während der Embryogenese an der Gefäßbildung beteiligt ist. Daten zur Anwendung von Fingolimod bei Schwangeren sind nur sehr begrenzt vorhanden, da Schwangerschaft in den Zulassungsstudien ein Ausschlusskriterium war.

Vor Therapiebeginn mit Fingolimod sind Frauen im gebärfähigen Alter über die evtl. schwerwiegenden Folgen für ein ungeborenes Kind und die Notwendigkeit einer zuverlässigen Kontrazeption während der Therapie aufzuklären. Ein negativer Schwangerschaftstest soll vor Behandlungsbeginn vorliegen. Da die Elimination von Fingolimod aus dem Körper nach Ende der Behandlung etwa 2 Mon. dauert, kann weiterhin ein potenzielles Risiko für ein ungeborenes Kind bestehen. Die Verhütung sollte über diesen Zeitraum fortgesetzt werden.

Der durch Fingolimod modulierte S1P-Rezeptor ist während der Embryogenese an der Gefäßbildung beteiligt. Nach Markteinführung wurden Daten gewonnen, die darauf hindeuten, dass Kinder von Müttern, die während der Schwangerschaft Fingolimod eingenommen hatten, ein 2-fach erhöhtes Risiko für angeborene Fehlbildungen besitzen. Schwere Fehlbildungen an Herz und Nieren sowie Muskel- und Knochenanomalien wurden am häufigsten berichtet. Das erhöhte Risiko ist im Vergleich zur Fehlbildungsrate in der Allgemeinbevölkerung zu sehen; diese liegt bei 2–3 % (EUROCAT 2020). Ärzten rät die Herstellerfirma zu folgenden Maßnahmen:

- Vor Beginn und während der Behandlung mit dem Immunsuppressivum sollte sichergestellt

werden, dass die Patientinnen über das Risiko schädlicher Auswirkungen auf den Feten informiert sind.
- Vor Therapiebeginn müssen Patientinnen einen negativen Schwangerschaftstest vorlegen.
- Patientinnen sollen während der Therapie und 2 Mon. nach Ende der Behandlung eine zuverlässige Verhütungsmethode anwenden.
- Bei einer geplanten Schwangerschaft ist das Immunsuppressivum 2 Mon. vorher abzusetzen.

Fingolimod ging in tierexperimentellen Studien in die Muttermilch über, und zwar in Konzentrationen, die zwei- bis dreimal so hoch sind wie im mütterlichen Plasma. Aufgrund des potenziellen Risikos von schwerwiegenden Nebenwirkungen durch Fingolimod sollten Frauen unter Behandlung mit Fingolimod nicht stillen.

Empfohlene Auswaschzeiten

Derzeit werden bei Umstellung von anderen MS-Therapeutika auf Fingolimod die in ➤ Tab. 17.15 aufgeführten Auswaschzeiten empfohlen.

Bewertung

Für Fingolimod bei MS liegen aus dem klinischen Studienprogramm Erfahrungen aus mittlerweile mehr als 15 Jahren vor. Die Extensionen der Phase-II-Studie sowie die Zulassungsstudien FREEDOMS, TRANSFORMS und FREEDOMS II haben die Wirksamkeit, Sicherheit und Verträglichkeit von Fingolimod auch in der Langzeittherapie bestätigt. Hinzu kommen die Erfahrungen aus dem deutschen Patientenregister PANGAEA, das systematisch und prospektiv Daten von 4.000 Patienten zur Sicherheit und zum pharmaökonomischen Nutzen der Therapie mit Fingolimod im Langzeitverlauf sammelt.

MERKE

Die Ergebnisse einer 2-Jahres-Zwischenauswertung der PANGAEA-Registerstudie zeigen, dass die jährliche Zahl der Schübe nach einer Umstellung auf Fingolimod sank. Unabhängig von der Vorbehandlung sahen wir hier innerhalb von 1 Jahr einen Rückgang um 72 % von 1,5 auf 0,42 (p < 0,001). Selbst Patienten, die vorher Natalizumab erhalten hatten, profitierten unter Fingolimod von einer um 30 % (0,9 vs. 0,6) niedrigeren Schubrate. Der EDSS (bestätigt nach 6 Mon.) blieb bei mehr als 80 % der PANGAEA-Patienten stabil, und bei immerhin 10 % verbesserte er sich innerhalb der ersten 18 Mon. sogar (Ziemssen et al. 2014).

Teriflunomid

Teriflunomid, ein orales DMT, wurde im Oktober 2013 als Aubagio® in Europa zur Behandlung der RRMS

Tab. 17.15 Auswaschzeiten bei Umstellung von anderen MS-Therapeutika auf Fingolimod (s. Fachinformation)

Präparat	Auswaschzeit
IFN-β-1a s.c. (Rebif®)	keine
IFN-β-1a i.m. (Avonex®)	keine
IFN-β-1b s.c. (Extavia®, Betaferon®)	keine
Glatirameracetat (Copaxone®)	keine
Hoch dosierte Steroide	1 Mon.
Natalizumab (Tysabri®)	s. FN*
Azathioprin (z. B. Imurek®)	mind. 3 Mon. + Abklärung Immunstatus
Mitoxantron (z. B. Ralenova®)	mindestens 3 Mon. + Abklärung Immunstatus

* Hinsichtlich einer Umstellung von Natalizumab existieren keine Studiendaten. Arzneimittelspiegel von Natalizumab sind noch bis ca. 6 Wo. nach Therapieende nachweisbar. Ebenso lange reichen auch seine pharmakodynamischen Effekte, weshalb durch eine gleichzeitige Exposition gleichzeitige Immuneffekte auftreten können. In den Phase-III-Studien war deshalb für die Studienaufnahme eine Auswaschzeit von 6 Mon. obligatorisch, innerhalb der aktuelleren Studien eine Washout-Phase von 3 Monaten. Allerdings existieren mehrere Berichte in der Literatur, in denen eine Zunahme klinisch schwerer Schübe und der Nachweis einer entzündlichen Aktivität innerhalb von 3–6 Mon. nach Absetzen von Natalizumab beschrieben werden (West 2010; Killestein 2010). Insofern erscheint eine Auswaschphase von 8–10 Wo. ausreichend. Weitere Informationen sind von den jetzt laufenden Registern zu erwarten, in die Patienten mit Fingolimod-Therapie eingeschlossen werden können (z. B. PANGAEA-Register).

zugelassen. Die Substanz zeigte ihre Wirksamkeit in mehreren klinischen Phase-III-Studien, und aufgrund der langjährigen Erfahrung mit Leflunomid (s. u.) besteht indirekt Langzeiterfahrung hinsichtlich des Sicherheitsprofils in der Anwendung. Teriflunomid ist zur Behandlung von Erwachsenen mit RRMS indiziert. Die Behandlung ist von einem Arzt mit Erfahrung in der MS-Therapie einzuleiten und zu überwachen. Die zugelassene Dosierung von Teriflunomid beträgt einmal täglich 14 mg (Warnke et al. 2013).

Wirkmechanismus und Pharmakokinetik

Teriflunomid verhindert die schnelle Zellteilung und inhibiert die DNA-Replikation beim Zellzyklus. Da die Neusynthese insbesondere für sich schnell teilende Zellen wie die T-Lymphozyten bedeutsam ist, setzt hier das Teriflunomid an, verringert ihre Anzahl im ZNS und schützt damit die Neurone vor Schäden. Teriflunomid ist der aktive Metabolit von Leflunomid, das bereits seit 1998 zur Behandlung der rheumatoiden Arthritis eingesetzt wird. Als Hauptwirkmechanismus gilt die nichtkompetitive und reversible Blockade des für die De-novo-Synthese von Pyrimidin wichtigen mitochondrialen Enzyms Dihydroorotat-Dehydrogenase (DHODH). Letztlich wird über deren Blockade die DNA-Synthese insbesondere von proliferierenden Immunzellen (B- und T-Zellen, Granulozyten, Makrophagen) gestört und darüber ein proliferationshemmender Effekt vermittelt. Die WHO sieht vor, die Substanz so wie auch Fingolimod und Natalizumab als selektives Immunsuppressivum einzuordnen. Die Blockade der DHODH betrifft weniger ruhende oder homöostatisch proliferierende Zellen, da diese ihren Bedarf an Pyrimidin auch über einen DHODH-unabhängigen Weg („salvage pathway") von Pyrimidinnukleotiden zu decken vermögen (➤ Abb. 17.19).

Die Einnahme von Teriflunomid bewirkt innerhalb von 6 Wo. eine anhaltende Abnahme der mittleren Leukozytenzahlen um etwa 15 % (überwiegend neutrophile Granulozyten und Lymphozyten betreffend) sowie eine Abnahme der Thrombozytenzahlen um etwa 10 %.

Neben der Blockade der DHODH werden jedoch auch zahlreiche zusätzliche Wirkmechanismen diskutiert, u. a. mit Effekten auf die Expression von Oberflächenmolekülen und die Zytokinsynthese.

Die pharmakokinetischen Untersuchungen zu Teriflunomid zeigten eine hohe orale Bioverfügbarkeit (100 %), eine hohe Plasmaeiweißbindung (> 99 %, überwiegend an Albumin) und ein geringes Verteilungsvolumen (Limsakun 2010). Die maximale Plasmakonzentration wird 1–4 h nach Einnahme von oralem Teriflunomid erreicht, eine Steady-State-Konzentration nach 3 Monaten. Teriflunomid wird überwiegend unmetabolisiert biliär und zusätzlich in Form von Abbauprodukten über die Niere aus-

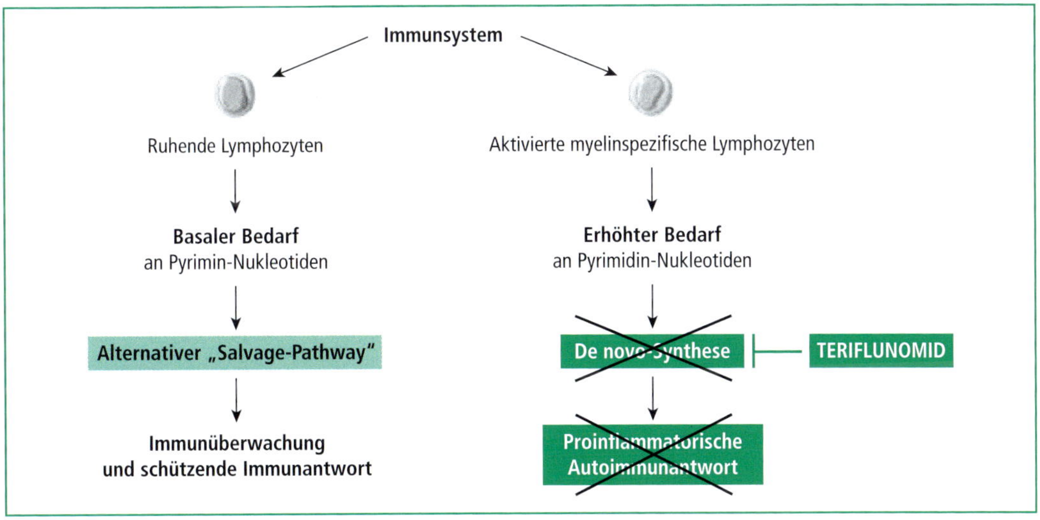

Abb. 17.19 Wirkmechanismus von Teriflunomid [M963, V492]

geschieden. Die Eliminationshalbwertszeit wird für eine Tagesdosis von 14 mg mit etwa 19 Tagen angegeben. Teriflunomid unterliegt einem ausgeprägten enterohepatischen Kreislauf, sodass die Substanz noch über Monate im Körper nachweisbar sein kann.

Eine rasche bzw. vollständige Elimination kann z. B. bei Eintreten einer Schwangerschaft, deutlichen Leberwerterhöhungen oder beim Wechsel auf ein anderes Immuntherapeutikum notwendig sein. Empfohlen wird die Gabe von Cholestyramin in einer Dosis von 3 × 8 g/d über 11 Tage. Alternativ kann auch 2 × 50 mg/d Aktivkohle angewendet werden. Im Anschluss an einen Eliminationskurs sollte die Plasmakonzentration von Teriflunomid bestimmt werden. Bei Planung einer Schwangerschaft sollten kontrazeptive Maßnahmen erst nach Verifizierung einer Konzentration von < 0,02 mg/l beendet werden.

Klinische Daten

In einer ersten prospektiven doppelblinden Phase-II-Studie wurden Patienten mit RRMS (n = 157) oder SPMS mit überlagernden Schüben (n = 22) über 36 Wo. entweder in die Gruppe mit 14 oder 7 mg Teriflunomid 1 ×/d oder in die Placebogruppe randomisiert. Durch die Behandlung wurde die Zahl der aktiven Läsionen um 60 % gesenkt. Es gab einen Trend zu weniger Schüben unter 14 mg Teriflunomid und auch signifikant weniger Patienten, deren EDSS-Wert sich verschlechterte (O'Connor et al. 2006).

Die Ergebnisse der **TEMSO**-Studie zeigten im Vergleich zu Placebo eine signifikante Verringerung der annualisierten Schubrate und eine dauerhafte Verlangsamung der Behinderungsprogression bei Tagesdosen von 7 bzw. 14 mg (O'Connor et al. 2011). Beide Teriflunomid-Dosierungen verringerten die jährliche Schubrate gegenüber Placebo um etwa 31 %. Die höhere Dosis (14 mg/d) verringerte das Risiko einer fortschreitenden Behinderung (12 Wo. lang) um 30 %.

Im Rahmen einer zweiten Phase-III-Studie (**TENERE**) wurden bei einer Population von 324 Teilnehmern innerhalb eines Zeitraums von 2 Jahren zwei Teriflunomid-Dosierungen mit IFN-β-1a verglichen (Vermersch et al. 2014). Teriflunomid zeigte, was die Verringerung des Risikos eines Behandlungsversagens (primärer kombinierter Studienendpunkt) betrifft, im Vergleich zu IFN keinen statistisch signifikant verbesserten Wirkungsgrad. Bei der höheren Teriflunomid-Dosis (14 mg) kam es bei 37,8 % der Patienten innerhalb von 2 Jahren zu einem bestätigten Krankheitsschub bzw. zum Behandlungsabbruch – im Vergleich zu 42,3 % der mit IFN behandelten Patienten.

Die **TOWER**-Studie ergab eine signifikante Verringerung der annualisierten Schubraten und eine dauerhafte Verringerung der Behinderungsprogression bei der 14-mg-Dosis im Vergleich zu Placebo (Miller 2014). Die höhere Dosis verringerte die Schubrate gegenüber Placebo um 36 % und reduzierte das Risiko einer Behinderungsprogression (12 Wo. lang) um 31,5 % (➤ Abb. 17.20).

Sicherheitsdaten

Zu den häufigsten unerwünschten Nebenwirkungen der Behandlung zählen erhöhte ALT-Werte, Haarausfall, Durchfall, Grippe, Übelkeit und Empfindungsstörungen (➤ Tab. 17.16). Teriflunomid ist kontraindiziert bei Patienten mit schweren Leberfunktionsstörungen, nachdem im Rahmen von Anwendungsbeobachtungen bei Patienten mit RA, die mit Leflunomid behandelt worden waren, schwere hepatische Nebenwirkungen einschl. einer tödlichen Leberinsuffizienz gemeldet wurden.

Für Leflunomid bestehen bereits Langzeiterfahrungen, die über den Beobachtungszeitraum klassischer klinischer MS-Phase-III-Studien (2 Jahre) deutlich hinausgehen. Trotz der weit mehr als 10 Jahre bestehenden Zulassung und der hohen Verordnungszahlen von Leflunomid finden sich in der Literatur nur vereinzelte Fälle opportunistischer Infektionen, darunter auch 2 Fälle von PML.

Im Wesentlichen ähnelt das Profil der in den zitierten Phase-II- und Phase-III-Studien zu Teriflunomid beobachteten UAWs dem, das von Leflunomid für die Behandlung der RA bekannt war. Die meisten UAWs waren mild bis moderat (O'Connor et al. 2006). Insgesamt verstarben während der klinischen Phase-II- und Phase-III-Studien in den Teriflunomid-Behandlungsarmen 4 Patienten.

MERKE

Erwähnenswert ist die Möglichkeit der **Haarausdünnung** unter Teriflunomid. Sie kommt bei bis zu 13 % der Patienten in den ersten Therapiewochen vor und ist i. d. R. reversibel.

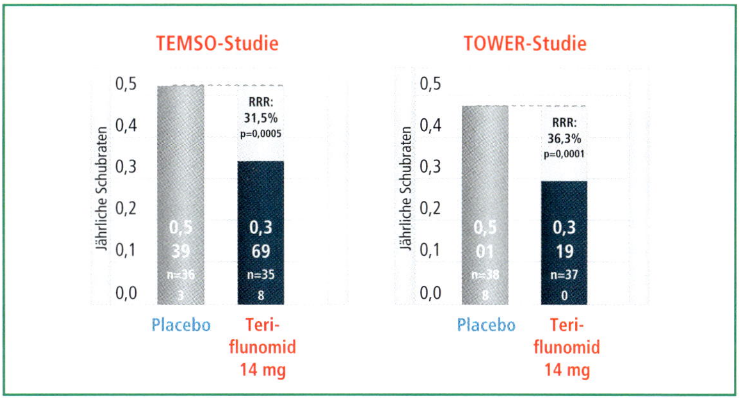

Abb. 17.20 Wirksamkeit von Teriflunomid: Reduktion der Schubrate (1: Oh und O'Connor 2013; 2: Confavreux et al. 2014) [M963, V452]

Tab. 17.16 Unerwünschte Arzneimittelwirkungen (UAWs)

	Placebo (n = 363)	Teriflunomid 14 mg (n = 358)
Alle Ereignisse		
Mindestens ein unerwünschtes Ereignis	315 (87,5)	325 (90,8 %)
Unerwünschte Ereignisse, die zu einem Behandlungsabbruch führten	29 (8,1)	39 (10,9 %)
Schwerwiegende unerwünschte Ereignisse	46 (12,8)	57 (15,9 %)
Ereignis mit Todesfolge	0	0
Die häufigsten unerwünschten Ereignisse		
Nasopharyngitis	98 (27,2)	93 (26,0 %)
Kopfschmerzen	64 (17,8)	67 (18,7 %)
Durchfall	32 (8,9)	64 (17,9 %)
Fatigue	51 (14,2)	52 (14,5 %)
ALT ↑	24 (6,7)	51 (14,2 %)
Übelkeit	26 (7,2)	49 (13,7 %)
Haardichte ↓	12 (3,3)	47 (13,1 %)
Grippe	36 (10,0)	43 (12,0 %)
Rückenschmerzen	47 (13,1)	41 (11,5 %)
Harnwegsinfektion	35 (9,7)	37 (10,3 %)
Gliederschmerzen	47 (13,1)	33 (9,2 %)

Die Transaminasenanstiege sind zumeist mild bis moderat. Die ALT stieg einmal über den oberen Grenzwert: TEMSO 54 %. (7 mg Teriflunomid) bzw. 57 % (14 mg) vs. 36 % Placebo. In Bezug auf die Häufigkeit starker Leberwertanstiege bestand kein Unterschied zwischen Teriflunomid (6,3 bzw. 6,7 %) und Placebo (6,7 %). Allerdings zeigten in der Phase-II-Extensionsstudie zu Teriflunomid insgesamt > 60 % der mit Verum behandelten Patienten asymptomatische ALT-Anstiege bis zum 3-Fachen des ULN, und die Inzidenz von Anstiegen darüber lag bei rund 12 % (Confavreux et al. 2012). Deshalb müssen Leberwerte und Blutbild vor und während der Behandlung mit Teriflunomid regelmäßig kontrolliert werden – in den ersten 6 Mon. der Behandlung in 2-wöchigen Abständen. Bei wiederholtem Anstieg der Leberwerte um mehr als das 3-Fache sollte das Medikament abgesetzt und eine forcierte Elimination durchgeführt werden.

Ähnlich wie bereits bei Leflunomid wurden auch bei den mit Teriflunomid bzw. Placebo behandelten Patienten keine Unterschiede in der Rate schwerer Infektionen beobachtet. In der TEMSO-Studie wurden in der höheren Dosierung von Teriflunomid drei Fälle von **Pyelonephritis** beobachtet und in der TOWER-Studie insgesamt vier Fälle von mit der Einnahme von Teriflunomid potenziell assoziierten **opportunistischen Infektionen** gemeldet. Fälle von PML unter Teriflunomid wurden bisher nicht beschrieben.

Erwartungsgemäß wurde in der TEMSO-Studie eine Abnahme der Lymphozyten- und neutrophilen Granulozytenzahlen beobachtet, wobei es jedoch in drei Fällen zu einer moderaten Neutropenie kam.

In der TEMSO-Studie fand sich unter Teriflunomid gegenüber Placebo ein leicht erhöhter Anteil von Patienten mit **erhöhtem Blutdruck** als UAW (7 mg: 5,5 %; 14 mg: 5,0 %; Placebo: 3,1 %) und **Hypersensibilitäts- oder Hautreaktionen** (7 mg: 10,3 %; 14 mg: 11,2 %; Placebo: 7,2 %).

Hinweise für ein erhöhtes Malignomrisiko ergaben sich für Teriflunomid bisher nicht. In der TEMSO-Studie traten in der Gruppe mit 7 mg Teriflunomid 3 Malignome (Mamma-, Schilddrüsen-, Zervix-Ca) und in der Gruppe mit 14 mg Teriflunomid ein Carcinoma in situ der Zervix auf (O'Connor et al. 2011). Die Rate der Malignome in der Phase-II-Extensionsstudie lag mit 0,6 pro 100 Patienten innerhalb der in der Normalbevölkerung zu erwartenden Größenordnung (Confavreux et al. 2012).

In der TEMSO-Studie war die Rate der Patienten mit elektroneurografisch nachgewiesener peripherer Neuropathie unter Teriflunomid mit 1,2 % (7 mg) bzw. 1,9 % (14 mg) vs. 0 % (Placebo) leicht erhöht. Deshalb sollte bei klinischen Zeichen einer Neuropathie die Therapie mit Teriflunomid evtl. abgesetzt werden.

In der TEMSO- wie auch in der TOWER-Studie entwickelten 10 von 844 mit Teriflunomid behandelten Patienten (1,2 %) ein **passageres akutes Nierenversagen.** Bei allen Patienten hatte sich das Serumkreatinin bei der nächsten Kontrolle unter Fortführung der Therapie wieder normalisiert.

CAVE

Da Teriflunomid die renale Harnsäure-Clearance deutlich steigert, ist in diesen Fällen von einer akuten Harnsäurenephropathie auszugehen. Da es darunter zu einer Hyperkaliämie kommen kann, sollten die Nierenfunktion und der Kaliumspiegel überwacht werden.

Aufgrund der bereits für Leflunomid in Tierversuchen nachgewiesenen **Teratogenität** müssen Patienten, die Teriflunomid erhalten, sichere kontrazeptive Maßnahmen ergreifen. Frauen im gebärfähigen Alter dürfen die Therapie erst nach Schwangerschaftsausschluss beginnen. Im Vorfeld einer geplanten Schwangerschaft ist eine beschleunigte Elimination von Teriflunomid anzustreben. Im klinischen Studienprogramm aus Phase II und III traten insgesamt 65 Schwangerschaften bei 63 Patientinnen auf. Davon wurden 43 mit Teriflunomid über einen mittleren Behandlungszeitraum von 14,5 Mon. behandelt (Kieseier et al. 2012). Bislang wurden keine Kinder mit strukturellen oder funktionellen Defekten geboren. In allen Fällen wurde nach Bestätigung der Schwangerschaft eine Behandlung zur forcierten Elimination durchgeführt. Auch die Frequenz der spontanen Aborte war mit einer Rate von 8 pro 43 Schwangerschaften im Vergleich zur Normalbevölkerung nicht erhöht (Warnke et al. 2013).

Bewertung

Teriflunomid ist ein orales Basistherapeutikum, dessen Vorläufersubstanz Leflunomid bereits in der Langzeittherapie rheumatischer Erkrankungen eingesetzt wird. Vorteilhaft sind die hohe Adhärenz, die gute Verträglichkeit und das relativ robuste Wissen um das Sicherheitsprofil. Nachteilig sind die lange enterohepatische Rezirkulation, reversible Haarwachstumsstörungen sowie die potenzielle Teratogenität.

MERKE

Zusammenfassend erlaubt das Studienprogramm von Teriflunomid eine relativ gute Einschätzung der Wirksamkeit, Sicherheit und Verträglichkeit. Teriflunomid kann als Beispiel einer neuen oralen Substanz im Armentarium der MS-Basistherapie mit einer den injizierbaren Basistherapeutika vergleichbaren Wirksamkeit und einem relativ gut kalkulierbaren und überwachbaren Sicherheitsprofil gewertet werden.

Dimethylfumarat

Fumarsäure kommt in verschiedenen Pflanzen, Pilzen und auch Flechten vor. Der Name leitet sich von *Fumaria officinalis* (gewöhnlicher Erdrauch, im Volksmund auch Ackerraute genannt) ab, einer zur Familie der Mohngewächse zählenden Ackerpflanze, die im ganzen Mittelmeerraum verbreitet ist. Erste Beschreibungen der Wirksamkeit finden sich bereits in der Antike („Grindkraut"); seit den 1970er-Jahren wird es zur Psoriasisbehandlung eingesetzt. Fumarsäureester sind seit 1994 zur Therapie der Psoriasis vulgaris zugelassen.

Dimethylfumarat (DMF) ist als Tecfidera® seit Februar 2014 zur Behandlung von Erwachsenen mit RRMS zugelassen. Die Behandlung sollte unter Aufsicht eines in der Behandlung der Erkrankung erfahrenen Arztes eingeleitet werden. Die Anfangsdosis beträgt 120 mg 2 ×/d; sie kann nach 7 Tagen in Abhängigkeit der Nebenwirkungen auf die empfohlene Dosis von 240 mg 2 ×/d erhöht werden.

DMF sollte zusammen mit einer Mahlzeit eingenommen werden, da dies bei Patienten, die unter Hitzegefühl oder gastrointestinalen Nebenwirkungen leiden, die Verträglichkeit verbessern kann.

Wirkmechanismus und Pharmakokinetik

Der Wirkmechanismus ist noch nicht völlig verstanden. DMF induziert die Expression von TH2-Zytokinen wie IL-4 und IL-5, reduziert die Produktion von proinflammatorischen Molekülen wie IL-12, IFN-γ und Chemokinrezeptoren (Papadopoulou et al. 2010) und vermindert die Infiltration von Makrophagen (Schilling et al. 2006). Aufgrund der bekannten Wirkung einer Induktion von TH2-Zytokinen vermuteten wir eine Wirksamkeit bei MS. In einer ersten offenen Pilotstudie fand sich Evidenz, dass DMF bei RRMS wirksam ist (Schimrigk et al. 2006).

Ferner wird angenommen, dass DMF den sog. **Nrf2-Signalweg** aktiviert (> Tab. 17.17), durch den die o. g. immunmodulatorischen und entzündungshemmenden Prozesse angestoßen werden. Zudem werden antioxidative Gene hochreguliert. Der Nuclear-related Factor 2 (Nrf2) ist ein Transkriptionsfaktor, der bei seiner Aktivierung zur Transkription von Genen führt, die u. a. für antiinflammatorisch und antioxidativ wirksame Genprodukte kodieren. Der Nrf2-Signalweg ist das Hauptabwehrsystem der Zellen, mit dem sie auf toxische Einflüsse wie Entzündung und oxidativen Stress reagieren und deren schädliche Effekte abwehren können. Dieses endogene Abwehrsystem kann den oxidativen Stress in den MS-Läsionen wahrscheinlich nicht ausreichend verhindern. DMF ist bisher der einzige in klinischen Studien geprüfte Wirkstoff für die Behandlung der MS, für den angenommen wird, dass er den Nrf2-Signalweg aktiviert und damit die Krankheitsaktivität vermindert.

Klinische Daten

In einer Phase-IIb-Studie erhielten insgesamt 257 RRMS-Patienten entweder 120 oder 360 oder 720 mg/d BG-12 oder Placebo. Nach 24 Wo. wurde die Placebogruppe auf 720 mg/d eingestellt. Der primäre Endpunkt war die Anzahl der KM-aufnehmenden Läsionen (Gd^+) im MRT in Woche 12, 16, 20 und 24. Es stellte sich eine dosisabhängige Reduktion der Gd^+ Läsionen dar, die allerdings nur in der 720-mg-Gruppe statistische Signifikanz erreichte. Von Woche 12 nach 24 nahm die Zahl der Gd^+ Läsionen um 69 % und von Woche 4–24 nur um 44 % ab, was für einen verspäteten Wirkungseintritt sprechen könnte. Die Konversionsrate neuer GD^+ Läsionen in T1-Läsionen („black holes") war signifikant vermindert. Wenngleich die

Tab. 17.17 Effekte der Aktivierung von Nrf2 (in Anlehnung an Kappos et al. 2008; Linker et al. 2011; Schilling et al. 2006) [M963]

Reduktion	Induktion
• Proinflammatorische Zytokine: – TNF-α – IL-1β – IL-6 • Lymphozytenaktivierung	• Antioxidative Enzyme • NADPH-erzeugende Enzyme • Enzyme der GSH-Biosynthese • Chaperone • Ubiquitinierung/Proteasom
Antiinflammation	**(Neuro-)Protektion**
• Weniger Entzündung • Weniger Gewebeschäden	• Schutz von Zellen • Erhaltung von Gewebe

NADPH = Nicotinamid-Adenin-Dinucleotidphosphat; GSH = Glutathion; TNF = Tumornekrosefaktor; IL = Interleukin

Tab. 17.18 Ausgangscharakteristika der Patienten in der DEFINE- und der CONFIRM-Studie

Ausgangscharakteristika	DEFINE-Studie	CONFIRM-Studie
Alter [Jahre]	39	37
Krankheitsdauer [Jahre]	7,0	6,0
EDSS-Grad	2,0	2,5
Zusätzlich: Anteil von Patienten mit		
• EDSS-Grad > 3,5	16 %	17 %
• > 2 Schüben im Vorjahr	28 %	32 %
• vorher schon anderen zugelassenen MS-Therapien	42 %	30 %
• mit Gd⁺ Läsionen bei Studienbeginn (in der MRT-Kohorte)	36 % (Durchschnitt der Gd⁺ Läsionen: 1,4)	45 % (Durchschnitt der Gd⁺ Läsionen: 2,4)

17

Studie nicht groß genug war, um einen signifikanten Effekt auf die Schubrate belegen zu können, fand sich für die 720-mg-Gruppe eine (nichtsignifikante) Reduktion der jährlichen Schubrate (Kappos et al. 2008).

Über 2 Jahre wurden zwei randomisierte, placebokontrollierte Doppelblindstudien bei Patienten mit schubförmig remittierender multipler Sklerose (RRMS) durchgeführt (**DEFINE**-Studie mit 1.234 Pat. und **CONFIRM**-Studie mit 1.417 Pat.). Patienten mit progressiven MS-Verlaufsformen waren nicht in diese Studien eingeschlossen worden. Wirksamkeit und Sicherheit wurden anhand der EDSS-Grade zwischen 0 und (einschl.) 5 nachgewiesen, die im Jahr vor der Randomisierung mindestens einen Schub aufwiesen oder innerhalb von 6 Wo. nach Randomisierung einer MRT des Gehirns unterzogen wurden, die mindestens eine Gd⁺ Läsion aufzeigte. Die auswerterverblindete CONFIRM-Studie (d. h., der Studien-/Prüfarzt, der das Ansprechen auf die Studienbehandlung beurteilte, war verblindet) verwendete GLAT als Referenzkomparator. Die Ausgangscharakteristika der Patienten in der DEFINE- und in der CONFIRM-Studie sind ➤ Tab. 17.18 zu entnehmen.

Im Vergleich zu Placebo zeigte sich unter Tecfidera® eine klinisch bedeutsame und statistisch signifikante Verminderung in Bezug auf den Anteil der Patienten mit Schüben nach 2 Jahren (primärer Endpunkt in der DEFINE-Studie, ➤ Abb. 17.21) und der jährlichen Schubrate über 2 Jahre (primärer Endpunkt in der CONFIRM-Studie, ➤ Abb. 17.22) auf.

Sicherheitsdaten und Risikomanagement

Blut-/Laboruntersuchungen DMF kann die Lymphozytenzahl vermindern. Da DMF nicht bei Patienten mit vorbestehender niedriger Lymphozytenzahl untersucht wurde, ist bei der Behandlung dieser Patienten Vorsicht geboten. Vor der Einleitung einer Behandlung mit Tecfidera® muss ein aktuelles großes Blutbild vorliegen.

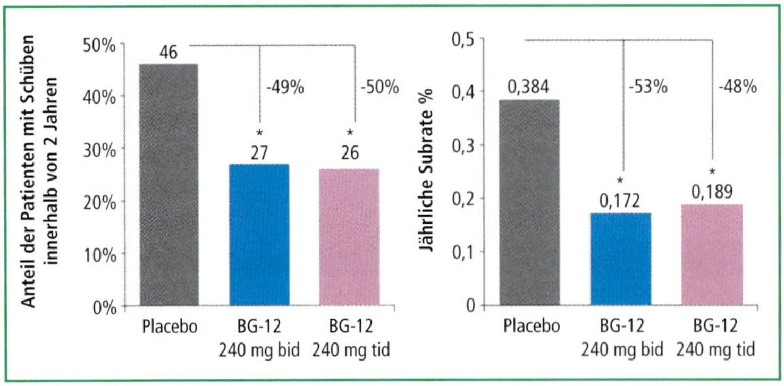

Abb. 17.21 DEFINE-Studie: Anteil der Patienten mit Schüben über einen Zeitraum von 2 Jahren und jährliche Schubratenreduktion (in Anlehnung an Gold et al. 2012) [M963, V452]
* $p < 0,001$ vs. Placebo;
ARR = annualisierte Schubrate; BG-12 = BG00012 (Dimethylfumarat); bid = zweimal täglich; tid = dreimal täglich

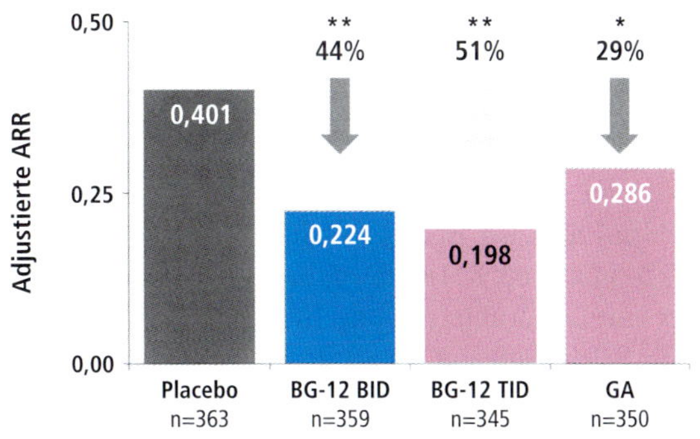

Abb. 17.22 CONFIRM-Studie: adjustierte jährliche Schubratenreduktion (in Anlehnung an Fox et al. 2012) [M963, V452]
*: $p = 0{,}01$ vs. Placebo;
**: $p < 0{,}001$ vs. Placebo;
ARR = annualisierte Schubrate; BG-12 = BG00012 (Dimethylfumarat); GA = Glatirameracetat; bid = zweimal täglich; tid = dreimal täglich

In klinischen Studien wurden bei Patienten unter Tecfidera® im Rahmen von Laboruntersuchungen Nieren- und Leberwertveränderungen beobachtet, deren klinische Bedeutung nicht bekannt ist. Eine Analyse der Nierenfunktion (z. B. Kreatinin, Blut-Harnstoff-Stickstoff und Urinanalyse) und der Leberfunktion (z. B. ALT und AST) wird empfohlen vor Beginn der Behandlung, nach 3- und 6-monatiger Behandlungsdauer, danach etwa alle 6 Mon. und wenn klinisch indiziert.

Infektionen In placebokontrollierten Phase-III-Studien war die Häufigkeit von Infektionen (60 vs. 58 %) und schwerwiegenden Infektionen (2 vs. 2 %) bei Patienten unter DMF bzw. Placebo vergleichbar. Bei Patienten mit Lymphozytenzahlen $< 0{,}8 \times 10^9$/l bzw. $0{,}5 \times 10^9$/l war keine erhöhte Inzidenz schwerwiegender Infektionen zu beobachten. Während der Behandlung mit DMF verminderten sich in den placebokontrollierten MS-Studien die mittleren Lymphozytenzahlen um ungefähr 30 % ab Ausgangswert in Jahr 1 und erreichten dann ein Plateau, blieben aber im Normalbereich. Bei Auftreten einer schwerwiegenden Infektion sollte das Aussetzen der Behandlung erwogen werden. Vor einer Wiederaufnahme der Therapie sind Nutzen und Risiken zu überprüfen. Patienten, die DMF erhalten, sind anzuweisen, Infektionssymptome einem Arzt mitzuteilen. Patienten mit schwerwiegenden Infektionen dürfen die Behandlung mit DMF erst nach deren Abklingen wieder aufnehmen.

Progressive multifokale Leukenzephalopathie Zu beachten sind einerseits die Berichte über PML unter der Behandlung mit Fumaderm® in der Indikation Psoriasis (Buttmann und Stoll 2013) und andererseits die nunmehr mindestens 5 bekannten Fällen einer PML bei Patienten mit MS, die mit DMF behandelt wurden, ohne dass eine andere ebenfalls mit einem PML-Risiko behaftete Substanz eingesetzt war. Beim ersten Fall handelte es sich um eine Patientin aus Deutschland, die im Rahmen von Studien 4,5 Jahre lang mit DMF behandelt wurde und im Oktober 2014 an einer PML verstarb. Bei ihr hatte sich eine schwerwiegende und lang anhaltende Lymphopenie entwickelt, die mehr als 3,5 Jahre bestand, klinisch aber als nicht bedeutsam eingestuft wurde, da die Leukozytenwerte während der gesamten Behandlungsdauer über 3.000 µl lagen. Außer der Behandlung mit DMF gab es keine weiteren Risikofaktoren für die Entwicklung einer PML.

Hieraus leiten sich die überarbeiteten Empfehlungen der EMA zur Minimierung des geringen Risikos, unter DMF-Therapie eine PML zu entwickeln, ab:

- Vor Beginn der Behandlung mit DMF ist ein komplettes Blutbild inkl. Lymphozytenzahl erforderlich. Außerdem sollte ein Basis-MRT vorliegen, das nicht älter als 3 Mon. ist. Unter der Therapie mit DMF sind regelmäßige Blutbildkontrollen inkl. Lymphozyten mindestens alle 3 Mon. durchzuführen.
- Sollten die Lymphozyten unter der Therapie für länger als 6 Mon. auf unter 0,5 G/l abfallen, muss die Fortsetzung der Behandlung kritisch überprüft und ggf. eine andere Therapieoption gewählt werden. Falls die Behandlung unterbrochen bzw. auf eine andere Substanz umgestellt werden sollte, müssen die Lymphozyten bis zur Erholung kontinuierlich überprüft werden.

- Bei Vorliegen positiver JCV-Ak-Titer sind mindestens jährliche MRT-Kontrollen zu empfehlen. Falls Patienten trotz erniedrigter Lymphozytenzahlen mit DMF weiterbehandelt werden, ist eine erhöhte klinische Vigilanz (Paresen, psychiatrische Symptome, epileptische Anfälle) geboten. Bei Verdacht auf eine PML ist eine sofortige MRT-Untersuchung inkl. KM-Gabe indiziert, ergänzt durch eine Liquoruntersuchung. In diesem Fall muss die Behandlung mit DMF unterbrochen werden.

Schwangerschaft Bisher liegen keine oder nur sehr begrenzte Erfahrungen mit der Anwendung von DMF bei Schwangeren vor. Da tierexperimentelle Studien eine Reproduktionstoxizität ergeben haben, wird die Anwendung von DMF während der Schwangerschaft und bei Frauen im gebärfähigen Alter, die nicht zuverlässig verhüten, nicht empfohlen.

Stillzeit Es ist nicht bekannt, ob DMF oder seine Metaboliten in die Muttermilch übergehen. Ein Risiko für das Neugeborene/Kind kann nicht ausgeschlossen werden. Es muss eine Entscheidung darüber getroffen werden, ob das Stillen unterbrochen oder ob auf die Behandlung mit DMF verzichtet werden soll. Dabei sind sowohl der Nutzen des Stillens für das Kind als auch der Nutzen der Therapie für die Mutter zu berücksichtigen.

Fertilität Bisher liegen keine Erfahrungen zu den Auswirkungen von DMF auf die Fertilität des Menschen vor. Daten aus präklinischen Studien weisen nicht darauf hin, dass DMF mit einem erhöhten Risiko verminderter Fertilität verbunden sein könnte.

Beschreibung ausgewählter Nebenwirkungen

Hitzegefühl Im Vergleich zur Placebogruppe war die Häufigkeit von Hitzegefühl (34 vs. 4 %) und Hitzewallungen (7 vs. 2 %) bei den mit DMF behandelten Patienten erhöht. Als Hitzegefühl (Flushing) werden üblicherweise Rötung oder Hitzewallung beschrieben, der Begriff kann aber auch andere Ereignisse umfassen (z. B. Wärme, Rötung, Juckreiz und Brennen). Ereignisse mit Hitzegefühl beginnen tendenziell im frühen Behandlungsverlauf (hauptsächlich während des ersten Monats); bei Patienten mit Hitzegefühl können diese Ereignisse unter DMF weiterhin periodisch im gesamten Behandlungsverlauf auftreten. Der Großteil der Betroffenen gab ein leichtes oder mäßiggradiges Hitzegefühl an. Insgesamt brachen 3 % der Patienten unter Tecfidera® die Behandlung aufgrund von Hitzegefühl ab. Schwerwiegende Hitzegefühle, die als generalisiertes Erythem, Hautausschlag und/oder Pruritus beschrieben werden können, traten bei 1 % der Patienten unter DMF auf.

Gastrointestinaltrakt Die Häufigkeit gastrointestinaler Ereignisse (z. B. Diarrhö [14 vs. 10 %], Übelkeit [12 vs. 9 %], Schmerzen im Oberbauch [10 vs. 6 %], Abdominalschmerz [9 vs. 4 %], Erbrechen [8 vs. 5 %] und Dyspepsie [5 vs. 3 %]) war bei Patienten unter DMF im Vergleich zu den mit Placebo behandelten Patienten erhöht. Gastrointestinale Ereignisse beginnen tendenziell im frühen Behandlungsverlauf (hauptsächlich während des ersten Monats); bei Patienten mit gastrointestinalen Ereignissen können diese Ereignisse unter DMF weiterhin periodisch im gesamten Behandlungsverlauf auftreten. Der Großteil der gastrointestinalen Ereignisse war leicht oder mäßiggradig. 4 % der Patienten unter DMF brachen die Behandlung aufgrund von gastrointestinalen Ereignissen ab. Schwerwiegende gastrointestinale Ereignisse (einschl. Gastroenteritis und Gastritis) wurden bei < 1 % der Patienten unter DMF beobachtet.

Hepatische Transaminasen In placebokontrollierten Studien wurden erhöhte Werte der hepatischen Transaminasen beobachtet. Der Großteil der Patienten mit erhöhten Werten wies hepatische Transaminasen auf, die dem 3-Fachen des ULN entsprach. Die vermehrte Inzidenz der erhöhten Werte für hepatische Transaminasen bei Patienten unter DMF im Vergleich zu Placebo war hauptsächlich in den ersten 6 Behandlungsmonaten zu beobachten. Um das 3-Fache des ULN erhöhte ALT- und AST-Werte wurden jeweils bei 5 bzw. 2 % der Patienten unter Placebo und bei 6 bzw. 2 % der Patienten unter DMF beobachtet. Es gab keine erhöhten Transaminasenwerte über dem 3-Fachen des ULN mit gleichzeitig erhöhten Werten des Gesamtbilirubins über dem 2-Fachen des ULN. Die Rate der Behandlungsabbrüche wegen erhöhter Lebertransaminasenwerte betrug < 1 % und war unter DMF mit Placebo vergleichbar (Serra und Fox 2013).

Tabellarische Zusammenfassung der Nebenwirkungen

Nebenwirkungen, die bei DMF im Vergleich zu den mit Placebo behandelten Patienten häufiger berichtet wurden, sind in ➤ Tab. 17.19 zusammengefasst. Diese Daten stammen aus zwei placebokontrollierten, doppelblinden klinischen Pivotstudien der Phase III, in denen insgesamt 1.529 Patienten bis zu 24 Mon. mit DMF behandelt wurden (Gesamtexposition von 2.371 Personenjahren). Die in der Tabelle angegebenen Häufigkeiten basieren auf 769 Patienten, die DMF 240 mg 2 ×/d erhielten, und 771 Patienten, die Placebo erhielten.

Die Nebenwirkungen werden gemäß dem *Medical Dictionary of Regulatory Activities* (MedDRA) als „bevorzugte Bezeichnung" den MedDRA-Systemorganklassen zugeordnet.

Die Häufigkeitsangaben zu den in ➤ Tab. 17.19 aufgeführten Nebenwirkungen werden den in ➤ Box 17.3 angegebenen Kategorien zugeordnet.

Box 17.3

Häufigkeitskategorien

- Sehr häufig: 1/10
- Häufig: 1/100, < 1/10
- Gelegentlich: 1/1.000, < 1/100

Tab. 17.19 Nebenwirkungen von DMF

Systemorganklassen gem. MedDRA	Nebenwirkung	Häufigkeitskategorie
Infektionen und parasitäre Erkrankungen	Gastroenteritis	häufig
Erkrankungen des Blutes und Lymphsystems	Lymphopenie	häufig
	Leukopenie	häufig
Erkrankungen des Immunsystems	Überempfindlichkeit	gelegentlich
Erkrankungen des Nervensystems	Brennen	häufig
Gefäßerkrankungen	Hitzegefühl	sehr häufig
	Hitzewallung	häufig
Erkrankungen des Gastrointestinaltrakts, überwiegend begrenzt auf die Initialphase	Diarrhö	sehr häufig
	Übelkeit	sehr häufig
	Schmerzen Oberbauch	sehr häufig
	Abdominalschmerz	sehr häufig
	Erbrechen	häufig
	Dyspepsie	häufig
	Gastritis	häufig
	Gastrointestinale Erkrankung	häufig
Erkrankungen der Haut und des Unterhautzellgewebes	Pruritus	häufig
	Ausschlag	häufig
	Erythem	häufig
Erkrankungen der Nieren und Harnwege	Proteinurie	häufig
Allgemeine Erkrankungen und Beschwerden am Verabreichungsort	Wärmegefühl	häufig
Untersuchungen	Ketonkörper im Urin	sehr häufig
	Albumin im Urin nachweisbar	häufig
	ASAT ↑	häufig
	ALT ↑	häufig
	Leukozytenzahl ↓	häufig

- Selten: 1/10.000, < 1/1.000
- Sehr selten: < 1/10.000
- Nicht bekannt: Häufigkeit auf Basis der verfügbaren Daten nicht abschätzbar

Zusammenfassender Vergleich der Wirksamkeit der oralen Medikamente

Ein Wirksamkeitsvergleich zwischen DMF, Fingolimod und Teriflunomid in Bezug auf jährliche Schubrate und Behinderungsprogression und ihren Einfluss auf MRT-Parameter ist den ➤ Tab. 17.20 bzw. ➤ Tab. 17.21 zu entnehmen.

Cladribin

Cladribin wurde im August 2017 als Mavenclad® zur Behandlung von Erwachsenen mit hochaktiver schubförmiger MS, definiert durch klinische oder bildgebende Befunde, zugelassen. Beginn und Überwachung der Therapie mit Mavenclad® dürfen nur durch einen in der Behandlung der MS erfahrenen Arzt erfolgen.

Die empfohlene kumulative Dosis von Mavenclad® beträgt 3,5 mg/kg KG über 2 Jahre, angewendet als eine Behandlungsphase von 1,75 mg/kg KG pro Jahr. Jede Behandlungsphase besteht aus 2 Behandlungswochen, eine zu Beginn des ersten Monats und eine zu Beginn des zweiten Monats des jeweiligen Behandlungsjahres. Jede Behandlungswoche besteht aus 4 oder 5 Tagen, an denen ein Patient abhängig vom Körpergewicht 10 mg oder 20 mg (1 oder 2 Tbl.) als tägliche Einmaldosis erhält.

Nach Abschluss der zwei Behandlungsphasen ist in den Jahren 3 und 4 keine weitere Behandlung mit Cladribin erforderlich. Eine Wiederaufnahme der Therapie nach dem 4. Jahr wurde nicht untersucht.

Der Weg zur Zulassung von Cladribin (Mavenclad®) war steinig. Der erste Antrag war 2010/2011 von der EMA aufgrund von Sicherheitsbedenken, insbesondere einem möglichen erhöhten Malignomrisiko, abgelehnt worden. Die Studien sind aber wei-

Tab. 17.20 Jährliche Schubrate und Behinderungsprogression

Substanz	Reduktion der jährlichen Schubrate im Vergleich zu Placebo	Risikoreduktion einer Behinderungsprogression im Vergleich zu Placebo
DMF	53 % 44 %	38 % nicht signifikant
Fingolimod	54 %	30 %
Teriflunomid	31 %	23,7 % (7 mg) und 29,8 % (14 mg)

Tab. 17.21 Einfluss auf MRT-Parameter

Substanz	Einfluss auf Gd^+ Läsionen in 2 Jahren		Einfluss auf neue oder vergrößerte T2-Läsionen in 2 Jahren	
DMF	Placebo:	1,8	Placebo:	17
	2 × 240 mg/d DMF:	0,1	2 × 240 mg/d DMF:	2,6
Fingolimod	Placebo:	1,1	Placebo:	9,8
	0,5 mg/d Fingolimod:	0,2	0,5 mg/d Fingolimod:	2,5
Teriflunomid	Placebo:	1,3	Mediane Veränderung des gesamten Läsionsvolumens (T1 und T2) von Baseline bis Woche 108:	
	14 mg/d Teriflunomid:	0,3	Placebo:	1,1
			14 mg Teriflunomid:	0,3
Cladribin	Placebo:	0,91	Placebo:	1,43
	Cladribin 3,5 mg Cladribin 5,25 mg	0,12 0,11	Cladribin 3,5 mg Cladribin 5,25 mg	0,38 0,33

tergelaufen. Im zweiten Antrag konnten die Bedenken ausgeräumt werden.

Wirkmechanismus

Cladribin ist ein Nukleosid-Analogon des Desoxyadenosins. Eine Substitution durch ein Chloratom im Purinring schützt Cladribin vor dem Abbau durch die Adenosindesaminase; dadurch ist Cladribin als Prodrug intrazellulär länger verfügbar. Anschließend erfolgt die Phosphorylierung von Cladribin zum aktiven Triphosphat, 2-Chlordesoxyadenosin-5'-triphosphat (Cd-ATP), vornehmlich in den Lymphozyten, da diese im Vergleich zu anderen Zelltypen hohe Spiegel an Desoxycytidinkinase (DCK) und verhältnismäßig niedrige Spiegel an 5'-Nukleotidase (5'-NTase) aufweisen. Ein hoher Anteil von DCK im Vergleich zu 5'-NTase fördert die Anreicherung von Cd-ATP, was Lymphozyten besonders anfällig für Zelltod macht. Aufgrund des geringeren DCK/5'-NTase-Verhältnisses sind andere aus dem Knochenmark stammende Zellen weniger betroffen als die Lymphozyten. Die Umwandlungsrate des Prodrugs Cladribin in sein aktives Triphosphat wird durch das Enzym DCK bestimmt; dadurch kommt es zu einer selektiven Reduktion von sich teilenden und nicht teilenden T- und B-Zellen.

Der primäre apoptoseinduzierende Wirkmechanismus von Cd-ATP hat direkte und indirekte Auswirkungen auf die DNA-Synthese und die Mitochondrienfunktion. In sich teilenden Zellen greift Cd-ATP in die DNA-Synthese ein, indem es die Ribonukleotidreduktase hemmt und mit Desoxyadenosin-Triphosphat um den Einbau in die DNA durch DNA-Polymerasen konkurriert. In ruhenden Zellen führt Cladribin zu DNA-Einzelstrangbrüchen, raschem Verbrauch von Nikotinamid-Adenin-Dinukleotiden, ATP-Mangel und Zelltod. Es liegen Hinweise vor, dass Cladribin auch direkt zu caspaseabhängiger und -unabhängiger Apoptose führen kann, indem Cytochrom C und der Apoptose induzierende Faktor in das Zytosol von sich nicht teilenden Zellen ausgeschüttet werden.

Die Pathologie der MS beruht auf einer komplexen Abfolge von Ereignissen, bei denen verschiedene Immunzellen einschließlich autoreaktiver T- und B-Zellen eine Schlüsselrolle spielen. Der Mechanismus, durch den Cladribin seine therapeutischen Wirkungen bei MS entfaltet, ist nicht vollständig aufgeklärt, doch wird vermutet, dass durch seine vorwiegende Wirkung auf B- und T-Lymphozyten die Kaskade von Immunereignissen, die bei der MS eine zentrale Rolle spielen, unterbrochen wird.

Unterschiede in der Expression von DCK und 5'-NTasen in den Immunzellsubtypen erklären möglicherweise die unterschiedliche Empfindlichkeit der Immunzellen gegenüber Cladribin. Aufgrund dieser unterschiedlichen Expression sind Zellen des angeborenen Immunsystems weniger betroffen als Zellen des adaptiven Immunsystems.

Anwendung und Pharmakokinetik

Die Lymphozytenzahl muss vor Behandlungsbeginn mit Cladribin

- in Jahr 1 im Normalbereich liegen,
- in Jahr 2 mindestens 800 Zellen/mm^3 betragen.

Die Behandlungsphase in Jahr 2 kann bei Bedarf um bis zu 6 Mon. verschoben werden, damit sich die Lymphozytenzahl erholen kann. Dauert diese Erholung länger als 6 Mon., sollte der Patient kein Cladribin mehr erhalten.

Die Verteilung der Gesamtdosis über die 2 Behandlungsjahre ist ➤ Tab. 17.22 zu entnehmen. In bestimmten Gewichtsbereichen kann die Anzahl der Tabletten in den einzelnen Behandlungswochen variieren. Die Anwendung von oralem Cladribin bei Patienten mit einem Körpergewicht < 40 kg wurde nicht untersucht.

➤ Tab. 17.23 zeigt, wie sich die Gesamtzahl der Tabletten je Behandlungswoche über die einzelnen Tage verteilt. Es wird empfohlen, die täglichen Cladribin-Dosen in jeder Behandlungswoche in einem zeitlichen Abstand von 24 h etwa zur gleichen Tageszeit einzunehmen. Besteht die Tagesdosis aus zwei Tabletten, sind beide Tabletten zusammen als Einzeldosis einzunehmen.

Es wird empfohlen, an den wenigen Tagen, an denen Cladribin eingenommen wird, einen zeitlichen Abstand von mindestens 3 h zwischen der Einnahme von Cladribin und einem anderen oralen Arzneimittel und einzuhalten.

Wie gezeigt wurde, übt Cladribin eine lang anhaltende Wirkung bevorzugt auf Lymphozyten sowie auf die an der Pathophysiologie der MS beteiligten Autoimmunprozesse aus. In allen Studien war der Anteil an Patienten mit Lymphopenie Grad 3 oder 4 (< 500–200 Zellen/mm^3 oder < 200 Zellen/mm^3) in jedem Jahr 2 Mon. nach der ersten Cladribin-Dosis am

Tab. 17.22 Cladribin-Dosis je Behandlungswoche pro Behandlungsjahr in Abhängigkeit vom Patientengewicht

Gewichtsbereich [kg]	Dosis in mg (Anzahl von 10-mg-Tbl.) je Behandlungswoche	
	Behandlungswoche 1	Behandlungswoche 2
40 bis < 50	40 mg (4 Tbl.)	40 mg
50 bis < 60	50 mg (5 Tbl.)	50 mg
60 bis < 70	60 mg (6 Tbl.)	60 mg
70 bis < 80	70 mg (7 Tbl.)	70 mg
80 bis < 90	80 mg (8 Tbl.)	80 mg
90 bis < 100	90 mg (9 Tbl.)	90 mg
100 bis < 110	100 mg (10 Tbl.)	100 mg
110 und mehr	100 mg (10 Tbl.)	100 mg

Tab. 17.23 Mavenclad® 10 mg, Tabletten pro Wochentag

Gesamtzahl von Tabletten pro Woche	Tag 1	Tag 2	Tag 3	Tag 4	Tag 5
4	1	1	1	1	0
5	1	1	1	1	1
6	2	1	1	1	1
7	2	2	1	1	1
8	2	2	2	1	1
9	2	2	2	2	1
10	2	2	2	2	2

höchsten. Dies weist auf eine zeitliche Verzögerung zwischen den Plasmakonzentrationen von Cladribin und der maximalen hämatologischen Wirkung hin.

In allen klinischen Studien zeigte sich bei der vorgeschlagenen kumulativen Dosis von 3,5 mg/kg KG ab der 84. Wo. nach der ersten Cladribin-Dosis eine stetige Verbesserung der medianen Lymphozytenzahlen zu Normalwerten hin (ungefähr 30 Wo. nach der letzten Cladribin-Dosis). Die Lymphozytenzahlen erreichten bei mehr als 75 % der Patienten bis Woche 144 ab der ersten Cladribin-Dosis wieder Normalwerte (ungefähr 90 Wo. nach der letzten Cladribin-Dosis).

Die Behandlung mit oralem Cladribin führt zu einer raschen Verringerung der zirkulierenden $CD4^+$ und $CD8^+$ T-Zellen. Die Reduktion der Anzahl an $CD8^+$ T-Zellen ist weniger stark ausgeprägt, und ihre Zahl normalisiert sich schneller als die Anzahl der $CD4^+$ T-Zellen, was zu einer vorübergehend geringeren CD4/CD8-Ratio führt. Cladribin verringert die Zahl von $CD19^+$ B-Zellen und natürlichen Killerzellen ($CD16^+$/$CD56^+$), deren Anzahl sich ebenfalls schneller normalisiert als die der $CD4^+$ T-Zellen.

Cladribin ist ein Prodrug und muss intrazellulär phosphoryliert werden, um biologisch aktiv zu werden. Die Pharmakokinetik von Cladribin wurde nach oraler und intravenöser Gabe bei MS-Patienten und bei Patienten mit malignen Erkrankungen sowie in In-vitro-Systemen untersucht. Cladribin wird nach oraler Anwendung rasch resorbiert. Die Einnahme von 10 mg Cladribin führte zu einer mittleren C_{max} von Cladribin in einem Bereich von 22–29 ng/ml und einer entsprechenden mittleren AUC in einem Bereich von 80–101 n gh/ml (arithmetische Mittelwerte aus verschiedenen Studien).

Wurde orales Cladribin nüchtern eingenommen, betrug die mediane T_{max} 0,5 h (Bereich 0,5–1,5 h). Bei Einnahme mit einer fettreichen Mahlzeit war die Resorption von Cladribin verzögert (mediane T_{max} 1,5 h, Bereich 1–3 h) und die C_{max} um 29 % vermindert (auf Grundlage des geometrischen Mittelwerts), während sich die AUC nicht veränderte. Die Bioverfügbarkeit von 10 mg oralem Cladribin betrug ungefähr 40 %. In-vitro-Studien ergaben eine vernachlässigbare transportervermittelte Aufnahme von Cladribin durch humane Hepatozyten.

Cladribin hat das Potenzial, die Blut-Hirn-Schranke zu überwinden. In einer kleinen Studie mit Krebspatienten betrug das Konzentrationsverhältnis von Zerebrospinalflüssigkeit/Plasma ungefähr 0,25.

Cladribin und/oder seine phosphorylierten Metaboliten reichern sich in großem Umfang in humanen Lymphozyten an und verbleiben dort. In vitro lagen die Verhältniszahlen von intra- zu extrazellulärer Anreicherung bereits 1 h nach einer Cladribin-Exposition bei etwa 30–40.

Basierend auf gepoolten populationspharmakokinetischen Daten verschiedener Studien betragen die medianen Werte für die Elimination 22,2 l/h bei der renalen Clearance und 23,4 l/h bei der nichtrenalen Clearance. Die renale Clearance war größer als die glomeruläre Filtrationsrate, was auf eine aktive renale tubuläre Sekretion von Cladribin hindeutet. Der nichtrenale Teil der Elimination von Cladribin (ungefähr 50 %) besteht aus einer vernachlässigbaren hepatischen Metabolisierung und einer umfassenden intrazellulären Verteilung sowie aus der Aufnahme der aktiven Cladribin-Komponente (Cd-ATP) in das intrazelluläre Zielkompartiment (d. h. in den Lymphozyten) mit nachfolgender Elimination des intrazellulären Cd-ATP entsprechend dem Lebenszyklus und den Eliminationswegen dieser Zellen.

Bei einem typischen Patienten aus der populationspharmakokinetischen Analyse liegt die geschätzte terminale Halbwertszeit bei ungefähr 1 Tag. Dies führt jedoch bei einer einmal täglichen Gabe nicht zu einer Kumulation des Arzneimittels, da diese Halbwertszeit nur für einen kleinen Bereich der AUC gilt.

Besondere Patientengruppen

- Es wurden keine Studien zur Beurteilung der Pharmakokinetik von Cladribin bei älteren oder pädiatrischen MS-Patienten oder bei Patienten mit eingeschränkter Nieren- oder Leberfunktion durchgeführt. Eine populationskinetische Analyse zeigte keinen Einfluss des Alters (Bereich 18–65 Jahre) oder des Geschlechts auf die Pharmakokinetik von Cladribin.
- **Eingeschränkte Nierenfunktion:** Es wurde gezeigt, dass die renale Clearance von Cladribin von der Kreatinin-Clearance abhängt. Aufgrund einer populationspharmakokinetischen Analyse bei Patienten mit normaler und mit leicht eingeschränkter Nierenfunktion ist anzunehmen, dass die Gesamt-Clearance bei Patienten mit leichter Einschränkung der Nierenfunktion (CL_{KR} = 60 ml/min) mäßig absinkt und dies zu einer Zunahme der Exposition um 25 % führt.
- **Eingeschränkte Leberfunktion:** Die Rolle der Leberfunktion für die Elimination von Cladribin wird als vernachlässigbar eingeschätzt.

Klinische Daten

Die Wirksamkeit und die Sicherheit von oralem Cladribin wurden in einer randomisierten, doppelblinden, placebokontrollierten klinischen Studie (**CLARITY;** Giovannoni et al. 2010) an 1.326 Patienten mit schubförmig-remittierender MS beurteilt. Studienziele waren die Beurteilung der Wirksamkeit von Cladribin im Vergleich zu Placebo hinsichtlich Verringerung der jährlichen Schubrate (ARR, „annualised relapse rate“, primärer Endpunkt), Verlangsamung der Behinderungsprogression und Verringerung der im MRT gemessenen aktiven Läsionen.

Die Patienten erhielten während der 96-wöchigen (2-jährigen) Studienphase in zwei Behandlungsphasen entweder Placebo (n = 437) oder eine kumulative Cladribin-Dosis von 3,5 mg/kg (n = 433) bzw. 5,25 mg/kg KG (n = 456). Für die kumulative Dosis von 3,5 mg/kg KG randomisierte Patienten erhielten eine erste Behandlungsphase in Woche 1 und 5 des ersten Jahres und eine zweite Behandlungsphase in Woche 1 und 5 des zweiten Jahres. Für die kumulative Dosis von 5,25 mg/kg randomisierte Patienten wurden im ersten Jahr zusätzlich in Woche 9 und 13 behandelt. Die Mehrheit der Patienten in der Placebogruppe (87,0 %) und in den Behandlungsgruppen mit 3,5 mg/kg KG (91,9 %) bzw. 5,25 mg/kg KG (89,0 %) Cladribin beendeten die gesamten 96 Studienwochen.

Die Patienten mussten in den vorausgegangenen 12 Mon. mindestens 1 Schub aufweisen. In der gesamten Studienpopulation lag das mediane Alter bei 39 Jahren (Bereich 18–65), und das Verhältnis von Frauen zu Männern betrug ungefähr 2 : 1. Die mittlere MS-Dauer vor Einschluss in die Studie lag bei 8,7 Jahren. Die mittels erweiterter Kurtzke-Skala gemessene neurologische Behinderung (EDSS) betrug bei Studienbeginn in allen Behandlungsgruppen im Median 3,0 (Bereich 0–6,0). Mehr als zwei Drittel der Patienten hatten zu Studienbeginn noch keine Behandlung mit verlaufsmodifizierenden MS-Arzneimitteln (DMTs) erhalten. Die übrigen Patienten waren zuvor schon entweder mit IFN-β1a, IFN-β1b, GLAT oder Natalizumab behandelt worden.

Bei Patienten mit schubförmig-remittierender MS, die 3,5 mg/kg KG Cladribin erhielten, zeigten sich statistisch signifikante Verbesserungen hinsichtlich der jährlichen Schubrate, beim Anteil von schubfreien Patienten über 96 Wo., beim Anteil an Patienten ohne anhaltende Behinderungsprogression über 96 Wo. sowie bei der Zeit bis zur 3 Mon. anhaltenden EDSS-Progression im Vergleich zu Patienten unter Placebo (➤ Tab. 17.24).

Darüber hinaus hat sich die Behandlungsgruppe mit Cladribin 3,5 mg/kg KG gegenüber Placebo hinsichtlich Anzahl und relativer Reduktion von T1-Gd+-Läsionen, aktiver T2-Läsionen sowie kombinierter Einzelläsionen als statistisch signifikant überlegen erwiesen. Patienten unter Cladribin hatten gegenüber der Placebogruppe eine relative Reduktion der mittleren Anzahl von T1-Gd+-Läsionen um 86 % (angepasste Mittelwerte für die Gruppen unter 3,5 mg/kg Cladribin bzw. Placebo betrugen 0,12 bzw. 0,91), eine relative Reduktion der mittleren Anzahl von aktiven T2-Läsionen um 73 % (angepasste Mittelwerte für die Gruppen unter 3,5 mg/kg Cladribin bzw. Placebo betrugen 0,38 bzw. 1,43) sowie eine relative Reduktion der mittleren Anzahl von kombinierten Einzelläsionen um 74 % je Patient und Scan (angepasste Mittelwerte für die Gruppen unter 3,5 mg/kg Cladribin bzw. Placebo betrugen 0,43 bzw. 1,72) ($p < 0{,}001$ für alle drei MRT-Befunde).

Eine Post-hoc-Analyse der Zeitspanne bis zur 6 Mon. anhaltenden bestätigten EDSS-Progression ergab eine Reduktion des Risikos für eine Behinderungsprogression um 47 % unter 3,5 mg/kg Cladribin im Vergleich zu Placebo (Hazard Ratio = 0,53; 95 %-KI 0,36 bis 0,79; $p < 0{,}05$). In der Placebogruppe wurde das 10. Perzentil nach 245 Tagen erreicht, während es in der Gruppe unter 3,5 mg/kg Cladribin im Studienzeitraum nicht erreicht wurde.

Wie in ➤ Tab. 17.24 gezeigt, erbrachten höhere kumulative Dosen keinen weiteren klinisch relevanten Nutzen, waren aber mit einem vermehrten Auftreten von Lymphopenie Grad ≥ 3 assoziiert (44,9 % in der Gruppe mit 5,25 mg/kg vs. 25,6 % in der Gruppe mit 3,5 mg/kg KG).

Patienten, welche die CLARITY-Studie abgeschlossen hatten, konnten an der CLARITY-Verlängerungsstudie teilnehmen. Im Rahmen dieser Verlängerungsstudie erhielten 806 Patienten innerhalb der 96-wöchigen Studienphase entweder Placebo oder eine kumulative Cladribin-Dosis von 3,5 mg/kg KG (das Behandlungsregime war mit dem der CLARITY-Studie vergleichbar). Das primäre Studienziel war die Sicherheit, während die Wirksamkeitsendpunkte explorativ waren.

Das Ausmaß der Wirkung hinsichtlich der Reduktion der Schubhäufigkeit und Verzögerung der Behinderungsprogression bei Patienten, die über 2 Jahre eine Dosis von 3,5 mg/kg erhielten, blieb in den Jahren 3 und 4 erhalten.

Nebenwirkungen

Bei MS-Patienten, die in klinischen Studien über 2 Jahre Cladribin in der empfohlenen kumulativen Dosis von 3,5 mg/kg KG erhielten, wurden als klinisch relevanteste Nebenwirkungen Lymphopenie und Herpes zoster berichtet. Die Inzidenz von Herpes zoster war während einer Lymphopenie Grad 3 oder 4 (< 500–200 Zellen/mm^3 oder < 200 Zellen/mm^3) höher als in dem Zeitraum, in dem die Patienten keine Lymphopenie Grad 3 oder 4 aufwiesen.

Auflistung der Nebenwirkungen

Die Angaben zu den in ➤ Box 17.4 aufgelisteten Nebenwirkungen beruhen auf gepoolten Daten aus klinischen MS-Studien, in denen orales Cladribin als

Tab. 17.24 Klinische Ergebnisse in der CLARITY-Studie (96 Wochen)

Parameter	Placebo (N = 437)	Kumulative Cladribin-Dosis	
		3,5 mg/kg KG (N = 433)	5,25 mg/kg KG (N = 456)
Jährliche Schubrate	0,33	0,14*	0,15*
Relative Reduktion (Cladribin vs. Placebo)		57,7 %	54,5 %
Anteil von schubfreien Patienten über 96 Wo.	60,9 %	79,7 %	78,9 %
Zeit bis zur 3 Mon. anhaltenden EDSS-Progression, 10. Perzentile	10,8 Mon.	13,6 Mon.	13,6 Mon.
Hazard Ratio		0,67*	0,69*

* $p < 0{,}001$ gegenüber Placebo

Monotherapie in einer kumulativen Dosis von 3,5 mg/kg KG angewendet wurde. Die Nebenwirkungsdatenbank dieser Studien umfasst 923 Patienten.

Box 17.4

Nebenwirkungen von Cladibrin 3,5 mg/kg KG

Infektionen und parasitäre Erkrankungen
- Häufig: oraler Herpes, dermatomaler Herpes zoster
- Sehr selten: Tuberkulose

Erkrankungen des Blutes und des Lymphsystems
- Sehr häufig: Lymphopenie
- Häufig: Verminderung der Neutrophilenzahl

Erkrankungen der Haut und des Unterhautzellgewebes
- Häufig: Ausschlag, Alopezie

Beschreibung ausgewählter Nebenwirkungen

Lymphopenie In klinischen Studien entwickelten 20–25 % der Patienten, die über 2 Jahre mit einer kumulativen Cladribin-Dosis von 3,5 mg/kg KG als Monotherapie behandelt wurden, eine vorübergehende Lymphopenie Grad 3 oder 4. Eine Grad-4-Lymphopenie war bei weniger als 1 % der Patienten zu beobachten. Bei den meisten Patienten mit einer Lymphopenie Grad 3 oder 4 trat diese 2 Mon. nach der ersten Cladribin-Dosis im jeweiligen Jahr auf (4,0 bzw. 11,3 % bei Patienten mit Grad-3-Lymphopenie in Jahr 1 bzw. 2 sowie 0 bzw. 0,4 % bei Patienten mit Grad-4-Lymphopenie in Jahr 1 bzw. 2). Es anzunehmen, dass sich die Lymphozytenwerte bei den meisten Patienten innerhalb von 9 Mon. entweder normalisieren oder auf eine Lymphopenie Grad 1 zurückgehen.

Um das Risiko für eine schwere Lymphopenie zu reduzieren, müssen die Lymphozytenzahlen vor, während und nach der Behandlung mit Cladribin bestimmt und strikte Kriterien zur Einleitung und Fortführung der Behandlung mit Cladribin eingehalten werden.

Maligne Erkrankungen In klinischen Studien und bei der langfristigen Nachbeobachtung von Patienten, die eine kumulative orale Dosis von 3,5 mg/kg KG Cladribin erhalten hatten, wurden bei mit Cladribin behandelten Patienten häufiger maligne Erkrankungen beobachtet (10 Ereignisse in 3.414 Patientenjahren [0,29 Ereignisse auf 100 Patientenjahre]) als bei Patienten, die Placebo erhielten (3 Ereignisse in 2.022 Patientenjahren [0,15 Ereignisse auf 100 Patientenjahre]).

Kontraindikationen

- Überempfindlichkeit gegen den Wirkstoff oder sonstige Bestandteile
- Infektion mit dem humanen Immundefizienzvirus (HIV)
- Aktive chronische Infektion (Tuberkulose oder Hepatitis)
- Beginn einer Behandlung mit Cladribin bei immungeschwächten Patienten, inkl. Patienten, die derzeit eine immunsuppressive oder myelosuppressive Therapie erhalten
- Aktive maligne Erkrankungen
- Mittelschwere oder schwere Einschränkung der Nierenfunktion (Kreatinin-Clearance < 60 ml/min)
- Schwangerschaft und Stillzeit

Besondere Warnhinweise und Vorsichtsmaßnahmen für die Anwendung

Hämatologische Überwachung Der Wirkmechanismus von Cladribin steht in direktem Zusammenhang mit einer Verminderung der Lymphozytenzahl. Die Wirkung auf die Lymphozytenzahl ist dosisabhängig. In klinischen Studien wurde auch eine Verminderung der Neutrophilenzahl, der Erythrozytenzahl, des Hämatokrits, des Hämoglobins oder der Thrombozytenzahl im Vergleich zu den Ausgangswerten beobachtet, jedoch bleiben diese Parameter gewöhnlich im Normalbereich.

Additive hämatologische Nebenwirkungen sind möglicherweise zu erwarten, wenn Cladribin vor oder gleichzeitig mit anderen Wirkstoffen angewendet wird, die das hämatologische Profil beeinflussen. Die Lymphozytenzahl muss bestimmt werden:
- vor Behandlungsbeginn mit Cladribin in Jahr 1,
- vor Behandlungsbeginn mit Cladribin in Jahr 2,
- 2 und 6 Mon. nach Behandlungsbeginn in jedem Behandlungsjahr.
- Falls die Lymphozytenzahl < 500 Zellen/mm^3 beträgt, sollte sie aktiv überwacht werden, bis die Werte wieder ansteigen.

Infektionen Cladribin kann die körpereigene Immunabwehr schwächen und möglicherweise die Wahrscheinlichkeit für Infektionen erhöhen. Vor Einleitung einer Cladribin-Therapie sind eine HIV-Infektion, eine aktive Tuberkulose und eine aktive Hepatitis auszuschließen.

Latente Infektionen (u. a. Tuberkulose oder Hepatitis) können aktiviert werden. Daher muss vor Therapiebeginn in Jahr 1 und Jahr 2 ein Screening auf latente Infektionen erfolgen, vor allem auf Tuberkulose sowie Hepatitis B und C. Der Beginn der Behandlung mit Cladribin sollte verschoben werden, bis die Infektion angemessen behandelt wurde.

Auch bei Patienten mit einer **akuten Infektion** sollte so lange mit dem Beginn der Behandlung mit Cladribin gewartet werden, bis die Infektion erfolgreich behandelt worden ist.

Bei Patienten ohne anamnestisch bekannte Exposition gegenüber dem Varicella-zoster-Virus ist besondere Vorsicht geboten. Vor Beginn der Cladribin-Therapie wird eine Impfung von Ak-negativen Patienten empfohlen. Der Behandlungsbeginn mit Cladribin muss um 4–6 Wo. verschoben werden, damit die Impfung ihre volle Wirkung entfalten kann.

Bei Patienten unter Cladribin war die Inzidenz von Herpes zoster erhöht. Sinkt die Lymphozytenzahl unter 200 Zellen/mm^3, ist während der Grad-4-Lymphopenie eine Herpesprophylaxe gemäß lokaler Standardpraxis in Erwägung zu ziehen.

Nach parenteraler Gabe von Cladribin bei Patienten, die aufgrund einer Haarzellleukämie ein anderes Behandlungsregime erhielten, wurden Fälle von progressiver multifokaler Leukenzephalopathie (PML) berichtet.

In den klinischen Studien zu Cladribin bei MS (1.976 Patienten, 8.650 Patientenjahre) wurde über keinen Fall einer PML berichtet. Jedoch sollte vor Beginn der Cladribin-Therapie eine Eingangsuntersuchung mittels MRT erfolgen (üblicherweise innerhalb von 3 Mon.).

Maligne Erkrankungen In klinischen Studien wurden bei den mit Cladribin behandelten Patienten häufiger maligne Erkrankungen beobachtet als bei Patienten, die Placebo erhielten. Die Anwendung von Cladribin bei MS-Patienten mit aktiven malignen Erkrankungen ist kontraindiziert. Vor Beginn der Behandlung mit Cladribin sollte bei Patienten, bei denen schon einmal maligne Erkrankungen aufgetreten sind, eine individuelle Nutzen-Risiko-Beurteilung erfolgen. Patienten, die mit Cladribin behandelt werden, sollten angewiesen werden, die Standardleitlinien für Krebsvorsorgeuntersuchungen zu beachten.

Verhütung Vor Behandlungsbeginn sowohl in Jahr 1 als auch in Jahr 2 sollten Frauen im gebärfähigen Alter sowie zeugungsfähige Männer über die Möglichkeit eines schwerwiegenden Risikos für den Feten und die Notwendigkeit einer zuverlässigen Verhütungsmethode informiert werden.

- Frauen im gebärfähigen Alter müssen während der Behandlung mit Cladribin und mindestens 6 Mon. nach der letzten Dosis eine zuverlässige Verhütungsmethode anwenden, um eine Schwangerschaft zu verhindern.
- Männliche Patienten müssen während der Behandlung mit Cladribin sowie für mindestens 6 Mon. nach der letzten Dosis Vorkehrungen treffen, damit bei ihrer Partnerin keine Schwangerschaft eintritt.

Umstellung auf Cladribin sowie von Cladribin auf andere Arzneimittel Vor Einleitung einer Behandlung mit Cladribin müssen bei Patienten, die bereits zuvor mit immunmodulierenden oder immunsuppressiven Arzneimitteln behandelt wurden, der Wirkmechanismus und die Wirkungsdauer des anderen Arzneimittels beachtet werden. Auch die Möglichkeit einer additiven Wirkung auf das Immunsystem ist zu berücksichtigen, wenn solche Arzneimittel nach einer Behandlung mit Cladribin angewendet werden.

Bei Umstellung von einem anderen MS-Therapeutikum sollte eine Eingangsuntersuchung mittels MRT erfolgen (s. „Infektionen").

Eingeschränkte Leberfunktion Auch wenn die Bedeutung der Leberfunktion bei der Eliminierung von Cladribin als vernachlässigbar anzusehen ist, wird aufgrund fehlender Erfahrung die Anwendung von Cladribin bei Patienten mit mittelschwerer oder schwerer Einschränkung der Leberfunktion (Child-Pugh-Score > 6) nicht empfohlen.

Wechselwirkungen mit anderen Arzneimitteln und sonstige Wechselwirkungen

Mavenclad® enthält Hydroxypropylbetadex, das möglicherweise mit anderen Arzneimitteln eine Komplexbildung eingehen und daher zu einer erhöhten Bioverfügbarkeit dieser Arzneimittel führen kann (insb. Arzneimittel mit geringer Löslichkeit). Daher wird empfohlen, an den wenigen Tagen, an denen Cladribin angewendet wird, einen zeitlichen Abstand von mindestens 3 h zwischen der Einnahme von Mavenclad® und eines anderen oralen Arzneimittels einzuhalten.

Immunsuppressiva Aufgrund des Risikos additiver Wirkungen auf das Immunsystem ist der Beginn einer Behandlung mit Cladribin kontraindiziert bei immungeschwächten Patienten (inkl. Patienten, die derzeit eine immunsuppressive oder myelosuppressive Therapie mit Wirkstoffen wie Methotrexat, Cyclophosphamid, Ciclosporin oder Azathioprin erhalten) sowie bei Patienten unter chronischer Behandlung mit Kortikosteroiden.

Eine akute Kurzzeitbehandlung mit systemischen Kortikosteroiden ist während der Behandlung mit Cladribin möglich.

Andere krankheitsmodifizierende Arzneimittel Die Anwendung von Cladribin zusammen mit IFN-β führt zu einem erhöhten Lymphopenierisiko (Montalban et al. 2018). Die Sicherheit und Wirksamkeit von Cladribin in Kombination mit anderen DMTs ist nicht erwiesen. Eine gleichzeitige Behandlung wird nicht empfohlen.

Hämatotoxische Arzneimittel Wegen der Cladribin-induzierten Verminderung der Lymphozytenzahl ist mit additiven hämatologischen Nebenwirkungen zu rechnen, wenn Cladribin vor oder gleichzeitig mit anderen Wirkstoffen angewendet wird, die das hämatologische Profil beeinflussen (z. B. Carbamazepin). In solchen Fällen wird eine sorgfältige Kontrolle der hämatologischen Parameter empfohlen.

Lebendimpfstoffe und abgeschwächte Lebendimpfstoffe Eine Behandlung mit Cladribin sollte wegen des Risikos einer aktiven Impfinfektion frühestens 4–6 Wo. nach einer Impfung mit Lebendimpfstoffen oder abgeschwächten Lebendimpfstoffen begonnen werden. Während und nach der Behandlung mit Cladribin sollte eine Impfung mit Lebendimpfstoffen oder abgeschwächten Lebendimpfstoffen vermieden werden, solange die Anzahl der weißen Blutkörperchen nicht im Normalbereich liegt.

Hormonelle Kontrazeptiva Bisher ist nicht bekannt, ob Cladribin möglicherweise die Wirksamkeit systemisch wirkender hormoneller Kontrazeptiva vermindert. Daher sollten Frauen, die systemisch wirkende hormonelle Kontrazeptiva anwenden, während der Behandlung mit Cladribin sowie für mindestens 4 Wo. nach der letzten Dosis eines jeden Behandlungsjahres zusätzlich eine Barrieremethode anwenden.

Siponimod

Die Progression der MS ist durch chronische Inflammation mit Aktivierung von T- und B-Zellen sowie Mikroglia und Freisetzung reaktiver Sauerstoffmetaboliten, altersabhängige Akkumulation von Eisen und damit einhergehende neuronale Degeneration gekennzeichnet. Bis heute sind die Behandlungsmöglichkeiten der progredienten Formen der Erkrankung eher beschränkt. Neue Substanzen umfassen den B-Zell-depletierenden Antikörper Ocrelizumab, der in ➤ Kap. 17.3.4 besprochen wird, und den S1P-Rezeptor-Modulator Siponimod, der in Europa seit März 2020 zur Behandlung der sekundär chronisch progredienten Verlaufsform der MS (SPMS) zugelassen ist.

Ein Grund weshalb bisher die Entwicklung neuer Therapieformen wenig erfolgreich geblieben ist, liegt wahrscheinlich darin, dass etablierte In-vitro- und In-vivo-Modelle die o. g. pathogenetischen Aspekte der Erkrankung teils nur unzureichend widerspiegeln und es daher schwierig bleibt, Behandlungsansätze zu testen.

Anwendung, Wirkmechanismus und Pharmakokinetik

Siponimod (Mayzent®) wird angewendet zur Behandlung von Erwachsenen mit SPMS) mit Krankheitsaktivität, nachgewiesen durch Schübe oder Bildgebung der entzündlichen Aktivität (Fachinformation 2020). Die Behandlung mit Siponimod ist durch einen Arzt mit Erfahrung in der MS-Behandlung einzuleiten und zu überwachen.

Vor Beginn der Behandlung mit Siponimod muss bei den Patienten eine **CYP2C9-Genotypisierung** vorgenommen werden, um deren CYP2C9-Metabolisierungsstatus zu bestimmen.

- Bei Patienten mit CYP2C9*3*3-Genotyp darf Siponimod nicht angewendet werden.

- Bei Patienten mit CYP2C9*2*3- oder -*1*3-Genotyp beträgt die empfohlene Erhaltungsdosis 1 mg einmal täglich (4 Tbl. à 0,25 mg).
- Bei allen Patienten mit anderem CYP2C9-Genotyp beträgt die empfohlene Erhaltungsdosis von Siponimod 2 mg bei einmal täglicher Einnahme.

Die Behandlung muss mit einer Titrationspackung über 5 Tage begonnen werden. Man beginnt mit einmal täglich 0,25 mg an den Tagen 1 und 2, gefolgt von einmal täglichen Dosen von 0,5 mg an Tag 3, 0,75 mg an Tag 4 und 1,25 mg an Tag 5, sodass der Patient ab Tag 6 seine verordnete Erhaltungsdosis von Siponimod erreicht.

Siponimod ist ein S1P-Rezeptor-Modulator und bindet selektiv an zwei der fünf G-Protein-gekoppelten Rezeptoren (GPCR) für S1P: S1P-Rezeptor 1 und S1P-Rezeptor 5. Siponimod wirkt als funktioneller Antagonist auf den S1P-Rezeptor 1 der Lymphozyten und verhindert so die Migration von Lymphozyten aus den Lymphknoten. Dies vermindert die Rezirkulation von T-Zellen in das ZNS, um die Entzündung im ZNS zu begrenzen. Innerhalb von 6 h nach der ersten Dosis löst Siponimod eine dosisabhängige Reduktion der Anzahl peripherer Lymphozyten im Blut aus, was auf die reversible Sequestrierung von Lymphozyten im Lymphgewebe zurückzuführen ist. Bei andauernder täglicher Gabe nimmt die Lymphozytenzahl kontinuierlich ab und erreicht einen medianen Minimalwert (90 %-KI) von ungefähr 0,560 (0,271 bis 1,08) Zellen/nl bei einem typischen, nicht aus Japan stammenden CYP2C9*1*1- oder CYP2C9*1*2-Patienten mit SPMS, was einer Verringerung von 20–30 % gegenüber dem Ausgangswert entspricht. Bei täglicher Einnahme werden niedrige Lymphozytenzahlen aufrechterhalten. Bei der überwiegenden Mehrheit (90 %) der SPMS-Patienten normalisiert sich die Lymphozytenzahl innerhalb von 10 Tagen nach Therapieende. Nach Beendigung der Behandlung mit Siponimod können Restwirkungen bzgl. einer Senkung der Anzahl peripherer Lymphozyten noch bis zu 3–4 Wo. nach der letzten Dosis anhalten.

Siponimod verteilt sich mäßig im Körpergewebe, wobei das mittlere Verteilungsvolumen 124 Liter beträgt. Der im Plasma nachweisbare Anteil von Siponimod beträgt beim Menschen 68 %. Siponimod überwindet leicht die Blut-Hirn-Schranke. Bei gesunden Probanden und Patienten mit Leber- oder Nierenfunktionsstörung beträgt die Proteinbindung von Siponimod mehr als 99,9 %.

Siponimod wird umfassend metabolisiert, hauptsächlich durch das Cytochrom P_{450} 2C9 (CYP2C9) (79,3 %) und in einem geringeren Ausmaß durch das Cytochrom P_{450} 3A4 (CYP3A4) (18,5 %). Es wird davon ausgegangen, dass sich die pharmakologische Aktivität der Hauptmetaboliten M3 und M17 beim Menschen nicht auf die klinische Wirksamkeit und Sicherheit von Siponimod auswirkt. In-vitro-Untersuchungen deuteten darauf hin, dass Siponimod und seine systemischen Hauptmetaboliten M3 und M17 bei der therapeutischen Dosierung von einmal täglich 2 mg mit keinem der untersuchten CYP-Enzyme und -Transporter ein Potenzial für klinisch relevante Arzneimittelwechselwirkungen zeigen und keine klinische Untersuchung erfordern. CYP2C9 ist polymorph, und der Genotyp hat Einfluss darauf, in welchem Ausmaß die beiden oxidativen Stoffwechselwege jeweils zur Gesamtelimination beitragen. PBPK-Modelle deuten auf eine differenzierte, vom CYP2C9-Genotyp abhängige Inhibition und Induktion der CYP3A4-Signalwege hin. Bei verminderter Stoffwechselaktivität von CYP2C9 in den jeweiligen Genotypen ist damit zu rechnen, dass sich Arzneimittel mit Einfluss auf CYP3A4 in stärkerem Maße auf die Exposition gegenüber Siponimod auswirken.

Nach mehrfacher einmal täglicher Anwendung von 0,3 bis 20 mg steigt die Konzentration von Siponimod offenbar dosisproportional an. Steady-State-Plasmakonzentrationen werden nach ca. 6 Tagen der einmal täglichen Gabe erreicht, und die Konzentrationen im Steady State entsprechen etwa dem 2- bis 3-Fachen der Anfangsdosis. Es wird ein Titrationsschema angewendet, um nach 6-tägiger Gabe die therapeutische klinische Dosis von 2 mg Siponimod zu erreichen. Zum Erreichen der Steady-State-Plasmakonzentrationen sind weitere 4 Behandlungstage erforderlich.

Klinische Daten

Die Ergebnisse der **EXPAND**-Studie (Kappos 2018) zeigten eine variable, aber durchgehende Risikoreduktion für die Zeit bis zur nach 3 und 6 Mon. bestätigten Behinderungsprogression unter Siponimod im Vergleich zu Placebo in Untergruppen, die auf Geschlecht, Alter, Schubaktivität vor der Studie, im MRT nachgewiesener Krankheitsaktivität zu Studienbeginn,

Krankheitsdauer und Ausgangsgrad der Behinderung beruhten (Zusammenfassung ➤ Tab. 17.25).

In der Subgruppe der Patienten (n = 779) mit Krankheitsaktivität (definiert als Patienten mit Schub in den 2 Jahren vor der Studie und/oder Vorhandensein von Gd-verstärkenden T1-Läsionen zu Studienbeginn) waren die Baseline-Eigenschaften ähnlich wie die der Gesamtpopulation. Das mediane Alter betrug 47 Jahre, die mediane Krankheitsdauer 15 Jahre und der mediane EDSS-Wert zu Studienbeginn 6,0.

- Die Zeit bis zum Auftreten der nach 3 und 6 Mon. bestätigten Behinderungsprogression war bei den mit Siponimod behandelten Patienten mit Krankheitsaktivität signifikant verzögert: im Vergleich zu Placebo um 31 % (Hazard Ratio [HR] 0,69; 95 %-KI 0,53 bis 0,91) bzw. 37 % (HR 0,63; 95 %-KI 0,47 bis 0,86) (➤ Abb. 17.23).
- Die ARR (bestätigte Schübe) war im Vergleich zu Placebo um 46 % reduziert (ARR-Verhältnis 0,54; 95 %-KI 0,39 bis 0,77).

Tab. 17.25 Klinische und MRT-Ergebnisse der EXPAND-Studie

Endpunkte	Siponimod 2 mg (n = 1.099)	Placebo (n = 546)
Klinische Endpunkte		
Primärer Wirksamkeitsendpunkt: Anteil der Patienten mit nach 3 Mon. bestätigter Behinderungsprogression (primärer Endpunkt)	**26,3 %**	**31,7 %**
Risikoreduktion[1]	**21 % (p = 0,0134)**	
Anteil der Patienten mit nach 3 Mon. bestätigter 20-prozentiger Zunahme beim 25-Fuß-Gehtest	**39,7 %**	**41,4 %**
Risikoreduktion[1]	**6 % (p = 0,4398)**	
Anteil der Patienten mit nach 6 Mon. bestätigter Behinderungsprogression	**19,9 %**	**25,5 %**
Risikoreduktion[1]	**26 % (p = 0,0058)[6]**	
Jährliche Schubrate (ARR)	**0,071**	**0,152**
Verringerung der Rate[2]	**55 % (p < 0,0001)[6]**	
MRT-Endpunkte		
Veränderung des Volumens der T2-Läsionen (mm^3) gegenüber dem Ausgangswert[3]	**+184 mm^3**	**+879 mm^3**
Unterschied bei der Änderung des Volumens der T2-Läsionen	**–695 mm^3 (p < 0,0001)[7]**	
Prozentuale Veränderung des Gehirnvolumens gegenüber dem Ausgangswert (95 %-KI)[3]	**–0,497 %**	**–0,649 %**
Unterschied bei der prozentualen Veränderung des Gehirnvolumens	**0,152 % (p = 0,0002)[6]**	
Durchschnittliche kumulative Anzahl der Gd-anreichernden T1-gewichteten Läsionen (95 %-KI)[4]	**0,081**	**0,596**
Verringerung der Rate	**86 % (p < 0,0001)[6]**	
Anteil der Patienten mit einer Verschlechterung um 4 Punkte beim Symbol Digit Modality Test[5]	**16,0 %**	**20,9 %**
Risikoreduktion[1]	**25 % (p = 0,0163)[6]**	

[1] Aus Cox-Modellen für die Zeit bis zur Progression
[2] Aus einem Modell für wiederkehrende Ereignisse
[3] Durchschnitt aus Monat 12 und Monat 24
[4] Bis Monat 24
[5] Bestätigt nach 6 Mon.
[6] Nominaler p-Wert für Endpunkte, die nicht in den hierarchischen Tests enthalten und nicht an die Multiplizität eingestellt sind
[7] Nicht bestätigender p-Wert; das hierarchische Testverfahren wurde vor Erreichen des Endpunkts beendet

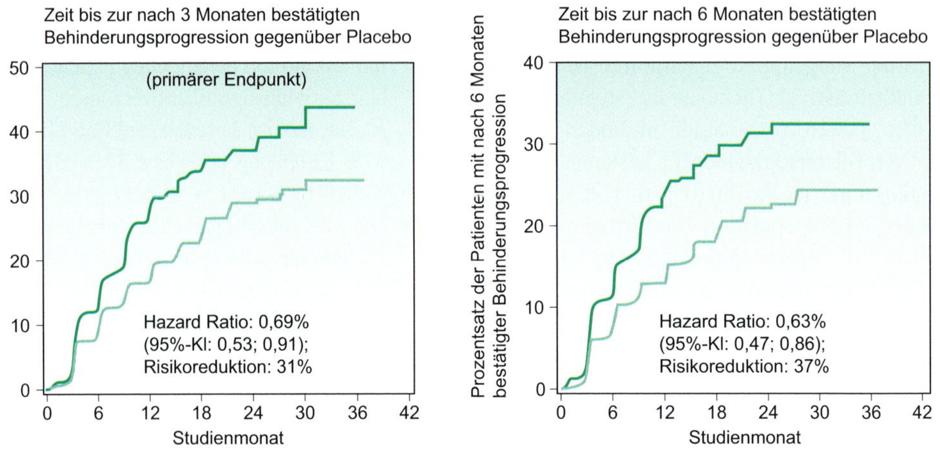

Anzahl der Patienten unter Risiko

Siponimod	516	439	376	245	149	48	1	0
Placebo	263	221	164	112	68	19	0	0

Anzahl der Patienten unter Risiko

Siponimod	516	447	391	258	156	51	1	0
Placebo	263	225	171	115	68	20	0	0

Siponimod (n = 516) Placebo (N = 263)

Abb. 17.23 Patienten mit nach 3 und 6 Monaten bestätigter Behinderungsprogression anhand von EDSS-Kaplan-Meier-Kurven – Subgruppe mit aktiver SPMS [L231]

- Die relative Ratenreduktion der kumulativen Anzahl von Gd-verstärkenden T1-gewichteten Läsionen über 24 Mon. betrug 85 % (Ratenverhältnis 0,155; 95 %-KI 0,104 bis 0,231) im Vergleich zu Placebo.
- Die Unterschiede in der Veränderung des T2-Läsionsvolumens und im Prozentsatz der Veränderung des Gehirnvolumens (Durchschnitt über die Monate 12 und 24) im Vergleich zu Placebo betrugen –1163 mm^3 (95 %-KI: –1484 bis –843 mm^3) bzw. 0,141 % (95 %-KI: 0,020 bis 0,261).

In der Subgruppe der Patienten (n = 827) ohne Anzeichen und Symptome von Krankheitsaktivität (definiert als Patienten ohne Schub in den 2 Jahren vor der Studie und ohne Kontrastmittel anreichernden T1-Läsionen zu Studienbeginn), waren die Auswirkungen auf die nach 3 und 6 Mon. bestätigte Behinderungsprogression gering (die Risikoreduktionen betrugen 7 bzw. 13 %).

Nebenwirkungen

Die häufigsten UAWs sind Kopfschmerzen (15 %) und Hypertonie (12,6 %).

Auflistung der Nebenwirkungen

In ➤ Box 17.5 sind die Nebenwirkungen von Siponimod nach Systemorganklassen und Häufigkeiten aufgelistet.

Box 17.5

Nebenwirkungen von Siponimod

Infektionen und parasitäre Erkrankungen
- Häufig: Herpes zoster
- Sehr selten: Tuberkulose

Gutartige, bösartige und unspezifische Neubildungen (Zysten, Polypen)
- Häufig: melanozytärer Nävus

Erkrankungen des Blutes und des Lymphsystems
- Häufig: Lymphopenie

Erkrankungen des Nervensystems
- Sehr häufig: Kopfschmerzen
- Häufig: Schwindel, Krampfanfälle, Tremor

Augenerkrankungen
- Häufig: Makulaödem

Herzerkrankungen
- Häufig: Bradyarrhythmie, atrioventrikulärer Block (1. und 2. Grades)

Gefäßerkrankungen
- Sehr häufig: Hypertonie

Erkrankungen des Gastrointestinaltrakts
- Häufig: Übelkeit, Diarrhö

Skelettmuskulatur-, Bindegewebs- und Knochenerkrankungen
- Häufig: Schmerzen in den Extremitäten

Allgemeine Erkrankungen und Beschwerden
- Häufig: peripheres Ödem, allgemeine Schwäche

Laborparameter
- Sehr häufig: erhöhte Leberwerte
- Häufig: verminderte Werte bei Lungenfunktionstests

Beschreibung ausgewählter Nebenwirkungen

Infektionen In der klinischen Phase-III-Studie zu SPMS war die Gesamtrate an Infektionen unter Siponimod und unter Placebo vergleichbar (49,0 % bzw. 49,1 %). Jedoch wurde unter Siponimod im Vergleich zu Placebo über eine erhöhte Rate von Herpes-zoster-Infektionen berichtet (2,5 % vs. 0,7 %). Im Verlängerungsteil der klinischen Phase-III-Studie wurde ein Fall einer Kryptokokkenmeningitis (KM) unter Siponimod berichtet.

Makulaödem Bei Patienten, die Siponimod erhielten, trat häufiger ein Makulaödem auf (1,8 %) als bei Patienten unter Placebo (0,2 %). Auch wenn die Mehrzahl der Fälle innerhalb von 3 bis 4 Mon. nach Behandlungsbeginn mit Siponimod auftrat, wurden Fälle auch bei Patienten berichtet, die länger als 6 Mon. mit Siponimod behandelt wurden. Einige beklagten verschwommenes Sehen oder eine Abnahme der Sehschärfe, andere hingegen blieben asymptomatisch, und ihr Makulaödem wurde bei einer routinemäßigen ophthalmologischen Untersuchung diagnostiziert. Nach Absetzen der Behandlung trat i. Allg. eine Besserung oder spontane Rückbildung des Makulaödems ein. Das Rezidivrisiko bei erneuter Gabe wurde nicht untersucht.

Bradyarrhythmie Der Therapiebeginn mit Siponimod führt zu einer vorübergehenden Abnahme der Herzfrequenz und kann zudem mit einer Verzögerung der atrioventrikulären Überleitung assoziiert sein. Bei 6,2 % der mit Siponimod behandelten Patienten wurde eine Bradykardie berichtet, im Vergleich zu 3,1 % unter Placebo. Ein AV-Block trat bei 1,7 % der Patienten unter Siponimod und bei 0,7 % unter Placebo auf. Die maximale Abnahme der Herzfrequenz wird in den ersten 6 h nach Dosisgabe beobachtet. Während der Phase der initialen Dosierung wurde eine vorübergehende, dosisabhängige Verringerung der Herzfrequenz beobachtet, die bei Dosen ≥ 5 mg ihr Plateau erreichte. Bradyarrhythmische Ereignisse (AV-Block und Sinusarrest) wurden häufiger unter der Behandlung mit Siponimod als unter Placebo nachgewiesen. Die meisten AV-Blockierungen und Sinusarreste traten oberhalb der therapeutischen Dosis von 2 mg auf. Im Vergleich zur Dosistitration war die Inzidenz merklich höher, wenn keine Dosistitration durchgeführt wurde. Die durch Siponimod induzierte Abnahme der Herzfrequenz ist durch Anwendung von Atropin oder Isoprenalin reversibel.

Leberfunktionstests Erhöhte Leberenzymwerte (meist ein erhöhter ALT-Wert) wurden bei mit Siponimod behandelten MS-Patienten berichtet. In der klinischen Phase-III-Studie zu SPMS wurde unter der Behandlung mit Siponimod häufiger über erhöhte Leberfunktionswerte berichtet als unter Placebo (11,3 vs. 3,1 %). Dabei handelte es sich hauptsächlich um Erhöhungen der Lebertransaminasen (ALT/AST) und GGT. Die Mehrzahl der Erhöhungen trat innerhalb von 6 Mon. nach Behandlungsbeginn auf. Die ALT-Werte normalisierten sich innerhalb von rund 1 Mon. nach Absetzen von Siponimod.

Blutdruck In der klinischen Phase-III-Studie zu SPMS wurde bei Patienten unter Siponimod häufiger über Hypertonie berichtet (12,6 %) als bei Patienten, die Placebo erhielten (9,0 %). Die Behandlung mit Siponimod führte kurz nach Beginn der Therapie zu einem Anstieg des systolischen und diastolischen Blutdrucks. Die Blutdruckerhöhung erreichte nach ca. 6-monatiger Behandlung ihr Maximum (systolisch: 3 mmHg, diastolisch: 1,2 mmHg) und blieb anschließend stabil. Die Wirkung hielt bei fortgesetzter Behandlung an.

Krampfanfälle In der klinischen Phase-III-Studie zu SPMS wurde bei 1,7 % der Patienten, die mit

Siponimod behandelt wurden, über Krampfanfälle berichtet, im Vergleich zu 0,4 % unter Placebo.

Auswirkungen auf die Atemwege Unter der Behandlung mit Siponimod wurde eine geringfügige Reduktion der Werte für die Einsekundenkapazität (FEV_1) und die Diffusionskapazität der Lunge für Kohlenmonoxid (DLCO) beobachtet. In den Monaten 3 und 6 der Behandlung im Rahmen der klinischen Phase-III-Studie an Patienten mit SPMS betrugen die mittleren Veränderungen gegenüber dem Ausgangswert für FEV_1 in der Siponimod-Gruppe zu jedem Zeitpunkt −0,1 l; in der Placebogruppe wurden keine Veränderungen festgestellt. Diese Beobachtungen waren bei Patienten mit Atemwegserkrankungen wie chronisch obstruktiver Lungenerkrankung (COPD) oder Asthma, die mit Siponimod behandelt wurden, geringfügig höher (durchschnittliche Veränderung gegenüber dem Ausgangswert von FEV_1 ca. 0,15 l). Unter Dauerbehandlung schlug sich dieser verminderte Wert nicht in klinisch bedeutsamen unerwünschten Ereignissen nieder; es wurde in diesem Zusammenhang auch nicht vermehrt über Husten oder Atemnot berichtet.

Besondere Patientengruppen

- **Ältere Menschen:** Siponimod wurde bei Patienten ≥ 65 Jahre nicht untersucht. In klinischen Studien nahmen Patienten bis zu einem Alter von 61 Jahren teil. Ergebnisse aus der Populationspharmakokinetik deuten darauf hin, dass bei älteren Patienten (≥ 65 J.) keine Dosisanpassung erforderlich ist. Bei älteren Patienten sollte Siponimod mit Vorsicht angewendet werden, da keine ausreichenden Daten zur Sicherheit und Wirksamkeit vorliegen.
- **Nierenfunktionsstörung:** Ausgehend von den klinisch-pharmakologischen Studien ist bei Patienten mit Nierenfunktionsstörung keine Dosisanpassung erforderlich.
- **Leberfunktionsstörung:** Siponimod darf bei Patienten mit schwerer Leberfunktionsstörung (Child-Pugh-Klasse C) nicht angewendet werden. Obwohl keine Dosisanpassung bei Patienten mit leichter bis mäßiger Leberfunktionsstörung erforderlich ist, ist bei diesen Patienten zu Behandlungsbeginn Vorsicht geboten.
- **Kinder und Jugendliche:** Die Sicherheit und Wirksamkeit von Siponimod bei Kindern und Jugendlichen (0–18 Jahre) ist bisher noch nicht erwiesen. Es liegen keine Daten vor. Allerdings dürfte diese Patientengruppe für eine Behandlung mit Siponimod primär auch nicht infrage kommen.

Impfungen

Bei Patienten mit negativem Antikörpertest sollte vor Beginn einer Therapie mit Siponimod ein vollständiger Impfdurchlauf mit einer Varizellenvakzine erfolgen. Der Behandlungsbeginn sollte danach um 1 Mon. aufgeschoben werden, damit die Impfung ihre volle Wirkung entfalten kann.

Während und bis zu 4 Wo. nach Beendigung der Behandlung mit Siponimod sollte die Anwendung von attenuierten Lebendimpfstoffen vermieden werden. Während der Behandlung mit Siponimod kann die Wirksamkeit von Impfungen beeinträchtigt sein. Eine Unterbrechung der Behandlung wird für einen Zeitraum von 1 Wo. vor der geplanten Impfung bis 4 Wo. danach empfohlen. Wenn die Siponimod-Therapie wegen einer Impfung unterbrochen wird, sollte eine mögliche Rückkehr der Krankheitsaktivität in Betracht gezogen werden.

Gleichzeitige Behandlung mit antineoplastischen, immunmodulatorischen oder immunsuppressiven Therapien

Die gleichzeitige Anwendung antineoplastischer, immunmodulatorischer oder immunsuppressiver Therapien (inkl. Kortikosteroide) sollte mit Vorsicht erfolgen, da während einer solchen Therapie ein Risiko von additiven Wirkungen auf das Immunsystem besteht.

Unerwartete neurologische oder psychiatrische Symptome/Anzeichen

Bei einem anderen Sphingosin-1-Phosphat(S1P)-Rezeptormodulator wurde über seltene Fälle eines posterioren reversiblen Enzephalopathie-Syndroms (PRES) berichtet. Derartige Ereignisse wurden nicht im Entwicklungsprogramm für Siponimod berichtet. Sollte ein Patient jedoch unter der Behandlung mit

Siponimod unerwartete neurologische oder psychiatrische Symptome/Anzeichen (z. B. kognitive Defizite, Verhaltensänderungen, kortikale Sehstörungen oder andere neurologische kortikale Symptome/Anzeichen oder Symptome/Anzeichen, die auf einen erhöhten intrakraniellen Druck hinweisen) oder eine beschleunigte neurologische Verschlechterung entwickeln, ist umgehend eine vollständige körperliche und neurologische Untersuchung anzusetzen. Zudem sollte eine MRT-Untersuchung erfolgen.

Vorherige Behandlung mit immunsuppressiven oder immunmodulatorischen Therapien

Bei der Umstellung von einer anderen krankheitsmodifizierenden Therapie müssen die Halbwertszeit und der Wirkmechanismus der anderen Therapie berücksichtigt werden, um einen additiven Immuneffekt zu vermeiden und gleichzeitig das Risiko einer Krankheitsreaktivierung zu minimieren. Eine Bestimmung der peripheren Lymphozytenzahl (großes Blutbild) wird vor der Initiierung mit Siponimod empfohlen, um sicherzugehen, dass Immuneffekte der vorherigen Therapie (z. B. Zytopenie) abgeklungen sind.

Aufgrund der in der Produktinformation von Alemtuzumab beschriebenen Eigenschaften und Dauer der immunsuppressiven Wirkungen wird der Beginn einer Behandlung mit Siponimod nach Alemtuzumab nicht empfohlen.

Generell kann nach Absetzen von IFN-β oder GLAT sofort mit der Einnahme von Siponimod begonnen werden.

Präklinische Daten zur Sicherheit

In Studien zur Toxizität bei wiederholter Gabe bei Mäusen, Ratten und Affen beeinflusste Siponimod das Lymphsystem deutlich (Lymphopenie, lymphoide Atrophie und verringerte Antikörperantwort), was mit seiner primären pharmakologischen Aktivität an S1P1-Rezeptoren in Einklang steht.

Dosislimitierende Toxizitäten bei den untersuchten Tierarten waren Nephrotoxizität bei Mäusen, Auswirkungen auf die Entwicklung des Körpergewichts bei Ratten sowie zentralnervöse und gastrointestinale Nebenwirkungen bei Affen. Die Hauptzielorgane für die Toxizität sind bei Nagern Lunge, Leber, Schilddrüse, Nieren und Uterus/Vagina. Bei Affen wurden zusätzlich Auswirkungen auf Muskeln und Haut festgestellt. Diese Toxizitäten entwickelten sich bei mehr als 30-fach höheren systemischen Siponimod-Spiegeln als die AUC-basierte Exposition des Menschen bei einer Erhaltungsdosis von 2 mg/d.

MERKE

Siponimod besitzt kein phototoxisches oder Abhängigkeitspotenzial, und es war in vitro und in vivo nicht genotoxisch.

Karzinogenität

In Untersuchungen zur Karzinogenität wurden bei Mäusen Siponimod-induzierte Lymphome, Hämangiome und Hämangiosarkome, bei männlichen Ratten follikuläre Adenome und Karzinome der Schilddrüse identifiziert. Diese Tumorbefunde wurden entweder als mausspezifisch oder auf metabolische Leberanpassungen bei den besonders empfindlichen Rattenarten zurückgeführt und sind für den Menschen von fraglicher Relevanz.

Fertilität und Reproduktionstoxizität

Bis zur höchsten untersuchten Dosis hatte Siponimod keine Auswirkungen auf die männliche oder weibliche Fertilität von Ratten, was einem ungefähr 19-fachen Sicherheitsabstand, basierend auf der systemischen Exposition (AUC) beim Menschen bei einer Tagesdosis von 2 mg, entspricht. Es ist bekannt, dass der von Siponimod betroffene Rezeptor (S1P-Rezeptor) während der Embryogenese an der Gefäßbildung beteiligt ist.

In Studien zur embryofetalen Entwicklung an Ratten und Kaninchen induzierte Siponimod in Abwesenheit einer maternalen Toxizität embryotoxische Wirkungen. Bei beiden Arten war die pränatale Mortalität erhöht. Während bei Ratten eine höhere Anzahl von Feten mit äußerlichen, skelettalen und viszeralen Missbildungen (z. B. Gaumenspalten und unförmige Schlüsselbeine, Kardiomegalie und Ödeme) festgestellt wurde, wurden bei Kaninchenfeten vorwiegend skelettale und viszerale Variationen beobachtet.

In der pränatalen und postnatalen Entwicklungsstudie an Ratten wurde eine erhöhte Anzahl toter (totgeborener oder nach der Geburt vor Tag 4 tot aufgefundener) und missgebildeter Jungtiere (männliche Jungtiere mit urogenitalen Missbildungen und/

oder vermindertem anogenitalem Abstand; Jungtiere beiderlei Geschlechts mit Ödemen, geschwollenem weichem Schädel oder gebeugten Hinterbeinen) beobachtet.

Die Expositionsniveaus (AUC) bei den jeweiligen NOAELs[4] für die embryofetale (Ratten und Kaninchen) und prä-/postnatale (Ratten) Entwicklung lagen unter der systemischen Exposition (AUC) beim Menschen bei einer Tagesdosis von 2 mg, sodass kein Sicherheitsspielraum vorhanden ist.

Kontraindikationen

- Überempfindlichkeit gegen den Wirkstoff, Erdnüsse, Soja oder genannte Bestandteile
- Immundefizienzsyndrom
- Anamnestisch bekannte PML oder Kryptokokkenmeningitis
- Aktive maligne Erkrankungen
- Schwere Leberfunktionsstörung (Child-Pugh-Klasse C)
- Patienten, die in den letzten 6 Mon. einen Myokardinfarkt (MI), eine instabile Angina pectoris, einen Schlaganfall/eine transitorische ischämische Attacke (TIA), eine dekompensierte Herzinsuffizienz (die eine stationäre Behandlung erforderte) oder eine Herzinsuffizienz NYHA-Klasse III/IV hatten
- Patienten mit einem anamnestisch bekannten AV-Block 2. Grades Mobitz Typ II, einem AV-Block 3. Grades, einer sinusatrialen Blockierung oder Sick-Sinus-Syndrom, wenn sie keinen Herzschrittmacher tragen
- Patienten, die homozygot für das CYP2C9*3-Allel sind (CYP2C9*3*3-Genotyp; langsame Metabolisierer)
- Während der Schwangerschaft und bei Frauen im gebärfähigen Alter, die keine zuverlässige Verhütungsmethode anwenden

Anmerkungen zu Corona-Infektionen COVID-19 mit SARS-CoV-2

Generell ist im Vergleich zur Allgemeinbevölkerung das Infektionsrisiko unter einer immunsuppressiven Therapie erhöht; hierzu zählt auch eine Therapie mit den selektiven Immunsuppressiva Fingolimod oder Siponimod.

Die Krankheitsverläufe zu COVID-19 sind unspezifisch, vielfältig und variieren stark. In den meisten Fällen (80 %) verlaufen die Erkrankungen milde bis moderat (BGM 2020). Nach Einschätzung der Deutschen Gesellschaft für Neurologie (DGN) ist i. d. R. keine Änderung des jetzigen therapeutischen Vorgehens notwendig. Zum einen sind immuntherapeutische Medikamente ein wichtiger Teil der Therapie von Autoimmunerkrankungen, und die Unterbrechung der Behandlung kann zu einer deutlichen Verschlechterung führen. Dieses Risiko wird höher eingeschätzt als die Gefahr, eine Erkrankung mit dem neuen Coronavirus durch die immuntherapeutische Behandlung zu verschlechtern. Zum anderen sind viele Medikamente langwirksam oder werden in größeren Abständen verabreicht, sodass kurzfristige Änderungen nicht sinnvoll sind. Laut Ansicht der DGN gibt es bisher keine Hinweise, dass die Immuntherapie das Risiko erhöht, sich mit SARS-CoV-2 anzustecken. Zudem gilt die Empfehlung, dass im Falle einer akuten schweren Infektion die Behandlung insbesondere mit immunzelldepletierenden Therapien (z. B. Alemtuzumab, Ocrelizumab, Rituximab, Cladribin) bis zum Abklingen der Symptome verschoben werden sollte (Kommentar der klinischen Kommission „Neuroimmunologie" der DGN vom 19.11.2020).

MERKE

- Für Fingolimod gilt eine schwere aktive Infektion als Kontraindikation; es existiert ein Warnhinweis zu einem möglicherweise erhöhten Infektionsrisiko.
- Für Siponimod gibt es keine Kontraindikation im Rahmen von schweren Infektionen; es existiert ein Warnhinweis zu einem möglicherweise erhöhten Infektionsrisiko.
- Ein Behandlungsbeginn mit Fingolimod oder Siponimod sollte bei Patienten mit aktiven schweren Infektionen verschoben werden, bis die Infektion abgeklungen ist. Ein mögliches Infektionsrisiko stellt hingegen keine Kontraindikation dar.
- Patienten sollte angeraten werden, Symptome einer Infektion sofort ihrem Arzt zu melden.
- Bei Patienten mit Symptomen einer Infektion während der Therapie mit Fingolimod oder Siponimod sind effektive diagnostische und therapeutische Maßnahmen anzuwenden.
- Zum jetzigen Zeitpunkt gibt es keine validen Informationen zum Auftreten oder zur Schwere von Infektio-

[4] „no observed adverse effect level"

nen mit SARS-CoV-2 bei Patienten unter Fingolimod und Siponimod.

- Ein Risiko für eine COVID-19-Infektion soll gemäß den empfohlenen Präventionsmaßnahmen (Bundeszentrale für gesundheitliche Aufklärung, Bundes- und Länderbehörden) reduziert werden.
- Über eine Neueinstellung/Fortsetzung der Therapie sollte der behandelnde Arzt individuell entscheiden. Gleichzeitig sollte das Risiko für Krankheitsaktivität an sich bzw. für die Rückkehr von Krankheitsaktivität berücksichtigt werden.

Ozanimod

Der Ausschuss für Humanarzneimittel (CHMP) der Europäischen Arzneimittel-Agentur (EMA) hat in seiner Sitzung vom 23.–26. März 2020 ein positives Votum für die Zulassung von Ozanimod abgegeben. Der Wirkstoff unter dem Handelsnamen Zeposia® wird zur Behandlung von Erwachsenen mit schubförmig-remittierender multipler Sklerose (RRMS) mit aktiver Erkrankung empfohlen, definiert durch klinischen Befund oder Bildgebung.

Ozanimod wäre damit nach Fingolimod und Siponimod der Dritte im Bunde der S1P1-Rezeptor-Modulatoren zur Behandlung der MS (www.amsel.de berichtete). Ozanimod bindet selektiv an die Rezeptor-Subtypen 1 und 5 (S1P1 und S1P5), zwei der fünf S1P-Rezeptoren des Menschen, und verhindert damit den Austritt der Lymphozyten aus dem Lymphknoten. Die genauen Mechanismen, über die Ozanimod seine Wirkung bei der MS entwickelt, sind unbekannt. Das Arzneimittel wird in drei Dosierungen verfügbar sein und oral eingenommen.

Zeposia® kann Entzündungsaktivität, definiert durch klinische Schübe oder Bildgebung (neue oder größere T2-Läsionen oder neue Gd-aufnehmende Läsionen) bei aktiver RRMS reduzieren. Die häufigsten Nebenwirkungen sind Entzündungen des Nasen-Rachen-Raums (Nasopharyngitis) und wirkungsbedingte Lymphopenie (Erniedrigung der Lymphozyten im Blut), weniger häufige Nebenwirkungen sind Bluthochdruck und erhöhte Leberenzymwerte.

Grundlage für das positive Votum der CHMP sind die Phase-III-Studien **RADIANCE** (Cohen et al. 2019) und **SUNBEAM** (Comi et al. 2019) mit insgesamt mehr als 2.600 Patienten mit schubförmiger MS. In beiden Studien war Ozanimod signifikant wirksamer als IFN-β: Die Schubrate verringerte sich deutlich stärker, ebenso die MRT-Marker der Krankheitsaktivität und Krankheitslast. In beiden Studien erwies sich der S1P-Modulator als gut verträglich. Es gab keine signifikanten Gruppenunterschiede hinsichtlich Infektionen oder anderen schweren UAWs.

Die US-amerikanische FDA (Food and Drug Administration) hat am 25. März 2020 die Zulassung für Ozanimod zur Behandlung von Erwachsenen mit schubförmiger MS in den USA erteilt.

Evobrutinib

Tyrosinkinasen sind Enzyme, die zu den Proteinkinasen zählen und die reversible Übertragung einer Phosphatgruppe (Phosphorylierung) auf die Hydroxygruppe der Aminosäure Tyrosin eines anderen Proteins vornehmen. Inhibitoren dieser Enzyme sind inzwischen etablierte Substanzen in der Malignombehandlung. In den letzten Jahren konnte jedoch von mehreren Arbeitsgruppen gezeigt werden, dass Tyrosinkinasen auch eine wesentliche Rolle bei der Aktivierung von B-Zellen spielen. Tyrosinkinaseinhibitoren (TKI) wie Evobrutinib, die selektiv wirken, unterdrücken die Aktivierung von B-Zellen in vitro und in vivo. Hieraus leitete sich eine Phase-II-Studie zur Behandlung der schubförmigen MS mit einem TKI ab (Montalban et al. 2019).

In diese Studie wurden Patienten mit schubförmiger oder sekundär chronisch progredienter MS mit noch nachweisbaren Schüben im Alter von 18 bis 65 Jahren eingeschlossen, sofern der EDSS nicht über 6,0 lag. Das Design war doppelblind mit Randomisierung in die fünf Arme Placebo, Evobrutinib 25 mg/d oder 75 mg/d oder 2 × 75 mg/d oder Dimethylfumarat). Der primäre Endpunkt war die kumulative Zahl Gd-aufnehmender Herde in den Wochen 12, 16, 20 und 24. Sekundäre Endpunkte umfassten die jährliche Schubrate und die Änderung des EDSS von der Baseline bis zu den verschiedenen Kontrollzeitpunkten. Insgesamt wurden 267 Patienten in die Studie eingeschlossen und in die verschiedenen Gruppen randomisiert:

- Die **mittlere (± SD) kumulative Zahl der Gd-aufnehmenden Läsionen** zwischen den Wochen 12 und 24 betrug 3,85 ± 5,44 in der Placebogruppe, 4,06 ± 8,02 unter Evobrutinib 25 mg, 1,69 ± 4,69 unter Evobrutinib 75 mg, 1,15 ± 3,70 unter Evobrutinib 2 × 75 mg/d und 4,78 ± 22,05 in der DMF-Gruppe.

- Die **nicht adjustierte jährliche Schubrate** in Woche 24 betrug 0,37 in der Placebogruppe, 0,57 unter Evobrutinib 25 mg, 0,13 unter Evobrutinib 75 mg, 0,08 unter Evobrutinib 2 × 75 mg/d und 0,20 in der DMF-Gruppe.

Signifikante Unterschiede in der Entwicklung des EDSS ergaben sich im Untersuchungszeitraum nicht. Die Therapie war gut verträglich. Wichtige Sicherheitssignale waren Transaminasenerhöhungen unter Evobrutinib.

MERKE

Mit diesem selektiven TKI steht nun das erste Medikament für die MS-Therapie zur Verfügung, das hochspezifisch in die Interaktion von B- und T-Zellen eingreift, ohne eine der beiden Zellgruppen dauerhaft zu depletieren. Das könnte insofern von Bedeutung sein, als bis heute nicht klar ist, welche langfristigen Effekte eine möglicherweise jahrzehntelange B-Zell-Depletion haben könnte.

Klinisch sind die Effekte von Evobrutinib ziemlich eindeutig und zeigen eine hochsignifikante dosisabhängige Reduktion Gd-affiner MRT-Läsionen. Auch die Reduktion der Schubrate zeigt einen klaren Trend, auch wenn diese bei der benutzten konservativen Statistik nicht signifikant war.

LITERATUR

Die vollständige Literatur zu diesem Kapitel finden Sie im Anhang am Ende dieses Buches.

17.3.6 Immunsuppression

Frank A. Hoffmann und Judith Haas

Azathioprin

Bereits Ende der 1960er-Jahre lagen überzeugende Daten zur Autoimmunpathogenese der MS vor, und die immunsuppressive Therapie mit Azathioprin erschien als hoffnungsvolles Therapieprinzip, das von Mertens Anfang der 1970er-Jahre in Deutschland eingeführt wurde (Dommasch et al. 1980).

Wirkprinzip

Azathioprin (Imurek®) ist ein schwaches Zytostatikum, das in Tablettenform oral appliziert werden kann. Es greift in den Purinnukleotidstoffwechsel ein und gelangt als 6-Mercaptopurin auch in das ZNS. Im Tiermodell der MS ist es in der Lage, die akute und chronische experimentelle Enzephalomyelitis zu unterdrücken (Mertin und Mertin 1987).

Wirksamkeit

Therapiestudien zu Azathioprin wurden seit 1972 in großer Anzahl publiziert. Bereits in den offenen Therapiestudien zeichnete sich ein deutlicher Einfluss auf die Schubrate ab (Übersicht Haas 2000). Die erste kontrollierte Therapiestudie (Patzold und Pocklington 1980) zeigte einen statistisch signifikanten Einfluss auf die Progression bei Patienten mit progredientem Verlauf. Des Weiteren konnte in dieser Studie gezeigt werden, dass der Effekt auf die Progression bei den Patienten am deutlichsten war, die nicht länger als 2 Jahre erkrankt waren.

Die Metaanalyse von Yudkin et al. (1991), in der alle bis dahin publizierten Doppelblindstudien zusammengefasst wurden, bestätigte, dass Azathioprin die Schubrate senkt (➤ Abb. 17.24a) und die Progression verringert (➤ Abb. 17.24b).

Auch die Wirkung von Azathioprin auf immunologische Parameter wurde in großem Umfang untersucht. Azathioprin unterdrückt die Proliferation von T- und B-Lymphozyten (Bach und Bach 1972), führt zu einer Abnahme der Zellzahl im Liquor (Wurster et al. 1988; Göpel et al. 1972) und senkt die intrathekale IgG-Synthese (Wurster 1992).

Neben der Wirkung auf klinische Parameter stellt sich heute bei jeder Therapie die Frage nach den in der MRT fassbaren Therapieeffekten. In einer doppelblinden Vergleichsstudie (Azathioprin vs. Ciclosporin A) konnten Kappos et al. (1988) zeigen, dass in beiden Therapiearmen in den ersten 6 Mon. die Anzahl der Gd^+ Herde abnahm.

In einer retrospektiven Analyse (Cavazutti et al. 1997) war das Herdvolumen einer mit Azathioprin behandelten Gruppe um 40 % geringer als bei den Patienten, die im Schub nur Kortikosteroide erhalten hatten.

Dosierung

Azathioprin wird langsam aufdosiert, um Nebenwirkungen zu minimieren. Die wirksame orale Zieldosis beträgt etwa 2–3 mg/kg KG, verteilt auf 2- bis

Azathioprin bei MS (Metaanalyse)

Referenz-Proben	behandelte Gruppe Mittelwert	behandelte Gruppe SD	Kontrollgruppe Mittelwert	Kontrollgruppe SD	Behandeltenkontrolle [(Mittelwert) 95% KI] Behandeltengruppe Besserung Verschlechterung
in 1 Jahr					
14	0,05	1,20	0,45	1,30	
16	0,14	1,06	0,07	1,04	
17	0,24	0,64	0,38	0,58	
19	0,50	1,09	0,58	0,97	
20	0,03	0,77	0,12	0,82	
21	0,04	1,13	0,04	1,05	
gesamt (1 Jahr)	–	–	–	–	
in 2 Jahren					
16	0,30	1,26	0,42	1,28	
17	0,17	0,90	0,83	0,98	
20	0,20	1,10	0,45	1,12	
21	0,17	1,38	0,42	1,36	
gesamt (2 Jahre)	–	–	–	–	
in 3 Jahren					
16	0,62	1,45	0,80	1,64	
17	0,25	0,87	1,17	1,47	
20	0,35	1,02	0,46	1,06	
gesamt (3 Jahre)	–	–	–	–	

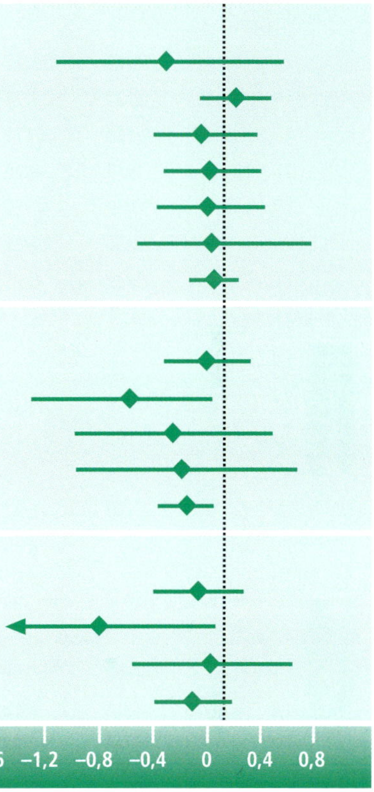

Abb. 17.24a Metaanalyse zur Wirkung von Azathioprin bei MS (Yudkin et al. 1991): Verringerung der Progression [F210-004, L106]

3-tägliche Einzelgaben. Die Dosissteigerung sollte in Schritten von 25 mg/Wo. erfolgen. Als Zielwerte im Blutbild gelten Leukozytenzahlen zwischen 3.500 und 4.000/µl, Lymphozyten zwischen 600 und 1.200/µl sowie ein Anstieg des mittleren Erythrozytenvolumens (MCV) um > 7 fl.

Laborkontrollen

Während der Aufdosierungsphase und im ersten Monat sind wöchentliche Kontrollen des Differenzialblutbildes mit Retikulozyten notwendig. Im zweiten Monat können die Blutbildkontrollen auf 14-tägige, nach Erreichen der Zieldosis auf 4- bis 8-wöchentliche Abstände gestreckt werden. Kontrollen von Transaminasen, AP sowie (direktem und indirektem) Bilirubin sollten im ersten Vierteljahr monatlich und danach ¼-jährlich erfolgen.

Nebenwirkungen und Risiken

Veränderungen des Blutbildes und der Leberenzyme

Unter einer immunsuppressiv wirksamen Therapie mit Azathioprin tritt regelmäßig eine erwünschte moderate Abnahme der Leukozytenzahlen auf dem Boden einer Lymphopenie auf (Haas und Pat-

Azathioprin bei MS (Metaanalyse)

Referenz-Proben	rückfallfreie Patienten/total: Behandelte	rückfallfreie Patienten/total: Kontrolle	rückfallfreie Patienten in Behandeltengruppe: beobachtet erwartet	rückfallfreie Patienten in Behandeltengruppe: Varianz von 0–E
in 1 Jahr				
12	15/19	15/25	2,05	2,40
14	12/21	7/22	2,72	2,71
16	90/168	73/177	10,63	21,55
17	9/17	9/20	0,73	2,36
19	39/69	41/66	–1,89	8,21
20	23/30	22/33	1,57	3,26
21	13/27	8/25	2,10	3,19
gesamt (1 Jahr)	–	–	–	–
in 2 Jahren				
12	13/19	14/25	1,34	2,62
16	65/162	45/175	12,12	18,55
17	7/15	4/20	2,29	1,90
20	23/30	18/32	3,16	3,53
21	11/27	6/25	2,17	2,91
gesamt (2 Jahre)	–	–	–	–
in 3 Jahren				
16	48/160	33/169	8,61	15,30
17	5/14	2/18	1,94	1,39
20	17/26	12/28	3,04	3,42
gesamt (3 Jahre)	–	–	–	–

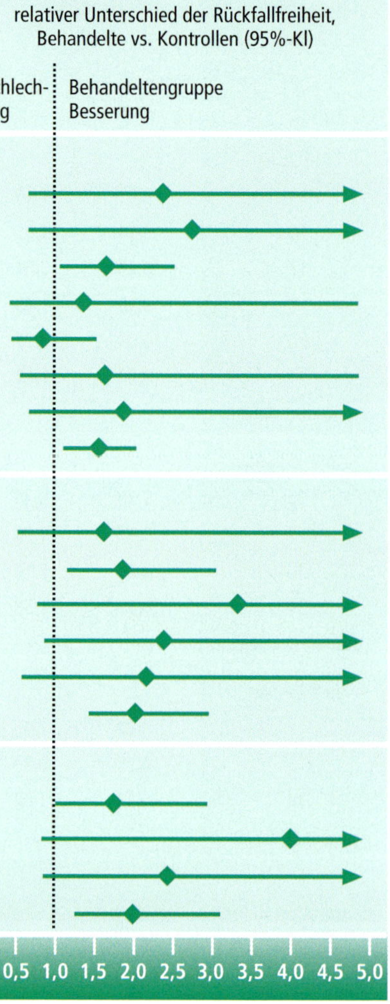

Abb. 17.24b Metaanalyse zur Wirkung von Azathioprin bei MS (Yudkin et al. 1991): Senkung der Schubrate [F210-004, L106]

zold 1982). Diese leichten Lymphopenien haben i. d. R. keine therapeutischen Konsequenzen und sind i. S. eines angestrebten antiinflammatorischen und immunsuppressiven Therapieeffekts gewissermaßen auch als erwünscht zu betrachten. Die Möglichkeit einer Myelosuppression mit Panzytopenien, Thrombopenien und Anämien bedingt die Notwendigkeit regelmäßiger Blutbildkontrollen, insbesondere zu Therapiebeginn. Besondere Vorsicht ist bei der Kombination mit dem Purinantagonisten Allopurinol angebracht; hier ist die Dosis auf ein Viertel zu reduzieren. Bei einem Abfall der Leukozyten auf < 3.500/µl sollte die Dosis halbiert werden. Sinken die Leukozyten unter 3.000/µl, ist Azathioprin abzusetzen, bis sie wieder über 4.000/µl gestiegen sind.

Das MCV nimmt zu, was als ein Zeichen der Compliance gewertet werden kann. Angestrebt wird eine Erhöhung des MCV um mehr als 7 fl.

Bei 30 % der Behandelten tritt eine leichte Erhöhung der Leberwerte auf, die meist ohne Konsequenzen bleibt.

Gastrointestinale Beschwerden Gastrointestinale Beschwerden sind nicht selten. Zu ihrer Vermeidung sollte die Aufdosierung langsam und stufenweise erfolgen. Begleitend können bedarfsweise Magenschutztherapeutika oder Antiemetika gegeben werden. In manchen Fällen kann die Behandlung wegen Übelkeit, Oberbauchbeschwerden oder allergischen Reaktionen nicht fortgeführt werden.

Erhöhte Infektanfälligkeit Zu berücksichtigen ist unter der Therapie eine erhöhte Infektanfälligkeit. Chronische Infektionen wie eine Tuberkulose oder Endocarditis lenta müssen vor Therapiebeginn ausgeschlossen werden.

Tumorrisiko und Teratogenität Was die Erhöhung des Tumorrisikos unter einer langfristigen Therapie betrifft, so weist lediglich die Arbeit von Confavreux et al. (1996) auf ein erhöhtes Lymphomrisiko nach mehr als 10-jähriger Therapie hin. Andere Untersucher haben keine Hinweise auf ein erhöhtes Tumorrisiko bei MS-Kranken unter Azathioprin nachweisen können (Hauser 1996; Kappos et al. 1988a). Trotzdem sollte aus prinzipiellen Erwägungen die Behandlung mit Azathioprin nicht über 10 Jahre hinaus fortgeführt werden. Bei MS-Patienten mit Tumoranamnese oder erhöhtem Malignomrisiko sollte die Indikation zu einer immunsuppressiven Therapie nicht gestellt werden.

Das Gleiche gilt wegen der Gefahr der Teratogenität auch bei gewünschter, möglicher oder zukünftig unter der Immunsuppression nicht sicher auszuschließender Schwangerschaft. Vor einer geplanten Schwangerschaft oder Zeugung sollte Azathioprin 6 Mon. abgesetzt worden sein; unter der Therapie sollte nicht gestillt werden.

Impfungen Die Wirksamkeit von Impfungen kann unter Azathioprin eingeschränkt sein; ggf. kann der Impferfolg mittels Titerkontrolle überprüft werden. Attenuierte Lebendimpfstoffe sind unter der Therapie mit Azathioprin zu vermeiden.

Aktueller Stellenwert der Azathioprin-Therapie bei MS

Im Jahr 2000 wurde Azathioprin aufgrund der vorliegenden Studiendaten zur Therapie der schubförmigen MS in Deutschland zugelassen. Nach den Empfehlungen der MSTKG (2002, 2001, 1999) und den aktuellen DGN-Leitlinien (Hemmer et al. 2021) ist es als Therapeutikum der zweiten Wahl bei milden bis moderaten Verlaufsformen der RRMS anzusehen. In einer neueren italienischen Studie zeigte sich keine Unterlegenheit von Azathioprin gegenüber IFN-β in Bezug auf die Schubhäufigkeit, wohl aber in Bezug auf die nebenwirkungsbedingte Abbruchrate (Massacesi et al. 2014). Durch die Zulassung mehrerer neuer oraler Substanzen in der Indikation RRMS ist Azathioprin auch bei Patienten mit sog. Spritzenphobie in den Hintergrund gerückt. Neueinstellungen auf Azathioprin bei MS erfolgen nur noch selten. Stabil eingestellte Patienten können bei guter Verträglichkeit weiterbehandelt werden. Allerdings sollte die Therapiedauer wegen des prinzipiell erhöhten Malignomrisikos 10 Jahre nicht überschreiten. Bei RRMS-Patienten mit begleitenden Autoimmunerkrankungen können Azathioprin wie auch Immunglobuline jedoch sinnvoll sein, da der Effekt von IFN-β auf diese Erkrankungen nicht untersucht ist und GLAT sowie andere MS-spezifische Therapien begleitende Autoimmunerkrankungen nicht miterfassen. Eine Kombinationstherapie mit Interferonen ist nicht sinnvoll (Havrdova et al. 2009). Der Einsatz bei SPMS und PPMS kann nicht empfohlen werden und bleibt als Off-Label-Use allenfalls ein Einzelfällen vorbehaltener individueller Heilversuch.

Mitoxantron

Frank A. Hoffmann

Wirkprinzip

Mitoxantron (MIX, Novantron®, Ralenova®) ist ein synthetisches Anthracendion und Zytostatikum vom Anthrachinolin-Typ. Seine immunsuppressive Wirkung wurde von Wang et al. (1987) beschrieben. Es unterdrückt die Entwicklung autoreaktiver T-Zellen und behindert die Produktion von Autoantikörpern in B-Lymphozyten.

17

Wirksamkeit

MIX ist seit Langem in der zytostatischen Therapie (insb. Mamma-Ca und Leukämien) etabliert. Gonsette und Demonty (1989) beschrieben als Erste diese Wirkungen bei MS-Kranken und begannen 1987 mit einer Pilotstudie. Sie stellten nach Gabe einer initialen Dosis von 14 mg/m² KOF alle 3 Wo. und dann alle 3 Mon. für 2 Jahre eine Stabilität bei 80 % der so behandelten MS-Kranken mit vorher aktiv fortschreitender MS fest.

1997 wurden die Daten der italienischen Mitoxantron-Studie publiziert (Millefiorini et al. 1997). 51 MS-Kranke wurden über 12 Mon. entweder mit 8 mg/m² MIX oder mit Placebo behandelt und 24 Mon. beobachtet. Es ergaben sich signifikante Unterschiede bzgl. der Schubrate (minus 70 % in der MIX-Gruppe); darüber hinaus waren 63 % der mit MIX behandelten Patienten, aber nur 23 % der Patienten des Placeboarms ohne Progression.

Die französisch-britische Studie von Edan et al. (1997) zur Wirksamkeit von MIX schloss 42 Patienten mit aktiven Gd⁺ MRT-Befunden ein. Primäres Zielkriterium war die Zahl der Gd⁺ Herde. Die Patienten erhielten entweder 20 mg/m² MIX plus 1 g Methylprednisolon (MP) monatlich oder nur 1 g/Mon. MP über 6 Monate. Der Unterschied bzgl. der Gd⁺ Herde war hochsignifikant, und die mit MIX behandelte Gruppe hatte sich in der Mehrzahl um 1 EDSS-Punkt verbessert.

In der europäischen Mitoxantron-Studie (MIMS), die schubförmig progrediente und sekundär chronisch progrediente Patienten einschloss, erhielten die MS-Patienten für 24 Mon. alle 3 Mon. 5 mg/m² oder 12 mg/m² MIX oder Placebo. Die Substanz hatte auf alle Zielparameter (Progression, Schubrate, MRT) eine signifikante Wirkung (Hartung et al. 1998, 2002).

Für den primär chronisch progredienten Verlaufstyp war in einer placebokontrollierten Studie (Kita et al. 2004) keine Wirksamkeit nachweisbar.

Nebenwirkungen und Risiken

Gastrointestinale Nebenwirkungen Die Therapie ist i. Allg. gut verträglich. In der Mehrzahl der Fälle tritt lediglich eine leichte Übelkeit auf. Meist genügt dann eine begleitende antiemetische Therapie mit Metoclopramid p. o. (Paspertin®-Tropfen). Bei stärkerer Übelkeit kann die Gabe von Metoclopramid i. v. oder von Ondansetron (Zofran®) p. o. oder i. v. notwendig werden.

Kardiotoxizität Problematisch und unbedingt zu beachten ist die Kardiotoxizität. Es besteht das Risiko einer irreversiblen dilatativen Kardiomyopathie, die ab einer kumulativen Gesamtdosis von 140 mg/m² KOF in Betracht gezogen werden muss. In Einzelfällen wurde aber auch schon bei geringeren Dosen eine Herzschädigung beobachtet. Bei mehreren tausend Patienten, die wegen einer MS mit MIX (mittlere kumulative Dosis 60,5 mg/m²) behandelt wurden, lag das Risiko des Auftretens einer Herzinsuffizienz unter 0,2 % (Ghalie et al. 2002a). Eine retrospektive Fallanalyse an 639 Patienten zweier deutscher Zentren (Fleischer et al. 2014) ergab, dass unter dem empfohlenen kardialen Monitoring kein Patient eine symptomatische Herzinsuffizienz entwickelte und 26 Patienten (4,1 %) subklinische Formen einer Herzinsuffizienz aufwiesen. Hierbei erschien die Anzahl der subklinischen kardialen Auffälligkeiten unterhalb der kumulativen Gesamtdosis unerwartet hoch. Insbesondere fand sich eine Subgruppe, die subklinische Zeichen einer Herzinsuffizienz schon kurz nach Therapiebeginn zeigte, wofür genetische Gründe verantwortlich sein dürften und weshalb die MIX-Therapie von Beginn an unter sorgfältigem klinischem Monitoring erfolgen muss (s. u.). Kardiale Vorerkrankungen müssen ausgeschlossen werden und sind Kontraindikationen.

Blutbild- und Laborveränderungen Regelmäßig kommt es zu Blutbildveränderungen aufgrund einer reversiblen Knochenmarkdepression.

Laborkontrollen In den 4 Wo. nach jeder Infusion ebenso wie unmittelbar vor jedem Zyklus sind wöchentliche Blutbildkontrollen notwendig. Bei Leukopenie (Leukozytennadir < 2.000/µl) muss die nächste MIX-Dosis um ca. 25 % reduziert werden. Bei Leukozytenwerten < 3.500/µl wird der nächste MIX-Zyklus bis zur Normalisierung des Leukozytenwertes verschoben (➤ Tab. 17.26). Lebertransaminasen, AP, Bilirubin, Nierenretentionswerte und Harnsäure sollten ebenfalls im selben Rhythmus wie das Blutbild bestimmt werden. Bei Bilirubinerhöhungen auf das

Tab. 17.26 Dosisanpassung bei Blutbildveränderungen

	WHO-Grad			
	0	1	2	3
Leukozyten (× 10^9/l)	≥ 4,0	3,0–3,99	2,0–2,99	< 2,0
Thrombozyten (× 10^9/l)	≥ 100	75–99	50–74	< 50
Angepasste Dosis	12 mg/m²	9 mg/m²	6 mg/m²	Therapieabbruch

3- bis 5-Fache sollte die MIX-Dosis um 25 % verringert werden. Sinkt die glomeruläre Filtrationsrate (GFR) unter 10 ml/min, ist die MIX-Dosis zu halbieren.

Fertilitätsstörungen und Amenorrhö Auch die Fertilität kann beeinflusst werden; bei 15 % der weiblichen MS-Kranken entwickelte sich eine sekundäre Amenorrhö.

Malignomrisiko und Teratogenität Die prinzipielle Möglichkeit der Erhöhung des Malignomrisikos ist zu beachten. Bisher wurde bei vier von mehreren tausend wegen einer MS mit MIX behandelten Patienten eine Leukämie beschrieben (Delisse et al. 2004; Ghalie et al. 2002b). Eine retrospektive Analyse von 767 Patienten, die zwischen 1994 und 2007 mit MIX behandelt worden waren, ergab im Kohortenvergleich mit Daten aus dem deutschen Krebsregister eine insgesamt leicht erhöhte Malignominzidenz für MIX-behandelte Patienten (Buttmann et al. 2016). Insbesondere das Risiko für akute myeloische Leukämien und kolorektale Tumoren war erhöht, nicht jedoch das für andere Tumoren (inkl. Mamma-Ca). Als Risikofaktor konnte höheres Alter zu Therapiebeginn identifiziert werden, aber weder die Höhe der kumulativen Gesamtdosis noch das Geschlecht oder eine Vorbehandlung mit anderen Immunsuppressiva. Zur Einschätzung des Langzeit-Malignomrisikos sind weitere Studien nötig.

Kontraindikationen sind Malignomanamnese, ebenso gewünschte oder mögliche Schwangerschaft während Therapie und Stillzeit.

Paravasate MIX muss aufgrund seiner gewebereizenden Eigenschaften über einen sicheren i. v. Zugang streng i. v. verabreicht werden. Bei versehentlichem Paravasat besteht die Gefahr lokaler Schmerzen, Entzündungen und Nekrosen (Maßnahmen beim Auftreten eines Paravasats ➤ Box 17.6).

Box 17.6

MIX-Therapie: Maßnahmen bei Auftreten eines Paravasats

- Infusion sofort unterbrechen
- Venösen Zugang/Flexüle belassen
- So viel Flüssigkeit wie möglich durch den belassenen Zugang absaugen, ggf. Spülung des Paravasatbereichs mit 0,9 % NaCl-Lösung
- Nach der Spülung venösen Zugang entfernen
- Hautblasen oder große Paravasate transkutan abpunktieren
- Dimethylsulfoxid (DMSO 99 %) alle 3–4 h für 3–14 Tage mit Watteträger auf das Paravasatgebiet auftragen
- Extremität in den ersten 24–48 h hochlagern und kühlen
- Gabe von Hydrokortison:
  - Systemisch (Hydrokortison-Lösung 100 der Fa. Rotexmedica oder Pharmacia): 100 mg i. v. über einen neuen, vom Paravasat entfernt gelegenen Zugang
  - Lokal-subkutan: Eine Lösung von 100 mg Hydrokortison in 2 ml in 6–8 Portionen von je 0,2 ml um das betroffene Gebiet s. c. spritzen
  - Lokale Kühlung, topisch Hydrokortison-Externa
- Bei progredienter Gewebenekrose frühzeitige chirurgische Vorstellung

Weitere Nebenwirkungen An weniger schwerwiegenden Nebenwirkungen sind noch ein reversibler Haarausfall, eine vorübergehende Blaufärbung der Skleren und Grünfärbung des Urins zu beobachten.

Dosierung und Therapiedauer

Am gebräuchlichsten ist die Dosierung der Zulassungsstudie (MIMS): In 3-monatlichen Intervallen werden jeweils 12 mg/m^2 KOF infundiert. Bei besonders schweren Verläufen kann die Therapie mit einer Induktionsphase beginnen, in der monatliche Gaben von 8 mg/m^2 erfolgen; dann wird mit 12 mg/m^2 alle 3 Mon. fortgefahren.

Als Variante kommt folgendes Schema in Betracht: Als Dosis wählt man 8 mg/m^2 KOF für zunächst drei Therapiezyklen in monatlichen Abständen. Nach dieser Induktionsphase und Eintreten einer klinischen Stabilisierung des Patienten streckt man die Intervalle auf bis zu 3-monatlich bei gleichbleibender Dosierung von 8 mg/m^2. Hierdurch lässt sich das Erreichen der kumulativen Grenzdosis hinauszögern und die Therapiedauer verlängern. Neben der Streckung der Intervalle ist auch die Reduktion der Einzeldosen (z. B. auf 5 mg/m^2 KOF) ein Mittel, um die Therapiedauer bei klinisch stabilen Patienten zu verlängern. Bei diesem Vorgehen sind längere Therapiezeiten von mehr als 2 und bis zu 4 Jahren (je nach Einzeldosierungen, Intervallen und kumulativer Gesamtdosis) möglich (➤ Tab. 17.27).

Im Rahmen der zulassungsrelevanten MIMS-Studie (Hartung et al. 2002) wurde bei einer Therapiedauer von 2 Jahren eine kumulative Gesamtdosis von 96 mg/m^2 verabreicht (zugelassene kumulative Gesamtdosis 100 mg/m^2). Im Einzelfall sind bei strenger Indikati-

Tab. 17.27 Dosierungsschemata für Mitoxantron

	MIX-Schema 1	MIX-Schema 2	MIX-Schema 3	MIX-Schema 4
	Nach Zulassungsstudie (MIMS)	Nach Zulassungsstudie, nach 1 Jahr dosisreduzierend	Mit Induktionsphase	Mit Induktion, dosisreduzierend
Dauer (Mon.) bis 96 mg/m^2	22	40 (98 mg/m^2)	28	41 (95 mg/m^2)
Dauer (Mon.) bis max. 140 mg/m^2	31 (132 mg/m^2)	64 (138 mg/m^2)	43 (136 mg/m^2)	68 (140 mg/m^2)
Monat	**Dosis [mg/m^2]**	**Dosis [mg/m^2]**	**Dosis [mg/m^2]**	**Dosis [mg/m^2]**
1	12	12	8	8
2			8	8
3			8	8
4	12	12		
5			8	8
6				
7	12	12	8	
8				8
9				
10	12	12	8	
11				5
12				
13	12	5	8	
14				5
15				
16	12	5	8	
17				5
18				
19	12	5	8	
20				5
21				
22	12	5	8	

Tab. 17.27 Dosierungsschemata für Mitoxantron *(Forts.)*

Monat	Dosis [mg/m^2]	Dosis [mg/m^2]	Dosis [mg/m^2]	Dosis [mg/m^2]
23	Abbruch bei kumulativer Gesamtdosis: 96 mg/m^2 (ggf. Verlängerung bis max. 140 mg/m^2)			5
24				
25		5	8	
26				5
27				
28		5	8	
29			Abbruch bei 96 mg/m^2 (ggf. Fortsetzung bis max. 140 mg/m^2)	5
30				
31		5		
32				5
33				
34		5		
35				5
36				
37		5		
38				5
39				
40		5		
41		Abbruch bei 98 mg/m^2 (ggf. Fortsetzung bis max. 140 mg/m^2)		5
				Abbruch bei 95 mg/m^2 (ggf. Fortsetzung bis max. 140 mg/m^2)

onsstellung, sorgfältiger klinischer Beobachtung und Überwachung der Herzfunktion aber auch höhere kumulative Gesamtdosen und längere Behandlungszeiträume möglich.

CAVE

Die kumulative Gesamtdosis für MIX, die lebenslänglich nicht überschritten werden darf, liegt wegen der Gefahr einer irreversiblen Kardiomyopathie bei 140 mg/m^2.

Zu diskutieren ist auch die **Möglichkeit eines Aussetzens der MIX-Therapie** bei gutem Ansprechen und stabilisiertem neurologischem Befund bzw. EDSS. In diesem Fall kann unter der Vorstellung eines „Aufsparens" von Anteilen der lebenslangen kumulativen Gesamtdosis eine Unterbrechung und ggf. Deeskalation auf ein immunmodulierendes Medikament erfolgen. Bei einer klinischen Verschlechterung zu einem späteren Lebenszeitpunkt kann dann mithilfe dieser Reserve eine erneute MIX-Phase eingeleitet werden. Allerdings steht diesem Vorgehen das Argument gegenüber, dass man eine notwendigerweise und nach reiflicher Überlegung eskalierte Therapie, die dem Patienten ganz offensichtlich besser hilft als die vorangegangenen Basistherapien, abbricht und ihn somit zumindest früher als notwendig dem Risiko einer erneuten klinischen Verschlechterung aussetzen könnte. Deshalb gehen wir mit der vorzeitigen Therapieunterbrechung bei erfolgreich verlaufender MIX-Therapie sehr zurückhaltend um und bevorzugen in diesen Fällen das **Strecken der Therapieintervalle** auf bis zu 3 Mon. und eine **Reduktion der Einzeldosierungen** auf bis zu 5 mg/m^2.

Noch nicht eindeutig geklärt ist die Frage, ob und bei welchen Patienten eine begleitende Therapie mit IVMP Vorteile bringt. Bei Patienten, die seit dem letzten Therapiezyklus eine klinische Verschlechterung zeigten, geben wir begleitend zu MIX 1 g Methylprednisolon (Urbason®) i. v.

Auch fehlen noch verbindliche Empfehlungen zur **Weiterbehandlung nach Erreichen der kumulativen Gesamtdosis.** Einerseits kommt bei klinisch stabilen Patienten eine Deeskalation der verlaufsbeeinflussenden Therapie mit Umstellung auf eine Immunmodulation mit β-IFN bzw. GLAT infrage. Andererseits ist die Fortsetzung des Prinzips der Immunsuppression mit einem anderen Wirkstoff (z. B. Azathioprin oder Cyclophosphamid) ebenso zu diskutieren wie der Einsatz neuerer Immuntherapeutika. Auch der beste Zeitpunkt für den Beginn des neuen Therapieprinzips ist noch nicht klar. Therapeutische Effekte waren bei Patienten der MIMS-Studie noch 12 Mon. nach Beendigung der MIX-Therapie zu beobachten (Pette und Hartung 2003).

Da sich die Entscheidung, mit welchem Therapieprinzip und ab welchem Zeitpunkt nach Beendigung der MIX-Therapie weiterbehandelt werden sollte, noch nicht an Studiendaten und verbindlichen Richtlinien orientieren kann, muss sie sich im Einzelfall nach individuellen Faktoren wie klinischem Verlauf, MRT-Verlauf, EDSS, Verträglichkeit vorangegangener Medikamente und bisherigem Ansprechen darauf, Alter, Begleiterkrankungen usw. richten.

Wartezeiten bei Umstellung von MIX auf andere MS-Therapeutika

Vor jeder Umstellung auf eine Folgetherapie sollten Laborkontrollen inkl. Differenzialblutbild erfolgen, insbesondere um eine Lymphopenie auszuschließen. Auch eine cMRT ist notwendig:

- Bei **Deeskalation auf IFN-β oder GLAT** ist, wenn keine Lymphopenie vorliegt, kein besonderer Sicherheitsabstand notwendig.
- Bei der **Umstellung auf Fingolimod** wird empfohlen, eine Karenzzeit von 3 Mon. einzuhalten und vor Beginn mit Fingolimod einen kompletten Immunstatus (Diff-BB, $CD4^+$ T-Zellen, $CD8^+$ T-Zellen, B-Zellen, NK-Zellen) zu erheben.
- Bei **Umstellung auf Natalizumab** ist wegen des erhöhten PML-Risikos größte Zurückhaltung geboten. Es wird empfohlen, eine Karenzzeit von mindestens 6 Mon. einzuhalten und vor Beginn der Therapie mit Natalizumab einen kompletten Immunstatus (Diff-BB, $CD4^+$ T-Zellen, $CD8^+$ T-Zellen, B-Zellen, NK-Zellen) zu erheben. Zudem sollte ein JCV-Ak-Test im Serum erfolgen und, falls dieser positiv ausfällt, eine Behandlung mit Natalizumab möglichst unterbleiben.

Praktisches Vorgehen

Mitoxantron wird i. v. als Kurzinfusion über 45 min appliziert. Eine genaue Dokumentation jeder einzelnen Gabe ist notwendig, um die kumulative Gesamtdosis sicher nicht zu überschreiten. Wichtig vor Therapiebeginn sind:

- Ausdrückliche Anamnese nach vorangegangenen MIX-Behandlungen, evtl. in anderen Kliniken bzw. Zentren
- Ausschluss einer Schwangerschaft vor jedem Therapiezyklus
- Sichere Empfängnisverhütung bei Frauen; Männer dürfen während der MIX-Therapie und bis zu 6 Mon. danach kein Kind zeugen (auf die Möglichkeit einer Spermakonservierung vor Therapiebeginn sollte hingewiesen werden, insbesondere da tierexperimentelle Befunde die Möglichkeit einer irreversiblen Infertilität anzeigen)
- Ausschluss von Infektionserkrankungen und Malignomen
- Kardiologische Diagnostik mit EKG, Thorax-Röntgenbild und transthorakale Echokardiografie (TTE) inkl. der Bestimmung der linksventrikulären Ejektionsfraktion (LVEF)
  Vor jedem Therapiezyklus sollte ein EKG abgeleitet werden. TTE-Kontrollen sind alle 6 Mon. bzw. nach Erreichen der halben kumulativen Gesamtdosis sowie bei Therapieende notwendig. Sinkt die LVEF um mehr als 10 % im Vergleich zum Ausgangswert bzw. auf unter 50 % der altersentsprechenden Norm, ist die Therapie wegen der Gefahr einer irreversiblen Myokardschädigung abzubrechen.

Patientenaufklärung und -einwilligung

Die Patienten müssen über Therapie und Risiken explizit aufgeklärt werden; ihre Einwilligung ist zu dokumentieren. Aufgeklärt werden sollte über:

- Zytostatikatypische Nebenwirkungen (Übelkeit/ Erbrechen, Diarrhö, vorübergehende sekundäre Amenorrhö, transiente Knochenmarksuppression mit Infektneigung, Gefahr von Nekrosen bei Paravasaten)

- Mögliche Kardiotoxizität
- Gonadotoxizität und Teratogenität
- Therapieassoziierte Leukämie

Die Patienten sollten einen **Chemotherapiepass** erhalten, in dem jeder Therapiezyklus mit Leukozytennadir (ca. 7–14 Tage nach Infusion) und Wiederanstieg (ca. 21 Tage nach Infusion) zu dokumentieren ist.

Vor jeder MIX-Infusion muss anamnestisch, klinisch und laborchemisch (BB, CRP, Urinstatus, Leber- und Nierenretentionswerte, ggf. Schwangerschaftstest) nach möglichen Kontraindikationen abgeklärt werden (z. B. kardiovaskuläre Erkrankung, B-Symptomatik, Infektion, Schwangerschaft). Bei einer deutlichen Leukopenie oder Leukozytose ist ein Differenzialblutbild notwendig. Bei persistierender Leukopenie sollte frühzeitig eine weiterführende hämatologische Abklärung erfolgen. Klinisch-neurologische Kontrolluntersuchungen sollten durch MS-erfahrene Behandler ¼-jährlich durchgeführt und dokumentiert werden.

Im Fall eines Schubereignisses unter MIX kann eine standardmäßige Therapie mit IVMP oder Plasmaseparation erfolgen (➤ Kap. 17.2).

Impfungen

Die Wirksamkeit von Impfungen kann während der MIX-Therapie eingeschränkt sein; ggf. kann der Impferfolg mittels Titerkontrolle überprüft werden. Attenuierte Lebendimpfstoffe sind unter der Therapie mit MIX zu vermeiden.

➤ Box 17.7 fasst die Kriterien für einen vorzeitigen Abbruch bzw. die Kontraindikationen einer MIX-Behandlung zusammen.

Box 17.7

Kriterien für vorzeitigen Abbruch bzw. Kontraindikationen einer Mitoxantron-Behandlung

- Herzerkrankungen oder Therapie mit kardiotoxischen Substanzen oder Mediastinalbestrahlung
- Echokardiografie (TTE):
  - LVEF < 50 % der Altersnorm
  - LVEF-Abnahme von > 10 % des Ausgangswertes
- EKG-Veränderungen:
  - Schenkelblockbilder
  - AV-Block Grad II und III
  - Relevante Herzrhythmusstörungen
- Labor:
  - Neutropenie < 1.500/µl
  - Schwere Leber- und Niereninsuffizienz
- Erreichen der kumulativen Gesamtdosis von 100 mg/m^2, im Einzelfall bis max. 140 mg/m^2
- Schwangerschaft, Stillzeit
- Kinder
- Schwere floride Infekte, Infektionen wie z. B. Tuberkulose, HIV-Krankheit
- Malignom
- Unverträglichkeit, Überempfindlichkeit
- Unwirksamkeit
- Stabilisierter neurologischer Befund: Deeskalation, MIX-Unterbrechung/Einsparung?

Aktueller Stellenwert in der MS-Therapie

Ebenso wie in den USA erfolgte die Zulassung des Wirkstoffs Mitoxantron in Deutschland 2002 für die Behandlung der sekundär chronisch progredienten und der „progressiv" schubförmigen Verlaufsform. Die Anwendung von Mitoxantron wurde 2016 weiter eingeschränkt für die Behandlungvon Patienten mit hochaktiver schubförmiger MS und raschfortschreitender Behinderung, für die keine alternativen Therapieoptionen bestehen(European Medicines Agency 2016; Hemmer et al. 2021). Dies ist vor allem dann der Fall, wenn trotz Basistherapie eine fortschreitende **klinische Verschlechterung** eintritt. Diese ist im Zulassungstext definiert als zwei Schübe oder Verschlechterung um mindestens 1 EDSS-Punkt in 18 Monaten. Die Therapieentscheidung sollte möglichst getroffen werden, bevor die Gehfähigkeit des Patienten verloren geht. In der Zulassung wird ein EDSS-Bereich von 3 bis einschl. 6 angegeben. Auch im EDSS-Bereich > 6 kann aus rationalen Erwägungen und medizinischer Sicht bei rasch progredienter Krankheitsaktivität der Einsatz von MIX als individueller Heilversuch gerechtfertigt sein, z. B. mit dem Ziel des Erhalts der Selbstständigkeit oder der Armfunktionen. Bei primär chronisch progredienten Verlaufsformen sollte ein Einsatz von MIX nur in besonderen Ausnahmefällen mit rascher Progredienz im Rahmen eines individuellen Heilversuchs erwogen werden und hat geringere Erfolgschancen (DGN-Leitlinien 2012).

MERKE

Nach Studienlage handelt es sich um die derzeit wirksamste zugelassene medikamentöse Möglichkeit der Verlaufsbeeinflussung bei SPMS. Allerdings sind bei der Therapieentscheidung immer auch die möglichen Risiken und Nebenwirkungen der Substanz (insb. einer irreversiblen Myokardschädigung) zu berücksichtigen. Durch die teils sehr wirksamen und weniger risikobelasteten neuen Immuntherapeutika gerät der Einsatz von MIX zunehmend in den Hintergrund.
Indikationsstellung und Therapiedurchführung sollten nur in MS-Zentren erfolgen, die mit dieser Therapie Erfahrung haben.

Cyclophosphamid

Frank A. Hoffmann

Bereits Ende der 1960er-Jahre erschienen die ersten Berichte zum Einsatz von Cyclophosphamid (Endoxan®) aus der Gruppe der Alkylanzien mit Wirkung auf sich schnell teilende Zellen in der Therapie der MS.

Wirksamkeit

Viele Studien mit unterschiedlichen Ergebnissen sind berichtet worden (Übersicht bei Weiner et al. 1993). Als bisher größte war die dreiarmige kanadische Studie, in der die Kombination mit Plasmaaustausch untersucht wurde (The Canadian Cooperative Multiple Sclerosis Study Group 1991), im Endresultat enttäuschend. Allerdings war die Nachbeobachtungsperiode nach der aktiven Therapie so lang, dass die Wirkung aufgrund von Rebound-Phänomenen möglicherweise nicht erkannt werden konnte.

Der Einsatz von Cyclophosphamid bei SPMS wurde in der **PROMESS**-Studie untersucht (Brochet et al. 2017), in die 138 Patienten eingeschlossen waren, von denen 72 alle 4 Wo. Cyclophosphamid (750 mg/m^2 KOF) und 66 Methylprednisolon (MP) 1 g i. v. erhielten. Primärer Endpunkt war die Zeit bis zu einer nach 16 Wo. bestätigten EDSS-Verschlechterung. Der primäre Endpunkt wurde nicht erreicht, weil die Rate der Therapieabbrüche aus Gründen der Verträglichkeit in der Cyclophosphamid-Gruppe um das 2,2-Fache höher war als in der MP-Gruppe. Demgegenüber hatten Patienten, die auf Cyclophosphamid-Therapie blieben, ein 2,7-fach geringeres Risiko einer Behinderungsprogression.

Dosierung

Wie bei der chronischen Polyarthritis oder beim Lupus erythematodes, wo Cyclophosphamid verbreitet Anwendung findet, ist eine Pulstherapie mit einer Dosierung von 1 g/Mon. üblich. Eine Streckung der Intervalle ist bei klinisch stabilen Patienten auf bis zu 8-wöchentlich möglich. Längere Intervalle erscheinen aufgrund der Wirkungszeit auf das Blutbild nicht sinnvoll. Die Applikation erfolgt i. v. als Infusion über 2 h.

CAVE

Die kumulative Gesamtdosis von Cyclophosphamid darf 85 g – insbesondere wegen des erhöhten Langzeitrisikos für ein Urothelkarzinom bzw. andere Malignome – nicht überschreiten.

Nebenwirkungen und Risiken

Gastrointestinale Nebenwirkungen Übelkeit und Erbrechen lassen sich mit Metoclopramid (Paspertin®) oder bei ausgeprägteren Symptomen mit Ondansetron (Zofran®) p. o. oder i. v. unterdrücken. Häufig ist auch noch am Folgetag eine antiemetische Medikation notwendig.

Hämorrhagische Zystitis Durch 100–200 mg Uromitexan (Mesna®) i. v., das jeweils 30 min vor sowie 4 und 8 h nach der Endoxan-Infusion gegeben wird, kann der Gefahr einer hämorrhagischen Zystitis vorgebeugt werden (➤ Kap. 16).

Blutbildveränderungen, Laborkontrollen Blutbildkontrollen sind nach jeder Cyclophosphamid-Infusion engmaschig (in den ersten 2 Wo. alle 2–3 d) erforderlich, da es zu einem Leukozytenabfall kommt. Danach sind wöchentliche Blutbildkontrollen ausreichend. Nach etwa 3 Wo. steigen die Leukozytenwerte wieder an.

Sonstige Laborparameter Leber- und Nierenwerte, Bilirubin und AP sollten wöchentlich kontrolliert werden.

Haarausfall Gelegentlich kommt es unter der Therapie zu einem diffusen Haarausfall, der jedoch reversibel ist.

Erhöhte Infektanfälligkeit, Malignomrisiko und Teratogenität Wie MIX.

Aktueller Stellenwert

Bei Unverträglichkeit oder Gegenanzeigen für MIX ist Cyclophosphamid nach klinischer Erfahrung das Zytostatikum, das derzeit in der Therapieeskalation alternativ eingesetzt wird. Insbesondere aufgrund fehlender Kardiotoxizität ist es ein geeignetes Ausweichpräparat für Patienten mit Kontraindikationen für eine MIX-Therapie.

MERKE

Eine Zulassung zur Behandlung der MS liegt für Cyclophosphamid nicht vor und ist auch nicht zu erwarten. Insgesamt sollte die Therapie mit Cyclophosphamid nur in einzelnen, besonders ausgewählten Fällen von SPMS und nach sorgfältigem Abwägen der möglichen Risiken zum Einsatz kommen.
Wie bei MIX sollten Indikationsstellung und Therapiedurchführung nur in MS-Zentren erfolgen, die mit dieser Therapie ausreichend Erfahrung haben.

Methotrexat

Frank A. Hoffmann

Methotrexat (MTX) ist ein Folsäureantagonist, dessen Anwendung besonders in der Rheumatherapie weit verbreitet ist.

Wirksamkeit

Nachdem Goodkin (1995) einen hochsignifikanten Effekt auf Tests zur Untersuchung der Feinmotorik der oberen Extremität (9-Hole-Peg-Test) und den Box-and-Block-Test bzgl. der Funktion der oberen Extremitäten in einer Doppelblindstudie aufgezeigt hatte, wurde MTX bei Patienten mit chronisch progredienter MS in relativ großem Umfang eingesetzt. Die von Goodkin getestete Dosierung betrug 7,5 mg/Wo. oral als Einmalgabe. Allerdings hatten sich 68 % der Patienten in der Verumgruppe subjektiv verschlechtert. Die klinischen Erfahrungen, die dann in Europa mit dieser Substanz gemacht wurden, führten rasch wieder zum Verlassen dieses Therapieprinzips, wobei eine Dosis von 7,5 mg/Wo. allerdings auch sehr gering ist (in der Rheumatherapie werden bis zu 30 mg/Wo. verabreicht).

MTX kann in einzelnen Fällen, bei denen Immunmodulatoren oder stärkere Immunsuppressiva nicht indiziert sind, noch eingesetzt werden. Wir geben dann 7,5 mg 1 ×/Wo. oral und begleitend 1 mg/d Folsäure oral. Wie bei den anderen Immunsuppressiva müssen vor Therapiebeginn Infektionen, Malignome und eine Schwangerschaft ausgeschlossen werden. Unter der Therapie sind Blutbildkontrollen erforderlich. Mögliche Nebenwirkungen sind Leberfibrose und -zirrhose, selten aseptische Pneumonitis, Nierenschäden sowie gastrointestinale Blutungen und Ulzera.

Ciclosporin A

Frank A. Hoffmann

Auf Ciclosporin A (CiA, Sandimmun®) ruhten Anfang der 1980er-Jahre große Hoffnungen für die MS-Therapie. Heute kommt es nur noch gelegentlich zum Einsatz, wenn Azathioprin nicht vertragen wird. In einer Doppelblindstudie wurde geprüft, ob CiA wirksamer ist als Azathioprin. Ein Unterschied konnte nicht aufgezeigt werden (Kappos et al. 1988b). In einer placebokontrollierten Doppelblindstudie (Rudge et al. 1989) verfehlte CiA die Wirksamkeit in einem Arm der Studie, während es im anderen Arm wirksam war. In einer Studie zum chronisch progredienten Verlauf ergab sich ein signifikanter Effekt auf die Progression (Multiple Sclerosis Study Group 1990). Berichte über die Nephrotoxizität der Substanz verhinderten dann aber die Weiterentwicklung im Bereich der MS, während CiA in der Transplantationsmedizin eine Standardtherapie in Kombination mit Azathioprin geworden ist und inzwischen als gut verträgliche Substanz gilt.

Weitere Immunsuppressiva

Frank A. Hoffmann

Mycophenolat-Mofetil

Die Substanz unter dem Markennamen Cell Cept® wird in verschiedenen immunologischen Indikationen eingesetzt und kann in Tablettenform appliziert werden. Bei MS ergaben unkontrollierte Fallserien Hinweise auf eine potenzielle Wirksamkeit (Ahrens et al. 2001; Frohman et al. 2004). Aussagefähige kontrollierte Studien liegen jedoch noch nicht vor.

Sirolimus und Temsirolimus

Die von dem Bakterium *Streptomyces hygroscopius* abgeleitete Substanze Sirolimus und seine besser oral bioverfügbare Weiterentwicklung Temsirolimus (Rapamycin) hemmen die T- und B-Zell-Proliferationen sowie die Antikörperproduktion (Sehgal 2003). Sirolimus wurde in der Transplantationsmedizin erfolgreich eingesetzt; eine wichtige Nebenwirkung war dabei eine Hypercholesterinämie. Erste Phase-I- und -II-Studien bei RRMS laufen. Für Temsirolimus wurde eine Phase-II-Studie mit 296 Patienten mit RRMS und aktiver SPMS abgeschlossen (Kappos et al. 2005). Über 9 Mon. wurden drei verschiedene Dosierungen gegen Placebo untersucht. Unter der höchsten Dosierung fand sich im Vergleich zu Placebo eine signifikante Reduktion klinischer Schübe um 51 % und KM-aufnehmender Herde im MRT um 48 %. Nebenwirkungen waren u. a. Amenorrhö, Entzündungen im Mund-Rachen-Raum, Hautausschläge und Hyperlipidämien.

Desoxyspergualin

Desoxyspergualin (DSG) ist ein in der Transplantationsmedizin zur Behandlung von Abstoßungsreaktionen eingesetztes potentes Immunsuppressivum. Der Selbstversuch eines MS-betroffenen Arztes und die Wirksamkeit in Tierversuchen veranlassten in Deutschland eine placebokontrollierte Doppelblindstudie mit der Substanz. Hier konnte jedoch kein positiver Wirksamkeitsnachweis erbracht werden, sodass der Einsatz der Substanz nicht empfohlen werden kann.

Linomid

Diese zunächst von großen Hoffnungen begleitete immunsuppressive Substanz, die speziell TNF-α entgegenwirkt, erwies sich in einer Phase-III-Studie als kardiotoxisch. Das Auftreten schwerer kardialer Nebenwirkungen führte zum Studienabbruch; ein therapeutischer Einsatz kann nicht empfohlen werden.

LITERATUR

Die vollständige Literatur zu diesem Kapitel finden Sie im Anhang am Ende dieses Buches.

17.4 Stammzelltransplantation

Sven Schippling, Wolfgang Köhler und Roland Martin

17.4.1 Hintergrund

Sämtliche derzeit zur Behandlung der schubförmigen MS (RRMS) verfügbaren Immuntherapien wirken im Kern auf die inflammatorische Komponente der Erkrankung. Direkt neuroregenerative oder gar neuroprotektive Effekte sind für keine der Substanzen stichhaltig belegt. Zudem fehlt ein exaktes mechanistisches Verständnis vieler Wirkstoffe. Hinsichtlich ihrer Effektivität sind alle Therapien sowohl bzgl. klinischer (Schubrate, Behinderungsprogression) als auch radiologischer Endpunkte (Gd^+ und neue T2-Läsionen im MRT) lediglich teilweise wirksam. Die Kriterien für das Ansprechen auf eine Immuntherapie bzw. für ein Therapieversagen sind vage definiert und allenfalls eingeschränkt oder aber gar nicht in Evidenzkriterien genügenden Studien untersucht worden.

Im klinischen Alltag richtet sich die Therapieoptimierung daher üblicherweise nach quantifizierbaren Zeichen der Krankheitsaktivität wie Schüben, EDSS-Progression und MRT-Aktivität, ohne dass hierfür prädiktive Werte für den weiteren Verlauf der Erkrankung gesichert wären. Die Leitlinien des Kompetenznetzes Multiple Sklerose (KKNMS) bzw. der Deutschen Gesellschaft für Neurologie (DGN) haben die Begriffe „Basis-" und „Eskalationstherapie" verlassen und sehen stattdessen verschiedene Therapien in drei Wirksamkeitskategorien vor, die je nach Krankheitsaktivität (unter Berücksichtigung von Schubfrequenz, Schubschwere, Ansprechen auf Schubtherapie, Krankheitsprogression und MRT-Befunden) eingesetzt werden können (www.dgn.org/leitlinien).

In der klinischen Praxis sowie der gegenwärtigen Diskussion um Therapiekonzepte haben sich Ansätze eines **Basis- und Eskalationstherapiekonzepts,** das üblicherweise zunächst eine möglichst risikoarme Therapie vorsieht, gefolgt von einer höher wirksamen, risikoreicheren Therapie in Fällen von Krankheitsdurchbruch, neben Konzepten einer sog. **Induktionstherapie** etabliert, bei der i. d .R. auf eine hoch wirksame und nicht dauerhaft gegebene Therapie keine oder allenfalls eine mit geringeren Risiken behaftete Therapie folgt. Der Begriff „Induktion" selbst ist wiederum nicht klar definiert. Unter den gegenwärtig verfügbaren Therapien erfüllen am ehesten Alemtuzumab und Mitoxantron die hier genannten Kriterien einer Induktion. Allen diesen Therapien gemeinsam ist wiederum der Einsatz bei aggressiver MS. Obwohl unter erfahrenen Behandlern angesichts einzelner Kasuistiken womöglich Einigkeit darüber bestünde, in welchen Fällen es sich um eine aggressiv verlaufende MS handelt, so sind die Kriterien hierfür, wenn überhaupt, allenfalls vage definiert. Üblicherweise beziehen sie hochfrequente Schubaktivität (ohne oder trotz Immuntherapie) und eine Zunahme bzw. inkomplette Regression der im Rahmen von Schüben erworbenen Behinderung ebenso mit ein wie eine starke Krankheitsaktivität im MRT in Form von Gd$^+$ T1- bzw. neuen oder sich vergrößernden T2-Läsionen (Rush et al. 2015).

MERKE

Aufgrund fehlender Biomarker für das Therapieansprechen oder -versagen, die ggf. sehr frühzeitig den Einsatz hochwirksamer Therapien indizieren würden, erfolgen Schritte zur Therapieoptimierung auch gegenwärtig oft erst nach Jahren. Dem stehen sich mehrende Hinweise gegenüber, dass sich eine frühe, sehr ausgeprägte Krankheitsaktivität nachhaltig negativ auf den weiteren, u. U. auch langfristigen Krankheitsverlauf auswirken könnte (Fisniku et al. 2008; Scalfari et al. 2010). In einem solchen Konzept wäre eine frühe aggressive Intervention sinnvoll.

Risiko und Nutzen aggressiver Therapiekonzepte sind im Einzelfall mit größter Vorsicht abzuwägen. Therapien mit einer vermeintlich stärkeren Wirkung können mit nicht gekannten, auch langfristigen qualitativ wie quantitativ neuartigen Risiken einhergehen, wie das Beispiel der PML im Fall von Natalizumab eindrucksvoll belegt. Neuere Publikationen von Studien zur autologen hämatopoetischen Stammzelltransplantation (aHSZT) in der MS legen eine eindrucksvolle Wirksamkeit nahe. Ob und ggf. wann in einem zukünftigen Therapiekonzept bei der MS auch die aHSZT ihren Platz finden wird, wird entscheidend auch von regulatorischen Erwägungen abhängen und sollte idealerweise nach Durchführung prospektiver, randomisierter und aktiv kontrollierter klinischer Studien entschieden werden.

17.4.2 Autologe hämatopoetische Stammzelltherapie

Therapierational

Das Therapierational für eine lympho- oder myeloablative Immunsuppression mit anschließender Gabe autologer hämatopoetischer Stammzellen im MS-Modell beruht – wie bei anderen Autoimmunerkrankungen auch – auf der Annahme, dass eine Eradikation eines autoreaktiven Immunsystems, gefolgt von einer Therapie mit Stammzellen, zu einem neuen und zumindest in Teilen wieder toleranten Immunrepertoire führen kann (Burt et al. 2003). Erste in diese Richtung deutende Hinweise lieferten kasuistische Erfahrungen allogener Knochenmarktransplantationen bei MS-Patienten mit hämatologischer Komorbidität, nach denen wiederholt eine länger anhaltende Abnahme der Krankheitsaktivität der MS beobachtet wurde (Nelson 1997). In der Folge dieser anekdotischen Erfahrungen wie auch vielversprechender Ergebnisse im Tiermodell (Karussis et al. 1992) wurde 1995 mit der autologen Transplantation bei MS-Patienten mit schweren Verläufen begonnen. Mittlerweile sind weltweit deutlich mehr als 1.000 MS-Patienten transplantiert und die Ergebnisse an das Register der European Society for Blood and Marrow Transplantation (EBMT) berichtet worden.

➤ Tab. 17.28 fasst Basisdaten und Ergebnisse der berichteten Kohorten- bzw. Phase-II-Studien zusammen. Behandelt wurden recht heterogene Gruppen unterschiedlich stark eingeschränkter Patienten mit unterschiedlichen Verläufen (RRMS und PPMS) bzw. Krankheitsstadien (RRMS und SPMS). Wie aus ➤ Tab. 17.28 ersichtlich, kamen zudem verschiedene Konditionierungsregime zur Anwendung, auf die später noch einzugehen sein wird. Das progressionsfreie Überleben (PFÜ) bei sehr unterschiedlichen Nachbeobachtungsintervallen liegt – mit wenigen Ausnahmen – über alle Studien hinweg etwa im Bereich zwischen 50 und bis zu 90 %. In besonderem Maße scheinen junge (< 40 J.) Patienten mit schubförmiger MS und kurzer Krankheitsdauer (< 5 J.) zu profitieren. Die krankheitsbedingte Entzündung wird hier teils dramatisch reduziert, was sich in einer deutlichen Abnahme der Schubrate bzw. im völligen Ausbleiben von Schüben und entzündlicher MRT-Aktivität ma-

Tab. 17.28 Prospektive Studien zur autologen hämatopoetischen Stammzelltherapie bei MS

Studie	Anzahl Patienten	EDSS	Mobilisation	Konditionierung	Outcome	
					Follow-up [Jahre]	PFÜ [%]
Fassas et al. (1997, 2000)	25	4,5–8	Cy und G-CSF	BEAM	3,7	76
Fassas und Kimiskidis (2003)	10	4,5–8	Cy und G-CSF	Busulfan	3	50
Kozak et al. (2000, 2008)	33	5–8,5	Cy und G-CSF	BEAM	5	70
Mancardi et al. (2001), Saccardi et al. (2006, 2008)	21	5–6,5	Cy und G-CSF	BEAM	8,5	58
Nash et al. (2003)	26	5–8	G-CSF	TBI und Cy	2	73
Burt et al. (2003)	21	3–8	G-CSF oder Cy und G-CSF	TBI und Cy	1,8	61
Openshaw et al. (2000)	5	5,5–7,5	G-CSF	Busulfan und Cy	1,8	40
Carreras et al. (2003), Saiz et al. (2008)	14	4,5–6,5	Cy und G-CSF	Carmustin und Cy	6	62,5
Ni et al. (2006)	21	5–9,5	Cy und G-CSF	Cy und TBI oder BEAM	3,5	75
Su et al. (2006), Xu et al. (2006)	22	4,5–7,5	G-CSF	BEAM	3	77
Atkins und Freedman (2005), Freedman et al. (2007)	17	3–6	Cy und G-CSF	Busulfan und Cy	3	75
Burman et al. (2014)	48	1–8,5	Cy und G-CSF	BEAM (n = 41); Cy und ATG (n = 7)	3,9	77
Burt et al. (2015)	151	3–5,5	Cy und G-CSF	Cy und Alemtuzumab (n = 22); Cy und ATG (n = 129)	2,5	87
Mancardi et al. (2015, ASTIMS-Studie)	21	5,5–6,5	Cy und G-CSF (aHSZT-Arm)	BEAM (n = 9); Kontrollarm Mitoxantron (20 mg/Mon. für 6 Mon.)	4	43 (aHSZT); 52 (Mitoxantron)
Curro et al. (2015)	7	5–7	Cy und G-CSF	Cy und ATG	5	43
Nash et al. (2015)	25	3–5,5	G-CSF	BEAM	3	90,9
Atkins et al. (2016)	24	3–6,0	Cy und G-CSF	Busulfan, Cy und ATG	6,7	70
Moore et al. (2019)	90	2–7	Cy und G-CSF	BEAM	3	77
Burt et al. (2019)	110	2,5–4	Cy und G-CSF	Cy und ATG	5	78,5

PFÜ = progressionsfreies Überleben; Cy = Cyclophosphamid; G-CSF = Granulozyten-Kolonie-stimulierender Faktor; TBI = „total body irradiation" (Ganzkörperbestrahlung)

nifestiert (Muraro et al. 2003; Mancardi et al. 2005; Roccatagliata et al. 2007; Atkins et al. 2016).

Gemäß den vom EBMT-Register berichteten Daten ist die transplantationsassoziierte Mortalität („transplant related mortality", TRM) von anfänglich 7,3 % zwischen 1995 und 2000 auf 1,3 % in den Jahren 2001–2007 gesunken (Mancardi und Saccardi 2008). Die Gründe hierfür dürften einerseits eine optimierte Patientenselektion, die zunehmende Erfahrung der transplantierenden Zentren und der Einsatz von

Konditionierungsregimen geringerer Toxizität sein. Verantwortlich für die anfänglich deutlich höhere TRM waren das durchschnittlich höhere Lebensalter der transplantierten Patienten sowie die Anwendung von Busulfan in der Konditionierung (Mancardi und Saccardi 2008)

Ablauf der aHSZT

Mobilisation und Gewinnung hämatopoetischer (CD34⁺) Stammzellen Die Mobilisation hämatopoetischer Stammzellen aus dem Knochenmark erfolgt entweder über die kombinierte Gabe von Cyclophosphamid und Granulozyten-Kolonie-stimulierendem Faktor (G-CSF) oder G-CSF allein. Die Gewinnung der Stammzellen aus dem Blut geschieht über u. U. wiederholte Leukapheresen mit oder ohne Selektion der das CD34-Antigen exprimierenden Zellen. Das Transplantat wird für die Dauer der Konditionierung kryokonserviert.

Konditionierung und Reinfusion der Stammzellen Im Rahmen der erwähnten Phase-II-Studien kamen überwiegend Konditionierungsregime mittlerer und hoher Intensität („intermediate/high intensity regimens“) zur Anwendung. Regime hoher Intensität umfassen die Gabe von Busulfan und Cyclophosphamid, wie sie z. B. in der kanadischen Transplantationsstudie angewendet wird (Freedman et al. 2007; Atkins et al. 2016), Busulfan allein oder die Kombination aus Cyclophosphamid und Ganzkörperbestrahlung (Gratwohl et al. 2005). „Reduced intensity regimens“ verwenden z. B. Cyclophosphamid und den humanisierten monoklonalen Anti-CD52-Antikörper Alemtuzumab oder Cyclophosphamid und Antithymozytenglobulin (ATG) (Mancardi und Saccardi 2008).

Die umfangreichsten Erfahrungen, insbesondere in den europäischen Zentren, existieren für das **BEAM-Protokoll** (Fassas et al. 2000; Mancardi und Saccardi 2008) – ein Regime intermediärer Intensität, das in der Hämatologie bei der Behandlung von Lymphompatienten zum Einsatz kommt. Das Akronym BEAM steht für die verwendeten Substanzen **B**CNU (Carmustin), **E**toposid, **A**rabinosylcytosin (ARA-C) und **M**elphalan, die in dieser Reihenfolge, teils überlappend, gegeben werden. Im Anschluss an die Gabe von Melphalan erfolgt mit einem Abstand von wenigstens 24 h die Reinfusion des autologen Transplantats. Alemtuzumab oder ATG werden zur In-vivo-Depletion möglicherweise verbliebener autoreaktiver T-Zellen (ATG) bzw. CD52-exprimierender lymphomonozytärer Zellen (Alemtuzumab) verabreicht.

Effektivität und Risiken

MERKE

Vieles deutet darauf hin, dass die aHSZT in der Lage ist, die entzündliche Krankheitsaktivität bei der MS nachhaltig zu unterdrücken, was sich in einer deutlichen Abnahme bis hin zum völligen Ausbleiben der klinischen (Schubrate) und der MRT-Krankheitsaktivität (Gd⁺ und neue T2-Läsionen) widerspiegelt (Atkins et al. 2016; Nash et al. 2015; Roccatagliata et al. 2007; Mancardi et al. 2005; Muraro et al. 2003).

Nach initialen kasuistischen Erfahrungen zur Effektivität der aHSZT wurden die ersten klinischen Studien nahezu ausschließlich in Kollektiven progredienter MS-Patienten mit hohen Behinderungsgraden durchgeführt (➤ Tab. 17.28). Es überrascht daher nicht, dass in einer retrospektiven Langzeitzeituntersuchung von Muraro et al. (2017a) von den insgesamt 281 zwischen 1995 und 2006 transplantierten Patienten 78 % (218/281) eine progrediente MS hatten. Auch der mediane EDSS war mit 6,5 recht hoch. Das progressionsfreie Überleben (definiert als Ausbleiben einer EDSS-Progression) über 5 Jahre lag bei 46 %. Die Studie konnte auch zeigen, dass ein jüngeres Alter bei Transplantation und schubförmige Krankheitsverläufe prognostisch ebenso günstig waren wie eine geringere Anzahl immunmodulierender Vortherapien. Zudem bestätigt sie die Ergebnisse einer Subgruppenanalyse in einem Bericht der EBMT, wonach junge Patienten mit kurzer Krankheitsdauer besonders zu profitieren scheinen und insbesondere hochentzündliche und aggressiv-schubförmige Verläufe eine lang anhaltende Unterdrückung der Entzündungsaktivität zeigen (Saccardi et al. 2006).

In Studien jüngeren Datums waren vornehmlich Patienten mit aggressiv verlaufender schubförmiger MS eingeschlossen (Burman et al. 2014; Burt et al. 2015; Curro et al. 2015; Nash et al. 2015; Moore et al. 2019). Im Gegensatz zu vergleichbaren früheren Studien mit überwiegend progredienten Patienten zeigen die jüngsten – wenngleich nicht kontrollierten

– Studien besonders beeindruckende Effekte in frühen (hoch-)entzündlichen Phasen der Erkrankung, wo tiefgreifende Effekte auf MRT- und Schubaktivität nachweisbar waren (Nash et al. 2015; Burt et al. 2015). Die kanadische Studie (Atkins et al. 2016) zeigte unter den 24 eingeschlossenen Patienten eine komplette Suppression der klinischen Schubaktivität sowie jedweder Kontrastmittelaufnahme in mehr als 300 nach Transplantation angefertigten MRTs bei einem mittleren Follow-up von 6,7 Jahren.

Die bislang einzigen kontrollierten Phase-II-Studien sind die ASTIMS-Studie (Autologous Hematopoietic Stem Cell Transplantation in Multiple Sclerosis Trial, Mancardi et al. 2015) und die MIST-Studie (Multiple Sclerosis International Stem Cell Transplant Trial, Burt et al. 2019):

- Die **ASTIMS-Studie,** in der die aHSZT bei Patienten mit aggressiver schubförmiger und sekundär progredienter MS im Vergleich zu Mitoxantron untersucht wurde, konnte trotz der recht geringen Fallzahl (n = 21) und erheblicher Rekrutierungsprobleme eine signifikante Überlegenheit der aHSZT bzgl. der Reduktion neuer T2-Läsionen über 4 Jahre zeigen.
- In der **MIST-Studie** wurden 110 Patienten mit schubförmiger MS in einem offenen, multizentrischen Design im Mittel 2 Jahre nachbeobachtet. Jeweils 55 Patienten mit mindestens zwei Schüben unter DMT im letzten Jahr erhielten entweder eine nicht myeloablative HSCT oder konnten auf eine zugelassene, annehmbar besser wirksame DMT umgestellt werden (Burt et al. 2019). Beachtenswert war jedoch, dass hochwirksame Medikamente zum Zeitpunkt der Studiendurchführung entweder nicht erlaubt waren (Alemtuzumab) oder noch nicht zur Verfügung standen (Ocrelizumab oder Cladribin). Insgesamt kamen in der Vergleichsgruppe mindestens sieben verschiedene Medikamente mit unterschiedlichem Wirkprofil zum Einsatz. Der primäre Endpunkt war das Fortschreiten der Behinderung (EDSS-Score erhöht ≥ 1,0), das bei 3 HSCT-behandelten Patienten auftrat, verglichen mit 34 Patienten im DMT-Arm. Die Anteile der progredienten Patienten betrugen nach 1, 3 und 5 Jahren Nachbeobachtung 1,9, 5,2 bzw. 9,7 % für die HSCT-Gruppe und 24,5, 62,5 bzw. 75,3 % für die DMT-Gruppe. Der EDSS-Wert verbesserte sich in der HSCT-Gruppe, während er sich in der DMT-Gruppe verschlechterte. Der Anteil der Patienten, die nach 1, 3 und 5 Jahren nach der Randomisierung die NEDA („no evidence of disease activity") erreichten, betrug 93,3, 90,3 bzw. 78,5 % in der HSCT-Gruppe und 20,8, 5,9 bzw. 3 % in der DMT-Gruppe.

Obwohl die ASTIMS- und die MIST-Studie eine Reihe von Limitationen aufweisen, zeigen beide, dass die HSCT bei RRMS signifikante Auswirkungen auf die Krankheitsaktivität und Behinderungsprogression hat. In zwei Post-hoc-Analysen konnte beispielsweise ein NEDA-Status von 70–92 % nach 2 Jahren (Muraro et al. 2017b) bzw. von 60–68 % nach 5 Jahren (Sormani et al. 2017) gezeigt werden im Vergleich zu 2-Jahres NEDA-Raten von 7–16 % unter Placebo, 13–27 % unter IFN-β und 22–48 % unter anderen Therapeutika zur Behandlung der hochaktiven MS. Für eine abschließende Beurteilung fehlen allerdings momentan direkte Vergleichsuntersuchungen mit hochwirksamen Therapien wie Alemtuzumab oder Ocrelizumab.

Inwieweit die unterschiedliche Intensität der verschiedenen Konditionierungsregime für diese Ergebnisse verantwortlich ist, lässt sich auf der Grundlage der derzeitigen Studien nicht sicher feststellen. Während die Daten des EBMT-Registers keine eindeutige Überlegenheit einer aggressiven myeloablativen Immunsuppression erkennen lassen (Saccardi et al. 2006), legt die Studie von Burt et al. (2009) zumindest den Verdacht nahe, dass (lymphoablative) Regime reduzierter Intensität (Cyclophosphamid und ATG oder Alemtuzumab) eine leicht geringere Wirkung haben könnten als Regime höherer Intensität. In dieser nichtkontrollierten Studie, in der 21 Patienten mit RRMS und Krankheitsaktivität trotz IFN-β-Therapie transplantiert wurden, hatten 5 der 21 Patienten (= 23,8 %) wenigstens einen Schub innerhalb eines mittleren Zeitraums von knapp 3 Jahren nach Transplantation (24–48 Mon.). Die Wirkung bzgl. Behinderungsprogression war jedoch auch hier sehr gut (81 % der Patienten zeigten eine Besserung des EDSS).

Die **Sicherheit** und **Verträglichkeit** sind in erster Linie mit der Intensität des Konditionierungsregimes, dem Alter und dem Behinderungsgrad der Patienten assoziiert. Eine Analyse von 169 an das EBMT berichteten Fällen zeigte, dass knapp 80 % der nichtneurologischen Komplikationen Folge der

Immunsuppression waren. Hierzu gehörten neutropenieassoziiertes Fieber, Sepsis, Harnwegsinfekte und Virusreaktivierungen (Saccardi et al. 2006; Mancardi und Saccardi 2008). Eine transiente Alopezie sowie Amenorrhö sind häufig. Eine retrospektive Auswertung von 15 Schwangerschaften bei 324 transplantierten Frauen mit Autoimmunerkrankungen ergab keine Auffälligkeiten (Snarski et al. 2015).

Die wesentlichen vorgetragenen Bedenken bzgl. aHSZT betreffen das Risiko der transplantationsassoziierten Mortalität (TRM). Wegen des in den vergangenen Jahren zunehmenden Einsatzes von Konditionierungsregimen geringerer Toxizität konnte die TRM zwar deutlich gesenkt werden, lag jedoch mit 1,3 % zwischen 2001 und 2007 immer noch recht hoch (Mancardi und Saccardi 2008). Gemäß EBMT wurde für den Zeitraum zwischen 2011 und 2015 lediglich 1 Todesfall unter 319 Transplantationen berichtet (TRM 0,31 %) (persönl. Mitteilung). Das Ausbleiben einer Rekonstitution des hämatopoetischen Systems wurde bislang für MS-Patienten ebenso wenig berichtet wie eine therapieassoziierte akute Leukämie.

Mechanismen

Der genaue Wirkmechanismus der Stammzelltransplantation bei MS wie auch bei anderen Autoimmunerkrankungen ist nicht vollkommen verstanden. Wiederum haben mechanistische Studien erheblich zu einem besseren Verständnis beigetragen, ob und wie die aHSZT über die Effekte einer tiefgreifenden und lang anhaltenden Immunsuppression hinaus in der Lage ist, qualitativ durchgreifende Effekte i. S. einer Retolerisierung des Immunsystems zu bewirken. Die klinische Erfahrung einer lang anhaltenden Unterdrückung der Krankheitsaktivität insbesondere bei sehr aktiver, früher schubförmiger MS scheint die Annahme zu bestätigen, dass die Elimination eines aberranten Immunsystems (Konditionierung), gefolgt von der Implementierung eines „neuen" Immunsystems i. S. einer (partiellen) Retolerisierung, funktionieren könnte.

In einer in diesem Zusammenhang wegweisenden Arbeit untersuchten Muraro et al. (2005) die Immunrekonstitution des T-Zell-Kompartiments in einer Gruppe von 7 transplantierten Patienten prospektiv über 3 Jahre nach Konditionierung mit Cyclophosphamid und Ganzkörperbestrahlung. Die Ergebnisse dieser Arbeit stützen die Annahme, dass die aHSZT zu einer zumindest in Teilen tiefgreifenden qualitativen Erneuerung des Immunsystems führen kann und somit nicht ausschließlich über rein immunsuppressive Effekte zu wirken scheint. Neben einer Erneuerung und Verbreiterung des T-Zell-Rezeptor-Repertoires zeigten die Ergebnisse von Muraro et al. (2005), dass auch noch 2 Jahre nach Transplantation die Frequenz der naiven $CD4^+$ T-Zellen unter den transplantierten Patienten in etwa doppelt so hoch war wie vor der Transplantation bei gleichzeitiger Abnahme von Memory-T-Zellen. Phänotypisch konnten die naiven T-Zellen als „recent thymic emigrants" ($CD4^+$/$CD45RA^+$/$CD45RO^-$/$CD31^+$) identifiziert werden.

Während die Datenlage zur Erneuerung des T-Zell-Repertoires recht umfassend zu sein scheint, existieren bis heute insgesamt deutlich weniger Daten dazu, wie umfassend die Veränderungen des B-Zell-Repertoires und der Antikörperprofile ausfallen.

Die Tatsache, dass bei vielen Patienten die oligoklonalen Banden (OKBs) im Liquor auch nach der Transplantation nachweisbar bleiben, sprechen wiederum für das Persistieren klonal expandierter B- und Plasmazellen im ZNS, wenngleich die Daten hierzu nicht vollkommen schlüssig sind. So wurde vereinzelt auch das Verschwinden der OKBs berichtet (Mancardi und Saccardi 2008). Dass Ak-produzierende Zellen die Konditionierung überdauern können, wird durch die Tatsache gestützt, dass bei manchen Patienten Impftiter gegen bestimmte Antigene auch nach der Konditionierung nachweisbar sind.

Insgesamt bleiben wichtige mechanistische Fragen offen, so etwa die Rolle der chronischen Mikrogliaaktivierung, das Ausmaß der Toleranzinduktion in den verschiedenen Immunkompartimenten oder die klonale Spezifität des B-Zell-Repertoires nach Transplantation.

MERKE

Eine wesentliche Frage im Zusammenhang der Immunrekonstitution als Basis der Wirksamkeit der aHSZT betrifft die Möglichkeit, dass transplantierte Patienten trotz durchgreifender Erneuerung des Immunrepertoires erneut eine MS entwickeln, bekommen sie doch schließlich ihre eigenen Stammzellen reinfundiert, die prinzipiell jene genetischen Merkmale tragen, die zur Entwicklung der Erkrankung beigetragen haben.

In einer weiteren Studie zu dieser Frage wurden Genexpressionsdaten sowie mikroRNA-Profile von $CD34^+$ hämatopoetischen Vorläuferzellen von MS-Patienten und gesunden Kontrollen untersucht. Die Ergebnisse dieser Studie ließen keine Unterschiede zwischen Patienten und Kontrollen erkennen, was gegen die Annahme spricht, dass eine prädisponierende proinflammatorische Signatur bereits in Vorläuferzellen von Patienten angelegt ist (Lutterotti et al. 2012).

17.4.3 Fazit und Ausblick

Zusammenfassend zeigen die zuletzt publizierten klinischen Studien hervorragende Ergebnisse zur Wirksamkeit der aHSZT bei MS. Entsprechend haben die europäischen und amerikanischen Gesellschaften für Knochenmark- und Stammzelltransplantation 2019 unter neurologischer Beteiligung Empfehlungen zum Einsatz der HSCT bei hochaktiver MS mit schneller Behinderungsprogression und Versagen mindestens einer medikamentösen Immuntherapie veröffentlicht (Cohen et al. 2019; Sharack et al. 2020). Auch ist ein Nutzen bei chronischen Verläufen mit weiterhin nachweisbarer entzündlicher Aktivität nicht auszuschließen.

Ein wesentlicher Bestandteil zukünftiger Bemühungen wird die Selektion geeigneter Patienten sein. Die bisherigen Erfahrungen zeigen, dass die historisch aus nachvollziehbaren Gründen mehrheitlich transplantierten Patienten mit überwiegend fixierten höhergradigen Defiziten wahrscheinlich nicht jener Gruppe von Patienten entsprechen, die am nachhaltigsten von der Therapie profitiert. Vieles spricht dafür, dass Patienten nach aHSZT und Konditionierung mittels „intermediate intensity regime" lang anhaltend profitieren und keine Anschlusstherapie benötigen. Ob und an welcher Stelle die aHSZT in einem zukünftigen und zunehmend komplexer werdenden Therapiealgorithmus mit zumindest auch in Teilen depletierend wirkenden hochaktiven neuen Substanzen ihren Platz finden wird, sollte durch randomisierte, kontrollierte und mechanistisch flankierte Studien beantwortet werden.

In der Folge intensiver Beratungen europäischer und US-amerikanischer Experten ist ein Vorschlag eines Phase-III-Studienprotokolls zur aHSZT erarbeitet worden (Saccardi et al. 2012). Diese Studien werden neuere, deutlich wirkstärkere Präparate einbeziehen müssen, die u. U. wiederum neuartige Risiken und Sicherheitsbedenken mit sich bringen. Schwierigkeiten bzgl. der Finanzierung und Harmonisierung solcher Studien machen deutlich, dass derartige Studienbemühungen stets Gefahr laufen, in einem sich zunehmend dynamisch entwickelnden therapeutischen Umfeld immer wirksamerer Therapien von der klinischen Realität eingeholt zu werden.

LITERATUR

Die vollständige Literatur zu diesem Kapitel finden Sie im Anhang am Ende dieses Buches.

KAPITEL

18

Orhan Aktas und Frauke Zipp

Neue, experimentelle und zukünftige Therapieansätze

18.1 Einführung

Die multiple Sklerose (MS) stellt in Europa eine der wichtigsten Ursachen für neurologische Behinderungen bei jungen Erwachsenen dar. Daher ist es ein Anliegen grundlagenorientierter MS-Forschung, über ein besseres Verständnis der Pathomechanismen neue therapeutische Ansatzpunkte zu finden. Ausgehend vom aktuellen pathophysiologischen Konzept stellen wir nachfolgend ausgewählte experimentelle Behandlungsstrategien vor, die sich in einem fortgeschrittenen Entwicklungsstadium befinden.

18.2 Prinzipielle therapeutische Ansatzpunkte

Die MS wird als eine Autoimmunerkrankung des ZNS angesehen, die sich in genetisch suszeptiblen Individuen entwickelt. Nach tierexperimentellen, humanen Ex-vivo- und klinischen Untersuchungen werden Entzündung und nachfolgende Schädigung des ZNS im Wesentlichen durch das Zusammenspiel aktivierter B- und T-Lymphozyten orchestriert (Martin et al. 1992). Relevant für die Aktivierung einer ZNS-spezifischen Autoimmunität ist das Zusammenspiel von immungenetischen Faktoren (HLA-Haplotyp) und Umweltfaktoren, allen voran Exposition gegenüber bestimmten Erregern (v. a. EBV) und Veränderungen des intestinalen Mikrobioms (Gerdes et al. 2020). Pathophysiologisch besteht die Schadenskaskade aus folgenden Schritten (➤ Abb. 18.1):

- Extrazerebrale Aktivierung autoreaktiver T-Zellen durch proinflammatorische B-Zellen und nachfolgende Immunzellproliferation
- Überwindung der Blut-Hirn-Schranke (Transmigration)
- Lokale Reaktivierung: Entmarkung und neuronaler Kollateralschaden
- Im ZNS persistierende, wahrscheinlich durch aktivierte Mikroglia und B-Lymphozyten unterhaltene Entzündungsreaktion

Die meisten therapeutischen Ansatzpunkte richten sich gegen eine oder mehrere Schritte dieser Schadenskaskade. Zudem existieren experimentelle und erste klinische Ansätze für die Reparatur des bereits geschädigten, in seiner Funktion eingeschränkten ZNS-Gewebes.

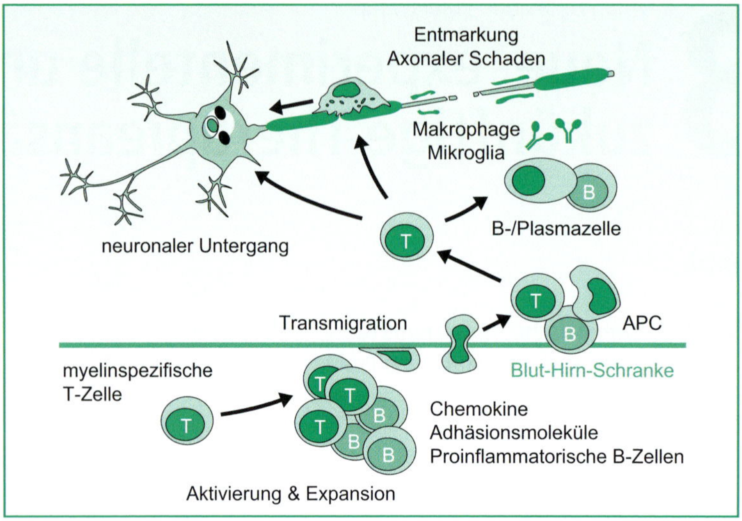

Abb. 18.1 Überblick über die Pathogenese der MS: Danach werden myelinspezifische T-Helferzellen mit proinflammatorischen Eigenschaften außerhalb des ZNS durch antigenpräsentierende Zellen (APCs, u. a. B-Lymphozyten, dendritische Zellen und Makrophagen) aktiviert. Dies geschieht in einem v. a. durch B-Lymphozyten erzeugten entzündlichen Milieu, das durch Umweltfaktoren und Exposition gegenüber bestimmten Erregern geschaffen wird. Durch Versagen immunologischer Kontrollmechanismen (z. B. regulatorische T-Lymphozyten, Apoptose) persistieren diese Zellen und überschreiten unter Vermittlung von Adhäsionsmolekülen und Chemokinen die Blut-Hirn-Schranke. Im ZNS erfolgt die Restimulation durch antigenpräsentierende Zellen (APCs), wodurch die lokale inflammatorische Reaktion angestoßen wird. Hierunter fallen die direkte T-Zell-vermittelte Attacke, die Freisetzung zytotoxischer Mediatoren sowie die Rekrutierung weiterer Entzündungszellen, die zur antikörpervermittelten Zytotoxizität über B-Zellen und Makrophagen führt. Am Ende stehen die lokale Entmarkungsreaktion sowie die irreversible kollaterale Schädigung von Axonen und Neuronen (mod. nach Aktas und Zipp 2003). [O523]

18.2.1 Extrazerebrale (periphere) Aktivierung und Proliferation autoreaktiver T-Zellen

Antigenspezifische Ansätze

Die Hoffnung auf eine antigenspezifische Therapie gründet auf der bekannten Wirkung von Impfungen (Vakzinierungen) als vorbeugende Maßnahme: Das Immunsystem kann gezielt trainiert werden, eine spezifische Struktur als schädlich zu erkennen (übliche Impfung gegen Krankheitserreger) oder sie als harmlos einzustufen (Immuntoleranz). Darauf gründet die Hoffnung, das bei MS fehlgeleitete Immunsystem neu auszurichten, um die ZNS-spezifische schädliche Autoimmunreaktion in den Hintergrund zu drängen bzw. auszulöschen. Voraussetzung hierfür ist die **Kenntnis der präzisen Zielstruktur der Autoimmunreaktion,** die sich bei der MS schwieriger gestaltet: Zwar bestätigen auch aktuelle immunologische Studien, dass sich die Autoimmunantwort gegen Strukturen der Myelinscheide richtet. Andererseits hat die Myelinscheide einen komplexen Aufbau, und die Autoimmunreaktion wandelt sich bei einer chronischen Erkrankung wie der MS: initial spezifisch für einzelne Myelinantigene, im Verlauf zunehmend breiter (Phänomen des *epitope spreading*).

Zur Vielfalt der Zielantigene kommt die **Vielfalt der Erkennungsstrukturen** (T-Zell-Rezeptor/MHC-Komplex), sodass das individuell abweichende immunologische Profil die Entwicklung antigenspezifischer Therapien erschwert (Hohlfeld und Wekerle 2004). Damit stellt die Heterogenität der fehlgeleiteten Immunantwort eine Herausforderung für die Therapieentwicklung dar: Idealerweise würde für jeden Patienten eine individuelle Vakzine hergestellt, was bislang in der Breite der klinischen Versorgung nicht praktikabel ist. Möglicherweise werden die technologischen Fortschritte, v. a. gestützt durch die dynamische Entwicklung von personalisierten immunologischen Therapieansätzen in der Onkologie (CAR-T-Zell-Therapie), patientenspezifische Immuntherapien bahnen. Bis dahin stellen die existierenden Ansätze eine erste Annäherung dar, basierend auf exzellenten tierexperimentellen und auch auf ersten klinischen Pilotstudien (Kammona und Kiparissides 2020).

Myelin-Vakzinierung

Durch die direkte **Vakzinierung mit Myelinbestandteilen** soll das Immunsystem Toleranz gegenüber dem ZNS entwickeln und damit die schädlichen Autoimmunattacken einstellen. Um dies umzusetzen, wird das Immunsystem über unterschiedlichste immunologische Strategien mit Myelinbestandteilen konfrontiert. Dies kann durch eine Exposition gegenüber einem einzelnen Myelinepitop oder verschiedenen immunodominanten Epitopen von Myelinbestandteilen bewerkstelligt werden. Die Myelinepitope können als Peptide bzw. Proteine in einem immunstimulierenden Kontext, ähnlich einer Impfung mit Totimpfstoffen, dargeboten werden, oder sie werden mit einer Reihe von unterschiedlichen Trägermolekülen wie z. B. Partikeln, Vesikeln oder Zytokinen mit eigenen immunologischen Eigenschaften fusioniert, um die gewünschte Immunreaktion zu initiieren (Willekens und Cools 2018). In einer molekularbiologischen Weiterentwicklung zeigte sich, dass es ausreicht, die genetische Information für die Myelinepitope wie das myelinbasische Protein (MBP) oder Proteolipidprotein (PLP) zu verabreichen, um die schädliche Autoimmunreaktion günstig zu beeinflussen: Die in diesen Ansätzen verwendeten unterschiedlichen DNA-Plasmid-Vakzine konnten tierexperimentell die enzephalitogene Immunantwort abschwächen (Fissolo et al. 2012). Ein ähnlicher günstiger Effekt im EAE-Tiermodell zeigte sich kürzlich mit der neuen Methode der mRNA-basierten Impfstoffe, die bei den neuen Vakzinen gegen das Sars-CoV2-Virus Bekanntheit erlangte (Krienke et al. 2021).

Abhängig von der gewählten Applikationsweise können durch eine Myelinvakzinierung relevante klinische Effekte erzielt werden:

- So wurde bei schubförmiger MS durch eine transdermale Immunisierung mit einer **Mischung aus drei Myelinpeptiden** (MBP_{85-99}, MOG_{35-55} und $PLP_{139-155}$) im Vergleich zu Placebo eine entzündungshemmende Wirkung im MRT und klinisch (Schubrate) erzielt (Walczak et al. 2013).
- Einen ähnlichen Ansatz stellt die **Vakzine ATX-MS-1467** dar; sie setzt sich aus vier löslichen synthetischen Peptiden zusammen, die immundominanten Abschnitten des MBP mit hoher Affinität zu den humanen Leukozyten-Antigen-(HLA)-Haplotypen DRB1*1501 und DQB1*0602 entsprechen (Streeter et al. 2015). In einer Phase-IIa-Studie bei schubförmiger MS senkte die Vakzine bei intradermaler Applikation die entzündliche MRT-Aktivität (Chataway et al. 2018).

T-Zell-(Rezeptor-)Vakzinierung

Gegen enzephalitogene myelinspezifische T-Zellen gerichtete Therapiestrategien bieten aus immunologischer Sicht den Vorteil, dass nur eine ausgewählte, für den Krankheitsprozess verantwortliche Zellpopulation gehemmt wird, unter Vermeidung einer unselektiv breiten Immunsuppression. Für einen solchen antigenspezifischen Therapieansatz wäre es notwendig, die im individuellen Patienten vorkommenden myelinreaktiven T-Zellen zu isolieren, um sie dann – nach Attenuierung – bei demselben Patienten als Vakzine anzuwenden. Die günstige klinische Wirkung einer solchen personalisierten Immunintervention wurde wiederholt gezeigt, zuletzt im Rahmen einer kleinen placebokontrollierten Studie. Dabei wurden gegen die wichtigsten Myelinbestandteile – basisches Myelinprotein (MBP), Proteolipidprotein (PLP) und Myelin-Oligodendrozyten-Glykoprotein (MOG) – gerichtete T-Zellen subkutan verabreicht, die nachfolgend das Voranschreiten der Erkrankung verhindern und die Schubrate senken konnten (Karussis et al. 2012).

In einem weiter standardisierten Ansatz wurde eine patientenspezifische trivalente T-Zell-Vakzine etabliert (Tcelna® bzw. Imilecleucel-T®, vormals Tovaxin®), die autologe inaktivierte MBP-, PLP- und MOG-reaktive T-Zellen umfasst und in der Lage ist, potenziell enzephalitogene T-Zellen zu eliminieren (Loftus et al. 2009). Nach einer erfolgversprechenden Phase-IIb-Studie an Patienten mit CIS bzw. schubförmiger MS (TERMS, Fox et al. 2012) konnte eine Nachfolgestudie die Wirkung dieser Vakzine bei sekundär chronisch progredienter MS allerdings nicht bestätigen (Abili-T, NCT01684761).

Antigenunspezifische Ansätze

Statine

Neben ihrer cholesterinsenkenden Wirkung verfügen Statine (Hemmer der β-HMG-CoA-Reduktase) auch über antiinflammatorische Eigenschaften (Zipp et al. 2007). Immunbiologisch hemmen die in EAE-Tiermodellen wirksamen Statine die induzierbare Expression von MHC-Klasse-II-Molekülen, die immunstimulatorische Wirkung dendritischer Zellen sowie den Zellzyklus von aktivierten T-Zellen. Klinische Pilotstudien zur MS erbrachten ein gemischtes Bild: Bei schubförmiger MS war ein teils günstiger, wenngleich moderater antientzündlicher Effekt nachweisbar (Waubant et al. 2012), der sich von der Wirkung einer bestehenden IFN-β-Basistherapie nicht absetzen ließ (Paul et al. 2008; Sørensen et al. 2011). Bei progredienten MS-Verläufen zeigte sich aber ein günstiger Effekt von Simvastatin auf die Hirnatrophierate und die Krankheitsprogression (Chataway et al. 2014), weshalb in Großbritannien zwei Nachfolgestudien zur Bestätigung bei sekundär chronisch progredienter MS (SPMS) initiiert wurden (MS-STAT2, NCT03387670; MS-OPT, NCT03896217).

Minocyclin

Nach ermutigenden tierexperimentellen Hinweisen auf eine günstige entzündungshemmende Wirkung zeigte das Antibiotikum Minocyclin auch in zwei kanadischen Studien bei schubförmiger MS (zusätzlich zu einer GLAT-Therapie) und bei CIS (placebokontrollierte Studie MinoCIS) antiinflammatorische Effekte hinsichtlich der Schub- und entzündlichen MRT-Aktivität (Metz et al. 2009, 2017). Eine Kombinationsstudie mit IFN-β-1a s. c. (RECYCLINE) ergab allerdings keinen zusätzlichen Effekt (Sørensen et al. 2016). In einer aktuell laufenden offenen Studie wird in Kanada der Einsatz von Minocyclin bei früher schubförmiger MS weiter untersucht (NCT04291456).

Ibudilast

Ibudilast, ein in Japan zugelassenes Allergiepräparat, hemmt verschiedene zyklische Phosphodiesterasen und hierdurch die Aktivität des *macrophage migration inhibitory factor* sowie des Toll-like-Rezeptors 4 (TLR4) und kann die Blut-Hirn-Schranke überwinden. In einer Pilotstudie (Barkhof et al. 2010) zeigte sich ein günstiger Effekt auf die Hirnatrophierate, der kürzlich in einer placebokontrollierten Phase-2-Studie bei progredienter MS (Fox et al. 2018) mit MRT- und OCT-Substudien (Bermel et al. 2020; Naismith et al. 2021) bestätigt wurde. Angesichts der wiederholt günstigen Effekte auf die Hirnatrophierate wird eine größere Nachfolgestudie mit klinischen Endpunkten (z. B. Krankheitsprogression) diskutiert (Sormani et al. 2021).

BTK-Inhibitoren

Die Bruton-Tyrosinkinase (BTK) ist eine zentrale Schaltstelle in der Signalkaskade zur Aktivierung von B-Zellen, Makrophagen und Mikroglia. Angesichts der Relevanz dieser Zelltypen in der MS-Pathogenese sind derzeit mehrere BTK-Inhibitoren in der klinischen Prüfung (Dolgin et al. 2021):

- Phase-3-Studien zwecks Vergleichs mit Teriflunomid bzw. Placebo bei der *schubförmigen MS* wurden kürzlich für **Evobrutinib** (evolutionRMS-1/2, NCT04338022 & NCT04338061), **Tolebrutinib**/SAR442168 (GEMINI-1/2, NCT04410978 & NCT04410991) und **Fenebrutinib**/GDC-0853 (FENhance, NCT04586023 & NCT04586010) initiiert. Evobrutinib und Tolebrutinib waren bereits in placebokontrollierten Phase-2-Studien wirksam (Montalban et al. 2019; NCT03889639 bzw. NCT03996291).
- Angesichts ihrer ZNS-Gängigkeit werden BTK-Inhibitoren auch bei *progredienten Verläufen* im Rahmen von Phase-3-Studien getestet, so Tolebrutinib (bei PPMS placebokontrolliert: PERSEUS, NCT04458051; bei SPMS placebokontrolliert: HERCULES, NCT04411641) und Fenebrutinib (bei PPMS Vergleich mit Ocrelizumab: FENtrepid, NCT04544449). Zwei weitere BTK-Inhibitoren, **Orelabrutinib** und **BIIB091,** sind in der frühen klinischen Prüfung (Dolgin et al. 2021).

18.2.2 Hemmung der (Trans-)Migration

Die koordinierte Migration von Immunzellen stellt einen wichtigen Prozess für die Entfaltung einer antigenspezifischen (Auto-)Immunantwort dar. Dies betrifft sowohl die Zirkulation von Lymphozyten zwischen sekundären lymphatischen Organen als auch deren Migration zum ZNS als Zielorgan. Durch Kenntnis der beteiligten molekularen Strukturen wurde mit **Natalizumab** ein Antikörper gegen das Adhäsionsmolekül VLA-4 entwickelt, der die Transmigration aktivierter Immunzellen durch die Blut-Hirn-Schranke behindert (➤ Kap. 17.3.4). Der oral applizierbare VLA-4-Blocker **Firategrast** ist einer Phase-II-Studie zufolge ebenfalls antiinflammatorisch wirksam (Miller et al. 2012), wird jedoch nicht weiterentwickelt. Ein gegen das Adhäsionsmolekül VLA-2 gerichteter Antikörper konnte dagegen die gesetzten Erwartungen nicht erfüllen (Breuer et al. 2019).

Einschränkend für Natalizumab ist das bekannte Risiko für opportunistische Infektionen mit dem JC-Virus. Ein alternativer Ansatz zur Steuerung der Immunzellmigration ist die Interferenz mit **Chemokinen,** einer heterogenen Molekülfamilie, welche die gerichtete Chemotaxis von aktivierten Leukozyten in das entzündete ZNS steuern. Allerdings erschweren die pleiotropen biologischen Wirkungen und die ausgeprägte Redundanz von Chemokinen ihren Einsatz, beispielhaft gezeigt anhand des oralen CCR1-Antagonisten BX-471 (Zipp et al. 2006). Wünschenswert wären daher Therapiestrategien, die gezielt endogene Regulationsmechanismen aktivieren.

Ein Kandidat ist das **Bradykinin-System,** das über den Bradykinin-Rezeptor B1 die Migration von Lymphozyten ins ZNS beeinflusst (Göbel et al. 2011). Gleichzeitig ist dieses System mit dem **Gerinnungssystem** verknüpft, dessen Beitrag zu immunologischen Aktivierungs- und Schadensprozessen bei autoimmuner Entzündung zuletzt intensiv experimentell untersucht wurde (Göbel et al. 2018).

Ein anderes klinisch etabliertes Prinzip basiert auf dem Sphingosin-1-Phosphat-(S1P-)Signalweg (➤ Kap. 17.3.5): Die etablierte Leitsubstanz **Fingolimod** (FTY720) moduliert den S1P1-Rezeptor auf Lymphozyten und unterbindet hierdurch deren Austritt aus den Lymphknoten, wodurch die Krankheitsaktivität gesenkt wird. Allerdings zeigt Fingolimod auch Aktivität bzgl. anderer S1P-Rezeptoren (S1P3, S1P4, S1P5), wodurch möglicherweise unerwünschte Wirkungen vermittelt werden. Daher wurden selektivere S1P-Modulatoren spezifisch für S1P1/S1P5 entwickelt und kürzlich zugelassen:

- **Siponimod** (BAF312) für die sekundär chronisch progrediente MS (EXPAND-Studie, Kappos et al. 2018) und
- **Ozanimod** (RPC-1063) für die schubförmige MS (RADIANCE-Studie, Cohen et al. 2019; SUNBEAM-Studie, Comi et al. 2019).
- Weiter in der Entwicklung befindet sich der S1P1-Rezeptor-Modulator **Ponesimod** (ACT-128 800): Er zeigte Wirkung in einer placebokontrollierten Phase-2-Studie (Olsson et al. 2014) und auch Überlegenheit gegenüber Teriflunomid in einer Phase-3-Studie (OPTIMUM, NCT02425644; Kappos et al., ECTRIMS-Präsentation 2019), jeweils bei schubförmiger MS.

Dagegen wurde die Entwicklung der S1P-Modulatoren Ceralifimod (ONO-4641; DreaMS-Studie, NCT01081782) und Amiselimod (MT-1303; Kappos et al. 2016) mittlerweile eingestellt (Chun et al. 2020).

18.2.3 Hemmung der Schadensmechanismen

Weitere Therapieansätze zielen auf die direkte Verhinderung lokaler Schädigungen im ZNS ab (z. B. durch Blockade zytotoxischer Mediatoren oder exzitotoxischer Aktivität). Neuropathologischen Studien zufolge ist von einem relevanten Untergang von Axonen und insbesondere von Neuronen – sowohl im Kortex als auch auf Rückenmarksebene – auszugehen (Kawachi und Lassmann 2017). Grundlagenwissenschaftliche Arbeiten weisen dabei auf die Bedeutung neuronaler Kollateralschädigung durch myelinreaktive T-Zellen hin (Meuth et al. 2009; Siffrin et al. 2010; Birkner et al. 2020). Hierbei rückt zunehmend das unter entzündlichen Bedingungen veränderte Expressionsmuster für Ionenkanäle in den Vordergrund, woraus sich neue therapeutische Ansatzpunkte ableiten lassen (Ehling et al. 2011). In der Tat konnte eine Pilotstudie einen diskreten neuroprotektiven Effekt des Natriumkanalhemmers **Phenytoin** bei isolierter Optikusneuritis zeigen (Raftopoulos et al. 2016: NCT01451593). **Amilorid,** das eine Vielzahl von Kanalsystemen beeinflusst, hatte in einer Optikusneuritis-Studie keine Wirkung (McKee et al. 2019). Phenytoin, Amilorid sowie das bei der amyotrophen Lateralsklerose neuroprotektiv wirksame **Riluzol** wurden kürzlich in einer aufwendigen Studie bei sekundär chronisch progredienter

MS geprüft, leider ohne klinische Wirkung (Chataway et al. 2020). **Diazoxid** (NT-KO-003) als ATP-sensitiver Kaliumkanalöffner hatte bei schubförmiger MS keinen entzündungshemmenden Effekt (Villoslada et al. 2015: NCT01428726).

Für das Polyphenol **Epigallocatechin-3-Gallat** (EGCG) mit antioxidativen sowie proteasomhemmenden Eigenschaften zeigten sich günstige Effekte im EAE-Tiermodell, auch in Kombination mit GLAT (Herges et al. 2011). In einer randomisierten placebokontrollierten Multicenterstudie zur Wirkung von EGCG zusätzlich zu bereits bestehender GLAT-Behandlung bei schubförmig remittierender MS ließ sich allerdings kein therapeutischer Effekt nachweisen (Bellmann-Strobl et al. 2021).

Faktoren der finalen Schadenskaskade sind z. B. Mitglieder der TNF-Familie wie **TNF** oder **TNF-assoziierter apoptoseinduzierender Ligand** (**TRAIL**) und auch der exzitatorische Neurotransmitter **Glutamat.** Allerdings führte die Blockade von TNF selbst in einer Phase-II-Studie mit dem löslichen TNF-Rezeptor (Lenercept) zur Exazerbation der Erkrankung und zum Abbruch der Therapie (The Lenercept Multiple Sclerosis Study Group and The University of British Columbia MS/MRI Analysis Group 1999). Mittlerweile ist eine zentralnervöse entzündliche Entmarkung als Nebenwirkung einer therapeutischen TNF-Blockade (z. B. bei der rheumatoiden Arthritis) anerkannt. Experimentell konnte durch Neutralisierung von TRAIL, das auf T-Zellen infolge der Aktivierung heraufreguliert wird, neuronaler Untergang im EAE-Modell abgeschwächt werden (Aktas et al. 2005). Die Neutralisierung von Glutamat hatte günstige Effekte in EAE-Tiermodellen (Pitt et al. 2000), und MR-spektroskopisch konnten bei schubförmiger MS erhöhte Glutamatkonzentrationen mit Neurodegeneration und Krankheitsprogression korreliert werden (Azevedo et al. 2014). Tatsächlich sind in experimentellen Modellen *ex vivo* und *in vivo* enzephalitogene T-Zellen in der Lage, in direkten Kontakt mit Nervenzellen zu treten (Nitsch et al. 2005) und Letztere über eine glutamatabhängige Signalkaskade zu schädigen (Birkner et al. 2020). Auch werden durch die entzündliche Entmarkungsreaktion oxidative Cholesterinabbauprodukte freigesetzt, die ortsständige Mikroglia aktivieren und damit indirekt zur Neurodegeneration beitragen (Diestel et al. 2003; Farez et al. 2009). Hier konnte als molekularer Faktor die **Poly(ADP-Ribose) polymerase-1** (PARP-1) identifiziert werden. Damit stellen die Neutralisierung von Glutamat- und PARP-1-abhängigen Schadenskaskaden mögliche neuroprotektive Therapiestrategien dar.

18.2.4 Förderung der Reparatur

In weiterhin experimentellem Stadium befinden sich die Bemühungen, untergegangene ZNS-Zellen wie Oligodendrozyten oder Neurone durch Transplantation omni- oder pluripotenter embryonaler Stammzellen zu ersetzen (Lubetzki et al. 2020). Erfolge aus dem EAE-Tiermodell, wo i. v. verabreichte neurale Stammzellen gezielt in geschädigten ZNS-Arealen die Regeneration anstoßen (Pluchino et al. 2003), ließen sich bislang nicht bestätigen. Kritische Aspekte für eine Anwendung in Humanstudien sind die Herkunft der Stammzellen sowie das Entartungsrisiko.

Alternativ wird versucht, gezielt molekulare Mechanismen der gestörten Regeneration zu identifizieren und somit spontane endogene Reparaturprozesse zu verstärken. Bei einer Reihe von Wachstumsfaktoren mit neurobiologisch günstigen Effekten wie z. B. **Ciliary Neutrotrophic Factor (CNTF)** (Linker et al. 2002) steht die Bestätigung in klinischen Studien aus bzw. ist ein Einsatz wegen weitreichender systemischer Effekte und damit möglicher Nebenwirkungen nicht vorstellbar. Eine Ausnahme könnte **Erythropoietin** (EPO) darstellen, das neben den bekannten Wirkungen auf das blutbildende System auch über neuroprotektive bzw. reparative Effekte verfügt. Nach einer Pilotstudie (Sühs et al. 2012) wurde eine placebokontrollierte Studie bei Optikusneuritis gestartet, in der die Wirkung von EPO zusätzlich zum etablierten Steroidpuls untersucht wird (Diem et al. 2016).

Als weiterer Ansatzpunkt sind endogene Inhibitoren der Oligodendrogenese zu nennen, deren therapeutische Modulation zur Remyelinisierung beitragen könnte. Hierbei ist das inhibitorische Molekül **LINGO-1** *(leucine-rich repeat and immunoglobulin-like domain-containing nogo receptor-interacting protein 1)* herauszuheben: Durch Blockade von LINGO-1 wurde in tierexperimentellen Studien die Remyelinisierung im entzündlich entmarkten ZNS gefördert, vermittelt über die Förderung der Differenzierung von ortsständigen Oligodendrozyten-Vorläuferzellen (Mi et al. 2009). In zwei Phase-II-Studien wurde die mögliche reparative Wirkung von **Opicinumab,** eines monoklonalen anti-LINGO-1-Ak, nach Optikusneuritis (als Monotherapie; RENEW) bzw. bei schubförmiger MS (als Add-on-Therapie zu IFN-β; SYNERGY) untersucht. Diese als „Proof-of-Biology"-Ansätze explorativ ausgelegten Studien verfehlten zwar ihren formalen Endpunkt, zeigten aber bei der erweiterten Analyse aufschlussreiche Effekte (Cadavid et al. 2016, 2017, 2019), weshalb eine Phase-2-Studie mit Opicinumab als Add-on-Therapie initiiert wurde (AFFINITY, NCT03222973). Zudem erfolgte bei der RENEW-Studie erstmals der Einsatz von seriellen VEP-Untersuchungen als primärer Endpunkt und damit eine weitergehende Charakterisierung und Positionierung der Optikusneuritis als Studienparadigma für regenerative Therapien (Aktas et al. 2016).

Des Weiteren wurde auf der Basis remyelinisierender Wirkungen im Tierexperiment das Antihistaminikum **Clemastin** in einer Phase-2-Studie bei MS-Patienten mit vorangegangener Optikusneuritis untersucht und ein günstiger, wenngleich geringer Vorteil gezeigt (Green et al. 2017), sodass eine Nachfolgestudie initiiert wurde (ReCOVER, NCT02040298). Eine ähnliche Strategie wird mit dem kleinmolekularen Histamin-H_3-Rezeptor-Antagonisten GSK239512 verfolgt, das in einer ersten Pilotstudie einen durch Magnetisierungstransfer-Ratio (als Variante der MRT-Bildgebung) nachgewiesenen Remyelinisierungseffekt bei MS hatte (Schwartzbach et al. 2017). Für **Bexaroten,** einen Agonisten des Retinoid-X-Rezeptors, zeigte eine Phase-2-Studie einen diskreten remyelinisierenden Effekt (VEP), wenngleich der eigentliche primäre Endpunkt verfehlt wurde (Brown et al. 2020; EudraCT-Nr. 2014-003145-99). Auf der Basis bereits seit längerer Zeit bekannter grundlagenexperimenteller Daten wird die mögliche reparative Wirkung von **rekombinantem humanem IgM22** (rHIgM22) bei MS-Patienten klinisch erprobt (Watzlawik et al. 2013: NCT01803867, NCT02398461).

18.3 Ausblick

In der Vergangenheit mussten zahlreiche in präklinischen Ansätzen erfolgversprechende Therapiestrategien wegen mangelnder Wirkung bzw. intolerabler Nebenwirkungen aufgegeben werden. Aufgrund jüngster Erfahrungen rückt zudem die Sicherheit der teils recht wirksamen neuen Therapien in den Vordergrund. Diese Aspekte sind bei der Beratung von Patienten hinsichtlich einer möglichen Studienteilnahme unbedingt zu berücksichtigen. Insbesondere die auf Neuroprotektion und Regeneration ausgerichteten Behandlungsansätze werden zunehmend in klinischen Studien geprüft und könnten künftig die bestehenden entzündungshemmenden Ansätze sinnvoll ergänzen. Eine regelmäßig aktualisierte und umfassende Übersicht zu laufenden klinischen Studien findet sich auf der Internetseite der deutschen und der amerikanischen MS-Gesellschaft (www.dmsg.de; www.nationalmssociety.org).

LITERATUR

Die vollständige Literatur zu diesem Kapitel finden Sie im Anhang am Ende dieses Buches.

KAPITEL

Orhan Aktas, Micha Löbermann, Paulus S. Rommer, Alexander Winkelmann, Uwe K. Zettl und Frauke Zipp

19 Risikomanagement und alltagspraktische Aspekte

19.1 Alltagspraktische Aspekte

Orhan Aktas und Frauke Zipp

Im Rahmen einer spezialisierten MS-Sprechstunde werden von Patienten, Angehörigen und Hausärzten wiederholt alltagsrelevante Aspekte thematisiert. Im Vordergrund stehen Faktoren aus den Bereichen Umwelt, Lebensstil und Biografie, die verdächtigt werden, mit der Erkrankung in ursächlichem Zusammenhang zu stehen. So wird gefragt, inwieweit Infektionen und Stress einen Einfluss haben, ob Operationen unter Narkose erlaubt sind, welche Aspekte bei Kinderwunsch und Schwangerschaft zu berücksichtigen sind und wie sich Begleiterkrankungen auf eine MS auswirken.

19.1.1 Einfluss von Traumata, Narkosen und psychischem Stress

Zahlreiche, jedoch nur wenige methodisch haltbare Untersuchungen haben sich dem Zusammenhang zwischen exogenen Faktoren wie Traumata, Narkosen oder Stress und dem Verlauf einer MS gewidmet. Generell wird ein Zusammenhang zwischen der Entstehung oder Progression einer MS und **physischen Traumata** jeglicher Art (inkl. traumatischer Kopfverletzungen) für wenig wahrscheinlich erachtet (Goodin et al. 1999). Ebenso findet sich kein Anhalt für eine Schubauslösung durch **Anästhesien** gleich welcher Art (McKay et al. 2016), darunter Epi- oder Periduralanästhesien bei schwangeren MS-Patientinnen (Vukusic et al. 2004; Pasto et al. 2012; Lavie et al. 2019). Auch **operativen Eingriffen** wird kein Einfluss auf die MS beigemessen. Allerdings ist durch eine mögliche postoperative Temperaturerhöhung eine transiente Verschlechterung im Sinne des Uhthoff-Phänomens möglich, weshalb eine Prophylaxe mit Antipyretika sinnvoll ist.

Ein ungünstiger Einfluss von **psychischem Stress** auf die MS wird immer wieder postuliert. Allerdings ist die Untersuchung eines solchen Zusammenhangs recht komplex. Dies liegt an der methodischen Schwierigkeit, psychischen Stress valide zu operationalisieren, d. h. qualitativ zu definieren und quantitativ für den intra- und interindividuellen Vergleich zuverlässig zu erfassen. Schließlich ist zu berücksichtigen, dass die individuelle Erwartungshaltung, z. B. die Erwartung einer stressinduzierten Krankheitsverschlechterung, die Erinnerung an Stressfaktoren verfälschen kann. Unter diesen Vorbehalten sind die bislang publizierten Studien (Übersicht bei McKay et al. 2016) zu betrachten, die einen Zusammenhang zwischen psychischem Stress und der Erkrankung nahelegen. So führt das Auftreten eines stressbehafteten Ereignisses zu einer Verdoppelung des Schubrisikos innerhalb der folgenden 4 Wochen, wobei als „stressbehaftetes Ereignis" alle emotional belastendenden Ereignisse definiert wurden, die nicht durch die Grunderkrankung selbst verursacht waren (z. B. Stress am Arbeitsplatz, finanzielle Probleme, Tod eines nahen Angehörigen). Infekte werden als unabhängige Schubrisikofaktoren gesehen, weshalb bei zeitlicher Koinzidenz von psychischem Stress und Infekten von einem erhöhten Schubrisiko auszugehen ist.

MERKE

Daraus lässt sich ableiten, dass MS-Patienten vorhersehbare Belastungssituationen, sofern möglich, reduzieren sollten. Das setzt einerseits voraus, dass individuelle chronische Stressfaktoren identifiziert und biografisch spezifische Strategien zur Vermeidung oder Linderung gesucht werden.
Regelmäßige Ruhe- und Erholungspausen sind ebenso nötig wie eine an der individuellen Belastbarkeit orientierte Zeitstrukturierung und können den Einsatz von Entspannungstherapien erforderlich machen.

19.1.2 Reisen

Reisen bieten eine gute Erholungsmöglichkeit, sofern bereits bei der Festlegung des Reiseziels und der Reisedauer etwaige Probleme einbezogen werden. Bei einer Gangstörung sind z. B. die örtlichen Transportmöglichkeiten, die Unterkunft (Rollstuhlgängigkeit?) und die sanitären Anlagen abzuklären. Weitere wichtige Faktoren sind die verminderte Belastbarkeit und die als Uhthoff-Phänomen bekannte ausgeprägte Wärmeempfindlichkeit (Verstärkung vorbekannter Beschwerden bei Erhöhung der Körpertemperatur).

Bei Fernreisen ist die etwaige Kühlpflicht der immunmodulatorischen Medikation zu beachten. Fragen zur Anwendung von Medikamenten während der Reise und zur medizinischen Versorgung am Zielort sind vorab zu klären. Dies gilt insbesondere bei Reisen in Regionen mit hierzulande ungewöhnlichen Infektionskrankheiten, die spezifische Impfungen erforderlich machen können (➤ Kap. 19.2).

19.1.3 Schwangerschaft bei MS

Fertilität, Schwangerschaft und Krankheitsverlauf

Da die MS überwiegend Menschen im jüngeren Lebensalter trifft, typischerweise zur Phase der Familienplanung, stellt sich häufig die Frage nach **Kinderwunsch** und Schwangerschaft. Generell können zur **Schwangerschaftsverhütung** orale Kontrazeptiva unbedenklich angewendet werden (McKay et al. 2016).

Zur **Fertilität** von Frauen mit MS liegen bislang einzelne systematische Studien vor, die keine relevante Abweichung nahelegen (van der Walt et al. 2019). Allerdings gibt es Hinweise auf eine leicht verringerte Anzahl von Kindern je MS-erkrankter Frau (Roux et al. 2015). Für Männer mit MS existierten bisher nur anekdotische Erkenntnisse, und nach einer ersten systematischen Kohortenstudie aus Dänemark scheint die männliche Zeugungsfähigkeit tatsächlich eingeschränkt zu sein (Glazer et al. 2018). Ursächlich für diese Abweichungen in der Fertilität von Frauen und Männern könnte die Autoimmunreaktion selbst sein, z. B. über einen noch unbekannten neuroendokrinen Mechanismus; zudem erscheint plausibel, dass durch entzündliche MS-Läsionen verursachte sexuelle Funktionsstörungen die Familienplanung beeinflussen. Schließlich könnten die belastenden krankheitsbegleitenden Umstände zu einer grundlegenden Verunsicherung der Zukunftsplanung und damit zu einer veränderten Haltung zum Kinderwunsch führen (Vukusic und Marignier 2015).

Hinsichtlich des Einflusses einer **Kinderwunschbehandlung** bei Frauen mit MS weisen einige Studien (Hellwig et al. 2008; Michel et al. 2012; Correale et al. 2012) – darunter auch eine aktuelle systematische Übersichtsarbeit (Bove et al. 2019) – auf ein erhöhtes Schubrisiko im Rahmen der Fertilitätsprozeduren hin, möglicherweise wegen Änderungen des Hormonstatus, Umstellung/Fehlen der MS-Immuntherapie und Stress. Im Idealfall würde daher vor Beginn einer Kinderwunschbehandlung ein nachhaltiges Konzept für die Immuntherapie aufgestellt und Stabilität hinsichtlich der MS-Krankheitsaktivität erreicht werden, die mit einer nachfolgenden Schwangerschaft vereinbar ist.

Durch die Erkrankung selbst ist keine Schädigung des Feten zu erwarten (Poser und Poser 1983). Daher ergibt sich keine generelle Indikation für eine Pränataldiagnostik – außer bei Exposition mit potenziell teratogenen Medikamenten. Die genetische Belastung für MS lässt sich nicht feststellen, da die MS zwar vermehrt familiär vorkommt, aber nur Genorte identifiziert werden konnten, welche die Empfänglichkeit, nicht jedoch die Krankheit selbst bestimmen.

Der **Geburtsverlauf** bei MS-Patientinnen ist normal; ein prophylaktischer Kaiserschnitt ist nicht erforderlich. Es findet sich weder ein Anhalt für den Einfluss eines Kaiserschnitts oder einer Epi- oder Periduralanästhesie auf den Krankheitsverlauf (Vukusic et al. 2004; Pastò et al. 2012; Lavie et al. 2019), noch ist die Häufigkeit von ektopen Schwangerschaften oder Spontanaborten verändert.

MERKE

Der natürliche Krankheitsverlauf hat bei unbehandelten Patientinnen ein charakteristisches Muster: Mit fortschreitender Schwangerschaft werden die Schübe immer seltener, treten dann jedoch in der Wochenbettphase häufiger auf, um schließlich auf das Ausgangsniveau vor Eintritt der Schwangerschaft zurückzukehren (Confavreux et al. 1998). Auch sukzessive Schwangerschaften scheinen keinen ungünstigen Effekt auf den Krankheitsverlauf zu haben (Benoit et al. 2016).

Dabei bleibt die Progression im Behinderungsgrad während der Schwangerschaft im Vergleich zur Phase vorher und nachher (Zeitraum von 2 J.) konstant (Vukusic et al. 2004). Bei Patientinnen mit einer präpartal hohen Schubrate ist mit einer auch postpartal anhaltend hohen Krankheitsaktivität zu rechnen (Portaccio et al. 2014; Hughes et al. 2014).

Der Effekt der Schwangerschaft auf die Schubrate ist vor allem bei unbehandelten Patientinnen deutlich, bei mit IFN-β oder GLAT vorbehandelten Patientinnen weniger deutlich ausgeprägt (Hellwig et al. 2012). Nach dem Absetzen von höher effektiven Therapien wie z. B. Natalizumab oder Fingolimod schienen Schübe auch schon in der Schwangerschaft häufiger aufzutreten. Hinsichtlich der prognostischen Auswirkung einer Schwangerschaft auf die Langzeitprognose konnte in einer aktuellen Studie kein Zusammenhang etabliert werden (Zuluaga et al. 2019).

Schließlich bleibt die Frage nach dem Einfluss der **Stillphase** auf den Krankheitsverlauf. Hierzu legen die meisten Studien nahe, dass Stillen eine günstige – wenngleich milde –Wirkung auf die Schubrate hat (Coyle 2016; Hellwig et al. 2015). Dieser Befund konnte kürzlich nicht bestätigt werden (Zuluaga et al. 2019) und sollte daher im Einzelfall nicht dazu führen, eine postpartal notwendige immunmodulatorische Therapie auszusetzen.

Schwangerschaft und MS-Therapie

Zwar hat eine Schwangerschaft keinen ungünstigen Einfluss auf den Verlauf einer MS. Jedoch ist im Spannungsfeld von Kinderwunsch, Therapiewunsch und individuellen Lebensumständen der günstigste Zeitpunkt dafür sorgfältig zu erwägen. Allgemein wird eine effektive Kontrazeption bei den meisten immunmodulierenden und immunsuppressiven Substanzen empfohlen. Bei kurzfristiger Familienplanung ist zu überlegen, eine immunmodulierende Therapie zugunsten des Kinderwunsches aufzuschieben. Sofern jedoch bei bestehender Therapie eine Schwangerschaft eintritt, stellt sich oft die Frage, inwieweit eine Schädigung des Kindes zu erwarten ist und welche Auswirkungen das sofortige Absetzen der Immuntherapie auf den MS-Verlauf bei der Mutter hat. Problematisch ist, dass für keine der nachfolgenden Konstellationen darauf ausgelegte Studien bzw. gesicherte (i. S. von unabhängig bestätigten) Daten existieren. Daher stellen die Empfehlungen Annäherungen dar, die im Kontext der spezifischen Patientenbiografie und der aktuellen Vorgaben der Zulassungsbehörden zu sehen und anzuwenden sind.

Die folgenden drei Szenarien zu Immuntherapien und Schwangerschaften prägen dabei die spezialisierte MS-Beratung:

Szenario A Pat. **ohne Immuntherapie** und mit konkretem **Kinderwunsch in naher Zukunft**. Dies stellt eine typische Konstellation bei MS-Erstdiagnose dar, mit der Strategie, den Beginn einer Immuntherapie auf die Zeit nach erfolgreich beendeter Schwangerschaft zu verschieben. Als entscheidend ist die basale Krankheitsaktivität anzusehen:

- Bei **initial niedriger Krankheitsaktivität** sowie prognostisch eher mildem Verlauf erscheint eine solche abwartende Haltung interessant – abhängig von der individuellen Abstimmung mit der Pat. und ihrem persönlichen Umfeld. Es bietet sich an, einen solchen abwartenden Ansatz mit regelmäßigen klinischen und MR-tomografischen Verlaufskontrollen zu verbinden, zwecks Erfassung auch subklinischer Entzündungsprozesse.
- Im Kontrast dazu stellt sich die Konstellation bei **initial hoher Krankheitsaktivität** dar, sofern keine Immuntherapie begonnen wird: Hier droht der Kinderwunsch bei fehlender Krankheitskontrolle durch erneute MS-Schübe und damit assoziierter Krankheitsprogression und psychischer Belastung in Gefahr zu geraten. Daher bietet sich hier der Ansatz an, eine **Schwangerschaft bei laufender Immuntherapie** zu planen. Sobald die Schwangerschaft eintritt, könnte die Behandlung ausgesetzt werden bzw. je nach Therapieprinzip und Krankheitsaktivität eine Behandlung bis ins 2. oder 3. Trimenon oder sogar während der gesamten Schwangerschaft erfolgen. Für diesen Ansatz bieten sich wegen der bereits existierenden Erfahrungen aus Schwangerschaftsregistern und wegen der Erkenntnisse zur Steuerbarkeit v. a. IFN-β-Präparate, Glatirameracetat (GLAT), Dimethylfumarat (DMF) sowie – unter bestimmten Umständen – Natalizumab, Ocrelizumab und Cladribin an (siehe dazu die Erläuterungen zu den Substanzen).

Szenario B Pat. mit **laufender Immuntherapie** und konkretem **zeitnahem Kinderwunsch**. In dieser Konstellation erfolgt typischerweise die Beratung zum zeitnahen Kinderwunsch bei bereits länger bestehender Immuntherapie sowie klinischer und MR-tomografischer Stabilität. Hier ist entscheidend, welche Erfahrungen zur Vereinbarkeit der speziellen Immuntherapie mit einer Schwangerschaft existieren:

- Bei einer der in Szenario A genannten Therapien ist eine Fortführung grundsätzlich vorstellbar, da relevante Auswirkungen dieser Präparate auf die Fertilität oder das ungeborene Kind bislang nicht bekannt bzw. auf sehr kurze zeitliche Abschnitte beschränkt sind (siehe dazu die Erläuterungen zu den Substanzen).
- Anders sieht es aus bei **Modulatoren des Sphingosin-1-Phosphat-Signalweges** (Fingolimod, Ozanimod, und Siponimod):
  Für die Leitsubstanz **Fingolimod** wurden große Fehlbildungen bei Exposition in der Frühschwangerschaft beobachtet. Im September 2019 erfolgte daher eine explizite Warnung (Rote-Hand-Brief 2019), wonach vor Therapiebeginn und während der Behandlung von Frauen im gebärfähigen Alter sichergestellt werden muss, dass *„die Patientin über das Risiko schädlicher Auswirkungen auf den Fötus im Zusammenhang mit der Fingolimodbehandlung informiert ist, vor jedem Therapiebeginn ein negativer Schwangerschaftstest vorliegt, eine zuverlässige Verhütungsmethode während der Behandlung und bis zwei Monate nach Absetzen angewendet wird und die Behandlung mit Fingolimod zwei Monate vor einer geplanten Schwangerschaft abgesetzt wird."*
  Hinsichtlich der Absetzempfehlung ist allerdings zu beachten, dass hiernach samt der empfohlenen Auswaschphase eine Rückkehr der entzündlichen Krankheitsaktivität droht, die gemäß Literatur und auch eigener Erfahrungen mit teils schweren Schüben einhergehen kann. Daher ist bei Kinderwunsch unter bestehender Fingolimodbehandlung eine Umstellung auf eine andere Immuntherapie ratsam, die zumindest den bisherigen Erkenntnissen nach keine relevante spezifische Embryotoxizität aufweist.
  Ähnlich sieht es für **Teriflunomid** aus: Hier existiert zwar keine explizite Warnung in Form eines Rote-Hand-Briefes, allerdings weisen tierexperimentelle Daten auf eine Embryotoxizität hin, die sich erfreulicherweise in humanen Daten bislang nicht bestätigt. Als mögliche Alternativen kommen – abhängig von der basalen Krankheitsaktivität (vor der jeweiligen Immuntherapie) – die in Szenario A genannten Optionen infrage. Eigenen Erfahrungen zufolge ist bei einem hochaktiven Verlauf nach Absetzen von Fingolimod eine hochwirksame Therapie mit Natalizumab, Ocrelizumab oder Cladribin ratsam, wobei deren

Einsatz individuell und auch an den sonstigen therapieleitenden Aspekten (z. B. JCV-Serostatus) auszurichten ist.

Szenario C Pat. mit **laufender Immuntherapie** und **ungeplanter Schwangerschaft**.

- Sofern es sich um eines der in Szenario A genannten Präparate handelt (IFN-β, GLAT, DMF, Natalizumab), wäre eine individuelle Entscheidung zu treffen. Eine Fortführung der Immuntherapie bietet sich v. a. für **IFN-β, GLAT** sowie – unter verlängerten Therapieintervallen – auch für **Natalizumab** an. Bei **DMF** ist ein zeitnahes Absetzen üblich, wenngleich auf eine spezifische Embryotoxizität weisende Daten bislang nicht existieren.
- Für **Teriflunomid** sind angesichts tierexperimenteller embryotoxischer Effekte ein unmittelbares Absetzen sowie ein beschleunigtes Eliminationsverfahren (mit Aktivkohle oder Colestyramin) vorgesehen, um den enterohepatischen Kreislauf der Metaboliten zu unterbinden.
- Differenzierter ist die Lage bei den **gepulsten Immundepletionstherapien** zu betrachten. Sofern eine Schwangerschaft während eines aktuellen Behandlungszyklus mit einem i. v. applizierten **Anti-CD20-Antikörper** (Ocrelizumab bzw. Rituximab und wahrscheinlich auch Alemtuzumab) eintritt, scheint aktuellen Erkenntnissen nach keine unmittelbare Embryotoxizität vorzuliegen. Dagegen wird bei **Cladribin** (metabolische Lymphozytendepletion) davon ausgegangen, dass bei Eintreten der Schwangerschaft während eines laufenden mehrtägigen Immuntherapie-Behandlungszyklus mit embryotoxischen Effekten zu rechnen ist. Bei allen genannten Depletionstherapien wird davon ausgegangen, dass eine Schwangerschaft, die in zeitlichem Abstand zur Immunzelldepletion eintritt, kein relevantes Risiko für das ungeborene Kind birgt.

Krankheitsschübe während der Schwangerschaft stellen hinsichtlich der Akuttherapie eine Herausforderung dar. Vor allem im ersten Schwangerschaftsdrittel ist ein i. v. Steroid-Hochdosispuls nur bei funktionell beeinträchtigenden Schüben anzuwenden, da die gängigen Präparate (Prednisolon bzw. Methylprednisolon) bei bekannter Plazentagängigkeit das ungeborene Kind erreichen und für Entwicklungsverzögerungen bzw. -störungen (z.B. Lippen-Kiefer-Gaumen-Spalten) sowie bei längerer Exposition für Frühgeburten, ein erniedrigtes Geburtsgewicht und endokrinologische Störungen verantwortlich gemacht werden. Alternativ kommt während der Schwangerschaft eine Immunadsorption infrage.

Nach der Entbindung stellen sich typischerweise Fragen nach der Wiederaufnahme einer Immuntherapie sowie nach dem Stillen. Beide Fragen sind gekoppelt zu betrachten, und die Antworten darauf hängen ganz von der individuellen Krankheitsbiografie ab. Bei hochaktiven MS-Verläufen ist eine rasche Wiederaufnahme einer zuvor erfolgreichen Medikation sinnvoll, um die postpartale Rückkehr der Entzündungsaktivität abzufangen. Stillen allein – ohne Immuntherapie – hat hinsichtlich der MS-Krankheitsaktivität wahrscheinlich einen schützenden Effekt. Das **Stillen unter Immuntherapie** ist Gegenstand laufender Studien:

- Den bisherigen Erkenntnissen zufolge ist das Stillen mit einer Basis-Injektionstherapie (IFN-β, GLAT) möglich.
- Bei den monoklonalen Antikörperpräparaten (Natalizumab, Ocrelizumab, Alemtuzumab) ist davon auszugehen, dass ein sehr geringer Anteil (im einstelligen Prozentbereich) in die Muttermilch übergeht. Inwiefern dies nach Aufnahme und Magen-Darm-Passage zu wirksamen Wirkstoffspiegeln im Säugling führt, ist unklar; Stillen wird nicht empfohlen.
- Bei Teriflunomid, Fingolimod und DMF (Ciplea et al. 2020a) – kleinen Molekülen mit guter oraler Bioverfügbarkeit – ist davon auszugehen, dass über die Muttermilch eine wirksame Dosis erreicht wird, sodass vom Stillen abgeraten wird.
- Bei Cladribin ist ebenfalls ein Übergang in die Muttermilch wahrscheinlich (Datta et al. 2021), weshalb das Stillen während des mehrtägigen Behandlungszyklus kontraindiziert ist; im zeitlichen Abstand von 7 Tagen wäre das Stillen laut Fachinformation (bei einer Halbwertszeit von ca. 1 Tag) grundsätzlich möglich.
- Während einer i. v. Steroidpulstherapie ist das Stillen möglich, wobei ein 4-stündiger Abstand zur Infusion ratsam erscheint.

Spezielle Aspekte einzelner Präparateklassen

Zu IFN-β liegen systematische Untersuchungen mit ausreichend großen Fallzahlen für Schwangerschaften vor, die unter einer laufenden **Behandlung** eintraten und dann – nach Absetzen der Behandlung bei Erkennen der Schwangerschaft – in der überwiegenden Mehrheit ausgetragen wurden (Übersicht bei Coyle 2016; prospektive Studie von Thiel et al. 2016). Zusammengefasst fand sich kein Anhalt für ein auffälliges Muster hinsichtlich spontaner Frühaborte, ungewöhnlicher Schwangerschaftsverläufe oder Fehlbildungsraten. Diese Erkenntnisse wurden in einem jüngst veröffentlichten Register bestätigt (Hellwig et al. 2020).

Zur Therapie mit GLAT zeigt sich ein ähnliches Bild (Übersicht bei Coyle 2016, s. auch prospektive Studie von Herbstritt et al. 2016). Dabei existieren auch Erfahrungen von Frauen, die wegen einer zuvor hochaktiven MS auch während der Schwangerschaft durchgehend GLAT erhielten. Zusammenfassend verliefen die Schwangerschaften regelrecht, und die Kinder waren unauffällig, weshalb die europäische Zulassungsbehörde seit Ende 2016 eine Schwangerschaft nicht mehr als Kontraindikation für eine GLAT-Therapie ansieht. Für die beiden klassischen Injektionstherapien – IFN-β und GLAT – wurden kürzlich in einer großen Registerstudie Prädiktoren für den klinischen Verlauf über einen Zeitraum von mindestens 10 Jahren analysiert. Dabei stellte sich heraus, dass während einer solchen Therapiephase auftretende Schübe prognostisch ungünstig, Schwangerschaften dagegen günstig waren (Jokubaitis et al. 2016).

Schließlich bleibt die Frage nach höher wirksamen MS-Therapeutika. Für **Natalizumab** existieren kleinere Fallserien (Coyle 2016) sowie kürzlich veröffentlichte Registerdaten (Friend et al. 2016), die einen unauffälligen Schwangerschaftsverlauf bei Natalizumab-Exposition nahelegen. Offen bleibt der Hinweis auf ein diskret erhöhtes Fehlbildungsrisiko (Friend et al. 2016) oder ein leicht vermindertes Geburtsgewicht sowie hämatologische Auffälligkeiten der Neugeborenen (Hellwig et al. 2008; Triplett et al. 2020). Zudem wurde in einer kleinen Fallserie die Gabe von Natalizumab auch im 3. Trimenon als therapeutische Option bei Patientinnen mit hoher Krankheitsaktivität vorgestellt (Triplett et al. 2020). Praktisch existieren mittlerweile gute Erfahrungen mit einer Natalizumab-Therapie während der Schwangerschaft mit einem erweiterten Behandlungsintervall (von 6–8 Wochen) und der letzten Gabe zwischen SSW 30 und 34.

Zu dem 2011 zugelassenen S1P-Modulator **Fingolimod** existiert mittlerweile eine Warnung (Rote-Hand-Brief) vor dem Einsatz bei Kinderwunsch und während der Schwangerschaft (Pauliat et al. 2021). Ausgangspunkt der entsprechenden Behördenvorgaben (EMA 2019) sind komplexe Fehlbildungssyndrome bei Exposition während der Schwangerschaft. Wegen der komplexen S1P-Biologie und der tierexperimentellen Daten wäre grundsätzlich davon auszugehen, dass auch mittlerweile zugelassene Nachfolgesubstanzen (Ozanimod, Siponimod) ähnlich einzuschätzen sind. Vor Beginn einer Therapie mit einem S1P-Modulator ist daher auf einen unauffälligen Schwangerschaftstest sowie eine ausreichende Verhütung während der Therapie zu achten.

Für **Alemtuzumab** existieren bislang keine direkten Hinweise auf einen ungünstigen Effekt auf die Schwangerschaft (Tuohy et al. 2015), wenngleich die nachhaltig lange andauernde selektive Immunsuppression schwierig einzuschätzen ist und potenzielle Nebenwirkungen wie z. B. Schilddrüsen-Autoimmunkrankheiten zusätzliche Risiken für das ungeborene Kind darstellen. Eine Schwangerschaft, die im Zeitraum frühestens 3–4 Mon. nach dem Behandlungszyklus eintritt, scheint allgemeinen Erfahrungen nach vertretbar zu sein und zeigt dann einen guten Effekt auf die Schubrate in vormals hochaktiven MS-Verläufen (Oh et al. 2020).

Bei **Teriflunomid** ist als besonderer Aspekt die vergleichsweise lange Halbwertszeit von bis zu 2 Jahren aufgrund eines ausgeprägten enterohepatischen Kreislaufs zu bedenken, die bei Eintritt der Schwangerschaft unter dieser Behandlung eine forcierte Elimination mit Colestyramin oder Aktivkohle erfordert. Bei Berücksichtigung dieser besonderen Maßnahmen wurde in drei Schwangerschaftsregistern mit insgesamt mehr als 500 Schwangerschaften unter Teriflunomid kein besonderes teratogenes Profil gefunden (Kieseier und Benamor 2014; Barataud et al. 2020; Vukusic et al. 2020).

Für **Dimethylfumarat** zeigen Daten aus Studienregistern und Kohorten nach Marktzulassung keine besonderen Signale, weder bzgl. des Fehlbildungsrisikos noch im Hinblick auf einen ungünstigen

Schwangerschaftsverlauf (Gold et al. 2015). Empfohlen wird das Absetzen der Therapie bei Eintreten der Schwangerschaft; eine Vereinbarkeit mit dem Stillen wird nicht gesehen. Ein spezieller Aspekt besteht in den zu Beginn einer DMF-Therapie häufig anzutreffenden gastrointestinalen Nebenwirkungen, die bis hin zu Durchfällen reichen und damit die Wirkung einer oralen Kontrazeption einschränken können.

Für eine B-Zell-depletierende Therapie mit den Anti-CD20-Antikörpern **Ocrelizumab** bzw. **Rituximab** (nicht zugelassen für MS) bzw. **Ofatumumab** existieren bislang keine prospektiven Langzeitdaten. Den kürzlich veröffentlichten retrospektiven Kohorten nach traten bei Schwangerschaften unter einer Anti-CD20-Therapie etwas gehäufter Frühgeburten auf (Kümpfel et al. 2020), ohne weitere Auffälligkeiten. Beim Stillen unter einer solchen Therapie war die Konzentration von B-Lymphozyten beim Säugling unverändert (Ciplea et al. 2020b). Formal wird empfohlen, dass eine Schwangerschaft mit einem Abstand von mindestens 12 Mon. nach der letzten Infusion eintreten sollte. Allerdings ist davon auszugehen, dass ca. 4 Mon. nach Infusion eine vollständige Ausscheidung erfolgt ist. Bei Annahme einer schubprotektiven Wirkung über 6 Mon. hinaus ergäbe sich damit die Möglichkeit, bei Einsetzen einer Schwangerschaft ca. 4 Mon. nach der Infusion einen günstigen Immuntherapieeffekt bis in das 2. Trimenon zu erzielen – ohne ein relevant erhöhtes Reboundrisiko einzugehen (gemäß den Erkenntnissen zu Rituximab) (Juto et al. 2020).

Für **Cladribin** existieren bislang nur sehr wenige Daten, aber wegen seiner biochemischen und pharmakologischen Eigenschaften – mit Hinweis auf eine Embryotoxizität während der Einnahmephase – gelten besondere Hinweise. So ist während der Behandlung eine doppelte Kontrazeption über mindestens 4 Wochen vorgesehen, und eine weitere Kontrazeption von mindestens 6 Mon. nach der letzten Einnahme. In den Schwangerschaftsregistern aus der klinischen Entwicklung von Cladribin waren bei Beachtung dieser Vorgaben keine besonderen Signale ersichtlich (Giovannoni et al. 2020).

MERKE

Zusammengefasst gibt es zunehmend bessere therapeutische Strategien, um eine Schwangerschaft auch bei unterschiedlich aktiver MS zu planen. Sicherlich ist die individuelle Konstellation unter Berücksichtigung der Krankheitsaktivität, der Lebenssituation und der Immuntherapie spezifisch zu betrachten. So gelten Basis-Injektionstherapeutika (IFN-β oder GLAT) als vereinbar mit Kinderwunsch und Schwangerschaft, während eine S1P-Modulation (Leitsubstanz Fingolimod) kontraindiziert ist. Bei hochaktiver MS kann die Weitergabe von Natalizumab unter neonatologisch-hämatologischer Kontrolle oder der Einsatz immundepletierender Therapien wie Ocrelizumab/Rituximab, Cladribin sowie ggf. Alemtuzumab eine passende Alternative darstellen.

Im Gegensatz zu früheren Annahmen haben i. v. applizierte Immunglobulin-Präparate (IVIG) postpartal keine relevante Wirkung auf die Schubprophylaxe (Winkelmann et al. 2019; Horwat Ledinek et al. 2020).

Eine Besonderheit stellt die Frage nach dem Einfluss einer paternalen Medikamentenexposition dar. Hierzu existieren bislang kaum systematische Untersuchungen. Die Behandlung mit IFN-β oder GLAT scheint keinen schädlichen Einfluss auf die Schwangerschaft oder das Fehlbildungsrisiko der Nachkommen zu haben (Pecori et al. 2014). Unter einer Cladribin-Therapie sind auch männliche MS-Patienten angehalten, für mindestens 6 Mon. zu verhüten.

LITERATUR

Die vollständige Literatur zu diesem Kapitel finden Sie im Anhang am Ende dieses Buches.

19.2 MS und Impfungen gegen Infektionskrankheiten

Uwe K. Zettl, Alexander Winkelmann, Paulus S. Rommer und Micha Löbermann

19.2.1 Einleitung

Während außer Zweifel steht, dass die Mortalität und Morbidität vieler Erkrankungen durch Impfungen gegen Infektionserreger in der Normalbevölkerung drastisch gesenkt werden konnte (WHO 2019), herrscht im klinischen Routinealltag über den Stellenwert von Schutzimpfungen bei Patienten mit MS oder einer Neuromyelitis-optica-Spektrum-Erkrankung (NMOSD), insbesondere im Rahmen einer immunmodulierenden Therapie (DMT, *disease modyfing therapies*), nach wie vor große Unsicherheit.

19

MERKE

Rezente Untersuchungen zeigen, dass die aktive Immunisierung gegen Infektionskrankheiten auch für MS- und NMOSD-Patienten durch die Verhinderung von Infektionen und damit die Beeinflussung des individuellen Krankheitsverlaufs eine große praktische Bedeutung hat.

In der täglichen Praxis spielen im Kontext der MS oder NMOSD folgende Aspekte eine besondere Rolle:

- Welchen konkreten Einfluss haben Infektionskrankheiten auf die Ätiopathogenese oder den Krankheitsverlauf? Andererseits muss der Frage begegnet werden, ob Schutzimpfungen per se eine MS initiieren oder den Krankheitsverlauf einer bereits manifesten MS negativ beeinflussen können.
- Einen weiteren Aspekt stellen Fragen zum Impferfolg bei Patienten mit MS dar, insbesondere unter dem Einfluss von DMTs. Hierbei ist die Auswahl des optimalen Impfstoffs in Abhängigkeit des individuellen Immunstatus und Impfzeitpunkts von besonderer klinischer Bedeutung. Ebenso ist zu beachten, dass die Infektionsneigung unter verschiedenen Therapien zunehmen kann und Impfungen möglichst vor Therapiebeginn abgeschlossen sein sollen.

Nachfolgend soll auf das Impfszenario bei MS fokussiert und nur bei abweichenden Befunden auf die NMOSD eingegangen werden.

Das komplexe Beziehungsgeflecht aus einerseits potenziellen Infektionsgefahren, Impfindikationen bzw. Impfwirksamkeit und andererseits dem Einfluss der DMTs auf das Immunsystem im Kontext des individuellen MS-Patienten (Alter, Krankheitsdynamik, Impfanamnese, Komorbiditäten, berufliche und soziale Situation etc.) ist in ➤ Abb. 19.1 dargestellt.

Daraus lassen sich die für den klinischen Alltag wichtigen Fragen ableiten, wie:

- Können Schutzimpfungen eine MS auslösen oder eine Schubaktivität provozieren?
- Wie groß ist der Impferfolg unter einer immunmodulierenden Therapie?
- Zu welchen Zeitpunkten im Krankheitsverlauf können/sollen Impfungen bei Patienten mit MS durchgeführt werden?

Diese Fragen aus dem Praxisalltag stellen die inhaltlichen Eckpunkte dieses Kapitels dar. Nicht dargestellt werden die experimentellen und klinischen Ergebnisse von Impfungen zur primären Modellierung des Autoimmunprozesses und somit eines kausalorientierten Behandlungsansatzes der MS (Ristori et al. 2018; Willekens und Cools 2018).

Prinzipiell wird zwischen aktiver und passiver Immunisierung unterschieden. Während bei der **aktiven Immunisierung** das entsprechende Impfantigen nach Applikation zu einer aktiven Immunreaktion (Tage bis Wochen) mit der konsekutiven Generierung von Gedächtnis-Lymphozyten führt, werden bei der **passiven Immunisierung** erregerspezifische Antikörper, die von anderen Menschen oder Spezies gebildet wurden, auf gefährdete Personen übertragen und können sofort ihre immunologische Wirkung entfalten. Die hierbei erreichte Immunität ist kurzzeitig und ohne Ausbildung eines immunologischen Gedächtnisses beim Rezipienten. Nachfolgend fokussieren wir ausschließlich auf die im klinischen Alltag quantitativ viel bedeutendere aktive Immunisierung.

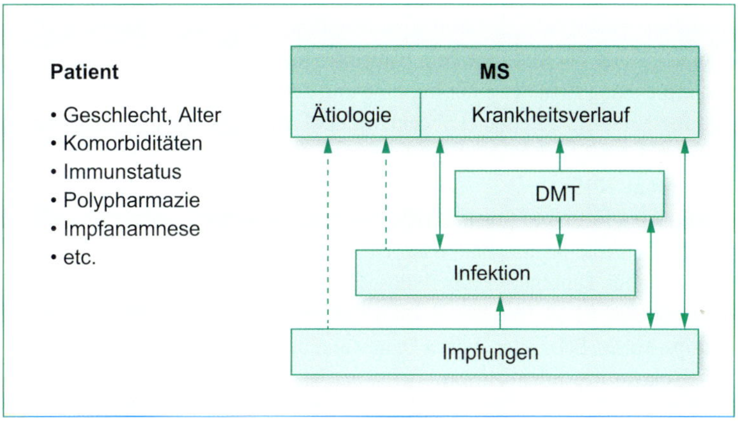

Abb. 19.1 Potenzielle Interaktionen zwischen der Individualsituation des Patienten mit MS und Infektionen, Impfschutz, DMT und Krankheitsverlauf [L231]

19.2.2 Manifestation der MS nach Infekten oder Impfungen

Angesichts der bis heute nicht vollständig geklärten Ätiologie des heterogenen Krankheitsbildes MS (Reich et al. 2018; Zettl et al. 2012) werden verschiedene Infektionserreger seit über 140 Jahren mit einer MS-Neuerkrankung in Verbindung gebracht (Cossu et al. 2018; Murray 2005; Smatti et al. 2019). Später wurden auch Impfungen mit der Pathogenese einer MS assoziiert (Shoenfeld und Aron-Maor 2000), die zu einer Verunsicherung sowohl bei Ärzten als auch Patienten führte (Löbermann et al. 2018). So wurden nach Tollwutimpfungen in einigen Fällen Lähmungen beobachtet. Ursächlich hierfür war der damalige Herstellungsprozess des Impfstoffs, da neben den attenuierten Rabies-Viren kontaminierte Myelinbestandteile des Zentralnervensystems (ZNS) enthalten waren. Diese Verunreinigung mit Myelinantigenen induzierte eine spezifische Immunreaktion als Nebenwirkung der Tollwutimmunisierung, die sich phänomenologisch wie eine akute MS oder eine akute disseminierte Enzephalomyelitis (ADEM) manifestieren konnte (Mix et al. 2010; Rivers und Schwentker 1935; Rivers et al. 1933).

Kasuistiken und kleinere Fallserien, die einen zeitlichen Zusammenhang zu einer MS-ähnlichen Symptomatik herstellen, brachten verschiedene Erklärungsansätze hervor. Aus den damit verbundenen Hypothesen, dass es im Rahmen einer aktiven Immunisierung zu einer molekularen Mimikry kommen kann oder, alternativ, dass bereits vorhandene autoreaktive Lymphozyten durch sog. Superantigene oder eine unspezifische Bystander-Reaktion aktiviert werden können und eine MS auslösen, lässt sich auf Grundlage weiterführender Studien und heutiger immunologischer Erkenntnisse kein plausibler Kausalzusammenhang zwischen einer Impfung und der Entstehung einer MS ableiten (Löbermann et al. 2018; Miller et al. 1967; Pacheco et al. 2019; Stowe et al. 2020; Zrzavy et al. 2019).

So zeigten Farez und Correale (2011b) in einer systematischen Übersichtsarbeit, dass nach Impfungen gegen Tetanus, Diphtherie, Tuberkulose (Bacillus Calmette-Guerin, BCG), Hepatitis B, Influenza, Masern-Mumps-Röteln, Polio oder Typhus keine Zunahme des MS-Risikos zu verzeichnen war.

Nach einer weiteren Metaanalyse im Untersuchungszeitraum von 1968 bis 2004 waren die Tetanus- bzw. die Diphtherie-Impfung sogar mit einem um ca. ein Drittel reduzierten Risiko für MS und somit einem potenziell protektiven Effekt assoziiert (Hernan et al. 2006).

Für Impfungen gegen humane Papillomviren (HPV) und das Variola-Virus (Pocken) fand sich laut einer rezenten Metaanalyse kein Hinweis auf einen Zusammenhang mit einer MS-Neuerkrankung (Mailand und Frederiksen 2017).

Auf der Basis von Krankenkassendaten aus Bayern (12.262 MS-Patienten und drei Kontrollgruppen mit insgesamt 210.773 Personen) über einen Zeitraum von 12 Jahren ergab sich in einer Fall-Kontroll-Studie keine Risikoerhöhung für die Manifestation einer MS nach Impfung gegen Hepatitis A und B, Frühsommer-Meningoenzephalitis (FSME), HPV, Influenza, Masern, Meningokokken, Mumps, Pneumokokken, Röteln oder Varizellen (Windpocken) (Hapfelmeier et al. 2019). Nach Impfungen gegen Influenza, Hepatitis B und FSME war in dieser Studie das Risiko, innerhalb von 5 Jahren nach der Impfung eine MS zu entwickeln, sogar geringer. Allerdings bleibt derzeit offen, ob es sich hierbei um einen kausalen Effekt handelt bzw. worauf der konkrete protektive Mechanismus beruhen kann.

19.2.3 Schubrisiko nach Infekten und Impfungen

Infekte

Zahlreiche Untersuchungen bei MS-Patienten zeigen, dass das Risiko, einen MS-Krankheitsschub zu erleiden, nach bakteriellen und viralen Infekten erhöht ist. Correale et al. (2006) fanden bei 60 Patienten in der Folge von Infekten (bakterielle Harnwegsinfekte 48/73, virale Atemwegsinfekte 23/73, Gastroenteritiden 2/73) eine signifikant erhöhte Schubneigung der MS und korrelierend dazu in der MRT eine erhöhte MS-Aktivität (Correale et al. 2006). In einer schwedischen Untersuchung betrug das relative Risiko für Schübe innerhalb von 4 Wochen nach einem gastrointestinalen oder Atemwegsinfekt 1,3 (Andersen et al. 1993).

In einer weiteren Studie zeigte sich, dass das Risiko für einen Krankheitsschub während eines Infekts 2,1-fach höher ist als in einer Phase ohne Infektion.

Zudem scheinen in dieser Studie infektassoziierte Schübe in stärkerem Maße zu einem anhaltenden neurologischen Defizit (EDSS) zu führen als nicht infektassoziierte Schübe (Buljevac et al. 2002).

Impfungen

Bezüglich des potenziellen Schubrisikos bei bekannter MS sind Influenza-Impfungen am besten untersucht. So zeigt sich in einer Metaanalyse das relative Risiko höchstens numerisch, aber nicht signifikant erhöht (RR 1,24, 95%-Kl 0,89–1,72) (Farez und Correale 2011b).

Schon De Kayser et al. (1998) konnten zeigen, dass zwar 5 % der Patienten mit schubförmig-remittierender MS (RRMS) nach einer Influenza-Impfung einen Schub erlitten, aber bei 33 % der Patienten mit RRMS ein Schub im Rahmen einer Influenza-Erkrankung auftrat.

Einer rezenten Studie zufolge wurden nach Schutzimpfungen gegen Influenza oder FSME geringere jährliche Schubraten im Vergleich zum Jahr vor der Impfung registriert. Darüber hinaus waren keine signifikanten Änderungen des EDSS zwischen diesen Zeiträumen festzustellen (Metze et al. 2019; Winkelmann et al. 2020).

Auch nach einer COVID-19-Impfung mit dem neuerdings eingesetzten mRNA-basierten Impfstoff zeigte sich bisher kein gesteigertes Risiko für eine vermehrte Schubaktivität (Achiron et al. 2021a). Zusätzlich werden auch vektorbasierte Impfstoffe gegen COVID-19 eingesetzt. Für diese beiden neuartigen Impfprinzipien, d. h. nukleinsäurebasierte Impfstoffe, fehlen bislang umfangreiche Wirksamkeitsdaten bei MS und generell Langzeitergebnisse bzgl. Nebenwirkungen und Sicherheit (Monschein et al. 2021a, b).

19.2.4 Infekte und Impfungen im Rahmen einer DMT

Infekte

In zahlreichen Untersuchungen konnte sowohl ein Zusammenhang zwischen MS und einer erhöhten Infektanfälligkeit (Celius 2017; Wijnands et al. 2018) als auch eine gesteigerte Infektionsrate unter den DMTs bei MS nachgewiesen werden (Rommer und Zettl 2018; Wijnands et al. 2018; Winkelmann et al. 2016). In diesem Zusammenhang kommt einer suffizienten Infektionsprophylaxe inkl. aktiver Immunisierung gegen Infektionserreger eine besondere Bedeutung zu.

Impfungen vor DMT

Nachdem Schutzimpfungen im Rahmen der DMTs bei MS zunächst nicht im Fokus klinischer Untersuchungen standen (Löbermann et al. 2011; Zrzavy et al. 2019), wurde die Relevanz des Themas deutlich, als im Rahmen der TRANSFORMS-Zulassungsstudie zwei junge Patienten unter Fingolimod-Therapie an einer Varicella- bzw. Herpes-simplex-Infektion verstarben (Winkelmann et al. 2011). Bei der MS-Patientin mit der Varizellen-Enzephalitis waren zusätzlich zu Fingolimod krankheitsbedingt über mehrere Wochen ausschleichend Glukokortikosteroide (GKS) zum Einsatz gekommen. Als Konsequenz aus diesen Fällen wurde einerseits empfohlen, vor einer Fingolimod-Therapie grundsätzlich die Anamnese bzgl. VZV-Infektionen bzw. einer Varizellenimpfung zu erheben und ggf. die VZV-Antikörpertiter zu bestimmen, wenn anamnestisch kein VZV-Kontakt nachweisbar ist, und andererseits Schubtherapien mit GKS auf maximal 5 Tage zu beschränken (Winkelmann et al. 2012; Zrzavy et al. 2019). Fortan forderten die Zulassungsbehörden für Fingolimod wie auch für andere neu zugelassene DMTs zusätzlich Belege aus klinischen Studien, dass eine Vakzinierung unter der jeweiligen DMT wirksam und sicher ist (Zrzavy et al. 2019).

Impfpräventive Strategien haben eine besondere praktische Relevanz bereits ab dem Zeitpunkt der Diagnosestellung, da über die genannten VZV- bzw. Herpes simplex-Infektionen hinaus (➤ Tab. 19.1) Infektionen bei MS oder der NMOSD ein großes klinisches Problem und einen wichtigen Sicherheitsaspekt darstellen (Moiola et al. 2020; Pellegrino et al. 2014; Rommer und Zettl 2018; Winkelmann et al. 2016).

Zwischenzeitlich haben sich international verschiedene Expertengruppen zu Aspekten der aktiven Immunisierungen bei MS (Farez et al. 2019; Lebrun und Vukusic 2019; Löbermann et al. 2011) oder der Immundefizienz (Wagner et al. 2019; Wiedermann et al. 2016) geäußert, die das komplexe Thema unter verschiedenen Sichtweisen beleuchten.

Tab. 19.1 Empfohlene Impfungen bei Patienten mit MS oder NMOSD in Abhängigkeit der DMT (mod. nach Zrzavy et al. 2019)

	FDA/EMA Screening	FDA/EMA Impfung	Zusätzliche Impfung
Glatirameracetat			
IFN-β			
Cladribin	HBV, HCV	VZV	
Teriflunomid			
Fingolimod	VZV	VZV	HBV, HPV
Siponimod	VZV		HBV, HPV
Dimethylfumarat			
Rituximab	n.z.	n.z.	HBV, Pneumokokken
Ocrelizumab	HBV, HCV		HBV, Pneumokokken
Natalizumab			VZV
Alemtuzumab	HBV, HCV	VZV	HBV, Influenza, HPV, Pneumokokken
Eculizumab		Meningokokken	

HBV: Hepatitis B; HCV: Hepatitis C; VZV: Varicella-Zoster-Virus; HPV:, humanes Papillomvirus; n.z.: nicht zutreffend

Wirksamkeit von Impfungen unter DMT

Bei der aktiven Immunisierung wird die Impfantwort durch das Zusammenspiel verschiedener Komponenten des angeborenen und des erworbenen Immunsystems initialisiert. Die terminale und somit klinisch gewünschte Immunantwort gegen die spezifischen Infektionserreger wird durch jeweils unterschiedliche Komponenten des Immunsystems entfaltet. So kommt es beispielsweise nach einer Hepatitis-A- oder -B-Impfung mittels B-Lymphozyten-Stimulation zu einer konsekutiven Antikörperproduktion und hierdurch zur Ausbildung des Impfschutzes. Im Gegensatz hierzu wird der primäre Impfschutz bei der Varizellen- oder Herpes-zoster-Immunisierung maßgeblich durch T-Lymphozyten vermittelt (Heineman et al. 2019; Siegrist 2018). Die Bildung antigenspezifischer Gedächtnis-Lymphozyten hat für das Erreichen eines langfristigen Impfschutzes zentrale Bedeutung. In der Routinediagnostik kann die Wirksamkeit einer Impfung indirekt über eine Bestimmung der Antikörpertiter erfasst und interpretiert werden (Siegrist 2018). Die molekularen Veränderungen in B- und T-Lymphozyten nach Impfung lassen sich außerhalb der klinischen Routine dagegen nur mit hohem Aufwand bestimmen.

Die bei der Behandlung der MS eingesetzten DMTs beeinflussen in Abhängigkeit des *Mode of Action* (MoA) in unterschiedlicher Qualität und Quantität die Elemente des angeborenen (*innate*, unspezifisch) und insbesondere des erworbenen (*adaptive*, spezifisch) Immunsystems (Rommer et al. 2019). Hierbei stehen die B- und T-Lymphozyten im therapeutischen Fokus. Daher ist ein abschwächender Einfluss von DMTs auf den Impferfolg bis hin zum Ausbleiben einer messbaren Impfantwort möglich.

Eine der ersten prospektiven kontrollierten Studien zur Wirksamkeit von Impfungen unter DMTs konnte zeigen, dass gegenüber der Placebobehandlung Patienten unter einer Therapie mit Fingolimod signifikant geringere Antikörperantworten nach einer Impfung gegen Influenza oder Tetanus entwickelten (Kappos et al. 2015).

Beim Vergleich des Impferfolgs in einer Kohorte von MS-Patienten mit verschiedenen DMTs findet sich sowohl nach Influenza- als auch nach FSME-Impfung ein unterschiedliches Ausmaß an Antikörperreaktion (Metze et al. 2019; Winkelmann et al. 2020). Die Antikörperantwort nach COVID-19-Impfung fällt je nach eingesetzten DMTs ebenfalls unterschiedlich aus (Achiron et al. 2021b; van Kempen et al. 2021). Dies bedeutet, dass der Impferfolg in Abhängigkeit der individuellen Situation bewertet und ggf. überprüft werden sollte. Die sichere Bewertung wird hierbei verkompliziert, da durch die Bestimmung der entsprechenden Antikörper nach Infektion bzw. nach aktiver Immunisierung nur eine Seite der Immunreaktion beurteilt werden kann. Der für die SARS-CoV-2-Immunisierung scheinbar wichtige Aspekt, die

T-Lymphozyten-Aktivierung (CD4, CD8), ist in der Routineverlaufsdiagnostik sehr aufwendig und schwer zu quantifizieren (Czerkinsky et al. 1983).

19.2.5 Impfempfehlungen

In Deutschland gibt die Ständige Impfkommission (STIKO) am Robert Koch-Institut (RKI) regelmäßig allgemeine Impfempfehlungen heraus, die im Internet (www.rki.de) abrufbar sind (STIKO 2021). Die Empfehlungen sind auch für den Fall einer potenziellen Impfkomplikation von Bedeutung: Alle Impfungen, die von der STIKO empfohlen werden, sind über die Landesgesundheitsämter versicherungsrelevant abgesichert. Diese klare rechtliche Situation ist jedoch nicht in allen EU-Ländern gegeben, sodass im Einzelfall die entsprechenden Gegebenheiten beachtet werden müssen (Löbermann et al. 2018).

Einen Überblick über Impfungen, die aktuell von der STIKO bei Erwachsenen empfohlen werden, gibt ➤ Tab. 19.2. Unterschieden werden **Standardimpfungen** mit allgemeiner Anwendung, **Indikationsimpfungen** für Risikogruppen bei individuell erhöhtem Expositions-, Erkrankungs- oder Komplikationsrisiko und zum Schutz Dritter sowie **Reiseimpfungen**.

In den Impfempfehlungen wird bereits ausdrücklich darauf hingewiesen, dass über die existierenden Impfstoffzulassungen hinaus weitere „Impfindikationen" möglich sind, die für einzelne Personen, ihrer individuellen gesundheitlichen Situation entsprechend, sinnvoll sein können. Die STIKO betont, dass es in der ärztlichen Verantwortung liegt, Patienten auf diese weiteren Schutzmöglichkeiten hinzuweisen, und stellt fest, dass eine fehlende STIKO-Empfehlung kein Hindernis für eine begründete Impfung ist (STIKO 2021).

Tab. 19.2 STIKO-Impfempfehlungen für Erwachsene (mod. nach STIKO 2021)

Standardimpfungen	Indikationsimpfungen
Diphtherie	FSME
Herpes zoster (ab 60. Lj.)[1]	*Haemophilus influenzae* Typ b
Influenza (ab 60. Lj.)[1]	Hepatitis A
Masern	Hepatitis B
Pertussis	Meningokokken (ACWY)
Pneumokokken (ab 60. Lj.)[1]	Poliomyelitis
Tetanus	Röteln
SARS-CoV2	Varizellen

[1] als Indikationsimpfung auch in anderem Lebensalter

19.2.6 Hinweise zum praktischen Vorgehen bei Impfungen

Neurologen sollten regelhaft nach Diagnosesicherung, aber spätestens vor Beginn einer DMT, eine vollständige Impfanamnese erheben. Fehlende Standard-, Indikations- und ggf. notwendige Reiseimpfungen sollten in einem Zeitfenster mit stabiler MS und vor Beginn einer DMT (möglichst 4–6 Wochen) erfolgen.

MERKE

Während **Totimpfstoffe** auch unter einer DMT appliziert werden können, sind **Lebendimpfstoffe** unter einer DMT prinzipiell kontraindiziert (➤ Tab. 19.3). Hier besteht die Gefahr einer Manifestation der geimpften Infektionskrankheit.

Unabhängig vom DMT-Status ist bei Lebendimpfstoffen, insbesondere nach Gelbfieberimpfungen, die Gefahr einer Schubinduktion gegeben (Farez und Correale 2011a). Ausnahmen sollten nur in individuellen Fällen nach konsiliarischer Abstimmung mit

Tab. 19.3 Lebend- und Totimpfstoffe

Lebendimpfstoffe	Totimpfstoffe/Toxoide
• Gelbfieber • Herpes zoster (*Zostavax*) • Masern • Mumps • Polio (*Sabin*) • Röteln • Rotavirus • Tuberkulose (BCG) • Typhus (oral) • Varicella zoster	• Cholera • Diphtherie • FSME • *Haemophilus influenzae* Typ b • Hepatitis A und B • Herpes zoster (*Shingrix*) • HPV • Influenza • Japan-B-Enzephalitis • Meningokokken • Pertussis • Pneumokokken • Polio (*Salk*) • SARS-CoV2 (mRNA und Vektor) • Tetanus • Tollwut • Typhus (s.c./i.m.)

19

erfahrenen Impfmedizinern und klinischen Neuroimmunologen erwogen werden.

Detaillierte Empfehlungen für notwendige aktive Immunisierungen unter einer Immuntherapie sind in ➤ Tab. 19.4 zusammengefasst.

Die neuen nukleinsäurebasierten Impfstoffe lassen sich aufgrund ihres Wirkmechanismus und ihrer methodischen Variabilität nicht widerspruchsfrei in dieses binäre Schema Lebend- vs. Totimpfstoffe einordnen und sollten bis zum Vorliegen von Langzeitdaten als eigene Impfstoffgruppe betrachtet werden (Monschein et al. 2021a, b).

Aktive Impfungen gegen Infektionskrankheiten sollten immer außerhalb von akuter Krankheitsdynamik der MS oder manifesten akuten Infektionen erfolgen, möglichst frühestens 6 Wochen nach Ende eines Schubs (Löbermann et al. 2011).

Insbesondere vor einer Impfung mit Lebendvakzine ist bei Patienten mit MS (ohne DMT) grundsätzlich die individuelle Situation gründlich zu eruieren und zu beurteilen, und zwar nach bisheriger Impfanamnese inkl. Nebenwirkungen, Impfstoff (insb. Gelbfieber) und Adjuvanzien, Krankheitsdynamik der MS, Latenz seit dem letzten Schub etc.

Bei MS-Patienten ohne DMT oder ohne koinzidente Immundefekte ist eine zusätzliche Antikörpertiterkontrolle nach aktiver Immunisierung nicht grundsätzlich notwendig. Im Gegensatz hierzu sind bei immunmodulierten oder immunsupprimierten MS-Patienten (Gefahr der reduzierten oder ausbleibenden Immunantwort) in Abhängigkeit der Impfung (i. d. R. nicht bei Impfungen gegen Influenza) Antikörpertiterkontrollen zum Nachweis des Impferfolgs sinnvoll. So wird bei einer Tetanus-Nachimpfung unter DMT eine Titerbestimmung vor der Impfung und eine zweite nach 4 Wochen empfohlen, um das Impfansprechen abzuschätzen. Wenn der notwendige Antikörpertiter nicht erreicht ist, sollte die Konsultation eines erfahrenen Impfmediziners erwogen werden, um das individuelle Prozedere festzulegen.

19.2.7 Neue Aspekte zu Impfungen bei MS und NMOSD

In den letzten Monaten haben sich für unsere Patienten mit MS oder NMOSD zwei Neuerungen im Impfprozedere ergeben, einerseits die zwingende Indikation zur aktiven Meningokokkenimmunisierung im Rahmen einer Eculizumab-Therapie und andererseits das im klinischen Alltag komplexe Feld der VZV- und HZ-Immunisierung, insbesondere unter DMTs.

Meningokokkenimpfung

Die Impfung gegen Meningokokken (*Neisseria meningitidis*) hat für die Neurologie eine neue Bedeutung erlangt, nachdem die Zulassung des monoklonalen Antikörpers **Eculizumab** 2017 für spezielle Verläufe der Myasthenia gravis pseudoparalytica und 2019 für die schubförmige Verlaufsform der NMOSD erfolgt ist. Der humanisierte Antikörper hemmt das terminale Komplementsystem, indem es die Aktivierung des Proteins C5 blockiert, und schwächt so die Immunabwehr gegen bekapselte Bakterien, insbesondere Meningokokken (Heesterbeek et al. 2018). Patienten müssen mindestens 2 Wochen vor Beginn einer Eculizumab-Therapie gegen Meningokokken immunisiert werden. Hierzu sollten Impfstoffe gegen die Serogruppen A, C, Y, W135 und B verwendet werden (Alexion Pharma Germany GmbH 2019). Patienten, die eine Therapie mit Eculizumab früher als 2 Wochen nach einer Meningokokkenimmunisierung beginnen, müssen bis 2 Wochen nach Impfung eine geeignete Antibiotikaprophylaxe erhalten. Falls keine Meningokokkenimpfung möglich ist, wird eine Antibiotikaprophylaxe ab dem ersten Behandlungstag mit Eculizumab für die gesamte Behandlungsdauer, ggf. bis 2 Wochen nach Beendigung der Therapie mit Eculizumab, empfohlen (Alexion Pharma Germany GmbH 2019).

Varizella- und Herpes-zoster-Impfung

Das Varizella-zoster-Virus (VZV; humanes α-Herpes Virus 3, HHV3) kann zwei Krankheitsbilder verursachen. Im Rahmen einer Primärinfektion manifestiert sich die Erkrankung als Varizellen (Windpocken) und bei endogener Reaktivierung als Herpes zoster (Kennedy und Gershon 2018; Winkelmann et al. 2019). Beide klinische Erkrankungsstadien haben bei Patienten mit MS oder NMOSD, insbesondere unter DMTs bzw. bei Menschen mit reduzierter immunologischer Funktionalität wie der Immunseneszenz, eine große klinische Bedeutung (Caputo et al. 2019; Zorzoli et al. 2018). Wichtig für

Tab. 19.4 Empfehlungen zu Lebend- und Totimpfungen im Rahmen der Behandlung mit DMTs (mod. nach Bühler et al. 2015; Hall et al. 2018; Huber et al. 2018; Löbermann et al. 2012; Rothe et al. 2019; Wagner et al. 2019 und Fachinformationen)

Substanzklasse	DMT-Wirkstoff	Abstand Totimpfstoff zu Therapiebeginn[1]	Lebendimpfung während Therapie möglich[2]	Abstand zwischen Lebendimpfung und Therapie
Glukokortikosteroide	Prednisolon-Äquivalenzdosis < 10 mg/d oder topisch[3]	nein	ja	nein
	Prednisolon-Äquivalenzdosis > 10 mg/d für > 2 Wo.[3]	möglichst 2–4 Wo.	kontraindiziert	4 Wo. vor und > 2 Mon. nach Therapie
B-Zell-depletierende Substanzen (anti-CD20)	Rituximab	> 4 Wo.	kontraindiziert	4 Wo. vor und > 12 Mon. nach Therapie (nach Normalisierung der B-Zellen)
	Ocrelizumab	> 6 Wo.	kontraindiziert	6 Wo. vor und frühestens nach B-Zell-Repletion (ca. 18 Mon. nach Therapieende)
CD52-Rezeptor-Antagonist (T-/B-Zell-Depletion)	Alemtuzumab	6 (ggf. 2) Wo.	kontraindiziert	6 Wo. vor und > 12 Mon. nach Therapie (nach B-/T-Zell-Repletion)
Periphere B- und T-Zell-depletierende Substanzen	Dimethylfumarat	jederzeit möglich, ggf. 2–4 Wo.	individuelle Nutzen-Risiko-Abwägung (bei deutlicher Lymphopenie kontraindiziert)	bei deutlicher Lymphopenie kontraindiziert
	Fingolimod	jederzeit möglich, ggf. 2–4 Wo.	kontraindiziert	4 Wo. vor und > 2 Mon. nach Therapie
	Leflunomid Teriflunomid	jederzeit möglich, ggf. 2–4 Wo.	nicht empfohlen	4 Wo. vor und > 6 Mon. nach Therapie
Immunstimulanzien/-modulatoren	GLAT	jederzeit möglich, ggf. 2–4 Wo.	individuelle Nutzen-Risiko-Abwägung (Gelbfieberimpfung vermeiden)	nein
	IFN-β	nein	individuelle Nutzen-Risiko-Abwägung	nein
Zytostatika	Cyclophosphamid	jederzeit möglich, ggf. 2–4 Wo.	kontraindiziert	4 Wo. vor und > 3 Mon. nach Therapie
	Mitoxantron	jederzeit möglich, ggf. 2–4 Wo.	kontraindiziert	4 Wo. vor und > 3 Mon. nach Therapie
DNA-Synthesehemmung	Azathioprin	jederzeit möglich, ggf. 2–4 Wo.	kontraindiziert	4 Wo. vor und > 3 Mon. nach Therapie
Interaktionsinhibitor von VCAM-1 und Integrin α4β1	Natalizumab	jederzeit möglich, ggf. 2–4 Wo.	kontraindiziert	4 Wo. vor und > 3 Mon. nach Therapie

Mon.: Monate; Wo.: Wochen

[1] teilweise abgeschwächte Immunantwort bei Impfung während der Therapie mit DMT, deshalb Impfungen möglichst vor angegebenem Zeitraum abschließen

[2] im Wesentlichen durch Untersuchungen zu Masern, Mumps, Röteln und Varizellen belegt

[3] Dosierungen beziehen sich auf Erwachsene

die tägliche Praxis sind aus impfmedizinischer Sicht die folgenden Aspekte:

- **VZV:** Wenn keine Anamnese für Windpocken vorliegt bzw. kein entsprechender VZV-Antikörperstatus besteht, ist eine entsprechende Immunisierung für die Therapie mit DMTs wie Alemtuzumab, Cladribin, Fingolimod, Siponimod und Ocrelizumab erforderlich (Genzyme Sanofi 2019; Merck 2018; Novartis 2018; Roche 2018). Hierzu stehen bisher ausschließlich Lebendimpfstoffe zur Verfügung, was eine individuelle Gesamtbeurteilung der klinischen Situation und Entscheidung zwingend erforderlich macht (➤ Tab. 19.5) (Winkelmann et al. 2019).
- **HZ:** Ein HZ ist eine häufige, z. T. schwerwiegende Nebenwirkung unter DMTs. Daher kann die HZ-Impfung bei Patienten mit MS und NMOSD unter DMTs oder fortgeschrittenem Lebensalter von großer Bedeutung sein. Hierzu stehen sowohl ein Lebendimpfstoff (Zostavax®), als auch ein Totimpfstoff (Shingrix®, seit März 2019 in Deutschland) zur Verfügung (GSK 2019; MSD 2018). Aufgrund der genannten Problematik von Lebendimpfstoffen bei MS, insbesondere unter einer DMT, ist der Totimpfstoff ein deutlicher Gewinn an Therapieoptionen. **Cave:** Er darf aber nicht angewendet werden, wenn kein immunologischer Schutz gegenüber der VZV-Primärinfektion oder eine VZV-Impfung nachweisbar ist (➤ Tab. 19.6) (Winkelmann et al. 2019).

Bei der HZ-Impfung mit Shingrix® ist zudem zu berücksichtigen, dass nach der ersten Impfung eine zweite im Abstand von 2 Mon. erfolgen muss (GSK 2019). Die STIKO empfiehlt den HZ-Totimpfstoff als Standardimpfung für Personen ab dem 60. Lj. und als Indikationsimpfung für Personen mit einer schweren Grundkrankheit ab dem 50. Lj., um einer Reaktivierung von persistierenden HHV-3 vorzubeugen (STIKO 2021). Als eine Situation, die für einen Einsatz außerhalb der regulären STIKO-Empfehlungen spricht, wurde von der STIKO selbst u. a. eine Immunsuppression genannt. Trotzdem bleiben gegenwärtig folgende Szenarien ungeklärt:

- Kann Shingrix® bereits vor dem 50. Lj. (Altersgrenze aus Zulassungsstudie) eingesetzt werden, wenn z. B. bei MS-Patienten im jüngeren Lebensalter eine immunsuppressive, insbesondere T-Lymphozyten depletierende DMT notwendig ist?
- Wie lange hält der HZ-Impfschutz vor, und wann sind Auffrischungsimpfungen sinnvoll und notwendig?

Bezüglich einer detaillierten Darstellung zum komplexen Thema VZV- und HZ-Impfprophylaxe bei MS verweisen wir auf die weiterführende Literatur (Winkelmann et al. 2019).

Tab. 19.5 Prävention und Management von VZV-assoziierter Erkrankungen

	VZV (Windpocken)	HZ (Gürtelrose)
Anamnese/Impfausweis	+ ggf. VZV-IgG-Titer-Bestimmung	–
Aktive Immunisierung	Lebendimpfstoff	Lebend- oder Totimpfstoff
Passive Immunisierung	+	–
Antivirale Therapie	– Nur bei Immundefekten: *Aciclovir* i. v. 3 × 500 mg/m² KOF pro Tag für 5 Tage	+

HZ: Herpes zoster; IgG: Immunglobulin G; VZV: Varicella-zoster-Virus; +: sinnvoll/hilfreich/erforderlich/verfügbar; –: nicht sinnvoll oder weiterführend oder verfügbar

[a]Aciclovir oral: 5 × 800 mg/d 5–7 Tage; Immunsupprimierte: Aciclovir i. v.: 3 × 250 mg/m² KOF und Tag für 5 Tage, (Aciclovir oral ist einzige zugelassene Therapie bei Kindern)

[b]Famciclovir oral: 3 × 500 mg/d für 7 Tage (bei Immunsupprimierten für 10 Tage); Standardtherapie ab dem 25. Lj.

[c]Valaciclovir oral: 3 × 1.000 mg/d für 7 Tage

[d]Brivudin oral: 1 × 125 mg/d für 7 Tage

[e]Bei allen Regimes frühzeitiger Behandlungsbeginn innerhalb von 72 h nach Auftreten erster Symptome (Hauterscheinungen). Bei Patienten mit erhöhtem Risiko für Komplikationen (frische Bläschen, viszerale Ausbreitung, florider Zoster ophthalmicus und Zoster oticus sowie generell bei Immunsupprimierten) ist auch zu einem späteren Zeitpunkt eine antivirale Behandlung zu empfehlen.

Tab. 19.6 Verfügbare Impfstoffe gegen eine Varizellen-Primärinfektion (Windpocken) und Zoster (Gürtelrose)

Indikation	Handelsname	Dosierung/Applikation	Impfstoff		Impfantigen	Altersbegrenzung
			Lebend-	Tot-		
Windpocken	*Varilix* (GSK, Brentford/UK)	0,5 ml s. c. oder i. m. 2 Dosen (Abstand mind. 1 Mon.; ab 13. Lj.: Abstand 4–8 Wo.)	x	–	Stamm OKA (> $10^{3,3}$ PBE abgeschwächtes VZV)	ab 12. Lm.
	Varivax (MSD Sharp & Dome, Haar/D)	0,5 ml s. c. oder i. m. 2 Dosen (Abstand mind. 1 Mon.; ab 13. Lj.: Abstand 4–8 Wo.)	x	–	Stamm OKA/Merck (≥ 1.350 PBE abgeschwächtes VZV)	ab 12. Lm.
	Priorix tetra (GSK, Brentford/UK)	0,5 ml s. c. 2 Dosen (Abstand von 6 Wo. bis 3 Mon.)	x	–	Stamm OKA (> $10^{3,3}$ PBE abgeschwächtes VZV) und Masern, Mumps, Röteln (jeweils attenuiert)	ab 12. Lm. bis vollendetes 13. Lj.
	ProQuad (MSD Sharp & Dome, Haar/D)	0,5 ml s. c. 2 Dosen (Abstand mind. 1–3 Mon.)	x	–	Stamm OKA (> 3,99 $\log_{10}$ PBE abgeschwächtes VZV) und Masern, Mumps, Röteln (jeweils attenuiert)	ab 12. Lm.
Zoster	*Zostavax*	0,65 ml s. c. oder i. m. 1 Dosis	x	–	Stamm OKA (> 19,400 PBE abgeschwächtes VZV)	ab 50. Lj.
	Shingrix	0,5 ml i. m. 2 Dosen (im Abstand von 2–6 Mon)	–	x	VZV-Glykoprotein E-Antigen (adjuvantiert)	ab 50. Lj.

Lj.: Lebensjahr; Lm.: Lebensmonat; Mon.: Monate; PBE: plaquebildende Einheiten; VZV: Varicella-zoster-Virus; Wo.: Wochen
[a]In epidemiologischer Situation bereits ab 9. Lm. (geändertes Impfschema beachten)

In ➤ Box 19.1 sind die wichtigsten Empfehlungen zur aktiven Immunisierung bei MS und NMOSD zusammengefasst.

Box 19.1

Empfehlungen zur aktiven Immunisierung bei MS und NMOSD

- **Adäquate Infektprophylaxe sinnvoll/notwendig:** insbesondere Indikationsimpfungen
- **Lebendimpfungen kontraindiziert:**
- können Schub auslösen
- bei immunsuppressiver Therapie: Infektionsgefahr
- **Reduzierte Immunantwort bei Immunsuppression:**
- evtl. Titerbestimmung nach Impfung
- Impfung möglichst 4–6 Wochen vor DMT-Beginn
- **Totimpfstoffe evtl. in Behandlungspausen**
- **Keine Impfung im Schub**

LITERATUR

Die vollständige Literatur zu diesem Kapitel finden Sie im Anhang am Ende dieses Buches.

19

KAPITEL

20 Sequenzen verlaufsmodifizierender Therapie

Clemens Warnke, Sarah Laurent, Frank A. Hoffmann und Uwe K. Zettl

20.1 Primärtherapie

Inzwischen sind zahlreiche verschiedene Substanzklassen zur verlaufsmodifizierenden Therapie (engl. „disease modifying treatments", DMT) der schubförmigen MS (RMS) in kontrollierten Studien untersucht und zugelassen (➤ Tab. 20.1).

In allen für die Zulassung relevanten Phase-III-Studien zur Behandlung der RMS wurden schubbasierte Studienendpunkte verwendet. Entsprechend kann der Effekt auf die Schubrate pragmatisch dazu genutzt werden, die Wirkstärke der verschiedenen DMTs abzuschätzen. Im Rahmen des DGN-Kongresses 2018 wurde eine Einteilung der Wirkstärke in drei Kategorien als ein Element der in Überarbeitung befindlichen Leitlinie zur Diagnose und Therapie der Multiplen Sklerose vorgestellt (DGN 2018). Alternativ oder ergänzend können die DMTs – wie in der bisherigen DGN-Leitlinie – ihrer Indikation folgend verschiedenen „Aktivitätsgraden" der Erkrankung zugeordnet werden. Danach werden „milde/moderate" Verläufe von „(hoch-)aktiven" unterschieden. In einer solchen dichotomen Einteilung werden Kategorie-I-Medikamente zur Behandlung der milden/moderaten Verlaufsform der MS und Kategorie II/III-Medikamente zur Behandlung der „(hoch-)aktiven" MS empfohlen (➤ Tab. 20.2).

Jede dieser Kategorisierungen hat offensichtliche Schwächen.

Der Wirksamkeitsvergleich über Studien hinweg ist nur sehr eingeschränkt möglich, da sich die Studienpopulationen in den unterschiedlichen Studien teils erheblich unterscheiden: Während die jährliche Schubrate in der Placebogruppe z. B. bei den Phase-III-Studien zu den Betainterferonen teils noch > 1 (The IFNB Multiple Sclerosis Study Group 1993) war, lag diese bei späteren Studien z. B. zu Dimethylfumarat bei < 0,5 (Gold et al. 2012). Sogenannte Head-to-Head-Studien, bei denen ein Wirksamkeitsvergleich direkt in klinischen Studien erfolgt, liegen nur für einzelne Präparate im Vergleich zu Interferonen, Glatirameracetat oder Teriflunomid vor. Entsprechend ist nicht hinreichend belegt, dass z. B. Dimethylfumarat

Tab. 20.1 DMTs und ihre Zulassung in der Therapie der RMS Der Wortlaut der Fachinformation unterscheidet sich für die verschiedenen Präparate auch innerhalb der Substanzklassen. So sind nicht alle Beta-Interferone für die CIS- oder die SPMS-Indikation mit Aktivität zugelassen. Ferner werden die Begriffe „aktive" und „(hoch-)aktive" RMS uneinheitlich definiert und entsprechen nicht exakt der hier gegebenen Definition. Für die klinische Therapieentscheidung wird daher auf die jeweilige Fachinformation verwiesen.

Substanz(gruppe)	CIS[1]	aktiv[2]	hochaktiv[3]	SPMS mit Aktivität[4]
Beta-Interferone	✓	✓	✓	✓
Glatirameroide	✓	✓	✓	
Teriflunomid		✓	✓	
Dimethylfumarat		✓	✓	
Fingolimod			✓	
Ozanimod		✓	✓	
Siponimod				✓
Cladribin			✓	(✓)
Natalizumab			✓	
Ocrelizumab			✓	(✓)
Alemtuzumab			✓	

[1] CIS = erstes demyelinisierendes Ereignis mit hohem Risiko zum Übergang in eine MS
[2] Kriterien der MS sind erfüllt, zusätzlich klinische und/oder MRT-Aktivität in den letzten 2 Jahren
[3] Kriterien der MS sind erfüllt, zusätzlich rasch fortschreitender Verlauf mit 2 oder mehr Schüben innerhalb eines Jahres und MRT-Aktivität
[4] Aktivitätsnachweis durch Schübe und/oder entzündliche Aktivität in der MRT.
✓: entspricht dem Zulassungstext
(✓): Obgleich nur ein kleines Kollektiv von SPMS-Patienten mit Aktivität in die Studien eingeschlossen war, schließt die Zulassung formal diese Indikation mit ein („RMS-Label").Auf die Listung weiterer formal zugelassener Substanzen wie Azathioprin und Mitoxantron wird hier bewusst verzichtet, da diese unter Berücksichtigung der Nutzen-Risiko-Bilanz nur noch in Ausnahmefällen zum Einsatz kommen. Reihung wie ➤ Tab. 20.2.

Tab. 20.2 Vergleich der Wirkstärke von verschiedenen verlaufsmodifizierenden Therapien (DMTs)*

Indikation nach Verlauf	Kategorie der Wirkstärke	Substanz(gruppe)	Relative Schubratenreduktion [%]	Komparator
Mild/moderat	1: Reduktion der Schubrate relativ zu Placebo: 30–50 %	Beta-Interferone	30–34	Placebo
		Glatirameroide	29	Placebo
		Teriflunomid	35	Placebo
		Dimethylfumarat	51	Placebo
(Hoch-)aktiv	2: Reduktion der Schubrate relativ zu Placebo: 50–60 %	Fingolimod	52	Placebo
		Cladribin	58	Placebo
	3: Reduktion der Schubrate relativ zu Placebo > 60 % oder > 40 % im Vergleich zu Kategorie 1	Natalizumab	68	Placebo
		Ocrelizumab	47	Beta-Interferone
		Alemtuzumab	52	Beta-Interferone

* Wenn Daten aus Placebostudien und Studien mit aktivem Komparator vorlagen, wurden die Placebostudien für diesen Wirksamkeitsvergleich selektiert (mod. nach Thompson et al. 2018). Nicht alle Studien unterstützen diese Einteilung.

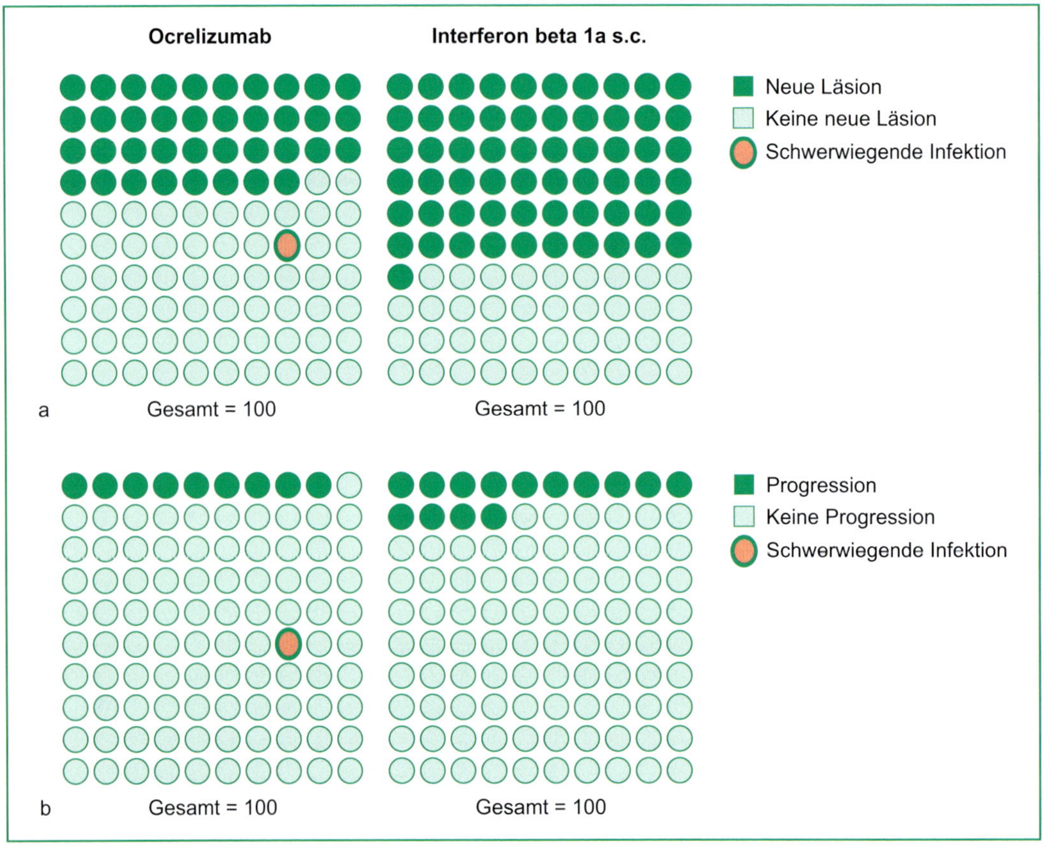

Abb. 20.1 Wirkung von Ocrelizumab vs. IFN-β1a s. c. auf das absolute Risiko für neue oder sich vergrößernde T2-Läsionen in der Opera-I (a) bzw. auf eine nach 12 Wochen bestätigte Behinderungsprogression (EDSS, gepoolte Daten aus Opera-I und II) (b). Rohdaten zur „efficacy" aus: Hauser et al. (2017a) [H143-004, L231]

eine geringere Wirkstärke aufweist als Fingolimod oder Cladribin.

Problematisch bei einer dichotomen Kategorisierung nach „Aktivität" der Erkrankung ist, dass die verwendeten Termini „mild/moderat" und „(hoch-) aktiv" nicht definiert sind. Bei allen Phase-III-Studien zu DMTs wurden „aktive" Patienten eingeschlossen (➤ Tab. 20.1). Ob Patienten mit „mild/moderat" verlaufender MS (z. B. solche, die kein DMT erhielten und trotzdem keine Schübe bzw. keine MRT-Aktivität z. B. über 2 Jahre aufwiesen), überhaupt von einem DMT profitieren, ist nicht belegt.

Das Maß der relativen Reduktion der Schubrate ist abstrakt und wenig geeignet, Patienten über die Vor- und Nachteile des einen oder anderen Therapieregimes aufzuklären. Deshalb arbeiten z. B. die KKNMS-Patientenhandbücher mit grafischen Darstellungen der absoluten Risikoreduktion. Zur Veranschaulichung der Wirkstärke wird in ➤ Abb. 20.1 die Therapie von Ocrelizumab (Kategorie III) im Vergleich zu einer Behandlung mit Interferon beta 1a (IFN-β1a) s. c. (Kategorie I) dargestellt.

Etwa jeder 5. Patient hatte in den beiden Phase-III-Studien einen Wirksamkeitsvorteil in Bezug auf neue T2-Läsionen im MRT bei Therapie mit Ocrelizumab vs. IFN-β1a s. c. Vergleicht man den weniger sensitiven, aber relevanteren klinischen Endpunkt der Behinderungsprogression, hatte ungefähr jeder 20. Patient einen nachgewiesenen Vorteil von der „Primärtherapie" mit Ocrelizumab. Bei strikt evidenzbasiertem ärztlichem Handeln sprächen diese Daten für einen primären Behandlungsbeginn mit einem Präparat höherer Wirkstärke (Kategorie III), sofern die Einschlusskriterien der Studien erfüllt sind, hier u. a.: Alter 18–55 Jahre, EDSS 0–5,5, mindestens 2 Schübe in den letzten 2 Jahren oder mindestens 1 Schub im letzten Jahr, erfüllte MRT-Kriterien der MS (Hauser et al. 2017a).

Bei der Auswahl der Primärtherapie ist allerdings nicht allein die in ➤ Tab. 20.2 und ➤ Abb. 20.1 illustrierte Wirkstärke aus kontrollierten klinischen Studien („efficacy") maßgebend. Aus Erfahrungen mit den verschiedenen DMTs nach der Zulassung wird jeweils von einem substanzspezifisch sehr unterschiedlichen Sicherheitsprofil ausgegangen. Vereinfacht wird angenommen, dass das Risiko für eine schwerwiegende unerwünschte Arzneimittelwirkung (UAW) in etwa proportional ist zur Wirkstärke (➤ Tab. 20.3).

Den Vergleich zwischen Ocrelizumab (Kategorie III) und IFN-β1a s. c. (Kategorie I) noch einmal aufgreifend, unterschied sich formal das Risiko in den klinischen Studien für schwerwiegende unerwünschte Ereignisse nicht signifikant. Dies trifft auch für die Rate der Patienten mit schwerwiegenden Infekten zu (Ocrelizumab-Gruppe 1,2–1,4 %; Beta-Interferon-Gruppe 2,9 %) (Hauser et al. 2017a). Dennoch sinken die Ig-Werte in der Langzeitbehandlung nachweislich ab, was wiederum mit einer höheren Rate an schwe-

Tab. 20.3 Wirkstoffe und klinisch relevante schwerwiegende unerwünschte Arzneimittelwirkungen (lt. Fachinformation, jeweils Auswahl ohne Anspruch auf Vollständigkeit

Substanz(-gruppe)	Schwerwiegende UAW	Faktoren, die das individuelle therapeutische Risiko erhöhen (KI = Kontraindikation)
Beta-Interferone	Suizidalitätsrisiko	Akute schwere Depression und/oder Suizidgedanken (KI)
Glatirameroide	sehr selten	–
Teriflunomid	Lebertoxizität Anämie, Thrombopenie, Neutropenie Putativ teratogen Infektionen	Schwere Leber- oder Nierenfunktionsstörung Knochenmarkserkrankung (KI) Schwangerschaft (KI) Schwere Infektionen (KI)
Dimethylfumarat	Lymphopenien Sehr selten PML Arzneimittelinduzierte Hepatopathie	Vorbestehend niedrige Lymphozytenzahlen Andauernde Lymphopenie, höheres Alter Schwere Leber- oder Nierenfunktionsstörung Schwangerschaft
Fingolimod/(Siponimod*, Ozanimod*)	Selten PML, Kryptokokken-, Influenza-, Herpesvirusinfektionen etc. Häufig Basalzellkarzinom, gelegentlich Melanom, selten Lymphom Bradykardie, AV-Block, Hypertonie Arzneimittelinduzierte Hepatopathie Teratogen	Immundefizienzsyndrom (KI), schwere und chronische Infektionen (KI) Aktive maligne Erkrankungen (KI) Kardiale Erkrankung (KI) Schwere Leberfunktionsstörung (KI) Schwangerschaft (KI)
Cladribin	Selten Tuberkulose, häufig Herpesinfektionen Möglicherweise erhöhtes Malignomrisiko Putativ teratogen	HIV-Infektion, Hepatitis, Tuberkulose (KI) Aktive maligne Erkrankung (KI) Mittelschwere und schwere Nierenfunktionsstörung (KI) Schwangerschaft (KI)
Natalizumab	Selten, gelegentlich bis häufig PML (in Abhängigkeit von Anti-JCPyV-Antikörper-Indexwerten, Behandlungsdauer und Vortherapien)	PML, immungeschwächte Patienten (KI) Positiver Anti-JCPyV-Antikörper-Status Schwangerschaft
Ocrelizumab/(Rituximab)**	Sehr häufig Infektionen der Atemwege, Herpesinfektionen, Hepatitis-B-Reaktivierung, Antikörpermangelsyndrom (IgM > IgG) Möglicherweise erhöhtes Malignomrisiko Langzeitsicherheitsprofil unsicher	Immundefizienzsyndrom (KI) Schwere und chronische Infektionen (KI) Aktive maligne Erkrankungen (KI) Schwangerschaft (KI)

Tab. 20.3 Wirkstoffe und klinisch relevante schwerwiegende unerwünschte Arzneimittelwirkungen (lt. Fachinformation, jeweils Auswahl ohne Anspruch auf Vollständigkeit *(Forts.)*

Substanz(-gruppe)	Schwerwiegende UAW	Faktoren, die das individuelle therapeutische Risiko erhöhen (KI = Kontraindikation)
Alemtuzumab	Infektionen der Atemwege, Herpes- und Pilzinfektionen, Tuberkulose, selten opportunistische Infektionen, Einzelfälle von PML Häufig Infusionsreaktionen, vaskuläre Ereignisse Sekundäre Autoimmunerkrankungen (z. B. der Schilddrüse, des blutbildenden Systems [inkl. ITP], der Niere)	Schwere und chronische Infektionen (KI) Unkontrollierte Hypertonie (KI), Dissektion hirnversorgender Gefäße (KI), Schlaganfälle (KI), KHK (KI), Koagulopathie (KI) Weitere Autoimmunerkrankungen außer MS (KI), Erkrankungen des blutbildenden Systems Aktive maligne Erkrankungen Schwangerschaft

* Für Siponimod und Ozanimod liegen bislang keine ausreichenden Langzeitsicherheitsdaten vor. Aufgrund eines dem Fingolimod sehr ähnlichen Wirkmechanismus werden diese Präparate dennoch hier gelistet, da von ähnlichen Risiken auszugehen ist.
** Rituximab ist für die Behandlung der MS nicht zugelassen. Aufgrund eines ähnlichen Wirkmechanismus sowie aus Erfahrungen im Off-Label-Einsatz auch bei Patienten mit MS werden von Rituximab bekannte Langzeitrisiken auch bei der Einschätzung des Sicherheitsprofils von Ocrelizumab genutzt.

ren Infektionen assoziiert ist. Diesbezüglich gibt es eine rezente Warnung der Arzneimittelkommission der deutschen Ärzteschaft (AkdÄ) vor dem Risiko von schweren Immundefekten für den CD20-Antikörper Rituximab (AkdÄ 2018). Relevant könnten solche Immundefekte z. B. auch in Zeiten von Pandemien mit neuen Erregern werden, aktuell diskutiert im Zusammenhang mit der COVID-19-Pandemie (DMSG-Empfehlung zu COVID-19). Für Ocrelizumab wurde beispielsweise eine deutlich abgeschwächte Antikörperantwort für die Immunisierung mit einem Neoantigen wie *keyhole limpet hemocyanin* gezeigt (Veloce-Studie; https://clinicaltrials.gov/ct2/show/NCT02545868), und die Rate von Atemwegsinfektionen in den Studien war erhöht (Hauser et al. 2017). Zwar gelten COVID-19-Totimpfstoffe, zu denen auch das zuerst in der EU zugelassene RNA-basierte Präparat von BioNTech/Pfizer zählt, als sicher auch unter B-Zell-Depletion. Die Wirksamkeit ist jedoch nicht untersucht und könnte zumindest abgeschwächt sein.

Bei über mehr als 2 Jahre mit Natalizumab behandelten Patienten und positivem Nachweis von Anti-JCPyV-Ak ist die PML ein per definitionem „gelegentlich bis häufig" auftretendes, potenziell lebensbedrohliches unerwünschtes Ereignis (Blankenbach et al. 2019). Im Falle eines negativen Anti-JCPyV-Antikörper-Status ist das PML-Risiko deutlich niedriger als 1 : 1.000. Am Beispiel der PML unter Natalizumab wird deutlich, dass patientenspezifische Faktoren (hier ein Antikörperstatus) das Risiko individuell determinieren können. Dies gilt auch für andere DMTs. So sind z. B. der AV-Block höheren Grades bzw. das Vorhandensein kardialer Komorbidität oder weiterer Autoimmunerkrankungen Kontraindikationen für eine Behandlung mit Fingolimod bzw. Alemtuzumab (➤ Tab. 20.3).

Nicht zuletzt ist die Entscheidung bzgl. der Primärtherapie stark von der **Risikobewertung durch den behandelnden Arzt und den informierten Patienten** gelenkt (Heesen et al. 2010). Wie ist z. B. der Nettonutzen einer Behandlung einzuschätzen unter der Annahme, dass 1 Patient von 100 behandelten langfristig infolge der Behandlung mit einem Präparat der Kategorie III an einer schwerwiegenden Infektion verstirbt oder eine hochgradige Folgebehinderung erleidet (➤ Abb. 20.1, roter Punkt)? Wie, wenn 2 oder mehr Patienten eine schwere Komplikation erleiden? Diese Fragen lassen sich nicht allgemein beantworten und sind stark abhängig davon, ob die MS-bedingte Morbidität z. B. durch ein Cluster an behindernden Schüben mit einem hohen Leidensdruck verbunden ist. Letztlich kann der Patient ebenso durch einen zögerlichen Einsatz von höher wirksamen DMTs und resultierender MS-bedingter Behinderung Schaden nehmen wie auch durch eine schwerwiegende unerwünschte Arzneimittelwirkung.

Insgesamt bleibt festzuhalten, dass eine evidenzbasierte Empfehlung in der **Primärtherapie der RMS** erst dann gegeben werden könnte, wenn – ähnlich wie aus der Onkologie bekannt – prospektive Therapiestrategiestudien durchgeführt würden. Somit kann die Auswahl der Primärtherapie nach ausführlicher Aufklärung über Risiken und Nutzen verschiedener Therapiealternativen gegenwärtig nur im Dialog mit dem informierten Patienten erfolgen. Dabei sind Präferenzen des Patienten (z. B. Ablehnen von Injektionstherapeutika) ebenso zu berücksichtigen wie Komorbiditäten (Marrie 2017; Smith et al. 2020), Patientenalter und Polypharmazie sowie die Familienplanung (Frahm et al. 2020; Rommer und Zettl 2018; Schweitzer et al. 2019; Vaughn et al. 2019).

Deutlich einfacher ist die Therapieentscheidung gegenwärtig bei der **Primärtherapie der primär progredienten MS** (PPMS). Aufgrund der Studien- und Zulassungslage kommt hier nur eine Behandlung mit einem Anti-CD20-Ak (Ocrelizumab, off-label Rituximab) infrage (Hauser et al. 2017b). Zu beachten ist dabei, dass ein Ansprechen vor allem bei jüngeren Patienten (< 45 [55] Jahre) mit kürzerer Erkrankungsdauer und einem geringerem Grad an Behinderung und solchen mit Nachweis von entzündlicher Aktivität in der MRT erwartet werden kann, was auch eine entsprechend eingeschränkte Zulassung begründet.

MERKE

Da es durch den Einsatz moderner DMTs zu mitunter letalen Nebenwirkungen kommen kann und sich die Präparate z. B. auch hinsichtlich möglicher Teratogenität deutlich unterscheiden, ist eine genaue Kenntnis über die Risiken der eingesetzten Präparate obligat. Als hilfreich in der Praxis erweisen sich in diesem Zusammenhang die Aufklärungsbögen sowie das Qualitätshandbuch zur Therapie der MS sowie der NMOSD (www.kompetenznetz-multiplesklerose.de).

20.2 Eskalationstherapie vs. Induktionstherapie

Wie oben erläutert, determiniert die Einschätzung von Nutzen und Risiken durch Arzt und Patient die individuelle Therapieentscheidung. Dabei gibt es zwei konzeptionell verschiedene Strategien in der Sequenz von Immuntherapien, die Eskalations- und die Induktionstherapie:

- **Eskalationstherapie** meint dabei, dass zunächst Präparate eingesetzt werden, die sich durch ein gutes Langzeitsicherheitsprofil auszeichnen, aber nur eine begrenzte Wirkstärke aufweisen. In diesem Konzept kommen zunächst die DMTs der Kategorie I zur Anwendung. Erst bei Therapieversagen werden die DMTs der Kategorie II und III eingesetzt. Behandlungsstrategien in Deutschland folgen vielfach diesem Prinzip. Das überzeugende Langzeitsicherheitsprofil von Injektionstherapeutika wie Beta-Interferonen und Glatirameroiden erklärt, weshalb diese seit den 1990er-Jahren verfügbaren DMTs vielfach noch heute als Erstlinientherapeutika eingesetzt werden, trotz der individuell unterschiedlich ausgeprägten Verträglichkeit und nachweislich geringerer Wirkstärke (➤ Tab. 20.2).
- Der Begriff **Induktionstherapie** ist aus der Onkologie entlehnt und stellt das Gegenkonzept („hit hard, hit early") dar: Zunächst wird über einen vorab zu definierenden Zeitraum eine Therapie hoher Wirkstärke mit dem Ziel der „Induktion" einer klinischen „Remission" eingesetzt, anschließend folgt die „Deeskalation" auf eine Erhaltungstherapie mit positivem und etabliertem Langzeitsicherheitsprofil (➤ Abb. 20.2). Aus pathophysiologischen Erwägungen eignen sich für die Induktionstherapie insbesondere Therapeutika, für die eine Wirksamkeit über den Behandlungszeitraum zu erwarten ist. Die

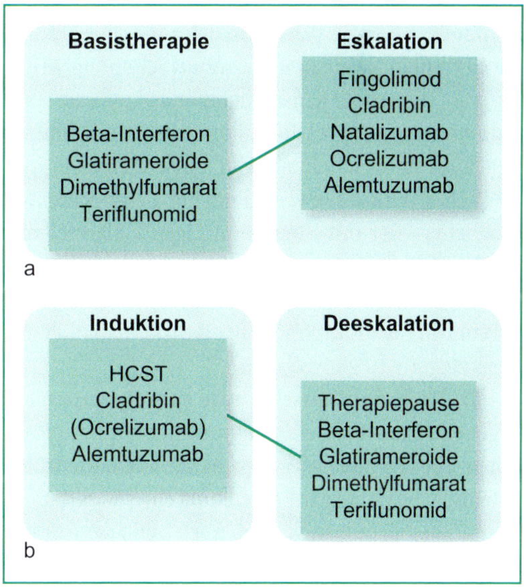

Abb. 20.2 Eskalations- **(a)** vs. Induktionstherapie **(b)** als grundsätzlich verschiedene Modellkonzepte in der Immuntherapie [L231]

20

maximale Variante einer Induktionstherapie ist die hämatopoetische Stammzelltransplantation (HSCT; Burt et al. 2019), die in ➤ Kap. 17.4 diskutiert wird. Einer solchen Therapie am nächsten kommen die depletierenden DMTs der Kategorie III, insbesondere Alemtuzumab und Cladribin, mit zunächst auf 3 bzw. 2 Behandlungsjahre angelegter umschriebener Behandlungsdauer. Allerdings kommt es im Verlauf bei etwa jedem zweiten bis vierten Patienten zu einer erneuten klinischen Verschlechterung in den Jahren 3–5 nach Therapie (Coles et al. 2017; Giovannoni et al. 2010).

Für die DMTs Natalizumab und Fingolimod ist die Rückkehr von Krankheitsaktivität bis hin zu einem sog. *Rebound* (eine über das Ausgangsniveau hinausgehende entzündliche MS-Aktivität nach Absetzen) gut belegt (Havla et al. 2016). Der zelldepletierende Mechanismus bei Ocrelizumab/Rituximab könnte auch eine Wirkdauer über den Behandlungszeitraum hinaus bedingen, was jedoch bisher nicht systematisch untersucht ist.

Für beide Behandlungsstrategien in der Primärtherapie lassen sich gute Argumente finden. **Für die Eskalationsstrategie** spricht, dass sich der individuelle Krankheitsverlauf, wie in ➤ Kap. 7 erläutert, vorab nicht zuverlässig vorhersagen lässt. Das bedeutet, dass auch unter Basistherapie oder auch bei Verzicht auf Immuntherapie bzw. Placebo in den klinischen Studien der Erkrankungsverlauf in Bezug auf Schubrate, MRT-Aktivität (neue oder KM-aufnehmende Läsionen) und Behinderungsprogression über einen beobachteten Zeitraum stabil sein kann. Der Einsatz eines Präparats hoher Wirkstärke wäre dann bei diesen Patienten möglicherweise mit einem unnötigen Risiko für unerwünschte Ereignisse verbunden. Zugleich besteht die Möglichkeit fort, bei unzureichendem Ansprechen auf ein DMT der Kategorie I auf eine Alternativtherapie der Kategorie III zu wechseln.

Für die Induktionstherapie spricht, dass nach gegenwärtigen Vorstellungen und pathophysiologischen Überlegungen (➤ Kap. 4) vor allem die frühe, entzündliche Phase der Erkrankung einer wirkstarken Immuntherapie zugänglich ist. Auch wenn der formale Beweis, dass der frühzeitige Einsatz von DMTs der Kategorie III die langfristige Behinderungsprogression bremsen kann, in prospektiven Studien nicht geführt ist, deuten die vorhandenen Daten aus Patientenregistern in diese Richtung (Kalincik et al. 2017). Bei Ausblenden der Diskussionen um das seltene Risiko für unerwünschte Ereignisse sprechen allein die Ergebnisse der Phase-III-Studien mit aktivem Komparator eindeutig für den frühzeitigen Einsatz von Substanzen höherer Wirkstärke. Selbst unter Berücksichtigung des Risikos für das Auftreten seltener unerwünschter Ereignisse lassen sich mit Blick auf Medikamentenanamnesen in der Immuntherapie der MS Argumente finden, welche die Induktionstherapie-Strategie stützen. Erhält ein Patient früh nach Diagnose ein DMT der Kategorie III, so entspricht dieser Patient zu diesem Zeitpunkt i. d. R. dem untersuchten Kollektiv in klinischen Studien, in denen sich die Risiken für schwerwiegende Ereignisse über definierte Beobachtungszeiträume von zumeist 2–3 Jahren – mit Ausnahme von Alemtuzumab – in der Verum- und in der Kontrollgruppe nicht signifikant unterschieden. Wird die Therapie nach diesem Zeitraum „deeskaliert", können kumulative Risiken minimiert werden.

Nicht gut untersucht ist, wie **verschiedene DMTs** in Bezug auf **therapeutische Risiken interagieren.** Als Beispiel soll an dieser Stelle ein sog. „Carryover"-PML-Fall von Fingolimod auf Ocrelizumab diskutiert werden: Eine bei PML-Diagnose 53-jährige Patientin erhielt über mehr als 4 Jahre Fingolimod, dann wird auf Ocrelizumab umgestellt. Etwa 3 Mon. nach der ersten Infusion von Ocrelizumab wird die Diagnose der PML bestätigt, wobei retrospektiv Symptome und MRT-Veränderungen, die PML-verdächtig waren, bereits vor der Ocrelizumab-Therapie bestanden (Clifford et al. 2019). Dieser Fall wird kausal auf die Therapie mit Fingolimod bezogen. Inwieweit die Therapie mit Ocrelizumab jedoch mit auslösend war oder den Verlauf der PML sowie das Outcome nach PML mit beeinflusst hat, lässt sich retrospektiv nicht auflösen. Ähnliches gilt für die Fälle von PML, die nach Vorbehandlung mit Natalizumab unter den Folgetherapien mit Fingolimod oder Alemtuzumab berichtet wurden (Blankenbach et al. 2019). Insgesamt erscheint es wahrscheinlich, dass Behandlungssequenzen der „real world", bei denen z. B. depletierende Substanzen wie Ocrelizumab oder auch Alemtuzumab erst nach zahlreichen immunsuppressiven Vortherapien eingesetzt werden, die Nutzen-Risiko-Bilanz dieser Therapie ungünstig beeinflussen: Zum einen können dann die RMS und das Lebensalter so weit fortgeschritten sein, dass die Wirksamkeitsüberlegenheit der Kategorie-III-DMTs nicht mehr gut belegt ist (Weideman et al. 2017), zum anderen sind auch die therapeutischen Risiken mutmaßlich erhöht (Schweitzer et al. 2019).

Ein weiterer wichtiger Aspekt ist die **individuelle Diagnosesicherheit.** Während die McDonald-Kriterien auf eine immer frühere Diagnosestellung zielen (Thompson et al. 2018), sind einzelne Aspekte insbesondere der Zusatzdiagnostik nicht spezifisch für die MS, sodass bei einem relevanten Anteil von MS-Patienten Fehldiagnosen vorliegen können, insbesondere wenn falsch interpretierte MRT-Befunde im Vergleich zu Anamnese und Befund zu viel Gewicht bekommen (Solomon et al. 2019, 2020). Die Möglichkeit einer Fehldiagnose sollte nicht nur zum Zeitpunkt der Erstdiagnosestellung und Auswahl der Primärtherapie bedacht werden, sondern gerade auch vor z. B. Umstellung auf ein DMT mit potenziell schwerwiegenden Nebenwirkungen, nachdem andere Therapien nicht wirksam waren.

MERKE

Fehlende Wirksamkeit eines DMT kann ein wichtiger Indikator für das Vorliegen von alternativen neuroimmunologischen Diagnosen (z. B. einer NMOSD), vaskulären Differenzialdiagnosen oder auch Komplikationen des DMT sein (Kleinschmidt-DeMasters und Tyler 2005).

20.3 Monitoring unter Immuntherapie

Nach Beginn einer DMT sind klinische, laborchemische und bildgebende Kontrolluntersuchungen sinnvoll und teils auch den Vorgaben der jeweiligen Fachinformation entsprechend mehr oder weniger verbindlich vorgesehen. Da es bisher keine laborchemischen Marker des Therapieansprechens gibt, dienen die Laboruntersuchungen ausschließlich der Minimierung therapeutischer Risiken.

Von besonderer Relevanz sind die Laborkontrollen unter Therapie mit depletierenden Therapeutika wie **Alemtuzumab** und auch **Cladribin,** da hier z. B. in Abhängigkeit von der Wiederkehr der Lymphozytenpopulationen weitere Maßnahmen (Komedikation mit Aciclovir, Aufschub eines Therapiezyklus) notwendig sind oder das Nichterfassen und Nichtbeachten pathologischer Werte (z. B. Entwicklung einer immunvermittelten Thrombozytopenie) zu vermeidbaren, potenziell lebensbedrohlichen unerwünschten Ereignissen führen kann. Wenn Anti-JCPyV-Ak-negative Patienten mit Natalizumab behandelt werden, sollten halbjährliche Kontrollen des Antikörperstatus erfolgen, da bei Serokonversion das therapeutische Risiko jeweils neu bewertet werden muss.

Bei der Behandlung mit **Fingolimod** bzw. **Dimethylfumarat** machen Lymphopenien < 200/µl bzw. < 750(500)/µl. Änderungen im Therapieregime erforderlich (Schweitzer et al. 2020).

Die klinische Verlaufskontrolle und auch das MRT-Monitoring dienen sowohl der Begrenzung therapeutischer Risiken als auch der Überwachung des Therapieansprechens. Eine orientierende Übersicht zum empfohlenen Langzeitmonitoring gibt ➤ Tab. 20.4. Für weitere Details wird auf die Therapiehandbücher des KKNMS verwiesen (KKNMS Qualitätshandbuch).

20.4 Umstellung bei Vortherapien

Die Gründe für Umstellungen vorbehandelter Patienten auf Folgetherapien können vielfältig sein. Neben Unverträglichkeit und unerwünschten Ereignissen ist insbesondere das fehlende oder unzureichende Ansprechen auf die Primärtherapie ein häufiger Grund für die Therapieumstellung. Bei unzureichendem Ansprechen wird i. Allg. empfohlen, auf ein DMT höherer Wirkstärke (Kategorie II oder III) zu wechseln. Der „horizontale Wechsel" zu einem DMT gleicher Wirkstärke kann z. B. dann sinnvoll sein, wenn Unverträglichkeiten, unerwünschte Ereignisse, Familienplanung oder Patientenpräferenz einen Therapiewechsel notwendig machen. Schließlich kommt als Umstellungsgrund auch die Reduktion möglicher Behandlungsrisiken infrage, z. B. der PML-Gefahr unter Natalizumab-Therapie.

20.4.1 Umstellung bei unzureichendem Ansprechen

Im Allgemeinen gilt es als unstrittig, dass klinische Schubereignisse zu einem Zeitpunkt, zu dem eine Wirksamkeit der Primärtherapie zu erwarten wäre

Tab. 20.4 Wirkstoffe und das empfohlene Therapiemonitoring in der Langzeittherapie*

Substanz(gruppe)		monatlich	¼-jährlich	½-jährlich	jährlich
Alle Therapien	Klinische Untersuchung		✓		
	MRT				✓[1]
Beta-Interferone Glatirameroide	Blutbild mit Diff-BB				✓
	Leberwerte				✓
	Kreatinin				✓
Teriflunomid	Blutbild mit Diff-BB		✓		
	Leberwerte		✓	✓	
	RR-Kontrolle			✓	
Dimethylfumarat	Blutbild mit Diff-BB		✓		
Fingolimod /Siponimod /Ozanimod	Blutbild mit Diff-BB		✓		
	Leberwerte		✓	✓	✓
	RR-Kontrolle		✓		
	Hautarzt				✓
	Augenarzt (bei Risikopat.: Diabetes mellitus, Uveitis)		✓		
Cladribin	Blutbild mit Diff-BB		✓		
	Leberwerte		✓		
	Kreatinin		✓		
Natalizumab	Blutbild mit Diff-BB		✓		✓
	Leberwerte		✓	✓	
	Anti-JCPyV-Ak (negativ)			✓	
	MRT (bei hohem PML-Risiko)*		✓		
Ocrelizumab/ Rituximab	Blutbild mit Diff-BB		✓		
	Immunglobuline			✓	
	Zellulärer Immunstatus			✓	
Alemtuzumab[2]	Blutbild mit Diff.-BB	✓			
	Kreatinin	✓	✓		✓
	CRP	✓			
	U-Status	✓			
	TSH		✓		
	HPV-Screening				✓

* Zu Therapiebeginn sind teils deutlich engmaschigere Laborkontrollen vorgesehen, Details sind der jeweiligen Fachinformation zu entnehmen.
[1] Verlaufs-MRTs ohne Gadolinium, in Langzeittherapie längere Intervalle möglich
[2] über 48 Mon. nach der letzten Infusion
* z. B. bei Therapie > 2 Jahren und anti-JCV-Ak-Indexwerten über 1,5, s. hierzu auch ➤ Kap. 20.4.2

(i. d. R. ab 3 Mon. nach Therapiebeginn), Grund für eine Therapieumstellung sein kann. Dies gilt insbesondere dann, wenn diese Schubaktivität zumindest temporär auch mit einer schubbedingten Behinderungsprogression und/oder mit entzündlicher Aktivität in der MRT (d. h. neuen Gd-anreichernden

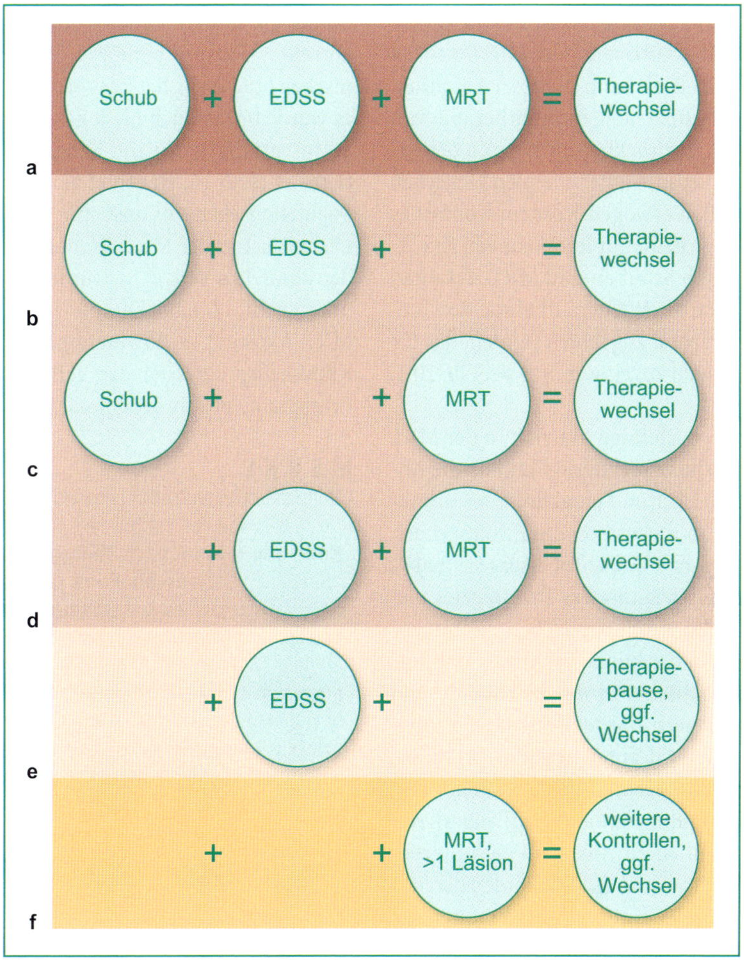

Abb. 20.3 Mögliche Szenarien für einen Therapiewechsel ab Monat 3 des Beginns einer DMT. Aufgrund der Studienlage sind Schübe, Behinderungsprogression und MRT-Aktivität bei der Entscheidung für einen Therapiewechsel unterschiedlich zu gewichten. Ein Schub mit schubbedingter Behinderungsprogression und entzündlicher Aktivität in der MRT (**a**) stellt eine klare Indikation (dunkelrot) für den Therapiewechsel dar. Ein Schub mit schubbedingter Behinderungsprogression (**b**) oder entzündlicher Aktivität in der MRT (**c**) ebenso wie eine EDSS-Progression mit entzündlicher Aktivität in der MRT (**d**) stellen eine Indikation für den Therapiewechsel dar (hellrot). Bei alleiniger EDSS-Progression ohne Aktivität (weder klinisch noch in der MRT) sollte die Therapie ebenfalls überdacht werden (**e,** orange), wobei hier vor allem auch eine Therapiepause mit klinischem und MR-Monitoring sinnvoll sein kann. Bei wiederholter MRT-Aktivität z. B. innerhalb von 2 Jahren im Vergleich zu einer Baseline-MRT unter Therapie kann neben weiteren höherfrequentierten klinischen und bildmorphologischen Verlaufskontrollen die Therapieumstellung erwogen werden. Dabei sollten alle klinischen und paraklinischen Befunde in die Therapieentscheidung einfließen (**f,** gelb). Einer regelhaften und ausschließlich auf bildmorphologischen Befunden basierten Therapieumstellung stehen die Autoren dieses Kapitels kritisch gegenüber. [L231]

T1-, neuen oder sich vergrößernden T2-Läsionen) einhergeht (➤ Abb. 20.3a–c).

Auch eine schubunabhängige Behinderungsprogression mit fortbestehender entzündlicher Aktivität in der MRT kann eine Therapieumstellung bedingen (➤ Abb. 20.3d), und zwar dann auf eines der Präparate mit Zulassung für die SPMS mit Aktivität (➤ Tab. 20.1). Schwieriger zu beurteilen ist es, wenn schubunabhängige Behinderungsprogression, oft eine progrediente Gangstörung oder Tetraparese, unabhängig von entzündlicher Aktivität in der MRT eintritt (SPMS ohne Aktivität unter bestehender Immuntherapie). In dieser Situation ist unklar, ob die bestehende Therapie Schübe und/oder MRT-Aktivität unterdrückt. Pragmatisch kann in dieser Situation, insbesondere bei bestehender Immuntherapie von > 5 Jahren und ggf. ausdrücklichem Wunsch des Patienten, eine Therapiepause unter erneuten klinischen und MRT-Kontrollen erwogen werden. Kommt es während der Therapiepause zur Rückkehr von Krankheitsaktivität i. S. von Schüben und MRT-Aktivität, sollte dem Patienten die Wiederaufnahme der Therapie mit einem Präparat angeboten werden, das für die SPMS mit Aktivität zugelassen ist (➤ Tab. 20.1; ➤ Abb. 20.3e).

Sehr strittig ist, ob alleinige Aktivität in der MRT eine Therapieumstellung rechtfertigt und ob die Abwesenheit von klinischer und paraklinischer Krankheitsaktivität als zusammenfassendes Erfolgskriterium einer Therapie („no evidence of disease activity", **NEDA**) als ein klinisch sinnvolles Therapieziel ausgegeben werden sollte. Bei einem solchen zusammenfassenden Kriterium der klinischen und paraklinischen Krankheitsremission wird neben Schub- und Progressionsfreiheit auch eine fehlende MRT-Aktivität (d. h. keine neuen Gd-anreichernden T1-, keine neuen oder sich vergrößernden T2-Läsionen, keine beschleunigte Hirnvolumenminderung) angestrebt. Die Problematik mit einem solchen kombinierten Endpunkt liegt bereits in praktischen Hürden der MS-Versorgung, da die MRT-Untersuchungen unter Alltagsbedingungen außerhalb von klinischen Studien nicht hinreichend standardisiert sind. Selbst unter Verzicht auf die Berücksichtigung der von einer Standardisierung auf hohem Niveau abhängigen Hirnvolumenmessung (also NEDA-3 ggü. NEDA-4 mit Berücksichtigung des Hirnvolumens) können z. B. Schichtdicke, Schnittführung, Sequenzauswahl und Stärke des Magnetfelds (1,5 vs. 3 T) die Zahl und Größe zu zählender MS-typischer Veränderungen beeinflussen. Zudem werden radiologische Befunde oftmals immer noch ohne Berücksichtigung von z. B. auswärtigen Voraufnahmen erstellt, was den MS-Neurologen zur eigenen Beurteilung verpflichtet, jedoch insbesondere bei höherer Läsionslast MRT-basierte Therapieentscheidungen erschwert.

Selbst bei optimaler Durchführung und Interpretation von MRT-Aufnahmen bleibt strittig, ob alleinige MRT-Aktivität als Kriterium für die Therapieumstellung gewählt werden sollte, da sie individuell nicht immer gut mit klinischer Behinderungsprogression korreliert. Entsprechend war die NEDA-Rate in klinischen Studien bisher kein primärer Endpunkt, und es wurde bisher auch nicht gezeigt, dass der NEDA-Status prädiktiv für die Langzeitbehinderung ist (Cree et al. 2016; Hegen et al. 2018). Während auf Populationsebene als unstrittig gilt, dass eine höhere Läsionslast in der MRT ein negativer Prädiktor für den klinischen Verlauf ist, wurde bisher unzureichend untersucht, ob ein Therapiewechsel bei alleiniger MRT-Aktivität in Abwesenheit von Schüben oder Krankheitsprogression den Verlauf der individuellen Erkrankung positiv beeinflussen kann.

MERKE

Unter diesen Voraussetzungen wird in der klinischen Praxis i. d. R. bei Patienten mit MS die Durchführung einer **MRT-Kontrolle 6 Mon. nach Therapiestart** (sog. erneute „Baseline") und **anschließend jährlich** empfohlen. Pragmatisch können höherfrequentierte klinische und paraklinische Verlaufskontrollen erwogen werden, wenn ab dem zweiten MRT unter Therapie mehr als eine neue oder eine sich vergrößernde MS-typische T2-Läsion nachgewiesen wird (➤ Abb. 20.3f). Dabei sollte beachtet werden, dass – insbesondere bei Vorliegen von kardiovaskulären Risikofaktoren, aber auch bei migräneartigen Kopfschmerzen – Marklagerläsionen außerhalb MS-typischer Regionen auftreten können, die nicht als fehlendes Ansprechen auf die MS-Therapie fehlgedeutet werden sollten.

Einer regelhaften und ausschließlich auf bildmorphologischen Befunden basierten Therapieumstellung stehen die Autoren dieses Kapitels kritisch gegenüber.

20.4.2 Umstellung zur Minimierung von Therapierisiken

Wie oben erläutert, unterscheiden sich die Therapeutika in ihrem Risiko für das Auftreten schwerwiegender unerwünschter Ereignisse. Individuell können einige der selteneren Risiken, wie das Risiko für eine opportunistische Infektion unter Behandlung mit Fingolimod oder für eine sekundäre Autoimmunerkrankung unter Behandlung mit Alemtuzumab, bislang nicht zuverlässig vorhergesagt werden. Aufgrund von MS-bedingten Risiken, insbesondere der Rückkehr von Krankheitsaktivität, muss jede Umstellung bei klinisch und auch bildgebend stabilem Verlauf stets sorgfältig abgewogen werden.

Eine Sondersituation stellt die Dauertherapie mit **Natalizumab** dar. Infolge der ersten Fälle von PML unter Natalizumab wurde ein Algorithmus erarbeitet und mit den Behörden abgestimmt, der auf eine Minimierung von PML-Fällen zielt. Dabei wurden drei **Risikofaktoren für die Entwicklung einer PML** eruiert und in den Algorithmus eingearbeitet:

- *Dauer der Behandlung:* Insbesondere jenseits des 2. Behandlungsjahrs nimmt das PML-Risiko zu.
- *Immunsuppressive Vorbehandlung:* untersucht für fünf nichtselektive Immunsuppressiva (Azathioprin, Cyclophosphamid, Methotrexat, Mitoxantron und Mycophenolat-Mofetil).
- *Nachweis und Höhe von Anti-JCPyV-Ak* im Blut von Patienten, die mit Natalizumab behandelt werden.

Entsprechend dem Algorithmus liegt das PML-Risiko ab dem 3. Behandlungsjahr im Falle eines positiven Anti-JCPyV-Ak-Tests im Blut und sog. JCPyV-Index-Werten > 1,5 (als Maß für die Höhe der Antikörperantwort gegen JCPyV) bei 3/1.000 und steigt bei der Langzeitbehandlung auf bis zu 1/100 an. Bei zuvor immunsuppressiver Vorbehandlung liegt das PML-Risiko demnach bei 4/1.000 ab dem 3. Behandlungsjahr und steigt auf bis zu 6/1.000 an, unabhängig von der Höhe der Indexwerte der JCPyV-Serologie (Paul-Ehrlich Institut 2019). Entsprechend soll nach Ablauf einer 2-jährigen Behandlung mit Natalizumab eine erneute Risikoaufklärung erfolgen, und mit dem Patienten sollen Therapiealternativen besprochen werden. Entschließen sich Patient und Arzt letztlich für die Fortführung der Natalizumab-Therapie, werden bei Patienten mit höherem PML-Risiko z. B. engmaschigere MRT-Kontrollen mit einem abgekürzten MRT-Protokoll empfohlen (➤ Abb. 20.4).

Bei einem relevant erhöhten Risiko für eine Komplikation, die mit einer hohen Mortalität, im Falle des Überlebens aber auch mit einer hohen Morbidität einhergeht, ist jedoch i. d. R. eine Umstellung auf eine Therapie mit geringerem PML-Risiko empfehlenswert, zumal heute DMTs ähnlicher Wirkstärke verfügbar sind und MRT-Kontrollen alle 3 Mon. lediglich zum früheren Erkennen einer PML und mutmaßlich besserem Outcome, nicht jedoch zum Verhindern der Komplikation beitragen können (Wattjes und Warnke 2017).

20.4.3 Deeskalation der Immuntherapie und Therapiepause

Die Zulassung der o. g. DMTs erfolgte auf Basis der Einschätzung von Nutzen und Risiken. Diese

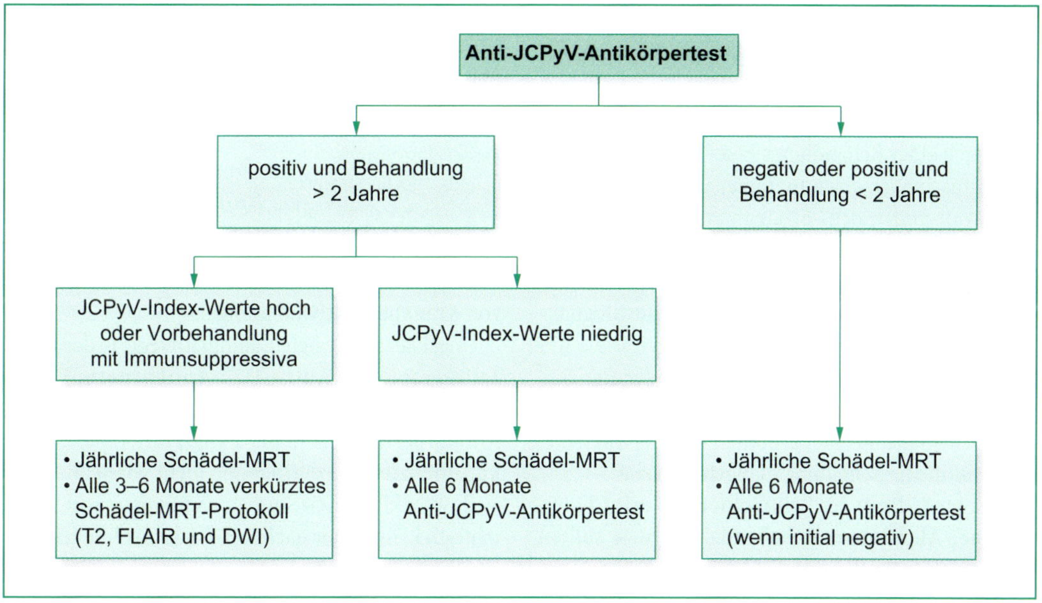

Abb. 20.4 Therapieüberwachung (gekürzt aus dem behördlich genehmigten Schulungsmaterial zu Natalizumab für Ärzte, Paul-Ehrlich Institut 2019). Diese Überwachungsstrategie wird zusätzlich auch für Patienten mit immunsuppressiver Vorbehandlung und Behandlungsdauer von > 2 Jahren unabhängig von der Höhe der JCPyV-Indexwerte empfohlen. [W4511-002, L231]

Einschätzung kann einerseits zwischen den Zulassungsbehörden wie EMA und FDA für das jeweilige DMT divergieren und andererseits im individuellen Krankheitsverlauf dynamisch variieren. So kann ein DMT im jungen Patientenalter früh nach Diagnosestellung einen hohen Nutzen, im Verlauf der Erkrankung in der Summe ggf. aber sogar negative Effekte haben. Zum einen deuten retrospektive Analysen aus klinischen Studien darauf hin, dass die Wirksamkeit von DMTs mit steigendem Alter abnimmt (Weideman et al. 2017). Zugleich könnten Immunseneszenz und „inflamm-aging" durch DMTs mit starkem immunsuppressivem Potenzial sogar befördert werden und darüber neben einer Erhöhung des Infektions- und Neoplasierisikos z. B. auch eine sekundäre Progression potenziell beschleunigen (Schweitzer et al. 2019).

Damit ist zu diskutieren, zu welchem Zeitpunkt und unter welchen Bedingungen eine Deeskalation der Immuntherapie bzw. eine Therapiepause statthaft und sinnvoll sein kann, trotz des Fehlens von Therapiestrategiestudien. Es sind verschiedene Szenarien in Bezug auf eine Therapiepause denkbar, wobei insbesondere Angaben zur Behandlungsdauer bis zur Therapiepause nicht evidenzbasiert sein können, da sie lediglich auf praktischen Erfahrungen beruhen.

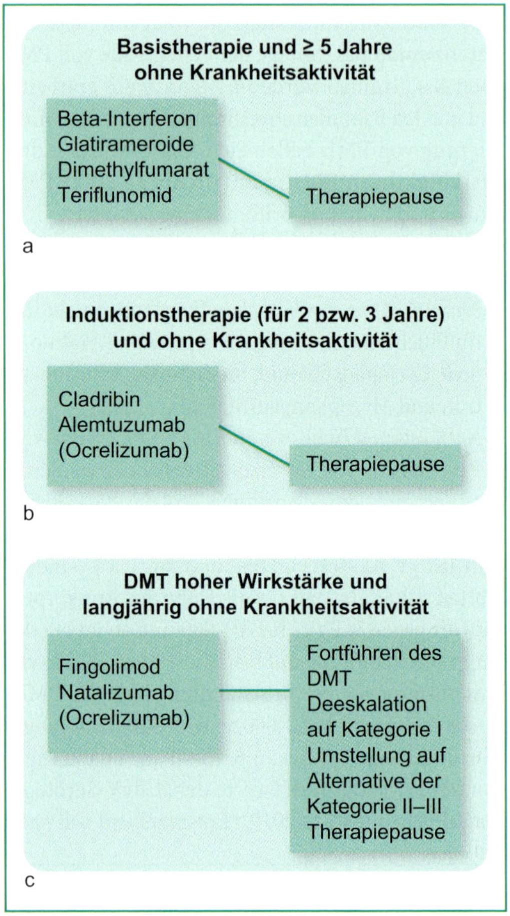

Abb. 20.5 Mögliche Szenarien einer Deeskalation (ohne Krankheitsaktivität = keine Schübe, keine EDSS-Progression sowie keine entzündliche MRT-Aktivität):
a) nach Basistherapie
b) nach Induktionstherapie
c) nach Einsatz eines DMT hoher Wirkstärke [L231]

Patienten, die **nach Primärtherapie mit einem DMT der Kategorie I** über einige Jahre keine Schübe, keine Behinderungsprogression und keine Aktivität im MRT aufweisen, sollten über die Option einer Therapiepause aufgeklärt werden. Sollte ein solcher Patient nach einer Behandlungsdauer von z. B. 5 Jahren den Wunsch nach einer Therapiepause äußern, kann eine „Wait-and-watch"-Strategie mit engmaschigen klinischen und MRT-Kontrollen nach 6 Mon. und dann jährlich sinnvoll sein (➤ Abb. 20.5a). Auch in dieser Konstellation ist der Patient über die Möglichkeit der Rückkehr von Krankheitsaktivität bis hin zu einem Schub mit bleibender Behinderung aufzuklären. Der Patientenwunsch zur Therapiepause, z. B. auch aufgrund einer erhöhten Last der Therapie, sollte für die Entscheidung maßgeblich sein.

Patienten, die in der **Primärtherapie mit Cladribin oder Alemtuzumab** behandelt wurden, sollten im Anschluss an die ersten 2–3 Behandlungsjahre zunächst ohne DMT klinisch und im MRT nachverfolgt werden (➤ Abb. 20.5b). Eine Fortführung der Therapie, z. B. mit einem weiteren Behandlungszyklus oder einer Alternativtherapie sollte nur bei Rückkehr von Krankheitsaktivität erfolgen.

Ungeklärt ist die Behandlungsstrategie in der **Langzeittherapie mit Anti-CD20-Antikörpern** (Ocrelizumab, Rituximab). Aufgrund der Risiken eines Antikörpermangels in der Langzeittherapie ist eine unbegrenzte Langzeittherapie nicht vorstellbar und auch so in klinischen Studien nicht untersucht. Pragmatisch kann daher nach z. B. 5 Jahren ohne Hinweis für klinische oder paraklinische Krankheitsaktivität unter B-Zell-Depletion zusammen mit dem Patienten abgewogen werden, ob eine „Deeskalation" auf ein Präparat geringerer Wirkstärke, eine Verlängerung

Tab. 20.5 Wirkstoffe empfohlene Karenzzeiten

Substanz(gruppe)	Karenz [MON.]	Voraussetzung
Beta-Interferone	0	Remission therapiebedingter Laborveränderungen
Glatirameroide		
Teriflunomid	1	Remission therapiebedingter Laborveränderungen Je nach Folgetherapie Elimination mittels Colestyramin/Aktivkohle
Dimethylfumarat	0	Remission therapiebedingter Laborveränderungen, insb. Lymphopenie
Fingolimod/Siponimod	1	Remission therapiebedingter Laborveränderungen, insb. Lymphopenie
Cladribin	6–12	Remission therapiebedingter Laborveränderungen, insb. Lymphopenie
Natalizumab	1(-2)	Remission therapiebedingter Laborveränderungen
Ocrelizumab/Rituximab	6–12	Remission therapiebedingter Laborveränderungen, insb. Anzahl der $CD19^+$ Lymphozyten
Alemtuzumab	6–12	Remission therapiebedingter Laborveränderungen, insb. Lymphopenie

des Therapieintervalls oder auch eine Therapiepause unter „Wait-and-watch"-Strategie erfolgen soll. Auch in dieser Konstellation ist der Patient über die Möglichkeit der Rückkehr von Krankheitsaktivität bis hin zu einem Schub mit bleibender Behinderung aufzuklären.

Die Deeskalationsstrategien bei **Natalizumab und Fingolimod** erweisen sich als besondere Herausforderung (➤ Abb. 20.5c), da hier jeweils Studiendaten vorliegen, die eine Rückkehr von Krankheitsaktivität, teils über das Niveau vor Therapiebeginn (Rebound), nahelegen (Havla et al. 2016). Dennoch ist auch bei diesen Präparaten davon auszugehen, dass die Risiken über die Zeit kumulieren. Entscheidend ist hier, die Aktivität vor Einleitung der Therapie bei der Therapieberatung im Verlauf jeweils noch einmal kritisch zu bewerten. Mit einer Rückkehr von Krankheitsaktivität ist vor allem dann zu rechnen, wenn zu Therapiebeginn tatsächlich eine hochaktive Erkrankung vorlag, z. B. mit behindernden Schubclustern und korrelierender MRT-Aktivität. Wurde dagegen z. B. aufgrund rein sensibler Schubsymptomatik und fehlenden Korrelats in der MRT bei insgesamt geringer Läsionslast eine Therapieumstellung durchgeführt, so kann die Rückkehr zu einer Therapie geringer Wirkstärke oder auch eine Therapiepause mit „Wait-and-watch"-Strategie erwogen werden. Ansonsten ist die Therapieumstellung auf ein Alternativpräparat der Kategorie II–III zu diskutieren, z. B. bei hohem PML-Risiko, um das Folge-DMT wiederum perspektivisch auszuschleichen.

20.4.4 Praktische Aspekte der Umstellung bei Vortherapien

Im Allgemeinen gilt, dass die immunsuppressive Wirkung der Vortherapie wenigstens in großen Teilen abgeklungen sein sollte, bevor eine Nachfolgetherapie eingesetzt wird. Somit ist es sinnvoll, entsprechend den Empfehlungen des KKNMS (KKNMS Qualitätshandbuch) die in ➤ Tab. 20.5 angegebenen Karenzzeiten einzuhalten. Zudem ist es insbesondere bei Therapieumstellungen auf Präparate der Kategorie II und III erforderlich, dass eine MRT des Schädels, nicht älter als 3 Mon., vorliegt. In einigen Situationen, z. B. der Umstellung von Natalizumab oder Fingolimod auf Cladribin, Anti-CD20-Antikörper oder Alemtuzumab, sollte ein MRT in der Karenzphase terminiert werden, um eine Rückkehr von MS-Krankheitsaktivität von sog. Carryover-PML zu differenzieren. Bei Patienten, die zuvor über 2 Jahre und länger mit Natalizumab behandelt wurden und JCPyV-Antikörper-Indexwerte von > 0,9 aufweisen, kann es ergänzend sinnvoll sein, eine Liquoruntersuchung auf JCPyV-DNA durchzuführen (Meinl et al. 2019).

LITERATUR

Die vollständige Literatur zu diesem Kapitel finden Sie im Anhang am Ende dieses Buches.

KAPITEL

21 Komplementäre Therapien der multiplen Sklerose

Dieter Pöhlau, Jeanine Gerken und Sabine Schipper

Im internationalen Sprachgebrauch, dem wir hier folgen, werden Therapien jenseits der evidenzbasierten, anerkannten medikamentösen und nichtmedikamentösen Behandlungsverfahren als „Complementary and Alternative Medicine“ (CAM) zusammengefasst.

In der europäischen Allgemeinbevölkerung ist der Einsatz von CAM sehr verbreitet. So berichteten Kemppainen et al. (2018) davon, dass 25,9 % der in 21 Ländern Befragten in den letzten 12 Mon. mindestens eine CAM-Therapie angewandt hatten. In den deutschsprachigen Ländern war der Anteil am höchsten (Deutschland 39,5 %, Schweiz 39,4 %, Österreich 35,5 %). Verglichen mit Menschen in gutem Gesundheitszustand war der Gebrauch von CAM unter denjenigen mit Gesundheitsproblemen 2- bis 4-fach höher, ca. 8 % der CAM-Nutzer wandten die Therapien alternativ und ohne ärztliche Rücksprache an.

Wie Querschnittstudien zeigen, wurde CAM von 37–100 % der MS-Patienten in der Vergangenheit überhaupt schon einmal (Pucci et al. 2004; Stoll et al. 2012) und von bis zu 58,9 % in den letzten 12 Mon. angewendet (Skovgaard et al. 2013).

In der aktuellsten deutschen Studie (n = 343) gaben 81,9 % der in Selbsthilfegruppen befragten MS-Patienten an, CAM anzuwenden, davon 44,8 % alternativ zur konventionellen Therapie. Die durchschnittliche Anzahl der verwendeten CAM-Methoden betrug dabei 3,6 (Gotta et al. 2018). Unter den von Apel et al. (2006) in zwei MS-Zentren in Deutschland zur Befragung rekrutierten Patienten (n = 254) gaben 67,3 % an, gegenwärtig eine oder mehrere unkonventionelle Therapien zu nutzen, durchschnittlich kamen dabei 2,7 verschiedene Therapien zum Einsatz. 90,6 % der CAM-Anwender setzten CAM zusätzlich zu und 9,4 % alternativ zu einer schulmedizinischen Behandlung ein.

Die am häufigsten eingesetzten Verfahren sind Diäten, vor allem Fettreduktion, Omega-3-Fettsäuren und Antioxidanzien (Übersicht in Yadav et al. 2010), andere Autoren nennen als die in Deutschland beliebtesten Methoden Vitaminpräparate, Yoga/Tai-Chi/Qigong, Entspannungstechniken und Meditation (Gotta et al. 2018). Dabei wird der behandelnde Neurologe von nur 12 % der Patienten dazu befragt, der Allgemeinarzt von 33 %. Die Compliance zur konventionellen Therapie wird durch den Einsatz komplementärer Therapien i. d. R. jedoch nicht gemindert (Pucci et al. 2004).

Im Folgenden werden verschiedene Aspekte komplementärer Therapieverfahren dargestellt.

21.1 Psychologische Aspekte komplementärer Therapien

Das Verständnis, was eine „wirksame Therapie" ist, geht zwischen Ärzten und Wissenschaftlern auf der einen und Patienten auf der anderen Seite häufig auseinander. In der klinischen Forschung gelten fest definierte Regeln, ab wann eine Therapie als wirksam anerkannt wird. Im Bereich der Pharmakotherapien gilt die Doppelblindstudie als Goldstandard. Dieses Studiendesign ist darauf ausgerichtet, psychologische, subjektive Effekte beim untersuchenden und behandelnden Arzt sowie beim Patienten weitestgehend zu minimieren.

Der Patient seinerseits erwartet von einer Therapie meist jedoch eine subjektive Verbesserung seines körperlichen Zustands, also eine wahrgenommene Verbesserung. Subjektives Wohlbefinden und die Wahrnehmung von Veränderungen unterliegen anderen, psychologischen Mechanismen.

Wie kann etwas wirken, was eigentlich nicht wirkt oder wirken kann? – Ein Erklärungsversuch

Die Grundlage des vorliegenden Erklärungsmodells bildet die rege (sozial-)psychologische Forschung zur (kognizierten) Kontrolle (Überblick z. B. in Osnabrügge et al. 1985; Frey und Jonas 2002).

MERKE

Kontrolle meint die Überzeugung oder das Bestreben einer Person, erwünschte Zustände zu erreichen und aversive zu vermeiden oder zumindest zu reduzieren.

Nach einer Theorie von Rotter erlebt ein Individuum (interne) Kontrolle, wenn es annimmt, dass die Ergebnisse (Folgen) von seinen Fähigkeiten oder seinem Verhalten abhängen. Ein Individuum erlebt Unkontrollierbarkeit (externe Kontrolle), wenn es annimmt, dass seine Ergebnisse, sein Zustand etc. nicht von ihm selbst, sondern von externen Faktoren abhängen (Rotter 1954).

Eine Weiterentwicklung dieses Ansatzes unterscheidet zwischen primärer und sekundärer Kontrolle (vgl. Frey und Jonas 2002):

- **Primäre Kontrolle** wird durch aktives Verhalten ausgeübt. Ziel ist die Veränderung externer Ergebnisse. Eine Situation ist somit beeinflussbar (das Handeln kann ein positives Ergebnis herbeiführen oder ein negatives Ergebnis mildern/verhindern).
- **Sekundäre Kontrolle** meint im Individuum lokalisierte kognitive Prozesse. Ergebnisse können vorhergesehen oder Ursache-Wirkungs-Zusammenhänge verstanden werden. Die Kognitionen können zu unterschiedlichen Zeitpunkten (vor, nach, während des Ereignisses) wirksam werden.

Nach Heckhausen und Schulz (1995 in Frey und Jonas 2002) kommt primärer Kontrolle i. d. R. ein höherer Stellenwert zu als sekundärer Kontrolle, die eher den Verlust primärer Kontrolle auszugleichen sucht.

Mit Blick auf eine chronische Erkrankung erscheint es somit naheliegend, dass Betroffene versuchen, direkten Einfluss auf das Krankheitsgeschehen zu nehmen, d. h. interne, primäre Kontrolle zu erlangen, bevor kognitive Umstrukturierungen im Rahmen weitergehender Copingprozesse vorgenommen werden (müssen). Die MS mit ihren meist nicht vorhersagbaren Schüben und mit einer nur partiell zu beeinflussenden Progression der Behinderung vermittelt den Patienten oft das Gefühl der Unkontrollierbarkeit.

Wenn sich die dauerhafte Erfahrung ergibt, dass zwischen einem Verhalten und dem Ergebnis des Verhaltens kein stabiler Zusammenhang besteht (sog. nichtkontingente Beziehung) und diese Tatsache weder im Nachhinein erklärt noch situativ eingegrenzt oder kognitiv umstrukturiert werden kann, erleben sich Menschen als hilflos.

Die Wahrnehmung der Unbeeinflussbarkeit, der Unkontrollierbarkeit nennt Seligman (1975) **erlernte Hilflosigkeit.** Der Organismus lernt, dass er keine Kontrolle hat, und überträgt diese Wahrnehmung auch auf spätere, andere Situationen (die vielleicht kontrollierbar wären).

Nach Seligman hat erlernte Hilflosigkeit drei Folgen:

1. **Einfluss auf die Motivation:** Erlernte Hilflosigkeit führt zu Passivität. Wenn die eigenen Handlungen ohnehin keinen Einfluss auf die Ereignisse haben, die das Individuum betreffen, dann ist kein Anreiz vorhanden, überhaupt etwas zu tun.
2. **Einfluss auf Lernprozesse:** Wenn man gelernt hat, dass kein Zusammenhang zwischen dem eigenen Verhalten und den Ergebnissen/Folgen besteht, ist es schwer, in späteren Lernprozessen zu erkennen, dass doch ein Zusammenhang vorhanden ist. Erlernte Hilflosigkeit beeinträchtigt spätere Lernergebnisse.
3. **Einfluss auf Gefühle, Antrieb, Stimmung:** Erlernte Hilflosigkeit kann bei andauernder Unbeeinflussbarkeit zu Depressionen führen.

Das Modell der erlernten Hilflosigkeit ist das erste sehr gut untersuchte experimentelle Modell der Depression, das bei allen Wirbeltieren einschl. Fischen untersucht und bestätigt wurde. Vereinfacht ausgedrückt:

MERKE
Erlernte Hilflosigkeit führt zur Depression.

Depression ihrerseits korreliert negativ mit praktisch allen Bereichen von Befindlichkeit. Nachvollziehbarerweise sind Strategien, die Hilflosigkeit reduzieren, geeignet, Befindlichkeit zu verbessern. Die Wahrnehmung von Kontrolle ist dabei vorteilhaft. Psychologisch ist dabei nicht entscheidend, ob die wahrgenommene Kontrolle real gegeben ist oder nicht. Eine Vielzahl von empirischen Untersuchungen beweist, dass die Illusion der Kontrolle (Langer 1975) oft genauso wirksam ist wie die Kontrolle selbst (Übersicht bei Wortman 1976).

Die Effekte einer **Kontrollillusion** lassen sich im kognitiven Bereich ebenso nachweisen wie im „psychosomatischen". Dazu ein typisches Experiment: In einem Versuch von Hiroto (1974) hörten zwei Gruppen von Patienten gleiche, sehr laute, unangenehme Geräusche über Kopfhörer, während sie schwierige Rechenaufgaben zu bewältigen hatten. Die Probanden der ersten Gruppe wurden gebeten, so gut und konzentriert zu arbeiten, wie es ihnen möglich sei. Den Probanden der zweiten Gruppe wurde gezeigt, wie sie die Geräusche abstellen könnten, wenn sie diese nicht mehr ertrügen, sie wurden jedoch gebeten, dies nicht zu tun, da noch Versuchsdaten von Probanden unter Lärmbedingungen benötigt würden. Beide Gruppen hatten objektiv die gleichen Bedingungen, da niemand der zweiten Gruppe den Lärm abstellte. Die zweite Gruppe (die unter den Bedingungen der Kontrollillusion arbeitete) war in der Problemlösung besser und hatte weniger körperliche Beschwerden (Kopfschmerzen, Herzklopfen, Magenbeschwerden) als die erste.

Die wahrgenommene Kontrollmöglichkeit hat unabhängig von der realen Kontrollmöglichkeit (also auch als „Kontrollillusion") eine Reihe von befindlichkeitsverbessernden Eigenschaften. (Illusion der) Kontrolle wirkte in vielen Experimenten antidepressiv, schmerzlindernd und symptomverbessernd (Wortman 1976). Interessanterweise haben depressive Patienten mehr erlebte Hilflosigkeit als nichtdepressive, nichtdepressive überschätzen öfter die reale Kontrolle.

MERKE
Verfahren der komplementären Medizin, die Kontrollillusionen vermitteln, können also auf rein psychologischem Wege „wirksam" sein, d. h. die Befindlichkeit der Betroffenen verbessern und Depressivität vermindern, ohne dass ein direkter biologischer Effekt vorhanden sein muss. Zu bedenken sind überdies weiterführende gesundheitsförderliche Verhaltensänderungen, die begleitend zur Behandlung auftreten und das Befinden positiv beeinflussen.

21.2 Probleme der Arzt-Patient-Kommunikation bei Anwendung von komplementären Therapien

21.2.1 Reaktanz als Reaktion auf Verminderung der Kontrollmöglichkeit

Die Hilflosigkeitstheorie besagt, dass Menschen auf die anhaltende Erfahrung von Nichtkontingenz mit

Hilflosigkeit reagieren. Die sog. **Reaktanztheorie** vermutet auf den ersten Blick das Gegenteil. Erfährt ein Individuum eine Freiheitseinschränkung bzw. wird sein Handlungsspielraum eingeengt (Wegnahme einer subjektiven Kontrollmöglichkeit), so erzeugt dies oft eine Gegenreaktion, die von Brehm (1966) und Wortman (1976) als „Reaktanz" bezeichnet wurde.

Im Wesentlichen sind drei Reaktanzfolgen zu erwarten (Brehm 1966):

1. Die Motivation, das eingeschränkte Verhalten auszuführen, steigt.
2. Evtl. tritt Aggression auf (gegen den, der als freiheitsbeschränkend erlebt wird).
3. Als innere Reaktanzfolge wird die (eliminierte) Alternative aufgewertet.

Wortman und Brehm (nach Frey und Jonas 2002) gelang eine Integration der einander scheinbar widersprechenden Theorien zur gelernten Hilflosigkeit und zur Reaktanz. So nahmen sie an, dass durch die Erfahrung von Unbeeinflussbarkeit eines geringeren Ausmaßes nicht sofort Hilflosigkeit, sondern vielmehr Reaktanz hervorgerufen wird. Bei länger dauernder Unbeeinflussbarkeit wird die Reaktanzmotivation jedoch aufgegeben, und es kommt zu den bekannten Hilflosigkeitseffekten wie z. B. depressiven Affekten etc.

Manche Schwierigkeiten in der Arzt-Patient-Interaktion lassen sich sicherlich auf Basis der Reaktanztheorie betrachten. Reaktanzphänomene kennen alle Ärzte, die z. B. Vitamine, die sie den Patienten lange Zeit zulasten der gesetzlichen Krankenkasse verordnet haben, plötzlich nicht mehr verordnen können. Das Problem der Reaktanz kann dann noch verstärkt auftreten, wenn der Patient für eine „Therapie" viel Geld, Mühen etc. auf sich genommen hat. Die Intervention eines Arztes, der komplementären Therapien kritisch gegenübersteht, nimmt die Qualität einer Freiheitseinschränkung an, auf die der Patient Reaktanz zeigt (z. B. mit Aggression reagiert).

21.2.2 Auch „Therapien", deren Erklärungsmodell nicht nachvollziehbar ist, können den Patienten nutzen

Während es den meisten naturwissenschaftlich ausgebildeten Ärzten kaum Probleme bereitet, die Einnahme von Vitaminen oder antioxidativ wirksamen Nahrungsergänzungsmitteln zu akzeptieren, wird es bei „Behandlungen", die schon aufgrund nicht nachvollziehbarer physikalischer Grundannahmen dem naturwissenschaftlich ausgebildeten Arzt hanebüchen erscheinen müssen, schwierig.

Wenn z. B. ein Patient seinem Neurologen berichtet, dass er durch eine (teure) „Edelsteintherapie" eine deutliche Verbesserung seiner MS-Symptome verspürt, dann ist die Reaktion, das alles für „Humbug" zu erklären, erst einmal verständlich. Aber: Die Reaktion des Arztes wird den Patienten, der ja subjektiv einen Benefit davon hat, nicht von der Behandlung abhalten, sondern vielmehr die Arzt-Patient-Beziehung stören. Eine mögliche Reaktion des Patienten ist, dem Arzt die Kompetenz für solche Therapien abzusprechen, ihn als „engstirnigen Schulmediziner" anzusehen, was evtl. eine (aggressive) Gegenreaktion des Arztes hervorruft … Ganz sicher wird die Arzt-Patient-Beziehung dadurch nicht gebessert.

MERKE

Wichtig ist es u. E., sich zu vergegenwärtigen, dass Therapien, die objektiv keine Wirksamkeit zeigen können, dennoch über psychologische Mechanismen zu einer Verbesserung des Wohlbefindens des Patienten führen können und damit subjektiv „wirksam" sind.

In solchen Fällen kommt es darauf an zu überlegen, worin der Nutzen für den Patienten besteht und über welche Mechanismen ein solcher Nutzen generiert werden kann. Wenn man sich z. B. vorstellt, dass sich ein Patient täglich mehrfach hinlegt, entspannt und „spürt", wie der auf dem Bauch liegende Stein „schlechte Energie" aus ihm „herauszieht", dann fällt es leicht, einen über die Entspannung vermittelten Nutzen und die autosuggestive Wirkung dieser Prozedur zu akzeptieren, wie sie für die verschiedenen Techniken des autogenen Trainings sehr gut belegt ist (Thomas 1976).

21.2.3 Zum Spontanverlauf der MS

Ein **akuter Schub** würde meist auch ohne spezifische Therapie zumindest partiell remittieren, d. h., auch bei Applikation einer „unwirksamen" Therapie wird sich dieser Spontanverlauf einstellen. Patient und Therapeut neigen verständlicherweise dazu, die Besserung der eingesetzten Therapie zuzuschreiben und diese Besserung entsprechend zu kommunizieren.

Auch unter **Placebobehandlung** in Doppelblindstudien bessern sich Patienten. So hatten sich 14 % der MS-Patienten gebessert, die im Rahmen der österreichischen Immunglobulinstudie über 24 Mon. mit Placebo behandelt worden waren (Fazekas et al. 1997). Dies sind durch erfahrene Neurologen objektivierte Verbesserungen um 1 EDSS-Punkt bei vorher stabilen Patienten, also keine „eingebildeten" Besserungen. Entsprechend ist zu erwarten, dass auch unter einer per se nicht die Placebowirksamkeit überschreitenden Therapie sich eine gewisse Prozentzahl von Patienten objektiv bessert. Wenn andere Patienten solche Verbesserungen sehen, sind sie verständlicherweise schnell davon zu überzeugen, dass die eingesetzte „Therapie" wirksam ist. Auch Patienten, die einen anderen MS-Betroffenen erleben, der sich unter einer wie auch immer gearteten Intervention „bessert", führen dies verständlicherweise auf die Intervention zurück.

MERKE

Es ist oft nicht einfach, aber nötig, den Patienten zu vermitteln, dass objektive Besserungen auch „spontan" auftreten können, dass also die Besserung bei einem Betroffenen nicht die Wirksamkeit einer „Therapie" beweist.

21.3 Übersicht über die komplementären Therapien

21.3.1 Ernährung

Diät nach Fratzer/Hebener Eine Grundannahme der Diät nach Fratzer/Hebener lautet, dass die Zufuhr von Linolsäure, die im Körper z. T. zu Arachidonsäure umgebaut wird, drastisch vermindert werden sollte. In klinischen Supplementationsstudien, in denen MS-Patienten doppelblind entweder hoch dosierte Linolsäure als mehrfach ungesättigte essenzielle Fettsäure oder gesättigte Fette erhielten, wurde die Annahme eines schädlichen Effekts der Linolsäure bei MS jedoch widerlegt. Die Dauer und Schwere der Schübe wurden durch die Linolsäure-Behandlung unabhängig von Behinderungsgrad und Erkrankungsdauer sogar signifikant vermindert (Metaanalyse von Dworkin et al. 1984).

Swank-Diät In einer prospektiven unkontrollierten Studie fand Swank (1970) bei MS-Patienten, die eine sehr deutlich fettreduzierte Diät über bis zu 5 Jahre einhielten, eine Schubreduktion von initial 1/Jahr auf 0,05/Jahr nach 5 Jahren. Im Post-hoc-Vergleich zu historischen Kontrollen schnitten die Patienten unter dieser Diät besser ab (Swank 1970). Neben der Reduktion tierischer Fette beinhaltet die Swank-Diät auch die Zufuhr von Fischölen, d. h. von Omega-3-Fettsäuren. Patienten, die um 1953 eingeschlossen wurden, konnten bis zu 50 Jahre später nachuntersucht werden. Die Patienten wurden je nach Adhärenz zur Diät dichotomisiert. In der Gruppe, die diese Diät gut eingehalten hatte, waren 23 Patienten verstorben, in der anderen Gruppe 58 Patienten. Im Jahr 2000 wurde erneut versucht, die Patienten zu kontaktieren: Es lebten noch 15, alle hatten sich gut an die Diätempfehlungen gehalten. Eine 50-jährige Studie ist einzigartig, allerdings ist ihre Aussagekraft durch das Fehlen von Randomisierung und einer Kontrollgruppe gemindert.

Evers-Diät Um 1940 machte Evers Umweltfaktoren, insbesondere die Nahrung, für die Entstehung und Progredienz der MS verantwortlich. Dem ging die Beobachtung voraus, dass bei Völkern mit hohem Lebensstandard und entsprechender Ernährung MS häufiger auftritt als bei einfach lebenden Völkern. Evers propagierte die Abwendung von denaturierter Ernährungsweise (weißes Mehl, raffinierter Zucker, konservierte Nahrungsmittel). Er forderte eine Nahrung im ursprünglichen Zustand: rohe Eier, rohe Milch, rohes Fleisch, rohe Früchte, Nüsse, reiner Bienenhonig. Verboten seien Kaffee, Schwarztee und Nikotin sowie alle gebratenen, gekochten, gebackenen und konservierten Nahrungsmittel (Evers 1969). Mit dieser Diät werden zwangsläufig reichlich Rohkost und eine stark verminderte Menge an Fett zugeführt. Die Diät führte bei vielen Patienten zu einer (erwünschten) Gewichtsreduktion und zur Verbesserung des Allgemeinbefindens. Ein Verbot konservierter Lebensmittel kann jedoch aus heutiger Sicht nicht mehr aufrechterhalten werden. Wissenschaftlich verwertbare Daten zur Wirkung der Evers-Diät liegen nicht vor.

Reduktion tierischer Fette Die Reduktion tierischer Fette in der Nahrung von MS-Patienten ist mit

21

hoher Wahrscheinlichkeit sinnvoll und empfehlenswert. In einer Vielzahl von epidemiologischen Studien wurde stets ein Zusammenhang zwischen dem Konsum tierischer Fette und der MS-Inzidenz gefunden (Review in Pöhlau et al. 1997).

Eine randomisierte, kontrollierte Blindstudie untersuchte unlängst über 1 Jahr hinweg bei insgesamt 61 Patienten mit RRMS eine Diät mit einem sehr niedrigen Fettanteil sowie Nahrungsmitteln auf pflanzlicher Basis. Dabei ergab sich keine signifikante Verbesserung auf das cMRT, die Schubrate oder den Behinderungsgrad nach EDSS. Die Diät-Gruppe zeigte jedoch signifikante Verbesserungen bei den Messungen von Fatigue, BMI und metabolischen Biomarkern. Die Studie war darauf ausgelegt, nur sehr große Auswirkungen auf die cMRT-Aktivität zu ermitteln, sodass kleinere, klinisch jedoch bedeutsame Effekte nicht ausgeschlossen wurden. Längere Studien mit größeren Stichproben sind erforderlich, um die langfristigen gesundheitlichen Vorteile dieser Diät besser zu verstehen (Yadav et al. 2016).

Um den Einfluss der Ernährung auf Entzündungsstatus und das subjektive Wohlbefinden bei Menschen mit MS zu beurteilen, wurden in einer 7-monatigen Pilotstudie die Auswirkungen einer kalorienreduzierten, semivegetarischen Ernährung und Gaben von Vitamin D sowie anderen diätetischen Ergänzungen (Fischöl, Liponsäure, mehrfach ungesättigte Omega-3-Fettsäuren, Resveratrol und Multivitaminkomplex) bei 33 Patienten mit RRMS und 10 Patienten mit PPMS untersucht. Nach 6-monatiger Durchführung dieser ernährungsphysiologischen Behandlung wurden in keiner Gruppe signifikante Veränderungen bzgl. der neurologischen Symptome beobachtet. Jedoch verringerten sich die Serumspiegel von aktivierten Isoformen der Gelatinase Matrix-Metalloproteinase-9 (MMP-9) bei 59 % der Patienten mit PPMS und bei 51 % mit PPMS. Auch diese Studie zeigt, dass gesunde Ernährungsmaßnahmen gut akzeptiert wurden, sich positiv auf MS-Patienten auswirken und ihren physischen sowie entzündlichen Status verbessern können (Riccio et al. 2016).

Omega-3-Fettsäuren Diese mehrfach ungesättigten Fettsäuren gehören zu den essenziellen Fetten, müssen also supplementiert werden. Sie sind wichtig für zahlreiche Stoffwechselvorgänge und wirken, die MS betreffend, vor allem antiinflammatorisch und antientzündlich. Omega-3-Fettsäuren sind Eicosapentaensäure (EPA) und Docosahexaensäure (DHA). In pflanzlichen Omega-3-Fettsäure-Quellen (z. B. Lein-, Walnuss- oder Hanföl) ist als Vertreterin der Omega-3-Fettsäuren die kurzkettige Alpha-Linolensäure (ALA) enthalten, die vom Körper jedoch erst in die biologisch aktivsten langkettigen Omega-3-Fettsäuren EPA und DHA umgewandelt werden muss. EPA und DHA sind reichlich in speziellen Mikroalgen enthalten und kommen deshalb auch in fettreichen Kaltwasserfischen wie Lachs, Makrele, Hering, Thunfisch und Sardine vor, denen die Mikroalgen als Nahrung dienen. Zur Nahrungsergänzung sind Präparate mit Fisch-, Krill- oder Algenöl erhältlich. Omega-3-Fettsäuren können die MMP-9-Produktion von Immunzellen bei Patienten mit RRMS deutlich verringern und könnten als ein Immunmodulator agieren, der bei MS-Patienten einen möglichen therapeutischen Nutzen hat (Shinto et al. 2009).

Für mehrfach ungesättigte Fettsäuren ist eine Vielzahl an potenziell nützlichen Immunveränderungen beschrieben (Radzikowska et al. 2019).

Glutenfreie Diät Eine glutenfreie Diät ist die Therapie der Wahl bei Zöliakie und wurde auch für die MS postuliert. Ein Nutzen ist nach heutigen pathogenetischen Vorstellungen nicht zu erwarten und auch nicht belegt (Matheson 1974). Auch für eine vor allem in den USA propagierte **„allergenfreie" Diät** gibt es keinen Wirksamkeitsbeleg.

Ketogene Diäten Während die normale Ernährung zu > 50 % aus Kohlenhydraten besteht, werden bei der ketogenen Diät die Nahrungskohlenhydrate sehr deutlich reduziert („low carb" fasting mimicking diet, FMD). Die ketogene Diät imitiert also den Hungerstoffwechsel. Logischerweise enthält eine Low-Carb-Diät sehr viel mehr Fette und Eiweiße als Normalkost. Wenn also eine ketogene Diät mit einer 4:1-Ratio angestrebt wird, dann werden 80 % des Energiebedarfs durch Fette abgedeckt, 20 % der notwendigen Kalorien werden durch Protein- und Kohlenhydrate abgedeckt.

Im Tiermodell der MOG-induzierten EAE vermindert eine ketogene Diät die Krankheitsschwere und das Ausmaß der Infiltration von Immunzellen und erhöht die Apoptose von autoreaktiven Zellen. Es fanden sich ein Anstieg regulatorischer T-Zellen, erniedrigte Werte von proinflammatorischen Zytokinen,

TH1- und TH17-Zellen sowie antigenpräsentierenden Zellen. Darüber hinaus förderte die FMD die Regeneration von Oligodendrozyten-Vorläuferzellen und die Remyelinisierung von Axonen im EAE- und im Cuprizone-Modell (Choi et al. 2016). Fasten erhöht möglicherweise die Autophagie im ZNS, die als Reinigungsfunktion u. a. dem Zellaltern entgegenwirkt (Martinez-Lopez et al. 2017), inwieweit dies auch bei FMD der Fall ist, wird noch zu untersuchen sein.

Unter einer ketogenen Diät bessert sich das Ansprechen auf Insulin und die bei MS reduzierte Diversität des Darmmikrobioms (Swidsinski et al. 2017), weiterhin verminderte sich die Genexpression entzündungsfördernder Enzyme (z. B. COX) (Bock et al. 2018).

In einer kleinen offenen Studie mit 60 MS-Patienten war die gemessene Lebensqualität nach 48 Wochen ketogener Diät besser als zu Beginn (Choi et al. 2016). Ein Nutzen bei der MS bzgl. Schubrate oder Behinderung ist bislang nicht belegt; zurzeit läuft eine monozentrische randomisierte prospektive Studie (Bahr et al. 2020).

MERKE

Ernährungsumstellung braucht Zeit

Effekte einer Ernährungsumstellung sind eher schwache Effekte: Während z. B. bei einer Kortisontherapie oft bereits nach einigen Tagen ein Nutzen zu beobachten ist, braucht eine Ernährungsumstellung mehr Zeit. Es bringt gar nichts, sich einige Tage „besser" zu ernähren und dann wieder in alte Ernährungsmuster zurückzufallen. Laborparameter ändern sich schneller, ein Effekt auf Krankheitsaktivität oder Schubrate ist allenfalls nach Monaten oder Jahren zu erwarten.

21

21.3.2 Nahrungsergänzungsmittel

Nahrungsergänzungsmittel, insbesondere Vitamine, werden von ca. zwei Dritteln aller MS-Patienten zumindest hin und wieder eingenommen (Page et al. 2003) und zum Einsatz bei MS geschickt beworben.

Im Unterschied zum Wirksamkeitsnachweis eines Arzneimittels durch eine aufwendige und teure klinische Prüfung nach Prüfplan, bei der der Nutzen des Arzneimittels belegt wird, Nebenwirkungen bekannt sind und die behördliche Zulassung nach einer strengen Prüfung erfolgt, unterliegen Nahrungsergänzungsmittel und die meisten Phytotherapeutika keiner Prüfung, ihre Nebenwirkungen sind nicht erfasst und haben auch keine Zulassung zu einer spezifischen Therapie. Die zulässigen Vitamin- und Mineralstoffverbindungen sind auf europäischer Ebene in der Richtlinie 2002/46/EG sowie zusätzlichen Verordnungen hierzu festgelegt und wurden in die deutsche Nahrungsergänzungsmittelverordnung (NemV) umgesetzt (Bundesamt für Verbraucherschutz und Lebensmittelsicherheit, Stand 1/2021).

Unter „sonstige Stoffe mit ernährungsspezifischer oder physiologischer Wirkung" fallen z. B. Aminosäuren, essenzielle Fettsäuren, Ballaststoffe sowie Pflanzen- und Kräuterextrakte. Da die Gruppe der sonstigen Stoffe um einiges größer und uneinheitlicher ist als die der Vitamine und Mineralstoffe, hat der Gesetzgeber hierfür einen anderen Weg gewählt: Es wurde keine Positivliste der erlaubten Stoffe erstellt; vielmehr wird für sonstige Stoffe der Ansatz verfolgt, solche Stoffe zu verbieten, für die Sicherheitsbedenken bestehen (Verbotsliste). Dies geschieht in erster Linie im Rahmen der sog. Anreicherungs-Verordnung (Verordnung (EG) Nr. 1925/2006) (Lebensmittelverband Deutschland, Stand 1/2021).

In Deutschland ist man zudem dazu übergegangen, eigene Stofflisten in den Kategorien „Pflanzen- und Pilzliste" (s. auch ➤ Kap. 21.3.3) zu erstellen, die als Orientierungshilfe dienen sollen. Sie bieten umfassende Informationen zu den einzelnen Stoffen hinsichtlich ihrer Einstufung als Lebensmittel, Arzneistoff und „neuartiges Lebensmittel" (z. B. Noni-Fruchtsaft). Die Stofflisten sind nicht rechtsverbindlich, erheben keinen Anspruch auf Vollständigkeit und sind für eine Fortschreibung offen, um neuen wissenschaftlichen Erkenntnissen und der Entwicklung des Marktes Rechnung zu tragen (BVL 2020).

Vitamine Da manche Vitaminmangelzustände (z. B. Vitamin B_{12}) neurologische Ausfälle verursachen können, wurde vermutet, dass auch der MS ein Vitaminmangel zugrunde liegen könnte. Dies hat sich als nicht haltbar erwiesen.

Mit einer vollwertigen Ernährung werden bei normaler Magen- und Darmfunktion ausreichend Vitamine zugeführt. Sehr hohe Mengen an fettlöslichen Vitaminen (A, D, E, und K) sind potenziell schädlich.

Die Diskussion um eine Vitaminsupplementation ist noch nicht abgeschlossen, vor allem Vitamin B_{12} soll Symptomverbesserungen bewirken (Wade et al. 2002). Antioxidativ wirkende Stoffe, insbesondere Vitamin C und E, geraten in letzter Zeit im Rahmen der Erkenntnisse um Neurodegeneration bei der MS wieder vermehrt in die Diskussion. Antioxidativ wirkende Substanzen, die mit der Nahrung zugeführt werden können (z. B. Vit. E, C, β-Karotin), sind im Serum von MS-Patienten im Vergleich zu gesunden Kontrollen vermindert, Produkte der Lipidperoxidation sind erhöht (Besler et al. 2002); allerdings kann Vitamin E die Blut-Hirn-Schranke nur schlecht überwinden. Da antioxidativ wirksame Substanzen (z. B. α-Liponsäure) auch im Tiermodell der EAE einen Nutzen haben und Lipidperoxidation bei der MS eine Rolle spielt (Besler et al. 2002), ist zu erwarten, dass Antioxidanzien in Zukunft intensiver untersucht werden; insbesondere wird nach Substanzen gesucht, welche die Blut-Hirn-Schranke überwinden können.

Antioxidanzien Antioxidanzien aus der Nahrung sind z. B. Vitamin C, E, Selen, sekundäre Pflanzenstoffe wie Beta-Carotin, OPC (Resveratrol), Flavonoide, Lycopin (in Tomaten), Zeaxanthin (Spinat, Paprika) oder Allicin (in Knoblauch). Deshalb ist es im Rahmen einer Ernährungsberatung von MS-Betroffenen sinnvoll, reichlich pflanzliche Lebensmittel in den Speiseplan einzubauen.

Vitamin D Vitamin D spielt bei der MS eine besondere Rolle. In Erdzonen, in denen Menschen verstärkt dem Sonnenlicht ausgesetzt sind (Sonnenlicht induziert die Vitamin-D-Produktion), tritt die MS relativ selten auf (Review bei van Amerongen et al. 2004). Vorstufen von Vitamin D entstehen unter dem Einfluss von UVB-Strahlen in der Haut. Allerdings reduziert bereits ein geringer Lichtschutzfaktor (LF) die Vitamin-D-Produktion: Ab LF 14 findet keine Produktion der Vorstufen mehr statt. Im Alter nimmt die UVB-abhängige Produktion von Vitamin D in der Haut ab; zusätzlich führt der Tiefstand der Sonne in den Wintermonaten in den nördlichen Ländern zu einem längeren Weg der Sonnenstrahlen in der Atmosphäre, was zu einer Verminderung der UVB-Strahlung führt. Vitamin D hat antientzündliche Effekte und wirkt im EAE-Modell der MS (Cantorna et al. 1996). Aus Serumproben von 7 Mio. amerikanischen Militärangehörigen wurden die Vitamin-D-Spiegel von Personen, die später MS bekamen, mit Kontrollen ohne MS verglichen. Dabei stellte sich heraus, dass die 20 % mit den höchsten Vitamin-D-Spiegeln ein um 62 % vermindertes Risiko hatten, an einer MS zu erkranken, als die 20 % mit den niedrigsten Spiegeln (Munger et al. 2006). Auch weitere Daten aus epidemiologischen Studien stützen die Annahme, dass Vitamin-D-Metaboliten bei MS eine immun- und krankheitsmodulierende Rolle spielen.

MERKE

Die Kenntnisse, die in diesen Untersuchungen gewonnen wurden, untermauern ein Denkmodell, in dem Vitamin D eine Verschiebung hin zu einer mehr antientzündlichen Immunantwort bewirkt, vor allem hin zu einer verstärkten regulatorischen T-Zell-Funktionalität (Review bei Smolders et al. 2008). Blutspiegel von Vitamin D können gemessen werden, eine Einstellung im oberen Normbereich ist wünschenswert.

Ob Vitamin D bei Patienten mit MS, evtl. auch in Kombination mit anderen Immunmodulatoren, einen positiven Effekt auf den Krankheitsverlauf hat, wird zurzeit systematisch untersucht. In der sog. SOLAR-Studie erhielten 229 Patienten, die auf IFN-β1a (Dosis: 44 µg 3 ×/Wo.) eingestellt waren, über 48 Wochen zusätzlich Vitamin D (zunächst 6.600 IE über 4 Wo., danach 14.000 IE über den Rest des Studienzeitraums) oder Placebo. Die Studie war zunächst auf 24 Mon. angelegt, wurde aber nach 48 Wochen wegen Rekrutierungsproblemen beendet. Der primäre Endpunkt NEDA-3 wurde nicht erreicht. In der Vitamin-D-Gruppe hatten 37,2 % der Patienten NEDA, in der Placebogruppe 35,3 %. Aber es gab einen deutlichen Trend zu einer Verminderung der Schubrate (0,28 Schübe/Jahr in der Behandlungsgruppe, 0,41 in der Placebogruppe) und einen signifikanten Unterschied bei der Aktivität im MRT des Kopfes, nämlich 32 % weniger aktive Läsionen unter der Behandlung mit Vitamin D als in der Vergleichsgruppe. Auch in einer weiteren Studie (CHOLINE), in der Vitamin D oder Placebo zusätzlich zu IFN-β1a gegeben wurde, konnte der primäre Endpunkt (jährliche Schubrate) nicht erreicht werden (Review bei Smolders et al. 2019).

Wie auch andere Gruppen fanden wir, dass die Versorgung von MS-Patienten mit Vitamin D suboptimal ist (Orlowski et al. 1996; Yildiz et al. 2011), deshalb ist u. E. eine Supplementation der Nahrung mit Vitamin D – wenngleich dies noch nicht bewiesen ist – sinnvoll.

CAVE

Eine ultrahohe Therapie mit Vitamin D, wie diese z. B. im sog. Coimbra-Protokoll praktiziert wird, ist potenziell toxisch und deshalb abzulehnen.

Der Wissenschaftliche Lebensmittelausschuss der Europäischen Kommission nahm 2002 zur Sicherheit von Vitamin D_3 wie folgt Stellung:

„Eine maximale tägliche Dosis von 50 µg (2.000 IE) für Jugendliche und Erwachsene (inkl. Schwangere und stillende Mütter) und 25 µg (1.000 IE) für Kinder in den ersten 10 Lebensjahren sind von Gesunden ohne Risiko von Nebenwirkungen auch ohne medizinische Aufsicht langfristig einnehmbar."

Diese Angabe ist zumindest für Erwachsene vorsichtig und mit einem Sicherheitsfaktor von 2 versehen, d. h., dass eigentlich erst bei mehr als doppelt so hohen Dosen Nebenwirkungen beobachtet wurden. Gemessen an den üblichen Vitamin-D-Dosierungen erscheint diese Stellungnahme für Erwachsene einen genügend großen Spielraum zu lassen. Bei Kleinkindern ist dieser Sicherheitsbereich geringer.

Propionsäure Die Propionsäure ist eine kurzkettige Fettsäure („short chain fatty acid", SCFA). Diese SCFA werden durch Darmbakterien gebildet, und zwar vor allem dann, wenn ballaststoffreiche Nahrung aufgenommen wird. Ein Teil des Energiebedarfs des Körpers wird über Propionsäure gedeckt. Leider haben sich die Ernährungsgewohnheiten verändert: Es werden weniger Ballaststoffe gegessen. So entsteht eine Versorgungslücke, und die Darmflora kann immer weniger SCFA erzeugen. Bei MS-Betroffenen findet sich noch weniger Propionsäure im Stuhl und im Serum; der Mangel ist in der frühesten Erkrankungsphase besonders ausgeprägt. Propionsäure verstärkt die Insulinproduktion und trägt so dazu bei, Diabetes mellitus zu verhindern. Weiterhin beeinflussen SCFA das Hungergefühl; sie sind notwendig für die Bildung hungerstillender Hormone. Außerdem führen kurzkettige Fettsäuren zu einer vermehrten Bildung von regulatorischen T-Zellen. Es spricht manches dafür, dass dieser Effekt bei Autoimmunerkrankungen wie der MS nützlich sein kann. In einer offenen Studie mit 80 MS-Betroffenen und 30 Kontrollpersonen konnte bereits nach 14 Tagen ein deutlicher Anstieg der regulatorischen T-Zellen erzielt werden (Duscha et al. 2020). Zurzeit laufen Studien, die zeigen sollen, ob die Propionsäure einen Nutzen auch bzgl. klinischer Parameter bei der MS hat. Die dabei eingesetzte Dosis beträgt 2 × 500 mg/Tag. Propionsäure ist frei verkäuflich und gut verträglich.

OPC (oligomere Proanthocyanidine) Resveratrol ist mit seinen antioxidativen und antientzündlichen Wirkungen ein in den Kernen der roten Weintraube vorkommendes natürliches Polyphenol. Einer Studie zufolge wurden mögliche neuroprotektive und immunmodulatorische Wirkungen von Resveratrol im chronischen EAE-Modell untersucht. Die Ergebnisse zeigen, dass Resveratrol neuronalen Verlust im chronisch demyelinisierenden Krankheitsmodell – ähnlich wie seine Wirkung im schubförmigen EAE-Modell – verhindert. Es ergab sich ein Hinweis auf einen möglichen additiven Nutzen von Resveratrol in Kombination mit entzündungshemmenden Therapien bei MS (Fonseca-Kelly et al. 2012).

Mannose zur Verhinderung von Harnwegsinfekten Dieser Zucker bindet an Bakterien und verhindert dadurch, dass diese an den Schleimhautzellen im Urogenitaltrakt andocken und in sie eindringen können. Die Zucker-Bakterien-Komplexe werden mit dem Urin ausgeschieden, die Wirksamkeit konnte in placebokontrollierten Studien nachgewiesen werden (Review bei Lenger et al. 2020).

Nachtkerzenöl Es enthält 71 % Linolsäure, eine mehrfach ungesättigte Fettsäure, die in kontrollierten Studien einen gewissen Nutzen brachte (➤ Kap. 23.3.3).

Nonisaft Nonisaft wird aus Maulbeerbäumen in Tahiti, Polynesien oder Hawaii gewonnen; ihm wird eine positive Wirkung auf die MS und viele andere Krankheiten zugeschrieben. Zurzeit ist der Nonisaft eine intensiv beworbene „Modemedizin", jedoch ohne jede belegte Wirksamkeit.

Mikrobiomforschung und Symbioselenkung Der menschliche Organismus dient Billiarden von Mikroben als Ökosystem. Diese können eine Masse von bis zu 1,5 kg erreichen und haben vielfältige Einflüsse auch auf das Immunsystem.

Der Begriff wurde von dem Molekularbiologen Joshua Lederberg in Anlehnung an das Humangenomprojekt geprägt. Primär gehören dazu die Bakterien des Darms, aber auch von Haut, Urogenitaltrakt, Mund, Rachen und Nase. Vermutlich leben mehr als 10.000 verschiedene Bakterien in und am Menschen. Das **Mikrobiom** wird als Teil des menschlichen Stoffwechselsystems gesehen. Es gibt erste Daten zum Einfluss des Mikrobioms auf Immunfaktoren und klinische Verläufe, insbesondere für entzündliche Darmerkrankungen, Psoriasis, Asthma und Allergien. Insgesamt spielt das Mikrobiom eine zentrale Rolle beim Aufrechterhalten der Immuntoleranz und damit auch bei der MS (Review bei Hirschberg et al. 2019).

Beim Ansatz der **Symbioselenkung** geht man davon aus, dass der Mensch mit einer Vielzahl von Mikroorganismen, die Haut und Schleimhäute (z. B. im Darm) besiedeln, in Symbiose lebt. Schädigende Umwelteinflüsse, Fehlernährung und Medikamente können diese Symbiose stören. Eine gestörte Symbiose (Dysbiose) bildet die Grundlage von akuten und chronischen Erkrankungen. Um eine Heilung zu ermöglichen, muss die Symbiose, vor allem durch Wiederherstellung der „normalen" Mikroflora durch mikrobiologische Therapie („Symbioselenkung"), wiederhergestellt werden, z. B. durch den Verzehr von Joghurt, Kefir und Sauermilchprodukten.

Die **Candida-Diät** kann als Teil der Symbioselenkung verstanden werden. Sie geht von der Beobachtung aus, dass der Hefepilz *Candida albicans* in gesunder Darmflora nur zu einem geringen Anteil vorhanden ist. Bei zu starker Vermehrung soll er Krankheiten nach sich ziehen. Das Wachstum dieses Pilzes wird durch raffinierte Kohlenhydrate (Zucker, Weißmehl, Alkohol), aber auch durch Antibiotika und Kortikosteroide begünstigt. Ihn zu bekämpfen soll eine positive Wirkung auf die MS haben. Obwohl manche Ernährungsempfehlungen gut belegt sind, werden die Wissenschaftlichkeit und Wirksamkeit dieses Therapieansatzes als Ganzes bestritten (Heyll und Wachauf 1997).

Enzymkombinationen

Enzymkombinationspräparate (z. B. Phlogenzym®) entfalten in vitro und in Zellkulturen eine Reihe von immunologischen Effekten. Eine Filmtablette Phlogenzym® enthält 90 mg Bromelain, 48 mg Trypsin und 100 mg Rutosid. Im Rahmen einer placebokontrollierten Doppelblindstudie erhielten 280 Patienten entweder 6 Kapseln Phlogenzym® pro Tag oder Placebo. Eine erste Auswertung ergab keinen Unterschied zwischen Verum und Placebo (mündliche Mitteilung, PD Dr. J. Mertin).

21.3.3 Phytotherapeutika und Pflanzenextrakte

In der Wahrnehmung der Betroffenen und der Allgemeinbevölkerung besteht oft ein gravierender Gegensatz zwischen synthetischen Arzneimitteln und „natürlichen", „pflanzlichen" Arzneimitteln, bei deren Einsatz die Gefahr schädlicher Nebenwirkungen als gering eingeschätzt wird. Es ist wichtig, die Patienten aufzuklären, dass pflanzliche Arzneimittel, die auch in der TCM sowie im Ayurveda eingesetzt werden, neben Hauptwirkungen durchaus auch Nebenwirkungen inkl. kontraindizierter autoimmuner Reaktionen entfalten können. Dies betrifft bei MS-Patienten z. B. wegen der ihm zugeschriebenen immunstimulierenden Wirkung das zur Unterstützung bei Atemwegs- oder Harnwegsinfekten eingesetzte *Echinacea purpurea* (Purpur-Sonnenhut).

In den in ➤ Kap. 21.3.2 dargestellten Pflanzenlisten (A–K und L–Z, 2. Auflage) und der Pilzliste (1. Auflage) des Bundes und der Bundesländer findet sich u. a. ein Überblick über die kritischen Inhaltsstoffe, die damit verbundenen Risiken und – soweit bekannt und empfohlen – die therapeutisch wirksame Dosis. Eine umfassende Risikobewertung der einzelnen Stoffe ist allerdings nicht das Ziel dieser Listen; hierzu sollten weitere Informationsquellen herangezogen werden. Ferner wird im Vorwort der Stofflisten u. a. darauf hingewiesen, dass sich die toxikologischen und/oder pharmakologischen Effekte eines komplexen Gemischs oder eines Extrakts von denjenigen der Ursprungsstoffe unterscheiden können (BVL 2020, Vorwort).

CAVE

Der Einsatz von Phytotherapeutika muss bei an MS erkrankten Menschen genauso sorgfältig indiziert und auf mögliche Nebenwirkungen und Interaktionen geprüft werden wie die Anwendung „synthetischer" Arzneimittel.

Curcumin Die Verwendung von *Curcuma longa* zur Behandlung von entzündlichen Erkrankungen hat in der ayurvedischen Medizin eine lange Tradition. Als der dabei wirksame Inhaltsstoff wurde inzwischen der aus Kurkuma extrahierte gelbe Farbstoff Curcumin (Diferuloylmethan) identifiziert. Es gibt klare Beweise dafür, dass Curcumin die Fähigkeit hat, entzündliche Zellproliferation, Invasion und Angiogenese durch mehrere molekulare Targets und Wirkmechanismen zu hemmen. Curcumin ist sicher, ungiftig und vermittelt seine entzündungshemmende Wirkung durch die Herabregulierung von inflammatorischen Transkriptionsfaktoren, Zytokinen, Redoxstatus, Proteinkinasen und Enzymen, die alle Entzündungen fördern. Darüber hinaus induziert Curcumin Apoptose durch mitochondriale und rezeptorvermittelte Signalwege sowie Aktivierung von Caspase-Kaskaden. In einer Studie wurde die entzündungshemmende Wirkung von Curcumin im Vergleich zu verschiedenen chronischen Entzündungskrankheiten ausgewertet. Basierend auf den verfügbaren pharmakologischen Daten aus In-vitro- und In-vivo-Forschung sowie klinischen Studien besteht eine Möglichkeit, Curcumin in den klinischen Gebrauch für die Prävention von entzündlichen Erkrankungen – auch bzgl. der MS – umzusetzen (Shehzad et al. 2013). Inzwischen konnte nachgewiesen werden, dass Curcumin in vitro Axone in der Umgebung lokaler Neuroinflammation vor Degeneration schützt (Tegenge et al. 2014).

Curcumin wird als Nahrungsergänzungsmittel in Kapsel- oder Tablettenform angeboten. Um die Bioverfügbarkeit des Curcumins zu erhöhen, wird den Präparaten als Bioenhancer zumeist Piperin, das Hauptalkaloid des schwarzen Pfeffers (*Piper nigrum*), zugesetzt. Allerdings kann Piperin zum einen sowohl die Aufnahme von Medikamenten erhöhen als auch als CYP3A4-Inhibitor deren Abbau hemmen, wodurch der Medikamentenspiegel sich ebenfalls erhöhen kann.

Cranberry (Preiselbeeren) Inzwischen wurde nachgewiesen, dass der Cranberry-Wirkstoff Proanthocyanidin nicht geeignet ist, Harnwegsinfekten bei MS vorzubeugen (Gallien et al. 2014). Weiterhin werden Cranberrys aufgrund der Eigenschaft ihrer Inhaltsstoffe, die Bakterienadhäsion am Uroepithel zu hemmen, eingesetzt. Die Therapie wird generell gut toleriert, kann allerdings bei Langzeiteinnahme das Risiko von Nierensteinen erhöhen, und sie erhöht den antikoagulativen Effekt von Warfarin (Kes et al. 2013). Insgesamt wird ein Nutzen von Cranberry-Extrakten bei Harnwegsinfekten kontrovers diskutiert (González deLLano et al. 2020).

Nachtkerzenöl (Oenothera biennis) Nachtkerzenöl enthält einen hohen Anteil an Linolsäure sowie γ-Linolensäure; **Hanfsamen** *(Cannabis semina)* bzw. deren Öl enthalten u. a. Omega-3-Fettsäuren, dazu noch die seltene Omega-6-Fettsäure γ-Linolensäure sowie viele Antioxidanzien. In einer doppelblinden, randomisierten 6-monatigen Studie mit 100 an einer RRMS leidenden Patienten wurde die Wirksamkeit von Nachtkerzenöl mit Hanföl unter gleichzeitig durchgeführter „Hot-Natural"-Diät (u. a. optimierte Fettzufuhr, frisches Essen, bestimmtes Obst und Gemüse, Fisch, nichtraffinierte Kohlenhydrate, Reduktion von Zucker und raffinierter Stärke) untersucht. In der Behandlungsgruppe wurden neben einer signifikanten Reduktion von IFN - und IL-17 auch eine Verbesserung im EDSS sowie eine Reduktion der Schubhäufigkeit gefunden (Razepour-Firouzi et al. 2013).

Ginkgo biloba Seit Langem in der TCM eingesetzt, gewinnt Ginkgo biloba seit einiger Zeit auch in der westlichen Welt an Popularität. Das Ergebnis einer Übersichtsarbeit bewertet den Einsatz von Ginkgo bei MS-Patienten bzgl. einer Verbesserung der kognitiven Funktion als nicht effektiv und hinsichtlich der Reduktion von Fatigue möglicherweise als effektiv. Allerdings bestehen zum Einsatz von Ginkgo Bedenken im Hinblick auf mögliche Nebenwirkungen und Interaktionen, wie z. B. Herabsetzen der Krampfschwelle und antikoagulatorische Wirkung (Yadav et al. 2014).

Ginseng Ebenso seit über 2000 Jahren in der TCM eingesetzt, gehört dieses Präparat in der wissenschaftlichen Literatur zu den am ausführlichsten untersuchten. Die bekannten aktiven Bestandteile des *asiatischen* Ginsengs sind die Ginsenoside mit antioxidativer Aktivität und vielen anderen Effekten. Trotz der Unsicherheit über seine Wirkungsweise deutet eine begrenzte Anzahl an placebokontrollierten Studien darauf hin, dass Ginseng in der Lage ist, die Fatigue-Symptomatik bei MS-Patienten zu verringern. Immunstimulierende Nahrungsergänzungsmittel stellen bei MS allerdings ein theoretisches Risiko dar. Obwohl die Einnahme von Ginseng-Extrakten als sicher gilt, können hohe Dosen Nebenwirkungen wie Bluthochdruck, Nervosität, Reizbarkeit, Schlaflosigkeit, Hautausschlag und Durchfall verursachen (Kes et al. 2013).

Kim et al. (2011) führten einen doppelblinden placebokontrollierten Crossover-Pilotversuch mit *amerikanischem* Ginseng-Extrakt durch: In ansteigenden Tagesdosen über 3 Wochen wurden innerhalb von 6 Wochen bei Patienten mit MS die Auswirkungen auf die Fatigue-Symptomatik untersucht; allerdings konnte diese Studie keinen Nutzen des amerikanischen Ginsengs auf die Fatigue-Symptomatik aufzeigen; stärkere Nebenwirkungen seien nicht beobachtet worden.

Weihrauch *Boswellia serrata* ist ein altes Medikament insbesondere im indischen Ayurveda, das bei entzündlichen Erkrankungen eingesetzt wird. Die Hauptwirkstoffe der Pflanze sind Boswellia-Säuren, die vor allem als Leukotriensynthese-Hemmer wirken und in offenen Studien einen Nutzen bei der rheumatoiden Arthritis gezeigt haben (Ammon 1998). In einer kleinen offenen Studie ist ein Nutzen einer Weihrauch-Behandlung auf die Gedächtnisleistung beschrieben (Mojaverrostami et al. 2018). In einer Phase-II-Studie konnte an 28 Patienten gezeigt werden, dass die Progression der Hirnatrophie im Vergleich zu einem 4-Monats-Zeitraum vor Studienbeginn signifikant geringer war; weiterhin fand sich ein signifikanter Anstieg regulatorischer T-Zellen und von IL-17-produzierenden $CD8^+$ T-Zellen (Stürner et al. 2018).

Grüner Tee Verantwortlich für die erhofften positiven Effekte des grünen Tees ist die Substanz **Epigallocatechin-3-Gallat** (EGCG), ein Naturstoff aus der Gruppe der Flavonoide. EGCG bremst offensichtlich den chronischen Entzündungsprozess im ZNS, der für die Erkrankung typisch ist. Vier Studien untersuchten die Fähigkeit von gereinigtem EGCG, die Schwere der Erkrankung am EAE-Modell zu verringern. Mit EGCG gefütterte Tiere zeigten dabei im Vergleich zu den Kontrollgruppen durchweg verringerte Schweregrade; dies ging auch mit unterdrückten Immunzellinfiltraten, verminderter Demyelinisierung im Myelon und einer verminderten Produktion von inflammatorischen Zytokinen einher, welche die TH1- und Th17-Differenzierung fördern. Im Übrigen erhöhte EGCG die Funktionsfähigkeit und das Wachstum von Hippokampuszellen in vitro. In weiteren laufenden Studien wird EGCG als unterstützende Therapie bei MS untersucht; die meisten davon konzentrieren sich auf die Sicherheit und die neuroprotektive Fähigkeit von EGCG (Plemel et al. 2015).

Ruta-Tee MS-Patienten berichteten von verbessertem Sehvermögen, Kraftzunahme und Verminderung der Fatigue-Symptomatik nach dem Genuss von Ruta-Tee. Physiologen der Universität Kiel konnten diese Wirkung auf Inhaltsstoffe der Pflanze (sog. Psoralene) zurückführen, die als Kaliumkanalblocker wirken (Düring et al. 2001).

Aromatherapie Darunter versteht man die Anwendung ätherischer Öle zur Linderung von Krankheiten oder zur Steigerung des Wohlbefindens. Ätherische Öle müssen sorgfältig dosiert werden, da Nebenwirkungen wie toxische Erscheinungen und allergische Reaktionen auftreten können. Die Bandbreite der Öle und Anwendungsgebiete ist sehr groß; klinische Studien zum Einsatz bei MS fehlen. Im klinischen Alltag können Verfahren der Aromatherapie (z. B. Kopfkissenspray mit Vanille-Extrakten bei Insomnie) durchaus sinnvoll eingesetzt werden.

Bachblütentherapie Bei der nach dem walisischen Arzt Edward Bach benannten Therapie wird eine Behandlung von 38 postulierten Seelenzuständen mit entsprechenden Blütenmitteln sowie mit Notfalltropfen verfolgt. Die „gebundene Energie der Blüten" soll eine regulierende Wirkung auf seelische Zustände haben und damit auch körperliche Erkrankungen bessern. Eine biologische Wirksamkeit ist aufgrund der hohen Verdünnung nicht zu erwarten.

21.3.4 Entspannungsverfahren, fernöstliche Therapien und Körpertherapien

Das Erlernen und Praktizieren von **Entspannungstechniken** ist ein wichtiger Teil ärztlicher Therapieempfehlungen und ein zentrales Element der psychosomatischen Grundversorgung. Neben dem

autogenen Training und der **progressiven Muskelrelaxation nach Jacobson** führen auch andere Techniken zur Entspannung, so etwa die Techniken nach **Moshé Feldenkrais, Atem- und Klangtherapien, (Achtsamkeits-)Meditation, Hypnose und Imagination.** Auch traditionelle fernöstliche Verfahren wie **Yoga, Tai-Chi** oder **Quigong** können hier aufgeführt werden. Bei ihnen allen geht es darum, durch gezielte Wahrnehmung von motorischen Körperfunktionen, aber auch von Gefühlen, Gedanken und Verhalten sowie deren Interaktionen Veränderungen hervorzurufen, die im ganzheitlichen Sinne das körperliche und psychische Wohlbefinden und somit auch die Lebensqualität verbessern sollen. Durch das Praktizieren von Körpertherapien können neben der Verbesserung verschiedener körperlicher Symptome auch eine mögliche Fatigue und die Lebensqualität verbessert werden.

Beispielhaft werden nachstehend einige der genannten Therapieformen genauer vorgestellt.

Meditation Bezüglich der Durchführung von Meditation im Management der MS ergab ein Review von 12 Primärliteraturarbeiten, dass eine Verbesserung der Lebensqualität (QOL, Quality-of-Life-Fragebogen) sowie verbesserte Bewältigungsstrategien zu den häufigsten positiven Auswirkungen von Meditation gehören. Alle Studien zeigten somit einen möglichen Nutzen für die Anwendung von Meditation als Ergänzung bei MS-Patienten (Levin et al. 2014).

Yoga Diese 5.000 Jahre alte umfassende indische Denk-, Lebens- und Seinsweise hat das Ziel, sich über seine körperliche Existenz zu erheben und die Seele des Menschen mit Brahma, der Weltseele, zu vereinigen. Im engeren Sinn bedeutet Yoga die Beherrschung und Kontrolle aller Lebensimpulse. Im Westen beschränkt man sich meist auf die ersten Stufen des Yoga-Weges: körperliche Übungen, Atemkontrolle und Entspannung. Die Belege für den Nutzen von Krankengymnastik und Entspannung bei der MS dürften sich darauf übertragen lassen. Bei einer systematischen Überprüfung von sieben RCTs zur Anwendung von Yoga bei MS wurden Hinweise auf kurzfristige positive Auswirkungen von Yoga auf Müdigkeit und Stimmung gefunden, jedoch nicht auf objektive, vom Arzt bewertete Ergebnisse wie Mobilität oder kognitive Funktion (Cramer et al. 2014). Auch Thakur et al. (2020) fanden in ihrer Übersichtsarbeit zu kleineren Studien mit MS-Patienten positive Auswirkungen auf die geistige und körperliche Gesundheit, motorische Symptome und das Gleichgewicht. Allerdings gab es in vielen Fallstudien keine Kontrollgruppen und keine Verblindung; oft erfolgte eine Kombination mit anderen Interventionen, und die Dauer der Anwendung variierte. Die Autoren stellten die Hypothese auf, dass der Einfluss von Yoga auf verschiedene Biomarker eine Rolle spiele.

Traditionelle Chinesische Medizin (TCM) Eingesetzt werden heilkundliche Techniken aus dem alten China, deren Entstehung bis 6.000 Jahre zurückliegt. Dahinter stehen die Vorstellungen von Yin und Yang sowie vom System der fünf Elemente. Nach einer ausführlichen ganzheitlichen Diagnostik sollen vor allem Akupunktur, Moxibustion und chinesische Heilkräuter Heilung und Wohlbefinden bringen; aber auch Diätetik, Massagen und Qigong werden angewendet.

Ayurveda Im Wesentlichen besteht das der traditionellen ganzheitlichen indischen Lebens- und Gesundheitslehre Ayurveda zugrunde liegende Heilprinzip darin, das Gleichgewicht in Geist, Körper und Gefühlen wiederherzustellen. Dazu werden Massage- und Reinigungstechniken, eine typengerechte Ernährung, Yoga und Pflanzenheilkunde angewendet.

Tai-Chi Als Tai-Chi (auch Taiji) bezeichnet man das chinesische „Schattenboxen“, ein traditionelles Übungssystem, das auf dem Prinzip des harmonischen Ausgleichs der Gegensätze – Yin und Yang – basiert. Mit viel Konzentration werden ruhige, fließende Bewegungen ausgeführt, die nach Figuren (z. B. Kranich) benannt werden. Dabei werden Elemente der Bewegungstherapie mit Selbstwahrnehmungselementen kombiniert.

Shiatsu Bei dieser in Japan entwickelten Fingerdruckmassage (jap. *shi,* Finger; *atsu,* Druck) auf den Energiebahnen des menschlichen Körpers (Meridiane) werden – im Unterschied zur Akupunktur – nicht nur einzelne Druckpunkte gereizt, sondern die Meridiane in ihrer ganzen Ausdehnung gedrückt und geklopft. Die Selbstheilungskräfte des Körpers sollen dadurch mobilisiert werden. Auch hierfür gibt es keinen Wirksamkeitsbeweis.

Hippotherapie Die Hippotherapie als Krankengymnastik auf dem Pferd hat neben dem psychologischen einen antispastischen Effekt und stimuliert Reflexkreise (Barolin und Samborski 1991). Viele offene Studien berichten von einem Nutzen, allerdings gibt es kaum prospektive randomisierte Wirksamkeitsstudien. Wir führten eine prospektive, randomisierte, untersucherverblindete Studie durch. Dabei wurden 70 Patienten aus 5 Zentren randomisiert. Bei allen wurde die bisherige Immun- und Symptomtherapie fortgeführt; die Interventionsgruppe erhielt eine zusätzliche Hippotherapie-Einheit pro Woche über 12 Wochen. Der primäre Endpunkt waren Veränderungen auf der international anerkannten *Berg Balance Scale;* weitere Endpunkte waren Fatigue, Schmerzen, Spastik und krankheitsbezogene Lebensqualität (QoL). Es fand sich ein signifikanter Nutzen der Hippotherapie bzgl. des primären Endpunkts sowie bei Fatigue, Spastik und QoL (Vermöhlen et al. 2018). Eine Zulassung der Hippotherapie als Leistung der gesetzlichen Krankenkassen wird angestrebt.

Fußreflexzonenmassage Die Auswertung von vier Studien hierzu ergab, dass sie wahrscheinlich wirksam ist, um MS-assoziierte Parästhesien zu reduzieren. Die Daten waren jedoch unzureichend, um eine Aussage über die Wirksamkeit bei z. B. Schmerzen, Spastik oder Fatigue zu machen (Yadav et al. 2014).

21.3.5 Energiemedizin

Es wird diskutiert, dass kaum wahrnehmbare Energiefelder in und um den menschlichen Körper biophysikalische Effekte haben können. Auch die in ➤ Kap. 21.3.4 vorgestellten fernöstlichen Therapien sowie die Entspannungstechniken und Körpertherapien können in einen energiemedizinischen Kontext gestellt werden (Oschmann 2009).

Bei einer Erkrankung, bei der schnelle Erschöpfbarkeit und Energielosigkeit zu den Kernsymptomen gehören, ist nachvollziehbar, dass Verfahren, die den Anspruch erheben, Energie zu vermehren oder wieder „in Fluss zu bringen", bei MS-Betroffenen auf Interesse stoßen.

Im Juni 2005 erklärte das US-amerikanische National Center for Complementary and Alternative Medicine (NCCAM) die Energiemedizin zum 5. großen Bereich innerhalb der Komplementärmedizin.

Magnetfeldtherapie Hierbei wird ein Patient, meist auf einer Ganzkörpermatte liegend, einem von einem Gerät generierten Magnetfeld ausgesetzt, wobei dieses je nach Hersteller meist pulsierend mit verschiedenen Frequenzen und Amplituden aufgebaut wird. Zur Anwendung bei MS-Patienten finden sich keine Langzeitstudien, vor allem fehlen Evaluationen im Hinblick auf die verschiedenen Funktionssysteme sowie die psychischen und immunologischen Auswirkungen.

Eine amerikanische Übersichtsarbeit wertete 6 Studien zur Magnetfeldtherapie aus und kam zu dem Ergebnis, dass sie zur Reduktion von Fatigue wahrscheinlich effektiv ist, jedoch vermutlich nicht zur Linderung einer Depression. Eine Studie berichtete als Nebenwirkungen Kopfschmerzen, Spasmen und Dysästhesien (Yadav et al. 2014).

Homöopathie Die Grundannahmen der Homöopathie sind naturwissenschaftlich nicht haltbar. Den Kriterien der evidenzbasierten Medizin genügende Wirksamkeitsbeweise liegen weder für homöopathische Symptomtherapien noch für schub- und progressionsbeeinflussende Dauertherapien vor. Wie eine österreichische Studie für das Jahr 2011 fand, hatten unter den 1.303 befragten MS-Patienten 25 % die Homöopathie bereits ausprobiert und 11 % wendeten sie zum Zeitpunkt der Befragung an (Baumhackl 2014).

Akupunktur Zwischen 4 % (Pucci et al. 2004) und 22 % (Page et al. 2003) aller MS-Patienten nutzen Akupunktur, die damit innerhalb der komplementären Medizin auch einen hohen Stellenwert hat. Eine Übersichtsarbeit untersuchte 12 Studien zur Auswirkung der Anwendung von Akupunktur bei MS-Patienten. Obwohl viele der Studien darauf hinwiesen, dass Akupunktur bei der Verbesserung der MS-bedingten Symptome wie Fatigue, Spastik und Schmerzen sowie der Lebensqualität erfolgreich war, machten es mangelnde statistische Genauigkeit und schlechtes Studiendesign schwierig, Rückschlüsse auf die tatsächliche Wirksamkeit zu ziehen (Karpatkin et al. 2014).

Chakra-Therapie Chakra ist eine Bezeichnung im Hatha-Yoga und in der Tantra-Medizin für besondere „energetische Knotenpunkte". Bei den Chakra-Therapien werden unter den sieben Chakren Lebensenergiezentren verstanden. Das Energiesystem der Chakren wird verschiedenen Organen, Drüsen, Eigenschaften und Funktionen zugeordnet. Bei der Chakra-Arbeit soll der Energiefluss gestärkt und Energieblockaden sollen aufgelöst werden. Dabei kommen Klänge, Farben, Edelsteine, Düfte und Energieübertragungen, ergänzt durch Meditation, Atemübungen und Fußreflexzonenmassagen zur Anwendung.

Weitere Therapieformen Als weitere Therapien mit energiemedizinischem Bezug sollen hier noch stellvertretend **Reiki** und **Therapeutic Touch** (engl. für therapeutische Berührung) sowie die „**Quantenmedizin**"aufgeführt werden. Diese Therapieformen sollen Energieströme regulieren und aufbauen sowie zur Selbstanwendung durchführbar sein. Sie beanspruchen, die Ergebnisse moderner Physik zu berücksichtigen. Beweise oder evaluierte Therapiestrategien liegen generell wie auch zur Behandlung der MS nicht vor.

21.3.6 Unwirksame sowie potenziell gefährliche Therapien

Hyperbare Sauerstofftherapie In einem Review von 12 Doppelblindstudien zur Sauerstoffüberdrucktherapie bei MS ergab sich kein plausibler Nutzen auf den klinischen Verlauf (Bennett und Heard 2010).

Amalgamentfernung Da einige der zentralen Symptome einer Quecksilbervergiftung auch bei MS auftreten können (z. B. Tremor), wurde die – nicht haltbare – These aufgestellt, der MS könne eine Quecksilbervergiftung zugrunde liegen. Fall-Kontroll-Studien zufolge ergab sich im Hinblick auf die Entstehung von MS kein Unterschied zwischen Amalgam-Exponierten und Probanden ohne solche Zahnfüllungen (Bangsi et al. 1998). Allerdings werden gerade bei der Entfernung von Amalgam hohe Dosen an Quecksilber freigesetzt.

Frischzellentherapie Diese Behandlung wurde erstmals 1931 von dem Chirurgen Niehans angewandt. Dabei werden aus verschiedenen Organen von Schafsfeten steril entnommene Zellen in Kochsalz aufgeschwemmt und i. m. injiziert. Für diese Art der Behandlung, bei der es sich genau genommen um eine Xenotransplantation handelt, gibt es keine Wirksamkeitsbelege bei MS. Es besteht prinzipiell die Gefahr, dass bei nicht garantierter Erregersicherheit pathogene Viren (wie Q-Viren oder Scrapie) übertragen werden und Überempfindlichkeitsreaktionen auftreten. Frischzellentherapien sind weltweit fast überall verboten, jedoch nicht in Deutschland.

Cobratoxin (Schlangengift) Cobratoxin ist ein Schlangengift, das als Analogon zu Bungarotoxin an nikotinische Acetylcholinrezeptoren bindet. Es wird ein immun- und tumorsupprimierender Effekt postuliert. Schlangengifte werden auch in homöopathischer Dosierung angeboten. Zur Wirksamkeit bei MS liegen keine Studien vor.

Bienenstichtherapie In einer randomisierten Crossover-Studie mit 26 RRMS-Patienten ergab sich, dass die Bienengifttherapie weder Krankheitsaktivität noch Behinderungsgrad oder Fatigue reduziert und auch zu keiner Verbesserung der Lebensqualität führt (Wesselius et al. 2005); außerdem besteht das Risiko anaphylaktischer Reaktionen.

21.4 Zusammenfassung

Verfahren der alternativen und komplementären Medizin werden von vielen MS-Patienten praktiziert und haben eine wichtige Funktion bei der Krankheitsbewältigung sowie Aktivierung der Selbstheilungskräfte. Die Erfahrung zeigt, dass sie für viele Patienten eher Maßnahmen zur selbstbestimmten Therapie und nicht Ausdruck einer Ablehnung der Schulmedizin oder der unrealistischen Suche nach Heilung sind. Auch erweitert sich das Spektrum an (noch) komplementären Therapien mit nachweislich positivem Nutzen.

Komplementäre Verfahren fordern von den Betroffenen oft aktive Teilnahme und Disziplin und vermindern über verschiedene psychologische sowie autosuggestive und damit auch neuroimmunologische Mechanismen Hilflosigkeit, Angst und Depressivität, was zu einer Steigerung des subjektiven Wohlbefindens führen kann. Zudem kann die Eigenverantwortung der Patienten gestärkt werden. Durch z. B.

eine bewusstere und gesündere Ernährung, wie sie in jedem Falle anzuraten ist, kann auch die Achtsamkeit bzgl. des Körpers und der psychischen Verfassung, der Bedürfnisse und Grenzen der Belastbarkeit positiv verändert werden. Auch können sich das Allgemeinbefinden und die Infektabwehr verbessern, was sich ebenso positiv auf die Ausprägung einer möglichen individuellen Residualsymptomatik auswirken kann.

Auch objektiv wirkungslose Verfahren können damit über die genannten Mechanismen einen subjektiven und evtl. sogar objektivierbaren Nutzen generieren. Dass ihre Wirkungsweise teilweise nicht bzw. noch nicht in Gänze nachvollziehbar erscheint, sollte nicht dazu verführen, die vom Patienten berichtete subjektive Wirksamkeit in Abrede zu stellen. Eher sollten auch vonseiten des behandelnden Arztes Möglichkeiten zum Einsatz komplementärer Therapien benannt und ggf. gemeinsam mit dem Patienten hinterfragt werden.

LITERATUR

Die vollständige Literatur zu diesem Kapitel finden Sie im Anhang am Ende dieses Buches.

KAPITEL

22 Psychische Veränderungen, Krankheitsbewältigung, Patientenführung und -coaching

Uwe Hoppenworth, Michael Schifferdecker und Christina Sokol

22.1 Psychische Veränderungen

Michael Schifferdecker

Das erste Dokument über die multiple Sklerose in der Literatur überhaupt stammt von dem selbst betroffenen medizinischen Laien Sir Augustus D'Esté (1794–1848), einem Enkel des englischen Königs George III. In seinen Tagebüchern schildert er eindrucksvoll sein 26 Jahre dauerndes Leiden. Dabei widmet er sich zwar vor allem der Beschreibung seiner körperlichen Beschwerden, aber in einigen

Sätzen spiegeln sich auch seine seelischen Nöte wider. Der Verlust seiner körperlichen Fähigkeiten löste in ihm „große Angst", „Nervosität", eine „gedrückte Stimmung" und „Energielosigkeit" aus. Die beschriebenen Störungen gehören auch heute noch zu den bei MS am häufigsten genannten, sind aber nicht vollständig und in ihrer Ursache auch nicht immer so einfach zuzuordnen, wie es D'Esté als Betroffener versucht hat.

Die Einteilung psychischer Erkrankungen erfolgt heute allgemein nach operationalisierten Diagnoseschemata wie der *International Classification of Diseases* (ICD) oder dem *Diagnostic and Statistical Manual of Mental Disorders* (DSM). Bei progredient verlaufenden Krankheitsbildern wie der HIV-Infektion und der MS, die mit einem Befall des ZNS einhergehen, ist die Anwendung der genannten diagnostischen Manuale jedoch problematisch. Bei Vorliegen eines derartigen körperlichen Befunds wird hier nämlich stets die auftretende psychische Symptomatik der körperlichen Erkrankung zuzuordnen sein, also als psychoorganisch qualifiziert. Damit wird man der überwiegenden Zahl psychischer Veränderungen bei MS aber sicher nicht gerecht.

Es bietet sich daher an, auf ein Krankheitsmodell zu rekurrieren, das zum Verständnis psychischer Störungen insgesamt breite Anwendung gefunden hat, das sog. **biopsychosoziale Modell.** Dieses Modell ordnet jeder psychischen Erkrankung in je unterschiedlichem Ausmaß eine biologische, eine psychologische und eine soziale Komponente als ätiologischen und verlaufsbestimmenden Faktor zu. Am Beispiel einer Depression im Verlauf der MS könnte dies bedeuten, dass die depressive Symptomatik sowohl Ausdruck eines Befalls bestimmter Areale des Gehirns ist und möglicherweise mit einer prämorbiden Störung des serotonergen Systems einhergeht, dass aber auch die psychische Auseinandersetzung mit dem bisherigen Krankheitsverlauf auf dem Boden bestimmter Persönlichkeitsmerkmale und schließlich die Folgen der Erkrankung auf Beruf oder Partnerschaft das depressive Bild bestimmen und unterhalten. Nicht zuletzt kann auch die medikamentöse Behandlung der MS pharmakogene depressive Bilder auslösen.

Damit nicht genug, weiß man heute aus den Ergebnissen der psychoneuroimmunologischen Forschung, dass umgekehrt auch der seelische Zustand den organischen Krankheitsverlauf beeinflusst, sodass die ganze Komplexität des Themas eher eines kybernetischen Ansatzes bedürfte.

Zum allgemeinen Verständnis psychischer Veränderungen im Verlauf der MS erscheint es aber ausreichend, im Folgenden Art, Ausprägung und Häufigkeit einzelner Störungsbilder herauszugreifen, mit dem Hinweis, dass eine klare Abgrenzung psychischer Veränderungen bei MS eher die Ausnahme, eine Multikausalität hingegen die Regel ist. Dieses Vorgehen ist auch insofern erlaubt, als das psychopharmakologisch-therapeutische Vorgehen eher symptom- denn krankheitsbezogen erfolgt.

MERKE

Wichtig ist jedoch, eine psychische Symptomatik überhaupt als solche zu erkennen, zumal sie unabhängig von und schon vor körperlichen Beeinträchtigungen auftreten kann. Denn offenbar werden Patienten mit MS noch immer nicht adäquat psychiatrisch-psychotherapeutisch betreut, obwohl eine effektive Behandlung psychischer Störungen nicht nur Funktionsniveau, Selbstachtung und Lebensqualität fördert, sondern auch die Compliance mit der medizinischen Behandlung unterstützt.

22.1.1 Epidemiologie und Pathologie psychischer Veränderungen

Eine Analyse der Veröffentlichungen zur Epidemiologie psychischer Veränderungen bei MS ergibt folgendes Bild (Schifferdecker et al. 1996): Symptome wie eine Minderung der intellektuellen Leistungsfähigkeit, Gedächtnis- und Konzentrationsstörungen, Kritikminderung, eine organische Euphorie und/oder Affektlabilität sind eher Störungen der fortgeschrittenen, schweren MS. In früheren Stadien der Krankheit hingegen sind vor allem affektive und weniger intellektuelle Störungen beschrieben. Depressive Verstimmungen und emotionale Labilität sind häufige psychische Veränderungen dieser Patientengruppe.

Psychotische Krankheitsbilder bei Patienten mit MS werden immer wieder als Einzelfälle in der Literatur beschrieben; ihr Anteil an allen psychischen Störungen bei diesen Patienten ist jedoch gering. Paranoid-halluzinatorische Psychosen scheinen vor allem in frühen Erkrankungsstadien, in Einzelfällen sogar als erstes Symptom der Erkrankung aufzutreten und im Zusammenhang mit Läsionen im Temporallappen zu stehen.

Geht man nun auf die Psychopathologie einzelner definierter Störungsbilder ein und schließt mögliche differenzialätiologische Überlegungen ein, bedeutet dies einen Übergang von syndromalen Beschreibungen zu dem Bemühen, diagnostische Entitäten einzugrenzen. Dieses Vorgehen ist nicht unproblematisch, da die psychiatrischen Diagnoseschemata gerade in den letzten Jahren einem raschen Wandel unterworfen waren.

Störungen der Emotion

Der Begriff der emotionalen Beeinträchtigung umfasst in neuer Terminologie zwei Anteile, von denen einer im Bereich der Affekte im Sinne einer heftigen Gefühlswallung anzusiedeln ist, der zweite sich auf die Stimmung als einen im Unterschied zum Affekt länger andauernden Gefühlszustand bezieht, durch den alle übrigen Erlebnisinhalte der Betroffenen eine besondere Färbung erfahren.

MERKE

Affekte können abgestumpft, flach inadäquat oder labil sein; Stimmungsstörungen können sich in Traurigkeit, Fröhlichkeit oder Gereiztheit äußern (Minden 2000).

Störungen der Stimmung Ausgehend vom zugrunde liegenden neurologischen Krankheitsbild müssten MS-Patienten am ehesten an einer sog. **Anpassungsstörung** („adjustment disorder") leiden, einem Krankheitsbild, das eine emotionale Beeinträchtigung z. B. nach schwerer körperlicher Erkrankung beschreibt. Derartige Störungen als Reaktion auf die MS im Sinne eines definierten und umschriebenen Krankheitsbegriffs sind bisher aber kaum wissenschaftlich untersucht.

In der Literatur findet sich daher vielmehr die **Depression** als häufigste psychiatrische Erkrankung im Verlauf einer MS. Angaben zur Prävalenz einer Major Depression schwanken je nach Untersuchung zwischen 5 und 59 %, im Mittel liegt der Wert bei 23 % (Marrie et al. 2015). Die Lebenszeitprävalenz soll sogar bei 50 % liegen. Demnach ist das Risiko, an einer Depression von Krankheitswert zu erkranken, für MS-Betroffene etwa viermal höher als für die Normalbevölkerung, mit einer ebenfalls deutlich höheren Tendenz zur Chronifizierung. Dies kann zum einen sicher als Ausdruck der erhöhten psychosozialen Belastung durch die Erkrankung gesehen werden, aber auch im Zusammenhang mit dem Befall bestimmter Hirnareale oder als Folge der pharmakologischen Behandlung der Grunderkrankung stehen. Trotzdem werden Depressionen bei MS-Patienten häufig nicht erkannt und bleiben somit unbehandelt, was nicht nur Auswirkungen auf die Lebensqualität, sondern auch auf die Bewältigung und den Rückgang neurologischer Ausfälle hat.

Die Angaben über die Beziehung zwischen dem Auftreten einer Depression und verschiedenen Krankheitsparametern sind widersprüchlich (Murphy et al. 2017). Zusammenfassend lassen sich aber folgende Argumente aufzählen, die – ähnlich wie der Zustand der Euphorie – für eine **hirnorganische (Mit-)Verursachung affektiver Störungen** sprechen (Schifferdecker und Calabrese 2007):

- Depressionen sind bei überwiegend im Großhirn lokalisierten Herden häufiger als bei Verlaufsformen mit mehr spinaler Beteiligung.
- Die Depressivität ist bei erhöhter Prozessaktivität (Schub) ebenfalls erhöht.
- Pathoanatomische Untersuchungen weisen auf dienzephale, hypothalamische Entmarkungsherde bei MS-Patienten mit schwerer depressiver Symptomatik hin.
- Sowohl bei depressiven Patienten als auch bei MS-Patienten zeigen sich charakteristische immunologische Veränderungen.

Fälle einer reinen Manie bei MS sind eher selten, während die Wahrscheinlichkeit **bipolarer Verlaufsformen** wiederum doppelt so hoch ist wie in der Normalbevölkerung. Auch hier kann ähnlich wie bei der Depression von einer multifaktoriellen Ursache ausgegangen werden.

Die Lebenszeitprävalenz einer **Angststörung** liegt bei 36 % und ist demnach etwa dreimal so hoch wie bei Menschen ohne MS.

Störungen des Affekts Angaben zur Prävalenz von **pathologischem Lachen oder Weinen** bei MS schwanken zwischen 7 und 95 %! Berücksichtigt man nur die aktuellen Studien, in denen explizite Kriterien zur Diagnostik dieses Phänomens vorgegeben werden, muss eine Prävalenzrate von etwa 10 % angenommen werden. Möglicherweise liegt diesem Symptom eine Unterbrechung der kortikobulbären Bahnen zugrunde, die in die Kontrolle emotionaler Äußerungen eingreifen. Diese Affektstörung korreliert mit einem chronisch progredienten Verlauf der MS, einer langen Erkrankungsdauer, kognitiven Einbußen, stärkeren körperlichen Beeinträchtigungen und einem eher diffusen bilateralen Befall des Gehirns. Keine Bezüge gibt es hingegen zu den oben beschriebenen Störungen der Stimmung.

Angaben zur Prävalenz der **Euphorie** als eine im Gegensatz zum pathologischen Lachen anhaltende hochgestimmte seelische Verfassung, gekennzeichnet durch Sorglosigkeit, Optimismus und subjektives Wohlbefinden ohne Zusammenhang mit dem objektiven Zustand, schwanken ebenfalls in einem breiten Spektrum zwischen 0 und 63 %. Auch das Auftreten euphorischer Zustandsbilder soll mit fortgeschrittener MS und kognitiven Einbußen, wohl auch mit ausgeprägten neuropathologischen Veränderungen besonders im Frontallappen korrelieren (Benedict et al. 2004).

Suizidalität Die Auseinandersetzung mit der Erkrankung wird nicht selten auch von Verzweiflung geprägt. Dies betrifft zum einen die emotionale Adaptation der MS durch den Kranken und zum anderen den zunehmenden Verlust an Autonomie, das Erleben von Abhängigkeit durch die neurologischen Ausfälle. Suizidale Krisen sind daher gehäuft zu erwarten. Die Rate vollendeter Suizide liegt bei 3 %: Sie ist damit etwa achtmal höher als in der Normalbevölkerung und auch signifikant höher als bei Patienten mit anderen chronischen körperlichen Erkrankungen (Sadovnik et al. 1996).

Störungen der Kognition

Im Folgenden sollen unter dem Begriff Kognition Gedächtnisfunktionen und traditionelle Intelligenzleistungen zusammengefasst werden, da in vielen Untersuchungen der Übergang zwischen beiden fließend gedacht wird. Die Widersprüchlichkeit der Untersuchungsergebnisse gerade zur Frage kognitiver Einbußen ist zum einen damit erklärbar, dass viele Tests auch komplexe motorische und sensorische Fähigkeiten verlangen, zum anderen mit der häufig von Betroffenen gerade nach akuten Schüben beschriebenen und oft persistierenden körperlichen Erschöpfbarkeit, die dann zu Unrecht als kognitive Leistungseinbuße gewertet wird. Schließlich hat auch die Stimmungslage der Patienten zum Untersuchungszeitpunkt Einfluss auf die Untersuchungsergebnisse und verfälscht so u. U. deren Reliabilität.

Schon immer wurden jedoch auch schwere kognitive Störungen bis hin zur Demenz bei MS-Patienten beobachtet. Die Häufigkeit dieser **subkortikalen Demenz** lag bei einer Gruppe stationär behandelter MS-Patienten sogar bei 22 % (Benedict und Bobholz 2007). Kognitive Beeinträchtigungen zeigen sich in einer verlangsamten Informationsverarbeitung, einer reduzierten Merkfähigkeit im Kurzzeitbereich und Schwierigkeiten, Gedächtnisinhalte abzurufen, in Störungen des Affekts, in Schwächen im konzeptionellen Denken und gestörten Exekutivfunktionen. MS-Betroffene sollen außerdem Schwierigkeiten haben, Gedächtnisinhalte abzurufen, die zeitlich vor dem Beginn ihrer Erkrankung liegen. Die Häufigkeit kognitiver Störungen lag in früheren Studien bei etwa 10 %. Neuere Untersuchungen mit feineren psychometrischen Verfahren zeigen jedoch, dass leichtere Einschränkungen offenbar häufiger (43–70 %) und auch früher im Krankheitsverlauf zu beobachten sind (Grzegorski und Losy 2017). Mit Abklingen eines Schubs können sich die testpsychologischen Befunde verbessern. Kognitive Störungen sind beim chronisch progredienten Verlauf der MS im Vergleich zum schubförmigen mehr als doppelt so häufig anzutreffen. Häufigkeit und Schwere kognitiver Störungen korrelieren weder mit der Erkrankungsdauer oder Schwere der neurologischen Symptomatik noch mit den Befunden der Bildgebung (Westervelt 2015).

Gerade auch kognitive Störungen haben Auswirkungen auf das Leben mit der Erkrankung. Beim Vergleich zweier nichthospitalisierter Patientengruppen – die eine mit, die andere ohne kognitive Defizite – stellte sich heraus, dass in der Gruppe mit kognitiven Defiziten Arbeitslosigkeit, ein Rückgang der sozialen Kontakte, sexuelle Dysfunktionen und Schwierigkeiten in der häuslichen Routine überproportional häufig vertreten waren.

Psychosen

Produktive Psychosen sind seltene psychische Auffälligkeiten im Verlauf der MS, treten aber offenbar doch – zumindest bei Kindern und Jugendlichen (Pakpoor et al. 2016) – häufiger auf als in der Normalbevölkerung. Zusammenhänge mit einer IFN-Therapie und mit Läsionen im Temporallappen werden beschrieben. Auffällig ist eine Häufung von **Emotionspsychosen,** also Psychosen, die von großer Angst oder auch einem starken Glücksgefühl getragen werden. Emotionspsychosen treten früher im Verlauf der MS auf als schizophrene Psychosen. Eine Deutung der Ergebnisse gelingt unter psychodynamischen Gesichtspunkten. Betrachtet man die Emotionspsychosen als Erkrankung, die – unabhängig von etwaigen biologischen Parametern – neben angstneurotischen Persönlichkeitsmerkmalen gerade auf diese Persönlichkeit besonders emotional wirkender Auslöser bedarf, so kann, ähnlich wie bei der HIV-Infektion beschrieben, die MS selbst als ein solcher Auslöser angesehen werden. Eine auf der organischen Erkrankung beruhende Kritikschwäche wird den Ausbruch einer solchen Psychose begünstigen (Schifferdecker et al. 1996).

22.1.2 Therapie psychischer Veränderungen

Wenn auch, wie in diesem Buch dargestellt, weitreichende therapeutische Möglichkeiten entwickelt wurden, gibt es doch bis heute keine kausale Therapie der MS. In dieser Situation rückt ein therapeutisches Aufgabenfeld ganz in den Vordergrund, das dem psychosozialen Halt der Patienten gilt. Es umfasst den Umgang mit der eigenen Behinderung und deren Folgen. Hierfür ist aber eine genaue Kenntnis der jeweiligen psychopathologischen Begleiterscheinungen unerlässlich. Nur sie erlaubt die Aufstellung eines Gesamtplans, in dem die Anteile von Pharmako-, Psycho- und Soziotherapie hilfreich auf die individuellen Erfordernisse abgestimmt sind.

Wünschenswert wäre bei jedwedem therapeutischen Vorgehen grundsätzlich eine enge Zusammenarbeit zwischen Psychologen, Medizinern und Betroffenen unter Einbeziehung der Angehörigen. Letztere sind schließlich von den Folgen der Erkrankung für das tägliche Leben ebenfalls betroffen und beeinflussen zusätzlich durch ihre Haltung die Einstellung der Erkrankten.

Grundsätzlich gilt für die psychopharmakologische Behandlung MS-Kranker die aus der Gerontopsychiatrie bekannte Regel: „Start low and go slow", d. h., wegen erhöhter Gefahr von Nebenwirkungen sollte einschleichend und niedriger als üblich dosiert werden. Evidenzbasierte Leitlinien zur Auswahl bestimmter Psychopharmaka existieren wegen der insuffizienten Datenlage jedoch bisher nicht (Minden et al. 2014).

22

MERKE

Die Auseinandersetzung mit der Erkrankung und insbesondere das deutlich erhöhte Suizidrisiko MS-Kranker machen häufig eine **Psychotherapie** notwendig. Auch die medikamentöse Behandlung psychiatrischer Krankheitsbilder sollte gerade wegen ihrer Multikausalität psychotherapeutisch begleitet werden. Metaanalysen belegen die Wirksamkeit von kognitiver Verhaltenstherapie (KVT) zur Behandlung depressiver Störungen bei Patienten mit MS (Hind et al. 2014). Inwieweit eine Psychotherapie den Krankheitsverlauf beeinflussen kann, ist umstritten. Sie kann aber einen wichtigen Beitrag zur Lebensqualität der Betroffenen leisten.

Medikamentöse Therapie

Depressive Symptome

Das Regime einer antidepressiven Therapie MS-Kranker unterscheidet sich nicht grundsätzlich vom üblichen Vorgehen. Jedoch sollten wegen ihrer geringeren Neben- und insbesondere Wechselwirkungen bevorzugt selektiv wirkende **Serotonin- (SSRIs)** und **Serotonin-Noradrenalin-Wiederaufnahmehemmer (SNRIs)** als Mittel der Wahl angewandt werden. Dies gilt vor allem dann, wenn anamnestisch Krampfanfälle bekannt sind. SSRIs sollen außerdem zellstärkend und entzündungshemmend wirken (Murphy et al. 2017). Zu den Nebenwirkungen dieser Mittel gehören aber auch sexuelle Funktionsstörungen – ein Problem, an dem schon ohne eine derartige Medikation eine Vielzahl der Betroffenen leidet. In diesen Fällen ist daher Bupropion (Elontril®) oder auch trotz seiner sedierenden und gewichtssteigernden Wirkung Mirtazapin (Remergil®) vorzuziehen.

Benzodiazepine wirken bei depressiven Patienten überwiegend durch ihren anxiolytischen Effekt. Mittel der Wahl ist daher auch Alprazolam (z. B. Tafil®). Eine Langzeitbehandlung mit Benzodiazepinen unterliegt den üblichen Beschränkungen. Bei Lungeninfektionen sind Benzodiazepine nur mit größter Zurückhaltung zu geben.

Die Behandlung mit **Lithium** (Hypnorex® oder Quilonum®) wird ebenso toleriert (**cave** Diurese!) wie eine Phasenprophylaxe mit Carbamazepin (z. B. Tegretal®) oder Valproinsäure (z. B. Ergenyl®).

Die Indikation zur **Elektrokonvulsionstherapie** (EKT) muss noch strenger gestellt werden als im Normalfall, da zusätzliche neurologische Störungen nach EKT-Behandlung beschrieben sind.

Kognitive Störungen

Bislang wurden nur vereinzelt kleinere Studien durchgeführt, so etwa mit **Donezepil** (Aricept®). Eine Stabilisierung kognitiver Funktionen wurde aber auch unter erfolgreicher immunmodulatorischer Therapie beobachtet (Feinstein 2004).

Die in mehr als 75 % d. F. zu beobachtende abnorme körperliche und kognitive Ermüdbarkeit (Fatigue) spricht offenbar recht gut auf Amantadinsulfat (z. B. PK-Merz®) an. Von einer Therapie mit Modafinil (Vigil®) liegen ebenfalls erste positive Ergebnisse vor (Ford-Johnson et al. 2016).

Paranoid-halluzinatorische Symptome Auf Antipsychotika reagieren MS-Patienten ebenfalls empfindlicher; schwere Nebenwirkungen (Dyskinesien, malignes neuroleptisches Syndrom) sollen häufiger auftreten. Daher ist die Gabe eines sog. atypischen Antipsychotikums wie Clozapin (Leponex®), Olanzapin (Zyprexa®), Aripiprazol (Abilify®), Risperidon (Risperdal®), Amisulprid (Solian®) oder Quetiapin (Seroquel®) prinzipiell vorzuziehen. Welches dieser Medikamente gegeben wird, hängt wie bei Patienten ohne MS vom klinischen Bild ab.

Unruhe und Angst Unruhe und Angst können in jedem Stadium der Erkrankung auftreten, häufig – aber nicht immer – in Zusammenhang mit einer depressiven Störung. Eine vorbestehende Angststörung kann durch die Erkrankung exazerbieren. Eine supportive (psychotherapeutische) Behandlung ist in jedem Fall indiziert. Falls zusätzlich Benzodiazepine notwendig sind, unterliegen diese den üblichen Beschränkungen. Kurze Halbwertszeit und das Fehlen aktiver Metaboliten machen Lorazepam (Tavor®) und Oxazepam (Adumbran®) zu Mitteln der ersten Wahl. Bei chronischen Angstzuständen bietet sich eine Behandlung mit SSRIs an. Ausreichende Erfahrungen mit Pregabalin (Lyrica®) als Präparat gegen eine generalisierte Angststörung bei MS liegen noch nicht vor.

Psychotherapie

Fast die Hälfte der MS-Patienten gibt Bedarf an psychologischer oder psychotherapeutischer Hilfe an. Auch die bisher in diesem Kapitel dargestellte Problematik weist auf die Notwendigkeit hin, Psychotherapie, aber auch psychologische Beratung und Betreuung zur Förderung der Krankheitsbewältigung in die Behandlungskonzepte der MS einzubeziehen.

Zwei zentrale Problembereiche kennzeichnen einen solchen Therapieprozess:

- die emotionale Adaptation der MS durch den Kranken und
- das Autonomie- bzw. Abhängigkeitserleben im Verlauf der Erkrankung.

Der nicht vorhersagbare Krankheitsverlauf fordert den Einsatz des gesamten Spektrums psychotherapeutischer Strategien und Techniken. Je nach Krankheitsphase ist eine Arbeit am Widerstand oder an den Abwehrmechanismen, dann wieder an den unbewussten Gefühlen und Impulsen notwendig. Besonders im Spätstadium liegt die Betonung psychotherapeutischer Unterstützung auch auf der Entwicklung von Bewältigungsstrategien.

Manche Autoren beschreiben Auswirkungen von Psychotherapie bei MS-Kranken, die von erheblicher Besserung bis hin zur Heilung reichen. Ein langfristiger Einfluss auf den Krankheitsverlauf konnte jedoch nie wirklich belegt werden. Wohl aber zeigt sich ein Effekt der Therapie auf das subjektiv erlebte körperliche Befinden. Die Krankheit bessert sich also durch Psychotherapie zwar nicht hinsichtlich ihrer Symptomatik, die Patienten machen diese aber nicht mehr zum alleinigen Gradmesser ihres Wohlbefindens.

Da **Gruppenpsychotherapie** als bevorzugte Maßnahme gilt, um individuelle Probleme auszudrücken und zu teilen, ist dies in fast allen Untersuchungen auch die Therapie der Wahl. Zuverlässige Studien über die Effizienz einer individuellen (Einzel-)Psychotherapie bei MS-Kranken liegen bisher nicht vor. In einer kontrollierten Studie konnte bei MS-Patienten eine deutliche Reduktion von Depressionswerten sowohl durch eine konfliktorientierte Gruppenpsychotherapie als auch durch KVT in der Gruppe erreicht werden. Die Therapie stellte dabei eine im psychologischen wie auch körperlichen Bereich entlastende Maßnahme dar, die vor allem bei jüngeren und erst kürzlich diagnostizierten Patienten Erfolg verspricht. Positive Erfahrungen zeigten sich auch mit **Musiktherapie,** wenn krankheitsbezogene Themen und angestaute Affekte wie Angst, Wut und Trauer aktualisiert werden konnten. Anhaltende Verbesserungen des Krankheitszustands sind überhaupt dann am besten zu erreichen, wenn es den Patienten durch die Psychotherapie gelingt, ihre Gefühle deutlicher zu zeigen und sich von Abhängigkeiten zu lösen. Therapiestudien zeigen denn auch, dass eine deutliche Zunahme einer Änderung in Richtung Entspannung, Gelassenheit und Optimismus im Vergleich zu unbehandelten Kontrollgruppen einsetzt (Langemayr und Schöttes 2000). Dies ist auch in weitaus stärkerem Maße möglich als in Selbsthilfegruppen, da der Austausch in einer Therapiegruppe für die Teilnehmer offenbar eine andere Qualität hat.

22.1.3 Persönlichkeitsmerkmale

Es existiert keine prospektive Forschung zur Frage prämorbider Persönlichkeitsmerkmale bei MS-Kranken. Insofern können die im Folgenden genannten Merkmale allenfalls Ausdruck einer Akzentuierung der Persönlichkeit im und vermutlich auch durch den Krankheitsverlauf sein. So besteht denn auch weitgehend Konsens, dass es eine „MS-Persönlichkeit" nicht gibt. Trotzdem findet man eine Vielzahl von Untersuchungen zu psychosomatischen Aspekten der Persönlichkeitsforschung, also zu der Frage, ob bestimmte Persönlichkeitsmerkmale überproportional häufig auftreten und so den Verlauf und evtl. auch den Ausbruch der Erkrankung beeinflussen.

In ihrer Beziehungsgestaltung sollen MS-Kranke durch ein starkes **Abhängigkeitsbedürfnis** gekennzeichnet sein. Diese eher symbiotische Struktur zeigt sich in einer engen Bindung an die Familie mit der Konsequenz, dass Umstellungen auf neue Beziehungen als schwierig erlebt werden. Daneben soll es MS-Patienten auch schwerfallen, ihre Bedürfnisse durchzusetzen oder auch nur wahrzunehmen. Die **mangelnde Selbstwahrnehmung** kann – unabhängig von der Erkrankung – dazu führen, dass selbst der eigene Körper als fremd erlebt wird.

Vergleicht man diese Beschreibungen – Probleme in der Beziehung zu den eigenen Bedürfnissen, zum eigenen Körper und in der Beziehungsgestaltung – mit Ergebnissen der ressourcenorientierten Bewältigungsforschung, zeigt sich, wie ungünstig gerade diese Persönlichkeitsmerkmale für einen erfolgreichen Umgang mit der Erkrankung sind. Eine in diesem Sinne „widerstandsfähige" Persönlichkeit ist danach durch drei miteinander verknüpfte Komponenten charakterisiert:

- **Engagement:** beschreibt den Glauben an Wichtigkeit und Wert der eigenen Person
- **Kontrolle:** beschreibt die Überzeugung, den Verlauf der Ereignisse durch eigenes Zutun angemessen beeinflussen zu können
- **Herausforderung:** beschreibt die Vorstellung, dass Veränderung und weniger Stabilität das Leben allgemein kennzeichnen

Eine weitere potenzielle Ressource soll die sog. **private Selbstaufmerksamkeit** sein, die Tendenz, die Aufmerksamkeit stärker auf die eigene Person (z. B. auf Gefühle und Körpersensationen) als auf die Umwelt zu richten (Filipp und Aymanns 2003).

MERKE

Dieser Gegensatz von offenbar häufig zu beobachtenden Persönlichkeitsmerkmalen MS-Kranker und den Eigenschaften der „widerstandsfähigen" Persönlichkeit verlangt den Betroffenen für eine erfolgreiche Krankheitsbewältigung also eine Veränderung ihrer Sichtweise und Einstellungen ab, die häufig nur mit äußerer, evtl. auch nur mit professioneller Hilfe gelingen kann.

22.1.4 Psychoneuroimmunologie

Krankheitsbewältigung ist kein unidirektionaler Prozess. Vielmehr ist davon auszugehen, dass nicht nur eine körperliche Erkrankung wie die MS die Psyche beeinflusst und Bewältigungsstrategien erfordert, sondern dass der psychische Zustand auch Einfluss auf die Erkrankung hat. Dieses Gebiet der Wechselwirkung zwischen Psyche und Soma, die Psychoimmunologie oder Psychoneuroimmunologie, steckt allerdings erst in den Anfängen und ist eine noch junge Grundlagendisziplin der psychosomatischen Forschung, wenn auch die Zahl der Untersuchungen zu diesem Thema fast exponentiell ansteigt.

Wiederholt wurde die Befürchtung geäußert, dass eine psychosomatisch orientierte Sichtweise der Erkrankung zu einer ungünstigen Krankheitsverarbeitung führt, indem die Schuld für die Krankheit in der eigenen Person gesehen wird. Dies gilt aber offenbar nur dann, wenn es den Betroffenen nicht gelingt, daraus positive Anknüpfungspunkte zu entwickeln. Die Tatsache, dass Ätiologie und Prognose weitgehend unbekannt sind, fördert zudem eigene Krankheitstheorien bis hin zu magischen Vorstellungen. Viele glauben sogar, sich wegen der Erkrankung überhaupt nicht mehr belasten zu dürfen – mit somatischen Folgen bis hin zu einer Atrophie der Muskulatur. Hinsichtlich ihres subjektiven Krankheitskonzepts nehmen MS-Betroffene an, dass ihre Erkrankung am ehesten vererbt wurde, dann in abnehmender Wahrscheinlichkeit durch Alltagsstress, hohe Selbstansprüche, berufliche und erst an letzter Stelle durch seelische Belastungen verursacht wurde. Der sog. **Life-Event Theorie** wird also eine Absage erteilt, obwohl viele Untersuchungen einen Zusammenhang zwischen emotionalem Stress oder psychischen Traumata und dem Ausbruch der Erkrankung oder weiterer Schübe festgestellt haben wollen. So fand eine kontrollierte Studie bei 77 % d. F. vor Ausbruch der Krankheit schwere Belastungsereignisse, ähnlich den Ergebnissen bei psychosomatischen Erkrankungen. In anderen Untersuchungen konnte dies nicht reproduziert werden. Fast alle Studien kranken aber daran, dass bei der Untersuchung der Auswirkungen belastender Lebensereignisse auf die Gesundheit die vermittelnde Rolle von Bewältigungsreaktionen i. d. R. nicht berücksichtigt wurde. Hinzu kommt, dass nicht die Quantität der Belastung das Maß ist, sondern die subjektiv erlebte Qualität, das spezifische Ereignis, das eben auf diesen Kranken mit seiner ganz persönlichen Geschichte „passt".

Die widersprüchlichen Ergebnisse sind aber möglicherweise auch durch den reduktionistischen Ansatz der zugrunde liegenden Theorien erklärbar. Denn gerade im Bereich der Stressforschung ist ein mechanistischer Ansatz wenig wirkungsvoll, weil er der hohen Differenziertheit und Dynamik des menschlichen Lebens, aber auch der höheren Komplexität psychischer Prozesse und umgebender sozialer Realität nicht gerecht wird (Schubert 1998).

Ein direkter Zusammenhang zwischen **Psyche und Immunsystem** wurde in einer prospektiven Studie über 13 MS-Patienten mit chronisch progredientem Verlauf gefunden. Danach gehen Perioden mit stärkerer Depression und Angst mit einem erhöhten Quotienten von Helfer- und Suppressorzellen (CD4/CD8-Ratio) einher (Foley et al. 1992). Es konnte in dieser Untersuchung jedoch nicht entschieden werden, ob die veränderte Lymphozyten-Subpopulation Ursache oder Folge der psychischen Veränderungen ist. Denn Krankheitsverhalten kann auch als eine gegenläufige immunpsychologische Wirkrichtung interpretiert werden. Die Tatsache, dass z. B. bei Infektionskrankheiten der Erkrankte müde ist, mehr schläft, schwach ist, weniger trinkt und den sozialen Kontakt meidet, kann als Ausdruck der Schwächung des Körpers verstanden werden, aber auch als überlebensnotwendiges Verhalten, das zur Einhaltung einer neuen krankheitsbedingten Homöostase eingesetzt wird. Es macht Sinn, wenn der kranke Mensch zur optimalen Mobilisierung der Abwehr fiebert, zum Einsparen von Energie schläft und wenig Nahrung zu sich nimmt und zur Vermeidung des Kontakts mit weiteren Krankheitserregern den sozialen Umgang einschränkt.

Immunpsychologisch gesehen könnte sich so in Zukunft auch zeigen, dass gewisse emotionale, kognitive und motivationale Zustände durch periphere Immunveränderungen, wie sie bei der Auseinandersetzung auch mit chronischen Krankheiten stattfinden, bedingt sind.

22.1.5 Lebensqualität

Dass MS zu einer Einschränkung der Lebensqualität bei Betroffenen, aber auch bei ihren Angehörigen führt, gerade wenn sie in die Versorgung der Erkrankten eingebunden sind, ist evident. Ein Ziel erfolgreicher Krankheitsbewältigung ist daher eine Verbesserung der Lebensqualität aller Beteiligten. Die Lebensqualität von Angehörigen in diese Untersuchungen einzubeziehen ist auch deswegen wichtig, weil diese wiederum Lebensgefühl und Lebensqualität der Betroffenen bestimmen.

In einer kanadischen Studie wurde festgestellt, dass Betroffene wie Angehörige offenbar sehr zufrieden mit ihren familiären Beziehungen, Freundschaften und ihrer Wohnsituation sind, zufriedener sogar als andere Menschen mit Handicap und deren Angehörige. Am wenigsten zufrieden waren die Erkrankten mit ihrem gesundheitlichen Zustand, die versorgenden Angehörigen mit ihrer finanziellen Situation. Insgesamt korrelierte verminderte Lebenszufriedenheit bei den Betroffenen mit einer Abnahme sozialer Aktivitäten aufgrund der Erkrankung, während es bei den versorgenden Personen insbesondere dann zu abnehmender Lebenszufriedenheit kam, wenn der zurückliegende Krankheitsverlauf instabil war. Offen bleibt jedoch, ob eine reduzierte Lebenszufriedenheit zu weniger sozialen Aktivitäten oder die Abnahme der sozialen Aktivität zu einer verminderten Lebenszufriedenheit geführt hat. Sozialer Rückzug als häufige Reaktion birgt offenbar trotzdem das Risiko einer konsekutiven Verschlechterung des Lebensgefühls und vermindert damit das seelische Wohlbefinden (Aronson 1997).

Bei einem Vergleich zwischen MS-Patienten und Patienten mit entzündlicher Darmerkrankung sowie Patienten mit rheumatoider Arthritis hatten MS-Patienten die niedrigsten Scores in der Lebenszufriedenheit. Bereits im Frühstadium der Erkrankung kommt es zu deutlichen Einbußen (Haupts et al. 2003). Aus derartigen Untersuchungen wird jedoch nicht deutlich, ob dieses geringere Maß an Lebensqualität Ausdruck der spezifischen Störungsmuster der MS ist oder ob nicht doch Persönlichkeitsmerkmale und damit prämorbide Eigenschaften der Grund für die beobachteten Unterschiede in der Einstellung zur Erkrankung sind. Andere Untersuchungen wiederum haben gezeigt, dass gerade die schnelle Ermüdbarkeit von vielen Betroffenen als die im Hinblick auf ihre Lebensqualität am stärksten belastende Symptomatik erlebt wird (Ford et al. 1998).

Darüber hinaus existieren signifikante Zusammenhänge zwischen Lebensstil und Copingstrategien (Schipper et al. 2011).

22.2 Patientenführung

Michael Schifferdecker

Fragen zur Aufklärung von MS-Kranken über ihre Erkrankung gehören zu den unter den behandelnden Ärzten viel und häufig auch kontrovers diskutierten Problemen. Auch die Betroffenen selbst sind uneins über den richtigen Zeitpunkt. Die Frage, aufklären oder nicht bzw. wann, verkürzt jedoch das Problem. Ärztliche Aufklärung muss immer einen Dialog darstellen, in dem mehr als reine Daten oder Fakten vermittelt werden. In diesem Dialog soll der Kranke lernen, die Bedeutung von Diagnose und Befunden sowie die Wertigkeit seiner Beschwerden einzustufen. Befürchtungen, die sich auf die Prognose beziehen, kann er dann immer wieder in Beziehung zur realen Bedrohung setzen.

Aufklärung sollte stets auch die Mitteilung eines Plans für das weitere diagnostische und therapeutische Vorgehen bis hin zur kurzfristigen Gabe von Psychopharmaka bei Unruhe, Angst oder Schlafstörungen beinhalten. Ein Fehler – nicht nur in rechtlicher Hinsicht – ist es, Angehörige vor dem oder gar anstelle des Patienten zu informieren. Dies schwächt die Rolle des Patienten in der Familie und belastet die Angehörigen selbst unzumutbar. Viele Betroffene haben sogar ihre Diagnose zufällig und nicht vom Arzt erfahren.

MERKE

Eine sorgfältige und rechtzeitige Aufklärung führt schließlich nicht zuletzt auch zu einem besseren Umgang mit der Erkrankung.

Aufklärung bedeutet aber auch, Hoffnung als Gegengewicht zur existenziellen Bedrohung durch die Diagnose zu vermitteln. Der Aspekt der **Hoffnung** ist psychologisch von großer Bedeutung, weil er mit darüber entscheidet, ob der Patient die Mitteilung, an MS erkrankt zu sein, innerlich kompensieren kann. So sollte dem Patienten vermittelt werden, dass er eine nicht geringe Chance hat, noch lange gesund zu bleiben. Auch Hoffnung in zukünftige Forschungsergebnisse ist gerechtfertigt, da es sich um eine häufig relativ langsam fortschreitende Erkrankung handelt und während des Krankheitsverlaufs selbstverständlich weitere Fortschritte in der Behandlung der MS erzielt werden.

Andererseits darf und soll Aufklärung auch nicht zu früh erfolgen. So geschieht es immer wieder, dass Zufallsbefunde in der MRT ohne klinische Symptomatik als MS diagnostiziert und die Betroffenen unnötig beunruhigt werden.

MERKE

Die Mitteilung reiner Verdachtsdiagnosen sollte möglichst unterbleiben und die Diagnose eindeutig gesichert sein, bevor der Patient informiert wird.

22.3 Krankheitsbewältigung

Christina Sokol und Uwe Hoppenworth

Die Funktionsfähigkeit des Körpers ist durch die Erkrankung oder die Therapie in hohem Maße beeinträchtigt. Der Patient sieht sein Körperbild verletzt. Die Integration dieses „fehlerhaften“ Bildes in sein Bewusstsein erfordert eine hohe psychische Anpassungsfähigkeit. Die Förderung der Autonomie im Krankheits- und Therapieprozess und das damit verbundene Selbsterleben ermöglichen es dem Patienten, diesen Anpassungsprozess aktiv mitzugestalten und damit eine körperliche, soziale und psychische Veränderung zu erreichen.

Die Rollenerwartungen an Patienten und die Qualität gesundheitsrelevanter Leistungen haben sich erheblich geändert: Von Patienten wird erwartet, dass sie einen sehr viel größeren Teil ihres Therapieerfolgs selbst in die Hand nehmen und als aktive Mitgestalter am Behandlungsprozess teilnehmen. Der Rollenwechsel vom passiven Patienten (paternalistisches Modell) zum selbstbewussten Mitgestalter seiner Krankheit (partnerschaftliches Modell) kann mit den Schlüsselbegriffen **Coping, Compliance** und **Adhärenz** markiert werden.

22.3.1 Coping: ein Begriff – viele Bedeutungen

Das Konzept des Copings (engl. „cope with") ist am ehesten mit Krankheitsbewältigung zu beschreiben. Eine einheitliche Definition bzw. ein standardisiertes Instrumentarium zur Messung von Copingstrategien liegt bisher nicht vor. Zum Verständnis vorliegender Konzepte der Krankheitsbewältigung ist es notwendig, zwischen Coping und Abwehr zu unterscheiden – zwei Konzepte, die theoretisch wenig konturiert sind und die mehr Fragen aufwerfen als Lösungen aufzeigen (Kächele und Steffens 1988).

Die Erforschung menschlichen Verhaltens in bedrohlichen Situationen – und eine Erkrankung ist eine bedrohliche Situation – reicht ins 19. Jahrhundert zurück und berührt die Wurzeln der Psychoanalyse: Menschliches Verhalten in Krisensituationen geriet zunächst als „Abwehrverhalten" in den Blick. Das psychoanalytische Konzept der **Abwehr** umfasste alle Abwehrbemühungen, die ausgelöst werden, wenn ein Angstsignal dem Individuum eine Bedrohung signalisiert (Freud 1936). Sie dienen dem Schutz vor unangenehmen, schmerzhaften Affekten, die in bestimmten Situationen körperlicher oder seelischer Bedrängnis auftreten. Beispiele für solche eher **unbewusst motivierten Abwehrprozesse** sind u. a. Verdrängung, Verleugnung, Projektion. Ihnen allen ist gemeinsam, dass sie dem Erkrankten zunächst „helfen",

- die durch die Krankheitsbedrohung ausgelösten Emotionen zu reduzieren,
- Zeit zur Bewältigung von Ereignissen, die nicht sofort integriert werden können, zu gewinnen (z. B. des Schocks bei der Diagnose MS) und
- mit unwiederbringlichen Verlusten (z. B. Mobilität) umzugehen.

MERKE

Während **Abwehr** darauf zielt, Bedrohung von sich fernzuhalten bzw. sie im subjektiven Erleben zu modifizieren – sie also zu bagatellisieren, zu verdrängen oder zu projizieren –, will **Coping** einen eher bewussten Umgang mit der Erkrankungssituation initiieren.

Der Begriff **Coping** umfasst alle kognitiven und verhaltensmäßigen Versuche eines Menschen, eine durch Krankheit ausgelöste Stresssituation zu meistern. Stress wird in diesem Zusammenhang als stark belastende Lebenssituation verstanden, die Ursache und Ausgangspunkt für gesundheitliche Beeinträchtigung sein kann (Cohen und Lazarus 1982).

Trotz der Unterschiede in den theoretischen Ansätzen zur Systematisierung von Copingverhalten ist allen Konzepten gemeinsam, dass Krankheitsbewältigung als phasenhaft ablaufender Prozess verstanden wird (➤ Kap. 22.3.6). Horowitz und Wilner (1980) unterscheiden drei **Bewältigungsmuster:**

1. Aktive Beschäftigung mit der eigenen Krankheit und Durcharbeiten der eigenen Situation
2. Hinwendung zu anderen Aktivitäten und Neuformierung eigener Einstellungen und Werte
3. Aufsuchen sozialer Kontaktpersonen

Welche Copingstrategien im Verlauf der Krankheit dominieren, ist neben krankheitsbedingten Variablen (Dauer und Prognose zum Verlauf der Krankheit) abhängig von individuellen Faktoren (kognitive Struktur der Betroffenen, Einstellungen, Werthaltungen etc.), den Erfahrungen mit sich selbst in Lebenskrisen, den subjektiven Krankheitstheorien, dem Selbstwertgefühl und schließlich von den Reaktionen des sozialen Kontextes. Krankheitsbewältigung muss insofern als multifaktorieller Prozess verstanden werden, dem ein kompliziertes Umwelt-Person-Passungsgefüge zugrunde liegt (Fitzegerald Miller 2000).

Verkürzt kann die **Umwelt-Person-Beziehung des Patienten** so zusammengefasst werden: Die Art und Weise, wie der Patient über sich selbst und die Welt denkt, hat einen direkten Einfluss auf sein Befinden. Nicht nur seine Gefühle, Ängste, Erwartungen, sondern auch seine Erinnerungen spielen eine Rolle. Es ist daher wichtig, den Patienten darin zu unterstützen, dass er sich der Glaubensmuster hinsichtlich seiner

Handlungen in Bezug zur Krankheitsbewältigung bewusst wird. Denn sie haben einen direkten Einfluss auf den Krankheitsverlauf. Stressbedingte Gedanken und Emotionen lösen unmittelbar körperlichen Stress aus. Gedanken bestimmen das Verhalten, und von hier aus gehen Impulse an alle Zellen im Körper. So reagieren MS-Patienten auf verschiedene Krankheitssituationen mit einem spezifischen Bewertungsprozess, der biografisch determiniert ist und in der Bewältigungssituation jene Ressourcen aktiviert, die durch die vorausgegangene Selektion nicht abgeblockt, sondern freigegeben wurden.

22.3.2 Compliance als Therapietreue oder wie individuelle Bewältigungsstrategien auf medizinische Notwendigkeiten ausgerichtet werden

Während im Verlauf von Copingprozessen das Verhalten der Patienten nicht selten zwischen den Polen von Abwehr und Akzeptanz oszilliert, gerät im **Compliance**konzept vorrangig die „gehorsame" Einhaltung von medizinischen Verhaltensmaßregeln (Therapietreue) in den Blick. **Therapietreue** als Gütekriterium einer gelungenen Krankheitsbewältigung löst allerdings eine Reihe von kritischen Fragen aus: Neben den moralischen Implikationen des Begriffs „Treue" stellt sich die Frage:

- Wer ist wem gegenüber zur „Treue" verpflichtet?
- Stellt „Untreue" (Non-Compliance) in diesem Zusammenhang nicht auch gerade den Versuch dar, das eigene Leben – und damit den Umgang mit der Krankheit – selbstbestimmt zu organisieren?
- Ist Non-Compliance in diesem Fall nicht geradezu der Versuch, die eigene Autonomie wiederherzustellen, um sich selbst treu zu bleiben?

So viel lässt sich an dieser Stelle sagen:

22

MERKE

Non-Compliance an sich ist noch kein Beweis für ein therapiegefährdendes Verhalten, und Compliance ist kein Garant für eine gelungene Krankheitsbewältigung. Entscheidend sind in jedem Fall die Bedingungen der jeweils individuellen Situation des Patienten in Verbindung mit seinen krankheitsspezifischen Bedingungen.

In diesem Sinne kann „Verordnungstreue" durchaus positiv gesehen werden: Sie sichert, dass Medikamente gemäß der ärztlichen Verschreibung eingesetzt werden, um auch bei Langzeittherapien den gewünschten Erfolg erreichen zu können. Gerade bei MS ist angesichts der hohen Therapieabbruchrate eine auf Vertrauen und Zuverlässigkeit beruhende Kooperation zwischen Arzt und Patient zur Erhaltung der Compliance unerlässlich.

22.3.3 Adhärenz: ein Modell partizipativer Entscheidungsfindung

Adhärenz markiert den Wechsel vom überwiegend „väterlichen, beschützenden" Arzt zu einem „zur Mitsprache einladenden Gesundheitsexperten", der dem Patienten anbietet, ihm als Partner in seiner Krankheitsbewältigung zu begegnen und ihn als jemanden zu akzeptieren, der als Betroffener allein authentische Erfahrungen mit seiner Erkrankung in den Dialog einbringen kann. Die Ausfüllung der Patientenrolle erfährt somit einen bemerkenswerten Wandel:

- Der Patient wird zum aktiv Fragenden, statt sprachloser Empfänger zumeist überwiegend schlechter Nachrichten zu sein.
- Er ist der umfänglich Informierte statt der ausschließlich passive Rezipient.
- Er wird zum Handelnden statt zum ausschließlich Behandelten.

In der Praxis überwiegen nicht selten Compliance- statt Adhärenztechniken. Dies erklärt sich nach Anderson und Funnel (2005) mit dem immer noch überwiegend in der Arzt-Patient-Beziehung dominierenden Paradigma der Akutmedizin. Hier übernimmt der Arzt einen großen Teil der Verantwortung für den kranken Patienten, was bei chronischen Erkrankungen eher kontraindiziert ist, da die Betroffenen lebenslang mit ihrer Erkrankung umgehen müssen. Die Vergrößerung des Handlungsvolumens des Patienten und der daraus resultierende Gewinn an Autonomie gelingen ohne entsprechende Unterstützung nur partiell, weil die MS Lebensgewohnheiten und Routinen verändert und das Selbstwertgefühl beeinträchtigt.

MERKE

Dieses Zusammenspiel von Krankheitsbedingungen und sozialen Folgen bedarf einer behutsamen Unterstützung, die einerseits die Nöte der Patienten ernst nimmt und andererseits alternative Umgangsformen aufzeigt. Der Patient kann sich nur dann ein positives Selbstkonzept und Selbstwertgefühl bewahren, wenn es ihm gelingt, sein Selbstideal mit dem neuen Körperbild auszubalancieren.

22.3.4 Diagnose MS: ein Sturz aus der Selbstverständlichkeit

Mit einer chronischen Krankheit zu leben, bedeutet zu akzeptieren, dass man nicht mehr der ist, der man einmal war. Gesundheit und Vitalität haben als wesentliche Garanten einer erfolgreichen Selbstinszenierung in beruflichen und persönlichen Bereichen einen bedeutsamen Stellenwert. Umso dramatischer wird vor diesem Hintergrund der Verlust eines scheinbar selbstverständlichen Zusammenspiels der Organe und Organsysteme im menschlichen Körper erlebt: Währt diese als Desaster erlebte Dysfunktion über einen längeren Zeitraum, kommt es zu einer Krise, die den Betroffenen zutiefst erschüttert und ihn aus den bisherigen Selbstverständlichkeiten seines Alltags reißt.

Die Eröffnung der MS-Diagnose kann einen emotionalen Schock auslösen. Je traumatisierender die Diagnose erlebt wird, desto umfassender fällt die notfallartig einsetzende Reaktion aus. Darüber hinaus erleben einzelne Patienten die Diagnose durchaus auch als Entlastung, da sie schon lange nach den Ursachen ihrer neurologischen Symptome gesucht haben und jetzt endlich einen begreifbaren medizinischen Hintergrund erkennen, der die Hoffnung auf Heilung zulässt. Eine Integration der Krankheit in die Persönlichkeit gelingt erst nach einiger Zeit und ist abhängig von biografischen Vorerfahrungen, Persönlichkeitsmerkmalen, Einstellungen zum eigenen Körper sowie Bindungs- und Beziehungsfähigkeiten. Für Patienten mit sichtbaren Behinderungen ist es oft leichter, die Folgen der Krankheit zu integrieren, als für Patienten, die kaum oder keine sichtbaren Symptome aufweisen. Adaptationsprozesse für Patienten mit nicht eindeutig erkennbaren Symptomen gestalten sich kompliziert, weil im Kontext sozialer Begegnungen die Bedeutung krankheitsbedingter Symptome – und die wechselnde Intensität ihrer Ausprägung – durchaus missverständlich gedeutet werden können.

22.3.5 MS – nicht nur eine körperliche Verletzung

Die Forschung zum Thema **Körpererleben** und **Körperbild** ist in der klinischen Psychologie, Psychiatrie und Neurologie ein wichtiges Feld. Der Körper sowie die bewussten und unbewussten Körperbilder prägen die psychischen Entwicklungsprozesse maßgeblich (Moré 2003). Die Entwicklung des Körperbildes wird als Prozess in verschiedenen Phasen beschrieben: Extensions-, Kohäsions-, Komparations-, Expansions- und Integrationsphase. Die damit verbundenen Entwicklungsprozesse prägen das Selbsterleben, das Selbstwertgefühl, das Selbstvertrauen, die Selbstwirksamkeit und die Beziehungserfahrungen. Selbstgrenzen werden durch Körpergrenzen angedeutet und entscheiden somit auch die Verhaltensspektren.

MERKE

MS als eine Autoimmunerkrankung löst eine narzisstische Kränkung aus. Die Zellen des Immunsystems richten sich gegen den eigenen Körper. Bereits Fantasien über körperliche Einschränkungen (Rollstuhl) können psychische Krisen mit entsprechenden neurophysiologischen Reaktionen auslösen.

22.3.6 Phasen der Krankheitsbewältigung

Krankheitsbewältigung verläuft in verschiedenen Phasen, und diese sind immer auch implizit Versuche eines Krisenmanagements: Die Erkrankung zwingt zur Besinnung, stellt neue Anforderungen und verlangt ungewohnte Bewältigungsformen (➤ Tab. 22.1). Dabei hält der „Bewältigungsprozess" keine strenge Abfolge ein: Je nach individueller Ausgangslage werden einzelne Stufen übersprungen, wird auf Stufen verharrt, oder bereits bewältigte Abschnitte werden noch einmal durchlaufen.

22.4 Patientencoaching: Begleitung als Gestaltungsprinzip im Versorgungsmanagement

Christina Sokol und Uwe Hoppenworth

22.4.1 Was ist Patientencoaching?

MS-Patienten müssen seelische und körperliche Belastungen bewältigen, eine Fülle von Informationen verarbeiten und eine Vielzahl von Therapieanweisungen und Verhaltensregeln befolgen. Dabei bleiben bedeutsame psychosoziale Faktoren, die eine

Tab. 22.1 Phasen der Krankheitsbewältigung (Hellige 2002)

Phase	Merkmale	Abwehr (–) und Coping (+)
Vor-diagnose-phase	**Verlauf** ist u. a. abhängig von: • Beginn der Krankheit • Verhalten des Patienten • Grad der Verunsicherung des Patienten durch Verstärkung der Symptomatik • Verhalten von Angehörigen und professionellen Helfern • Bereitschaft, einen Arzt zu konsultieren	(–) • Verharmlosung von Problemen und Symptomen der Krankheit • Notwendige Entscheidungen über die eigene Krankheit werden verschoben • Gefühle und Gedanken zum eigenen Befinden werden nicht mitgeteilt (+) • Sorgen werden geäußert • Gefühle werden gezeigt
Diagno-sephase	• Selbst- und Körperkonzept geraten aus dem Gleichgewicht • Berufstätigkeit, Rolle in der Familie u. a. sind dauerhaft oder bei Symptomverstärkung gestört • Unsicherheit des Patienten wird durch mögliche Unsicherheit der Professionellen im Umgang mit der Diagnose verstärkt • Hat der Patient schließlich die Diagnose erfahren, hängt es von der Art der Mitteilung ab, wie er mit der Diagnose umgeht	(–) • Krankheit wird verdrängt • Patient isoliert sich sozial, gibt frühere Aktivitäten und soziale Kontakte auf, ist vorwiegend mit sich selbst beschäftigt, ist depressiv • Gibt anderen die Schuld, z. B. dem behandelnden Arzt • Verweigert die Mithilfe bei der Therapie, ist aggressiv (+) • Sucht Informationen, richtet sich auf die Krankheit aus, fragt nach Hintergründen der Therapie • Behält soziale Aktivitäten bei
Phase der Such-bewe-gungen	• Versuche der Neugestaltung der eigenen Lebenswelt: Täglich müssen neue Anpassungsleistungen geplant, mit Angehörigen abgestimmt, bewertet und realisiert werden. Der Patient erkennt, welche Konsequenzen dies für die Gestaltung seines Alltags hat • Zunehmende Fähigkeitsverluste initiieren eine permanente Krise, Selbst- und Körperbild müssen ständig neu etabliert werden • Trauer (Abschied von vielen Teilkompetenzen) und Frustrationsarbeit werden nicht selten zu einer größeren Belastung als die eigentlichen Krankheitssymptome • Auseinandersetzung mit medizinischen Behandlungskonzepten, Anschluss an Selbsthilfegruppen: Vergleich der eigenen Bewältigungsstrategien mit den Strategien anderer Erkrankter	(–) • Patient hat unrealistische Hoffnungen für die Zukunft • Glaubt, seine Funktionalität würde völlig wiederhergestellt • Sucht nicht aktiv nach Hilfe • Stützt sich übermäßig auf Angehörige • Setzt sich unrealistische Ziele • Nimmt Ereignisse passiv hin, glaubt an Vorbestimmung (Krankheit als Schicksal), zeigt wenig Besorgnis über die bestehenden Probleme • Verweigert die Mitarbeit bei der Therapie (+) • Nimmt Einfluss auf die Gestaltung seiner Lebenswelt, wird zunehmend aktiver • Denkt positiv und versucht, das Gute in jeder Situation zu sehen • Behält soziale Aktivitäten bei • Nimmt Kontakt mit ebenfalls Betroffenen auf, findet Trost in dem Wissen, dass es anderen ähnlich geht
Kon-solidie-rungs-phase	MS ist weitgehend in den Alltag integriert: • Patient hat eine Lebensform gefunden, die es ihm und seinen Angehörigen (soweit vorhanden) ermöglicht, ein Leben unter den Bedingungen der Krankheit zu führen • Neben der Erfahrung verschiedenster Fähigkeitsverluste ist die Erfahrung getreten, dass es eine Reihe gesunder Potenziale gibt, die eine bestimmte Lebensqualität sichern und das eigene Selbstbild stabilisieren • Patient hat sich aus den unterschiedlichsten Informationsquellen ein „Expertenwissen" angeeignet, das seine Bewältigungskompetenz positiv stützt	(+) • Patient hält einen realistischen Grad von Unabhängigkeit aufrecht • Übernimmt seine Pflege selbst, soweit das die Krankheit zulässt • Setzt sich Ziele und arbeitet aktiv darauf hin • Erprobt neue Rollen • Bereitet sich innerlich auf verschiedene Verlaufsformen vor • Lässt sich von anderen helfen, wenn es nötig ist

Adhärenzverbesserung bewirken könnten, oftmals unberücksichtigt.

Wie die Erfahrung zeigt, verhält sich fast nur jeder zweite Patient überhaupt therapiegerecht. Hier setzt das Konzept des Patientencoachings im Sinne einer „Hilfe zur Selbsthilfe" ein, um den Patienten zu einem langfristig verantwortungsbewussten Umgang mit seiner Krankheit und der medizinischen Behandlung anzuleiten. Ziel des Coachings ist die Verbesserung der Krankheitsbewältigung des Patienten unter Berücksichtigung seiner individuellen Ressourcen. Dabei ist zunächst keine Verhaltensänderung intendiert. Der Patientencoach zeigt Möglichkeiten auf, wie bestimmte schwierige Situationen im Alltag gemeistert werden können:

- Er bespricht mit dem Patienten, dessen Arzt und Angehörigen, was getan werden kann, um einen besseren Umgang mit der Erkrankung zu finden.
- Er vermittelt Kontakte (z. B. zu Ärzten, MS-Nurses, Reha-Zentren, Pflegediensten, Hilfsmittelanbietern, Selbsthilfe- und Sportgruppen usw.).
- Er erleichtert den Wechsel vom Krankenhaus nach Hause oder in die Reha und bleibt auch nach dem Klinikaufenthalt Ansprechpartner für den Patienten.

Durch eine wertschätzende Wahrnehmung der **Selbstkompetenz** des Patienten wird dessen Verantwortlichkeit für den Krankheitsprozess betont: Der Betroffene erfährt, dass seine Möglichkeiten der Bewältigung respektiert werden und als wesentliche Momente in weiterführende Therapiekonzepte einfließen. Patient und Coach begegnen sich als gleichberechtigte Partner. Eine der Besonderheiten der MS ist, dass der Patient jahrelange Erfahrung mit seiner Erkrankung hat, jede Nuance spürt, wie die MS auf seelische Belastungen, körperliche Anstrengungen, das Wetter, Medikamente, bestimmte krankengymnastische Übungen, Hitze, Massagen usw. reagiert, und sich deshalb in vielerlei Hinsicht viel besser auskennt als ein noch so guter Arzt.

22.4.2 Gestaltung des Patientencoachings im Einzelkontakt

Informationsphase: Ressourcenanalyse

Um das Bewältigungsverhalten des Patienten besser verstehen zu können, ist es unerlässlich zu ergründen, welche individuelle Bedeutung der Patient seiner Situation beimisst und welche Handlungs- und Umgangsformen daraus abgeleitet werden.

Dieses patientenorientierte Vorgehen lässt sich mithilfe des **triadischen Modells** (Sokol und Hoppenworth 2015) nicht nur anschaulich visualisieren, sondern es stellt auch eine wirkungsvolle Methode dar, um gemeinsam mit dem MS-Patienten am Thema „Verantwortlichkeit" zu arbeiten (➤ Abb. 22.1).

In der bildlichen Darstellung der triadischen Anordnung des Arbeitsbündnisses von Patient und Fachpersonal wird die Verteilung der Verantwortlichkeiten deutlich: MS-Patient, Fachpersonal und Arzt begegnen sich im Hinblick auf die gemeinsame Aufgabe „Krankheitsbewältigung". Sie alle tragen ihren Anteil dazu bei. Der Patient kann Schwierigkeiten und Probleme in der Krankheitsbewältigung vortragen, die damit verbundenen Gefühle, Wünsche und Ziele benennen und im triadischen System lokalisieren. Bereits bewährte Unterstützungssysteme werden deutlich und können in die medizinische Versorgung integriert werden. Patient, Fachpersonal und Arzt entgehen auf diesem Wege einer Vielzahl von Missverständnissen, die z. B. daraus entstehen können, dass Beziehungs- und Sachebenen miteinander vermischt werden.

MERKE

Der Patient wird auf der Beziehungsebene wertgeschätzt. Gleichzeitig können kritische Verhaltensformen thematisiert werden, ohne dass er sich beurteilt fühlen muss, was wiederum eher negatives Copingverhalten fördern würde.

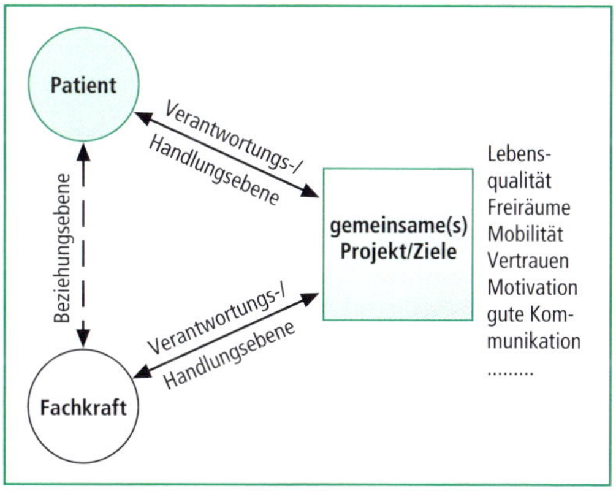

Abb. 22.1 Triadisches Modell des Arbeitsbündnisses von Patient und Fachkraft [L106]

Klärungsphase: Ressourcenorientierung

In dieser Phase des Coachingprozesses werden die Anliegen des Fachpersonals und des Patienten sprachlich und visuell konkretisiert. Der Patienten erfährt, dass seine Erfahrungen ernst genommen werden. Er lernt, selbstgewählte Ziele wirksamer auszurichten, und wird unterstützt bei:

- der Erweiterung seiner persönlichen und sozialen Kompetenzen,
- seinem Umgang mit inneren und äußeren Konflikten,
- der Identifikation der darin gebundenen Ressourcen und ihrer Nutzung für eine bessere Krankheitsbewältigung,
- der Entwicklung seiner Fähigkeiten, in der Konfrontation mit dem Unabänderlichen zu einer persönlichen Haltung zu finden, die eine Akzeptanz im Alltag möglich macht.

Der Patient wird zum Reden ermutigt; er übernimmt eine aktive Rolle. Die Fachkraft erhält nicht nur wichtige Informationen, sondern es wird gleichzeitig eine Gesprächssituation etabliert, die wichtige Grundbedürfnisse nach Geltung und Entfaltung des Patienten erfüllt. Das sichert einen guten Beratungsverlauf.

Folgende Fragen können zur Klärung beitragen:

- „Was müsste geschehen, damit Sie nach … (Zeitangabe) hier rausgehen und sagen können: ‚Das hat sich gelohnt!'?"
- „Von allen Fragen, die Sie haben, welche ist jetzt für Sie die wichtigste?"

Zur besseren Orientierung hilft die Visualisierung der Fragen auf Karten, die hierarchisch sortiert und bearbeitet werden können.

Umsetzungsbegleitung: Ressourcenaktivierung

In dieser Phase geht es um die Besprechung konkreter Anliegen. Die Aufmerksamkeit des Patienten kann durch Fragen immer wieder gewonnen werden.

Ja-Fragen Bei dieser Frageform geht es um die Erzeugung einer positiven Grundstimmung. Die Fragen werden so formuliert, dass der Patient auf die Antwort neugierig wird:

- „Wollen Sie wissen, ob …"
- „Interessiert es Sie, warum ich Sie hier anspreche?"
- „Ich habe mir einige gute Ideen zu … einfallen lassen. Möchten Sie sie hören?"

Reflektierende Fragen Das Gespräch verliert sich im Allgemeinen, es gerät in eine Sackgasse oder wird für kurze Zeit unterbrochen. Durch diese Fragetechnik kann der Dialog wieder aufgenommen werden. Dabei wird ein Teil dessen, was der Patient gesagt hat, wiederholt. Die reflektierende Frage ist sozusagen ein „Echo" seiner Ausführungen und soll ihn anregen, das angeschnittene Thema zu überdenken und weiter zu vertiefen:

- „Sie haben vorhin gesagt, dass …"
- „Wenn ich Sie richtig verstanden habe, ist …"

Anschaulichkeit Menschen leben in einer konkreten Welt und haben konkrete Vorstellungen, wie sie mit den an sie gestellten Herausforderungen fertig werden. Alles Denken und Fühlen ist mit konkreten Vorstellungen verbunden, die durchaus visualisiert werden können, z. B. durch Impulse wie:

- „Können Sie das in einer Skizze oder einem Bild darstellen?"
- „Welche Vorstellungen/Assoziationen löst dieser Vorgang/dieses Erlebnis bei Ihnen aus? Welche Gefühle sind damit verbunden?"
- „Stellen Sie sich eine Skala von 1–10 vor. 10 steht für: ‚Es geht mir sehr gut', und 1 bedeutet: ‚Es geht mir richtig schlecht!' Wo würden Sie Ihr heutiges Befinden einordnen?" Und weiterführend: „Wie können wir Sie unterstützen, damit Sie von 4 nach 6 gelangen"?
- Aufgreifen der Körpersprache: „Sie schauen so fragend?"

Abwehr von Themen Mögliche Bedenken und Widerstände können direkt angesprochen werden:

- „Es fällt Ihnen schwer, darüber zu sprechen?"
- „Ich habe den Eindruck, dass es besser ist, dieses Thema beim nächsten Mal zu besprechen."
- „Wir können später noch einmal darauf zurückkommen, weil …"

Entscheidungsphase

Schließende Fragen Mit schließenden Fragen werden Entscheidungen herbeigeführt:
- „Ich habe Ihnen jetzt so viel erzählt. Haben Sie noch Fragen?“
- „Wünschen Sie noch andere Auskünfte? Überlegen Sie in aller Ruhe!“

Kontrollfragen Diese Fragen werden am Ende eines Gesprächs gestellt. Sie verfolgen folgende Ziele:
- Eindrücke des Patienten zum erlebten Gespräch zu erhalten
- Übereinstimmung und Dissensen festzustellen
- Bestehende Differenzen oder Probleme aufzuzeigen

Beispiele:
- „Sind Sie damit einverstanden, wenn …?“
- „Können wir uns darauf einigen, dass Sie …?“

Ausklangphase: Neuanknüpfung

- Bilanz ziehen (Standortbestimmung): Was wurde für beide im Gespräch erreicht? Das Erlebnis, ein konstruktives Gespräch geführt zu haben, ist die beste Motivation für weitere Gespräche.
- Mit dem Patienten kleine Schritte vereinbaren, die in seine Alltagsstrukturen übertragbar sind.
- Bei Bedarf nächsten Termin vereinbaren.

22.4.3 Patientencoaching in der Gruppe

Patientencoaching findet zumeist im Einzelkontakt statt. Studien zeigen, dass supportive Gruppenkonzepte vor dem Hintergrund der sich verknappenden Ressourcen nicht nur eine sinnvolle Unterstützungsmaßnahme für Patienten sind, sondern durch den gruppendynamischen Prozess einen wichtigen Baustein der integrierten patientennahen Versorgung darstellen:
- In der Gruppe erfahren die Patienten emotionale und handlungsorientierte Unterstützung durch Mitpatienten: Über das Feedback der anderen können sie ihre Einstellungen, ihre Gefühle und ihr Handeln überprüfen, Bestätigung erfahren oder Alternativen entdecken.
- Die Gruppe stellt den tragenden emotionalen Resonanzboden für den Einzelnen dar. Er erfährt Ermutigung und Unterstützung aus der Gruppe und erkennt, dass andere Menschen in der gleichen Situation ähnliche Gedanken und Gefühle haben.
- Beziehungserfahrungen mit Ärzten, Fachpersonal sowie Angehörigen können leichter zum Ausdruck gebracht werden, ohne dass eine Stigmatisierung befürchtet werden muss.
- Das Gefühl, anderen helfen zu können, stabilisiert und stärkt das Selbstwertgefühl.

LITERATUR

Die vollständige Literatur zu diesem Kapitel finden Sie im Anhang am Ende dieses Buches.

KAPITEL

23

Peter Flachenecker

Prinzipien der Rehabilitation

23.1 Grundlagen der Rehabilitation

„Rehabilitation ist ein Prozess, der behinderte Menschen dazu befähigen soll, ihren optimalen körperlichen, sensorischen, intellektuellen, psychischen und sozialen Funktionszustand zu erreichen und zu erhalten. Rehabilitation stellt alle notwendigen Maßnahmen zur Verfügung, damit behinderte Menschen Unabhängigkeit und Selbstbestimmung erlangen können."

Weltgesundheitsorganisation (WHO, www.who.int, Übers. d. Autors)

Diese Definition der WHO beschreibt sehr gut, was Rehabilitation ausmacht und worum es bei der Rehabilitation geht. Man kann die Rehabilitation aber auch als einen aktiven Lernprozess auffassen, der auf die Bewältigung einer Behinderung und die Minimierung einer Aktivitätseinschränkung ausgerichtet ist und auf die vollständige Wiederherstellung der Leistungsfähigkeit abzielt. Kann diese nicht erreicht werden, zielt Rehabilitation darauf ab, das optimale körperliche, geistige und soziale Potenzial der Patienten auszuschöpfen, und sorgt so dafür, dass diese ihren angestammten Platz in der Gesellschaft und in ihrem persönlichem Umfeld behalten oder wieder einnehmen können (Kesselring 2004). Damit ist Rehabilitation ein wesentlicher Bestandteil der medizinischen Versorgungskette, um Funktionsfähigkeit, Aktivität und Teilhabe und damit schlussendlich Selbstständigkeit und Lebensqualität zu erhalten oder gar zu verbessern.

Rehabilitation ist ein komplexer Vorgang, bei dem sich innerhalb eines umfassenden Behandlungskonzepts medizinische, berufliche und soziale Maßnahmen gegenseitig ergänzen. Funktionelle Behandlungen (vor allem Physiotherapie, Ergotherapie und Neuropsychologie) sollen die bestehenden Symptome und die daraus entstehende Behinderung beseitigen oder vermindern bzw. einer Verschlimmerung vorbeugen (Henze 2013). Somit können Rehabilitationsmaßnahmen als „intensivierte symptomatische Therapie" betrachtet werden, bei der die vielfältigen Symptome der MS im interdisziplinären multiprofessionellen Team behandelt werden können (➤ Abb. 23.1). Im Rahmen einer stationären Rehabilitationsbehandlung werden aber nicht nur die körperlichen Funktionseinschränkungen wie Spastik, Ataxie, Dysarthrie und Dysphagie oder Blasenstörungen behandelt, sondern auch die Krankheitsverarbeitung und die psychischen Konsequenzen der Erkrankung gezielt angegangen. Daher empfiehlt sich eine Rehabilitationsbehandlung nicht nur nach einem akuten MS-Schub oder bei chronisch progredienter Verschlechterung der Leistungsfähigkeit, sondern gerade auch in den frühen Stadien der Erkrankung.

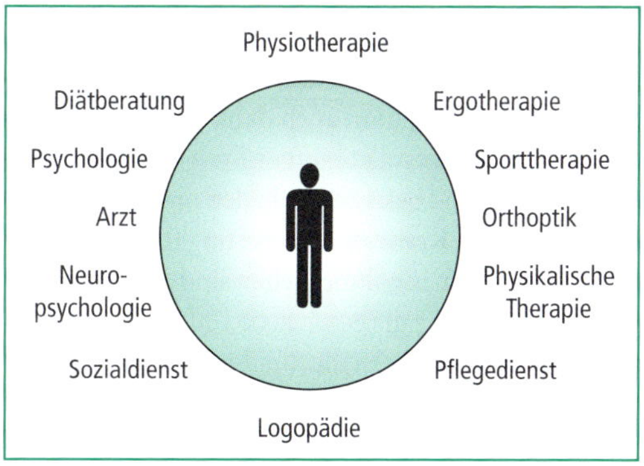

Abb. 23.1 Interdisziplinäres multiprofessionelles Team der neurologischen Rehabilitation [L231]

MERKE

Durch die Hilfestellung bei der Krankheitsbewältigung, geeignete psychoedukative Maßnahmen und eine umfangreiche Informationsvermittlung kann der Umgang mit der neuen Situation erleichtert und Fehlentwicklungen vorgebeugt werden (Flachenecker et al. 2019).

23.1.1 ICF und ICF Core Sets

Die **Internationale Klassifikation der Funktionsfähigkeit, Behinderung und Gesundheit** (International Classification of Functioning, Disability and Health, **ICF**) dient dazu, die Gesundheitsbeeinträchtigungen einer Person in ihrer Wechselwirkung zur materiellen und sozialen Umwelt zu beschreiben (Frommelt und Grötzbach 2005). Damit ergänzt die ICF sinnvoll die Klassifikation der Krankheiten (ICD) und ist für die Rehabilitation als Denkmodell gut geeignet. Es muss ausdrücklich darauf hingewiesen werden, dass die ICF **kein Bewertungssystem** sein will. Sie beruht auf einem komplexen Wechselwirkungsmodell, das zusätzliche Kontextfaktoren berücksichtigt, die personenbezogen oder umweltbedingt sein können, und bezieht nicht nur Barrieren, sondern auch Förderfaktoren ein. Behinderung („disability") und Gesundheit („health") werden also nicht mehr nur als Eigenschaften von Personen verstanden, sondern im Zusammenhang zwischen dem Betroffenen und seiner Umwelt gesehen. Darin liegt der Kern des erweiterten Konzepts der funktionalen Gesundheit, das in ➤ Abb. 23.2 veranschaulicht wird.

Systematisch werden mindestens drei Ebenen unterschieden (Frommelt und Grötzbach 2005):

- Biomedizinische Ebene des Organismus (Schädigungen von Körperfunktionen und -strukturen), die sich an den allgemein anerkannten Normen von Gesundheit orientiert
- Ebene des handelnden Menschen mit seinen Aktivitäten (Handlungsebene), die durch Krankheit und Kontextfaktoren wie Umweltbedingungen beeinträchtigt sein können

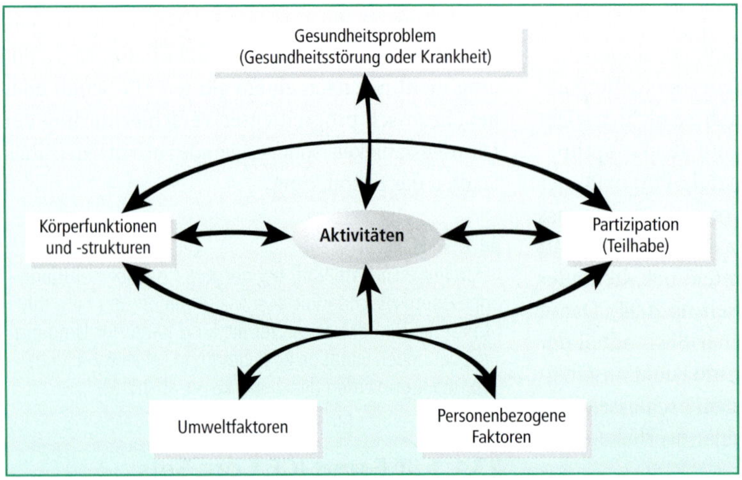

Abb. 23.2 Konzept der ICF [L231]

- Ebene des Subjekts in Gesellschaft und Umwelt (Kontextfaktoren) mit Barrieren und Förderfaktoren, die das Ausmaß der Teilhabe (Partizipation) am gesellschaftlichen Leben und damit letztlich die Beeinträchtigungen bestimmen (➤ Abb. 23.2)

Der Umfang von 1.454 Items erfordert einen erheblichen technischen und administrativen Aufwand. Selbst die offizielle Kurzform der ICF (Kategorien der 2. Ebene) umfasst noch 362 Items und ist für die klinische Anwendung nicht praktikabel. Werkzeuge wie die **ICF Core Sets** machen das Klassifikationssystem sowohl für die medizinische Forschung als auch für die klinische Praxis anwendbar. Dafür werden mithilfe eines vorab festgelegten standardisierten Prozesses für einzelne Krankheitsbilder die relevanten Kategorien der ICF definiert, mit denen dann gearbeitet werden kann. Die Anzahl der ausgewählten Items sollte für die Arbeit im multidisziplinären Team (z. B. der Rehabilitation) 70–200 Kategorien *(Comprehensive ICF Core Sets)* umfassen, für medizinische Forschungsprojekte und Statistik sind 10–15 Kategorien *(Brief ICF Core Sets)* sinnvoll.

Unter Beteiligung der *ICF Research Branch* der WHO wurden ICF Core Sets für die MS entwickelt (Kesselring et al. 2008). Nach einer Vorbereitungsphase, in der man die unterschiedlichen Perspektiven von Forschern, Behandlern und Patienten berücksichtigte, wurden im Rahmen einer Konsensuskonferenz mit internationalen Experten aller Fachrichtungen (Ärzte, Therapeuten, Angehörige von Selbsthilfegruppen etc.) sowohl ein *Comprehensive ICF Core Set* (138 Kategorien aller Ebenen) als auch ein *Brief ICF Core Set* (19 Kategorien) für MS definiert, in denen die für die MS relevanten Items enthalten sind (Holper et al. 2010; Coenen et al. 2011).

23.1.2 Kostenträger und Zugangswege

Für die medizinische Rehabilitation besteht eine besondere Situation dergestalt, dass neben den gesetzlichen oder privaten Krankenversicherungen auch die gesetzliche Rentenversicherung (Deutsche Rentenversicherung, DRV) Leistungsträger ist und Rehabilitationsmaßnahmen finanziert. In aller Regel ist der Rentenversicherer für diejenigen Patienten zuständig, die noch im Erwerbsleben stehen, d. h. noch nicht vollständig berentet sind. Im Einzelfall kann die Rentenversicherung Leistungen zur medizinischen Rehabilitation auch dann gewähren, wenn eine Rente wegen vollständiger Erwerbsunfähigkeit bezogen wird und befristet ist. In den meisten anderen Fällen trägt die Krankenversicherung die Kosten der Rehabilitationsmaßnahme. Selten sind andere Sozialleistungsträger wie die gesetzliche Unfallversicherung (Berufsgenossenschaft), die Bundesagentur für Arbeit oder die Sozialhilfeträger zuständig.

Die Zielsetzungen der Leistungsträger sind allerdings unterschiedlich: Während die DRV gemäß dem Grundsatz „Reha vor Rente“ zum Ziel hat, die berufliche Leistungsfähigkeit so lange wie möglich zu erhalten und den Zeitpunkt der Berentung hinauszuschieben, soll die Rehabilitationsmaßnahme der Krankenversicherung auf den Erhalt bzw. die Wiederherstellung der Selbstständigkeit im Alltag fokussieren und damit Pflegebedürftigkeit vermeiden, beseitigen oder einer Verschlimmerung vorbeugen (Henze 2013).

Maßnahmen zur medizinischen Rehabilitation müssen vorab vom zuständigen Kostenträger genehmigt werden. Grundsätzlich gibt es zwei verschiedene Zugangswege:

- Die **Anschlussheilbehandlung (AHB)** ist die Fortsetzung der Krankenhausbehandlung nach akutstationärem Aufenthalt; sie wird vom Sozialdienst des zuverlegenden Krankenhauses beantragt.
- Eine **Rehabilitationsmaßnahme** ohne vorherigen Krankenhausaufenthalt erfordert einen Antrag des betreuenden Haus- oder Facharztes, was für den Zuständigkeitsbereich der GKV in der Rehabilitations-Richtlinie geregelt ist. Seit April 2016 ist dieses Verfahren wieder vereinfacht, das vormals zweistufige Verfahren und der Nachweis einer Qualifikation für die Antragstellung sind entfallen.

MERKE

Die zunehmende Notwendigkeit von Einsparungen seitens der Rehabilitationsträger führt dazu, dass medizinisch notwendige Maßnahmen zur Rehabilitation häufig nicht genehmigt werden und damit der Zugang zur Rehabilitation auch für MS-Patienten erschwert wird.

23.1.3 Phasenmodell der Neurorehabilitation

Die Rehabilitation neurologischer Krankheiten nimmt eine Sonderstellung gegenüber anderen Indikationen ein, die darin begründet ist, dass das wichtigste Organ des Menschen, das zur Verarbeitung und Anpassung an eine Erkrankung am meisten gefordert ist, selbst durch eine Schädigung betroffen ist. Hinzu kommt, dass im Gegensatz zur Rehabilitationsbehandlung anderer Indikationen, bei denen die Rehabilitanden sich weitgehend selbst versorgen können und keine oder nur minimale pflegerische Unterstützung benötigen, der Rehabilitationsbegriff bei neurologischen Erkrankungen wesentlich weiter gefasst wird und u. a. das Ziel beinhaltet, die Selbstständigkeit im Alltag wiederherzustellen oder zu erhalten. Es kann z. B. vorkommen, dass Patienten nach akutneurologischer Erkrankung in einem deutlich schwereren Krankheitsstadium zur Rehabilitationsbehandlung aufgenommen werden, sogar in einem Zustand, in dem sie noch intensivmedizinisch behandelt und (zumindest intermittierend) maschinell beatmet werden müssen. Um diesen unterschiedlichen Anforderungen Rechnung zu tragen, hat die Bundesarbeitsgemeinschaft für Rehabilitation (BAR) das **Phasenmodell für die Neurorehabilitation** definiert (VDR 1995).

Die für die Rehabilitation bedeutsamen Phasen sind die Phasen B–E (Phase A ist der akutstationären Krankenhausbehandlung vorbehalten, Phase F bezeichnet die funktionserhaltende Pflege):

- In **Phase B** werden i. d. R. bewusstlose bzw. bewusstseinsgestörte Patienten und solche behandelt, die noch einer intensivmedizinischen Behandlung bedürfen. Die Patienten sind überwachungspflichtig, aber kreislaufstabil; die primäre Akutversorgung ist abgeschlossen.
  Das Ziel der Behandlung ist die Besserung des Bewusstseinszustands und das Herstellen der Kommunikations- und Kooperationsfähigkeit, die Vermeidung sekundärer Komplikationen und die Klärung des weiteren Rehabilitationspotenzials.
  Je nach Verlauf folgt danach entweder die Phase C oder die zustandserhaltende Dauerpflege der Phase F.
- In **Phase C** können die Patienten z. T. noch erhebliche pflegerische Hilfe zur Bewältigung ihrer Alltagsaktivitäten wie Waschen, Körperpflege, Anziehen, Essen und Transfers benötigen, sind aber nicht mehr überwachungspflichtig, überwiegend bewusstseinsklar und in der Lage, täglich in mehreren Therapieeinheiten von je etwa 30 min Dauer mitzuarbeiten. Ziele dieser Phase sind die weitgehende pflegerische Unabhängigkeit und die Wiederherstellung der Selbstständigkeit bei alltäglichen Verrichtungen.
- **Phase D** kennzeichnet die „klassische" Anschlussheilbehandlung, in der die Betroffenen bei den Alltagsaktivitäten weitgehend selbstständig sind und umschriebene Defizite trainiert werden müssen. Das Ziel ist der Abbau von Behinderung, um am normalen gesellschaftlichen Leben wieder

aktiv teilnehmen zu können bzw. die Leistungsfähigkeit im Erwerbsleben wiederherzustellen oder zu sichern.
- Durch nachgehende Rehabilitationsleistungen und berufliche Rehabilitationsmaßnahmen der **Phase E** kann der medizinische Rehabilitationserfolg gefestigt werden (VDR 1995).

23.1.4 Organisationsformen

Die Rehabilitation kann ambulant oder stationär erfolgen. Bei der ambulanten Rehabilitation werden die Patienten über einen Zeitraum von 3–4 Wochen werktäglich in das Zentrum gebracht, was eine ausreichende Mobilität voraussetzt. Da aber bei der MS gerade die Mobilität häufig eingeschränkt ist, ist hier eine stationäre Rehabilitationsmaßnahme oftmals sinnvoller. Eine solche Maßnahme wird i. d. R. über einen Zeitraum von 4–6 Wochen durchgeführt.

MERKE

Aufgrund der spezifischen Erfordernisse der MS-Betroffenen ist eine **neurologische Rehabilitationsmaßnahme** unabdingbar.

Leider kommt es immer wieder vor, dass aus Kostengründen nur eine orthopädische oder geriatrische (!) Rehabilitationsmaßnahme bewilligt wird. Die Behandlung in einer MS-erfahrenen Klinik, möglichst in einem nach den Kriterien der DMSG „anerkannten MS-Zentrum", ist zu empfehlen.

23.1.5 Gesetzliche Grundlagen

Mit der Verabschiedung des Sozialgesetzbuchs zur Rehabilitation (SGB IX) im Jahr 2001 wurde ein Paradigmenwechsel in der gesetzlichen Zielsetzung der Rehabilitation eingeleitet. Diese besteht darin, „*die vollständige Teilhabe behinderter Menschen am Leben in der Gesellschaft zu verwirklichen*". Im Vordergrund stehen somit Teilhabe und selbstbestimmte Lebensführung (§ 4 SGB IX, www.sgb.de).

Rehabilitationsmaßnahmen können i. d. R. nur in Einrichtungen durchgeführt werden, für die ein Versorgungsvertrag nach § 111 SGB V besteht; stationäre Einrichtungen müssen nach § 20 SGB IX zertifiziert sein. In § 40 SGB V sind die Leistungen zur medizinischen Rehabilitation für ambulante (Abs. 1) und stationäre (Abs. 2) Maßnahmen geregelt (vollständiger Gesetzestext unter www.sgb.de). Mit der Gesundheitsreform von 2007 (Gesetz zur Stärkung des Wettbewerbs in der gesetzlichen Krankenversicherung, GKV-WSG) hat der Gesetzgeber die Rehabilitation als Pflichtleistung der gesetzlichen Sozialleistungsträger klar gestärkt (➤ Box 23.1).

Box 23.1

§ 40 SGB V (Leistungen zur medizinischen Rehabilitation)

(1) Reicht bei Versicherten eine ambulante Krankenbehandlung nicht aus, um die in § 11 Abs. 2 beschriebenen Ziele zu erreichen, erbringt die Krankenkasse aus medizinischen Gründen erforderliche ambulante Rehabilitationsleistungen in Rehabilitationseinrichtungen, für die ein Versorgungsvertrag nach § 111 besteht. [...]

(2) Reicht die Leistung nach Absatz 1 nicht aus, erbringt die Krankenkasse stationäre Rehabilitation mit Unterkunft und Verpflegung in einer nach § 20 Abs. 2a des Neunten Buches zertifizierten Rehabilitationseinrichtung, mit der ein Vertrag nach § 111 besteht. Wählt der Versicherte eine andere zertifizierte Einrichtung, mit der kein Versorgungsvertrag nach § 111 besteht, so hat er die dadurch entstehenden Mehrkosten zu tragen. Die Krankenkasse führt nach Geschlecht differenzierte statistische Erhebungen über Anträge auf Leistungen nach Satz 1 und Absatz 1 sowie deren Erledigung durch.

(3) [...] Leistungen nach den Absätzen 1 und 2 können nicht vor Ablauf von vier Jahren nach Durchführung solcher oder ähnlicher Leistungen erbracht werden, deren Kosten aufgrund öffentlich-rechtlicher Vorschriften getragen oder bezuschusst worden sind, es sei denn, eine vorzeitige Leistung ist aus medizinischen Gründen dringend erforderlich. [...]

Gerade der Abs. 3 führt immer wieder zu Missverständnissen. Zwar stimmt danach die vielfach von Kostenträgerseite geäußerte Aussage, dass einem chronisch Kranken erst nach 4 Jahren wieder eine erneute Rehabilitationsbehandlung zusteht. Allerdings wird der letzte Nachsatz – dass nämlich eine vorzeitige Leistung aus medizinischen Gründen erforderlich sein kann – häufig übersehen oder nicht mitgeteilt. Gerade bei Patienten mit chronisch progredienter MS, bei der immunsuppressive oder immunmodulierende Maßnahmen nicht mehr erfolgversprechend sind, stellen jährliche Wiederholungen der Rehabilitationsbehandlung eine gute Möglichkeit dar, dem weiteren Krankheitsfortschritt entgegenzuwirken und die vorhandenen Restfunktionen langfristig zu erhalten.

In § 9 SGB IX ist das Wunsch- und Wahlrecht der Patienten geregelt (www.sgb.de). Damit ist klargelegt, dass Patienten die für sie geeignete Rehabilitationseinrichtung aussuchen können. Oftmals wählen aber Kostenträger nicht im Sinne ihrer Versicherten, sondern unter Kostengesichtspunkten aus. Hier lohnt sich in jedem Fall ein Widerspruch (➤ Box 23.2).

Box 23.2

§ 9 SGB IX (Wunsch- und Wahlrecht der Leistungsberechtigten)

(1) Bei der Entscheidung über die Leistungen und bei der Ausführung der Leistungen zur Teilhabe wird berechtigten Wünschen der Leistungsberechtigten entsprochen. […]

23.2 Neuronale Plastizität

Die Fortschritte der Grundlagenforschung haben wesentliche Erkenntnisse darüber ergeben, welche Mechanismen bei der Rückbildung neurologischer Behinderungen eine Rolle spielen. Tiermodelle und Untersuchungen mit funktioneller Bildgebung konnten zeigen, dass auch das ausgereifte Gehirn zu plastischen Veränderungen in der Lage ist. Diese dynamische Reorganisation ist nicht nur auf akute Schädigungen wie nach einem Schlaganfall beschränkt, sondern auch bei chronischen Erkrankungen wie der MS nachweisbar. So werden bei aktiven Fingerbewegungen bei MS-Betroffenen trotz noch normaler motorischer Funktionen signifikant mehr Hirnareale als bei gesunden Kontrollpersonen aktiviert. In ähnlicher Weise wiesen MS-Patienten mit Gedächtnisstörungen bei einer Aufmerksamkeitsaufgabe im Vergleich zu Gesunden eine verstärkte zerebrale Aktivierung auf, obwohl beide Gruppen vergleichbare Resultate im *Multiple Sclerosis Functional Composite* (MSFC) und in der visuellen Form des *Paced Auditory Serial Addition Test* (PASAT) erzielten. Diese Unterschiede in den kortikalen Aktivierungsmustern deuten darauf hin, dass kompensatorische Mechanismen als Ausdruck der neuronalen Plastizität bereits frühzeitig im Verlauf der MS auftreten (Flachenecker 2015).

Nachdem früh einsetzende plastische Veränderungen des motorischen Systems weder mit einer motorischen Beeinträchtigung noch mit dem Ausmaß der zentralnervösen Schädigung assoziiert sind (Zeller et al. 2010), scheinen diese Mechanismen bei der MS keine Rolle zu spielen. Folgerichtig sollten Rehabilitationsmaßnahmen darauf abzielen, die späten Phasen motorischen Lernens zu unterstützen. Eines dieser späteren Stadien ist die **Langzeitpotenzierung** („long-term potentiation", LTP). Nachdem LTP durch wiederholtes Üben moduliert wird und das Grundprinzip der Neurorehabilitation ebenfalls im ständigen Üben liegt, könnte dieser Mechanismus das Bindeglied zwischen Grundlagenforschung und klinischer Erfahrung sein. In der Tat beruhen einige der neueren erfolgversprechenden Rehabilitationsverfahren auf dieser Annahme: Dazu gehören

- das **störungsspezifische repetitive Training,**
- die *Constraint-Induced Movement Therapy* (CIMT), die auf dem Konzept des „erlernten Nichtgebrauchs" basiert und zum Ziel hat, die stärker betroffene Extremität gezielt in Therapie und Alltag einzusetzen,
- die **EMG-getriggerte Elektrostimulation** sowie
- interaktive, gerätegestützte und roboterassistierte Therapieformen (Krakauer 2006).

Dabei ist jedoch zu berücksichtigen, dass klinische Studien bisher fast ausschließlich bei Patienten mit Schlaganfall oder Querschnittlähmung durchgeführt wurden und die Datenlage bei der MS nicht sehr umfangreich ist. In letzter Zeit mehrt sich jedoch die Evidenz, dass CIMT, Laufbandtherapie und automatisierte Gangtrainer auch bei MS wirksam sind. So profitierten beispielsweise in einer eigenen Studie MS-Betroffene in gleichem Maße vom CIMT-Training wie Schlaganfallpatienten (Gusowski 2014).

23.3 Beteiligte Berufsgruppen

Da vor allem störungsspezifische Einzeltherapien zur Anwendung kommen, ist die neurologische Rehabilitation sehr personalintensiv. Zur Sicherstellung der Strukturqualität gibt die gesetzliche Rentenversicherung Anhaltszahlen (d. h. Personalstellen pro Planbetten) vor und fordert für Schwerpunkteinrichtungen der neurologischen Rehabilitation das Vorhandensein der nachfolgend aufgeführten Berufsgruppen (VDR 1991).

23.3.1 Ärzte

Die leitenden Ärzte müssen Fachärzte für Neurologie (und Psychiatrie) sein, nach Möglichkeit eine sozialmedizinische Qualifikation aufweisen und die neurophysiologischen und neuroradiologischen Methoden beherrschen. Aufgrund der besonderen Erfordernisse von MS-Betroffenen sollten andere Fachgruppen wie Augenheilkunde oder Urologie zumindest konsiliarisch verfügbar sein.

Zu den Aufgaben des ärztlichen Dienstes gehört neben einer ausführlichen Aufnahmeuntersuchung, in deren Rahmen der individuellen Situation und den speziellen Problemen des Patienten besondere Aufmerksamkeit geschenkt wird, die Vereinbarung individuell auf die Bedürfnisse des Patienten ausgerichteter Rehabilitationsziele, die möglichst konkret sein sollten, sowie die Verordnung der zugehörigen Therapien.

Daneben obliegen dem Rehabilitationsarzt die Leitung des therapeutischen Teams und die regelmäßige Überwachung des Therapiefortschritts, gegebenenfalls mit Anpassung der Therapieziele, die Behandlung von Komplikationen und die medikamentöse Therapie. Letztere ist insbesondere bei der Behandlung der MS von Bedeutung. Der mehrwöchige Aufenthalt in der Reha-Klinik bietet eine gute Gelegenheit für die Einstellung auf neue Immuntherapien oder deren Umstellung, da hierdurch eine ausführliche Aufklärung des Patienten über Vorteile und Risiken der Behandlung möglich ist.

23.3.2 Pflege

Im Sinne einer aktivierenden therapeutischen Pflege begleiten und unterstützen die Mitarbeiter des Pflegedienstes die Patienten 24 Stunden am Tag. In Absprache mit dem Patienten und in Zusammenarbeit mit dem gesamten therapeutischen Team werden gezielt die Fähigkeiten des Patienten trainiert, die ihm helfen sollen, seinen Alltag wieder bzw. besser zu bewältigen. Die Ziele der Rehabilitationspflege umfassen neben der Grundpflege die Verringerung der Pflegebedürftigkeit, die Steigerung des Selbsthilfepotenzials, die Vermittlung und das Training richtiger (Selbst-)Lagerung sowie das Erlernen der Selbstbeobachtung zur Vermeidung von Hautschäden, Kontrakturen und weiteren Folgen der Behinderung.

23.3.3 Physiotherapie

Mobilitätseinschränkungen sind häufige Beschwerden bei MS-Patienten. Daher sind die Patienten in hohem Maße auf physiotherapeutische Behandlung angewiesen, um ihre körperliche Leistungsfähigkeit zu erhalten oder zu verbessern. Zu den Zielen der krankengymnastischen Übungsbehandlung gehören:

- Verbesserung von Kraft und Koordination
- Verbesserung von Stand- und Gangfunktionen sowie der Hantierfunktion (in Zusammenarbeit mit der Ergotherapie)
- Aktive und passive Maßnahmen zur Minderung der Spastizität
- Verbesserung von Gleichgewicht und Bewegungsabläufen
- Aufdehnung bzw. Prophylaxe von Kontrakturen
- Erhöhung der Belastbarkeit im Alltag, Anleitung zu Eigenübungen und Anregungen für eine sinnvolle, aktive Freizeitgestaltung

Grundlage sind Behandlungsmethoden wie das Bobath-Konzept, das Vojta-Prinzip, die Stemmführung nach Brunkow oder die propriozeptive neuromuskuläre Fazilitation (PNF). Diesen Techniken ist gemeinsam, dass sie auf neurophysiologischen Grundlagen beruhen und nicht vornehmlich an der Muskelkräftigung arbeiten, sondern mithilfe tonusregulierender Maßnahmen Koordination und Ausdauerleistung erhöhen wollen. Bisher hat sich keines dieser konventionellen Therapiekonzepte in klinischen Studien als überlegen erwiesen. Für die Praxis bedeutet dies, dass verschiedene Verfahren verfügbar sein sollten und ausprobiert werden müssen. Moderne Verfahren wie CIMT, Laufbandtherapie oder gerätegestützte Therapie können die physiotherapeutischen Maßnahmen in Abhängigkeit vom Störungsbild sinnvoll ergänzen (Gusowski 2014).

23.3.4 Ergotherapie

Die zielgerichtete und symptomorientierte ergotherapeutische Behandlung von MS-Patienten hat den Erhalt bzw. die Wiedererlangung der Fertigkeiten im Alltags- und Erwerbsleben (Aktivitäten des täglichen Lebens, ATL) zum Ziel. Dazu dienen die Verbesserung bzw. der Erhalt sensomotorischer Leistungen, die Verbesserung automatisierter und komplexer Bewegungsabläufe der oberen Extremitäten, Schmerzlinderung sowie die Anleitung und Anregung zum selbstständigen Training für die Zeit nach der Rehabilitation unter Berücksichtigung möglicher kognitiver Einschränkungen. Die individuelle Zielsetzung orientiert sich am Alltag des Patienten. Im Vordergrund stehen die ATL sowie die Wiedererlangung bzw. der Erhalt der beruflichen Leistungsfähigkeit. Die Ziele werden mit folgenden therapeutischen Ansätzen angestrebt:

- Training der Grob- und Feinmotorik der oberen Extremitäten
- Sensibilitätstraining mittels thermischer und/oder mechanischer Reize
- Nichtmedikamentöse Behandlung von Tremor und Ataxie
- Alltagsorientiertes Training (Wasch-/Anzieh- und Esstraining)
- Arbeitsplatztraining mit Beratung zum ergonomischen Arbeiten und zur Anpassung des Arbeitsplatzes
- Umfangreiche Hilfsmittelberatung und -versorgung

23.3.5 Neuropsychologie und Psychologie

Die MS mit ihren vielfältigen Beeinträchtigungen stellt einen gravierenden Einschnitt im Leben eines jeden Patienten dar. Neben körperlichen und kognitiven Einschränkungen treten dabei häufig auch behandlungsbedürftige **affektive Störungen** auf (Kesselring und Klement 2001). Insbesondere die Diagnose MS bedeutet für die Betroffenen i. d. R. eine erhebliche psychische Belastung. Die Auseinandersetzung mit der Tatsache, unter einer chronischen Erkrankung zu leiden, die zu zunehmender Behinderung führt, ist besonders für Berufstätige und junge Erkrankte nur schwer zu bewältigen.

Die psychologische Behandlung zielt vor allem darauf ab, gemeinsam mit dem Patienten schrittweise einen Weg zu finden, der eine Brücke zwischen den Schwierigkeiten auf der einen und den persönlichen Lebenszielen auf der anderen Seite schlagen kann. Von zentraler Bedeutung ist dabei die Entwicklung einer realistischen Lebensperspektive. Oberstes Ziel ist es, die Reintegration in das Erwerbsleben vorzubereiten bzw. einen möglichst langfristigen Verbleib im Arbeitsprozess zu gewährleisten. Zudem soll dysfunktionalen Bewältigungsstilen wie z. B. Substanzmissbrauch oder sozialem Rückzug wirksam vorgebeugt werden. Darauf basierend wird in unserer Klinik ein ganzheitlicher, ressourcenorientierter Behandlungsansatz auf verhaltenstherapeutischer Grundlage verfolgt.

Eine weitere wesentliche Aufgabe ist die Behandlung kognitiver Störungen. Dafür ist eine umfassende **neuropsychologische Diagnostik** und Analyse der kognitiven Probleme und psychischen Ausgangsbedingungen notwendig. Die einzelnen Maßnahmen umfassen:

- Behandlung kognitiver Defizite (PC-gestützt sowie in Form von Gruppenaktivitäten)
- Einübung kompensatorischer kognitiver Techniken und sozialer Kompetenzen
- Beratung über geeignete Hilfsmittel zum Ausgleich neuropsychologischer Einschränkungen
- Training arbeitsrelevanter Basisqualifikationen
- Beurteilung der Fahreignung und bei Bedarf Behandlung fahrrelevanter Leistungen
- Stützende Psychotherapie und Herausarbeiten persönlicher Stärken und Ressourcen
- Informationsvermittlung zur Verbesserung der Compliance
- Vermittlung von Strategien zur Stressbewältigung

23.3.6 Logopädie

Bei der MS kommen Aphasien vergleichsweise selten vor. Häufiger ist eine **Dysarthrophonie,** vor allem in weiter fortgeschrittenen Stadien; dabei kann auch eine **Dysphagie** vorhanden sein. Daher orientiert sich die logopädische Behandlung vorzugsweise an der Diagnostik und Therapie von Sprech-, Stimm- und Schluckstörungen, wobei verschiedene Maßnahmen wie etwa das fazioorale Training (FOTT) und ein

Kommunikationstraining zum Einsatz kommen. Die Zusammenarbeit mit anderen Therapiebereichen ermöglicht eine interdisziplinäre Behandlung der oftmals komplexen neuropsychologischen Defizite.

23.3.7 Sozialdienst

Der Sozialdienst ergänzt die ärztliche und pflegerische Versorgung durch fachliche Hilfen. Sein Tätigkeitsbereich umfasst:

- Beratung und Gespräche mit Patienten und ihren Angehörigen
- Informationsvermittlung und Hilfestellung bei sozialrechtlichen Fragen, um den Zugang zu möglichen Leistungen zu erleichtern (z. B. Antragsverfahren nach dem Pflegeversicherungs- oder Schwerbehindertengesetz)
- Einleitung häuslicher Hilfen (Pflegehilfsmittel, Hausnotrufsysteme, Essen auf Rädern, Nachbarschaftshilfe usw.)
- Organisation ambulanter häuslicher Krankenpflege oder Hilfestellung bei der Suche nach einem Pflegeheimplatz
- Informationen über stufenweise Wiedereingliederung, innerbetriebliche Umsetzung oder berufliche Rehabilitation
- Aufklärung über die Leistungsarten der verschiedenen Kostenträger
- Vermittlung von Kontakten zu den Rehabilitations- und Rentenberatern der Rentenversicherung sowie externen Beratungsstellen, Selbsthilfegruppen und psychosozialen Diensten

23.4 Spezielle Therapiemöglichkeiten

23.4.1 Bewegungstherapie und Sport

23

Durch die Physiotherapie können nicht nur motorische Defizite und Gangunsicherheit gebessert, sondern auch Mobilität, Ausdauerleistung und körperliche Fitness gesteigert werden. Dabei kommen sowohl die „konventionellen", auf empirischen Beobachtungen beruhenden Methoden wie Bobath-Konzept, Vojta-Prinzip, Stemmführung nach Brunkow oder PNF als auch die neueren evidenzbasierten Ansätze wie CIMT, Laufbandtherapie oder Gerätetraining zum Einsatz (Gusowski 2014). Die Physiotherapie sollte in Abhängigkeit der bestehenden Beeinträchtigungen funktionell, ziel- und alltagsorientiert ausgerichtet sein.

Die **S2e-Leitlinie** der Deutschen Gesellschaft für Neurologische Rehabilitation (DGNR) empfiehlt zur Verbesserung von Gangstörungen und Mobilitätseinschränkungen (Gehfähigkeit, Gehgeschwindigkeit, Ausdauer, Gangsicherheit und Balance) vorrangig ein regelmäßiges, therapeutisch angeleitetes **Gangtraining,** unterstützt von einem systematischen **Ausdauer-** und einem gezieltem **Krafttraining.** Von einem roboterassistierten Gangtraining scheinen insbesondere schwerer betroffene Patienten zu profitieren. Andere Maßnahmen mit nachgewiesener Wirksamkeit sind ein spezielles **Gleichgewichtstraining,** ggf. mit zusätzlichem Einsatz von virtueller Realität, Hippotherapie und Tai-Chi (Tholen et al. 2019).

Lange Zeit wurde MS-Betroffenen von sportlicher Aktivität abgeraten. Das erscheint heutzutage nicht mehr gerechtfertigt. Mittlerweile ist unstrittig, dass sportliche Betätigung die Funktionsfähigkeit und die Lebensqualität erhöhen kann, ohne dass negative Effekte zu befürchten sind (Tallner et al. 2012). In einer eigenen Untersuchung konnten wir die Befunde einer früheren Valenser Studie bestätigen, dass ein aerobes Ausdauertraining auf dem Ergometer neben der körperlichen Funktionsfähigkeit auch die Fatigue verbessern kann (Pfitzner et al. 2014). Internetbasierte Programme stellen insbesondere für den ländlichen Raum mit erschwertem Zugang zu qualifizierten Therapeuten eine wirksame und leicht anzuwendende Option dar, um körperliches Training zu individualisieren und erfolgreich durchzuführen (Gawlik et al. 2018).

MERKE

Es gibt genügend Evidenz, um MS-Betroffenen mit geringem bis moderatem Behinderungsgrad zu einem regelmäßigen Bewegungstraining zu raten, das Kraft- und/ oder Ausdauertraining beinhaltet. Damit kann sowohl den krankheitsbedingten Einschränkungen als auch den Auswirkungen eines (krankheitsbedingten) inaktiven Lebensstils begegnet werden. MS-Betroffene sollten aufgeklärt werden, dass sportliche Aktivität bei Vermeidung übermäßigen Trainings keine negativen Auswirkungen hat. Dauer und Intensität sollten die individuellen funktionellen Beeinträchtigungen berücksichtigen und sich an die „Nationalen Bewegungsempfehlungen" (150 min/Woche moderate Intensität oder 75 min/Woche hohe Intensität) anlehnen (Rütter und Pfeifer 2016).

23.4.2 Hippotherapie

Die Hippotherapie ist ein konservatives neurophysiologisches Behandlungsverfahren, das mithilfe eines Pferdes und seiner dreidimensionalen rhythmischen Schwingungsimpulse in der Gangart Schritt durchgeführt wird und insbesondere bei der MS häufig mit Erfolg eingesetzt wird. Dabei werden die Bewegungen des Pferdes auf den Rumpf des Patienten übertragen und dabei genau die Muskeln aktiviert, die auch beim Gehen benötigt werden. Diese Mechanismen wurden zum einen durch vergleichende Beobachtungen festgestellt, zum anderen durch elektromyografische Messungen am Rumpf: So konnte nicht nur die Übertragung der gangtypischen Bewegungen auf den Rumpf des Patienten bestätigt, sondern darüber hinaus auch gezeigt werden, dass die Bewegungsstimulation über das Pferd im Vergleich zu den Muskelaktivitäten beim normalen Gehen eine Mehrreaktion aller beteiligten Muskeln auslöst (Soehnle und Lamprecht 2011).

Trotz offensichtlich positiver Effekte existieren nur wenige wissenschaftliche Studien zur Wirksamkeit der Hippotherapie. In einer prospektiven, einfach verblindeten RCT haben wir über einen Zeitraum von 3 Wochen die Effekte einer einmal wöchentlichen 20-minütigen Hippotherapie mit einer gleich langen Einheit zusätzlicher konventioneller Physiotherapie verglichen; die Therapien wurden ergänzend zum üblichen störungsspezifischen Rehabilitationsprogramm durchgeführt. Dabei zeigten sich nur in der Hippotherapie-Gruppe ausgeprägte kurzfristige, d. h. über 2–3 Tage anhaltende, Effekte. Nach 3 Wochen waren Gehvermögen und Gleichgewicht ausweislich des 6-Minuten-Gehtests, des Tinetti-Scores und des Timed „Up and Go"-Tests in beiden Gruppen signifikant verbessert, während die beobachtende Ganganalyse und der 10-Meter-Gehtest nur in der Hippotherapie-Gruppe Unterschiede im zeitlichen Verlauf aufwiesen (Schatz et al. 2014).

23.4.3 Atemtherapie

Insbesondere in den fortgeschrittenen Stadien der Erkrankung leiden viele MS-Betroffene an einer u. U. auch klinisch sichtbaren Einschränkung der Atemfunktion, die sich zumeist als restriktive Ventilationsstörung manifestiert und mit einer eingeschränkten Arm- und Rumpffunktion korreliert ist (Eitel et al. 2014). Die frühzeitige Diagnostik einer Atemfunktionsstörung mithilfe einer einfachen Spirometrie zur Bestimmung der Vitalkapazität ist nicht nur zur raschen Einleitung einer zielgerichteten Therapie notwendig, sondern auch zur Vorbeugung von Komplikationen wie reduzierter Sauerstoffaufnahme oder häufiger bronchopulmonaler Infekte. Während sich durch eine unspezifische, d. h. nicht speziell auf die Kräftigung der Atemmuskulatur ausgerichtete, Rehabilitationsbehandlung zwar motorische Funktionsfähigkeit und Gehvermögen verbessern ließen, war die Atemleistung nur in der Gruppe gesteigert, die spezifisch auf die Atemleistung fokussierte. Davon profitierten vor allem Patienten mit einer Vitalkapazität von < 70 % (Eitel et al. 2014).

23.4.4 Fatigue und Kognition

Die **erhöhte Erschöpfbarkeit (Fatigue)** ist ein häufiges Symptom der MS, an der bis zu 90 % der MS-Patienten leiden können. Nicht selten werden dadurch sowohl die Lebensqualität als auch die Arbeits- und Erwerbsfähigkeit so stark beeinträchtigt, dass eine vorzeitige Berentung nötig wird und die Betroffenen sich immer mehr von sozialen Aktivitäten zurückziehen. Da die medikamentöse Therapie der Fatigue i. d. R. nicht sonderlich erfolgreich ist, stehen nichtmedikamentöse Maßnahmen im Vordergrund der Behandlung. Von besonderer Bedeutung ist es dabei zunächst, die Fatigue als solche zu erkennen und die Patienten und ihre Angehörigen darüber aufzuklären, dass die erhöhte Ermüdbarkeit zur MS-Erkrankung dazugehört und eben nicht durch z. B. fehlende Willenskraft bedingt ist. Andere zur erhöhten Müdigkeit führende Ursachen wie Nebenwirkungen von Medikamenten (insbesondere solche zur Verringerung der spastischen Tonuserhöhung), akute Infektionen, Depressionen oder Schlafstörungen müssen ausgeschlossen bzw. angemessen behandelt werden. Viele Patienten kommen gut damit zurecht, eine oder mehrere Ruhepausen am Tag einzulegen. Körperliches Training, insbesondere mit Ausdauersportarten (z. B. Nordic Walking, Fahrradergometer), steigert die körperliche Belastbarkeit (Pfitzner et al. 2014). Ein spezifisches, neuropsychologisch geleitetes Training der Aufmerksamkeitsintensität verbessert sowohl die Aufmerksamkeitsparameter als auch die subjektiv erlebte Fatigue (Flachenecker et al. 2017). Im Rahmen einer stationären Rehabilitation können neben diesen Maßnahmen auch Strategien zum effektiven Einsatz der (Rest-)Energie vermittelt und die Betroffenen im Gebrauch von Hilfsmitteln (z. B. Kühlelemente) geschult werden (Henze et al. 2018a).

Kognitive Defizite treten bei etwa zwei Dritteln aller MS-Erkrankten auf. Am häufigsten kommt es zu Beeinträchtigungen der Gedächtnis- und Aufmerksamkeitsfunktionen, aber auch zu Einschränkungen der Exekutivfunktionen (planerisches Handeln, Urteilsvermögen, Kritikfähigkeit) und der visuokonstruktiven Leistungen (Schober et al. 2005). Kognitive Defizite haben einen erheblichen Einfluss auf die berufliche Leistungsfähigkeit, die Bewältigung des Alltags, die sozialen Kontakte und damit auf die Lebensqualität insgesamt. Wichtig sind die frühzeitige Diagnose anhand ausgewählter neuropsychologischer Testverfahren sowie die Abgrenzung zur Depression und zum Fatigue-Syndrom. Nur bei genauer Kenntnis der gestörten Komponente kann ein zielgerichtetes neuropsychologisches Funktionstraining eingeleitet werden, dessen Wirksamkeit in mehreren Studien nachgewiesen wurde (König und Flachenecker 2013). Demgegenüber ist die medikamentöse Behandlung unbefriedigend; auch die in früheren Zeiten propagierte Therapie mit Donepezil hat sich als unwirksam erwiesen (Henze et al. 2018b).

23.5 Wirksamkeit der Rehabilitation

Mit der Entwicklung innovativer Behandlungsmethoden wurden die Möglichkeiten der neurologischen Rehabilitation im Allgemeinen und die der Rehabilitation der MS im Speziellen deutlich erweitert. Daher besteht ein zunehmendes Interesse daran, die Wirksamkeit der Rehabilitation in wissenschaftlichen Studien nachzuweisen. Eine szientometrische Analyse des ISI-Web of Science von 1900 bis 2009 belegte diesbezüglich eine stetig wachsende Forschungsaktivität, wobei weltweit zwar die meisten Veröffentlichungen aus den USA stammten, innerhalb Europas jedoch Deutschland das Land mit den (nach Großbritannien) zweithöchsten Publikationszahlen war (Kloft et al. 2014). Die meisten dieser Arbeiten beschäftigen sich zwar mit dem Schlaganfall; dennoch gibt es auch für die MS zunehmende wissenschaftliche Evidenz – sowohl für einzelne Interventionen als auch für die Rehabilitation insgesamt.

So wurden in einer neueren Übersichtsarbeit 39 systematische Reviews identifiziert, die sich den Effekten der Rehabilitation bei der MS widmeten (Khan und Amatya 2017). Demzufolge liegt starke Evidenz sowohl für die körperliche Bewegungstherapie im Hinblick auf Aktivität und Partizipation als auch für übungsbasierte Edukationsprogramme zur Verbesserung der Fatigue vor. Mittelgradige Evidenz findet sich für die multidisziplinäre Rehabilitation im Hinblick auf längerfristige Aktivität und Partizipation, für die kognitive Verhaltenstherapie zur Behandlung der Depression und für die Vermittlung von Informationen, während für symptomspezifische Programme nur begrenzte Evidenz existiert. In vielen anderen Bereichen fehlen belastbare wissenschaftliche Wirksamkeitsnachweise (Khan und Amatya 2017).

Die Zunahme wissenschaftlicher Wirksamkeitsnachweise findet ihren Niederschlag in Leitlinien und Therapieempfehlungen, nicht nur (wie bereits oben erwähnt) für die Mobilitätseinschränkungen, sondern auch für die symptomatische Therapie insgesamt und die Rehabilitation (RIMS 2011; DGN/KKNMS 2012; Hemmer et al. 2021). Damit existieren mittlerweile umfangreiche evidenzbasierte Handlungsempfehlungen für die Rehabilitation der MS (Henze et al. 2018).

MERKE

Vorzugsweise sollte die Rehabilitation stationär erfolgen und im Anschluss daran mit niedriger Intensität fortgesetzt werden (Flachenecker 2012). Da die positiven Effekte auf Behinderungsgrad, Blasenstörungen und Teilhabe die Intervention zwar bis zu 12 Mon. überdauern können, dann aber wieder nachlassen (Freeman et al. 1999), bedarf es wiederholter Rehabilitationsverfahren in möglichst jährlichem Abstand, um den Funktionszustand und die Selbstständigkeit in Alltag und Beruf so weit wie möglich wiederherzustellen und möglichst lange zu erhalten.

LITERATUR

Die vollständige Literatur zu diesem Kapitel finden Sie im Anhang am Ende dieses Buches.

KAPITEL

24 MS-Nursing

Jürgen H. Faiss und Wolfgang Köhler

24.1 Einführung

Die multiple Sklerose (MS) ist die häufigste entzündliche Erkrankung des ZNS; sie betrifft im Altersgipfel junge Erwachsene zwischen 20 und 35 Jahren, die sich mit dem Risiko chronischer Behinderung konfrontiert sehen. Durch neue Therapiemöglichkeiten entstehen jedoch auch Chancen, einerseits die Schubrate der Erkrankung zu reduzieren und andererseits das Fortschreiten der Erkrankung zu verzögern. Mit den Therapien erwachsen jedoch auch Probleme im Umgang mit der Erkrankung, vor allem im Hinblick auf die Selbstinjektion der Basistherapeutika (β-IFN, Glatirameracetat), dauerhafte Therapieadhärenz bei oralen Medikamenten (Dimethylfumarat, Fingolimod, Siponimod, Ozanimod, Teriflunomid) oder die Risiken unerwünschter Arzneimittelwirkungen bei Eskalationstherapien (Natalizumab, Alemtuzumab, Mitoxantron, Ocrelizumab, Ofatumumab). Darüber hinaus wurde in den letzten Jahren deutlich, dass die Patienten bereits zu einem frühen Zeitpunkt der Erkrankung unter kognitiven Defiziten leiden (➤ Kap. 6, ➤ Kap. 15, ➤ Kap. 16) und zusätzlich Probleme mit der Krankheitsbewältigung aufweisen, die der alleinigen ärztlichen Betreuung nicht immer zugänglich sind.

Diese Konstellation gibt Anlass, die Modalitäten der Betreuung von MS-Patienten zu überarbeiten und zu optimieren. Im Vordergrund des Interesses steht dabei, die Kontinuität der Behandlung zu garantieren und die Behandlung problemorientiert zu gestalten. Nützlich ist in diesem Zusammenhang, jahrzehntelange internationale Erfahrungen aufzugreifen und – insbesondere auch aufgrund der vielschichtigen Probleme einer chronischen Erkrankung mit der Tendenz zur Verschlechterung – ein MS-Nursing zu etablieren.

Seit 1999 stehen an unseren MS-Zentren in Teupitz und Wermsdorf mehr als 1.500 Patienten mit MS in kontinuierlicher Betreuung. Von Beginn an werden die Patienten hier durch ein multiprofessionelles Team unter Leitung des Arztes und speziell ausgebildeter MS-Nurses betreut. Im Idealfall werden die Patienten dem MS-Nursing zum Zeitpunkt der Diagnosestellung zugeführt, insbesondere jedoch bei der Einstellung auf eine immunmodulatorische Langzeittherapie nach den Therapieleitlinien der Deutschen Gesellschaft für Neurologie (DGN 2020).

Die spezifischen Aufgaben einer MS-Nurse bestehen in der Kontaktaufnahme stationär und ambulant, als Gesprächspartner bei der Unterstützung nach Diagnosestellung, in der Therapieplanung nach erfolgter Therapieentscheidung, vor allem Beratung, Schulung der Selbstinjektionen, ggf. auch unter Einbeziehung des Partners oder einer Pflegeperson, und im Weiteren in der Therapiebegleitung (insb. hinsichtlich Nebenwirkungen und Hautreaktionen) bis hin zu Hausbesuchen. Darüber hinaus sind die Nurses über ein Mobiltelefon ständig erreichbar. Im MS-Zentrum verfügen sie über einen eigenen Beratungs- und Trainingsraum. Auch über die Eskalationstherapien und die neue orale Therapieform sind die MS-Nurses umfassend informiert und können den Patienten ihre Hilfe anbieten.

Die Erfassung sozialer Probleme und die entsprechende Beratung, auch über Pflegegrade, erfolgt in Kooperation mit Sozialarbeitern des Zentrums, die Unterstützung bei psychologischen Problemen (vor allem auch das familiäre und berufliche Umfeld betreffend) in Zusammenarbeit mit den Psychologen und zusammen mit Physiotherapeuten die Auswahl geeigneter Hilfsmittel nach individuellen Bedürfnissen sowie ggf. auch eine spezielle Ernährungsberatung.

Neben der direkten Patientenbetreuung stehen die Nurses auch im Kontakt zu Selbsthilfegruppen und zur DMSG, halten Vorträge und führen Schulungen beim übrigen Personal des MS-Zentrums, bei Mitarbeitern des Ärzte-Netzwerks und auch der häuslichen Krankenpflegeteams durch.

MERKE

Diese Form der Betreuung hat zu einer deutlich besseren Compliance und Therapieadhärenz geführt und die Therapieabbruchrate auf unter 5 % gesenkt (zum Vergleich: durchschnittliche Therapieabbruchrate bei allen Beta-Interferonen nach den ersten 3 Mon. 20,3 %, nach 1 Jahr 40,1 %).

In einem Pilotprojekt mit anderen MS-Zentren wurde ein Curriculum zur berufsbegleitenden Qualifikation zur MS-Schwester erarbeitet, das schließlich 2007 mit dem Bundesverband der DMSG als Curriculum MS-Therapiemanagement bundesweit etabliert wurde. Nach den bisherigen Erfahrungen und den Bewertungen der mittlerweile über 300 Teilnehmer können die Inhalte des Seminars nutzbringend in die tägliche Arbeit integriert werden. Als nächstes Ziel soll dieses Seminar Anerkennung durch die entsprechenden Berufsverbände erhalten. Mittlerweile werden auch Refresher-Kurse durchgeführt, die regelmäßig an einem Seminarwochenende Informationen über aktuelle Entwicklungen vermitteln.

In einem weiteren Schritt wurde seit 2012 unter Federführung der European Multiple Sclerosis Platform (EMSP) und in Kooperation mit Rehabilitation in MS (RIMS) sowie den nationalen MS-Verbänden ein internetbasiertes Lernprogramm auf europäischer Ebene in inzwischen 12 Sprachen entwickelt, das kostenlos genutzt werden kann (www.msnursepro.org; Ward-Abel et al. 2013). Das Online-Programm „MS Nurse PRO" ist durch viele nationale Verbände, den International Council of Nurses, das Royal College of Nurses und ECTRIMS akkreditiert worden. Die deutsche Version ist seit September 2014 verfügbar und dient als Zulassungsvoraussetzung für das bestehende deutsche MS-Nurse-Ausbildungsprogramm der DMSG. Europaweit haben sich aktuell etwa 8.000 Nurses für das Programm eingeschrieben.

Der modular aufgebaute Lehrplan konzentriert sich auf die Kernkompetenzen der MS-Pflege inkl. Gesundheitserziehung, Symptommanagement, Behandlung und Rehabilitation. Es stehen sechs verschiedene Module zur Verfügung (Epidemiologie und Pathophysiologie, Klinische Präsentation, Diagnose und Beurteilung, Behandlung, Pflege und Unterstützung, Rehabilitation), die es ermöglichen sollen, das erworbene Wissen in „realen" klinischen Situationen reflektiert anzuwenden.

24.2 Ziele und Aufgaben

Die zunehmende Komplexität von Diagnose und Therapie der MS hat folgerichtig zur Herausbildung von MS-Schwerpunktpraxen und regionalen MS-Zentren geführt. Diese Zentren haben eine wichtige Funktion in der Beratung von Patienten und ärztlichen Kollegen, wobei die spezielle Behandlungssituation (z. B. Selbstinjektion) die fachgerechte Aufklärung und Anleitung zur Medikamentenselbstapplikation erfordert. Darüber hinaus sind durch die Zulassung neuer MS-Medikamente die intensive Therapiebegleitung und Information noch bedeutsamer geworden, zumal damit auch ein umfangreiches Risikomanagement verbunden ist.

Aufgabe der MS-Nurse ist die kontinuierliche Betreuung von MS-Patienten im stationären und ambulanten Setting. Dabei sind verschiedene Aufgabenbereiche zu definieren.

24.2.1 Ansprechpartner

Die MS-Nurse muss umfassende Kenntnisse über das klinische Bild der MS besitzen, um den Patienten bei der Vermittlung des Krankheitsverständnisses zu unterstützen. Sie soll sich als Ansprechpartner und Vermittler zwischen Arzt und Patient auf der primären Ebene und anderen Berufsgruppen und sozialem Umfeld auf der sekundären und tertiären Ebene verstehen. Die MS-Nurses sind stets über den aktuellen Zustand der zu betreuenden MS-Patienten informiert und geben die Informationen gezielt und korrekt weiter, um sicherzustellen, dass alle wichtigen Informationen den wichtigsten therapeutischen Bezugspersonen zeitnah zugänglich sind. Hierzu gehört auch, dass diese Informationen dokumentiert werden und nachvollziehbar sind. Dafür stehen mittlerweile computergestützte Programme zur Verfügung (z. B. MSDS 3; ➤ Kap. 27), die zukünftig erlauben, dass in den großen MS-Zentren eine standardisierte Datenerfassung vergleichbar zur Verfügung steht.

24.2.2 Patientenbindung

Der MS-Patient erhält eine ganzheitliche Versorgung und Beratung unter Einbeziehung seiner Angehörigen, seiner Haus- und Fachärzte und seines erweiterten sozialen Umfelds. Dabei werden insbesondere auch krankheitsbedingte Bedürfnisse zeitnah und professionell wahrgenommen und entsprechend vermittelt, mit dem Ziel, einerseits die Lebensqualität bei positiver Beeinflussung des Krankheitsverlaufs zu verbessern, andererseits aber auch den Einsatz teurer Ressourcen (Arzt, stationäre Behandlung etc.) zu reduzieren. Schübe und Nebenwirkungen MS-spezifischer Therapien werden erfasst und entsprechend bewertet, vor allem auch hinsichtlich der Notwendigkeit, einen Arztkontakt herzustellen bzw. eine Schubtherapie einzuleiten oder über die Fortsetzung bzw. Modifikation der Therapie zu reflektieren.

24.2.3 Risikomanagement der MS-Therapien

MERKE

Stets gut geschulte Patienten können mit den Therapien und ihren Nebenwirkungen sicher umgehen!

Die derzeit verfügbaren MS-spezifischen Therapien erlauben dem Patienten die Selbstinjektion. Zudem kommen Natalizumab, Alemtuzumab, Mitoxantron oder Ocrelizumab i. v. zur Anwendung. Damit verbunden sind umfangreiche Voruntersuchungen, die koordiniert werden müssen und eine strukturierte Betreuung während der Behandlungsphasen erfordern. Beispielsweise ist die Nachbetreuung der Patienten, die Alemtuzumab erhalten, durch die 4-wöchigen Laborkontrollen sehr aufwendig. Inzwischen stehen auch oral verabreichte Medikamente zur Verfügung, die eine intensive begleitende Betreuung erfordern, insbesondere die Therapieadhärenz und Patientencompliance betreffend. Nach Diagnosestellung und Besprechung der Therapieoptionen wird dem Patienten vor Beginn des Trainings vom behandelnden Arzt eine geeignete Therapie vorgeschlagen. Daraufhin erfolgt der Kontakt zur MS-Nurse. Während der ersten Einweisung in die Selbstinjektion bzw. die Besonderheiten der jeweils eingesetzten Medikamente werden nochmals aktuelle Fragen des Patienten besprochen.

Bei einer Therapie mit Selbstinjektionen wird ein Starterset des jeweiligen Medikaments ausgehändigt. Das Training erfolgt individuell, und i. d. R. werden Angehörige in das Training einbezogen. Vor der ersten Selbstinjektion werden die Notwendigkeit und Gestaltung eines sauberen und hygienischen Arbeitsplatzes sowie die sterile Handhabung bei der Medikamentenzubereitung vermittelt. Das Spritzentraining sollte unbedingt in einer ruhigen Umgebung erfolgen, und es sollte ausreichend Zeit zur Verfügung stehen. Besonders bewährt haben sich in diesem Zusammenhang die vorherige neuropsychologische Untersuchung auf bestehende kognitive Defizite und Tests zur Prüfung der Feinmotorik, z. B. die Durchführung des *Nine-Hole Peg Test.* Zudem werden neben der Applikationstechnik in regelmäßigen Abständen auch die Injektionsstellen überprüft.

Die bei der MS zur Anwendung kommenden Medikamente können insbesondere zu Beginn der Behandlung vielfältige Nebenwirkungen hervorrufen.

Deshalb sind die MS-Nurses mit allen häufigen Nebenwirkungen vertraut, können sie einordnen und entsprechend reagieren. Die Patienten werden bei Behandlungsbeginn ausführlich und am individuellen Profil über potenzielle Nebenwirkungen, mögliche Abhilfemaßnahmen und Vermeidungsstrategien informiert. Gleiches gilt selbstverständlich auch für i. v. und oral verabreichte Therapien, über deren Risiken und Nebenwirkungen die MS-Nurses ebenfalls umfassend Bescheid wissen müssen. Daher besteht kontinuierlicher Fortbildungsbedarf, der die Bedeutung der Refresher-Kurse unterstreicht.

24.3 Kompetenz im Netz

Die bisherigen Ausführungen machen deutlich, dass für die optimale Betreuung von MS-Patienten ein multiprofessionelles Netzwerk unabdingbar ist. Einzelne Kompetenzen müssen klar definiert und Handlungsalgorithmen festgelegt werden. Der MS-Nurse kommen folgende Aufgaben zu:

- Vermittlung des Krankheitsverständnisses,
- Initiierung und Pflege des Patientenkontakts,
- Definition und Erarbeitung individueller Patientenprobleme gemeinsam mit dem Patienten und
- Entwicklung eines individuellen Patientenprofils.

Dabei sollen auch zusammen mit Ärzten und Psychologen Umgangs- und Bewältigungsstrategien vermittelt und Erwartungshaltungen der Patienten auf ihre Realitätsbezogenheit überprüft werden. Entscheidend dabei ist, dass alle MS-Patienten in dieses Netzwerk eingebunden sind.

Es lassen sich verschiedene Patientengruppen nach Zeitaufwand klassifizieren (➤ Tab. 24.1).

Tab. 24.1 Einteilung von Patientengruppen nach Betreuungsaufwand

Hoher Zeitaufwand	• Patienten mit ausgeprägten funktionellen und kognitiven Defiziten • Patienten, die erhebliche Probleme mit der Krankheitsbewältigung haben • Patienten mit ausgeprägten Nebenwirkungen unter der Therapie und bei Umstellung der Therapie • Patienten mit sozialen Problemen und wenig verständnisvoller Umgebung
Geringer Zeitaufwand	• Patienten in der Frühphase der Behandlung und junge Patienten • Patienten in der Routinebetreuung • Patienten mit intaktem sozialem Umfeld
Unterschiedlich hoher Zeitaufwand	bei den verschiedenen Therapien

24.4 Zukünftige Entwicklung eines MS-Nurse-Konzepts

Die MS ist die häufigste Ursache von Behinderung bei jüngeren Erwachsenen, in Deutschland sind ca. 250.000 Menschen betroffen, weltweit über 1 Mio. Die Diagnose wird häufig zu einem Zeitpunkt gestellt, zu dem die familiäre und berufliche Verantwortung besonders hoch ist. Dies bedeutet, dass die MS-Erkrankung eines Patienten Familie, Freunde und berufliches Umfeld einbezieht und somit das Leben von fast ½ Mio. Menschen in Deutschland unmittelbar betroffen ist.

Die Tatsache, dass mit fortschreitender Krankheitsdauer auch von einer zunehmenden Behinderung auszugehen und der individuelle Krankheitsverlauf nicht vorhersagbar ist, macht die MS zu einer der im klinischen Alltag schwierigsten neurologischen Erkrankungen. Deshalb hat sich mehr und mehr auch in Deutschland die Überzeugung durchgesetzt, dass MS-Patienten nichtärztlicher Unterstützung und Anregung bedürfen, um ihr Leben und ihre sozialen Beziehungen möglichst normal gestalten zu können. Sie benötigen Unterstützung, Anleitung und Ausbildung in Bezug auf die Anpassung an Veränderungen, die durch eine Verschlechterung der Erkrankung oder andere Probleme auf sie zukommen.

Leider sind die Standards einer spezifischen Betreuung (MS-Nursing) national und international sehr variabel und im Ergebnis wenig vergleichbar (Buchanan et al. 2002; Pozzilli et al. 2002). Mittlerweile sind MS-Nurses an vielen MS-Zentren und Schwerpunktpraxen etabliert (Tiffert und Zettl 2002). Durch den intensiven Austausch der Zentren untereinander (Praktika an anderen MS-Zentren im Rahmen der MS-Management-Ausbildung) entstand ein **Ziele- und Maßnahmenkatalog,** der sich als sehr nützlich für den Umgang mit MS-Patienten erwiesen hat:

- **Hauptkategorien der Ziele:** Kenntnis der Diagnose und Umgang mit ihr, ebenso die MS-spezifischen Therapien und deren Implikationen (z. B. Nebenwirkungen), Umgang mit Schüben und Krankheitsprogression auch in Bezug auf den Erhalt der Lebensqualität, Kenntnisse über und Umgang mit spezifischen Pflegeproblemen, Umgang mit begrenzter Belastbarkeit und Kenntnisse sozialer Möglichkeiten sowie Einbeziehung von Angehörigen und Bezugspersonen in den Krankheits- und Therapieprozess.
- **Hauptkategorien der Maßnahmen:** Beratung über Diagnose, Therapie, Training der Selbstapplikation und Umgang mit Nebenwirkungen unter Einbeziehung der Angehörigen, Beratung und Begleitung in der Schubphase bzw. Krankheitsprogression, Beratung über spezifische Pflegeprobleme und Anleitung zur Bewältigung. Daneben erfolgt die Überprüfung der Therapie und Lebensqualität sowie der individuellen Belastbarkeit mittels Gesprächsführung zur Motivation auch unter Einbeziehung der Familie, des sozialen Umfelds und der Selbsthilfeorganisationen.

Solche Konzepte bestehen in Großbritannien und den USA schon seit Mitte der 1990er-Jahre (NIH et al. 1996; Kirker et al. 1995). 1997 brachten die britische MS-Gesellschaft und das *National Hospital for Neurology and Neurosurgery* MS-Patienten, MS-Experten und Pflegedienste zusammen, um über Möglichkeiten zur Verbesserung MS-spezifischer Betreuung zu diskutieren. Die von diesem Forum entwickelten *Standards of Healthcare for People with MS* beinhalten eine Reihe von Empfehlungen, die MS-Patienten helfen, den Umgang mit ihrer Erkrankung in verschiedenen Phasen (u. a. Diagnosephase sowie die Phasen geringer, mäßiger und schwerer Behinderung) praktikabler zu gestalten.

Obwohl die medikamentöse immunmodulatorische Therapie einen besonderen Stellenwert im MS-Management besitzt, ist es wichtig, darauf hinzuweisen, dass sie nur einen Aspekt dieser chronischen Erkrankung darstellt. Ein zum Management von neurologischen und anderen chronischen Erkrankungen gegründetes nationales Dienstleistungsnetz (National Service Framework, NSF) hat Leitlinien für folgende Hauptthemen entwickelt (NSF 2002):

- Integrierte Gesundheits- und Sozialhilfe
- Unterstützung des „informierten Patienten“
- Angebot einer flächendeckenden Dienstleistung
- Interdisziplinäre Kooperation
- Unmittelbarer Zugang zur MS-spezifischen Dienstleistung
- Symptommanagement
- Unterstützende Einrichtungen in Wohnortnähe
- Lebensqualität, häusliche Pflege, Arbeit, Transport und Freizeit
- Selbstüberweisung zu speziellen Diensten

Die erste Studie zur Evaluation des Nutzens eines MS-Nurse-Programms wurde in Schottland publiziert (Kirker et al. 1995). Sie zeigt, dass MS-Nurses hilfreich in der Vermittlung von Kenntnissen über die Krankheit sind und die Stimmung und Zufriedenheit im Hinblick auf eine ungewisse Zukunft verbessern. Allgemeinmediziner empfinden die Nurses hinsichtlich einer Reduktion der eigenen Arbeitsbelastung und der Verbesserung ihres eigenen Wissens über die Erkrankung als hilfreich.

Eine andere Studie aus Manchester (Campion 1996) zeigt, dass durch den Einsatz von MS-Nurses die Arztkontakte generell deutlich reduziert und die Anzahl der Krankenhaustage um 60 % gesenkt werden konnten. Mittlerweile ist in Großbritannien ein umfassendes MS-Nurse-Netzwerk entstanden, das von der britischen MS-Gesellschaft unterstützt, aber auch durch kommerzielles, staatliches und karitatives Fundraising finanziert wird.

Die *UK MS Specialist Nurse Association* (UKMSSNA) ist Mitglied in der *International Organization of MS Nurses* (IOMSN). Das erste UKMSSNA-Projekt wurde von einer aus Mitgliedern des MS-Trusts und des *Royal College of Nursing* bestehenden Arbeitsgruppe generiert. Ziele waren die Definition der Schlüsselelemente für die Entwicklung einer MS-Fachschwester-Dienstleistung und daran anknüpfend die Schaffung eines Modells für das MS-Nursing. Im Rahmen dieses Projekts wurde erkannt, dass MS-Nurses durch spezielle Ausbildungseinheiten („educational pathways“) unterstützt werden müssen. Es wurde ein MS-Nurse-Graduierungsprogramm entwickelt und an das internationale Zertifizierungsprogramm angebunden.

Die Bedeutung der MS-Nurses ist in den letzten 15 Jahren enorm gestiegen. Wie eine Studie zeigt, sehen die britischen MS-Nurses ihre Rolle als lohnenswert, innovativ, flexibel und als seltene Möglichkeit einer ganzheitlichen Vorgehensweise, was für die Effektivität der Langzeit-MS-Betreuung essenziell ist (Johnson et al. 2000).

Auch in Deutschland sind solche institutionalisierten Modelle des MS-Nursing nunmehr mithilfe der DMSG in Umsetzung begriffen. Die Qualität der speziellen MS-Betreuung hängt aber auch wesentlich von der Aktivität einzelner MS-Nurses und MS-Zentren sowie MS-Schwerpunktpraxen ab. Eine flächendeckende standardisierte Versorgung ist, gemessen am internationalen Standard der MS-Versorgung, unabdingbar und wird durch das Curriculum MS-Management nachhaltig unterstützt. Einen weiteren Entwicklungsschub erhalten diese Bestrebungen durch die Etablierung eines europäischen Konzepts der internetbasierten Vermittlung spezifischen Wissens über die Betreuung MS-Betroffener (EMSP-Projekt „MS Nurse – PRO“).

LITERATUR

Die vollständige Literatur zu diesem Kapitel finden Sie im Anhang am Ende dieses Buches.

KAPITEL 25

Michael Haupts

Lebensqualität – gesundheitsökonomische Aspekte

25.1 Sekundäre und tertiäre Krankheitsfolgen: eine erweiterte Perspektive von Krankheit

Moderne Betrachtungen über Krankheit und Gesundheit können, vor allem in gesundheitspolitischen Diskussionen, von üblichen medizinischen Aspekten abweichen: Wichtig sind auch Auswirkungen einer Erkrankung für Patient und Umwelt auf der sekundären Ebene, die damit verbundenen tertiären Einschränkungen und die Optimierung der Versorgung. Daher werden auch Begriffe wie Lebensqualität (als Äquivalent tertiärer Ebenen) und ökonomische Betrachtungen in enger Verknüpfung verwendet.

MS mit ihrer fast normalen Lebenserwartung, aber chronischen Behinderung darf als wichtiges Beispiel einer Erkrankung mit langfristig beeinträchtigter Lebensqualität gelten.

25.2 Lebensqualität und Nutzwert

Im Gegensatz zu klassischen Messgrößen stellt die „gesundheitsbezogene Lebensqualität" (engl. „health-related quality of life", HRQoL) einen patientenrelevanten Parameter des Krankheitsverlaufs dar. Der Begriff der „Lebensqualität" kann sich allerdings auf sehr verschiedene Bereiche des menschlichen Lebens beziehen. Dazu gehören z. B. alltägliche Dinge wie Wohnen und Essen, aber auch umfassendere Zustände wie Glück und persönliche Zufriedenheit. Lebensqualität unterliegt materiellen (Einkommen, Lebensstandard), kulturellen (Ideale, kollektive vs. individuelle Selbstverwirklichung) oder auch politischen Einflüssen (politische Stabilität, Bildung). Für individuelle Patient-Therapeut-Situationen, etwa Rehabilitationsplanungen, sind Dokumentationen wie z. B. visuelle Analogskalen (VAS) oder die *Goal Attainment Scale* (GAS) (Khan et al. 2008) anwendbar. Ziel ökonomischer Erhebungen ist es dagegen, in standardisierten Messmethoden Lebensqualität quantitativ abzubilden und somit vergleichbar zu machen.

Im Bereich des Gesundheitswesens wird dabei der sehr globale Begriff der Lebensqualität auf Aspekte eingegrenzt, die den Gesundheitszustand vieler Individuen maßgeblich beeinflussen. Grundsätzlich ist das Konzept der „gesundheitsbezogenen Lebensqualität" (HRQoL) vor allem von der zugrunde liegenden Definition von **Gesundheit** abhängig. Es umfasst zumeist die Bereiche physische, psychische und soziale Gesundheit, wobei die Ausfüllung der beruflichen und familiären Rollen bzw. Verpflichtungen oft zusätzlich betrachtet wird. Physische Gesundheit umfasst u. a. die Fähigkeit zur Arbeit (auch Hausarbeit), die Schlafqualität oder Belange der Ernährung. Zur psychischen Gesundheit gehören emotionale Faktoren wie Wohlbefinden, Angst oder Niedergeschlagenheit. Soziale Gesundheit bezieht sich z. B. auf die Fähigkeit, soziale Kontakte aufzubauen bzw. zu pflegen, z. B. durch Teilnahme an Veranstaltungen, und individuelle Unabhängigkeit (vgl. Schöffski 2007a).

Bei der Messung gesundheitsbezogener Lebensqualität muss zwischen den Begriffen **Gesundheitszustand** und **Nutzwert** streng differenziert werden. Grundsätzlich beschreiben alle Messinstrumente für HRQoL für jeden Patienten einen Gesundheitszustand anhand der o. g. Parameter bzw. Dimensionen. Mittels verschiedener Validierungsverfahren lassen sich Gesundheitszustände in relative Nutzwerte zwischen 1 (perfekte Gesundheit) und 0 (Tod) transformieren.

25.2.1 Messung von gesundheitsbezogener Lebensqualität

Die Operationalisierung der o. g. Bereiche für die Messung der HRQoL erfolgt über verschiedene Ansätze. Mögliche Messinstrumente sind zum einen vom Patienten auszufüllende Fragebögen oder Tagebücher, zum anderen telefonische oder persönliche Interviews. Fragebögen erfordern einen geringeren personellen und zeitlichen Aufwand für die Untersucher, haben aber den Nachteil, dass die Datenqualität durch unvollständiges oder nicht eindeutiges Ausfüllen beeinflusst sein kann. Bei schweren Erkrankungen (z. B. Morbus Parkinson oder fortgeschrittene Stadien der MS) muss auf **Fremdeinschätzungen** zurückgegriffen werden.

Es existieren verschiedene standardisierte und psychometrisch geprüfte Fragebögen zur Lebensqualität: Im Wesentlichen werden Profil- und Indexinstrumente, krankheitsspezifische und generische Instrumente unterschieden (➤ Box 25.1) sowie Fragebögen mit ordinaler oder kardinaler Skalierung (➤ Box 25.2). Eine Auswahl an Messinstrumenten findet sich in ➤ Tab. 25.1.

Box 25.1

Fragebögen zur Lebensqualität I

- **Profilinstrumente** liefern getrennte Ergebnisse für jede der gemessenen Dimensionen, die Kennzahlen werden nicht zu einem einzigen Wert aggregiert (z. B. *Sickness Impact Profile* [SIP]; SF-36, SF-12; *Nottingham Health Profile* [NHP]).
- **Indexinstrumente** liefern dagegen ein zusammengefasstes Ergebnis aller Dimensionen (z. B. Karnofsky-Index, EQ-5D, *Quality of Well-Being Scale).*
- **Krankheitsspezifische** Instrumente gelten als sehr sensitiv, gut akzeptiert und leicht

Tab. 25.1 Instrumente zur Erfassung der Lebensqualität

HRQoL-Instrument	Dimensionen	Items	Art des Instruments
SF-36	Körperliche Funktionsfähigkeit, körperliche Rollenfunktion, körperliche Schmerzen, allgemeine Gesundheitswahrnehmung, Vitalität, soziale Funktionsfähigkeit, emotionale Rollenfunktion und psychisches Wohlbefinden	36	generisch
MSQoL-54	s. SF-36 Zusätzlich: gesundheitsbezogene Verzweiflung, übergeordnete Lebensqualität, sexuelle Funktionsfähigkeit und Zufriedenheit mit der sexuellen Funktionsfähigkeit sowie kognitive Funktionsfähigkeit	54	krankheitsspezifisch MS
NHP	Körperliche Mobilität, soziale Isolation, Schmerzen, Energieverlust, emotionale Reaktion, Schlaf	38	generisch

handhabbar und werden hauptsächlich in klinischen Prüfungen eingesetzt. Sie erlauben z. B. den Vergleich zwischen verschiedenen Behandlungsgruppen.
- **Generische** Fragebögen sind unabhängig von einer bestimmten Erkrankung einsetzbar. Diese Art von HRQoL-Instrument kann unzureichend sensitiv sein, wenn der Umfang und die Qualität der Symptomatik einer untersuchten Krankheit nicht angemessen durch die Dimensionen eines Messinstruments beschrieben werden. Die Vorteile liegen darin, dass sie Effekte auf die Lebensqualität durch – in einem krankheitsspezifischen Messinstrument nicht antizipierte – Nebenwirkungen besser abbilden. Die Ergebnisse sind über verschiedene Krankheiten hinweg vergleichbar.

Box 25.2

Fragebögen zur Lebensqualität II

- **Ordinalskalen** liefern Aussagen zur Rangfolge von Lebensqualitätszuständen, jedoch keine Wertung, um *wie viel* besser oder schlechter ein Gesundheitszustand empfunden wird. Somit findet die Therapie mit dem günstigsten Gesundheitszustand Anwendung.
- Sobald jedoch Kosten in die Entscheidung über den Einsatz verschiedener Therapiealternativen einbezogen werden, wird der tatsächliche Abstand zwischen zwei Lebensqualitätszuständen interessant, wie er durch **Kardinalskalen** ermittelt werden kann. Typische Beispiele für Ordinalskalen sind das NHP (➤ Tab. 25.1), das SIP und der Karnofsky-Index, während der EQ-5D oder der *Health Status Index* Kardinalskalen darstellen.

Das *Multiple Sclerosis Quality of Life* (MSQoL)-54-Instrument ist ein krankheitsspezifischer Fragebogen für MS-Patienten, der auf dem generischen Fragebogen SF-36 aufbaut bzw. diesen um MS-spezifische Aspekte der Lebensqualität erweitert (Vickrey et al. 1995). Die 18 zusätzlichen Items des MSQoL-54 verteilen sich auf die Dimensionen soziale Funktionsfähigkeit, körperliche Schmerzen und Vitalität sowie auf die zusätzlichen Dimensionen **gesundheitsbezogene Verzweiflung,** übergeordnete Lebensqualität, sexuelle Funktionsfähigkeit, Zufriedenheit mit der sexuellen Funktionsfähigkeit sowie kognitive Funktionsfähigkeit. Da die Kerndimensionen des SF-36 bei der Entwicklung des MSQoL-54 unverändert geblieben sind, lassen sich die Ergebnisse von Lebensqualitätsstudien bei MS-Patienten mit anderen Studien vergleichen. Die bei MS häufig eingesetzte *Expanded Disability Status Scale* (EDSS) stellt kein HRQoL-Instrument dar.

Für die Messung von Lebensqualität existiert kein Goldstandard – die Auswahl der Instrumente muss in Abhängigkeit von der Fragestellung wie auch den Anforderungen an Sensitivität, Praktikabilität, Zuverlässigkeit, Repräsentativität usw. getroffen werden (vgl. Schöffski 2007b). Generell soll das gewählte Messinstrument der HRQoL der Komplexität des Konstrukts „Lebensqualität" gerecht werden und in der Lage sein, nicht nur Einschränkungen, sondern auch Veränderungen im Zeitverlauf aufzuzeigen.

Die meisten in der Lebensqualitätsforschung eingesetzten Instrumente stammen aus dem angloamerikanischen Raum. Dabei ist grundsätzlich zu bedenken, dass das Verständnis von „Lebensqualität" kulturellen Einflüssen unterliegt und z. B. von der Stellung des Einzelnen in der Gesellschaft geprägt sein kann. Für eine Normierung der Antworten in verschiedenen Ländern sind entsprechende bevölkerungsrepräsentative Studien erforderlich, wie sie z. B. für den SF-36 in mehreren Sprachen vorliegen.

25.2.2 Das qualitätskorrigierte Lebensjahr

Von zunehmendem Interesse bei der Beurteilung neuer oder existierender Therapieansätze sind nicht allein der lebensverlängernde Effekt einer Therapie, sondern auch die Bewertung dieser Lebensverlängerung durch den Patienten als „Lebensqualität". Das sog. QALY-Konzept („quality-adjusted life year") ermöglicht diese Verknüpfung von Lebensqualität und Zeit in Form von sog. qualitätskorrigierten Lebensjahren. Das menschliche Leben wird in diesem Konzept charakterisiert durch die gegebene Restlebenserwartung zum Zeitpunkt der Beobachtung und durch den Nutzwert, den ein Patient dem erlangten Gesundheitszustand und der damit verbundenen Lebensqualität beimisst.

Um die Nutzwerte von Gesundheitszuständen zu ermitteln, bedarf es wohlfahrtstheoretisch basierter Methoden. Zu den wichtigsten zählen dabei das *Standard-Gamble*-Verfahren (SG) sowie die *Time-Trade-off*-Methode (TTO). Beiden Ansätzen ist gemein, dass Teilnehmer der Studienpopulation eine Entscheidung zwischen zwei Gesundheitszuständen treffen müssen. Zusätzlich nutzt das SG-Verfahren Unsicherheiten bei der Entscheidung in Form von Wahrscheinlichkeiten des Eintreffens eines Gesundheitszustands und entspricht somit der Entscheidung eines Konsumenten auf dem freien Markt. Bei vielen HRQoL-Instrumenten wurde eine solche Präferenzbildung anhand einer für die Allgemeinbevölkerung repräsentativen Stichprobe bereits durchgeführt. Anhand des daraus bestimmten Logarithmus können die Nutzwerte von Patienten ohne eine erneute zeitintensive Anwendung von SG oder TTO ermittelt werden. In der Literatur wird teilweise auch die Bewertung von Gesundheitszuständen durch eine visuelle Analogskala (VAS) beschrieben (vgl. Brazier et al. 1999). Da diese Methode keine direkte Entscheidung erfordert, ist sie zur Nutzwertermittlung nicht geeignet. HRQoL-Messinstrumente, für die ein validiertes Verfahren zur Ermittlung von Nutzwerten existiert, sind ➤ Tab. 25.2 zu entnehmen.

Ist der Nutzwert eines Gesundheitszustands bekannt, so wird er mit seiner Dauer multipliziert. Dies kann bei stark schwankenden Nutzwerten (z. B. bei Chemotherapie) eine häufige Messung notwendig machen, wobei die QALYs für die Restlebenszeit aufaddiert werden. So können dann z. B. rechnerisch 3 Jahre mit je 0,2 QALY (= 0,6) gegen 2 Jahre mit 0,45 QALY (= 0,9) abgewogen werden.

MERKE

Als großer Vorteil des QALY-Konzepts erweist sich die Eindimensionalität der QALYs, die sowohl Lebensqualität als auch Lebenserwartung in einer Maßzahl abbilden. Vor allem in Verbindung mit ökonomischen Daten ermöglicht das QALY-Konzept die Bewertung und den Vergleich verschiedener Therapien hinsichtlich ihrer Lebensqualitätsnutzwerte.

25.2.3 Lebensqualitätsforschung bei MS

Bis zum Ende des 20. Jh. wurden nur in wenigen Untersuchungen zur MS Lebensqualitätsdaten berücksichtigt.

- Merkelbach et al. (2002) analysierten den quantitativen Einfluss von **Fatigue** auf die Lebensqualität bei 87 Patienten unter Berücksichtigung der EDSS. Dabei konnte gezeigt werden, dass Fatigue sich sowohl auf körperliche als auch psychische Aspekte der Lebensqualität auswirkt. Auch Benedict et al. (2005) fanden sowohl die physische als auch psychische Domäne der Le-

Tab. 25.2 Instrumente zur Messung von HRQoL und Nutzwert

HRQoL-Instrument	Dimensionen (Stufen)	Anzahl Gesundheitszustände	Validierungsmethode
EQ-5D	Beweglichkeit/Mobilität (5 Stufen), für sich selbst sorgen (5), allgemeine Aktivitäten (5), Schmerzen/körperliche Beschwerden (5) und Angst/Niedergeschlagenheit (5)	3125, Tod, Bewusstlosigkeit	VAS, TTO
SF-6D	Körperliche Funktionsfähigkeit (6), Rollenfunktion (2), soziale Funktionsfähigkeit (5), körperliche Schmerzen (6), psychisches Wohlbefinden (5) und Vitalität (5)	18.000, Tod	VAS, SG
HUI-III	*Vision* (6), *hearing* (6), *speech* (5), *ambulation* (6), *dexterity* (6), *emotion* (5), *cognition* (5), *pain* (5) [keine dt. Version verfügbar]	972.000	VAS übertragen auf SG

Quelle: eigene Darstellung nach Brazier et al. (1999)

bensqualität im MSQoL-54 stark mit **Depression** und Fatigue korreliert. Kobelt et al. (2017) berechneten 0,023 QALY-Äquivalent pro Punkt auf der Fatigue-VAS.
- Flachenecker et al. (2017) fanden bei 5.475 deutschen MS-Patienten (mittleres Alter 52 Jahre) einen durchschnittlichen Nutzwert von 0,786 für mobile Personen (EDSS 0–3), von 0,586 für moderat Betroffene (EDSS 4–6,5) und 0,273 für immobile MS-Patienten (EDSS 7–9).
- Haupts et al. (2003) untersuchten den Einfluss einer **IFN-Behandlung** auf die Lebensqualität im deutschen Versorgungskontext. Dabei wies die als Therapie-Responder eingestufte Subgruppe der Behandelten nach 1 Jahr statistisch signifikante Vorteile in den Lebensqualitätsmaßen des SF-36 sowohl gegenüber ihren eigenen Ausgangswerten als auch im Vergleich zu Non-Respondern dieser Untersuchung auf.
- Putzki et al. (2009) führten eine prospektive multizentrische Studie zur Lebensqualität bei 674 RRMS-Patienten im frühen Stadium vor und nach Behandlungsbeginn mit IFN-β1a i. m. durch. HRQoL wurde bei Behandlungsbeginn und in 3-Monats-Intervallen bis 12 Mon. danach erhoben. Die durchschnittliche Lebensqualität – gemessen durch die VAS des EQ-5D – stieg in diesem Zeitraum von 64,8 auf 70,1 und der durchschnittliche Nutzwert von 0,75 (Baseline) auf 0,77 (12 Mon.). Weiterhin konnte ein Zusammenhang zwischen einer hohen Anzahl von Schüben und der Höhe der Nutzwerte zur Baseline gezeigt werden.

25.3 Gesundheitsökonomische Aspekte

Wirtschaftlichkeitsuntersuchungen im Gesundheitswesen lassen sich in Kostenstudien und (gesundheits-) ökonomische Evaluationen einteilen. In beiden Studien spielt die Betrachtung der Kosten eine wesentliche Rolle, weshalb in ➤ Box 25.3 eine Differenzierung von Kostenarten erfolgt, bevor auf die Besonderheiten der ökonomischen Evaluationen eingegangen wird (vgl. Greiner 2006).

Box 25.3

Kostenarten

- **Direkte Kosten** können medizinischer (z. B. Kosten einer medikamentösen Therapie oder Arztkonsultation) oder nichtmedizinischer Art sein (z. B. Aufwendungen des Patienten für Fahrten zum Arzt, häusliche Hilfen und Umbauten oder auch Krankengeldzahlungen durch eine Krankenkasse).
- Kosten, die indirekt aus der medizinischen Behandlung eines Patienten resultieren, werden als **indirekte Kosten** bezeichnet (z. B. volkswirtschaftliche Produktivitätsverluste durch verlorene Arbeitstage des Patienten oder pflegender Angehöriger).
- **Intangible Kosten** sind grundsätzlich nicht monetär erfassbar. Jedoch existieren wissenschaftliche Methoden wie die Ermittlung der Zahlungsbereitschaft, um intangible Ressourcenverbräuche mit monetären Werten in Kosten umzurechnen. Intangible Kosten können direkter oder indirekter Art sein, z. B. der Wert von Schmerzen durch eine Behandlung (direkte intangible Kosten) bzw. das Leid der Angehörigen beim Tod eines Patienten (indirekte intangible Kosten). Zu beachten ist, dass intangible Kosten bei ökonomischen Evaluationen (➤ Kap. 25.3) auch auf der Effektseite abgebildet werden können und eine Doppelzählung z. B. von o. g. Leid zu Verzerrungen führen kann. Für die Abschätzung intangibler Kosten wird zunehmend der Parameter „Lebensqualität" herangezogen.

Wichtig ist, die **Perspektive** einer Wirtschaftlichkeitsuntersuchung zu definieren. So kann eine gesundheitsökonomische Analyse z. B. aus Sicht der Krankenkasse oder des Krankenhauses durchgeführt werden. Für die häufig dargestellte Gesellschaftsperspektive („societal perspective") werden die verschiedenen Sichten von Leistungserbringern (ambulant, stationär) und Kostenträgern (Krankenkasse, Patient, Arbeitgeber) zusammengeführt.

Die in ➤ Box 25.3 genannten Kostenarten stehen bei **Kostenstudien** im Fokus, vor allem bei sog. Krankheitskostenanalysen („cost of illness", COI). Hierbei werden alle Kosten einer Erkrankung dargestellt und häufig mit epidemiologischen Daten wie der Erkrankungsprävalenz verknüpft. Sie dienen i. d. R. dazu, die volkswirtschaftlichen Dimensionen einer Krankheit aufzuzeigen und in Relation zu anderen Krankheiten zu setzen.

Von COI-Studien abzugrenzen sind **ökonomische Evaluationen.** Im Wesentlichen besteht der Unterschied darin, dass bei dieser Form von gesundheitsökonomischen Analysen die Kosten in Relation zu einem Ergebnis analysiert werden. Je nach gewähltem Ergebnisparameter werden unterschiedliche Studientypen differenziert (➤ Box 25.4).

Das deutsche AMNOG-Verfahren erfordert seit 2011 für jede pharmazeutische Neuzulassung Kostenanalysen zur Bestimmung eines preisrelevanten Zusatznutzens. 2018 hat ein erster Hersteller nach Verfahrensabschluss einzelnen GKV-Kostenträgern ein „Pay for performance“-Modell mit Erstattungen von Mehrkosten bei Therapieversagen angeboten.

Box 25.4

Studientypen

- **Kosten-Minimierungs-Analysen** *(Cost-Minimization Analysis,* CMA) vergleichen zwei oder mehrere alternative, aber therapeutisch gleichwertige Therapieverfahren anhand der damit verbundenen Kosten. Wichtig ist hierbei, dass alle Maßnahmen auf dieselbe Art und Weise bewertet werden, da sonst keine Vergleichbarkeit gegeben ist. Bei MS würde es sich z. B. anbieten, verschiedene immunprophylaktische Therapien zu vergleichen, wozu aber gleiche Ergebnisparameter bei gleichen Kollektiven dokumentiert sein müssten. Häufig sind Behandlungsverfahren nicht therapeutisch äquivalent und können daher nicht allein anhand der Kosten beurteilt werden.
- In **Kosten-Effektivitäts-Analysen** (auch Kosten-Wirksamkeits-Analyse, *Cost-Effectiveness Analysis,* CEA) werden die Kosten in monetären Einheiten, die Effektivität in leicht fassbaren nichtmonetären Einheiten dargestellt, z. B. einem geretteten Menschenleben oder der schubfreien Zeit bei MS. Über den Quotienten aus Kosten und Effektivität werden nun verschiedene Therapien miteinander vergleichbar.
- In **Kosten-Nutzen-Analysen** *(Cost-Benefit Analysis,* CBA) werden sowohl Kosten als auch Nutzen in monetären Werten dargestellt. Hier könnten also die zuvor als intangibel, weil nicht monetär bewertbar, beschriebenen Kosten Eingang finden, z. B. der Wert eines menschlichen Lebens oder die Abwesenheit von Schmerzen. Die mit einer solchen monetären Bewertung verbundenen Probleme kann sich der Leser sicherlich vorstellen, weshalb solche Evaluationen eher selten durchgeführt werden.
- In **Kosten-Nutzwert-Analysen** *(Cost-Utility Analysis,* CUA) wird die monetäre Beurteilung z. B. von Gesundheitszuständen vermieden und deren Bewertung dem Patienten durch Vergabe von Nutzwerten („utilities“) für gesundheitsbezogene Lebensqualität und Lebenserwartung (QALY-Konzept, ➤ Kap. 25.2.2) übertragen (vgl. Schöffski et al. 2007a).

25.3.1 Ökonomische Dimensionen der MS

Ein Vergleich von gesundheitsökonomischen Analysen aus verschiedenen Gesundheitssystemen muss aus verschiedenen Gründen sehr vorsichtig erfolgen: Zum einen ist die verwendete Methodik hinsichtlich ihrer Vergleichbarkeit zu beurteilen, zum anderen behindern Unterschiede in Struktur und Zugänglichkeit der Gesundheitsdienstleistungen, in Behandlungsmustern sowie im Preisniveau den Vergleich von Ergebnissen unterschiedlicher Herkunft.

In der oben erwähnten Studie von Flachenecker et al. (2017) wurden MS-Kosten in Deutschland in einem Bottom-up-Ansatz untersucht. Aus gesellschaftlicher Sicht betrugen direkte plus indirekte Kosten auf dem Preisniveau des Jahres 2015 pro Patient und Jahr für mobile MS-Kranke (EDSS 0–3) 28.200 Euro, 44.000 Euro für moderat Betroffene (EDSS 4–6,5) und 62.700 Euro für immobile Patienten (EDSS 7–9). Im Bereich der medizinischen Kosten nahmen dabei die **Disease-Modifying Drugs** (DMDs) mit 15.819 Euro bei mobilen Patienten (rund 69 % der Gesamtkosten für EDSS 0–3) den größten Kostenblock ein. Insgesamt wurden 59 % aller MS-Patienten mit DMDs behandelt. Gegenüber einer gleichartigen Erhebung von 1999 (Kobelt et al. 2001) hatte der Kostenanteil ambulanter Versorgung zugenommen, die Anteile der stationären Behandlungskosten (von über 20 auf 10 %) und der indirekten Kosten (in der mobilen auf 28 %, in der immobilen MS-Gruppe auf 34 % entsprechend 21.586 Euro pro Patient) jedoch deutlich abgenommen. Entgegen dem Gesamtkostenanstieg von ca. 45 % in der mobilen MS-Gruppe (EDSS 0–3, von umgerechnet 15.300 Euro in 1999) in 2015 lagen die Kosten in der schwerstbetroffenen Gruppe gegenüber 1999 (aus DM umgerechnet: 66.009 Euro) in 2015 niedriger.

Zur MS-Prävalenz als wichtiger Berechnungsbasis gesamtgesellschaftlicher Kosten nimmt das Weißbuch MS (Kip et al. 2016) nach Daten der gesetzlichen Krankenversicherung (GKV) bis zu 199.500 GKV-versicherte MS-Patienten in Deutschland an, jedoch ohne Differenzierung von Diagnosesicherheit oder EDSS-Grad. Darüber hinaus existiert ein Anteil PKV-Versicherter. Im AMNOG-Verfahren wurde 2018 mit 221.000 MS-Patienten in Deutschland gerechnet.

Für Deutschland führten Nuijten und Mittendorf (2010) eine gesundheitsökonomische Evaluation einer Therapie mit IFN-β-1a s. c. 44 µg im Vergleich zu IFN-β-1a s. c. 30 µg, IFN-β-1b und Glatirameracetat zur Behandlung der **schubförmig remittierenden MS** (RRMS) über einen Zeitraum von 4 Jahren im deutschen Versorgungskontext durch. Als patientennaher Endpunkt wurden verhinderte Schübe gewählt. Im Vergleich zur Nichtbehandlung erwies sich IFN-β-1a 44 µg mit 51.250 Euro pro verhindertem Schub als kosteneffektivste Behandlungsalternative, gefolgt von IFN-β-1b (54.475 Euro), Glatirameracetat (71.416 Euro) und IFN-β-1a 30 µg (133.770 Euro). Im Vergleich zur nächstbesten Behandlungsalternative verbesserte sich der inkrementelle Kosten-Effektivitäts-Quotient (*Incremental Cost-Effectiveness Ratio,* ICER) auf 23.449 Euro. In einer Sensitivitätsanalyse zeigten sich die Ergebnisse robust gegenüber Veränderungen der Diskontierungsrate, der Häufigkeit und Kosten von Rückfällen, des Krankheitsfortschritts sowie der Compliance der Patienten.

In Großbritannien wurden IFN- bzw. GLAT-Therapien in Bezug auf EDSS-Progression und QALY-Differenz gegenüber Unbehandelten über 6 Jahre ökonomisch evaluiert („risk sharing scheme"; Palace 2015). Pro hospitalisiertem MS-Schub wurde ein Utility-Verlust von 0,025 berechnet. Es wurden stabile Effekte auf die Progression gefunden und die ökonomische Vorgabe von 36.000 Pfund pro QALY im Sinne einer Kosteneffektivität (mit dortigen Arzneipreisen) erreicht.

Eine überzeugende Kosteneffektivität gegenüber GLAT, Fingolimod, Natalizumab und Ocrelizumab zeigte jüngst eine US-Studie für Alemtuzumab (Chirikov et al. 2019) mit fast 9 QALY Gewinn über eine 20-Jahres-Perspektive bei schubförmig-aktiver MS. Allerdings erhielten deutsche Ärzte 2019 fast zeitgleich Zulassungsbeschränkungen und Warnhinweise wegen fataler Nebenwirkungen, was die differente Perspektive praktischer Therapie am Patienten und einer rein ökonomischen Analyse beleuchtet.

Kaum berücksichtigt wurden bisher Analysen nichtmedikamentöser Verfahren. Freeman et al. (2019) wiesen aber auch die Effektivität für Physiotherapieverfahren mit Stehtraining zu Kosten von 14.700 Pfund pro QALY nach. Für Deutschland stehen solche Studien noch aus.

25.3.2 Krankheitskosten der MS im Vergleich

Aufgrund der aktuellen Datenlage können die o. g. Kostendaten nur in Ansätzen mit den Behandlungskosten anderer neurologischer Erkrankungen in Deutschland verglichen werden. Andlin-Sobocki et al. (2005) stellten die Kosten für verschiedene Krankheiten zusammen und ermittelten für Deutschland pro Patient und Jahr Kosten von ca. 12.735 EUR (Demenz), 11.138 EUR (Morbus Parkinson), 8.599 EUR (Epilepsie) und 31.096 EUR (MS).

Somit liegen die Kosten pro MS-Patient und Jahr in dem von Flachenecker et al. (2017) ermittelten Bereich. In Kombination mit epidemiologischen Daten ergaben sich gesellschaftliche Gesamtkosten von rund 11,6 Mrd. Euro für Demenz, 2,9 Mrd. Euro für Morbus Parkinson, 3,8 Mrd. Euro für Epilepsie und 1,8 Mrd. Euro für MS.

Eine jüngere COI-Studie von Neusser et al. (2018) nimmt für Deutschland bei einer MS-Prävalenz von 0,27 % (entsprechend 188.000 gesetzlich Versicherten) in einem Top-down-Ansatz direkte MS-Kosten für

Kranken-, Renten- (Reha, EU-Renten) und Pflegeversicherung insgesamt von 1,7 Mrd. Euro an.

Im europäischen Vergleich liegen die Krankheitskosten von MS-Patienten in Deutschland relativ hoch (Kobelt et al. 2017). Für mobile MS-Patienten (EDSS 0–3) ergeben sich europaweit die höchsten Kosten, in Großbritannien liegen die Kosten um die Hälfte niedriger. Beim EDSS-Wert von 7–9 sind die Krankheitskosten in Deutschland um ca. ein Drittel höher als in Großbritannien, jedoch niedriger als in Österreich, Schweden und Spanien.

Der Unterschied in den Gesamtkosten lässt sich mit den verschiedenen Methoden der Prävalenz- und Kostenerfassung und der unterschiedlichen Berücksichtigung der indirekten Kosten erklären. Die Prävalenz der MS hat weltweit bei mehrfacher Änderung der Diagnosekriterien und verbesserter Diagnostik in den letzten Jahrzehnten stetig zugenommen. Dieser Zuwachs an „behandlungsfähigen" Fällen, auch im Bereich progredienter MS-Formen, Verschiebungen in Therapiespektrum, Zunahme an DMD-Therapien, verbunden mit lokalen Rabattierungen und Preisänderungen (Kobelt et al. 2017) erschweren stabile Berechnungen und bedingen Probleme ökonomischer Planungen. Allerdings verspricht der frühe leitliniengemäße Einsatz medikamentöser Prophylaxen mit anfänglich hohen direkten Kosten eine relevante Verlangsamung der Krankheitsprogression und Verhütung von Kosten und Leid MS-Betroffener in späteren Jahren.

MERKE

Stete Entwicklungen in MS-Prävalenzzahlen, Therapiestrategien und Medikamentenpreisen erschweren ökonomische Modellrechnungen. Früher Einsatz wirksamer medikamentöser Prophylaxen verspricht aber eine relevante Verlangsamung der Krankheitsprogression, Verhütung von Folgekosten und Erhalt von Lebensqualität.

LITERATUR

Die vollständige Literatur zu diesem Kapitel finden Sie im Anhang am Ende dieses Buches.

KAPITEL 26

Herbert Temmes

Deutsche Multiple Sklerose Gesellschaft: Dienstleister, Fachverband und Selbsthilfeorganisation

26.1 Geschichtliche Entwicklung

Die Deutsche Multiple Sklerose Gesellschaft, Bundesverband e. V. (DMSG) wurde 1952 als Zusammenschluss medizinischer Fachleute gegründet. Das Ziel war, Informationen an Ärzte und medizinische Fachleute weiterzugeben sowie Patientenanfragen zu beantworten. Schwerpunkt der damaligen Arbeit war die Forschung über MS, vor allem im epidemiologischen Bereich.

Die Öffentlichkeit reagierte zunächst kritisch auf diese Aktivitäten und sah keine Notwendigkeit für die Gründung eines eigenen Vereins nur für MS-Kranke. Doch unter kompetenter Führung der Verbandsvorsitzenden stieg das Interesse von Fachleuten (insbesondere aus dem sozialen Bereich) an der DMSG.

Ende der 1960er-Jahre erstarkte der Gedanke der Selbsthilfe: MS-Erkrankte begannen sich in Gruppen zu organisieren und veränderten damit die Arbeitsinhalte der DMSG. Nun galt es, auch die sozialmedizinischen Probleme von Erkrankten und ihren Familien in die Aufgaben einzubeziehen. Mit der Gründung des Ärztlichen Beirats und des Patientenbeirats sollte die Arbeit für die Betroffenen intensiviert und in den Mittelpunkt gestellt werden.

1979 wechselte der Verbandsvorsitz; wiederum übernahm eine Frau die Führung. Sie arbeitete intensiv daran, die bereits Ende der 1950er-Jahre begonnene Gründung von DMSG-Landesverbänden weiterzuführen. Außerdem gelang es ihr, viele bekannte Persönlichkeiten in die Arbeit der DMSG einzubinden – der Bekanntheitsgrad der DMSG stieg.

Der Beginn der 1980er-Jahre war geprägt von der Gründung weiterer Landesverbände, mit dem Ziel, das regionale Dienstleistungsnetz für Erkrankte und Familien immer dichter zu weben. Der erste Bundesgeschäftsführer wurde eingestellt, und in den Landesverbänden wurden ebenfalls hauptamtliche Mitarbeiter in die Geschäftsleitung aufgenommen. Mit dem Mauerfall gab es Anfang der 1990er-Jahre neue Anforderungen an die DMSG: schnellstmöglich Beratungs- und Hilfsangebote für MS-Erkrankte auch im Gebiet der ehemaligen DDR aufzubauen und anzubieten. 1990 wurden in den fünf neuen Bundesländern ebenfalls eigenständige DMSG-Landesverbände ins Leben gerufen.

MERKE

Heute gliedert sich die DMSG in den Bundesverband und 16 Landesverbände. Die Aufgabenverteilung gewährleistet ein umfangreiches Dienstleistungsangebot für MS-Erkrankte und ihre Familien. Während in den Landesverbänden die Betreuung von MS-Erkrankten und deren Angehörigen im Vordergrund steht, konzentriert sich die Arbeit des Bundesverbandes auf Aspekte wie die Interessenvertretung, die inhaltliche Entwicklung allgemeingültiger Therapie- und Betreuungsstandards, Forschungsförderung sowie Fort- und Weiterbildungsprojekte für medizinisches Fachpersonal, darunter die industrieunabhängigen DMSG-Ausbildungen für MS-Schwestern und Pflegekräfte.

Um eine optimale Orientierungshilfe für akutmedizinische und rehabilitative Versorgung MS-Erkrankter zu geben, zeichnet der DMSG-Bundesverband MS-Zentren, MS-Schwerpunktzentren und MS-Rehabilitationszentren aus, die bestimmten strengen Kriterien genügen müssen. Hinzu kommen die Erarbeitung und Herausgabe von Aufklärungs- und Informationsmaterialien in analoger wie digitaler Form.

26.2 Fachverband und Selbsthilfeorganisation

Seit Gründung der DMSG wurden viele Spezialisten und Meinungsbildner aus Fachkreisen in Gremien eingebunden, um die fachliche Kompetenz der DMSG nach innen und außen zu stärken. Die DMSG kann dadurch eine hohe Qualität in der Beratung und in der Interessenvertretung gewährleisten.

26.2.1 Der Ärztliche Beirat

1953 wurde der Ärztliche Beirat der DMSG gegründet. Er hatte zunächst die Aufgabe, Behandlungsmöglichkeiten für MS-Erkrankte mittels Umfragen in Fachkliniken, bei Gesundheitsämtern und Landesversicherungsanstalten in Erfahrung zu bringen. Darüber hinaus beriet er den Vorstand der DMSG bei allen Fragestellungen aus Medizin und Forschung. In den weiteren Jahren gab der Ärztliche Beirat auch zunehmend inhaltliche Unterstützung für die Herausgabe von Publikationen und Patienteninformationen, für die medizinischen Beiträge der bundesweiten Verbandszeitschrift *aktiv!*, für Forschungsinitiativen sowie nationale und internationale MS-Symposien der DMSG.

Heute stehen dem Bundesverband und fast allen Landesverbänden jeweils ein Ärztlicher Beirat und ein Patientenbeirat zur Seite. Der Ärztliche Beirat der DMSG Bundesverband e. V. verfügt über 78 Mitglieder, alles anerkannte Fachleute aus Klinik, Forschung und niedergelassener Praxis. Die **Aufgaben** des Ärztlichen Beirats sind:

- Erarbeiten von Stellungnahmen zu medizinischen Themen
- Beratung des Bundesverbandes bei medizinischen Fragestellungen
- Verfassen und Überprüfen von medizinischen Beiträgen für die Zeitschrift *aktiv!*
- Fachliche Beratung und Begleitung von Informationsmaterialien und -projekten
- Initiierung und beratende Begleitung von Forschungsvorhaben bei Förderanträgen an die DMSG

26.2.2 Der Bundesbeirat MS-Erkrankter

In den 1970er- und 1980er-Jahren setzte sich der Selbsthilfegedanke in der DMSG immer weiter durch. So war die Forderung, MS-Erkrankte selbst an Funktions- und Entscheidungsgremien zu beteiligen, nur konsequent. Ihr wurde 1983 mit der Gründung des ersten Bundespatientenbeirats, 2010 umbenannt in Bundesbeirat MS-Erkrankter, entsprochen.

Grundsätzlich versteht sich dieser Beirat – ob auf Bundes- oder Landesverbandsebene – als Vermittler zwischen MS-Erkrankten und den Gremien der DMSG. Für den jeweiligen Vorstand übt er Beraterfunktion aus und bringt die Belange der von MS betroffenen Menschen in dessen Diskussionen ein. Umgekehrt erläutert er MS-Erkrankten Entscheidungen der DMSG-Gremien und verbessert dadurch die Kommunikation mit Mitgliedern und Ratsuchenden. Der heutige DMSG-Bundesbeirat MS-Erkrankter hat folgende **Aufgaben:**

- Beratung des Bundesverbandes
- Förderung des Informations- und Meinungsaustauschs mit den DMSG-Landesverbänden
- Diskussionsforum für grundsätzliche Fragen in politischer, medizinischer, rechtlicher und sozialer Hinsicht
- Stellungnahmen zu Belangen von MS-Erkrankten
- Einbringen von Patientenanliegen in die Arbeit des Bundesverbandes
- Multiplikator für Aktionen des Bundesverbandes

26.3 Die DMSG-Landesverbände

Für die mehr als 240.000 MS-Erkrankten in Deutschland – so die neuesten Zahlen – und ihre Familien sind die DMSG-Landesverbände mit ihren Arbeitsschwerpunkten in der persönlichen Beratung für private, berufliche, sozialrechtliche und medizinische Fragen eine wichtige Anlaufstelle.

1957, 1958 und 1960 wurden vom Bundesverband erste regionale Zweigstellen in Niedersachsen, Bayern und Rheinland-Pfalz gegründet. 1974 gründete sich in Baden-Württemberg die AMSEL (Aktion Multiple Sklerose Erkrankter). In der Folge kamen in den 1980er-Jahren die Landesverbände Hessen, Nordrhein-Westfalen, Saarland, Berlin, Hamburg, Schleswig-Holstein und Bremen hinzu. Nach dem Mauerfall entstanden 1990 in den neuen Bundesländern fünf weitere Landesverbände.

Heute gibt es in jedem Bundesland eine DMSG-Landesverbandsgeschäftsstelle und viele Beratungsstellen. Gemeinsam mit weiteren Angeboten der DMSG bilden sie ein dichtes Netz mit umfangreichen Dienstleistungsangeboten für MS-Erkrankte und ihre Angehörigen (➤ Box 26.1).

Box 26.1

Angebote der DMSG für MS-Betroffene

- Trägerschaft von MS-Spezialkliniken
- Spezielle Wohnangebote für MS-Erkrankte
- Beratungsstellen für soziale, berufliche, rechtliche und private Fragen
- Online-Informationsangebote
- MS-spezifische Publikationen
- Themenzentrierte Gesprächskreise und Therapiegruppen
- Mobile soziale Hilfs- und Fahrdienste
- Schulungen und Fachtagungen
- Sport- und therapeutische Angebote
- Seminare und Freizeiten

Die **Patientenberatung** steht im Mittelpunkt der Arbeit der DMSG-Landesverbände und der 70 hauptamtlichen Sozialberater, die durch ehrenamtliche Berater („Betroffene beraten Betroffene"-Angebote) unterstützt werden.

26.4 Die DMSG in Zahlen: Mitglieder und Mitarbeiter

Zwei Jahre nach ihrer Gründung, im Jahr 1954, hatte die DMSG 701 Mitglieder, 1955 waren es 1.293 und 1977 bereits 12.136. Mit dem Aufbau der DMSG-Landesverbände, dem zunehmenden Bekanntheitsgrad und den immer attraktiveren Dienstleistungen wuchs der Verband stetig. Heute zählt die DMSG rund 44.000 Mitglieder.

Der Selbsthilfegedanke der 1970er- und 1980er-Jahre ließ Kontaktgruppen in allen Regionen Deutschlands entstehen. Gegenwärtig gibt es in der DMSG deutschlandweit rund **850 Selbsthilfegruppen, Kontaktkreise, MS-Treffs oder MS-Stammtische** für Erkrankte und ihre Familien, Der Austausch unter Gleichgesinnten und der soziale Zusammenhalt stehen im Mittelpunkt dieser Gruppen.

Mit steigenden Mitgliederzahlen wuchs auch die Mitarbeiterzahl in der DMSG: 1957 waren 7 Personen ehrenamtlich für die DMSG tätig, ohne den ebenfalls ehrenamtlichen Vorstand. 1965 waren es erstmals 4 hauptamtliche und 47 ehrenamtliche Helfer, 1977 zählte die DMSG 18 hauptamtliche und 163 ehrenamtliche Mitarbeiter, und im Jahr 1982 waren es 52 hauptamtliche und 702 ehrenamtliche Mitarbeiter. Mit der Grenzöffnung und dem damit verbundenen Mitgliederzuwachs stiegen die Mitarbeiterzahlen weiter an (heute: 285 Hauptamtliche und ca. 4.200 Ehrenamtliche). Von den ehrenamtlichen Mitarbeitern sind viele selbst an MS erkrankt.

26.5 Die DMSG heute

26.5.1 Ziele und Aufgaben

MERKE

Ziel ist es, eine Vertretung für alle Menschen zu organisieren, die an MS erkrankt sind, ihre Interessen zu bündeln, sie professionell zu vertreten, Hilfsangebote zu unterbreiten und die Forschung voranzutreiben.

Eine wichtige Funktion nimmt der DMSG-Bundesverband als themenbezogener Patientenvertreter im Gemeinsamen Bundesausschuss (G-BA) wahr, in dem er seit dem Jahr 2004 aktiv ist.

Die Erkrankung wird meist zwischen dem 20. und 40. Lj. diagnostiziert, in einem Lebensalter, in dem Fragen nach Partnerschaft, Familie und Beruf für viele im Mittelpunkt stehen.

26.5.2 Zusammenarbeit auf internationaler Ebene

Die DMSG engagiert sich auf europäischer wie internationaler Ebene intensiv als Mitglied der *European Multiple Sclerosis Platform* (EMSP) sowie der *Multiple Sclerosis International Federation* (MSIF) und fördert damit die **internationale Vernetzung.** Dieser Zusammenschluss von 48 nationalen MS-Gesellschaften unter dem Dach der MSIF gewährleistet einen weltweiten Erfahrungs- und Informationsaustausch. Für beide Organisationen diente der DMSG-Bundesverband als Geburtshelfer. Der von der MSIF herausgegebene „Atlas of MS", der im Jahr 2020 in aktualisierter Form wieder neu aufgelegt wurde, zeigt die weltweite Verteilung der Erkrankung sowie Möglichkeiten des Zugangs zu Therapien oder anderen Ressourcen der nationalen Gesundheitssysteme.

Im Jahr1999 wurde, initiiert vom DMSG-Bundesverband und unter Mitwirkung der Nachbarländer Österreich und Schweiz, erstmalig eine länderübergreifende Therapieempfehlung zur immunmodulierenden Behandlung der MS verabschiedet, die als Grundlage der aktuellen **DGN-Leitlinie zur Diagnose und Therapie der MS** diente. 2003 wurde auf dieser Grundlage erstmals eine Konsensus-Leitlinie mit den übrigen europäischen MS-Gesellschaften im Rahmen der EMSP abgestimmt. 2004 kamen die **Konsensus-Empfehlungen zur symptomatischen Therapie** hinzu.

In enger Zusammenarbeit mit dem DMSG-Bundesverband initiierte die EMSP 2007 das von der EU-Kommission finanzierte **MS-ID-Projekt,** das auf zwei Hauptziele fokussiert: die Entwicklung eines Modells für ein europaweites MS-Register und die Umsetzung des von der EMSP entwickelten **Code of Good Practice** – ein Anforderungskatalog für Therapie und sozialrechtliche Unterstützung, mit dessen Hilfe für MS-Erkrankte in ganz Europa ein gleichberechtigter Zugang zur bestmöglichen medizinischen Versorgung gewährleistet und eine adäquate Lebensqualität durchgesetzt werden soll. Aus dieser Initiative entwickelte sich das Projekt **European Network of Multiple Sclerosis Registries (EuNetMuS),** in dem die Daten der nationalen Register in einem einheitlichen Basisdatensatz zusammengeführt werden sollen. Mit dem Projekt „MS Data Alliance" wird diese Arbeit weitergeführt.

26.5.3 Forschungsförderung

Die Erforschung der Ursachen und damit die wirksame Bekämpfung der MS gehören zu den wichtigsten Anliegen des DMSG-Bundesverbandes. Aus diesem Grund unterstützt und fördert die DMSG die Grundlagenforschung und spezielle Forschungsprojekte. Spenden und testamentarische Zuwendungen helfen, diese Forschungsbemühungen zu finanzieren. Seit dem Jahr 2016 fördert die DMSG jährlich zwei Forschungsprojekte mit max. 100.000 Euro p. a. für die Dauer von 2 Jahren. Die bisherigen Themen waren „Marker und Mechanismen progredienter MS" (2016), „Marker und Mechanismen progredienter MS im klinischen Kontext" (2017), „Verlauf einschätzen und Therapieerfolg messen: Neue Wege zu patientenrelevanten Studienendpunkten" (2018) und aktuell „Beeinflussbare Risikofaktoren der MS" (2019).

Ein weiterer wichtiger Aspekt der Arbeit ist die kontinuierliche Information der Erkrankten über wissenschaftliche Studien, aktuelle Ergebnisse und seriöse Prognosen in der internationalen MS-Forschung. Aus diesem Grund veranstaltet die DMSG internationale wissenschaftliche MS-Symposien, an denen Meinungsbildner aus der ganzen Welt teilnehmen. Wie in den Jahren zuvor stellte die DMSG beim virtuellen Kongress der Deutschen Gesellschaft für Neurologie (DGN) 2020 ihre aktuellen Forschungsförderungsvorhaben dem wissenschaftlichen Publikum im Rahmen eines Fachsymposiums vor.

Seit 2002 baut die DMSG ein **bundesweites MS-Register** auf, um verlässliche Daten über Epidemiologie, Therapie und Versorgungsqualität zu erhalten. Mittlerweile beteiligen sich 178 DMSG-ausgezeichnete MS-Zentren, MS-Schwerpunktzentren und MS-Rehabilitationszentren an der Dokumentation relevanter Forschungsdaten. Aktuell werden jährlich bis zu 30.000 Datensätze von über 15.000 Patienten dokumentiert. Die dort gewonnenen Daten fließen in wissenschaftliche Publikationen ein und leisten einen wertvollen und nachhaltigen Beitrag zur Verbesserung der Versorgungssituation der MS-Erkrankten in Deutschland. Darüber hinaus ist die Arbeit des deutschen Registers im Kontext der europäischen Bestrebung zum Aufbau eines Netzwerks europäischer Register von essenzieller Bedeutung.

26.5.4 Öffentlichkeitsarbeit

Die Öffentlichkeitsarbeit der DMSG zielt darauf ab, für MS außer in den Fachkreisen von Gesundheits- und Sozialwesen auch die breite Öffentlichkeit zu sensibilisieren und diese für die Anliegen MS-Erkrankter zu gewinnen. Mit Mailing-Aktionen, Ausstellungen, Präsenz auf Fachmessen und zahlreichen öffentlichkeitswirksamen Aktionen sowie der gezielten Ansprache von Prominenten und der Gewinnung bekannter Persönlichkeiten für die Schirmherrschaft über einzelne Aktionen wird der Bekanntheitsgrad der Erkrankung gesteigert. Ein großes Anliegen der DMSG ist, mehr Verständnis für eine immer noch unheilbare Erkrankung zu wecken und Förderer der Arbeit zu gewinnen. Insbesondere den unsichtbaren Symptomen, unter denen viele MS-Erkrankte auch gerade zu Beginn ihrer Erkrankung leiden, wurde dabei in den letzten Jahren viel Aufmerksamkeit geschenkt und über ihre Folgen für den einzelnen Erkrankten aufklärt.

Seit der Jahrtausendwende führt der DMSG-Bundesverband immer wieder **bundesweite PR-Kampagnen** durch, um über das Krankheitsbild MS umfassend aufzuklären und zu informieren

Der **Welt-MS-Tag,** der erstmals 2009 begangen wurde und seit 2019 immer am 30. Mai eines Jahres weltweit veranstaltet wird, stellt die Belange MS-Erkrankter in den Fokus der Öffentlichkeit. Auf internationaler Ebene stellt die MSIF zahlreiche Materialien zur Verwendung sowohl für die Organisationen als auch für an MS erkrankte Menschen zur Verfügung. Das englischsprachige Motto wird für einen Drei-Jahres-Zeitraum festgelegt. Die DMSG produziert mit Unterstützung der Selbsthilfeförderung der Krankenkassen jährlich einen eigenen Videofilm zum Welt-MS-Tag und lobt in einem Wettbewerb unter den DMSG-Mitgliedern und MS-Erkrankten eine deutschsprachige Version des weltweiten Mottos der Welt-MS-Tag-Kampagne aus.

Bereits seit 1996 präsentiert sich die DMSG – als eine der ersten gemeinnützigen Organisationen – mit einer eigenen **Homepage** im Internet: Unter www.dmsg.de erhalten Nutzer aktuelle Informationen aus Forschung und Therapie sowie zu sozialrechtlichen Inhalten und Alltagsfragen, über Dienstleistungsangebote sowie über Aufbau und Zielsetzung des Verbandes. Auch die 16 DMSG-Landesverbände präsentieren sich im Internet.

Seit Sommer 2007 wird monatlich ein Video-Podcast online gestellt, in dem jeweils ein MS-Experte oder ein MS-Erkrankter zu den Themenschwerpunkten „Therapie und Forschung" oder „Leben mit MS" zu Wort kommt. Für die DMSG sind seit 2017 ehrenamtliche MS-Reporter aktiv und recherchieren zu Themen, die in der Lebensrealität der Erkrankten von besonderer Bedeutung sind.

Die Bereitstellung aktueller und unabhängiger Patienteninformationen in digitaler Form stellt für die DMSG eine große Herausforderung dar. Die bislang zur Verfügung gestellten Apps „MS-Tagebuch" und „MS-Kognition" gilt es attraktiv weiterzuentwickeln. Mit der Kommunikationsplattform „MS-Connect" hat sich die DMSG dem Bedürfnis ihrer Mitglieder gestellt, eine sichere Online-Austauschmöglichkeit zu schaffen.

MERKE

Die Internetseiten des DMSG-Bundesverbandes tragen den HONCODE, der bestätigt, dass der DMSG-Bundesverband hochwertige Gesundheitsinformationen liefert und auf Unabhängigkeit, Transparenz und Sachlichkeit achtet.

Die DMSG hat sich in den sozialen Netzwerken eine aktive Community aufgebaut.

KAPITEL

27

Tjalf Ziemssen, Isabel Voigt und Rocco Haase

eHealth-Lösungen für die MS

27.1 eHealth für Klinik und Praxis: MS-Management

Das niedrige Durchschnittsalter beim Auftreten erster MS-Symptome und die nur geringfügig reduzierte Lebenserwartung machen die MS zu einer Langzeiterkrankung, die für Patienten über Jahrzehnte Relevanz hat. Gleichzeitig bringt die hohe inter- sowie intraindividuelle Variabilität im Krankheitsverlauf immer neue Behandlungssituationen mit sich. Daraus resultierend kumulieren im Rahmen der ärztlichen und pflegerischen Versorgung zahlreiche Krankheitsdaten mit Informationen zu Beschwerden, Symptomen sowie diagnostischen und therapeutischen Maßnahmen.

Heutzutage sind bestimmte therapeutische Optionen (z. B. Natalizumab, Fingolimod) an das Vorliegen bestimmter Krankheitscharakteristika (z. B. Schubanzahl, MRT-Parameter) gebunden. Bei Verordnung anderer Therapien (z. B. Fampridin in den USA) muss die Wirksamkeit individuell beim einzelnen Patienten dokumentiert werden. Die Beurteilung von Respondern und Non-Respondern immunmodulatorischer Therapien ist ohne eine effiziente spezifische Dokumentation überhaupt nicht denkbar. Nimmt man die Dokumentation von psychischen Symptomen (z. B. Depression, Fatigue) und von Daten aus anderen medizinischen Disziplinen (z. B. Urologie, Ophthalmologie, Neuroradiologie) hinzu, wird die Notwendigkeit einer komplexen Verlaufsdokumentation deutlich. Darüber hinaus ist eine Vielzahl an Versorgungseinrichtungen auf einen zeitnahen und möglichst ganzheitlichen Informationsaustausch zwischen den beteiligten Partnern angewiesen.

Für alle genannten Punkte stellt das elektronische Patientendatenmanagement eine geeignete Umsetzung der MS-Verlaufsdokumentation dar. Über verknüpfbare Datenbanksysteme können Einzelverläufe über viele Jahre standardisiert abgebildet und die hierbei anfallenden Daten lesbar, transparent und rasch abrufbar gespeichert werden. Automatisierte

Berechnungen senken die Schwelle zur systematischen Anwendung etablierter Skalen wie der *Expanded Disability Status Scale* (EDSS) oder dem *Multiple Sclerosis Functional Composite* (MSFC), die für die Quantifizierung neurologischer Defizite unabdingbar sind. Zusätzlich zu den Standardinstrumenten vervollständigen immer mehr Patient-Reported Outcomes (PROs) die holistische Erfassung des Krankheitsverlaufs.

27.1.1 Elektronische Dokumentation der MS

Mit dem koordinierten Austausch gesundheitsbezogener Informationen sind zahlreiche vielversprechende Möglichkeiten für die tägliche Versorgung in Kliniken und Praxen verbunden, welche die Entscheidungsfindung und den Behandlungsprozess als Ganzes unterstützen. Technologien wie eine elektronische Gesundheitsakte (eGA) ermöglichen einen schnellen sowie zeit- und ortsunabhängigen Austausch von Gesundheitsinformationen zwischen Patienten, Behandelnden und Pflegenden. Heute kann jeder Teil des Behandlungsprozesses von der Diagnose, der Behandlungsauswahl und der Anwendung über die Patientenedukation bis hin zur Langzeitpflege durch eine qualitätsgesicherte Implementierung von Informationstechnologien im Gesundheitswesen („eHealth") ergänzt werden, die auch Datensicherheitsstandards und -belange berücksichtigt.

Solche eHealth-Dienste werden als allgemein nützlich für Ärzte und Krankenschwestern in neurologischen Praxen zur Verbesserung der klinischen Dokumentation, Datenerfassung, Diagnose spezifischer MS-Symptome, Arzt-Patient-Kommunikation und zur Patientenaufklärung angesehen (Kern et al. 2016). Auf MS spezialisierte Praxen weisen dabei einen erhöhten Bedarf an eHealth-Diensten zur Dokumentation von interventionellen und nichtinterventionellen Studien auf. Trotz der vielen Argumente für eine detaillierte elektronische Dokumentation von MS-Patienten ist eine entsprechende Umsetzung in der klinischen Praxis schwierig und bislang uneinheitlich. Der schwerwiegendste Grund für die fehlende Akzeptanz und ausbleibende aktive Nutzung von elektronischen Dokumentationsdiensten liegt im zusätzlichen Zeitaufwand begründet (Kern et al. 2016). Aufgrund der problematischen Vergütungssituation für Ärzte fehlt vielfach die zusätzliche Zeit für eine detaillierte Dokumentation, zumal es auch von den Kostenträgern keine flächendeckenden Initiativen dazu gibt. Verstärkt werden kann diese Problemstellung durch nichtsynergetische Doppeldokumentationsaufgaben, die aus nicht kompatiblen Datenplattformen resultieren. So bestehen oft starke Einschränkungen bei der Interoperabilität von Gesundheitsdaten zwischen Krankenhausinformationssystemen (KIS), Dokumentationssystemen von Ärztenetzwerken oder Verbundprojekten, studienbezogenen Plattformen und Register-Datenbanken. Verschiedene von der pharmazeutischen Industrie entwickelte elektronische Dokumentationssysteme wurden nach mehr oder weniger langen Pilotphasen nicht weiterverfolgt (z. B. Smile CARD, MUSIS, TQMS Promise). Insgesamt hat sich gezeigt, wie problematisch eine von einem einzelnen pharmazeutischen Hersteller abhängige Dokumentationsplattform ist.

Projektübergreifende bzw. nicht durch einen alleinigen Zweck limitierte Dokumentationssysteme erhöhen den Nutzwert und die Lebensdauer von Gesundheitsdaten. Das älteste in Deutschland verfügbare MS-spezifische Dokumentationssystem ist die französische *European Database for Multiple Sclerosis* (EDMUS) (Confavreux et al. 1992; Flachenecker und Hartung 1996). EDMUS wurde mit Schwerpunkt für spezielle wissenschaftliche Fragestellungen eingesetzt und ist im Rahmen verschiedener Studien zur Anwendung gekommen. Die aktuelle Version 5 ist kostenpflichtig und soll demnächst durch eine webbasierte Version abgelöst werden.

Das in Deutschland entwickelte MSDS-System mit seinem klinischen Schwerpunkt (Funktionen wie z. B. Arztbriefgenerator) und seinen Entwicklungsstufen MSDS Praxis, MSDS Klinik und MSDS^{3D} (➤ Kap. 27.1.3) hat sich als Eingabeplattform für das in ➤ Kap. 27.3.1 dargestellte deutsche MS-Register etabliert und wird darüber hinaus kontinuierlich als Desktop-Variante und für Webbrowser weiterentwickelt (Haase et al. 2018; Kern et al. 2016; Pette and Eulitz 2002). Zusätzlich wird durch die MS Forschungs- und Projektentwicklungs-gGmbH der DMSG seit 2014 eine separate browserbasierte Dokumentation in der Forschungsdatenbank des MS-Registers eingesetzt, die einen gemeinsam definierten Datensatz von DMSG und KKNMS erhebt.

27.1.2 Elektronische Erfassung patientengenerierter Daten

Die neuesten Fortschritte bei der Diagnostik und Therapie der MS machen weitreichende Strategieänderungen in der klinischen Realität notwendig, um einen ganzheitlichen und effizienten Ansatz zum Management der MS zu entwickeln. In einem idealen Szenario gut vernetzter Gesundheitsdienstleister dient die eGA als zentrale Quelle für Gesundheitsinformationen, indem sie multimodale Informationen aus unterschiedlichen Domänen zusammenfasst und entsprechend den Bedürfnissen aller Nutzer zugänglich macht.

MERKE

Aufgrund der Heterogenität der MS ist es von großer Wichtigkeit, neben klinischen und bildgebenden Verfahren auch reliable und valide Messinstrumente zur Erfassung krankheitsrelevanter Merkmale aus Patientensicht zu etablieren.

Von den Patienten selbst berichtete Faktoren wie Symptome, Gesundheitszustand, gesundheitsbezogene Lebensqualität, aber auch Therapieadhärenz und die Zufriedenheit mit der Behandlung und den Behandlungsergebnissen, die sog. **Patient-Reported Outcomes (PROs),** rücken mehr und mehr in den Fokus der Aufmerksamkeit (D'Amico et al. 2019). PROs werden mittels standardisierter Fragebögen erhoben und liefern wertvolle Informationen zur Wirksamkeit von Interventionen und Therapien. Nicht selten unterscheidet sich dabei die Wahrnehmung des Patienten von der des Arztes (Nowinski et al. 2017). Grundsätzlich existiert eine Vielzahl von Instrumenten zur Messung von PROs, die sog. **Patient-Reported Outcome Measures (PROMs).** Man unterscheidet generische und spezifische PROMs, wobei generische PROMs Anwendung in gesunden wie auch klinischen Populationen finden und spezifische PROMs auf bestimmte Krankheiten, Symptome oder Populationen fokussieren. So gibt es eine Reihe von sowohl MS-spezifischen PROMs als auch von PROMs, die generischen Ursprungs sind, aber einen wertvollen Beitrag zur Bewertung der MS darstellen (D'Amico et al. 2019). Im Vergleich zu den bisherigen Standardverfahren gibt es für die Messung von PROs im MS-Bereich bisher keinen „Goldstandard".

MS-Patienten können vielerlei neurologische Symptome aufweisen, die sich wiederum in unterschiedlichem Ausmaß auf den Gesundheitszustand auswirken. So stellen die Erfassung der Krankheitsaktivität und die Bewertung der Wirksamkeit von Interventionen bei MS aus der Perspektive der Patienten bisher ungelöste Herausforderungen dar (Khurana et al. 2017). Unstrittig ist, dass ein klarer Bedarf an der Entwicklung hochwertiger, krankheitsspezifischer PROMs besteht, welche die tatsächlichen Anliegen der Patienten und die Auswirkungen klinischer und nichtklinischer Interventionen auf eine Vielzahl von Outcomes bewerten. Nur dann wird es möglich sein, die wahren Auswirkungen von Interventionen auf das Leben von MS-Patienten aufzuzeigen.

Die Symptome und körperlichen Beeinträchtigungen der Patienten bleiben von den Leistungserbringern insbesondere in den Intervallen zwischen den Klinikbesuchen unentdeckt. Darüber hinaus sind MS-Patienten häufig von unterschiedlichen Graden kognitiver Beeinträchtigungen betroffen und können vergessen, was sie ein oder zwei Wochen vor den geplanten Besuchen empfunden haben. Eine mögliche Lösung für dieses Problem besteht darin, dass Patienten Fragen zu ihren Symptomen elektronisch beantworten, entweder über das Internet oder über ihre App-basierten elektronischen Geräte wie Smartphones oder Tablets. Ihre Antworten könnten dann in die **eGA** übertragen werden, und verschiedene Ärzte könnten automatisierte Benachrichtigungen über bedenkliche Symptome erhalten.

MERKE

Im Gegensatz zur papierbasierten Dokumentation mit ihren Einschränkungen (fehlende, mehrdeutige oder widersprüchliche Daten) kann die elektronische Dokumentation mit Tablets oder Smartphones diese Probleme überwinden. Sie ermöglicht eine schnellere und effizientere Erfassung von Informationen, bietet eine hohe Sicherheit bei der Datenspeicherung und ist umweltfreundlich.

Für eine gelungene Integration von digital erhobenen PROs in der klinischen Routineversorgung steht das *Multiple Sclerosis Partners Advancing Technology and Health Solutions Demonstration Project* (MS PATHS), ein von Biogen finanziertes globales Programm an zehn der größten MS-Zentren Europas und Nordamerikas. Die dabei per Tablet erfassten Daten umfassen allgemeine Informationen zur Person, Krankenversicherung, MS-Krankengeschichte, Verwendung von Medikamenten und Genussmitteln, Laborwerte, Vitalzeichen und MRT-Ergebnisse. Mit dem *Multiple Sclerosis Performance Test* (MSPT) (Rudick et al. 2014) werden neben den anamnestischen Kennwerten zusätzlich standardisiert alle Komponenten des MSFC sowie Neuro-QoL-Domänen (Cella et al. 2012) in einer weitestgehend vom Patienten selbst administrierten Softwareumgebung erhoben. So werden Arzt- und Pflegepersonal entlastet, und es wird unmittelbares Feedback an Patienten mit Blick auf den jeweils individuellen Symptomverlauf möglich. Die Daten werden dann in pseudonymisierter und verschlüsselter Form an die Datenbank übertragen und zur Erforschung des Krankheitsverlaufs sowie des Ansprechens auf Therapien im Sinne personalisierter Medizin und zur Etablierung von neuen Analysemethoden verwandt.

27.1.3 Elektronisches Patientenmanagement der MS

Um eine fall- und einrichtungsübergreifende Dokumentation zu ermöglichen, sollen zukünftig alle Befunde, Diagnosen, Therapiemaßnahmen, Behandlungsberichte und Impfungen in einer elektronischen Gesundheitsakte (auch Patientenakte) gespeichert werden. Dies wurde 2015 mit dem **E-Health-Gesetz** auf Bundesebene beschlossen. Die eGA ist der Ausgangspunkt für ein digital unterstütztes Patientenmanagement und ermöglicht es dem Arzt, alle wichtigen Daten und den Krankheitsverlauf schnell zu überblicken und dem Patienten eine personalisierte Behandlung anzubieten. So können beispielsweise verordnete Medikamente abgelesen oder ein umfassendes Krankheitsbild erstellt werden. Ebenso kann die Ausstellung elektronischer Rezepte, Überweisungen oder Arztbriefe zu einer effizienteren und kostengünstigeren Gesundheitsversorgung beitragen. Eine speziell auf den Patienten angepasste medizinische Versorgung verbessert den Krankheitsverlauf des Patienten, indem Nebenwirkungen so gering wie möglich gehalten werden. Zudem wird die Akzeptanz der Medikamenteneinnahme erhöht, was wiederum die Medikamentenwirkung verbessert.

Neben $MSDS^{3D}$ ist MS Bioscreen (https://openms-bioscreen.ucsf.edu/) ein weiterer Ansatz auf dem Weg zu einem elektronischen Patientenmanagement der MS. Es wurde an der University of California, San Francisco (UCSF) zu einem offenen, frei zugänglichen tabletbasierten Tool für Ärzte, MS-Patienten und deren Angehörige entwickelt. Krankheitsrelevante Informationen werden aufgenommen und für die Echtzeitnutzung visuell aufbereitet, um bei der Entscheidungsfindung zu unterstützen (Gourraud et al. 2014). Jedoch wird an diesem Projekt deutlich, wie schmal der Grat zwischen einer guten eHealth-Lösung und einer attraktiven „Schubladenlösung" ist: Gute eHealth-Lösungen bieten aktiven Nutzern validierte Prozesse und besitzen eine klare evidenzbasierte Ausrichtung für den Umgang mit Daten. Anwendungen, die den Rahmen ihres Forschungsumfelds nicht verlassen und keine klaren Konzepte zur Integration in Praxis- und Klinikalltag bieten, werden das Ziel verfehlen, einen wertvollen Beitrag zur Patientenversorgung zu leisten und im ungünstigsten Falle nur den Aufwand erhöhen.

Evolution in der Dokumentation: von MSDS Klinik zu $MSDS^{3D}$

Das speziell für MS-Spezialambulanzen im universitären Bereich konzipierte Multiple-Sklerose-Dokumentationssystem (MSDS) Klinik entstand 1999. Es diente vorrangig der strukturierten Erfassung klinischer Daten zum Krankheitsbild der MS sowie der Arztbriefschreibung und erlaubte erstmals den gleichzeitigen Zugriff mehrerer Anwender auf den Datenbestand. **MSDS Klinik** fand in Deutschland langsam, aber kontinuierlich eine wachsende Anzahl von Nutzern (Pette and Eulitz 2002) und wurde auch im Rahmen des MS-Register-Pilotprojekts eingesetzt (Flachenecker et al. 2005). Es ermöglicht die Eingabe von Patientendaten, Daten zu Anamnese und klinischer Untersuchung, Ergebnissen und Behandlungsdetails. Mit MSDS Klinik ist eine grafische Darstellung des Verlaufs eines einzelnen Patienten und die Erstellung von Arztberichten möglich.

MSDS Praxis ist eine modifizierte Version von MSDS Klinik speziell für neurologische Praxen. Im Gegensatz zu MSDS Klinik adressiert MSDS Praxis durch einen reduzierten Dokumentationsumfang und eine vereinfachte Benutzeroberfläche die besonderen Erfordernisse neurologischer Fachpraxen und verknüpft eine transparente Darstellung des Krankheitsverlaufs mit diagnostischen und therapeutischen Entscheidungen im Praxisalltag.

Mit Blick auf die zunehmend komplexeren Therapien entwickelte die eHealth-Projektgruppe am Universitätsklinikum Dresden als Weiterentwicklung von MSDS Klinik das mehrdimensionale Patientenmanagementsystem MSDS^{3D}, das den Arzt bei der Durchführung komplexerer Prozesse (z. B. beim Therapiemanagement) unterstützen soll (Schultheiss et al. 2012; Suhrbier 2013; Ziemssen et al. 2013, 2010). Insbesondere bei hochspezialisierten Krankheitsbildern wie der MS wünschen sich die am Behandlungsprozess Beteiligten ein spezielles, intelligentes Managementsystem, das über eine reine MS-Dokumentation hinausgeht. In Kooperation mit der MedicalSyn GmbH (ab 2014) wurde mit der Entwicklung von MSDS^{3D} der Schritt von einem reinen Patientendokumentationssystem hin zu einem elektronisch unterstützten adaptiven Patientenmanagementsystem bei MS gewagt (Kempcke et al. 2012; Kern et al. 2016; Schultheiss et al. 2012; Ziemssen et al. 2013).

In dem mit MSDS^{3D} dargestellten Gesamtprozess werden Patient, Schwester und Arzt in das System einbezogen. Darüber hinaus kann das System nicht nur genutzt werden, um Daten des Patienten zu erfassen und zu interpretieren, sondern als interaktives System auch Informationen an den Patienten vermitteln. Die Interaktion mit dem Patienten erfolgt entweder über Multitouch-Systeme als interaktives Patiententerminal oder über Mobilgeräte wie z. B. das Smartphone des Patienten (➤ Abb. 27.1). Im Rahmen von MSDS^{3D} können die für die Anwendung komplexer Therapien innerhalb eines definierten klinischen Pfads notwendigen Vor- und Begleituntersuchungen sowie Befragungen der Patienten zu verschiedenen Aspekten ihrer Erkrankung realisiert werden. Das in MSDS^{3D} integrierte Befragungssystem für die fragebogengestützte Datenerfassung ist mit einer speziell auf MS-Patienten ausgerichteten Benutzeroberfläche ausgestattet (Kern et al. 2013). Zusätzlich administriert das medizinische Personal den Ablauf der Befragung (z. B. Start der Befragung) und gibt evtl. Hilfestellung

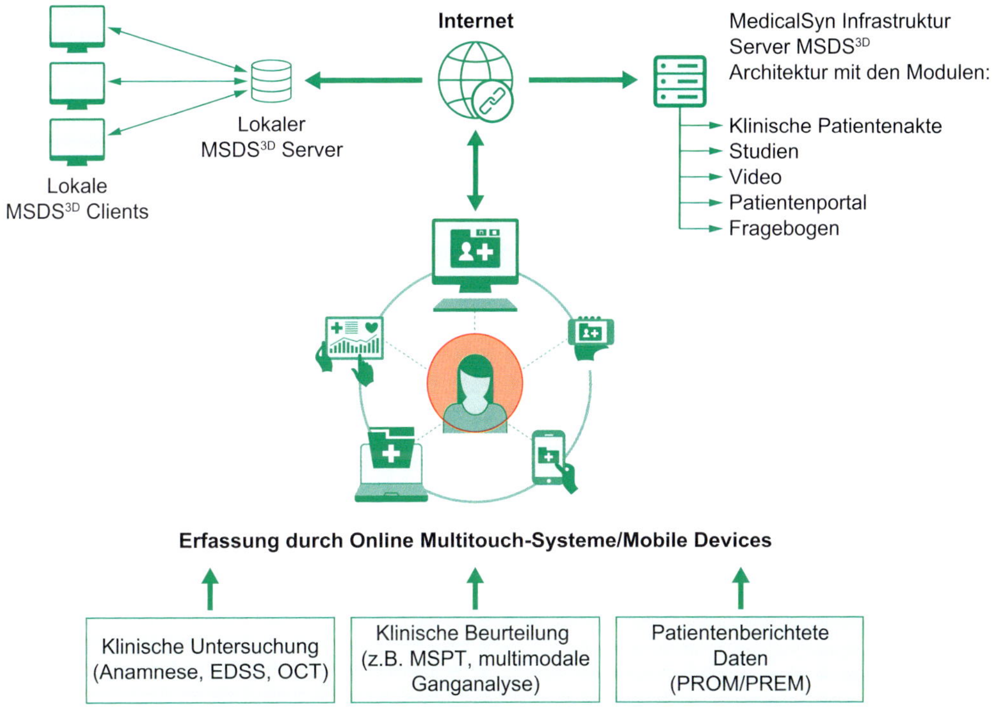

Abb. 27.1 MSDS^{3D}: Interaktionsmöglichkeiten mit dem Patienten (MSDS^{3D} = Multiple Sclerosis Management System 3D; EDSS = Expanded Disease Disability Scale; OCT = Optical Coherence Tomography; MSPT = Multiple Sclerosis Performance Test; PROM = Patient Reported Outcome Measure; PREM = Patient Reported Experience Measure) [L231]

bei der Beantwortung. Die mobilen Endgeräte werden jeweils vom lokal im Behandlungszentrum befindlichen $MSDS^{3D}$-System über einen speziellen Server angesteuert, der auch den Datenfluss zum und vom Patienten regelt. Anonymität und Datenschutz werden in einem aufwendigen Prozess garantiert, der eine verschlüsselte Übertragung (Kratzsch 2009) enthält.

Die $MSDS^{3D}$-Module ermöglichen eine standardisierte Dokumentation und Visualisierung der Besuchszeitpläne und obligatorischen Untersuchungen über die Gliederung mit einem vertikalen Zeitstrahl, der die Untersuchungszeitpunkte abbildet, und jeweils horizontal angeordneten durchzuführenden Aufgaben mit den detailliert dargestellten zu erhebenden Parametern. Über eine Toolbar werden administrative Funktionen (z. B. Anlegen eines Patienten, Anmeldung eines Patienten für eine Untersuchung) und Auswertemechanismen in das Patientenmanagementsystem integriert. Diagnostisch-therapeutisch richten sich die implementierten Instrumente nach den Leitlinien der jeweiligen Fachgesellschaften (Diener et al. 2012). Weiterentwicklungen von $MSDS^{3D}$ ermöglichen die webbasierte systemunabhängige Nutzung der Plattform und die Integration von weiteren am Behandlungsprozess Beteiligten.

Integriertes Betreuungsportal Multiple Sklerose (IBMS)

Mit dem Integrierten Betreuungsportal Multiple Sklerose (IBMS; Voigt et al. 2020) werden die Nutzungsmöglichkeiten des $MSDS^{3D}$-Systems vor allem in Richtung der Patienten mittels kontextsensitiv vermittelter Informationen und zahlreicher Möglichkeiten zum Informationsaustausch erweitert. Es spiegelt medizinische Fachinformationen und pfadbezogene Statusinformationen in einer für den Patienten verständlichen Form wider (➤ Abb. 27.2) und erlaubt zudem Informationsaustausch sowie den elektronisch unterstützten Dialog mit medizinischen Leistungserbringern und eine damit verbundene Einbindung in den Behandlungsprozess.

Durch die Verknüpfung des Portals mit bestehenden medizinischen Dokumentationssystemen wird vermieden, dass für professionelle Leistungserbringer zusätzlicher Aufwand bei der individuellen Dokumentation entsteht. Die MS-Fallakte bildet dabei den zentralen Integrationspunkt, an den sowohl das Betreuungsportal als auch das $MSDS^{3D}$-System per IHE-XDS.b-Standard angebunden werden (Benedict et al. 2019). Der Großteil der benötigten Informa-

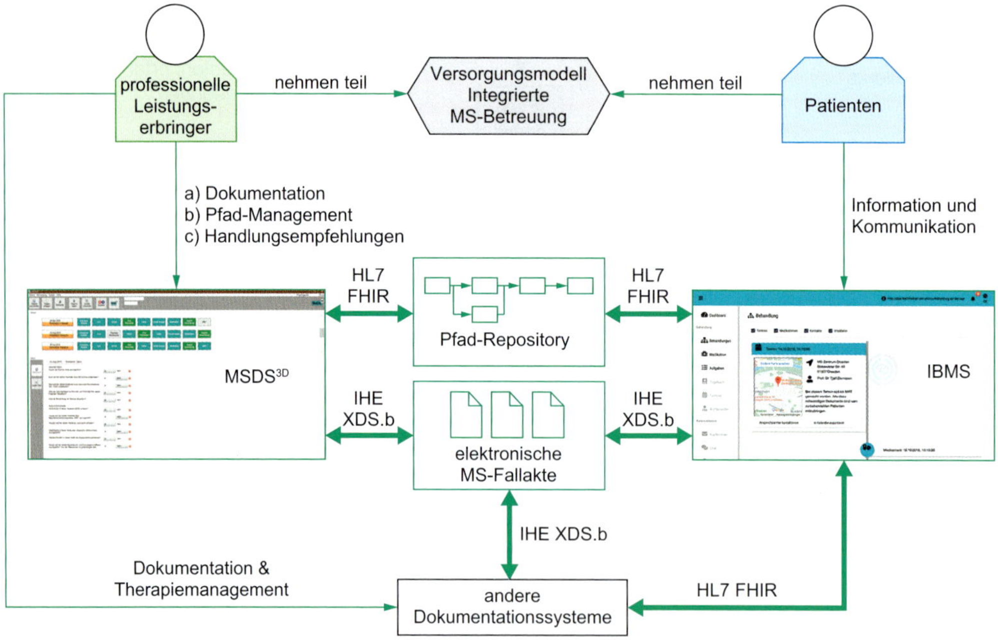

Abb. 27.2 Grundlegende Idee des Integrierten Betreuungsportals [L231]

tionen kann mittels solcher interoperabler Datenstandards aus externen Dokumentationssystemen bezogen werden.

Zusätzlich erlaubt IBMS die Integration technischer Pfadbeschreibungen in einer für den Patienten verständlichen Pfadkomponente. Diese ermöglicht dem Patienten, seine vergangenen Termine, Medikationen sowie seine zukünftigen Pfadschritte in Form eines Zeitstrahls zu verfolgen. Die digitale Umsetzung klinischer Pfade unterstützt insbesondere bei komplexen Versorgungsprozessen das Krankheitsmanagement durch standardisierte Definition von Diagnose- und Behandlungsabläufen. Von medizinischen Fachexperten definierte klinische Pfade können in der Breite der neurologischen Versorgung eingesetzt werden, leitliniengerechte therapeutische Entscheidungen werden konsiliarisch von Experten unterstützt. Das verwandte Konzept des Patientenpfads beschreibt die Phasen der Versorgung entlang des gesamten interorganisationalen und intersektoralen Weges eines Patienten in einem Netzwerk von Leistungserbringern und betont dabei die Patientenintegration in den Versorgungsablauf (Richter and Schlieter 2019). Der Patientenpfad definiert Ziele und Meilensteine der Versorgung und unterstützt die gemeinsame Entscheidungsfindung von Patienten und beteiligten interdisziplinären Versorgungsteams. Auf Basis der klinischen Pfade kann im Weiteren ein Qualitätsmanagementkonzept in die MS-Behandlung integriert werden, das Arzt- und Patientenperspektive gleichermaßen einbindet. Im vom Europäischen Fond für regionale Entwicklung (EFRE) geförderten Projekt QPATH4MS werden entsprechende Qualitätsindikatoren entwickelt, welche die Meilensteine der Versorgung qualitativ messbar machen. Dabei werden nicht nur medizinische und organisationale Ziele, sondern insbesondere patientenbezogene Ziele berücksichtigt, die beispielsweise aus individuellen Gesundheitszielen, sozioökonomischen Bedingungen oder kulturellen Werten resultieren.

27.2 Telehealth & mHealth für MS

Telerehabilitationsmaßnahmen (Telehealth) sind hilfreiche Instrumente, um Versorgungslücken im Gesundheitswesen zu schließen und die Versorgung chronisch kranker Patienten gerade in ländlichen Gebieten zu verbessern. Im zukünftigen Gesundheitssystem werden solche eHealth-Maßnahmen eine immer größere Rolle spielen, indem sie konsequent den Aufwand für Transport und Organisation hin zu mehr Behandlungszeit und individualisierter Kommunikation verschieben. Physische und kognitive Beeinträchtigungen erschweren die traditionellen Face-to-Face-Interventionen für MS-Patienten. Solche Einschränkungen und die Bereitschaft, digitale Technologien für die Kommunikation mit Gesundheitsdienstleistern zu nutzen, machen die MS zu einem ausgezeichneten Modell für innovative eHealth-Maßnahmen. Es gibt verschiedene Möglichkeiten der Implementierung von Telerehabilitation, z. B. via Virtual Reality, Telefon, webbasiert oder mit zusätzlichen Geräten. Mit diesen Formaten werden Einzel-, soziale, integrierte oder komplexe Anwendungen realisiert.

27.2.1 Telehealth- & mHealth-Formate

Gesundheitstechnologien für den Einzelgebrauch konzentrieren sich auf ein einziges Ziel für einen einzelnen Benutzer. Typischerweise werden solche Einzelanwendungen vom Anwender ausgewählt und erfassen Vitalmessungen, Trainingswerte, Gesundheitsverhalten, Medikamente, Nahrungsaufnahme etc. Mittels mobiler Anwendungen (Apps, auch Mobile Health bzw. mHealth) ist es möglich, Echtzeitinformationen über Herzfrequenz, Blutdruck, Sauerstoffgehalt im Blut, Blutzuckerspiegel und Schlafqualität zur Behandlung und Prävention zu erhalten. Insbesondere drahtlose und tragbare Geräte (Wearables bzw. uHealth) sind nützliche Maßnahmen zur Verbesserung der Rehabilitation bei MS-Patienten. Funktionen der oberen und unteren Extremitäten, Kognition und andere Körperfunktionen können mit Beschleunigungssensoren erfasst werden und geben so einen genaueren Überblick über die Krankheit.

Soziale eHealth-Anwendungen können Unterstützung von anderen Nutzern wie Experten, Ärzten oder anderen Patienten bieten. Diese ermöglichen es körperlich und kognitiv beeinträchtigten Menschen, an digitalen MS Communities teilzunehmen. Mit der Anwendung von „Gamification“ werden die Patienten ermutigt und motiviert, eHealth-Interventionen stärker zu nutzen und Ziele leichter zu erreichen. Unter „Gamification" versteht man die Anwendung von spielerischen Gestaltungselementen wie Belohnungen, Herausforderungen und Wettbewerb, Teamarbeit, Punktesystematik und Rankings.

Integrierte eHealth-Lösungen verbinden Patienten mit dem Gesundheitssystem. Apps und Websites dienen dem Informationsaustausch zwischen Leistungserbringern sowie der Bereitstellung von Video- und Bildanweisungen für die Patienten und ermutigen sie, über ihre Erfahrungen mit der Krankheit und den Umgang damit zu sprechen. Patienten können an die Einnahme von Medikamenten erinnert werden sowie ihre Compliance, ihre Essgewohnheiten und ihr emotionales Wohlbefinden monitorieren. Darüber hinaus werden integrierte eHealth-Anwendungen genutzt, um Bildungs- und Motivationsbotschaften zu versenden, Patienten Feedback zu geben und sie dabei zu unterstützen, ihr Krankheitsmanagement selbst zu steuern.

Komplexe eHealth-Interventionen haben mehrere Komponenten für die Interaktion. Sie konzentrieren sich auf das optimale Management einer bestimmten Krankheit. Die von Patient, Arzt oder Pflegekraft elektronisch erfassten Daten werden vom System analysiert und für die Prognose der chronischen Erkrankung verwendet. Dies ermöglicht die frühzeitige Erkennung kritischer Ereignisse und Zusammenhänge in sozialen Prozessen. Darüber hinaus ermöglicht die Interpretation komplexer Daten durch das System eine schnelle Vorhersage von Antworten auf verschiedene Fragen. Diese Systeme erhöhen die Sicherheit und kontrollieren die Wirksamkeit von MS-Therapien.

27.2.2 Telerehabilitation der MS

Um die funktionelle Symptomatik zu verbessern, sind körperlich ausgerichtete Telerehabilitationen eine sinnvolle Maßnahme. Das *Home Automated Tele Management* System (HAT) ist eine solche eine computergestützte Entscheidungsunterstützung, die auf einer individuellen Rückmeldung und der Echtzeitüberwachung von Eigentestdaten des Patienten basiert. Ein personalisierter Trainingsplan mit schriftlichen Beschreibungen und einem Video des Therapeuten, der die Übung durchführt, wird für jeden Patienten auf eine HAT-Hauseinheit hochgeladen (Finkelstein et al. 2008). Um die körperliche Aktivität zu verbessern, verschreibt z. B. die Intervention MS-Intact den Patienten individuell die Stärkung der Ausdauer (Tallner et al. 2016). Weitere Beispiele mit Telerehabilitationselementen sind GP at Hand, MS Mosaic, Floodlight, ElevateMS, MAPSS-MS und COGNITRAcK (Marziniak et al. 2018). Hier kommen vor allem kognitive Trainingsaspekte und Fingerfertigkeitsübungen zum Einsatz.

Trainingsorientierte Interventionen besitzen neben krankheitsunspezifischen Wirkansätzen oft auch gezielt auf MS-Symptomcluster abgestimmte Komponenten, unterliegen jedoch auch ähnlichen Beschränkungen wie allgemeine Trainingsansätze. So sind motivationale Aspekte zur dauerhaften Nutzung solcher Einheiten ebenso kritisch zu hinterfragen wie die Übertragbarkeit von Effekten, gerade bei stark selektiven kognitiven Trainingsansätzen. Zu empfehlen sind daher vor allem gut validierte und an externen (Alltags-)Funktionskriterien ausgerichtete Interventionen, wobei bei der Validierung sowohl die Intervention selbst inkl. deren physiologischer bzw. psychologischer Wirkweise als auch davon unabhängig die digitale Umsetzung betrachtet werden sollten.

27.2.3 mHealth & uHealth für MS

Insbesondere das frühe Erkrankungsalter bei Auftreten der MS und die damit oftmals einhergehende Vertrautheit und das Interesse an technischen Neuerungen machen an MS Erkrankte zu einer interessanten Patientenzielgruppe für die klinische Etablierung neuer Technologien, die bei Patienten mit MS zusätzlich zu den regelmäßig stattfindenden ärztlichen Vorstellungen realitätsnahe, alltagsrelevante Daten via Remote Sensoring erheben, welche einen umfassenderen Einblick in den Patientenalltag sowie ein engmaschigeres Progressionsmonitoring ermöglichen (Weidemann et al. 2019). Auf Basis dieser „Real-Life"-Beurteilung der Patientensituation werden die tatsächlichen Probleme der Patienten in den Vordergrund gerückt, und es wird perspektivisch möglich sein, zeitnah eine individuelle Therapieoptimierung vorzunehmen. Um im Alltag ankommen zu können, müssen sich solche Systeme durch einfache Handhabbarkeit und einen für den Patienten wahrnehmbaren

Nutzen auszeichnen. Nur mit hoher Adhärenz kann ein wirksames „Frühwarnsystem“ entstehen.

Bewegungsanalyse

Bewegungs- und Beschleunigungssensoren bilden die am häufigsten eingesetzte Gruppe zur mobilen Datenerfassung (Gabrys 2015; Sasaki et al. 2017). Lokale, mehrheitlich in Spezialpraxen eingesetzte Systeme wie GAITRite®, das als mobiler Teppich mit ca. 16.000 Drucksensoren Druck- und Zeitverläufe des Fußabdrucks, das Abrollverhalten sowie die Verlagerung des Körperschwerpunkts erfasst (McDonough et al. 2001), oder Mobility Lab (APDM, Portland, USA), das als ein System aus tragbaren, drahtlos vernetzten Beschleunigungs- und Drehsensoren bei verschiedensten Stand-, Gang- und Gleichgewichtstestungen zum Einsatz kommt (Washabaugh et al. 2017), bieten eine komplexe und sich ergänzende Untersuchung der Funktion der oberen und unteren Extremität (Spain et al. 2012).

Um die Gangveränderungen bei MS im Patientenalltag genauer zu untersuchen, können beispielsweise videobasierte Analysesysteme und vor allem tragbare Sensorsysteme eingesetzt werden. Mit immer kleineren Messgeräten werden je nach Positionierung am Körper Teilaspekte der Mobilität möglichst beeinträchtigungsfrei dokumentiert. Schrittzahlen und Aktivitätsprofile sind die am häufigsten verwendeten Parameter. Mittels Beschleunigungssensoren am Hüftbereich kann zusätzlich die Gangsymmetrie beurteilt werden, um einseitig dominante Kraftdefizite oder Spastiken (Brodie et al. 2016; Larson et al. 2013) zu diagnostizieren. Neben der Beurteilung von Gang- und Gleichgewicht sind Beschleunigungssensoren auch zur Beurteilung von Funktionen der oberen Extremität, zur Aktivitätsbeurteilung bei Rollstuhlnutzung und auch im Bereich des Schlafmanagements einsetzbar (Bradshaw et al. 2017; Sasaki et al. 2017).

Moderne Geräte wie z. B. Fitnesstracker, die Beschleunigungssensoren mit anderen Sensorarten wie Gyroskopen (Detektion von Drehbewegung) kombinieren (Giggins et al. 2017), ermöglichen eine gemeinsame Analyse verschiedener Sensoren (Sensordatenfusion), wodurch Zuverlässigkeit und Genauigkeit der Messungen verbessert werden. Temperatursensoren können so z. B. für das Tracking von Aktivitätsphasen verwendet werden.

Zum Zwecke der Telerehabilitation kann eine Kombination aus Bewegungssensoren und Virtual-Reality-Systemen in der Behandlung neurologischer Bewegungsstörungen Gang- und Gleichgewichtsdefizite verringern (Baram 2013).

Smartphones & Co.

Die im Alltag allgegenwärtigen Smartphones stellen durch hohe Konnektivität mittels standardisierter Schnittstellen wie Bluetooth®, GPS-Sensoren und einer Vielzahl vorhandener Apps ein zentrales Element dar, um Alltagsdaten zu erheben und zu verknüpfen.

Mobilitätstracking, Schlafanalysen oder Kalorienzähler sind zwar zahlreich in den Stores der großen Plattformen zu finden, jedoch sind Gesundheitsdaten sensibler Natur, und es bedarf verbindlicher Gütekriterien, um für Patienten geeignete Apps zu finden.

Floodlight Open für Smartphones als wohl ausgereifteste „MS-App“ wurde von Roche entwickelt, um die Auswirkungen der MS auf Kognition, Hand- und weitere Funktionsbereiche besser zu monitorieren und zu untersuchen (Mulero et al. 2017). Sie stellt ein Frontend auf der Suche nach „digitalen Biomarkern“ dar, wodurch im Hintergrund auf Datenbankebene Big-Data-Analysen vorangetrieben werden sollen. Es werden Daten zur Stimmungslage, zur kognitiven Bearbeitungsgeschwindigkeit, zu den oberen (Tomaten-Kneiftest und Symbolzeichnen) und unteren Extremitäten (Gehen, Balance) erhoben. So soll der Kneiftest sensitiver als der klassische Neun-Löcher-Stifte-Test (9-HPT) in der Erkennung subklinischer Defizite sein (Mulero et al. 2017).

27.3 Via eHealth auf dem Weg zu Real World Evidence

Auf der Ebene der landesweiten Gesundheitssysteme bieten eHealth-Technologien ein erhebliches Potenzial für langfristige Wirksamkeitsbeurteilungen, Kostenkontrolle, Kosteneinsparungen und schnelle Reaktionen auf Notfälle im Gesundheitswesen. Zentrale Komponente für all diese Prozesse sind Registerdatenbanken, die auf Big-Data-Ebene systematisch Patientendaten sammeln und für Datenqualität bürgen. Mit diesen „Real-World"-Daten werden langfristige klinische Erfahrungen den Ergebnissen randomisierter, kontrollierter Studien zur Seite gestellt, lösen diese aber natürlich nicht ab.

27.3.1 MS-Register in Deutschland

Vor allem Studien zum therapeutischen Effekt immunmodulatorischer Therapien überblicken i. d. R. nur einen Zeitraum von 2–3 Jahren. Dies steht in krassem Widerspruch zur MS-Krankheitsdauer von mehreren Jahrzehnten. Um Langzeitaspekte der Erkrankung besser abbilden zu können, wurden bereits vor längerer Zeit sog. **Registerstudien** für MS-Patienten initiiert, die wertvolle Informationen über Prävalenz, aktuelle Therapiemuster und Daten zum Krankheitsverlauf liefern können. Im besten Fall können solche Daten auch über längere Zeiträume von z. B. mehr als 20 Jahren erhoben werden. MS-Register erlauben die Korrelationen des Krankheitsverlaufs mit demografischen und klinischen Charakteristika. Somit können Registerstudien klinisch höchst relevante Daten zum MS-Langzeitverlauf liefern. Natürlich haben MS-Register ihre Limitationen, insbesondere, was die Verallgemeinerbarkeit der Daten angeht: Ein MS-Register lässt nur Rückschlüsse auf die Patientenkohorten zu, die im Rahmen des Registers dokumentiert wurden.

MS-Register können arzt- oder patientenorientiert sein, mit jeweils unterschiedlichen Vor- und Nachteilen:

- **Arztbasierte Register** haben ihren klaren Vorteil in der detaillierten klinischen und demografischen Dokumentation, negativ dabei ist allerdings der z. T. hohe ärztliche Dokumentationsaufwand, der eine Langzeitdokumentation von großen Kohorten erschwert.
- **Patientenbasierte Register** erlauben die Erfassung großer Patientenkollektive und sind relativ kosteneffektiv. Das Fehlen eines ärztlichen Screenings sowie der ärztlichen Datenbestätigung kann zu signifikanten Fehlern (z. B. fehlende MS-Diagnose) führen. Allerdings gibt es patientenbezogene MS-Register mit hohen Response-Raten und 90 % oder mehr korrekten MS-Diagnosen.

Beobachtungen von Registerstudien sind besonders wertvoll und klinisch relevant, wenn mehrere Registerstudien ihre Befunde gegenseitig bestätigen können. Allerdings ist es wichtig, sich zu vergegenwärtigen, dass sämtliche MS-Register-Daten bei unterschiedlichen Kohorten nicht konsistent sein können. Jede Datenbank ist einzigartig und setzt i. d. R. jeweils unterschiedliche Schwerpunkte. Insgesamt hängt eine fehlende Konsistenz meist mit quantitativen oder qualitativen Unterschieden bei der Datengewinnung zusammen.

MERKE

MS-Register stellen die einzig sinnvolle Möglichkeit zur Gewinnung von Langzeitdaten dar, die auf keinem anderen Weg gewonnen werden könnten, weil keine solch große Patientenzahl über diesen langen Zeitraum im Rahmen einer klinischen Studie verfolgt werden kann.

Methodisch überwindet eine prospektive, standardisierte Datensammlung die Limitationen an statistischer Power, die in vielen klinischen Studien besteht. Trotzdem werden solche Registerdatenbanken für ihren Mangel an statistischer Power bzgl. ihrer schwachen Assoziationen und Vorhersagen seltener Ereignisse sowie für ihre Unvollständigkeit vielfach kritisiert. Zusätzlich bedeutet die Sicherstellung einer hohen Datenqualität eine große Herausforderung. Dies ist insbesondere bei begrenzten finanziellen Ressourcen schwierig.

Auch in Deutschland wurde im Jahr 2001 von der Deutschen Multiple Sklerose Gesellschaft (DMSG) ein MS-Register initiiert, um standardisierte Daten zur MS und ihren Unterformen, über die Versorgungssituation und den Einfluss der Krankheit auf die Berufs- und Arbeitswelt zu erhalten. Die Entwicklung des Registers fand in drei Phasen statt:

1. Pilotphase (2002–2003): Entwicklung, Testung und Verbesserung des Basisdatensatzes und des Erhebungsverfahrens
2. Extensionsphase (seit 2005): Ausweitung des Projekts durch Rekrutierung neuer Zentren
3. Spezialisierungsphase (seit 2010): weitere Verbesserung der Dokumentation und Datenqualität

Von der MS-Register-Gruppe wurde ein sog. **Basisdatensatz** entworfen, der soziodemografische Daten, Daten zu Diagnosestellung und Diagnosesicherheit, Verlaufsformen und Erstsymptomatik sowie zur Krankheitsaktivität und zur immunmodulierenden und symptomatischen Therapie, aber auch Behinderungsgrade und funktionelle Einschränkungen sowie Aussagen zu sozialmedizinischen Aspekten wie Berufstätigkeit und Berentung umfasst. In einer gemeinsamen Arbeitsgruppe der Multiple-Sklerose-Therapie-Konsensus-Gruppe (MSTKG) und des Ärztlichen Beirats der DMSG wurde auf Grundlage dieses Entwurfs der Basisdatensatz definiert und im Rahmen einer Konsensbildung zur standardisierten Dokumentation von MS-Patienten im Dezember 2001 übereinstimmend akzeptiert (Flachenecker et al. 2005).

An der anschließenden, auf 2 Jahre angelegten Pilotphase beteiligten sich fünf Zentren aus unterschiedlichen Regionen und Versorgungsstrukturen (Flachenecker et al. 2008, 2007). Als Dateneingabeinstrument kam MSDS Klinik bzw. MSDS Praxis zur Anwendung. Nach einer mehrstufigen Qualitätskontrolle standen von 3.458 erhobenen Datensätzen 3.223 (93,2 %) für weitere Analysen zur Verfügung. Die demografischen Daten waren mit einem Frauenanteil von 72 %, einem mittleren Alter von 42,9 ± 11,2 Jahren und einer mittleren Krankheitsdauer von 12,6 ± 8,7 Jahren denen anderer Querschnittuntersuchungen vergleichbar, ebenso wie die Verlaufsform (64 % Pat. mit schubförmiger MS) oder der Schweregrad der Behinderung (medianer EDSS 3,0; EDSS ≤ 4,0 bei 70 % der Pat.). Ein wichtiger neuer Befund war die relativ lange Zeitdauer vom Auftreten des ersten Symptoms bis zur Diagnosestellung. So vergingen bis zur Diagnosestellung im Mittel 3,4 Jahre, was sich auch in der Zeit nach 2000 nicht änderte. Ein Drittel der Patienten war MS-bedingt vorzeitig berentet; hiervon waren 15 % noch uneingeschränkt gehfähig. Eine Immuntherapie wurde bei 73 % der Patienten durchgeführt, zumeist mit IFN oder GLAT. Der Anteil der unbehandelten Patienten lag auch bei klinisch aktivem Krankheitsverlauf zwischen 21 und 28 %.

Ende 2020 beteiligten sich 189 Zentren (97 MS-Zentren, 70 MS-Schwerpunktzentren und 22 Rehabilitationszentren) am DMSG-Register, die jährlich bis zu 30.000 Datensätze dokumentieren. Im September 2019 befanden sich über 275.000 qualitätskontrollierte Datensätze von mehr als 49.000 Patienten im MS-Register. Das deutsche MS-Register ist nicht populationsbezogen, sondern zentrumsbasiert, sodass ein Selektionsbias durchaus möglich ist. Mittlerweile liegt der Fokus des MS-Registers auf der longitudinalen Betrachtung der Versorgungssituation MS-Erkrankter in Deutschland über die verschiedenen Versorgungsbereiche (Klinik, Praxis, Reha) hinweg. Ausgehend von anderen europäischen Registern wurde über die *European Multiple Sclerosis Platform* (EMSP) 2007 ein Pilotprojekt für ein europäisches MS-Register gestartet (Flachenecker et al. 2010), das heute von 40 MS-Gesellschaften aus 35 europäischen Ländern unterstützt wird (www.emsp.org/).

Auch das krankheitsbezogene Kompetenznetz Multiple Sklerose (KKNMS) rekrutiert im Verbund CONTROL MS 1.000 Patienten mit klinisch isoliertem Syndrom (CIS) oder früher MS, die über mehr als 10 Jahre medizinisch begleitet und wissenschaftlich beobachtet werden sollen. Detailliertere Informationen finden sich unter www.kompetenznetz-multiplesklerose.de.

Medikamentenspezifische Register

Neben den nationalen und zentrumsbasierten Registern gibt es seit Zulassung innovativer MS-Therapeutika wie z. B. Natalizumab, Fingolimod, Alemtuzumab und Ocrelizumab im Rahmen des Zulassungsverfahrens vorgeschriebene medikamentenspezifische Register. Ihr primäres Ziel ist die Dokumentation der Art und Häufigkeit schwerwiegender unerwünschter Ereignisse unter der jeweiligen Therapie. In der Regel werden Patienten rekrutiert, die eine Therapie mit dem jeweiligen Therapeutikum beginnen. Die Teilnehmer werden über einen längeren Zeitraum in regelmäßigen Abständen untersucht. So ist z. B. TYGRIS (TysabRi® Global Observation Program in Safety) eine weltweite Beobachtungsstudie, in der die Sicherheit der langfristigen Therapie mit Natalizumab bei einer großen Kohorte von MS-Patienten in der klinischen Praxis untersucht wird. PANGAEA (Post-Authorization Non-interventional GermAn treatment benefit study of GilEnyA® in MS patients) bildet die Basis für ein Langzeitregister von mit Fingolimod behandelten Patienten in Deutschland. Andere Länder wie z. B. Schweden oder Italien können aufgrund ihres jeweiligen Medikamentenzulassungsverfahren nationale Medikamentenregister umsetzen (Mancardi et al. 2011; Piehl et al. 2011).

27.3.2 Internationale MS-Register

Eine Vielzahl von MS-Registern konnte in Kanada, den USA und Europa etabliert werden; eine Auswahl wesentlicher Register mit Zugehörigkeit und Größe zeigt ➤ Tab. 27.1 (Bebo et al. 2018; Glaser et al. 2019). Nach aktuellem Stand beherbergt MSBase mit über 70.000 Patienten (Stand Oktober 2019) die wohl größte Datensammlung. Andere Register können wiederum auf umfangreichere Einzeldatensätze verweisen. Maßgeblich in jeder Hinsicht ist gerade auf internationaler Ebene die Interoperabilität der Daten. Nur wenn diese in „vergleichbarer“ Kodierung vorliegen, können einzelne Datensätze mit je 1.000

Tab. 27.1 Wichtige MS-Register im Überblick

Land	Register	Institution	Webseite	Patientenanzahl (2017)	Beginn
International	MS Data Alliance	Internationales Consortium	msdataalliance.com	–	2019
International	MSBase	MSBase Foundation Ltd.	msbase.org	49.800	2004
Belgien	BELTRIMS	Belgian Study Group for MS	fondation-charcot.org/fr/etude-beltrims	1.000	2012
Kroatien	Association of Multiple Sclerosis Societies of Croatia (AMSSC)	Association of MS Societies of Croatia	https://sdmsh.com.hr/	2.817	2006
Dänemark	The Danish Multiple Sclerosis Registry	The Danish Multiple Sclerosis Center, Rigshospitalet, Copenhagen	rigshospitalet.dk/english/departments/neuroscience-centre/department-of-neurology/research/the-danish-multiple-sclerosis-registry	25.000	1956
Finnland	Finnish MS Register	Finnish Hospital Districts	neurorekisteri.fi	8.746	2014
Frankreich	OFSEP	EDMUS Foundation, Université Claude Bernard, Hospices Civils de Lyon	ofsep.org/en	56.400	1976
Griechenland	The Greek MS Society	The Greek MS Society	gmss.gr	5.323	2011
Großbritannien	UK MS Registry	Health Informatics Group at Swansea University Medical School	ukmsregister.org	16.000	2009
Italien	Italian MS Register	Fondazione Italiana Sclerosi Multipla (FISM)/University of Bari (UNIBA)	registroitalianosm.it/en	44.894	2001
Kanada	UBC Hospital MS Clinic Research Databases		ms.centreforbrain-health.ca/ms-clinic/ubc-hospital-ms-clinic-registry	> 10.000	1980
Norwegen	Norsk MS Register & Biobank	Haukeland University Hospital	https://helse-bergen.no/norsk-ms-register-og-biobank	8.500	2001
Polen	Polish MS Registry (RejSM)	Konskie and AGH University of Science and Technology, Krakow	rejsm.pl	8.845	2011
Russland	Russische Organisation von Patienten mit MS		ms2002.ru		

Tab. 27.1 Wichtige MS-Register im Überblick *(Forts.)*

Land	Register	Institution	Webseite	Patientenanzahl (2017)	Beginn
Serbien	MS Society of Serbia	Clinic of Neurology, Faculty of Medicine, University of Belgrade and at the Clinical Centre of Serbia	msplatforma.org.rs	2.250	1996
Spanien	Epidemcat (MS Registry of Catalonia)	Department of Health of the Government of Catalonia	epidemcat.cat/en/epidemcat-registro	1.520	2008
Schweden	Swedish Neuro Registries – MS	Karolinska University Hospital, Stockholm	https://neuroreg.se/multipel-skleros/	18.700	1997
Tschechien	ReMuS	IMPULS	nfimpuls.cz	10.999	2013
USA	iConquerMS		iconquerms.org	3.200	2015
USA	North American Research Committee on MS (NARCOMS)	Consortium of Multiple Sclerosis Centers	narcoms.org	11.000	1996
USA	North American Registry for Care and Research in MS (NARCRMS)	Consortium of Multiple Sclerosis Centers	narcrms.org	521	2016

Einträgen synergetisch und automatisiert zu echtem Big-Data-Gold verknüpft werden. Aktive Bestrebungen dazu gibt es bereits: So haben sich MSBase, OFSEP aus Frankreich und die nationalen MS-Register Dänemarks, Italiens und Schwedens zum Datenaustausch im Big Multiple Sclerosis Data Network zusammengeschlossen.

27.3.3 Ausblick: Mit Big Data & Machine Learning der MS auf die Spur kommen

Im Zeitalter großer, komplexer digital verfügbarer Datenmengen (Big Data) und sich etablierender geeigneter Analyseverfahren besitzt die MS als weitverbreitete chronische Erkrankung verschiedene Eigenschaften, die sie geradezu für Big-Data-Forschungsansätze prädestinieren. Mit der immer noch nicht vollständig erklärten Ätiologie sowie komplexen Symptomkonstellationen auf der einen Seite und den bereits durch die etablierte und wachsende Registerlandschaft vorhandenen Datenschätzen sowie neuen aufkommenden Markern und Progressionsansätzen auf der anderen, sind viele Voraussetzungen gegeben, um endlich mittels moderner Analyseverfahren Ursprünge, Verlaufsmodifikatoren und Remissionschancen tiefer zu erforschen. Auch Big-Data-Analysen (z. B. Data-Mining und Machine Learning) werden aus der MS wohl alsbald keine heilbare Krankheit machen, jedoch sind klare Anwendungsziele ableitbar (Miller et al. 2008; Ziemssen et al. 2016):

- Umfassende automatisierte Analyse von MRT-Daten
- Datengetriebene Individualisierung von Therapieempfehlungen
- In Echtzeit optimierte Verlaufskontrollen durch simultane Berücksichtigung zahlreicher klinischer Outcomes und PROs
- Verbindung von bisher isoliert betrachteten Bereichen wie genomischen, molekularen und epigenetischen Daten

Typische Fallstricke großer komplexer Datensätze sind potenziell schlechte Datenqualität, Dateninkonsistenz, schlechte Datenstabilität, die Sicherung des Patientenschutzes, die Einwilligung der Patienten sowie andere rechtliche Barrieren (Ziemssen et al. 2016). Zudem muss die Interpretierbarkeit der Ergebnisse im Vordergrund stehen, wenn sich die Forschung einmal von der Ebene konfirmatorischer Hypothesenprüfung löst, um nicht belanglose oder irreführende Resultate zu erzielen. Letztendlich müssen Erkenntnisse aus

Big Data wieder zu neuen prüfbaren Hypothesen elaboriert werden. Jedoch stärkt die datenorientierte Perspektive auch den Blick auf die eigentlichen Effektstärken („clinically important differences"), wo man zuvor allzu oft durch signifikante *p*-Werte beglaubigten Minimaleffekten Relevanz beigemessen hat.

Eingang gefunden haben Big-Data-Analysen bereits bei der Entstehung der Initiative „MS Brain Health: Time Matters", die eine zeitnahe medikamentöse Behandlung propagiert, um die Auswirkungen von MS zu begrenzen (Giovannoni et al. 2016).

LITERATUR

Die vollständige Literatur zu diesem Kapitel finden Sie im Anhang am Ende dieses Buches.

D Anhang

Literatur

Kapitel 1

Alvarez-Lafuente R, Martin-Estefania C, de las Heras V (2002). Active human herpes virus 6 infection in patients with multiple sclerosis. Arch Neurol 59: 929–933.

Ascherio A, Munch M (2000). Epstein-Barr virus and multiple sclerosis. Epidemiology 11: 220–224.

Bing R (1947). Lehrbuch der Nervenkrankheiten. Basel: Schwabe.

Brain WR (1930). Critical review: Disseminated sclerosis. Quart J Med 23: 343–391.

Charcot JM (1868). Histologie de la sclèrose en plaques. Gaz Hop: 554–555, 557–558, 566.

Charcot JM (1879). Diagnostic des formes frustes de la sclérose en plaques. Prog Med (Paris) 7: 97–99.

Contini C, Cultrera K, Seraceni S, et al. (2004). Cerebrospinal fluid molecular demonstration activity in a subset of patients with relapsing-remitting multiple sclerosis. Mult Scler 10: 360–369.

Dommasch DM, Lurai E, Albert E, Mertens HG (1980). Long-term azathioprine therapy in multiple sclerosis. In: Bauer HJ, Poser S, Ritter G (eds.). Progress in Multiple Sclerosis Research. Berlin, Heidelberg, New York: Springer, pp. 381–387.

Dürwald W, Schmidt RM (1955). Über eine neue Behandlungsmethode in der Neurologie. Psychiatr Neurol Med Psychol 7: 266–273.

Filatow WP (1951). Die biologischen Grundlagen der Gewebstherapie. Nachr Akad Wiss UdSSR 6 (Übers.: Sowjetwissenschaften [Nat] 37–76).

Fog T, Raun EN, Pedersen L, et al. (1978). Long-term transfer factor treatment for multiple sclerosis. Lancet 1: 851–853.

Frerichs FT (1849). Über Hirnsklerose. Arch Ges Med 10: 334–337.

Frick E (1976). Zur immunsuppressiven Behandlung der Multiplen Sklerose. Nervenarzt 47: 424–428.

Glanzmann E (1927). Die nervösen Komplikationen der Varicellen, Variola und Vakzine. Schweiz Med Wschr 57: 145.

Gonsette RE, Delmotte P (eds.). Immunological and Clinical Aspects of Multiple Sclerosis. Lancaster: MTP Press.

Haring J, Perlmann S (2001). Mouse hepatitis virus. Curr Opin Microbiol 4: 462–466.

Hohlfeld R (1997). Biotechnological agents for the immunotherapy of multiple sclerosis. Brain 120: 865–916.

Jellinek EH (1990). Heine's illness: The case for multiple sclerosis. J Royal Soc Med 83: 516.

Kesselring J (1990). Multiple Sklerose. Stuttgart: Kohlhammer.

Koprowski H, Defreitas EC, Harper ME, et al. (1985). Multiple sclerosis and human T-cell lymphotropic viruses. Nature 318: 154–160.

Leyden E (1863). Über graue Degeneration des Rückenmarkes. Dtsch Klin 15: 121–128.

Marburg O (1906). Die sogenannte akute Multiple Sklerose. Jahrb Psychiatrie 27: 211–312.

Marie P (1894). Sclérose en plaques. Traité de Médicine. Paris: Masson.

Oppenheim H (1913). Die multiple Sklerose. In: Oppenheim H (Hrsg.). Lehrbuch der Nervenkrankheiten. Band 1. Berlin: Karger, S. 413.

Pette H (1942). Die akut entzündlichen Erkrankungen des Nervensystems. Leipzig: Thieme.

Poser CM (1995). Viking voyages: The origin of multiple sclerosis? Acta Neurol Scand 161: 11–22.

Quinke H (1891). Die Lumbalpunktion des Hydrocephalus. Berl Klein Wschr 28: 929.

Rindfleisch E (1863). Histologisches Detail zu der grauen Degeneration von Gehirn und Rückenmark. Virchows Arch Path Anat 26: 474–483.

Rivers TM, Schwendtker FF (1935). Encephalomyelitis accompanied by myelin destruction experimentally produced in monkeys. Exper Med 61: 689–702.

Sayk J (1954). Ergebnisse neuer liquorzytologischer Untersuchungen mit dem Sedimentkammerverfahren. Ärztl Wschr 9: 1042.

Sayk J (1960). Cytologie der Cerebrospinalflüssigkeit. Jena: Gustav Fischer.

Schmidt RM (1955). Über Veränderungen des peripheren Blutbildes und des Sternalmarkes bei der Multiplen Sklerose. Med Monatsschr 9: 661–665.

Schmidt RM (1987). Der Liquor cerebrospinalis. 2. A. Stuttgart, New York: Fischer.

Selye H (1952). The Story of the Adaptation Syndrome. Montreal: Acta Int Medical Publishers.

Silberberg D, Lisak R, Zweiman B (1973). Multiple sclerosis unaffected by azathioprine in pilot study. Arch Neurol 28: 210–212.

Steiner G (1931). Regionale Verteilung der Entmarkungsherde in ihrer Bedeutung für die Pathogenese der Multiplen Sklerose. In: Steiner G (Hrsg.). Krankheitserreger und Gewebsbefund bei Multipler Sklerose. Berlin: Springer, S. 108–120.

Trotter JI, Garvey WF (1980). Prolonged effects of large-dose methyl-prednisolone infusions in multiple sclerosis. Neurology 30: 702–708.

van Bogaert L (1950). Post-infectious encephalomyelitis and multiple sclerosis. J Neuropath Exp Neurol 9: 219.

Vass K, Lassmann H (1990). Intrathecal application of interferon gamma: Progressive appearance of MHC antigens within the rat nervous system. Am J Pathol 137: 789–800.

Wekerle H (1993). T-cell autoimmunity in the central nervous system. Intervirol 35: 95–100.

Kapitel 2

Ajdacic-Gross V, von Wyl V (2019). Changes in the sex ratio are a good indicator of changes in MS incidence – Yes. Mult Scler 25: 1566–1568.

Alonso A, Hernon MA (2008). Temporal trends in the incidence of multiple sclerosis: A systematic review. Neurology 71: 129–135.

Ascherio A (2013). Environmental factors in multiple sclerosis. Expert Rev Neurother 13: 3–9.

Browne P, Chandraratna D, Angood C, et al. (2014). Atlas of multiple sclerosis 2013: A growing global problem with widespread inequity. Neurology 83: 1022–1024.

Compston A (1998). Distribution of multiple sclerosis. In: Compston A, Ebers G, Lassmann H, et al. (eds.). McAlpines's Multiple Sclerosis. New York, London: Churchill Livingstone, pp. 63–100.

Cristiano E, Rojas J, Romano M, et al. (2013). The epidemiology of multiple sclerosis in Latin America and the Caribbean: A systematic review. Mult Scler 19: 844–854.

Eskandarieh S, Heydarpour P, Minagar A, et al. (2016). Multiple sclerosis epidemiology in East Asia, South East Asia and South Asia: A systematic review. Neuroepidemiology 46: 209–221.

Flachenecker P, Stuke K, Elias W, et al. (2008). Multiple-Sklerose-Register in Deutschland. Ausweitung des Projekts 2005/2006. Dtsch Arztebl 105: 113–119.

Flachenecker P, Eichstädt K, Berger K, et al. (2020). Multiple Sklerose in Deutschland: aktualisierte Auswertungen des MS-Registers der DMSG 2014-2018. Fortschr Neurol Psychiatr 88: 436–450.

Grytten N, Torkildsen O, Myhr KM (2015). Time trends in the incidence and prevalence of multiple sclerosis in Norway during eight decades. Acta Neurol Scand 132: 29–36.
Hein T, Hopfenmüller W (2000). Hochrechnung der Zahl an Multiple Sklerose erkrankten Patienten in Deutschland. Nervenarzt 71: 288–294.
Hogancamp WE, Rodriguez M, Weinshenker BG (1997). The epidemiology of multiple sclerosis. Mayo Clin Proc 72: 871–878.
Holstiege J, Steffen A, Boffrier G, Bätzing J (2017). Epidemiologie der Multiplen Sklerose – eine populationsbasierte deutschlandweite Studie. Zentralinstitut für die kassenärztliche Versorgung in Deutschland (Zi); Versorgungsatlas-Bericht 17/09: www.versorgungsatlas.de/themen/alle-analysen-nach-datum-sortiert/?tab=6&uid=86 (letzter Zugriff: 27.4.2021).
Kingwell E, Marriott JJ, Jetté N, et al. (2013). Incidence and prevalence of multiple sclerosis in Europe: A systematic review. BMC Neurol 13: 128.
Magyari M, Koch-Henriksen N (2019). Changes in the sex ratio are a good indicator of changes in MS incidence – No. Mult Scler 25: 1568–1569.
Mayr WT, Pittock SJ, McClelland RL, et al. (2003). Incidence and prevalence of multiple sclerosis in Olmsted County, Minnesota, 1985–2000. Neurology 61: 1373–1377.
MSIF – Multiple Sclerosis International Federation (2013). Atlas of MS 2013. www.msif.org/wp-content/uploads/2014/09/Atlas-of-MS.pdf (letzter Zugriff: 27.4.2021).
Osoegawa M, Kira J, Fukazawa T, et al. (2009). Temporal changes and geographical differences in multiple sclerosis phenotypes in Japanese: Nationwide survey results over 30 years. Mult Scler 15: 159–173.
Petersen G, Wittmann R, Arndt V, Göpffarth D (2014). Epidemiologie der Multiplen Sklerose in Deutschland. Regionale Unterschiede und Versorgungsstruktur in Abrechnungsdaten der gesetzlichen Krankenversicherung. Nervenarzt 85: 990–998.
Poser CM (1995). Viking voyages: The origin of multiple sclerosis? Acta Neurol Scand Suppl 161: 11–22.
Rivas-Rodriguez E, Amezcua L (2018). Ethnic considerations in multiple sclerosis disease variability in the United States. Neurol Clin 36: 151–162.
Rivera VM (2017). Multiple sclerosis in Latin Americans: Genetic aspects. Curr Neurol Neurosci Rep 57: 0768.
Sidhom Y, Maillart E, Tezenas du MS, et al. (2017). Fast multiple sclerosis progression in North Africans: Both genetics and environment matter. Neurology 88: 1218–1225.
Westerlind H, Stawiarz L, Fink K, Hillert J, Manouchehrinia A (2016). A significant decrease in diagnosis of primary progressive multiple sclerosis: A cohort study. Mult Scler 22: 1071–1079.
Winkelmann A, Loebermann M, Reisinger EC, Zettl UK (2011). Multiple Sklerose und Infektionskrankheiten. Akt Neurol 38: 339–350.

Kapitel 3

Abadier M, Haghayegh Jahromi N, et al. (2015). Cell surface levels of endothelial ICAM-1 influence the transcellular or paracellular T-cell diapedesis across the blood-brain barrier. Eur J Immunol 45: 1043–1058.
Abrahamyan S, Eberspächer B, Hoshi MM, et al. ; German Competence Network Multiple Sclerosis (KKNMS); other members of the KKNMS that acted as collaborators in this study (2020). Complete Epstein-Barr virus seropositivity in a large cohort of patients with early multiple sclerosis. J Neurol Neurosurg Psychiatry 91(7): 681–686.
Agnello L, Scazzone C, Lo Sasso B, et al. (2016). VDBP, CYP27B1, and 25-hydroxyvitamin D gene polymorphism analyses in a group of Sicilian multiple sclerosis patients. Biochem Genet 37(2): 261–267.
Almohmeed YH, Avenell A, Aucott L, et al. (2013). Systematic review and meta-analysis of the sero-epidemiological association between Epstein Barr virus and multiple sclerosis. PLoS One 8: e61110.
Andlauer TF, Buck D, Antony G, et al. (2016). Novel multiple sclerosis susceptibility loci implicated in epigenetic regulation. Sci Adv 2: e1501678.
Angelici L, Piola M, Cavalleri T, et al. (2016). Effects of particulate matter exposure on multiple sclerosis hospital admission in Lombardy region, Italy. Environ Res 145: 68–73.
Aslani S, Jafari N, Javan MR, et al. (2017). Epigenetic modifications and therapy in multiple sclerosis. Neuromolecular Med 19: 11–23.
Auer M, Hegen H, Luft T, et al. (2016). Serum cotinine does not predict neutralizing antibodies against interferon beta in an Austrian MS cohort. J Interferon Cytokine Res 36: 667–670.
Baulina N, Kiselev I, Favorova O (2021). Imprinted genes and multiple sclerosis: What do we know? Int J Mol Sci 22: 1346.
Brainstorm Consortium, Anttila V, Bulik-Sullivan B, et al. (2018). Analysis of shared heritability in common disorders of the brain. Science 360: eaap8757.
Cano-Gamez E, Trynka G (2020). From GWAS to function: Using functional genomics to identify the mechanisms underlying complex diseases. Front Genet 11: 424.
Cantorna MT, Hayes CE, DeLuca HF (1996). 1,25-Dihydroxyvitamin D3 reversibly blocks the progression of relapsing encephalomyelitis, a model of multiple sclerosis. Proc Natl Acad Sci USA 93: 7861–7864.
Carlson RJ, Doucette JR, Knox K, et al. (2015). Pharmacogenomics of interferon-β in multiple sclerosis: What has been accomplished and how can we ensure future progress? Cytokine Growth Factor Rev 26: 249–261.
Chen L, Ge B, Casale FP, et al. (2016). Genetic drivers of epigenetic and transcriptional variation in human immune cells. Cell 167: 1398–1414.
Chitnis T, Graves J, Weinstock-Guttman B, et al. (2016). Distinct effects of obesity and puberty on risk and age at onset of pediatric MS. Ann Clin Transl Neurol 3: 897-907.
Clarelli F, Liberatore G, Sorosina M, et al. (2017). Pharmacogenetic study of long-term response to interferon-β treatment in multiple sclerosis. Pharmacogenomics J 17: 84–91.
Clark DA (2016). Clinical and laboratory features of human herpesvirus 6 chromosomal integration. Clin Microbiol Infect 22: 333–339.
Corina A, Rangel-Zúñiga OA, Jiménez-Lucena R, et al. (2019). Low intake of vitamin E accelerates cellular aging in patients with established cardiovascular disease: The CORDIOPREV study. J Gerontol A Biol Sci Med Sci 74(6): 770–777.
Cortese M, Riise T, Bjørnevik K, Myhr KM. Multiple Sclerosis Conscript Service Database Study Group (2018). Body size and physical exercise, and the risk of multiple sclerosis. Mult Scler 24(3): 270–278.
Curtin F, Perron H, Kromminga A, et al. (2015). Preclinical and early clinical development of GNbAC1, a humanized IgG4 monoclonal antibody targeting endogenous retroviral MSRV-Env protein. MAbs 7: 265–275.
Dalgas U, Langeskov-Christensen M, Stenager E, et al. (2019). Exercise as medicine in multiple sclerosis – time for a paradigm shift: Preventive, symptomatic, and disease-modifying aspects and perspectives. Curr Neurol Neurosci Rep 19(11): 88.
Damasceno A, Moraes AS, Farias A, et al. (2015). Disruption of melatonin circadian rhythm production is related to multiple sclerosis severity: A preliminary study. J Neurol Sci 353(1–2): 166–168.
Dankowski T, Buck D, Andlauer TF, et al. (2015). Successful replication of GWAS hits for multiple sclerosis in 10,000 Germans using the exome array. Genet Epidemiol 39: 601–608.

de Bolle L, Naesens L, De Clercq E (2005). Update on human herpesvirus 6 biology, clinical features, and therapy. Clin Microbiol Rev 18: 217–245.
de Jager PL, Baecher-Allan C, Maier LM, et al. (2009). The role of the CD58 locus in multiple sclerosis. Proc Natl Acad Sci USA 106: 5264–5269.
DeLuca HF, Plum L (2016). UVB radiation, vitamin D and multiple sclerosis. Photochem Photobiol Sci 16: 411–415.
Derfuss T, Curtin F, Guebelin C, et al. (2015). A phase IIa randomized clinical study testing GNbAC1, a humanized monoclonal antibody against the envelope protein of multiple sclerosis associated endogenous retrovirus in multiple sclerosis patients – a twelve month follow-up. J Neuroimmunol 285: 68–70.
D'hooghe MB, Haentjens P, Nagels G, De Keyser J (2012). Alcohol, coffee, fish, smoking and disease progression in multiple sclerosis. Eur J Neurol 19(4): 616–624.
Diaz-Cruz C, Chua AS, Malik MT, et al. (2017). The effect of alcohol and red wine consumption on clinical and MRI outcomes in multiple sclerosis. Mult Scler Relat Disord 17: 47–53.
Didonna A, Oksenberg JR (2015). Genetic determinants of risk and progression in multiple sclerosis. Clin Chim Acta 449: 16–22.
Dobson R, Ramagopalan S, Topping J, et al. (2016). A risk score for predicting multiple sclerosis. PLoS One 11: e0164992.
Dorans KS, Massa J, Chitnis T, et al. (2016). Physical activity and the incidence of multiple sclerosis. Neurology 87(17): 1770–1776.
Duperray A, Barbe D, Raguenez G, et al. (2015). Inflammatory response of endothelial cells to a human endogenous retrovirus associated with multiple sclerosis is mediated by TLR4. Int Immunol 27: 545–553.
Dyment DA, Cader MZ, Herrera BM, et al. (2008). A genome scan in a single pedigree with a high prevalence of multiple sclerosis. J Neurol Neurosurg Psychiatry 79: 158–162.
Ebers GC, Sadovnick AD, Risch NJ, Canadian Collaborative Study Group (1995). A genetic basis for familial aggregation in multiple sclerosis. Nature 377: 150–151.
Ebers GC, Yee IM, Sadovnick AD, et al. (2000). Conjugal multiple sclerosis: Population-based prevalence and recurrence risks in offspring. Ann Neurol 48: 927–931.
Ebers GC, Sadovnick AD, Dyment DA, et al. (2004). Parent-of-origin effect in multiple sclerosis: Observations in half-siblings. Lancet 363: 1773–1774.
Eichorst H (1886). Über infantile und hereditäre Multiple Sklerose. Virchows Arch Path Anat 146: 172–192.
Endo Y, Yokote K, Nakayama T (2017). The obesity-related pathology and Th17 cells. Cell Mol Life Sci 74(7): 1231–1245.
Engdahl E, Gustafsson R, Huang J, et al. (2019). Increased serological response against human herpesvirus 6A is associated with risk for multiple sclerosis. Front Immunol 10: 2715.
Epplen C, Jäckel S, Santos EJ, et al. (1997). Genetic predisposition to multiple sclerosis as revealed by immunoprinting. Ann Neurol 41: 341–352.
Farahmandfard MA, Naghibzadeh tahami A, Khanjani N (2021). Ambient air pollution and multiple sclerosis: A systematic review. Rev Environ Health [Epub ahead of print]; https://doi.org/10.1515/reveh-2020-0079.
Farh KK, Marson A, Zhu J, et al. (2015). Genetic and epigenetic fine mapping of causal autoimmune disease variants. Nature 518: 337–343.
Farrell RA, Antony D, Wall GR, et al. (2009). Humoral immune response to EBV in multiple sclerosis is associated with disease activity on MRI. Neurology 73(1): 32–38.
Fraga MF, Ballestar E, Paz MF, et al. (2005). Epigenetic differences arise during the lifetime of monozygotic twins. Proc Natl Acad Sci USA 102: 10604–10609.
George MF, Briggs FB, Shao X, et al. (2016). Multiple sclerosis risk loci and disease severity in 7,125 individuals from 10 studies. Neurol Genet 2: e87.
Gianfrancesco MA, Acuna B, Shen L, et al. (2014). Obesity during childhood and adolescence increases susceptibility to multiple sclerosis after accounting for established genetic and environmental risk factors. Obes Res Clin Pract 8: e435-47.
Giménez-Orenga K, Oltra E (2021). Human endogenous retrovirus as therapeutic targets in neurologic disease. Pharmaceuticals (Basel) 14(6): 495.
Goris A, Pauwels I, Gustavsen MW, et al. (2015). Genetic variants are major determinants of CSF antibody levels in multiple sclerosis. Brain 138: 632–643.
Grant I, Brown GW, Harris T, et al. (1989). Severely threatening events and marked life difficulties preceding onset or exacerbation of multiple sclerosis. J Neurol Neurosurg Psychiatry 52(1): 8–13.
Gregory SG, Schmidt S, Seth P, et al. (2007). Interleukin 7 receptor alpha chain (IL7R) shows allelic and functional association with multiple sclerosis. Nat Genet 39: 1083–1091.
Grossman I, Knappertz V, Laifenfeld D, et al. (2016). Pharmacogenomics strategies to optimize treatments for multiple sclerosis: Insights from clinical reseach. Prog Neurobiol 152: 114–130.
GTEx Consortium (2020). The GTEx Consortium atlas of genetic regulatory effects across human tissues. Science 369: 1318–1330.
Guan JZ, Guan WP, Maeda T (2018). Vitamin E administration erases an enhanced oxidation in multiple sclerosis. Can J Physiol Pharmacol 96(11): 1181–1183.
Guo MH, Sama P, LaBarre BA, et al. (2021). Dissection of multiple sclerosis genetics identifies B and CD4+ T cells as driver cell subsets. bioRxiv 2021.05.24.445445; doi: 10.1101/2021.05.24.445445.
Gurevich M, Miron G, Achiron A (2015). Optimizing multiple sclerosis diagnosis: Gene expression and genomic association. Ann Clin Transl Neurol 2: 271–277.
Gustavsen S, Søndergaard HB, Oturai DB, et al. (2016). Shift work at young age is associated with increased risk of multiple sclerosis in a Danish population. Mult Scler Relat Disord 9: 104–109.
Haghighi S, Andersen O, Nilsson S, et al. (2006). A linkage study in two families with multiple sclerosis and healthy members with oligoclonal CSF immunopathy. Mult Scler 12: 723–730.
Hapfelmeier A, Gasperi C, Donnachie E, Hemmer B (2019). A large case-control study on vaccination as risk factor for multiple sclerosis. Neurology 93(9): e908-e916.
Hart PH, Gorman S, Finlay-Jones JJ (2011). Modulation of the immune system by UV radiation: More than just the effects of vitamin D? Nat Rev Immunol 11: 584–596.
Hart PH, Lucas RM, Booth DR, et al. (2017). Narrowband UVB phototherapy for clinically isolated syndrome: A trial to deliver the benefits of vitamin D and other UVB-induced molecules. Front Immunol 8: 3.
Hecker M, Boxberger N, Illner N, et al. (2019a). A genetic variant associated with multiple sclerosis inversely affects the expression of CD58 and microRNA-548ac from the same gene. PLoS Genet 15: e1007961.
Hecker M, Rüge A, Putscher E, et al. (2019b). Aberrant expression of alternative splicing variants in multiple sclerosis – A systematic review. Autoimmun Rev 18: 721–732.
Hedström AK, Åkerstedt T, Hillert J, et al. (2011). Shift work at young age is associated with increased risk for multiple sclerosis. Ann Neurol 70(5): 733–741.
Hedström AK, Alfredsson L, Lundkvist Ryner M, et al. (2014a). Smokers run increased risk of developing anti-natalizumab antibodies. Mult Scler 20(8): 1081–1085.
Hedström AK, Ryner M, Fink K, et al. (2014b). Smoking and risk of treatment-induced neutralizing antibodies to interferon β-1a. Mult Scler 20(4): 445–450.
Hedström AK, Hillert J, Olsson T, Alfredsson L (2014c). Alcohol as a modifiable lifestyle factor affecting multiple sclerosis risk. JAMA Neurol 71(3): 300–305.

Hedström AK, Åkerstedt T, Olsson T, Alfredsson L (2015). Shift work influences multiple sclerosis risk. Mult Scler 21(9): 1195–1159.
Hedström AK, Mowry EM, Gianfrancesco MA, et al. (2016). High consumption of coffee is associated with decreased multiple sclerosis risk: Results from two independent studies. J Neurol Neurosurg Psychiatry 87(5): 454–460.
Herrera BM, Ramagopalan SV, Lincoln MR, et al. (2008). Parent-of-origin effects in MS: observations from avuncular pairs. Neurology 71: 799–803.
Herrmann M, Farrell CL, Pusceddu I, et al. (2017). Assessment of vitamin D status – a changing landscape. Clin Chem Lab Med 55: 3–26.
Hession RM, Sharma V, Spiegel DE, et al. (2013). Multiple sclerosis disease progression and paradichlorobenzene: A tale of mothballs and toilet cleaner. JAMA Neurol 71(2): 228–232.
Hollenbach JA, Oksenberg JR (2015). The immunogenetics of multiple sclerosis: A comprehensive review. J Autoimmun 64: 13–25.
Holliday R (1994). Epigenetics: An overview. Dev Genet 15: 453–457.
Holstiege J, Steffen A, Goffrier B, et al. (2017). Epidemiologie der Multiplen Sklerose – eine populationsbasierte deutschlandweite Studie. Zentralinstitut für die kassenärztliche Versorgung in Deutschland (Zi). Versorgungsatlas-Bericht Nr. 17/09. doi: 10.20364/VA-17.09.
Hoppenbrouwers IA, Liu F, Aulchenko YS, et al. (2008). Maternal transmission of multiple sclerosis in a Dutch population. Arch Neurol 65: 345–348.
Horakova D, Zivadinov R, Weinstock-Guttman B, et al. (2013). Environmental factors associated with disease progression after the first demyelinating event: Results from the multi-center SET study. PLoS One 8(1): e53996.
Hudson G, Carelli V, Spruijt L, et al. (2007). Clinical expression of Leber hereditary optic neuropathy is affected by the mitochondrial DNA-haplogroup background. Am J Hum Genet 81: 228–233.
Hussman JP, Beecham AH, Schmidt M, et al. (2016). GWAS analysis implicates NF-κB-mediated induction of inflammatory T cells in multiple sclerosis. Genes Immun 17: 305–312.
IMSGC – International Multiple Sclerosis Genetics Consortium (2011). The genetic association of variants in CD6, TNFRSF1A and IRF8 to multiple sclerosis: A multicenter case-control study. PLoS One 6: e18813.
IMSGC – International Multiple Sclerosis Genetics Consortium (2013). Analysis of immune-related loci identifies 48 new susceptibility variants for multiple sclerosis. Nat Genet 45: 1353–1360.
IMSGC – International Multiple Sclerosis Genetics Consortium (2016). NR1H3 p.Arg415Gln is not associated to multiple sclerosis risk. Neuron 92: 333–335.
IMSGC – International Multiple Sclerosis Genetics Consortium (2018). Low-frequency and rare-coding variation contributes to multiple sclerosis risk. Cell 175: 1679–1687.
IMSGC – International Multiple Sclerosis Genetics Consortium (2019). Multiple sclerosis genomic map implicates peripheral immune cells and microglia in susceptibility. Science 365: eaav7188.
Ingram G, Bugert JJ, Loveless S, Robertson NP (2010). Anti-EBNA-1 IgG is not a reliable marker of multiple sclerosis clinical disease activity. Eur J Neurol 17(11): 1386–1389.
Isobe N, Madireddy L, Khankhanian P, et al. (2015). An ImmunoChip study of multiple sclerosis risk in African Americans. Brain 138: 1518–1530.
James T, Lindén M, Morikawa H, et al. (2018). Impact of genetic risk loci for multiple sclerosis on expression of proximal genes in patients. Hum Mol Genet 27: 912–928.
Jiang X, Olsson T, Hillert J, et al. (2020). Stressful life events are associated with the risk of multiple sclerosis. Eur J Neurol 27(12): 2539–2548.
Jordan J, Brabant G, Brinsuk M, et al. (2005). Heritability of free and receptor-bound leptin in normal twins. Am J Physiol Regul Integr Comp Physiol 288: R1411–1416.
Kantarci OH, Barcellos LF, Atkinson EJ, et al. (2006). Men transmit MS more often to their children vs women: the Carter effect. Neurology 67: 305–310.
Knudsen GP (2009). Gender bias in autoimmune diseases: X chromosome inactivation in women with multiple sclerosis. J Neurol Sci 286: 43–46.
Kori RK, Singh MK, Jain AK, Yadav RS (2018). Neurochemical and behavioral dysfunctions in pesticide exposed farm workers: A clinical outcome. Indian J Clin Biochem 33(4): 372–381.
Kountouras J, Papaefthymiou A, Gavalas E, et al. (2020). Helicobacter pylori infection as a potential risk factor for multiple sclerosis. Med Hypotheses 143: 110135.
Kremer D, Weyers V, Gruchot J, et al. (2020). Meeting report: "Human endogenous retroviruses: HERVs or transposable elements in autoimmune, chronic inflammatory and degenerative diseases or cancer", Lyon, France, November 5th and 6th 2019 – an MS scientist's digest. Mult Scler Relat Disord 42: 102068.
Kular L, Liu Y, Ruhrmann S, et al. (2018). DNA methylation as a mediator of HLA-DRB1*15:01 and a protective variant in multiple sclerosis. Nat Commun 9: 2397.
Kvistad S, Myhr KM, Holmøy T, et al. (2016). No association of tobacco use and disease activity in multiple sclerosis. Neurol Neuroimmunol Neuroinflamm 3: e260.
Langer-Gould A, Wu J, Lucas R, et al. (2017). Epstein-Barr virus, cytomegalovirus, and multiple sclerosis susceptibility: A multiethnic study. Neurology 89(13): 1330–1337.
Lehmann-Werman R, Neiman D, Zemmour H, et al. (2016). Identification of tissue-specific cell death using methylation patterns of circulating DNA. Proc Natl Acad Sci USA 113: E1826–1834.
Leibovitch EC, Jacobson S (2014). Evidence linking HHV-6 with multiple sclerosis: An update. Curr Opin Virol 9: 127–133.
Lemire JM, Archer DC (1991). 1,25-dihydroxyvitamin D3 prevents the in vivo induction of murine experimental autoimmune encephalomyelitis. J Clin Invest 87: 1103–1107.
Levin LI, Munger KL, O'Reilly EJ, et al. (2010). Primary infection with the Epstein-Barr virus and risk of multiple sclerosis. Ann Neurol 67: 824–830.
Li Y, Du C, Wang W, et al. (2015). Genetic association of MiR-146a with multiple sclerosis susceptibility in the Chinese population. Cell Physiol Biochem 35: 281–291.
Lünemann JD, Tintoré M, Messmer B, et al. (2010). Elevated Epstein-Barr virus-encoded nuclear antigen-1 immune responses predict conversion to multiple sclerosis. Ann Neurol 67(2): 159–169.
Luque-Cordoba D, Luque de Castro MD (2017). Metabolomics: A potential way to know the role of vitamin D on multiple sclerosis. J Pharm Biomed Anal 136: 22-31.
Madeira A, Burgelin I, Perron H, et al. (2016). MSRV envelope protein is a potent, endogenous and pathogenic agonist of human toll-like receptor 4: Relevance of GNbAC1 in multiple sclerosis treatment. J Neuroimmunol 291: 29–38.
Mahurkar S, Moldovan M, Suppiah V, et al. (2017). Response to interferon-beta treatment in multiple sclerosis patients: A genome-wide association study. Pharmacogenomics J 17: 312–318.
Maltby VE, Lea RA, Graves MC, et al. (2018). Genome-wide DNA methylation changes in CD19+ B cells from relapsing-remitting multiple sclerosis patients. Sci Rep 8: 17418.
Mameli G, Madeddu G, Mei A, et al. (2013). Activation of MSRV-type endogenous retroviruses during infectious mononucleosis and Epstein-Barr virus latency: The missing link with multiple sclerosis? PLoS One 8: e78474.
Mamutse G, Woolmore J, Pye E, et al. (2008). Vitamin D receptor gene polymorphism is associated with reduced disability in multiple sclerosis. Mult Scler 14: 1280–1283.
Matarese G, Carrieri PB, La Cava A, et al. (2005). Leptin increase in multiple sclerosis associates with reduced number of CD4(+) CD25+ regulatory T cells. Proc Natl Acad Sci USA 102: 5150–5155.

Mehta BK (2010). New hypotheses on sunlight and the geographic variability of multiple sclerosis prevalence. J Neurol Sci 292: 5–10.
Modin H, Masterman T, Thorlacius T, et al. (2003). Genome-wide linkage screen of a consanguineous multiple sclerosis kinship. Mult Scler 9: 128–134.
Mokry LE, Ross S, Timpson NJ, et al. (2016). Obesity and multiple sclerosis: A Mendelian randomization study. PLoS Med 13: e1002053.
Morrison FS, Locke JM, Wood AR, et al. (2013). The splice site variant rs11078928 may be associated with a genotype-dependent alteration in expression of GSDMB transcripts. BMC Genomics 14: 627.
Moutsianas L, Jostins L, Beecham AH, et al. (2015). Class II HLA interactions modulate genetic risk for multiple sclerosis. Nat Genet 47: 1107–1113.
Munger KL, Levin LI, Hollis BW, et al. (2006). Serum 25-hydroxyvitamin D levels and risk of multiple sclerosis. JAMA 296: 2832–2838.
Munger KL, Chitnis T, Ascherio A (2009). Body size and risk of MS in two cohorts of US women. Neurology 73: 1543-1550.
Munger KL, Fitzgerald KC, Freedman MS, et al. (2015). No association of multiple sclerosis activity and progression with EBV or tobacco use in BENEFIT. Neurology 85: 1694–1701.
Muris AH, Rolf L, Broen K, et al. (2016). A low vitamin D status at diagnosis is associated with an early conversion to secondary progressive multiple sclerosis. J Steroid Biochem Mol Biol 164: 254–257.
O'Gorman C, Lin R, Stankovich J, et al. (2013). Modelling genetic susceptibility to multiple sclerosis with family data. Neuroepidemiology 40: 1–12.
Okuda DT, Srinivasan R, Oksenberg JR, et al. (2009). Genotype-phenotype correlations in multiple sclerosis: HLA genes influence disease severity inferred by 1HMR spectroscopy and MRI measures. Brain 132: 250–259.
Olsson T, Barcellos LF, Alfredsson L (2017). Interactions between genetic, lifestyle and environmental risk factors for multiple sclerosis. Nat Rev Neurol 13: 25–36.
Ostkamp P, Salmen A, Pignolet B, et al. ; German Competence Network Multiple Sclerosis (KKNMS) and the BIONAT Network (2021). Sunlight exposure exerts immunomodulatory effects to reduce multiple sclerosis severity. Proc Natl Acad Sci U S A 18(1): e2018457118.
Pakpoor J, Disanto G, Gerber JE, et al. (2013). The risk of developing multiple sclerosis in individuals seronegative for Epstein-Barr virus: a meta-analysis. Mult Scler 19: 162–166.
Pakpoor J, Goldacre R, Disanto G, et al. (2014). Alcohol misuse disorders and multiple sclerosis risk. JAMA Neurol. 2014 Sep;71(9): 1188–9. doi: 10.1001/jamaneurol.2014.1795. PMID: 25200540.
Pan G, Simpson S Jr, van der Mei I, et al. (2016). Role of genetic susceptibility variants in predicting clinical course in multiple sclerosis: A cohort study. J Neurol Neurosurg Psychiatry 87: 1204–1211.
Patsopoulos NA (2018). Genetics of Multiple Sclerosis: An Overview and New Directions. Cold Spring Harb Perspect Med 8: a028951.
Peedicayil J (2016). Epigenetic drugs for multiple sclerosis. Curr Neuropharmacol 14: 3–9.
Perron H, Garson JA, Bedin F, et al. (1997). Molecular identification of a novel retrovirus repeatedly isolated from patients with multiple sclerosis. Proc Natl Acad Sci USA 94: 7583–7588.
Pertea M, Shumate A, Pertea G, et al. (2018). CHESS: A new human gene catalog curated from thousands of large-scale RNA sequencing experiments reveals extensive transcriptional noise. Genome Biol 19: 208.
Ramanujam R, Hedström AK, Manouchehrinia A, et al. (2015). Effect of smoking cessation on multiple sclerosis prognosis. JAMA Neurol 72: 1117–1123.
Ranjbar R, Karampoor S, Jalilian FA (2019). The protective effect of *Helicobacter pylori* infection on the susceptibility of multiple sclerosis. J Neuroimmunol 337: 577069.
Reich DS, Lucchinetti CF, Calabresi PA (2018). Multiple Sclerosis. N Engl J Med 378: 169–180.
Rey LK, Wieczorek S, Akkad DA, et al. (2011). Polymorphisms in genes encoding leptin, ghrelin and their receptors in German multiple sclerosis patients. Mol Cell Probes 25: 255–259.
Rhead B, Bäärnhielm M, Gianfrancesco M, et al. (2016). Mendelian randomization shows a causal effect of low vitamin D on multiple sclerosis risk. Neurol Genet 2: e97.
Riise T, Mohr DC, Munger KL, et al. (2011). Stress and the risk of multiple sclerosis. Neurology 76(22): 1866–1871.
Robertson NP, Fraser M, Deans J, et al. (1996). Age-adjusted recurrence risks for relatives of patients with multiple sclerosis. Brain 119: 449–455.
Rolland A, Jouvin-Marche E, Saresella M, et al. (2005). Correlation between disease severity and in vitro cytokine production mediated by MSRV (multiple sclerosis associated retroviral element) envelope protein in patients with multiple sclerosis. J Neuroimmunol 160: 195–203.
Ross CJ, Towfic F, Shankar J, et al. (2017). A pharmacogenetic signature of high response to Copaxone in late-phase clinical-trial cohorts of multiple sclerosis. Genome Med 9: 50.
Sadovnick AD (2013). Differential effects of genetic susceptibility factors in males and females with multiple sclerosis. Clin Immunol 149: 170–175.
Sadovnick DA, Yee IM, Ebers GC (2001). Recurrence risks to sibs of MS index cases: Impact of consanguineous matings. Neurology 56: 784–785.
Shahi SK, Freedman SN, Mangalam AK (2017). Gut microbiome in multiple sclerosis: The players involved and the roles they play. Gut Microbes 8: 607–615.
Sokratous M, Dardiotis E, Tsouris Z, et al. (2016). Deciphering the role of DNA methylation in multiple sclerosis: Emerging issues. Auto Immun Highlights 7: 12.
Souren NY, Gerdes LA, Kümpfel T, et al. (2016). Mitochondrial DNA variation and heteroplasmy in monozygotic twins clinically discordant for multiple sclerosis. Hum Mutat 37: 765–775.
Souren NY, Gerdes LA, Lutsik P, et al. (2019). DNA methylation signatures of monozygotic twins clinically discordant for multiple sclerosis. Nat Commun 10: 2094.
Spitzer C, Bouchain M, Winkler LY, et al. (2012). Childhood trauma in multiple sclerosis: A case-control study. Psychosom Med 74(3): 312–318.
Stern J, Miller G, Li X, Saxena D (2019). Virome and bacteriome: Two sides of the same coin. Curr Opin Virol 37: 37–43.
Sundqvist E, Sundström P, Lindén M, et al. (2012). Epstein-Barr virus and multiple sclerosis: Interaction with HLA. Genes Immun 13(1): 14–20.
Sundqvist E, Bergström T, Daialhosein H, et al. (2014). Cytomegalovirus seropositivity is negatively associated with multiple sclerosis. Mult Scler 20(2): 165–173.
Sundström P, Juto P, Wadell G, et al. (2004). An altered response to Epstein-Barr virus in multiple sclerosis: A prospective study. Neurology 62(12): 2277–2282.
Tao C, Simpson S Jr, Taylor BV, et al. (2017). Association between human herpesvirus & human endogenous retrovirus and MS onset & progression. J Neurol Sci 372: 239–249.
Tateo F, Grassivaro F, Ermani M, et al. (2019). PM2.5 levels strongly associate with multiple sclerosis prevalence in the Province of Padua, Veneto Region, North-East Italy. Mult Scler 25(13): 1719–1727.
Tizaoui K, Kaabachi W, Hamzaoui A, et al. (2015). Association between vitamin D receptor polymorphisms and multiple sclerosis: Systematic review and meta-analysis of case-control studies. Cell Mol Immunol 12: 243–252.
Tranah GJ, Santaniello A, Caillier SJ, et al. (2015). Mitochondrial DNA sequence variation in multiple sclerosis. Neurology 85: 325–330.

Trejo V, Derom C, Vlietinck R, et al. (1994). X chromosome inactivation patterns correlate with fetal-placental anatomy in monozygotic twin pairs: Implications for immune relatedness and concordance for autoimmunity. Mol Med 1: 62–70.
Tsareva E, Kulakova O, Boyko A, et al. (2016). Pharmacogenetics of multiple sclerosis: Personalized therapy with immunomodulatory drugs. Pharmacogenet Genomics 26: 103–115.
Tsareva EY, Favorova OO, Boyko AN, et al. (2019). Genetic markers for personalized therapy of polygenic diseases: Pharmacogenetics of multiple sclerosis. Mol Biol (Mosk) 53: 574–599.
Tucci V, Isles AR, Kelsey G, et al. (2019). Genomic imprinting and physiological processes in mammals. Cell 176: 952–965.
Türk Börü Ü, Bölük C, Taşdemir M, et al. (2020). Air pollution, a possible risk factor for multiple sclerosis. Acta Neurol Scand 141(5): 431–437.
Vandiedonck C (2018). Genetic association of molecular traits: A help to identify causative variants in complex diseases. Clin Genet 93: 520–532.
van Dongen J, Nivard MG, Willemsen G, et al. (2016). Genetic and environmental influences interact with age and sex in shaping the human methylome. Nat Commun 7: 11115.
van Horssen J, van der Pol S, Nijland P, et al. (2016). Human endogenous retrovirus W in brain lesions: Rationale for targeted therapy in multiple sclerosis. Mult Scler Relat Disord 8: 11–18.
Versini M, Jeandel PY, Rosenthal E, et al. (2014). Obesity in autoimmune diseases: Not a passive bystander. Autoimmun Rev 13: 981–1000.
Virtanen JO, Wohler J, Fenton K, et al. (2014). Oligoclonal bands in multiple sclerosis reactive against two herpesviruses and association with magnetic resonance imaging findings. Mult Scler 20: 27–34.
Vitale E, Cook S, Sun R, et al. (2002). Linkage analysis conditional on HLA status in a large North American pedigree supports the presence of a multiple sclerosis susceptibility locus on chromosome 12p12. Hum Mol Genet 11: 295–300.
Walton C, King R, Rechtman L, et al. (2020). Rising prevalence of multiple sclerosis worldwide: Insights from the Atlas of MS, third edition. Mult Scler 26: 1816–1821.
Wang Z, Sadovnick AD, Traboulsee AL, et al. (2016). Case-control studies are not familial studies. Neuron 92: 339–341.
Wesnes K, Myhr KM, Riise T, et al. (2018). Physical activity is associated with a decreased multiple sclerosis risk: The EnvIMS study. Mult Scler 24(2): 150–157.
Westerlind H, Ramanujam R, Uvehag D, et al. (2014). Modest familial risks for multiple sclerosis: A registry-based study of the population of Sweden. Brain 137: 770–778.
Wheeler MA, Jaronen M, Covacu R, et al. (2019). Environmental control of astrocyte pathogenic activities in CNS inflammation. Cell 176(3): 581–596.e18.
Willer CJ, Dyment DA, Risch NJ, et al. (2003). Twin concordance and sibling recurrence rates in multiple sclerosis. Proc Natl Acad Sci USA 100: 12877–12882.
Willer CJ, Dyment DA, Cherny S, et al. (2007). A genome-wide scan in forty large pedigrees with multiple sclerosis. J Hum Genet 52: 955–962.
Witte ME, Mahad DJ, Lassmann H, et al. (2014). Mitochondrial dysfunction contributes to neurodegeneration in multiple sclerosis. Trends Mol Med 20: 179–187.
Xu Q, Parks CG, DeRoo LA, et al. (2009). Multivitamin use and telomere length in women. Am J Clin Nutr 89(6): 1857–1863.
Yates RL, Esiri MM, Palace J, et al. (2015). The influence of HLA-DRB1*15 on motor cortical pathology in multiple sclerosis. Neuropathol Appl Neurobiol 41: 371–384.
Zarzuelo Romero MJ, Pérez Ramírez C, Carrasco Campos MI, et al. (2021). Therapeutic value of single nucleotide polymorphisms on the efficacy of new therapies in patients with multiple sclerosis. J Pers Med 11: 335.
Zhang P, Wang R, Li Z, et al. (2016). The risk of smoking on multiple sclerosis: A meta-analysis based on 20,626 cases from case-control and cohort studies. Peer J 4: e1797.
Zhernakova DV, Deelen P, Vermaat M, et al. (2017). Identification of context-dependent expression quantitative trait loci in whole blood. Nat Genet 49: 139–145.
Zhu Y, He ZY, Liu HN (2011). Meta-analysis of the relationship between homocysteine, vitamin B_{12}, folate, and multiple sclerosis. J Clin Neurosci 18(7): 933–938.
Zivadinov R, Nasuelli D, Tommasi MA, et al. (2006). Positivity of cytomegalovirus antibodies predicts a better clinical and radiological outcome in multiple sclerosis patients. Neurol Res 28(3): 262–269.
Zrzavy T, Kollaritsch H, Rommer PS, et al. (2019). Vaccination in multiple sclerosis: Friend or foe? Front Immunol 10: 1883.
Zrzavy T, Pfitzner A, Flachenecker P, Rommer P, Zettl UK (2021). Effects of normobaric hypoxic endurance training on fatigue in patients with multiple sclerosis: A randomized prospective pilot study. J Neurol 2021, May 18. doi: 10.1007/s00415-021-10596-5. Epub ahead of print. PMID: 34003370.
Zuhair M, Smit GSA, Wallis G, et al. (2019). Estimation of the worldwide seroprevalence of cytomegalovirus: A systematic review and meta-analysis. Rev Med Virol 29(3): e2034.

Kapitel 4

Aboul-Enein F, Krssak M, Hoftberger R, et al. (2010). Reduced NAA-levels in the NAWM of patients with MS is a feature of progression. A study with quantitative magnetic resonance spectroscopy at 3 Tesla. PLoS One 5: e11625.
Absinta M, Sati P, Masuzzo F, et al. (2019). Association of chronic active multiple sclerosis lesions with disability in vivo. JAMA Neurol 76(12): 1474–1483.
Albert M, Antel J, Brück W, Stadelmann C (2007). Extensive cortical remyelination in patients with chronic multiple sclerosis. Brain Pathol 17: 129–138.
Albert M, Barrantes-Freer A, Lohrberg M, et al. (2016). Synaptic pathology in the cerebellar dentate nucleus in chronic multiple sclerosis. Brain Pathol 27(6): 737–774.
Barrantes-Freer A, Engel AS, Rodríguez-Villagra OA, et al. (2018). Diagnostic red flags: Steroid-treated malignant CNS lymphoma mimicking autoimmune inflammatory demyelination. Brain Pathol 28(2): 225–233.
Bo L, Vedeler CA, Nyland HI, Trapp BD, Mork SJ (2003). Subpial demyelination in the cerebral cortex of multiple sclerosis patients. J Neuropathol Exp Neurol 62: 723–732.
Bodini B, Veronese M, García-Lorenzo D, et al. (2016). Dynamic imaging of individual remyelination profiles in multiple sclerosis. Ann Neurol 79(5): 726–738.
Brahic M (2010). Multiple sclerosis and viruses. Ann Neurol 68(1): 6–8.
Brück W, Schmied M, Suchanek G, et al. (1994). Oligodendrocytes in the early course of multiple sclerosis. Ann Neurol 35: 65–73.
Brück W, Porada P, Poser S, et al. (1995). Monocyte/macrophage differentiation in early multiple sclerosis lesions. Ann Neurol 38: 788–796.
Brück W, Popescu B, Lucchinetti CF, et al. (2012). Neuromyelitis optica lesions may inform multiple sclerosis heterogeneity debate. Ann Neurol 72: 385–394.
Cadavid D, Mellion M, Hupperts R, et al.; SYNERGY study investigators (2019). Safety and efficacy of opicinumab in patients with relapsing multiple sclerosis (SYNERGY): A randomised, placebo-controlled, phase 2 trial. Lancet Neurol 18(9): 845–856.
Campbell GR, Ziabreva I, Reeve AK, et al. (2011). Mitochondrial DNA deletions and neurodegeneration in multiple sclerosis. Ann Neurol 69(3): 481–492.
Carassiti D, Altmann DR, Petrova N, et al. (2018). Neuronal loss, demyelination and volume change in the multiple sclerosis neocortex. Neuropathol Appl Neurobiol 44(4): 377–390.

Chang A, Tourtellotte WW, Rudick R, Trapp BD (2002). Premyelinating oligodendrocytes in chronic lesions of multiple sclerosis. N Engl J Med 346: 165–173.
Choi SR, Howell OW, Carassiti D, et al. (2012). Meningeal inflammation plays a role in the pathology of primary progressive multiple sclerosis. Brain 135(Pt 10): 2925–2937.
Croxford AL, Kurschus FC, Waisman A (2011). Mouse models for multiple sclerosis: Historical facts and future implications. Biochim Biophys Acta 1812: 177–183.
Dal-Bianco A, Grabner G, Kronnerwetter C, et al. (2017). Slow expansion of multiple sclerosis iron rim lesions: Pathology and 7 T magnetic resonance imaging. Acta Neuropathol 133(1): 25–42.
Dillenburg A, Ireland G, Holloway RK, et al. (2018). Activin receptors regulate the oligodendrocyte lineage in health and disease. Acta Neuropathol 135(6): 887–906.
Dombrowski Y, O'Hagan T, Dittmer M, et al. (2017). Regulatory T cells promote myelin regeneration in the central nervous system. Nat Neurosci 20(5): 674–680.
Duncan ID, Radcliff AB, Heidari M, et al. (2018). The adult oligodendrocyte can participate in remyelination. Proc Natl Acad Sci U S A 115(50): E11807–E11816.
Elliott C, Lindner M, Arthur A, et al. (2012). Functional identification of pathogenic autoantibody responses in patients with multiple sclerosis. Brain 135: 1819–1833.
Fancy SP, Kotter MR, Harrington EP, et al. (2010). Overcoming remyelination failure in multiple sclerosis and other myelin disorders. Exp Neurol 225: 18–23.
Fard MK, van der Meer F, Sánchez P, et al. (2017). BCAS1 expression defines a population of early myelinating oligodendrocytes in multiple sclerosis lesions. Sci Transl Med 9(419): eaam7816.
Fischer MT, Wimmer I, Höftberger R, et al. (2013). Disease-specific molecular events in cortical multiple sclerosis lesions. Brain 136(Pt 6): 1799–1815.
Foote AK, Blakemore WF (2005). Inflammation stimulates remyelination in areas of chronic demyelination. Brain 128: 528–539.
Frischer JM, Bramow S, Dal-Bianco A, et al. (2009). The relation between inflammation and neurodegeneration in multiple sclerosis brains. Brain 132: 1175–1189.
Frischer JM, Weigand SD, Guo Y, et al. (2015). Clinical and pathological insights into the dynamic nature of the white matter multiple sclerosis plaque. Ann Neurol 78: 710–721.
Goldschmidt T, Antel J, König FB, et al. (2009). Remyelination capacity of the MS brain decreases with disease chronicity. Neurology 72: 1914–1921.
Howell OW, Rundle JL, Garg A, Komada M, Brophy PJ, Reynolds R (2010). Activated microglia mediate axoglial disruption that contributes to axonal injury in multiple sclerosis. J Neuropathol Exp Neurol 69: 1017–1033.
Irvine KA, Blakemore WF (2008). Remyelination protects axons from demyelination-associated axon degeneration. Brain 131: 1464–1477.
Jäckle K, Zeis T, Schaeren-Wiemers N, Junker A, et al. (2020). Molecular signature of slowly expanding lesions in progressive multiple sclerosis. Brain 143(7): 2073–2088.
Jäkel S, Agirre E, Mendanha Falcão A, et al. (2019). Altered human oligodendrocyte heterogeneity in multiple sclerosis. Nature 566(7745): 543–547.
Junker A, Wozniak J, Voigt D, et al. (2020). Extensive subpial cortical demyelination is specific to multiple sclerosis. Brain 30(3): 641–652.
Jürgens T, Jafari M, Kreutzfeldt M, et al. (2016). Reconstruction of single cortical projection neurons reveals primary spine loss in multiple sclerosis. Brain 139: 39–46.
Kerschensteiner M, Bareyre FM, Buddeberg BS, et al. (2004). Remodeling of axonal connections contributes to recovery in an animal model of multiple sclerosis. J Exp Med 200: 1027–1038.
Kotter MR, Stadelmann C, Hartung HP (2011). Enhancing remyelination in disease – can we wrap it up? Brain 134: 1882–1900.
Kuhlmann T, Lingfeld G, Bitsch A, et al. (2002). Acute axonal damage in multiple sclerosis is most extensive in early disease stages and decreases over time. Brain 125: 2202–2212.
Kuhlmann T, Miron V, Cui Q, et al. (2008). Differentiation block of oligodendroglial progenitor cells as a cause for remyelination failure in chronic multiple sclerosis. Brain 131: 1749–1758.
Kuhlmann T, Ludwin S, Prat A, et al. (2017). An updated histological classification system for multiple sclerosis lesions. Acta Neuropathol 133: 13–24.
Kutzelnigg A, Lucchinetti CF, Stadelmann C, et al. (2005). Cortical demyelination and diffuse white matter injury in multiple sclerosis. Brain 128: 2705–2712.
Lagumersindez-Denis N, Wrzos C, Mack M, et al. (2017). Differential contribution of immune effector mechanisms to cortical demyelination in multiple sclerosis. Acta Neuropathol 134(1): 15–34.
Lassmann H (2011). Pathophysiology of inflammation and tissue injury in multiple sclerosis: What are the targets for therapy? J Neurol Sci 306(1-2): 167–169.
Lodygin D, Hermann M, Schweingruber N, et al. (2019). b-Synuclein-reactive T cells induce autoimmune CNS grey matter degeneration. Nature 566(7745): 503–508.
Luchetti S, Fransen NL, van Eden CG, et al. (2018). Progressive multiple sclerosis patients show substantial lesion activity that correlates with clinical disease severity and sex: A retrospective autopsy cohort analysis. Acta Neuropathol 135(4): 511–528.
Lucchinetti C, Brück W, Parisi J, et al. (1999). A quantitative analysis of oligodendrocytes in multiple sclerosis lesions. A study of 113 cases. Brain 122 (Pt 12): 2279–2295.
Lucchinetti CF, Popescu BF, Bunyan RF, et al. (2011). Inflammatory cortical demyelination in early multiple sclerosis. N Engl J Med 365: 2188–2197.
Lukas C, Minneboo A, de Groot V, et al. (2010). Early central atrophy rate predicts 5 year clinical outcome in multiple sclerosis. J Neurol Neurosurg Psychiatry 81: 1351–1356.
Magliozzi R, Howell OW, Nicholas R, et al. (2018). Inflammatory intrathecal profiles and cortical damage in multiple sclerosis. Ann Neurol 83(4): 739–755.
Masuda T, Sankowski R, Staszewski O, et al. (2019). Spatial and temporal heterogeneity of mouse and human microglia at single-cell resolution. Nature 566(7744): 388–392.
Miron VE, Boyd A, Zhao JW, et al. (2013). M2 microglia and macrophages drive oligodendrocyte differentiation during CNS remyelination. Nat Neurosci 16(9): 1211–1218.
Misu T, Höftberger R, Fujihara K, et al. (2013). Presence of six different lesion types suggests diverse mechanisms of tissue injury in neuromyelitis optica. Acta Neuropathol 125(6): 815–827.
Nikic I, Merkler D, Sorbara C, et al. (2011). A reversible form of axon damage in experimental autoimmune encephalomyelitis and multiple sclerosis. Nat Med 17(4): 495–499.
Patrikios P, Stadelmann C, Kutzelnigg A, et al. (2006). Remyelination is extensive in a subset of multiple sclerosis patients. Brain 129: 3165–3172.
Petrova N, Carassiti D, Altmann DR, et al. (2018). Axonal loss in the multiple sclerosis spinal cord revisited. Brain Pathol 28(3): 334–348.
Pittock SJ, McClelland RL, Achenbach SJ, et al. (2005). Clinical course, pathological correlations, and outcome of biopsy proved inflammatory demyelinating disease. J Neurol Neurosurg Psychiatry 76: 1693–1697.
Prineas JW, Barnard RO, Kwon EE, Sharer LR, Cho ES (1993). Multiple sclerosis: Remyelination of nascent lesions. Ann Neurol 33: 137–151.
Prineas JW, Kwon EE, Cho ES, et al. (2001). Immunopathology of secondary-progressive multiple sclerosis. Ann Neurol 50: 646–657.
Rodriguez EG, Wegner C, Kreutzfeldt M, et al. (2014). Oligodendroglia in cortical multiple sclerosis lesions decrease with disease progression, but regenerate after repeated experimental demyelination. Acta Neuropathol 128(2): 231–246.

Romanelli E, Merkler D, Mezydlo A, et al. (2016). Myelinosome formation represents an early stage of oligodendrocyte damage in multiple sclerosis and its animal model. Nat Commun 7: 13275.
Trapp BD, Nave KA (2008). Multiple sclerosis: An immune or neurodegenerative disorder? Annu Rev Neurosci 31: 247–269.
Sastre-Garriga J, Pareto D, Battaglini M, et al.; MAGNIMS study group (2020). MAGNIMS consensus recommendations on the use of brain and spinal cord atrophy measures in clinical practice. Nat Rev Neurol 16(3): 171–182.
Schirmer L, Antel JP, Bruck W, Stadelmann C (2011). Axonal loss and neurofilament phosphorylation changes accompany lesion development and clinical progression in multiple sclerosis. Brain Pathol 21(4): 428–440.
Schirmer L, Velmeshev D, Holmqvist S, et al. (2019). Neuronal vulnerability and multilineage diversity in multiple sclerosis. Nature 573(7772): 75–82.
Schultz V, van der Meer F, Wrzos C, et al. (2017). Acutely damaged axons are remyelinated in multiple sclerosis and experimental models of demyelination. Glia 65(8): 1350–1360.
Singh S, Dallenga T, Winkler A, et al. (2017). Relationship of acute axonal damage, Wallerian degeneration, and clinical disability in multiple sclerosis. J Neuroinflammation 14(1): 57.
Sorbara CD, Wagner NE, Ladwig A, et al. (2014). Pervasive axonal transport deficits in multiple sclerosis models. Neuron 84(6): 1183–1190.
Steinbach K, Vincenti I, Egervari K, et al. (2019). Brain-resident memory T cells generated early in life predispose to autoimmune disease in mice. Sci Transl Med 11(498): eaav5519.
Valsasina P, Rocca MA, Absinta M, et al. (2011). A multicentre study of motor functional connectivity changes in patients with multiple sclerosis. Eur J Neurosci 33: 1256–1263.
Wegener A, Deboux C, Bachelin C, et al. (2015). Gain of Olig2 function in oligodendrocyte progenitors promotes remyelination. Brain 138(Pt 1): 120135.
Wrzos C, Winkler A, Metz I, et al. (2014). Early loss of oligodendrocytes in human and experimental neuromyelitis optica lesions. Acta Neuropathol 127(4): 523–538.
Yeung MSY, Djelloul M, Steiner E, et al. (2019). Dynamics of oligodendrocyte generation in multiple sclerosis. Nature 566(7745): 538–542.

Kapitel 5

Abrahamyan S, Eberspächer B, Hoshi M-M, et al. (2020). Complete Epstein-Barr virus seropositivity in a large cohort of patients with early multiple sclerosis. J Neurol Neurosurg Psychiatry 91: 681–686.
Absinta M, Vuolo L, Rao A, et al. (2015). Gadolinium-based MRI characterization of leptomeningeal inflammation in multiple sclerosis. Neurology 85: 18–28.
Alves de Lima K, Rustenhoven J, Kipnis J (2020). Meningeal immunity and its function in maintenance of the central nervous system in health and disease. Annu Rev Immunol 38: 597–620.
Balashov KE, Lindzen E (2012). Acute demyelinating lesions with restricted diffusion in multiple sclerosis. Mult Scler Houndmills Basingstoke Engl 18: 1745–1753.
Bar-Or A, Pender MP, Khanna R, et al. (2020). Epstein-Barr Virus in multiple sclerosis: Theory and emerging immunotherapies. Trends Mol Med 26: 296–310.
Barkhof F, van Walderveen M (1999). Characterization of tissue damage in multiple sclerosis by nuclear magnetic resonance. Philos Trans R Soc B Biol Sci; 354: 1675–1686.
Bechmann I, Galea I, Perry VH (2007). What is the blood-brain barrier (not)? Trends Immunol 28: 5–11.
Berer K, Mues M, Koutrolos M, et al. (2011). Commensal microbiota and myelin autoantigen cooperate to trigger autoimmune demyelination. Nature 479: 538–541.
Bergsland N, Ramasamy D, Tavazzi E, et al. (2019). Leptomeningeal contrast enhancement is related to focal cortical thinning in relapsing-remitting multiple sclerosis: A cross-sectional MRI Study [Internet]. Am J Neuroradiol 40(4): 620–625.
Bitsch A, Schuchardt J, Bunkowski S, et al. (2000). Acute axonal injury in multiple sclerosis. Correlation with demyelination and inflammation. Brain 123: 1174–1183.
Bradl M, Misu T, Takahashi T, et al. (2009). Neuromyelitis optica: Pathogenicity of patient immunoglobulin in vivo. Ann Neurol 66: 630–643.
Brändle SM, Obermeier B, Senel M, et al. (2016). Distinct oligoclonal band antibodies in multiple sclerosis recognize ubiquitous self-proteins. Proc Natl Acad Sci 113: 7864–7869.
Dalile B, van Oudenhove L, Vervliet B, Verbeke K (2019). The role of short-chain fatty acids in microbiota-gut-brain communication. Nat Rev Gastroenterol Hepatol 16: 461–478.
Duscha A, Gisevius B, Hirschberg S, et al. (2020). Propionic acid shapes the Multiple sclerosis disease course by an immunomodulatory mechanism. Cell 180: 1067–1080.e16.
Engelhardt B, Ransohoff RM (2012). Capture, crawl, cross: The T cell code to breach the blood-brain barriers. Trends Immunol 33: 579–589.
Flügel A, Schwaiger FW, Neumann H, et al. (2000). Neuronal FasL Induces cell death of encephalitogenic T lymphocytes. Brain Pathol 10: 353–364.
Forbes JD, van Domselaar G, Bernstein CN (2016). The gut microbiota in immune-mediated inflammatory diseases. Front Microbiol 7: 1081.
Frischer JM, Bramow S, Dal-Bianco A, et al. (2009). The relation between inflammation and neurodegeneration in multiple sclerosis brains. Brain 132: 1175–1189.
Galea I, Bechmann I, Perry VH (2007). What is immune privilege (not)? Trends Immunol 28: 12–18.
Gerhards R, Pfeffer LK, Lorenz J, et al. (2020). Oligodendrocyte myelin glycoprotein as a novel target for pathogenic autoimmunity in the CNS. Acta Neuropathol Commun 8: 207.
Geurts JJG (2008). Is progressive multiple sclerosis a gray matter disease? Ann Neurol 64: 230–232.
Gilden DH (2005). Infectious causes of multiple sclerosis. Lancet Neurol 4: 195–202.
Hemmer B, Kerschensteiner M, Korn T (2015). Role of the innate and adaptive immune responses in the course of multiple sclerosis. Lancet Neurol 14: 406–419.
Henderson APD, Barnett MH, Parratt JDE, Prineas JW (2009). Multiple sclerosis: Distribution of inflammatory cells in newly forming lesions. Ann Neurol 66: 739–753.
Hochmeister S, Grundtner R, Bauer J, et al. (2006). Dysferlin is a new marker for leaky brain blood vessels in multiple sclerosis. J Neuropathol Exp Neurol 65: 855–865.
Höftberger R, Aboul-Enein F, Brueck W, et al. (2004). Expression of major histocompatibility complex class I molecules on the Different cell types in multiple sclerosis Lesions. Brain Pathol 14: 43–50.
Hohlfeld R, Dornmair K, Meinl E, Wekerle H (2016a). The search for the target antigens of multiple sclerosis, part 1: autoreactive CD4+ T lymphocytes as pathogenic effectors and therapeutic targets. Lancet Neurol 15: 198–209.
Hohlfeld R, Dornmair K, Meinl E, Wekerle H (2016b). The search for the target antigens of multiple sclerosis, part 2: CD8+ T cells, B cells, and antibodies in the focus of reverse-translational research. Lancet Neurol 15: 317–331.
IMSG Consortium (2019). Multiple sclerosis genomic map implicates peripheral immune cells and microglia in susceptibility. Science 365(6460): eaav7188.
Jarius S, Ruprecht K, Kleiter I, et al. (2016). MOG-IgG in NMO and related disorders: A multicenter study of 50 patients. Part 1: Frequency, syndrome specificity, influence of disease activity, long-term course, association with AQP4-IgG, and origin. J Neuroinflammation 13(1): 279.

Jarius S, Eichhorn P, Franciotta D, et al. (2017). The MRZ reaction as a highly specific marker of multiple sclerosis: re-evaluation and structured review of the literature. J Neurol 264: 453–466.

Kadowaki A, Quintana FJ (2020). The gut-CNS axis in multiple sclerosis. Trends Neurosci 43: 622–634.

Kappos L, Hartung H-P, Freedman MS, et al. (2014). Atacicept in multiple sclerosis (ATAMS): A randomised, placebo-controlled, double-blind, phase 2 trial. Lancet Neurol 13: 353–363.

Keegan M, König F, McClelland R, et al. (2005). Relation between humoral pathological changes in multiple sclerosis and response to therapeutic plasma exchange. Lancet 366: 579–582.

Krumbholz M, Meinl E (2014). B cells in MS and NMO: Pathogenesis and therapy. Semin Immunopathol 36: 339–350.

Krumbholz M, Theil D, Derfuss T, et al. (2005). BAFF is produced by astrocytes and up-regulated in multiple sclerosis lesions and primary central nervous system lymphoma. J Exp Med 201: 195–200.

Krumbholz M, Theil D, Cepok S, et al. (2006). Chemokines in multiple sclerosis: CXCL12 and CXCL13 up-regulation is differentially linked to CNS immune cell recruitment. Brain J Neurol 129: 200–211.

Krumbholz M, Derfuss T, Hohlfeld R, Meinl E (2012). B cells and antibodies in multiple sclerosis pathogenesis and therapy. Nat Rev Neurol 8: 613–623.

Kutzelnigg A, Lucchinetti CF, Stadelmann C, et al. (2005). Cortical demyelination and diffuse white matter injury in multiple sclerosis. Brain 128: 2705–2712.

Lassmann H (2007). New concepts on progressive multiple sclerosis. Curr Neurol Neurosci Rep 7: 239–244.

Lassmann H, Bradl M (2017). Multiple sclerosis: Experimental models and reality. Acta Neuropathol (Berl) 133: 223–244.

Lassmann H, Niedobitek G, Aloisi F, Middeldorp JM (2011). Epstein-Barr virus in the multiple sclerosis brain: A controversial issue – report on a focused workshop held in the Centre for Brain Research of the Medical University of Vienna, Austria. Brain 134: 2772–2786.

Lodygin D, Hermann M, Schweingruber N, et al. (2019). b-Synuclein-reactive T cells induce autoimmune CNS grey matter degeneration. Nature 566: 503–508.

Louveau A, Smirnov I, Keyes TJ, et al. (2015). Structural and functional features of central nervous system lymphatic vessels. Nature 523: 337–341.

Lucchinetti C, Brück W, Parisi J, et al. (2000). Heterogeneity of multiple sclerosis lesions: Implications for the pathogenesis of demyelination. Ann Neurol 47: 707–717.

Machado-Santos J, Saji E, Tröscher AR, et al. (2018). The compartmentalized inflammatory response in the multiple sclerosis brain is composed of tissue-resident CD8+ T lymphocytes and B cells. Brain 141: 2066–2082.

Mader S, Kümpfel T, Meinl E (2020). Novel insights into pathophysiology and therapeutic possibilities reveal further differences between AQP4-IgG- and MOG-IgG-associated diseases. Curr Opin Neurol 33: 362–371.

Meinl E, Hoch RM, Dornmair K, et al. (1997). Encephalitogenic potential of myelin basic protein-specific T cells isolated from normal rhesus macaques. Am J Pathol 150: 445–453.

Meinl E, Krumbholz M, Hohlfeld R (2006). B lineage cells in the inflammatory central nervous system environment: Migration, maintenance, local antibody production, and therapeutic modulation. Ann Neurol 59: 880–892.

Mirza A, Forbes JD, Zhu F, et al. (2020). The multiple sclerosis gut microbiota: A systematic review. Mult Scler Relat Disord 37: 101427.

Mistry N, Abdel-Fahim R, Samaraweera A, et al. (2016). Imaging central veins in brain lesions with 3-T T2*-weighted magnetic resonance imaging differentiates multiple sclerosis from microangiopathic brain lesions. Mult Scler 22: 1289–1296.

Monaco S, Nicholas R, Reynolds R, Magliozzi R (2020). Intrathecal inflammation in progressive multiple sclerosis. Int J Mol Sci 21: 8217.

Obermeier B, Mentele R, Malotka J, et al. (2008). Matching of oligoclonal immunoglobulin transcriptomes and proteomes of cerebrospinal fluid in multiple sclerosis. Nat Med 14: 688–693.

Padgett BL, Zurhein GM, Walker DL, et al. (1971). Cultivation of papova-like virus from human brain with progressive multifocal leucoencephalopathy. Lancet 297: 1257–1260.

Pravatà E, Rocca MA, Valsasina P, et al. (2017). Gray matter trophism, cognitive impairment, and depression in patients with multiple sclerosis. Mult Scler Houndmills Basingstoke Engl 23: 1352458517692886.

Pröbstel A-K, Zhou X, Baumann R, et al. (2020). Gut microbiota-specific IgA+ B cells traffic to the CNS in active multiple sclerosis [Internet]. Sci Immunol 5(53): eabc7191.

Reiber H (1994). Flow rate of cerebrospinal fluid (CSF) – a concept common to normal blood-CSF barrier function and to dysfunction in neurological diseases. J Neurol Sci 122: 189–203.

Reindl M, Waters P (2019). Myelin oligodendrocyte glycoprotein antibodies in neurological disease. Nat Rev Neurol 15: 89–102.

Sabatino JJ, Pröbstel A-K, Zamvil SS (2019a). B cells in autoimmune and neurodegenerative central nervous system diseases. Nat Rev Neurosci 20: 728–745.

Sabatino JJ, Wilson MR, Calabresi PA, et al. (2019b). Anti-CD20 therapy depletes activated myelin-specific CD8+ T cells in multiple sclerosis. Proc Natl Acad Sci U S A 116: 25800–25807.

Sawcer S, Franklin RJM, Ban M (2014). Multiple sclerosis genetics. Lancet Neurol 13: 700–709.

Serafini B, Rosicarelli B, Franciotta D, et al. (2007). Dysregulated Epstein-Barr virus infection in the multiple sclerosis brain. J Exp Med 204: 2899–2912.

Smith KJ, Lassmann H (2002). The role of nitric oxide in multiple sclerosis. Lancet Neurol 1: 232–241.

Spadaro M, Winklmeier S, Beltrán E, et al. (2018). Pathogenicity of human antibodies against myelin oligodendrocyte glycoprotein: MOG antibody pathogenicity. Ann Neurol 84: 315–328.

Stangel M, Fredrikson S, Meinl E, et al. (2013). The utility of cerebrospinal fluid analysis in patients with multiple sclerosis. Nat Rev Neurol 9: 267–276.

Stern JNH, Yaari G, van der Heiden JA, et al. (2014). B cells populating the multiple sclerosis brain mature in the draining cervical lymph nodes. Sci Transl Med 6: 248ra107.

Stoll G, Bendszus M (2009). Imaging of inflammation in the peripheral and central nervous system by magnetic resonance imaging. Neuroscience 158: 1151–1160.

Stork L, Ellenberger D, Beißbarth T, et al. (2018). Differences in the reponses to apheresis therapy of patients with 3 histopathologically classified immunopathological patterns of multiple sclerosis. JAMA Neurol 75: 428–435.

Tallantyre EC, Morgan PS, Dixon JE, et al. (2009). A comparison of 3T and 7T in the detection of small parenchymal veins within MS lesions. Invest Radiol 44: 491–494.

Tengvall K, Huang J, Hellström C, et al. (2019). Molecular mimicry between Anoctamin 2 and Epstein-Barr virus nuclear antigen 1 associates with multiple sclerosis risk. Proc Natl Acad Sci U S A 116: 16955–16960.

Thi Cuc B, Pohar J, Fillatreau S (2019). Understanding regulatory B cells in autoimmune diseases: The case of multiple sclerosis. Curr Opin Immunol 61: 26–32.

Todea R-A, Lu P-J, Fartaria MJ, et al. (2020). Evolution of cortical and white matter lesion load in early-stage multiple sclerosis: Correlation with neuroaxonal damage and clinical changes. Front Neurol 11: 973.

Trapp BD, Nave K-A (2008). Multiple sclerosis: An immune or neurodegenerative disorder? Annu Rev Neurosci 31: 247–269.

Vellinga MM, Oude Engberink RD, Seewann A, et al. (2008). Pluriformity of inflammation in multiple sclerosis shown by ultrasmall iron oxide particle enhancement. Brain 131: 800–807.

von Büdingen H-C, Kuo TC, Sirota M, et al. (2012). B cell exchange across the blood-brain barrier in multiple sclerosis. J Clin Invest 122: 4533–4543.
Wang J, Jelcic I, Mühlenbruch L, et al. (2020). HLA-DR15 molecules jointly shape an autoreactive T cell repertoire in multiple sclerosis. Cell 183: 1264–1281.e20.
Wekerle H, Linington C, Lassmann H, Meyermann R (1986). Cellular immune reactivity within the CNS. Trends Neurosci 9: 271–277.

Kapitel 6

Amato MP, Razzolini L, Goretti B, et al. (2013). Cognitive reserve and cortical atrophy in multiple sclerosis: A longitudinal study. Neurology 80(19): 1728–1733.
Benedict RH, Wahlig E, Bakshi R, et al. (2005). Predicting quality of life in multiple sclerosis: Accounting for physical disability, fatigue, cognition, mood disorder, personality, and behavior change. J Neurol Sci 231 (1–2): 29–34.
Faiss JH, Dähne D, Baum K, et al. (2014). Reduced magnetisation transfer ratio in cognitively impaired patients at the very early stage of multiple sclerosis: A prospective, multicenter, cross-sectional study. BMJ Open 4(4): e004409.
Fischer M, Kunkel A, Bublak P, et al. (2014). How reliable is the classification of cognitive impairment across different criteria in early and late stages of multiple sclerosis? J Neurol Sci 343(1–2): 91–99.
Fletcher SG, Castro-Borrero W, Remington G, et al. (2009). Sexual dysfunction in patients with multiple sclerosis: A multidisciplinary approach to evaluation and management. Nat Clin Pract Urol 6(2): 96–107.
Gebhardt M, Kropp P, Hoffmann F, Zettl UK (2020). Kopfschmerzen bei Multipler Sklerose. Nervenarzt 91(10): 926–935.
Henze T für die Multiple Sklerose Therapie Konsensus Gruppe (2004). Symptomatische Therapie der Multiplen Sklerose. Nervenarzt 75 (Suppl 1): S2–S39.
Lhermitte J, Bollack J, Nikolas M (1924). Les douleurs à type de décharge électrique consecutives à la flexion céphalique dans la sclérose en plaques: Un cas deforme sensitive de la sclérose multiple. Rev Neurol 2: 56–62.
Marburg O (1906). Die sogenannte akute Multiple Sklerose. Jahrb Psychiatr 27: 211–312.
Pette H (1942). Die akut entzündlichen Erkrankungen des Nervensystems. Leipzig: Thieme.
Poser S, Ritter G (1980). Multiple Sklerose in Forschung, Klinik und Praxis. Stuttgart: Schattauer.
Rao SM, Leo GJ, Bernardin L, Unverzagt F (1991). Cognitive dysfunction in multiple sclerosis. Frequency, patterns, and prediction. Neurology 41(5): 685–691.

Kapitel 7

Burkill S, Montgomery S, Hajiebrahimi M, et al. (2017). Mortality trends for multiple sclerosis patients in Sweden from 1968 to 2012. Neurology 89: 555–562.
Confavreux C (1995). Predicting the course of multiple sclerosis: Myth or reality? 5th Meeting of the European Neurological Society. München, 17.–21. Juni 1995.
Confavreux C, Aimard G, Devic M (1980). Course and prognosis of multiple sclerosis assessed by the computerized data processing of 349 patients. Brain 103: 281–300.
Confavreux C, Vukusic S, Moreau T, et al. (2000). Relapses and progression of disability in multiple sclerosis. N Engl J Med 343: 1430–1438.
Confavreux C, Vukusic S, Adeleine P (2003). Early clinical predictors and progression of irreversible disability in multiple sclerosis: An amnesic process. Brain 126: 770–782.
Cottrell DA, Kremenchutzky M, Rice GP, et al. (1999). The natural history of multiple sclerosis: a geographically based study. 5. The clinical features and natural history of primary progressive multiple sclerosis. Brain 122: 625–639.
Cutter GR, Baier ML, Rudick RA, et al. (1999). Development of a multiple sclerosis functional composite as a clinical trial outcome measure. Brain 122: 871–882.
Fisniku LK, Brex A, Altman DR, et al. (2008). Disability and T2 MRI lesions: A 20-year follow-up of patients with relapse onset of multiple sclerosis. Brain 131: 808–817.
Flachenecker P, Hartung HP (1996). Krankheitsverlauf und Prognose der multiplen Sklerose. 2. Teil: Prädiktiver Wert klinischer und paraklinischer Faktoren. Nervenarzt 67: 444–451.
Flachenecker P, Ammerbach A, Baum K, et al. (2019). Empfehlungen zur Progressionsbeurteilung bei primär progredienter Multipler Sklerose (PPMS) in der klinischen Praxis. Thieme Praxis Report 11: 1–16.
Flachenecker P, Eichstädt K, Berger K, et al. (2020). Multiple Sklerose in Deutschland – aktualisierte Auswertungen des MS-Registers der DMSG 2014–2018. Fortschr Neurol Psychiatr 88: 436–450.
GBD 2016 Multiple Sclerosis Collaborators (2019). Global, regional, and national burden of multiple sclerosis 1990–2016: A systematic analysis for the Global Burden of Disease Study 2016. Lancet Neurol 18: 269–285.
Glad SB, Nyland H, Aarseth JH, et al. (2009). Long-term follow-up of benign multiple sclerosis in Hordaland County, Western Norway. Mult Scler 15: 942–950.
Huss AM, Halbgebauer S, Öckl P, et al. (2016). Importance of cerebrospinal fluid analysis in the era of McDonald 2010 criteria: A German-Austrian retrospective multicenter study in patients with clinically isolated syndrome. J Neurol 263(12): 2499–2504.
Kallmann BA, Fackelmann S, Toyka KV, et al. (2006). Early abnormalities of evoked potentials and future disability in patients with multiple sclerosis. Mult Scler 12: 58–65.
Koch-Henriksen N, Laursen B, Stenager E, Magyari M (2017). Excess mortality among patients with multiple sclerosis in Denmark has dropped significantly over the past six decades: A population-based study. J Neurol Neurosurg Psychiatry 88: 626–631.
Kurtzke JF, Beebe GW, Nagler B, et al. (1977). Studies on the natural history of multiple sclerosis. – 8. Early prognostic features of the later course of the illness. J Chronic Dis 30: 819–830.
Kurtzke JF (1983). Rating neurologic impairment in multiple sclerosis: An expanded disability status scale (EDSS). Neurology 33: 1444–1452.
Lauer K, Firnhaber W (1987). Epidemiological investigations into multiple sclerosis in Southern Hesse. V. Course and prognosis. Acta Neurol Scand 76: 12–17.
Lebrun C, Cohen M, Clavelou P, SFSEP (2016). Evaluation of quality of life and fatigue in radiologically isolated syndrome. Rev Neurol (Paris) 172: 392–395.
Leray E, Yaouang J, Le Page, E, et al. (2010). Evidence for a two-stage disability progression in multiple sclerosis. Brain 133: 1900–1913.
Lublin FD, Reingold SC (1996). Defining the clinical course of multiple sclerosis: Results of an international survey. National Multiple Sclerosis Society (USA) Advisory Committee on Clinical Trials of New Agents in Multiple Sclerosis. Neurology 46: 907–911.
Lublin FD, Reingold SC, Cohen JA (2014). Defining the clinical course of multiple sclerosis: The 2013 revisions. Neurology 83: 278–286.
Manouchehrinia A, Beiki O, Hillert J (2017). Clinical course of multiple sclerosis: A nationwide cohort study. Mult Scler 23: 1488–1495.
Meyer-Moock S, Feng YS, Mäurer M, et al. (2014). Systematic literature review and validity evaluation of the Expanded Disability Status Scale (EDSS) and the Multiple Sclerosis Functional Composite (MSFC) in patients with multiple sclerosis. BMC Neurology 14: 58.

Miller DH, Hornabrook RW, Purdie G (1992). The natural history of multiple sclerosis: A regional study with some longitudinal data. J Neurol Neurosurg Psychiatry 55: 341–346.
Novakova L, Skoog B, Runmarker B, et al. (2014). Clinically isolated syndromes with no further disease activity suggestive of multiple sclerosis at the age of population life expectancy. Mult Scler 20: 496–500.
Okuda DT, Mowry EM, Beheshtian A, et al. (2009). Incidental MRI anomalies suggestive of multiple sclerosis: The radiologically isolated syndrome. Neurology 72: 800–805.
Okuda DT, Siva A, Kantarci O, et al. (2014). Radiologically isolated syndrome: 5-year risk for an initial clinical event. PLoS One 9: e90509.
Phadke JG (1990). Clinical aspects of multiple sclerosis in north-east Scotland with particular reference to its course and prognosis. Brain 113: 1597–1628.
Pittock SJ, Mayr WT, McClelland RL, et al. (2004a). Change in MS-related disability in a population-based cohort: A 10-year follow-up study. Neurology 62: 51–59.
Pittock SJ, Mayr WT, McClelland RL, et al. (2004b). Disability profile of MS did not change over 10 years in a population-based prevalence cohort. Neurology 62: 601–606.
Pittock SJ, Rodriguez M (2008). Benign multiple sclerosis: A distinct clinical entity with therapeutic implications. Curr Top Microbiol Immunol 318: 1–17.
Riise T, Gronning M, Fernandez O, et al. (1992). Early prognostic factors for disability in multiple sclerosis: A European multicenter study. Acta Neurol Scand 85: 212–218.
Rodriguez M, Siva A, Ward J, et al. (1994). Impairment, disability, and handicap in multiple sclerosis: A population-based study in Olmsted County, Minnesota. Neurology 44: 28–33.
Runmarker B, Andersson C, Oden A, et al. (1994). Prediction of outcome in multiple sclerosis based on multivariate models. J Neurol 241: 597–604.
Sayao AL, Devonshire V, Tremlett H (2007). Longitudinal follow-up of "benign" multiple sclerosis at 20 years. Neurology 68: 496–500.
Siva A, Saip S, Altintas A, et al. (2009). Multiple sclerosis risk in radiologically uncovered asymptomatic possible inflammatory-demyelinating disease. Mult Scler 15: 918–927.
Tintoré M, Rovira A, Rio J, et al. (2015). Defining high, medium and low impact prognostic factors for developing multiple sclerosis. Brain 138: 1863–1874.
Tremlett H, Paty D, Devonshire V (2006). Disability progression in multiple sclerosis is slower than previously reported. Neurology 66: 172–177.
Tremlett H, Yinshan Z, Devonshire V (2008). Natural history of secondary-progressive multiple sclerosis. Mult Scler 14: 314–324.
Tremlett H, Yousefi M, Devonshire V, et al. (2009). Impact of multiple sclerosis relapses diminishes with time. Neurology 73: 1616–1623.
Trojano M, Avolio C, Manzari C, et al. (1995). Multivariate analysis of predictive factors of multiple sclerosis course with a validated method to assess clinical events. J Neurol Neurosurg Psychiatry 58: 300–306.
Trojano M, Paolicelli D, Bellacosa A, et al. (2003). The transition from relapsing-remitting MS to irreversible disability: Clinical evaluation. Neurol Sci 24 (suppl 5): S268–270.
Vukusic S, Confavreux C (2007). Natural history of multiple sclerosis: Risk factors and prognostic indicators. Curr Opin Neurol 20: 269–274.
Weinshenker BG, Bass B, Rice GP, et al. (1989a). The natural history of multiple sclerosis: A geographically based study. 1. Clinical course and disability. Brain 112: 133–146.
Weinshenker BG, Bass B, Rice GP, et al. (1989b). The natural history of multiple sclerosis: A geographically based study. 2. Predictive value of the early clinical course. Brain 112: 1419–1428.
Weinshenker BG, Rice GP, Noseworthy JH, et al. (1991). The natural history of multiple sclerosis: A geographically based study. 3. Multivariate analysis of predictive factors and models of outcome. Brain 114: 1045–1056.
Wolfson C, Confavreux C (1987). Improvements to a simple Markov model of the natural history of multiple sclerosis. I. Short-term prognosis. Neuroepidemiology 6: 101–115.
Zettl UK, Dressler D, Guthoff R (2001). Neuritis nervi optici und Multiple Sklerose. In: Zettl UK, Mix E (Hrsg.). Multiple Sklerose. Kausalorientierte, symptomatische und rehabilitative Therapie. Heidelberg: Springer, S. 135–147.
Zettl UK, Stüve O, Pateidl R (2012). Immune-mediated CNS disease: Nosological classification and clinical features. Autoimm Rev 11: 167–173.

Kapitel 8

Akhtar S, Alroughani R, Ahmed SF, et al. (2016). Prognostic indicators of secondary progression in a paediatric-onset multiple sclerosis cohort in Kuwait. Mult Scler 22(8): 1086–1093.
Aubert-Broche B, Fonov V, Narayanan S, et al.; Canadian Pediatric Demyelinating Disease Network (2014). Onset of multiple sclerosis before adulthood leads to failure of age-expected brain growth. Neurology 83(23): 2140–2146.
Bartels F, Nobis K, Cooper G, et al. (2019). Childhood multiple sclerosis is associated with reduced brain volumes at first clinical presentation and brain growth failure. Mult Scler 25(7): 927–936.
Callen DJ, Shroff MM, Branson HM, et al. (2009). Role of MRI in the differentiation of ADEM from MS in children. Neurology 72(11): 968–973.
Charvet LE, O'Donnell EH, Belman AL, et al. (2014). Longitudinal evaluation of cognitive functioning in pediatric multiple sclerosis: Report from the US Pediatric Multiple Sclerosis Network. Mult Scler 20(11): 1502–1510.
Chitnis T, Arnold DL, Banwell B, et al. (2018). Trial of fingolimod versus interferon beta-1a in pediatric multiple sclerosis. N Engl J Med 379(11): 1017–1027.
Gorman MP, Healy BC, Polgar-Turcsanyi M, Chitnis T (2009). Increased relapse rate in pediatric-onset compared with adult-onset multiple sclerosis. Arch Neurol 66(1): 54–59.
Huppke P, Blüthner M, Bauer O, et al. (2010). Neuromyelitis optica and NMO-IgG in European pediatric patients. Neurology 75(19): 1740–1744.
Huppke P, Rostasy K, Karenfort M, et al. (2013). Acute disseminated encephalomyelitis followed by recurrent or monophasic optic neuritis in pediatric patients. Mult Scler 19(7): 941–946.
Huppke B, Ellenberger D, Rosewich H, et al. (2014). Clinical presentation of pediatric multiple sclerosis before puberty. Eur J Neurology 21(3): 441–446.
Huppke P, Huppke B, Ellenberger D, et al. (2019). Therapy of highly active pediatric multiple sclerosis. Mult Scler 25(1): 72–80.
Koziolek M, Mühlhausen J, Friede T, et al. (2013). Therapeutic apheresis in pediatric patients with acute CNS inflammatory demyelinating disease. Blood Purification 36(2): 92–97.
Krupp LB, Banwell B, Tenembaum S, et al. (2007). Consensus definitions proposed for pediatric multiple sclerosis and related disorders. Neurology 68 (16 Suppl 2): S7–12.
Krupp LB, Tardieu M, Amanto MP, et al. (2013). International Pediatric Multiple Sclerosis Study Group criteria for pediatric multiple sclerosis and immune-mediated central nervous system demyelinating disorders: Revisions to the 2007 definitions. Mult Scler 19(10): 1261–1267.
MacAllister WS, Boyd JR, Holland NJ, et al. (2007). The psychosocial consequences of pediatric multiple sclerosis. Neurology 68 (16 Suppl 2): S66–69.
Mar S, Lenox J, Benzinger T, et al. (2010). Long-term prognosis of pediatric patients with relapsing acute disseminated encephalomyelitis. J Child Neurol 25(6): 681–688.

McKeon A, Lennon VA, Lotze T, et al. (2008). CNS aquaporin-4 autoimmunity in children. Neurology 71(2): 93–100.
Mikaeloff Y, Suissa S, Vallée L, et al. (2004). First episode of acute CNS inflammatory demyelination in childhood: Prognostic factors for multiple sclerosis and disability. J Pediatr 144(2): 246–252.
Mowry EM, Pesic M, Grimes B, et al. (2009). Demyelinating events in early multiple sclerosis have inherent severity and recovery. Neurology 72(7): 602–608.
Neuteboom RF, Boon M, Catsman Berrevoets CE, et al. (2008). Prognostic factors after a first attack of inflammatory CNS demyelination in children. Neurology 71(13): 967–973.
Pidcock FS, Krishnan C, Crawford TO, et al. (2007). Acute transverse myelitis in childhood: Center-based analysis of 47 cases. Neurology 68(18): 1474–1480.
Pohl D, Rostasy K, Reiber H, Hanefeld F (2004). CSF characteristics in early-onset multiple sclerosis. Neurology 63(10): 1966–1967.
Reinhardt K, Weiss S, Rosenbauer J, et al. (2014). Multiple sclerosis in children and adolescents: Incidence and clinical picture – new insights from the nationwide German surveillance (2009–2011). Eur J Neurology 21(4): 654–659.
Renoux C, Vukusic S, Confavreux C (2007). Natural history of multiple sclerosis with childhood onset. N Engl J Med 356(25): 2603–2613.
Stark W, Huppke P, Gärtner J (2008). Paediatric multiple sclerosis: The experience of the German Centre for Multiple Sclerosis in Childhood and Adolescence. J Neurol 255 (Suppl 6): 119–122.
Stark W, Gärtner J (2019). Aktuelle Therapieempfehlungen bei Multipler Sklerose im Kindes- und Jugendalter. Monatsschr Kinderheilkd 167: 282–291.
Stark W, Huppke P, Gärtner J (2008). Paediatric multiple sclerosis: The experience of the German Centre for Multiple Sclerosis in Childhood and Adolescence. J Neurol 255 (Suppl 6): 119–122.
Tardieu M, Banwell B, Wolinsky JS, et al. (2016). Consensus definitions for pediatric MS and other demyelinating disorders in childhood. Neurology 87 (9 Suppl 2): S8–S11.
Thompson AJ, Banwell BL, Barkhof F, et al. (2018). Diagnosis of multiple sclerosis: 2017 revisions of the McDonald criteria. Lancet Neurol 17 (2): 162–173.
Verhey LH, Branson HM, Makhija M, et al. (2010). Magnetic resonance imaging features of the spinal cord in pediatric multiple sclerosis: A preliminary study. Neuroradiology 52(12): 1153–1162.
Verhey LH, Branson HM, Shroff MM, et al. (2011). MRI parameters for prediction of multiple sclerosis diagnosis in children with acute CNS demyelination: A prospective national cohort study. Lancet Neurol 10(12): 1065–1073.
Waldman AT, Hiremath G, Avery RA, et al. (2013). Monocular and binocular low-contrast visual acuity and optical coherence tomography in pediatric multiple sclerosis. Mult Scler Relat Disord 3(3): 326–334.
Waubant E, Chabas D, Okuda DT, et al. (2009). Difference in disease burden and activity in pediatric patients on brain magnetic resonance imaging at time of multiple sclerosis onset vs adults. Arch Neurol 66(8): 967–971.
Waubant E, Ponsonby AL, Pugliatti M, et al. (2016). Environmental and genetic factors in pediatric inflammatory demyelinating diseases. Neurology 87 (9 Suppl 2): S20–27.
Wilejto M, Shroff M, Buncic JR, et al. (2006). The clinical features, MRI findings, and outcome of optic neuritis in children. Neurology 67(2): 258–262.
Yilmaz Ü, Gücüyener K, Erin DM, et al. (2012). Reduced retinal nerve fiber layer thickness and macular volume in pediatric multiple sclerosis. J Child Neurol 27(12): 1517–1523.

Kapitel 9

Berlit P (Hrsg.) (2020). Klinische Neurologie. 4. A. Berlin: Springer.
Blatz R, Kühn H-J, Hermann W, et al. (2005). Neurosyphilis oder Neuroborreliose. Nervenarzt 76: 724–732.
Diener HC, Gerloff C, Dieterich M (Hrsg.) (2017). Therapie und Verlauf neurologischer Erkrankungen. 7. A. Stuttgart: Kohlhammer.
Felgenhauer K, Beuche W (1999). Labordiagnostik neurologischer Erkrankungen. 1. A. Stuttgart: Thieme.
Filippi M, Rocca MA, Ciccarelli O, et al. (2016). MRI criteria for the diagnosis of multiple sclerosis: MAGNIMS consensus guidelines. Lancet Neurol 15(3): 292–303.
Hartmann M, Schoner B, Scheglmann K (2000). Hashimoto-Enzephalopathie. Nervenarzt 71: 489–494.
Heckmann J, Druschky A, Kern P, et al. (2000). „Ghost and Mimicry-Tumor" – Primäres ZNS-Lymphom. Nervenarzt 71: 305–310.
Henkes H, Kölmel H (Hrsg.) (1999). Die entzündlichen Erkrankungen des Zentralnervensystems. Landsberg/Lech: ecomed.
Hopf H, Deuschl G, Diener H, et al. (Hrsg.) (1999). Neurologie in Praxis und Klinik. 3. A. Stuttgart: Thieme.
Köhler W, Curiel J, Vanderver A (2018). Adulthood leukodystrophies. Nat Rev Neurol 14(2): 94–105.
Küker W, Nägele T (2005). Differenzialdiagnose von Läsionen der weißen Hirnsubstanz in der Magnetresonanztomographie. Akt Neurol 32: 402–417.
McDonald WI, Compston A, Edan G, et al. (2001). Recommended diagnostic criteria for multiple sclerosis: Guidelines from the International Panel on the Diagnosis of Multiple Sclerosis. Ann Neurol 50: 121–127.
Nau R (2002). Die Tuberkulose des Zentralnervensystems. Akt Neurol Sonderband 2002: 28–31.
Okuda DT, Siva A, Kantarci O, et al. (2014). Radiologically isolated syndrome: 5-year risk for an initial clinical event. PLoS One 9(3): e90509.
Pittock SJ, Debruyne J, Krecke KN, et al. (2010). Chronic lymphocytic inflammation with pontine perivascular enhancement responsive to steroids (CLIPPERS). Brain 133(9): 2626–2634.
Polman CH, Reingold SC, Banwell B, et al. (2010). Diagnostic criteria for MS: 2010 revisions to the McDonald criteria. Ann Neurol 69: 292–302.
Poser Ch, Paty D, Scheinberg L, et al. (1984). New diagnostic criteria for multiple sclerosis: Guidelines for research protocols. In: Poser Ch (ed.) The Diagnosis of Multiple Sclerosis. Stuttgart: Thieme.
Poser S, Flegenhauer K, Hagedorn HJ, et al. (2002). Die Borreliose. Akt Neurol (Sonderband): 299–308.
Reske D, Petereit HF (2004). Differenzialdiagnose chronisch-entzündlicher Erkrankungen des Zentralnervensystems. Nervenarzt 75: 945–952.
Schumacher G, Beebe G, Kibler R, et al. (1965). Problems of experimental trials of therapy in multiple sclerosis: Report by the panel of the evaluation of experimental trials of the therapy in multiple sclerosis. Ann NY Acad Sci 122: 552–558.
Schmutzhard E, Pfister WH (2001). Seltene bakterielle Infektionen des Nervensystems. Akt Neurol 28: 373–382.
Stüve O, Nessler S, Hartung H-P, et al. (2005). Akute disseminierte Enzephalomyelitis. Nervenarzt 76: 701–707.
Thompson AJ, Banwell BL, Barkhof F, et al. (2018). Diagnosis of multiple sclerosis: 2017 revisions of the McDonald criteria. Lancet Neurol 17(2): 162–173.
Töpper R, Gartung C, Block F (2002). Neurologische Komplikationen bei entzündlichen Darmerkrankungen. Nervenarzt 73: 489–498.
Trebst C, Berthele A, Jarius S, et al.; Neuromyelitis optica Studiengruppe (NEMOS) (2010). Diagnostik und Therapie der Neuromyelitis optica. Konsensusempfehlungen der Neuromyelitis optica Studiengruppe. Nervenarzt 82: 768–777.
Weber T, Köhler W (2010). Entmarkungskrankheiten. Nervenarzt 81: 471–496.
Wiethölter H, Schmid E (1998). Neurosarkoidose. Akt Neurol 25: 50–55.
Wingerchuk DM, Lennon VA, Pittock SJ, et al. (2006). Revised diagnostic criteria for neuromyelitis optica. Neurology 66: 1485–1489.

Kapitel 10

Andersson M, Alvarez-Cermeño J, Bernardi G, et al. (1994). Cerebrospinal fluid in the diagnosis of multiple sclerosis: A consensus report. J Neurol Neurosurg Psychiatr 57: 897–941.

Bahner D, Klucke C, Kitze B, et al. (2002). Interferon-beta-1b increases serum interleukin-12 p40 levels in primary progressive multiple sclerosis patients. Neurosci Lett 326: 125–128.

Barkhof F, Frequin ST, Hommes OR, et al. (1992). A correlative triad of gadolinium-DTPA MRI, EDSS, and CSF-MBP in relapsing multiple sclerosis patients treated with high-dose intravenous methylprednisolone. Neurology 42: 63–67.

Barro C, Benkert P, Disanto G, et al. (2018). Serum neurofilament as a predictor of disease worsening and brain and spinal cord atrophy in multiple sclerosis. Brain 141(8): 2382–2391.

Bartosik-Psujek H, Archelos JJ (2004). Tau protein and 14-3-3 are elevated in the cerebrospinal fluid of patients with multiple sclerosis and correlate with intrathecal synthesis of IgG. J Neurol 251: 414–420.

Berger T, Rubner P, Schautzer F, et al. (2003). Antimyelin antibodies as a predictor of clinically definite multiple sclerosis after a first demyelinating event. N Engl J Med 349: 139–145.

Beuche W, Siever A, Felgenhauer K (1992). Specific antigen binding by activated cerebrospinal fluid B lymphocytes in acute neuroborreliosis. J Neurol 239: 322–326.

Bielekova B, Martin R (2004). Development of biomarkers in multiple sclerosis. Brain 127: 1463–1478.

Bittner S, Steffen F, Uphaus T, et al. (2020). Clinical implications of serum neurofilament in newly diagnosed MS patients: A longitudinal multicentre cohort study. EBioMedicine 56: 102807. doi: 10.1016/j.ebiom.2020.102807.

Brettschneider J, Ecker D, Bitsch A, et al. (2002). The macrophage activity marker sCD14 is increased in patients with multiple sclerosis and upregulated by interferon beta-1b. J Neuroimmunol 133(1–2): 193–197.

Brettschneider J, Maier M, Arda S, et al. (2005). Tau protein level is increased in patients with multiple sclerosis. Mult Scler 11: 261–265.

Brettschneider J, Petzold A, Junker A, et al. (2006). Axonal damage markers in the cerebrospinal fluid of patients with clinically isolated syndrome improve predicting conversion to definite multiple sclerosis. Mult Scler 12: 143–148.

Brettschneider J, Tumani H, Kiechle U, et al. (2009). IgG antibodies against measles, rubella, and varicella zoster virus predict conversion to multiple sclerosis in clinically isolated syndrome. PLoS One 4(11): e7638.

Calabresi PA, Tranquill LR, McFarland HF, et al. (1998). Cytokine gene expression in cells derived from CSF of multiple sclerosis patients. J Neuroimmunol 89(1–2): 198–205.

Calopa M, Bas J, Mestre M, et al. (1995). T cell subsets in multiple sclerosis: a serial study. Acta Neurol Scand 92: 361–368.

Cantó E, Tintore M, Villar LM, et al. (2015). Chitinase 3-like 1: Prognostic biomarker in clinically isolated syndromes. Brain 138: 918–931.

Cantó E, Barro C, Zhao C, et al. (2019). Association between serum neurofilament light chain levels and long-term disease course among patients with multiple sclerosis followed up for 12 years. JAMA Neurol 76(11): 1359–1366.

Cepok S, Jacobsen M, Schock S, et al. (2001). Patterns of cerebrospinal fluid pathologic correlate with disease progression in multiple sclerosis. Brain 124: 2169–2176.

Correale J, de los Milagros Bassani Molinas M (2002). Oligoclonal bands and antibody responses in multiple sclerosis. J Neurol 249: 375–389.

Dahlhaus S, Hoepner R, Chan A, et al. (2013). Disease course and outcome of 15 monocentrically treated natalizumab-associated progressive multifocal leukoencephalopathy patients. J Neurol Neurosurg Psychiatry 84(10): 1068–1074.

Disanto G, Barro C, Benkert P, et al. (2017). Serum neurofilament light: A biomarker of neuronal damage in multiple sclerosis. Ann Neurol 81: 857–870.

Elovaara I, Ukkonen M, Leppakynnas M, et al. (2000). Adhesion molecules in multiple sclerosis: Relation to subtypes of disease and methylprednisolone-therapy. Arch Neurol 57: 546–551.

Felgenhauer K, Beuche W (1999). Labordiagnostik neurologischer Erkrankungen. Stuttgart: Thieme, S. 72.

Gneiss C, Deisenhammer F (2003). Neutralisierende Antikörper gegen Interferon-beta in der Therapie der Multiplen Sclerose. J Lab Med 27(9/10): 339–346.

Gold R, Rieckmann P (2000). Pathogenese und Therapie der Multiplen Sklerose. Bremen: unimed.

Gunnarsson M, Malmeström C, Axelsson M, et al. (2011). Axonal damage in relapsing multiple sclerosis is markedly reduced by natalizumab. Ann Neurol 69: 83–89.

Harrer A, Tumani H, Niendorf S, et al. (2013). Cerebrospinal fluid parameters of B cell-related activity in patients with active disease during natalizumab therapy. Mult Scler 19(9): 1209–1212.

Hartard C, Scharein S, Köhncke G, et al. (1990). T-Lymphozyten-Subpopulationsanalysen im Liquor bei multipler Sklerose und bei anderen entzündlichen ZNS-Erkrankungen. Verhandl der Deutschen Gesellschaft für Neurologie 6: 164–165.

Hegen H, Walde J, Milosavljevic D, et al. (2019). Free light chains in the cerebrospinal fluid. Comparison of different methods to determine intrathecal synthesis. Clin Chem Lab Med 57(10): 1574–1586.

Hoffmann V, Kuhn W, Schimrigk S, et al. (2006). Repeat intrathecal triamcinolone acetonide application is beneficial in progressive MS patients. Eur J Neurol 13: 72–76.

Hohlfeld R, Kerschensteiner M, Stadelmann C, et al. (2000). The neuroprotective effect of inflammation: Implications for the therapy of multiple sclerosis. J Neuroimmunol 107: 161–166.

Huss AM, Halbgebauer S, Öckl P, et al. (2016). Importance of cerebrospinal fluid analysis in the era of McDonald 2010 criteria: A German-Austrian retrospective multicenter study in patients with a clinically isolated syndrome. J Neurol 263(12): 2499–2504.

Huss A, Abdelhak A, Halbgebauer S, et al. (2018). Intrathecal immunoglobulin M production: A promising high-risk marker in clinically isolated syndrome patients. Ann Neurol 83(5): 1032–1036.

Jarius S, Eichhorn P, Franciotta D, et al. (2017). The MRZ reaction as a highly specific marker of multiple sclerosis: Re-evaluation and structured review of the literature. J Neurol 264(3): 453–466.

Kaiser R, Czygan M, Kaufmann R, et al. (1995) Intrathekale IgG-Synthese: Wann ist eine Bestimmung der oligoklonalen Banden erforderlich? Nervenarzt 66: 618–623.

Kallmann BA, Hummel V, Lindenlaub T, et al. (2000). Cytokine-induced modulation of cellular adhesion to human cerebral endothelial cells is mediated by soluble vascular cell adhesion molecule-1. Brain 123: 687–697.

Kapaki E, Paraskevas GP, Michalopoulou M, et al. (2000). Increased cerebrospinal fluid tau protein in multiple sclerosis. Eur Neurol 43: 228–232.

Khademi M, Wallstrom E, Andersson M, et al. (2000). Reduction of both pro- and anti-inflammatory cytokines after 6 months of interferon beta-1a treatment of multiple sclerosis. J Neuroimmunol 103(2): 202–210.

Killestein J, den Drijver BF, van der Graaff WL, et al. (2001). Intracellular cytokine profile in T-cell subsets of multiple sclerosis patients. Mult Scler 7: 145–150.

Kleine TO, Albrecht I, Zofel P (1999). Flow cytometry of cerebrospinal fluid (CSF) lymphocytes: Alterations of blood/CSF ratios of lymphocyte subsets in inflammation disorders of human central nervous system (CNS). Clin Chem Lab Med 37(3): 231–241.

Kranz BR, Thierfelder S (1993). Optimized detection of cytoplasmatic immunoglobulin and CD3 in benign and malignant lymphoid cells. J Histochem Cytochem 41: 1003–1011.

Kuhle J, Lindberg RL, Regeniter A, et al. (2007a). Antimyelin antibodies in clinically isolated syndromes correlate with inflammation in MRI and CSF. J Neurol 254(2): 160–168.

Kuhle J, Pohl C, Mehling M, et al. (2007b). Lack of association between antimyelin antibodies and progression to multiple sclerosis. N Engl J Med 356(4): 371–378.

Kuhle J, Plattner K, Bestwick JP, et al. (2013). A comparative study of CSF neurofilament light and heavy chain protein in MS. Mult Scler 19: 1597–1603.

Kuhle J, Disanto G, Dobson R, et al. (2015). Conversion from clinically isolated syndrome to multiple sclerosis: A large multicentre study. Mult Scler 21(8): 1013–1024.

Kuhle J, Barro C, Disanto G, et al. (2016). Serum neurofilament light chain in early relapsing remitting MS is increased and correlates with CSF levels and with MRI measures of disease severity. Mult Scler 22(12): 1550–1559.

Kuhle J, Nourbakhsh B, Grant D, Morant (2017). Serum neurofilament is associated with progression of brain atrophy and disability in early MS. Neurology 88(9): 826–831.

Kuhlmann T, Lingfeld G, Bitsch A, et al. (2002). Acute axonal damage in multiple sclerosis is most extensive in early disease stages and decreases over time. Brain 125: 2202–2212.

Kuppe G, Schmidt RM, Neumann V (1983). Immunologische Untersuchungen bei Multipler Sklerose. Wis Z Univ Halle XXXII6: 119–121.

Lamers KJ, van Engelen BG, Gabreels FJ, et al. (1995). Cerebrospinal neuron-specific enolase, S-100 and myelin basic protein in neurological disorders. Acta Neurol Scand 92: 247–251.

Largey F, Jelcic I, Sospedra M, et al. (2019). Effects of natalizumab therapy on intrathecal antiviral antibody responses in MS. Neurol Neuroimmunol neuroinflammation 6(6): e621.

Leppert D, Ford J, Stabler G, et al. (1998). Matrix metalloproteinase-9 (gelatinase B) is selectively elevated in CSF during relapses and stable phases of multiple sclerosis. Brain 121: 2327–2334.

Leurs CE, Twaalfhoven H, Lissenberg-Witte BI, et al. (2020). Kappa free light chains is a valid tool in the diagnostics of MS: A large multicenter study. Mult Scler 26(8): 912–923.

Lim ET, Grant D, Pashenkov M, et al. (2004). Cerebrospinal fluid levels of brain specific proteins in optic neuritis. Mult Scler 10: 261–265.

Littig E, Schmidt RM, Hoffmann F (2002). Differentialdiagnose, Sonderformen und Diagnosesicherung. In: Schmidt RM, Hoffmann F (Hrsg.). Multiple Sklerose. 3. A. München: Urban & Fischer, S. 71–100.

López-Gómez C, Pino-Ángeles A, Órpez-Zafra T, et al. (2013). Candidate gene study of TRAIL and TRAIL receptors: Association with response to interferon beta therapy in multiple sclerosis patients. PLoS One 8(4): e62540.

Lublin FD, Reingold SC (1996). Defining the clinical course of multiple sclerosis: Results of an international survey. Neurologie 46: 907–911.

Lycke JN, Karlsson JE, Andersen O, et al. (1998). Neurofilament protein in cerebrospinal fluid: A potential marker of activity in multiple sclerosis. J Neurol Neurosurg Psychiatry 64: 402–404.

Massaro AR (1998). Are there indicators of remyelination in blood or CSF of multiple sclerosis patients? Mult Scler 4: 228–231.

McDonald WI, Compston A, Edan G, et al. (2001). Recommended diagnostic criteria for multiple sclerosis: Guidelines from the International Panel on the Diagnosis of Multiple Sclerosis. Ann Neurol 50: 121–127.

McDonnell GV, Hawkins SA (2002). Primary progressive multiple sclerosis: Increasing clarity but many unanswered questions. J Neurol Sci 199: 1–15.

Miller DH, Grossman RI, Reingold SC, et al. (1998). The role of magnetic resonance techniques in understanding and managing multiple sclerosis. Brain 121: 3–24.

Miyagishi R, Kikuchi S, Toshiyuki F, et al. (1995). Macrophage inflammatory protein 1a in the cerebrospinal fluid of patients with multiple sclerosis and other inflammatory neurological diseases. J Neurol Sci 129: 223–227.

Nerrant E, Salsac C, Charif M, et al. (2014). Lack of confirmation of anti-inward rectifying potassium channel 4.1 antibodies as reliable markers of multiple sclerosis. Mult Scler 20(13): 1699–1703.

Olsson T (1994). Multiple sclerosis: Cerebrospinal fluid. Ann Neurol 36: 100–102.

Patzold T, Sindern E, Ossege PL, et al. (1998). The soluble 60-kDa tumour necrosis factor receptor: no difference found between patients with relapsing-remitting multiple sclerosis and controls: Increasing levels are associated with the recovery from Guillain-Barré syndrome. J Neurol 245: 803–808.

Petereit H, Sindern E, Wick M (Hrsg.) (2007). Liquordiagnostik. Leitlinien und Methodenkatalog der Deutschen Gesellschaft für Liquordiagnostik und Klinische Neurochemie. Heidelberg: Springer.

Petzold A, Eikelenboom MJ, Gveric D, et al. (2002). Markers for different glial cell responses in multiple sclerosis: Clinical and pathological correlations. Brain 125: 1462–1473.

Petzold A, Eikelenboom MJ, Keir G, et al. (2005). Axonal damage accumulates in the progressive phase of multiple sclerosis: Three year follow-up study. J Neurol Neurosurg Psychiatry 76: 206–211.

Polman CH, Reingold SC, Banwell B, et al. (2011). Diagnostic criteria for multiple sclerosis: 2010 revisions to the McDonald criteria. Ann Neurol 69: 292–302.

Poser C, Paty D, Scheinberg I, et al. (1984). New diagnostic criteria for multiple sclerosis. In: Poser C (ed.). The Diagnosis of Multiple Sclerosis. Stuttgart, New York: Thieme Stratton, p. 33.

Presslauer S, Milosavljevic D, Huebl W, et al. (2016). Validation of kappa free light chains as a diagnostic biomarker in multiple sclerosis and clinically isolated syndrome: A multicenter study. Mult Scler 22: 502–510.

Reiber H, Felgenhauer K (1987). Protein transfer at the blood-cerebrospinal fluid barrier and the quantitation of the humoral immune response within the central nervous system. Clin Chim Acta 1987: 319–328.

Reiber H, Ungefehr S, Jacobi C (1998). The intrathecal polyspecific and oligoclonal immune response in multiple sclerosis. Mult Scler 4: 111–117.

Reiber H, Zeman D, Kušnierová P, et al. (2019). Diagnostic relevance of free light chains in cerebrospinal fluid – The hyperbolic reference range for reliable data interpretation in quotient diagrams. Clin Chim Acta 497: 153–162.

Rieckmann P (1989). Characterization of IgG-, IgA- and IgM producing B-lymphocytes in cerebrospinal fluid. J Clin Chem Clin Biochem 27: 918–919.

Rieckmann P, Albrecht M, Kitze B, et al. (1994). Cytokine mRNA levels in mononuclear blood cells from patients with multiple sclerosis. Neurology 44: 1523–1526.

Rieckmann P, Altenhofen B, Riegel A, et al. (1997). Soluble adhesion molecules (sVCAM-1 and sICAM-1) in cerebrospinal fluid and serum correlate with MRI activity in multiple sclerosis. Ann Neurol 41: 326–333.

Rudick RA, Cookfair DL, Simonian NA, et al. (1999). Cerebrospinal fluid abnormalities in a phase III trial of Avonex (IFN-beta-1a) for relapsing multiple sclerosis. The Multiple Sclerosis Collaborative Research Group. J Neuroimmunol 93: 8–14.

Ruprecht K, Tumani H (2016). Liquordiagnostik bei Multipler Sklerose. Nervenarzt 87(12): 1282–1287.

Sarchielli P, Greco L, Stipa A, et al. (2002). Brain-derived neurotrophic factor in patients with multiple sclerosis. J Neuroimmunol 132: 180–188.

Schipper HI (1990). Die diagnostische Bedeutung der Liquorbefunde bei der Multiplen Sklerose. Verhandl der Deutschen Gesellschaft für Neurologie 6: 138–142.

Schmidt RM, Neumann V, Kuppe G (1983). Konstellation von Zell- und Eiweißparametern des Liquor cerebrospinalis bei Multipler Sklerose. Erg Exp Med 43: 188–192.

Schmidt RM, Neumann V, Kissig B, et al. (1987). Darstellung ausgewählter Untersuchungen zum Krankheitsbild der Multiplen Sklerose. Nervenarzt 58: 403–412.

Schumacher GA, Beebe G, Kibler RF, et al. (1965). Problems of experimental trials of therapy in multiple sclerosis. Ann NY Acad Sci 122: 552–558.

Schwenkenbecher P, Konen FF, Wurster U, et al. (2019). Reiber's diagram for kappa free light chains: The new standard for assessing intrathecal synthesis? Diagnostics (Basel) 9(4): 194.
Sellebjerg F, Jensen J, Ryder LP (1998). Costimulatory CT80 (B7–1) and CD86 (B7–2) on cerebrospinal fluid cells in multiple sclerosis. J Neuroimmunol 84(2): 179–187.
Senel M, Mojib-Yezdani F, Braisch U, et al. (2019). CSF free light chains as a marker of intrathecal immunoglobulin synthesis in multiple sclerosis: A blood-CSF barrier related evaluation in a large cohort. Front Immunol 10: 641.
Sørensen PS (1999). Biological markers in body fluids for activity and progression in multiple sclerosis. Mult Scler 5(4): 287–290.
Stachan-Kunstyr R, Wagner D, Wurster U (1996). Occurrence of virus antigen specific antibodies in neurological diseases. Akt Neurol 23 (Suppl 66 PC4): 66.
Stangel M, Fredrikson S, Meinl E, et al. (2013). The utility of cerebrospinal fluid analysis in patients with multiple sclerosis. Nat Rev Neurol 9(5): 267–276.
Stüve O, Cravens PD, Frohman EM, et al. (2009). Immunologic, clinical, and radiologic status 14 months after cessation of natalizumab therapy. Neurology 72: 396–401.
Süßmuth S, Reiber H, Tumani H (2001). Tau protein in cerebrospinal fluid: A blood-CSF barrier related evaluation in neurological diseases. Neurosci Lett 300: 95–98.
Svenningsson A, Dotevall L, Stemme S, et al. (1997). Increased expression of B7–1 costimulatory/molecule on cerebrospinal fluid cells of patients with multiple sclerosis and infectious central nervous system disease. J Neuroimmunol 75(1–2): 59–68.
Takano R, Misu T, Takahashi T, et al. (2010). Astrocytic damage is far more severe than demyelination in NMO: A clinical CSF biomarker study. Neurology 75(3): 208–216.
Tawdy MH, Abd El Nasser MM, Abd El Shafy SS, et al. (2014). Role of serum TRAIL level and TRAIL apoptosis gene expression in multiple sclerosis and relation to brain atrophy. J Clin Neurosci 21(9): 1606–1611.
Teunissen CE, Dijkstra C, Polman C (2005). Biological markers in CSF and blood for axonal degeneration in multiple sclerosis. Lancet Neurol 4: 32–41.
Teunissen CE, Tumani H, Bennett JL, et al. (2010). Short commentary on "a consensus protocol for the standardization of cerebrospinal fluid collection and biobanking". Mult Scler 16(2): 129–132.
Thompson AJ, Banwell BL, Barkhof F, et al. (2018). Diagnosis of multiple sclerosis: 2017 revisions of the McDonald criteria. Lancet Neurol 17: 162–173.
Tintoré M, Rovira A, Río J, et al. (2008). Do oligoclonal bands add information to MRI in first attacks of multiple sclerosis? Neurology 70(13 Pt 2): 1079–1083.
Tumani H, Tourtellotte WW, Peter JB, et al. (1998). Acute optic neuritis: combined immunological markers and magnetic resonance imaging predict subsequent development of multiple sclerosis. The Optic Neuritis Study Group. J Neurol Sci 155: 44–49.
Tumani H, Hartung HP, Hemmer B, et al. (2009). Cerebrospinal fluid biomarkers in multiple sclerosis. Neurobiol Dis 35(2): 117–127.
Tumani H, Kassubek J, Hijazi M, et al. (2011a). Patterns of TH1/TH2 cytokines predict clinical response in multiple sclerosis patients treated with glatiramer acetate. Eur Neurol 65(3): 164–169.
Tumani H, Deisenhammer F, Giovannoni G, et al. (2011b). Revised McDonald criteria: The persisting importance of cerebrospinal fluid analysis. Ann Neurol 70: 520.
Tumani H, Petereit H-F, et al. (2019). Lumbalpunktion und Liquordiagnostik, S1-Leitlinie. AWMF-Registernummer 030-141; www.dgn.org/images/red_leitlinien/LL_2019/PDFs_Download/030141_LL_Lumbalpunktion_und_Liquordiagnostik_2019.pdf (letzter Zugriff: 27.4.2021).
Villar LM, Masterman T, Casanova B, et al. (2009). CSF oligoclonal band patterns reveal disease heterogeneity in multiple sclerosis. J Neuroimmunol 211(1–2): 101–104.
Wandinger KP, Lünemann JD, Wengert O, et al. (2003). TNF-related apoptosis inducing ligand (TRAIL) as a potential response marker for interferon-beta treatment in multiple sclerosis. Lancet 361: 2036–4203.
Warnke C, Stettner M, Lehmensiek V, et al. (2014). Natalizumab exerts a suppressive effect on surrogates of B cell function in blood and CSF. Mult Scler 21(8): 1036–1044.
Whitaker JN (1998). Myelin basic protein in cerebro-spinal fluid and other body fluids. Mult Scler 4: 16–21.
Wildemann B, Oschmann P, Reiber H (2006). Neurologische Labordiagnostik. Stuttgart: Thieme.
Yushchenko M, Weber F, Mäder M, et al. (2000). Matrix metalloproteinase-9 (MMP-9) in human cerebrospinal fluid (CSF): Elevated levels are primarily related to CSF cell count. J Neuroimmunol 110: 244–251.
Yushchenko M, Mäder M, Elitok E, et al. (2003). Interferon-b1b decreased matrix metalloproteinase-9 serum levels in primary progressive multiple sclerosis. J Neurol 250: 1224–1228.
Ziemssen T, Kümpfel T, Schneider H, et al. (2005). Secretion of brain-derived neurotrophic factor by glatiramer acetate-reactive T-helper cell lines: Implications for multiple sclerosis therapy. J Neurol Sci 233: 109–112.
Zimmermann K, Kühn H-J, Linke E (2010). Praktische Liquordiagnostik in Frage und Antwort. Selbstverlag. ISBN 978-3-00-032927-2.

Kapitel 11

Andlauer TF, Buck D, Antony G, et al. (2016). Novel multiple sclerosis susceptibility loci implicated in epigenetic regulation. Sci Adv 2(6): e1501678.
Bai Z, Chen D, Wang L, et al. (2019). Cerebrospinal fluid and blood cytokines as biomarkers for multiple sclerosis: A systematic review and meta-analysis of 226 studies with 13,526 multiple sclerosis patients. Front Neurosci 13: 1026.
Biomarkers Definitions Working Group (2001). Biomarkers and surrogate endpoints: Preferred definitions and conceptual framework. Clin Pharmacol Ther 69(3): 89–95.
Chaussabel D, Pulendran B (2015). A vision and a prescription for big data-enabled medicine. Nat Immunol 16(5): 435–439.
Deisenhammer F, Zetterberg H, Fitzner B, et al. (2019). The cerebrospinal fluid in multiple sclerosis. Front Immunol 10: 726.
Dendrou CA, McVean G, Fugger L (2016). Neuroinflammation – using big data to inform clinical practice. Nat Rev Neurol 12(12): 685–698.
Eraslan G, Avsec Ž, Gagneur J, et al. (2019). Deep learning: New computational modelling techniques for genomics. Nat Rev Genet 20(7): 389–403.
Goodwin S, McPherson JD, McCombie WR (2016). Coming of age: Ten years of next-generation sequencing technologies. Nat Rev Genet 17(6): 333–351.
Harris VK, Sadiq SA (2014). Biomarkers of therapeutic response in multiple sclerosis: Current status. Mol Diagn Ther 18(6): 605–617.
Hecker M, Fitzner B, Wendt M, et al. (2016). High-density peptide microarray analysis of IgG autoantibody reactivities in serum and cerebrospinal fluid of multiple sclerosis patients. Mol Cell Proteomics 15(4): 1360–1380.
Hecker M, Boxberger N, Illner N, et al. (2019). A genetic variant associated with multiple sclerosis inversely affects the expression of CD58 and microRNA-548ac from the same gene. PLoS Genet 15(2): e1007961.
Lundkvist Ryner M, Farrell RA, Fogdell-Hahn A (2014). The case for measuring anti-drug antibodies in people with multiple sclerosis. Expert Rev Clin Immunol 10(6): 697–699.
Paul A, Comabella M, Gandhi R (2019). Biomarkers in multiple sclerosis. Cold Spring Harb Perspect Med 9(3): a029058.
Rommer PS, Zettl UK (2018). Applying the 2017 McDonald diagnostic criteria for multiple sclerosis. Lancet Neurol 17(6): 497–498.

Solomon AJ, Bourdette DN, Cross AH, et al. (2016). The contemporary spectrum of multiple sclerosis misdiagnosis: A multicenter study. Neurology 87(13): 1393–1399.

Winkelmann A, Loebermann M, Reisinger EC, et al. (2016). Disease-modifying therapies and infectious risks in multiple sclerosis. Nat Rev Neurol 12(4): 217–233.

Zettl UK, Stüve O, Patejdl R (2012). Immune-mediated CNS diseases: A review on nosological classification and clinical features. Autoimmun Rev 11(3): 167–173.

Kapitel 12

Amann M, Achtnichts L, Hirsch JG, et al. (2012). 3D GRASE arterial spin labelling reveals an inverse correlation of cortical perfusion with the white matter lesion volume in MS. Mult Scler 18: 1570–1576.

Barkhof F, Filippi M, Miller DH, et al. (1997). Comparison of MRI criteria at first presentation to predict conversion to clinically definite multiple sclerosis. Brain 120: 2059–2069.

Brex PA, Ciccarelli O, O'Riordan JI, et al. (2002). A longitudinal study of abnormalities on MRI and disability from multiple sclerosis. N Engl J Med 346(3): 158–164.

Brownlee WJ, Solanky B, Prados F, et al. (2019). Cortical grey matter sodium accumulation is associated with disability and secondary progressive disease course in relapse-onset multiple sclerosis. J Neurol Neurosurg Psychiatry 90: 755–760.

Calabrese M, Agosta F, Rinaldi F, et al. (2009). Cortical lesions and atrophy associated with cognitive impairment in relapsing-remitting multiple sclerosis. Arch Neurol 66(9): 1144–1150.

Calabrese M, Filippi M, Gallo P (2010). Cortical lesions in multiple sclerosis. Nat Rev Neurol 6: 438–444.

Cercignani M, Iannucci G, Rocca MA, et al. (2000). Pathological damage in MS assessed by diffusion-weighted and magnetization transfer MRI. Neurology 54: 1139–1144.

Chard DT, Griffin CM, Parker GJ, et al. (2002). Brain atrophy in clinically early relapsing-remitting multiple sclerosis. Brain 125: 327–337.

Charil A, Yousry TA, Rovaris M, et al. (2006). MRI and the diagnosis of multiple sclerosis: Expanding the concept of "no better explanation." Lancet Neurol 5: 841–852.

Cohen-Adad J, Benner T, Greve D, et al. (2011). In vivo evidence of disseminated subpial T2* signal changes in multiple sclerosis at 7T: A surface-based analysis. NeuroImage 57: 55–62.

Dalton CM, Brex PA, Miszkiel KA, et al. (2003). New T2 lesions enable an earlier diagnosis of multiple sclerosis in clinically isolated syndromes. Ann Neurol 53(5): 673–676.

Dalton C, Bodini B, Samson R, et al. (2012). Brain lesion location and clinical status 20 years after a diagnosis of clinically isolated syndrome suggestive of multiple sclerosis. Mult Scler 18(3): 322–328.

Davie CA, Hawkins CP, Barker GJ, et al. (1994). Serial proton magnetic resonance spectroscopy in acute multiple sclerosis lesions. Brain 117: 49–58.

De Stefano N, Matthews PM, Fu L, et al. (1998). Axonal damage correlates with disability in patients with relapsing-remitting multiple sclerosis. Brain 121: 1469–1417.

De Stefano N, Giorgio A, Tintoré M, et al. (2018). Radiologically isolated syndrome or subclinical multiple sclerosis: MAGNIMS consensus recommendations. Mult Scler 24: 214–221.

Droogan AG, Clark CA, Werring DJ, et al. (1999). Comparison of multiple sclerosis clinical subgroups using navigated spin echo diffusion-weighted imaging. J Magn Reson Imaging 17: 653–661.

Dury RJ, Falah Y, Gowland PA, et al. (2019). Ultra-high-field arterial spin labelling MRI for non-contrast assessment of cortical lesion perfusion in multiple sclerosis. Eur Radiol 29: 2027–2033.

Eden D, Gros C, Badji A, et al. (2019). Spatial distribution of multiple sclerosis lesions in the cervical spinal cord. Brain 142: 633–646.

Edwards SG, Gong QY, Liu C, et al. (1999). Infratentorial atrophy on magnetic resonance imaging and disability in multiple sclerosis. Brain 122: 291–301.

Eichinger P, Schön S, Pongratz V, et al. (2019). Accuracy of unenhanced MRI in the detection of new brain lesions in multiple sclerosis. Radiology 291: 429–435.

Eisele P, Alonso A, Szabo K, et al. (2016a). Lack of increased signal intensity in the dentate nucleus after repeated administration of a contrast agent in multiple sclerosis: An observational study. Medicine (Baltimore) 95(39): e4624.

Eisele P, Konstandin S, Griebe M, et al. (2016b). Heterogeneity of acute multiple sclerosis lesions on sodium (23Na) MRI. Mult Scler 22: 1040–1047.

Fazekas F, Offenbacher H, Fuchs S, et al. (1988). Criteria for an increased specificity of MRI interpretation in elderly subjects with suspected multiple sclerosis. Neurology 38: 1822–1825.

Fazekas F, Barkhof F, Filippi M, et al. (1999). The contribution of magnetic resonance imaging to the diagnosis of multiple sclerosis. Neurology 53: 448–456.

Ferguson B, Matyszak MK, Esiri MM, et al. (1997). Axonal damage in acute multiple sclerosis lesions. Brain 120: 393–399.

Filippi M, Horsfield MA, Tofts PS, et al. (1995a). Quantitative assessment of MRI lesion load in monitoring the evolution of multiple sclerosis. Brain 118: 1601–1612.

Filippi M, Paty DW, Kappos L, et al. (1995b). Correlations between changes in disability and T2-weighted brain MRI activity in multiple sclerosis: A follow-up study. Neurology 45: 255–260.

Filippi M, Iannucci G, Tortorella C, et al. (1999a). Comparison of MS clinical phenotypes using conventional and magnetization transfer MRI. Neurology 52: 588–594.

Filippi M, Tortorella C, Bozzali M (1999b). Normal-appearing white matter changes in multiple sclerosis: The contribution of magnetic resonance techniques. Mult Scler 5: 273–282.

Filippi M, Rocca MA, Ciccarelli O, et al.; MAGNIMS Study Group (2016). MRI criteria for the diagnosis of multiple sclerosis: MAGNIMS consensus guidelines. Lancet Neurol 15(3): 292–303.

Filippi M, Preziosa P, Banwell BL, et al. (2019). Assessment of lesions on magnetic resonance imaging in multiple sclerosis: Practical guidelines. Brain 142: 1858–1875.

Fisniku LK, Brex PA, Altmann DR, et al. (2011). Disability and T2 MRI lesions: A 20-year follow-up of patients with relapse onset of multiple sclerosis. Brain 131 (Pt 3): 808–817.

Fox NC, Jenkins R, Leary SM, et al. (2000). Progressive cerebral atrophy in MS: a serial study using registered, volumetric MRI. Neurology 54: 807–812.

Gass A, Barker GJ, Kidd D, et al. (1994). Correlation of magnetization transfer ratio with clinical disability in multiple sclerosis. Ann Neurol 36: 62–67.

Gean-Marton AD, Vezina LG, Marton KI, et al. (1991). Abnormal corpus callosum: A sensitive and specific indicator of multiple sclerosis. Radiology 180: 215–221.

Geraldes R, Ciccarelli O, Barkhof F, et al. (2018). The current role of MRI in differentiating multiple sclerosis from its imaging mimics. Nat Rev Neurol 14: 199–213.

Geurts SAE, Taris TW, Kompier MAJ, et al. (2005). Work-home interaction from a work psychological perspective: Development and validation of a new questionnaire, the SWING. Work Stress 19: 319–339.

Gold R, Hartung HP, Hohlfeld R, et al.; für die Arbeitsgruppe Moderne Immuntherapie der MS (2009). Therapie der Multiplen Sklerose mit monoklonalen Antikörpern Ergebnisse und Empfehlungen einer Arbeitstagung des Ärztlichen Beirats der Deutschen Multiple Sklerose Gesellschaft. Akt Neurol 36: 334–344.

Grossman RI, Braffman BH, Brorson JR, et al. (1988). Multiple sclerosis: Serial study of gadolinium-enhanced MR imaging. Radiology 169: 117–122.

Gulani V, Calamante F, Shellock FG, et al. (2017). Gadolinium deposition in the brain: Summary of evidence and recommendations. Lancet Neurol 16: 564–570.
Heide AC, Richards TL, Alvord-EC J, et al. (1993). Diffusion imaging of experimental allergic encephalomyelitis. Magn Reson Med 29: 478–484.
Henry RG, Oh J, Nelson SJ, et al. (2003). Directional diffusion in relapsing-remitting multiple sclerosis: A possible in vivo signature of Wallerian degeneration. J Magn Reson Imaging 18(4): 420–426.
Hiehle JF, Grossman RI, Ramer KN, et al. (1995). Magnetization transfer effects in MR-detected multiple sclerosis lesions: comparison with gadolinium-enhanced spin-echo images and nonenhanced T1-weighted images. Am J Neuroradiol 16: 69–77.
Huhn K, Engelhorn T, Linker RA, et al. (2019). Potential of sodium MRI as a biomarker for neurodegeneration and neuroinflammation in multiple sclerosis. Front Neurol 10: 84.
Kanda T, Ishii K, Kawaguchi H, et al. (2014). High signal intensity in the dentate nucleus and globus pallidus on unenhanced T1-weighted MR images: Relationship with increasing cumulative dose of a gadolinium-based contrast material. Radiology 270(3): 834–841.
Kanda T, Osawa M, Oba H, et al. (2015). High signal intensity in dentate nucleus on unenhanced T1-weighted MR images: Association with linear versus macrocyclic gadolinium chelate administration. Radiology 275(3): 803–809.
Kappos L, Moeri D, Radue EW, et al. (1999). Predictive value of gadolinium-enhanced magnetic resonance imaging for relapse rate and changes in disability or impairment in multiple sclerosis: a meta-analysis. Gadolinium MRI Meta-analysis Group. Lancet 353: 964–969.
Lee M, Reddy H, Johansen-Berg H, et al. (2000). The motor cortex shows adaptive functional changes to brain injury from multiple sclerosis. Ann Neurol 47: 606–613.
Lebrun C, Bensa C, Debouverie M, et al.; Club Francophone de la Sclérose en Plaques (2009). Association between clinical conversion to multiple sclerosis in radiologically isolated syndrome and magnetic resonance imaging, cerebrospinal fluid, and visual evoked potential: Follow-up of 70 patients. Arch Neurol 66(7): 841–816.
Losseff NA, Wang L, Lai HM, et al. (1996a). Progressive cerebral atrophy in multiple sclerosis. A serial MRI study. Brain 119: 2009–2019.
Losseff NA, Webb SL, O'Riordan JI, et al. (1996b). Spinal cord atrophy and disability in multiple sclerosis. A new reproducible and sensitive MRI method with potential to monitor disease progression. Brain 119: 701–708.
MacKay A, Whittall K, Adler J, et al. (1994). In vivo visualization of myelin water in brain by magnetic resonance. Magn Reson Med 31(6): 673–677.
Mainero C, Caramia F, Pozzilli C, et al. (2004). FMRI evidence of brain reorganization during attention and memory tasks in multiple sclerosis. Neuroimage 21(3): 858–867.
Mammi S, Filippi M, Martinelli V, et al. (1996). Correlation between brain MRI lesion volume and disability in patients with multiple sclerosis. Acta Neurol Scand 94: 93–96.
McDonald WI, Compston A, Edan G, et al. (2001). Recommended diagnostic criteria for multiple sclerosis guidelines from the International Panel on the diagnosis of multiple sclerosis. Ann Neurol 50: 121–127.
McGuigan C, Craner M, Guadagno J, et al. (2016). Stratification and monitoring of natalizumab-associated progressive multifocal leukoencephalopathy risk: Recommendations from an expert group. J Neurol Neurosurg Psychiatry 87: 117–125.
Miller DH, McDonald WI (1994). Neuroimaging in multiple sclerosis. Clin Neurosci 2: 215–224.
Moccia M, Ruggieri S, Ianniello A, et al. (2019). Advances in spinal cord imaging in multiple sclerosis. Ther Adv Neurol Disord 12: 1756286419840593.
Mottershead JP, Schmierer K, Clemence M, et al. (2003). High field MRI correlates of myelin content and axonal density in multiple sclerosis – a post-mortem study of the spinal cord. J Neurol 250(11): 1293–1301.
Nielsen JM, Korteweg T, Barkhof F, et al. (2005). Overdiagnosis of multiple sclerosis and magnetic resonance imaging criteria. Ann Neurol 58: 781–783.
Okuda DT, Mowry EM, Beheshtian A, et al. (2009). Incidental MRI anomalies suggestive of multiple sclerosis: The radiologically isolated syndrome. Neurology 72: 800–805.
O'Riordan JI, Thompson AJ, Kingsley DP, et al. (1998). The prognostic value of brain MRI in clinically isolated syndromes of the CNS. A 10-year follow-up. Brain 121: 495–503.
Ormerod IE, Miller DH, McDonald WI, et al. (1987). The role of NMR imaging in the assessment of multiple sclerosis and isolated neurological lesions. A quantitative study. Brain 110: 1579–1616.
Pantano P, Mainero C, Ianetti GD, et al. (2002). Contribution of corticospinal tract damage to cortical motor reorganization after a single clinical attack of multiple sclerosis. Neuroimage 17: 1837–1843.
Parry AM, Scott RB, Palace J, et al. (2003). Potentially adaptive functional changes in cognitive processing for patients with multiple sclerosis and their acute modulation by rivastigmine. Brain 126 (Pt 12): 2750–2760.
Paty DW, Oger JJ, Kastrukoff LF, et al. (1988). MRI in the diagnosis of MS: A prospective study with comparison of clinical evaluation, evoked potentials, oligoclonal banding, and CT. Neurology 38: 180–185.
Petracca M, Vancea RO, Fleysher L, et al. (2016). Brain intra- and extracellular sodium concentration in multiple sclerosis: A 7 T MRI study. Brain 139: 795–806.
Polman CH, Reingold SC, Edan G, et al. (2005). Diagnostic criteria for multiple sclerosis: 2005 revision to the McDonald criteria. Ann Neurol 58: 840–846.
Polman CH, Reingold SC, Banwell B, et al. (2011). Diagnostic criteria for multiple sclerosis: 2010 revisions to the McDonald criteria. Ann Neurol 69(2): 292–302.
Poser CM, Paty DW, Scheinberg L, et al. (1983). New diagnostic criteria for multiple sclerosis: Guidelines for research protocols. Ann Neurol 13(3): 227–231.
Radbruch A, Weberling LD, Kieslich PJ, et al. (2015). Gadolinium retention in the dentate nucleus and globus pallidus is dependent on the class of contrast agent. Radiology 275: 783–791.
Reddy H, Narayanan S, Arnoutelis R, et al. (2000). Evidence for adaptive functional changes in the cerebral cortex with axonal injury from multiple sclerosis. Brain 123: 2314–2320.
Reddy H, Narayanan S, Matthews PM, et al. (2001). Relating axonal injury to functional recovery in MS. Neurology 54: 236–239.
Rocca MA, Pagani E, Ghezzi A, et al. (2003). Functional cortical changes in patients with multiple sclerosis and nonspecific findings on conventional magnetic resonance imaging scans of the brain. Neuroimage 19(3): 826–836.
Rombouts SRAB, Lazeron RHC, Scheltens P, et al. (1998). Visual activation patterns in patients with optic neuritis: fMRI pilot study. Neurology 50: 1896–1899.
Rovaris M, Gawne-Cain ML, Wang L, et al. (1997a). A comparison of conventional and fast spin-echo sequences for the measurement of lesion load in multiple sclerosis using a semi-automated contour technique. Neuroradiology 39: 161–165.
Rovaris M, Yousry T, Calori G, et al. (1997b). Sensitivity and reproducibility of fast-FLAIR, FSE, and TGSE sequences for the MRI assessment of brain lesion load in multiple sclerosis: a preliminary study. J Neuroimaging 7: 98–102.

Rovaris M, Filippi M, Falautano M, et al. (1998). Relation between MR abnormalities and patterns of cognitive impairment in multiple sclerosis. Neurology 50: 1601–1608.
Rovira À, Wattjes MP, Tintoré M, et al. (2015). Evidence-based guidelines: MAGNIMS consensus guidelines on the use of MRI in multiple sclerosis – clinical implementation in the diagnostic process. Nat Rev Neurol 11: 471–482.
Sailer M, O'Riordan JI, Thompson AJ, et al. (1999). Quantitative MRI in patients with clinically isolated syndromes suggestive of demyelination. Neurology 52: 599–606.
Sailer M, Heinze H-J, Tendolkar I, et al. (2001a). Influence of cerebral lesion volume and lesion distribution on event related brain potentials in multiple sclerosis. J Neurol 248: 1049–1055.
Sailer M, Losseff NA, Wang L, et al. (2001b). T1 lesion load and cerebral atrophy as a marker for clinical progression in patients with multiple sclerosis. A prospective 18 months follow-up study. Eur J Neurol 8: 37–42.
Sailer M, Fischl B, Salat D, et al. (2003). Focal thinning of the cerebral cortex in multiple sclerosis. Brain. 126: 1734–1744.
Sailer M, Fazekas F, Gass A, et al. (2008). Cerebral and spinal MRI examination in patients with clinically isolated syndrome and definite multiple sclerosis. Rofo 180(11): 994–1001.
Sicotte NL, Voskuhl RR, Bouvier S, et al. (2003). Comparison of multiple sclerosis lesions at 1.5 and 3.0 Tesla. Invest Radiol 38: 423–427.
Sinnecker T, Mittelstaedt P, Dörr J, et al. (2012). Multiple sclerosis lesions and irreversible brain tissue damage: a comparative ultrahigh-field strength magnetic resonance imaging study. Arch Neurol 69: 739–745.
Sinnecker T, Kuchling J, Dusek P, et al. (2015). Ultrahigh field MRI in clinical neuroimmunology: A potential contribution to improved diagnostics and personalised disease management. EPMA J 6: 16.
Sinnecker T, Granziera C, Wuerfel J, Schlaeger R (2018). Future brain and spinal cord volumetric imaging in the clinic for monitoring treatment response in MS. Curr Treat Options Neurol 20: 17.
Sinnecker T, Clarke MA, Meier D, et al. (2019). Evaluation of the central vein sign as a diagnostic imaging biomarker in multiple sclerosis. JAMA Neurol 76(12): 1446–1456.
Smith SM, Zhang Y, Jenkinson MJ, et al. (2002). Accurate, robust and automated longitudinal and cross-sectional brain change analysis. NeuroImage 17: 479–489.
Smith SM, Jenkinson M, Woolrich MW, et al. (2004). Advances in functional and structural MR image analysis and implementation as FSL. NeuroImage 23: 208–219.
Song SK, Sun SW, Ju WK, et al. (2003). Diffusion tensor imaging detects and differentiates axon and myelin degeneration in mouse optic nerve after retinal ischemia. Neuroimage 20(3): 1714–1722.
Sormani MP, Arnold DL, De Stefano N (2014). Treatment effect on brain atrophy correlates with treatment effect on disability in multiple sclerosis. Ann Neurol 75: 43–49.
Stanisz GJ, Webb S, Munro CA, et al. (2004). MR properties of excised neural tissue following experimentally induced inflammation. Magn Reson Med 51(3): 473–479.
Stevenson VL, Leary SM, Losseff NA, et al. (1998). Spinal cord atrophy and disability in MS: A longitudinal study. Neurology 51: 234–238.
The IFNB Multiple Sclerosis Study Group and The University of British Columbia MS/MRI Analysis Group (1995). Interferon beta-1b in the treatment of multiple sclerosis: Final outcome of the randomized controlled trial. Neurology 45: 1277–1285.
Thompson AJ, Kermode AG, MacManus DG, et al. (1990). Patterns of disease activity in multiple sclerosis: Clinical and magnetic resonance imaging study. BMJ 300: 631–634.
Thompson AJ, Banwell BL, Barkhof F, et al. (2018). Diagnosis of multiple sclerosis: 2017 revisions of the McDonald criteria. Lancet Neurol 17: 162–173.
Thorpe JW, Kidd D, Moseley IF, et al. (1996). Spinal MRI in patients with suspected multiple sclerosis and negative brain MRI. Brain 119: 709–714.
Tortorella C, Viti B, Bozzali M, et al. (2000). A magnetisation transfer histogram study of normal appearing brain tissue in multiple sclerosis. Neurology 54: 186–193.
Traboulsee A, Simon JH, Stone L, et al. (2016). Revised recommendations of the Consortium of MS Centers Task Force for a standardized MRI protocol and clinical guidelines for the diagnosis and follow-up of multiple sclerosis. Am J Neuroradiol 37: 394–401.
Truyen L, van Waesberghe JH, van Walderveen MA, et al. (1996). Accumulation of hypointense lesions („black holes") on T1 spin-echo MRI correlates with disease progression in multiple sclerosis. Neurology 47: 1469–1476.
Tubridy N, Barker GJ, MacManus DG, et al. (1998). Optimisation of unenhanced MRI for detection of lesions in multiple sclerosis: A comparison of five pulse sequences with variable slice thickness. Neuroradiology 40: 293–297.
van Buchem MA, Grossman RI, Armstrong C, et al. (1998). Correlation of volumetric magnetization transfer imaging with clinical data in MS. Neurology 50: 1609–1617.
van Waesberghe JH, Kamphorst W, De Groot CJ, et al. (1999). Axonal loss in multiple sclerosis lesions: Magnetic resonance imaging insights into substrates of disability. Ann Neurol 46: 747–754.
van Walderveen MA, Truyen L, van Oosten BW, et al. (1999). Development of hypointense lesions on T1-weighted spin-echo magnetic resonance images in multiple sclerosis: Relation to inflammatory activity. Arch Neurol 56: 345–351.
Wattjes MP, Warnke C (2016). Guidelines on PML risk stratification and diagnosis in patients with MS treated with natalizumab: So far so good? J Neurol Neurosurg Psychiatry 87: 115.
Wattjes MP, Warnke C (2017). High-frequency MRI monitoring should be performed in natalizumab-treated MS patients with higher risk of PML – Commentary. Mult Scler J 23: 770–771.
Wattjes MP, Lutterbey GG, Harzheim M, et al. (2006). Clinically isolated syndromes suggestive of multiple sclerosis using high field MRI: An intraindividual comparison of 1.5 T with 3.0 T. Eur Radiol 16: 2067–2073.
Wattjes MP, Rovira À, Miller D, et al. (2015). Evidence-based guidelines: MAGNIMS consensus guidelines on the use of MRI in multiple sclerosis – establishing disease prognosis and monitoring patients. Nat Rev Neurol 11: 597–606.
Wattjes MP, Wijburg MT, Vennegoor A, et al. (2016). Diagnostic performance of brain MRI in pharmacovigilance of natalizumab-treated MS patients. Mult Scler 22: 1174–1183.
Weier K, Mazraeh J, Naegelin Y, et al. (2012). Biplanar MRI for the assessment of the spinal cord in multiple sclerosis. Mult Scler 18: 1560–1569.
Werring DJ, Clark CA, Barker GJ, et al. (1999). Diffusion tensor imaging of lesions and normal-appearing white matter in multiple sclerosis. Neurology 52: 1626–1632.
Werring DJ, Brassat D, Droogan AG, et al. (2000a). The pathogenesis of lesions and normal-appearing white matter changes in multiple sclerosis: A serial diffusion MRI study. Brain 123: 1667–1676.
Werring DJ, Bullmore ET, Toosy AT, et al. (2000b). Recovery from optic neuritis is associated with a change in the distribution of cerebral response to visual stimulation: A functional magnetic resonance imaging study. J Neurol Neurosurg Psychiatry 68: 441–449.
Wijburg MT, Kleerekooper I, Lissenberg-Witte BI, et al. (2018). Association of progressive multifocal leukoencephalopathy lesion volume with JC virus polymerase chain reaction: Results in cerebrospinal fluid of natalizumab-treated patients with multiple sclerosis. JAMA Neurol 75: 827–833.
Wilson M, Tench CR, Morgan PS, et al. (2003). Pyramidal tract mapping by diffusion tensor magnetic resonance imaging in multiple sclerosis: Improving correlations with disability. J Neurol Neurosurg Psychiatry 74(2): 203–207.

Woolen SA, Shankar PR, Gagnier JJ, et al. (2020). Risk of nephrogenic systemic fibrosis in patients with stage 4 or 5 chronic kidney disease receiving a group II gadolinium-based contrast agent: A systematic review and meta-analysis. JAMA Intern Med 1; 180(2): 223–230.

Wuerfel J, Paul F, Beierbach B, et al. (2010). MR-elastography reveals degradation of tissue integrity in multiple sclerosis. NeuroImage 49: 2520–2525.

Young IR, Hall AS, Pallis CA, et al. (1981). Nuclear magnetic resonance imaging of the brain in multiple sclerosis. Lancet 318: 1063–1066.

Kapitel 13

Abegg M, Dysli M, Wolf S, et al. (2014). Microcystic macular edema: Retrograde maculopathy caused by optic neuropathy. Ophthalmology 121(1): 142–149.

Balk LJ, Killestein J, Polman CH, et al. (2012). Microcystic macular oedema confirmed, but not specific for multiple sclerosis. Brain 135(Pt 12): e226–227.

Balk LJ, Cruz-Herranz A, Albrecht P, et al. (2016). Timing of retinal neuronal and axonal loss in MS: A longitudinal OCT study. J Neurol 263(7): 1323–1331.

Barkhof F, Calabresi PA, Miller DH, Reingold SC (2009). Imaging outcomes for neuroprotection and repair in multiple sclerosis trials. Nat Rev Neurol 5(5): 256–266.

Brandt AU, Oberwahrenbrock T, Ringelstein M, et al. (2011). Primary retinal pathology in multiple sclerosis as detected by optical coherence tomography. Brain 134 (Pt 11): e193–194.

Button J, Al-Louzi O, Lang A, et al. (2017). Disease-modifying therapies modulate retinal atrophy in multiple sclerosis: A retrospective study. Neurology 88(6): 525–532.

Costello F, Coupland S, Hodge W, et al. (2006). Quantifying axonal loss after optic neuritis with optical coherence tomography. Ann Neurol 59(6): 963–969.

Fisher JB, Jacobs DA, Markowitz CE, et al. (2006). Relation of visual function to retinal nerve fiber layer thickness in multiple sclerosis. Ophthalmology 113(2): 324–332.

Frohman EM, Costello F, Zivadinov R, et al. (2006). Optical coherence tomography in multiple sclerosis. Lancet Neurol 5: 853–863.

Frohman EM, Fujimoto JG, Frohman TC, et al. (2008). Optical coherence tomography: A window into the mechanisms of multiple sclerosis. Nat Clin Pract Neurol 4(12): 664–675.

Fu Y, Talavage TM, Cheng JX (2008). New imaging techniques in the diagnosis of multiple sclerosis. Expert Opin Med Diagn 2(9): 1055–1065.

Gabilondo I, Martínez-Lapiscina EH, Fraga-Pumar E, et al. (2015). Dynamics of retinal injury after acute optic neuritis. Ann Neurol 77(3): 517–528.

Gelfand JM, Nolan R, Schwartz DM, et al. (2012). Microcystic macular oedema in multiple sclerosis is associated with disease severity. Brain 135(6): 1786–1793.

Gordon-Lipkin E, Chodkowski B, Reich DS, et al. (2007). Retinal nerve fiber layer is associated with brain atrophy in multiple sclerosis. Neurology 69(16): 1603–1609.

Green AJ, McQuaid S, Hauser SL, Allen IV, Lyness R (2010). Ocular pathology in multiple sclerosis: retinal atrophy and inflammation irrespective of disease duration. Brain 133(6): 1591–1601.

Henderson AP, Trip SA, Schlottmann PG, et al. (2008). An investigation of the retinal nerve fibre layer in progressive multiple sclerosis using optical coherence tomography. Brain 131(1): 277–287.

Huang D, Swanson EA, Lin CP, et al. (1991). Optical coherence tomography. Science 254(5035): 1178–1181.

Kaufhold F, Zimmermann H, Schneider E, et al. (2013). Optic neuritis is associated with inner nuclear layer thickening and microcystic macular edema independently of multiple sclerosis. PLoS One 8(8): e71145.

Knier B, Schmidt P, Aly L, et al. (2016). Retinal inner nuclear layer volume reflects response to immunotherapy in multiple sclerosis. Brain 139 (11): 2855–2863.

Martinez-Lapiscina EH, Arnow S, Wilson JA, et al. (2016). Retinal thickness measured with optical coherence tomography and risk of disability worsening in multiple sclerosis: A cohort study. Lancet Neurol 15(6): 574–584.

McDonald WI, Compston A, Edan G, et al. (2001). Recommended diagnostic criteria for multiple sclerosis: Guidelines from the International Panel on the diagnosis of multiple sclerosis. Ann Neurol 50(1): 121–127.

Naismith RT, Tutlam NT, Xu J, et al. (2009). Optical coherence tomography differs in neuromyelitis optica compared with multiple sclerosis. Neurology 72(12): 1077–1082.

Oberwahrenbrock T, Schippling S, Ringelstein M, et al. (2012). Retinal damage in multiple sclerosis disease subtypes measured by high-resolution optical coherence tomography. Mult Scler Int 2012: 530305. doi: 10.1155/2012/530305.

Oberwahrenbrock T, Ringelstein M, Jentschke S, et al. (2013). Retinal ganglion cell and inner plexiform layer thinning in clinically isolated syndrome. Mult Scler 19(14): 1887–1895.

Pache F, Zimmermann H, Mikolajczak J, et al. (2016); with the Neuromyelitis Optica Study Group (NEMOS). MOG-IgG in NMO and related disorders: A multicenter study of 50 patients. Part 4: Afferent visual system damage after optic neuritis in MOG-IgG-seropositive versus AQP4-IgG-seropositive patients. J Neuroinflamm 13(1): 282.

Petzold A, de Boer JF, Schippling S, et al. (2010). Optical coherence tomography in multiple sclerosis: A systematic review and meta-analysis. Lancet Neurol (9): 921–932.

Popescu V, Klaver R, Voorn P, et al. (2015). What drives MRI-measured cortical atrophy in multiple sclerosis? Mult Scler 21(10): 1280–1290.

Pulicken M, Gordon-Lipkin E, Balcer LJ, et al. (2007). Optical coherence tomography and disease subtype in multiple sclerosis. Neurology 69(22): 2085–2092.

Raftopoulos R, Hickman SJ, Toosy A, et al. (2016). Phenytoin for neuroprotection in patients with acute optic neuritis: A randomised, placebo-controlled, phase 2 trial. Lancet Neurol 15(3): 259–269.

Ratchford JN, Saidha S, Sotirchos ES, et al. (2012). Active MS is associated with accelerated retinal ganglion cell/inner plexiform layer thinning. Neurology 80(1): 47–54.

Saidha S, Syc SB, Ibrahim MA, et al. (2011a). Primary retinal pathology in multiple sclerosis as detected by optical coherence tomography. Brain 134(2): 518–533.

Saidha S, Syc SB, Durbin MK, et al. (2011b). Visual dysfunction in multiple sclerosis correlates better with optical coherence tomography derived estimates of macular ganglion cell layer thickness than peripapillary retinal nerve fiber layer thickness. Mult Scler 17(12): 1449–1463.

Saidha S, Sotirchos ES, Ibrahim MA, et al. (2012). Microcystic macular oedema, thickness of the inner nuclear layer of the retina, and disease characteristics in multiple sclerosis: A retrospective study. Lancet Neurol 11(11): 963–972.

Saidha S, Al-Louzi O, Ratchford JN, et al. (2015). Optical coherence tomography reflects brain atrophy in multiple sclerosis: A four-year study. Ann Neurol 78(5): 801–813.

Sakata LM, Deleon-Ortega J, Sakata V, Girkin CA (2009). Optical coherence tomography of the retina and optic nerve – a review. Clin Experiment Ophthalmol 37(1): 90–99.

Schippling S, Balk L, Costello F, et al. (2015). Quality control for retinal OCT in multiple sclerosis: Validation of the OSCAR-IB criteria. Mult Scler 21(2): 163–170.

Schneider E, Zimmermann H, Oberwahrenbrock T, et al. (2013). Optical coherence tomography reveals distinct patterns of retinal damage in neuromyelitis optica and multiple sclerosis. PLoS One 8(6): e66151.

Seigo MA, Sotirchos ES, Newsome S, et al. (2012). In vivo assessment of retinal neuronal layers in multiple sclerosis with manual and automated optical coherence tomography segmentation techniques. J Neurol 259(10): 2119–2130.
Siger M, Dziegielewski K, Jasek L, et al. (2008). Optical coherence tomography in multiple sclerosis: Thickness of the retinal nerve fiber layer as a potential measure of axonal loss and brain atrophy. J Neurol 255(10): 1555–1560.
Sühs KW, Hein K, Sättler MB, et al. (2012). A randomized, double-blind, phase 2 study of erythropoietin in optic neuritis. Ann Neurol 72(2): 199–210.
Syc SB, Saidha S, Newsome SD, et al. (2012). Optical coherence tomography segmentation reveals ganglion cell layer pathology after optic neuritis. Brain 135(2): 521–533.
Tewarie P, Balk L, Costello F, et al. (2012). The OSCAR-IB consensus criteria for retinal OCT quality assessment. PLoS One 7(4): e34823.
Trapp BD, Peterson J, Ransohoff RM, et al. (1998). Axonal transection in the lesions of multiple sclerosis. N Engl J Med 338: 278–285.
Trip SA, Schlottmann PG, Jones SJ, et al. (2006). Optic nerve atrophy and retinal nerve fibre layer thinning following optic neuritis: Evidence that axonal loss is a substrate of MRI-detected atrophy. Neuroimage 31(1): 286–293.
Walter SD, Ishikawa H, Galetta KM, et al. (2012). Ganglion cell loss in relation to visual disability in multiple sclerosis. Ophthalmology 119(6): 1250–1257.
Young KL, Brandt AU, Petzold A, et al. (2013). Loss of retinal nerve fibre layer axons indicates white but not grey matter damage in early multiple sclerosis. Eur J Neurol 20(5): 803–811.

Kapitel 14

Acar G, Ozakbas S, Cakmakci H, et al. (2004). Visual evoked potential is superior to triple dose magnetic resonance imaging in the diagnosis of optic nerve involvement. Int J Neurosci 114: 1025–1033.
Aghamollaii V, Harirchian MH, Modabbernia A, et al. (2011). Sympathetic skin response (SSR) in multiple sclerosis and clinically isolated syndrome: a case-control study. Neurophysiol Clin 41: 161–171.
Andorrà M, Alba-Arbalat S, Camos-Carreras A, et al. (2019). Using acute optic neuritis trials to assess neuroprotective and remyelinating therapies in multiple sclerosis. JAMA Neurol 77(2): 234–224.
Baker JB, Larson SJ, Sances A, White PT (1968). Evoked potentials as an aid to the diagnosis of multiple sclerosis. Neurology 18(3): 286.
Barker AT, Jalinous R, Freeston IL (1985). Non-invasive magnetic stimulation of human motor cortex. Lancet 1: 1106–1107.
Barkhof F (2018). The optic nerve should be included as one of the typical CNS regions for establishing dissemination in space when diagnosing MS – Commentary. Mult Scler 24: 125–126.
Behbehani R, Ahmed S, Al-Hashel J, Rousseff RT, Alroughani R (2017). Sensitivity of visual evoked potentials and spectral domain optical coherence tomography in early relapsing remitting multiple sclerosis. Mult Scler Relat Disord 12: 15–19.
Brooks JB, Jardim MR, Papais-Alvarenga RM, Fragoso YD (2015). There is still a role for the blink reflex in the diagnosis and follow-up of multiple sclerosis. Clin Neurophysiol 126: 743–747.
Chen R, Cros D, Curra A, et al. (2008). The clinical diagnostic utility of transcranial magnetic stimulation: Report of an IFCN committee. Clin Neurophysiol 119: 504–532.
Crnošija L, Gabelic T, Barun B, et al. (2019). Evoked potentials can predict future disability in people with clinically isolated syndrome. Eur J Neurol 27(3): 437–444.
Degirmenci E, Erdogan C, Bir LS (2013). Correlation between blink reflex abnormalities and magnetic resonance imaging findings in patients with multiple sclerosis. Acta Neurol Belg 113: 265–269.
Di Filippo M, Proietti S, Gaetani L, et al. (2014). Lower urinary tract symptoms and urodynamic dysfunction in clinically isolated syndromes suggestive of multiple sclerosis. Eur J Neurol 21: 648–653.
Di Maggio G, Santangelo R, Guerrieri S, et al. (2014). Optical coherence tomography and visual evoked potentials: Which is more sensitive in multiple sclerosis? Mult Scler 20(10): 1342–1347.
Diener HC (1980). Methodik und klinische Anwendung visuell evozierter Potentiale in der Neurologie. Nervenarzt 51: 159–167.
Elie B, Louboutin JP (1995). Sympathetic skin response (SSR) is abnormal in multiple sclerosis. Muscle Nerve 18: 185–189.
Farley BJ, Morozova E, Dion J, et al. (2019). Evoked potentials as a translatable biomarker to track functional remyelination. Mol Cell Neurosci 99: 103393.
Frohman AR, Schnurman Z, Conger A, et al. (2012). Multifocal visual evoked potentials are influenced by variable contrast stimulation in MS. Neurology 79: 797–801.
Galetta SL, Balcer LJ (2018). The optic nerve should be included as one of the typical CNS regions for establishing dissemination in space when diagnosing MS – Yes. Mult Scler 24: 121–122.
Giffroy X, Maes N, Albert A, et al. (2016a). Multimodal evoked potentials for functional quantification and prognosis in multiple sclerosis. BMC Neurol 16: 83.
Giffroy X, Maes N, Albert A, et al. (2016b). Do evoked potentials contribute to the functional follow-up and clinical prognosis of multiple sclerosis? Acta Neurol Belg 117(1): 53–59.
Giffroy X, Dive D, Kaux JF, et al. (2019). Is the triple stimulation technique a better quantification tool of motor dysfunction than motor evoked potentials in multiple sclerosis? Acta Neurol Belg 119: 47–54.
Grecescu M (2014). Optical coherence tomography versus visual evoked potentials in detecting subclinical visual impairment in multiple sclerosis. J Med Life 7: 538–541.
Green AJ, Gelfand JM, Cree BA, et al. (2017). Clemastine fumarate as a remyelinating therapy for multiple sclerosis (ReBUILD): A randomised, controlled, double-blind, crossover trial. Lancet 390: 2481–2489.
Gronseth GS, Ashman EJ (2000). Practice parameter: The usefulness of evoked potentials in identifying clinically silent lesions in patients with suspected multiple sclerosis (an evidence-based review): Report of the Quality Standards Subcommittee of the American Academy of Neurology. Neurology 54: 1720–1725.
Habek M, Crnošija L, Gabelic T, et al. (2019). Longitudinal assessment of autonomic nervous system in patients with first demyelinating event suggestive of multiple sclerosis. Eur J Neurol 26: 1377–1383.
Halliday AM, McDonald WI, Mushin J (1972). Delayed visual evoked response in optic neuritis. Lancet 1(7758): 982–985.
Hamada M, Murase N, Hasan A, et al. (2013). The role of interneuron networks in driving human motor cortical plasticity. Cereb Cortex 23: 1593–1605.
Hardmeier M, Leocani L, Fuhr P (2017). A new role for evoked potentials in MS? Repurposing evoked potentials as biomarkers for clinical trials in MS. Mult Scler 23: 1309–1319.
Hardmeier M, Jacques F, Albrecht P, et al. (2019). Multicentre assessment of motor and sensory evoked potentials in multiple sclerosis: Reliability and implications for clinical trials. Mult Scler J Exp Transl Clin 5(2): 2055217319844796.
Iodice R, Carotenuto A, Dubbioso R, et al. (2016). Multimodal evoked potentials follow up in multiple sclerosis patients under fingolimod therapy. J Neurol Sci 365: 143–146.
Ivankovic A, Nesek Madaric V, Starcevic K, et al. (2013). Auditory evoked potentials and vestibular evoked myogenic potentials in evaluation of brainstem lesions in multiple sclerosis. J Neurol Sci 328(1–2): 24–27.
Kalkers NF, Strijers RL, Jasperse MM, et al. (2007). Motor evoked potential: A reliable and objective measure to document the functional consequences of multiple sclerosis? Relation to disability and MRI. Clin Neurophysiol 118: 1332–1340.

Klistorner A, Chai Y, Leocani L, et al. (2018). Assessment of opicinumab in acute optic neuritis using multifocal visual evoked potential. CNS Drugs 32: 1159–1171.
Kurokawa T, Kira J, Tobimatsu S (2003). [Electrophysiolgical diagnosis for multiple sclerosis]. Nippon Rinsho 61: 1347–1354.
Leocani L, Guerrieri S, Comi G (2018). Visual evoked potentials as a biomarker in multiple sclerosis and associated optic neuritis. J Neuroophthalmol 38: 350–357.
Levine RA, Gardner JC, Fullerton BC, et al. (1994). Multiple sclerosis lesions of the auditory pons are not silent. Brain 117 (Pt 5): 1127–1141.
Linden D, Diehl RR, Berlit P (1995). Subclinical autonomic disturbances in multiple sclerosis. J Neurol 242: 374–378.
Lowitzsch K, Hopf HC, Buchner D, Jörg DCJ (2000). Das EP-Buch. Stuttgart: Thieme.
Margaritella N, Mendozzi L, Garegnani M, et al. (2018). Sympathetic skin response in multiple sclerosis: A meta-analysis of case-control studies. Neurol Sci 39: 45–52.
Matthews WB, Small DG, Small M, Pountney E (1977). Pattern reversal evoked visual potential in the diagnosis of multiple sclerosis. J Neurol Neurosurg Psychiatry 40: 1009–1014.
Niklas A, Sebraoui H, Hess E, et al. (2009). Outcome measures for trials of remyelinating agents in multiple sclerosis: Retrospective longitudinal analysis of visual evoked potential latency. Mult Scler 15: 68–74.
Pallix-Guyot M, Guennoc AM, Blasco H, et al. (2011). Predictive value of motor evoked potentials in clinically isolated syndrome. Acta Neurol Scand 124: 410–416.
Palmtag H (2004). The patient's perspective: Redefining end points. Urology 64: 17–20.
Racosta JM, Kimpinski K (2016). Autonomic dysfunction, immune regulation, and multiple sclerosis. Clin Auton Res 26: 23–31.
Racosta JM, Kimpinski K, Morrow SA, Kremenchutzky M (2015). Autonomic dysfunction in multiple sclerosis. Auton Neurosci 193: 1–6.
Ramanathan S, Lenton K, Burke T, et al. (2013). The utility of multimodal evoked potentials in multiple sclerosis prognostication. J Clin Neurosci 20: 1576–1581.
Rico A, Audoin B, Franques J, et al. (2009). Motor evoked potentials in clinically isolated syndrome suggestive of multiple sclerosis. Mult Scler 15: 355–362.
Romani A, Bergamaschi R, Versino M, et al. (2000). Circadian and hypothermia-induced effects on visual and auditory evoked potentials in multiple sclerosis. Clin Neurophysiol 111: 1602–1606.
Ruffion A, Castro-Diaz D, Patel H, et al. (2013). Systematic review of the epidemiology of urinary incontinence and detrusor overactivity among patients with neurogenic overactive bladder. Neuroepidemiology 41: 146–155.
Schlaeger R, Hardmeier M, D'Souza M, et al. (2016). Monitoring multiple sclerosis by multimodal evoked potentials: Numerically versus ordinally scaled scoring systems. Clin Neurophysiol 127: 1864–1871.
Shigihara Y, Hoshi H, Zeki S (2016). Early visual cortical responses produced by checkerboard pattern stimulation. Neuroimage 134: 532–539.
Snow NJ, Wadden KP, Chaves AR, Ploughman M (2019). Transcranial magnetic stimulation as a potential biomarker in multiple sclerosis: A systematic review with recommendations for future research. Neural Plast 2019: 6430596.
Sonoo M (2000). Anatomic origin and clinical application of the widespread N18 potential in median nerve somatosensory evoked potentials. J Clin Neurophysiol 17: 258–268.
Stöhr M (1996). Somatosensible Reizantworten von Rückenmark und Gehirn. In: Stöhr M, Dichgans J, Buettner UW, et al. (Hrsg.). Evozierte Potentiale. Berlin: Springer, S. 17–232.
Thomke F, Hopf HC (1999). Pontine lesions mimicking acute peripheral vestibulopathy. J Neurol Neurosurg Psychiatry 66: 340–349.
Thompson AJ, Banwell BL, Barkhof F, et al. (2018). Diagnosis of multiple sclerosis: 2017 revisions of the McDonald criteria. Lancet Neurol 17: 162–173.
Toosy AT, Mason DF, Miller DH (2014). Optic neuritis. Lancet Neurol 13: 83–99.
Trapp BD, Peterson J, Ransohoff RM, et al. (1998). Axonal transection in the lesions of multiple sclerosis. N Engl J Med 338: 278–285.
Turano G, Jones SJ, Miller DH, Du Boulay GH, et al. (1991). Correlation of SEP abnormalities with brain and cervical cord MRI in multiple sclerosis. Brain 114 (Pt 1B): 663–681.
Ulas UH, Ozdag F, Eroglu E, et al. (2001). Median nerve somatosensory evoked potentials recorded with cephalic and noncephalic references in central and peripheral nervous system lesions. Clin Electroencephalogr 32: 191–196.
Volz LJ, Hamada M, Rothwell JC, Grefkes C (2015). What makes the muscle twitch: Motor system connectivity and TMS-induced activity. Cereb Cortex 25: 2346–2353.
Wiedemann A, Kaeder M, Greulich W, et al. (2013). Which clinical risk factors determine a pathological urodynamic evaluation in patients with multiple sclerosis? An analysis of 100 prospective cases. World J Urol 31: 229–233.
Youl BD, Turano G, Miller DH, et al. (1991). The pathophysiology of acute optic neuritis. An association of gadolinium leakage with clinical and electrophysiological deficits. Brain 114 (Pt 6): 2437–2450.
Yperman J, Becker T, Valkenborg D, et al. (2020). Machine learning analysis of motor evoked potential time series to predict disability progression in multiple sclerosis. BMC Neurol 20(1): 105.
Zeller D, Reiners K, Bräuninger S, Buttmann M (2014). Central motor conduction time may predict response to fampridine in patients with multiple sclerosis. J Neurol Neurosurg Psychiatry 85: 707–709.

Kapitel 15

Achiron A, Chapman J, Magalashvili D, et al. (2013). Modeling of cognitive impairment by disease duration in multiple sclerosis: A cross-sectional study. Plos One 8: e71058.
Amato MP, Zipoli V, Portaccio E (2008). Cognitive changes in multiple sclerosis. Expert Rev Neurother 8: 1585–1596.
Aschenbrenner S, Tucha O, Lange KW (2000). Regensburger Wortflüssigkeits-Test, Handanweisung. Göttingen: Hogrefe.
Baetge SJ, Filser M, Renner A, et al. (2019). On the validity of single tests, two-test combinations and the full Brief International Cognitive Assessment for Multiple Sclerosis (BICAMS) in detecting patients with cognitive impairment. Mult Scler Nov 19; 1352458519887897.
Beatty und Goodkin 1990.
Benedict RH (1997). Brief Visual Memory Test Revised (BVMT-R). Lutz, FL: Psychological Assessment Resources Inc.
Benedict RHB, Cookfair D, Gavrett R, et al. (2006). Validity of the minimal assessment of cognitive function in Multiple Sclerosis (MACFIMS). J Int Neuropsychol 12: 549–558.
Benedict RHB, Amato MP, Boringa J, et al. (2012). Brief International Cognitive Assessment for MS (BICAMS): International standards for validation. BMC Neurol 12: 55.
Benedict RHB, DeLuca J, Phillips G, et al.; Multiple Sclerosis Outcome Assessments Consortium (2017). Validity of the Symbol Digit Modalities Test as a cognition performance outcome measure for multiple sclerosis. Mult Scler 23(5): 721–733.
Calabrese P, Penner IK (2007). Cognitive dysfunctions in multiple sclerosis – a „multiple disconnection syndrome"? J Neurol 254 (suppl 2): II/18–II/21.
Calabrese P, Kalbe E, Kessler J (2004). Das Multiple Sklerose Inventarium Cognition (MUSIC). Psychoneuro 30(7): 384–388.
Campbell J, Rashid W, Cercignani M, Langdon D (2017). Cognitive impairment among patients with multiple sclerosis: Associations

with employment and quality of life. Postgrad Med J 93(1097): 143–147.
Charvet LE, Taub E, Cersosimo B, et al. (2015). The Montreal Cognitive Assessment (MoCA) in multiple sclerosis: Relation to clinical features. J Mult Scler 2: 2.
Delis DC, Kramer JH, Kaplan E, et al. (2000). California Verbal Learning Test Manual: Second Edition, Adult Version. San Antonio, TX: Psychological Corporation.
Deloire MSA, Ruet A, Hamel D, et al. (2011). MRI predictors of cognitive outcome in early multiple sclerosis. Neurol 76: 1161–1167.
Faiss JH, Dähne D, Baum K (2014). Reduced magnetisation transfer ratio in cognitively impaired patients at the very early stage of multiple sclerosis: A prospective, multicenter, cross-sectional study. BMJ open 4: e004409.
Fischer JS, Rudick RA, Cutter GR, et al. (1999). Multiple Sclerosis Functional Composite Measure (MSFC): An integrated approach to MS clinical outcome assessment. National MS Society Clinical Outcomes Assessment Task Force. Mult Scler 5(4): 244–250.
Fischer M, Kunkel A, Bublak P, et al. (2014). How reliable is the classification of cognitive impairment across different criteria in early and late stages of multiple sclerosis? J Neurol Sci 343(1–2): 91–99.
Folstein MF, Folstein SE, McHugh PR (1975). "Mini-mental state". A practical method for grading the cognitive state of patients for the clinician. J Psychiatr Res 12(3): 189–198.
Gediga, G, Schöttke H (2005). TvH, Osnabrücker Turm von Hanoi. Göttingen: Hogrefe.
Glad SB, Nyland H, Aarseth JH, et al. (2011). How long can you keep working with benign multiple sclerosis? J Neurol Neurosurg Psychiatry 82: 78–82.
Goretti B, Portaccio E, Zipoli V, Razzolini L, Amato MP (2010). Coping strategies, cognitive impairment, psychological variables and their relationship with quality of life in multiple sclerosis. Neurol Sci 31 (suppl 2): S227–S230.
Härting C, Markowitsch HJ, Neufeld H, Calabrese P, Deisinger K, Kessler H (2000). WMS-R Wechsler Gedächtnistest – revidierte Fassung, Manual. Bern: Huber.
Hautzinger M, Bailer M, Hofmeister D, et al. (2012). Allgemeine Depressionsskala. Göttingen: Hogrefe.
Helmstaedter C, Lendt M, Lux S (2001). Verbaler Lern- und Merkfähigkeitstest. Göttingen: Beltz.
Kern S, Kühn M, Ziemssen T (2013). Chronisch krank und ohne Arbeit? Eine aktuelle Analyse zur Erwerbstätigkeit bei Multipler Sklerose. Fortschr Neurol Psychiatr 81: 95–103.
Köhler W, Fischer M, Bublak P, et al. (2017). Information processing deficits as a driving force for memory impairment in MS: A cross-sectional study of memory functions and MRI in early and late stage MS. Mult Scler Relat Disord 18: 119–127.
Kunkel A, Fischer M, Faiss J, et al. (2015). Impact of natalizumab treatment on fatigue, mood, and aspects of cognition in relapsing-remitting multiple sclerosis. Front Neurol 6: 97.
Langdon DW, Amato MP, Boringa J (2012). Recommendations for a Brief International Cognitive Assessment for Multiple Sclerosis (BICAMS). MSJ 18(6): 981–998.
Lembach Y, Adler G (2014). Kognitive Beeinträchtigungen bei Multipler Sklerose. Fortschr Neurol Psychiatr 82: 280–298.
Lux S, Hartje W, Reich C, Nagel CC (2012). VGT Verbaler Gedächtnistest. Bern: Huber.
Messinis L, Kosmidis MH, Lyros E, et al. (2010). Assessment and rehabilitation of cognitive impairment in multiple sclerosis. Int Rev Psychiatry 22: 22–34.
Metzler P (2000). Standardisierte Link'sche Probe, SLP, Manual. Frankfurt a. M.: Swets & Zeitlinger.
Morrow SA, Jurgensen S, Forrestal F, et al. (2011). Effects of acute relapses on neuropsychological status in multiple sclerosis. J Neurol 258: 1603–1908.
Nasreddine ZS, Phillips NA, Bédirian V, et al. (2005). The Montreal Cognitive Assessment, MoCA: A brief screening tool for mild cognitive impairment. J Am Geriatr Soc 53(4): 695–699.
Nelson HE (1976). A Modified Card Sorting Test sensitive to frontal lobe defects. Cortex 12: 313–324.
Patti F (2009). Cognitive impairment in multiple sclerosis. Mult Scler 15: 2–8.
Pendlebury ST, Mariz J, Bull L, et al. (2012). MoCA, ACE-R, and MMSE versus the National Institute of Neurological Disorders and Stroke – Canadian Stroke Network Vascular Cognitive Impairment Harmonization Standards Neuropsychological Battery After TIA and Stroke. Stroke 43: 464–469.
Penner IK (2014). Kognitive Dysfunktion bei Multipler Sklerose. Nervenheilkunde 33: 505–510.
Penner IK (2017). Kognition und MS – ein unterschätztes Problem. Psychopraxis.neuropraxis 20: 234–239.
Penner IK, Raselli C, Stöcklin M, et al. (2009). The Fatigue Scale for Motor and Cognitive Functions (FSMC): Validation of a new instrument to assess multiple sclerosis fatigue. Mult Scler 15: 1509–1517.
Penner IK, Stemper B, Calabrese P, et al. (2012). Effects of interferon beta-1b on cognitive performance in patients with a first event suggestive of multiple sclerosis. Mult Scler 18(10): 1466–1471.
Polman CH, Rudick RA (2010). The Multiple Sclerosis Functional Composite. A clinically meaningful measure of disability. Neurology 74 (suppl 3): S8–S15.
Potagas C, Giokaraki E, Koutsis G, et al. (2008). Cognitive impairment in different MS subtypes and clinically isolated syndromes. J Neurol Sci 267: 100–106.
Ruet A, Deloire M, Hamel D, et al. (2013). Cognitive impairment, health-related quality of life and vocational status at early stages of multiple sclerosis: A 7-year longitudinal study. J Neurol 260: 776–784.
Scherer P, Baum K, Bauer H, Göhler H, Miltenburger C (2004). Normierung der Brief Repeatable Battery of Neuropsychological Tests (BRB-N) für den deutschsprachigen Raum und Anwendung bei schubförmig remittierenden und sekundär progredienten Multiple Sklerose Patienten. Nervenarzt 75(10): 984–990.
Schmierer K, Parkes HG, Po-Wah S, Shu FA, et al. (2010). High field (9.4 T) magnetic resonance imaging of cortical grey matter lesions in multiple sclerosis. Brain 133: 858–867.
Schulz D, Kopp B, Kunkel A, Faiss JH (2006). Cognition in the early stage of multiple sclerosis. J Neurol 253: 1002–1010.
Smith A (2000). Symbol Digit Modalities Test. Los Angeles: Western Psychological Services.
Spreen O, Strauss E (1998). A Compendium of Neuropsychological Tests. New York: Oxford University Press.
Sturm W, Willmes K (1999). Verbaler Lerntest, Nonverbaler Lerntest (VLT/NVLT). Göttingen: Hogrefe.
Sumowski JF, Rocca MA, Leavitt VM, et al. (2014). Brain reserve and cognitive reserve protect against cognitive decline over 4.5 years in MS. Neurol 82: 1776–1783.
Tucha O, Lange KW (2004). Turm von London – Deutsche Version, Manual. Göttingen: Hogrefe.
Wolfram H, Neumann J, Wieczorek V (1989). Psychologische Leistungstests in der Neurologie und Psychiatrie. Leipzig: Thieme, 89–102.
Zimmermann P, Fimm B (2008). Testbatterie zur Aufmerksamkeitsprüfung, Version 2.1. Herzogenrath: Psychologische Testsysteme Vera Fimm.

Kapitel 16

Abbs JH, Hunker CJ, Barlow SM (1982). Differential speech motor subsystem impairments with suprabulbar lesions: Neurophysiological framework and supporting data. In: Berry WR (ed.) Clinical Dysarthria. San Diego: College Hill Press, pp. 21–56.
Abel NA, Smith RA (1994). Intrathecal baclofen for treatment of intractable spinal spasticity. Arch Phys Med Rehabil 75: 54–58.

Abrams P, Blaivas JG, Fowler CJ, et al. (2003). The role of neuromodulation in the management of urinary urge incontinence. BJU Int 91: 355–359.
Alusi SH, Aziz TZ, Glickman S, et al. (2001). Stereotactic lesional surgery for the treatment of tremor in multiple sclerosis: A prospective case-controlled study. Brain 124: 1576–1589.
Bandini F, Castello E, Mazella L, et al. (2001). Gabapentin but not vigabatrin is effective in the treatment of acquired nystagmus in multiple sclerosis: How valid is the GABAergic hypothesis? J Neurol Neurosurg Psychiatry 71: 107–110.
Bauer HJ, Kesselring J (1995). Medizinische Rehabilitation und Nachsorge bei Multipler Sklerose. 2. A. Stuttgart: Fischer.
Bitsch A (2000). Symptomatische Therapie der Multiplen Sklerose. Nervenheilkunde 19: 316–319.
Bosma R, Wynia K, Havlikova E, et al. (2005). Efficacy of desmopressin in patients with multiple sclerosis suffering from bladder dysfunction: a meta-analysis. Acta Neurol Scand 112: 1–5.
Brenk A, Laun K, Haase CG (2008). Short-term cognitive training improves mental efficiency and mood in patients with multiple sclerosis. Eur Neurol 60: 304–309.
Denk D (1999). Funktionelle Therapie oropharyngealer Dysphagien. In: Bigenzahn W, Denk D (Hrsg.). Oropharyngeale Dysphagien. Stuttgart: Thieme, S. 24–32.
Derry F, Gardner BP, Glass C, et al. (1997). Sildenafil (Viagra): A double blind, placebo controlled single dose two way cross-over study in men with erectile dysfunction caused by traumatic spinal cord injury (abstract). J Urol 154: 181.
de Seze M, Ruffion A, Denys P, et al. (2007). The neurogenic bladder in multiple sclerosis: review of the literature and proposal of management guidelines. Mult Scler 13: 915–928.
DGN – Deutsche Gesellschaft für Neurologie (2020). Konsultationsfassung der S2k-Leitlinie „Diagnose und Therapie der Multiplen Sklerose"; https://dgn.org/neuronews/neuronews/konsultationsfassung-der-s2k-leitlinie-diagnose-und-therapie-der-multiplen-sklerose/ (letzter Zugriff: 27.4.2021).
Dieterich M, Straube A, Brandt T, et al. (1991). The effect of baclofen and cholinergic drugs on upbeat and downbeat nystagmus. J Neurol Neurosurg Psychiatry 54: 627–632.
Engelsen BA, Gronning M (1997). Epileptic seizures in patients with multiple sclerosis. Is the prognosis of epilepsy underestimated? Seizure 6: 377–382.
Fay D, Poplansky M, Gruber M, et al. (1991). Long-term enteral feeding. A retrospective comparison of delivery via percutaneous endoscopic gastrostomy and nasoenteric tubes. Am J Gastroenterol 86: 1604–1609.
Feneberg W (2005). Blasenfunktionsstörungen. In: Henze T (Hrsg.). Symptomatische Therapie der Multiplen Sklerose. Stuttgart: Thieme, S. 54–71.
Feys P, D'Hooghe M B, Nagels G, et al. (2009). The effect of levetiracetam on tremor severity and functionality in patients with multiple sclerosis. Mult Scler 15: 371–378.
Fink F, Rischkau E, Butt M, et al. (2010). Efficacy of an executive function intervention programme in MS: a placebo-controlled and pseudo-randomized trial. Mult Scler 16: 1148–1151.
Flachenecker P (2009a). Fatigue. In: Henze T (Hrsg.). Multiple Sklerose. Symptome besser erkennen und behandeln. München: Zuckschwerdt, S. 55–66.
Flachenecker P (2009b). Pathophysiologie und Abgrenzung zu anderen Symptomen und Erkrankungen. In: Penner IK (Hrsg.). Fatigue bei Multipler Sklerose. Bad Honnef: Hippocampus, S. 20–38.
Flachenecker P (2012). Autoimmune diseases and rehabilitation. Autoimmun Rev 11: 219–225.
Flachenecker P (2015). Fatigue bei Multipler Sklerose. Diagnostische und therapeutische Aspekte. Nervenheilkunde 34: 685–689.
Foley FW, LaRocca NG, Sanders AS, et al. (2001). Rehabilitation of intimacy and sexual dysfunction in couples with multiple sclerosis. Mult Scler 7: 417–421.
Fowler C, Miller J, Sharief M (1999). Viagra (Sildenafil citrate) for the treatment of erectile dysfunction in men with multiple sclerosis. Ann Neurol 46: 496.
Fowler CJ, Miller JR, Sharief MK, et al. (2005). A double blind, randomised study of sildenafil citrate for erectile dysfunction in men with multiple sclerosis. J Neurol Neurosurg Psychiatry 76: 700–705.
Fowler CJ, Panicker JN, Drake M, et al. (2009). A UK consensus on the management of the bladder in multiple sclerosis. J Neurol Neurosurg Psychiatry 80: 470–477.
Gebhardt M, Kropp P, Hoffmann F, Zettl UK (2020). Kopfschmerzen bei Multipler Sklerose. Nervenarzt. https://doi.org/10.1007/s00115-020-00959-0 (letzter Zugriff: 27.4.2021).
Giesser B, Beres-Jones J, Budovitch A, et al. (2007). Locomotor training using body weight support on a treadmill improves mobility in persons with multiple sclerosis: a pilot study. Mult Scler 13: 224–231.
Gold R, Rieckmann P (1998). Pathogenese und Therapie der Multiplen Sklerose. Bremen: Uni-Med.
Goodman AD, Brown TR, Krupp LB, et al.; Fampridine MS-F203 Investigators (2009). Sustained-release oral fampridine in multiple sclerosis: a randomised, double-blind, controlled trial. Lancet 373: 732–738.
Goodman AD, Brown TR, Edwards KR, et al.; MSF204 Investigators (2010). A phase 3 trial of extended release oral dalfampridine in multiple sclerosis. Ann Neurol 68: 494–502.
Guay DR. Cranberry and urinary tract infections. Drugs 2009; 69: 775–807.
Hartelius L, Svensson P (1994). Speech and swallowing symptoms associated with Parkinson's disease and multiple sclerosis: A survey. Folia Phoniatr Log 46: 9–17.
Hellwig K, Stein FJ, Przuntek H, et al. (2004). Efficacy of repeated intrathecal triamcinolone acetonide application in progressive multiple sclerosis patients with spinal symptoms. BMC Neurol 4(1): 18.
Henze T, Rieckmann P, Toyka KV (2006). Symptomatic treatment of multiple sclerosis. Multiple Sclerosis Therapy Consensus Group (MSTCG) of the German Multiple Sclerosis Society. Eur Neurol 56: 78–105.
Henze T, Feneberg W, Flachenecker P, et al. (2017a). Neues zur symptomatischen MS-Therapie: Teil 1 – Einleitung und methodisches Vorgehen, Ataxie und Tremor. Nervenarzt 88: 1421–1427.
Henze T, Feneberg W, Flachenecker P, et al. (2017b). Neues zur symptomatischen MS-Therapie: Teil 2 – Gangstörung und Spastik. Nervenarzt 88: 1428–1434.
Henze T, Feneberg W, Flachenecker P, et al. (2018a). Neues zur symptomatischen MS-Therapie: Teil 3 – Blasenfunktionsstörungen. Nervenarzt 89: 184–192.
Henze T, Feneberg W, Flachenecker P, et al. (2018b). Neues zur symptomatischen MS-Therapie: Teil 4 – Störungen der Sexualfunktion und der Augenbewegungen. Nervenarzt 89: 193–197.
Henze T, Feneberg W, Flachenecker P, et al. (2018c). Neues zur symptomatischen MS-Therapie: Teil 5 – Fatigue. Nervenarzt 89: 446–452.
Henze T, Feneberg W, Flachenecker P, et al. (2018d). Neues zur symptomatischen MS-Therapie: Teil 6 – Kognitive Störungen und Rehabilitation. Nervenarzt 89: 453–459.
Hess MJ, Hess PE, Sullivan MR, et al. (2008). Evaluation of cranberry tablets for the prevention of urinary tract infections in spinal cord injured patients with neurogenic bladder. Spinal Cord 46: 622–626.
Heun R, Sliwka U, Ruttinger H, et al. (1992). Intrethekal versus systemic corticosteroids in the treatment of multiple sclerosis: Results of a pilot study. J Neurol 239(1): 31–35.
Hoffmann V, Schimrigk S, Islamova S, et al. (2003). Efficacy and safety of repeated intrathecal triamcinolone acetonide application in progressive multiple sclerosis patients. J Neurol Sci 211: 81–84.

Hoffmann V, Kuhn W, Schimrigk S, et al. (2006). Repeat intrathecal triamcinolone acetonide application is beneficial in progressive MS patients. Eur J Neurol 13(1): 72–76.
Honarmand K, Tierney MC, O'Connor P, Feinstein A (2011). Effects of cannabis on cognitive function in patients with multiple sclerosis. Neurology 76: 1153–1160.
Husseini L, Leussink VI, Kieseier BC, Hartung HP (2010). 4-Aminopyridin (Fampridin) – ein neuer Ansatz zur symptomatischen Therapie der Multiplen Sklerose. Nervenarzt 81: 203–211.
Jacobs LD, Cookfair DL, Rudick RA, et al. (1996). Intramuscular interferon beta-1a for disease progression in relapsing multiple sclerosis. The Multiple Sclerosis Collaborative research group. Ann Neurol 39: 285–294.
Kamin F, Rommer PS, Abu-Mugheisib M, et al. (2015). Effects of intrathecal triamincinolone-acetonide treatment in MS patients with therapy-resistant spasticity. Spinal Cord 53(2): 109–113.
Kesselring J (2005). Multiple Sklerose. 4. A. Stuttgart: Kohlhammer.
Leineweber B, Steube D (2000). Magenkatheter und PEG: Indikationen und Zugangswege. In: Steube D (Hrsg.). Neurogene Dysphagie. Wiesbaden-Delkenheim: Wiss. Verl.-Abteilung Abbott GmbH, S. 32–39.
Limmroth V, Kastrup O (Hrsg.) (2003). Therapieleitfaden Multiple Sklerose. 2. A. Stuttgart: Thieme.
Mattioli F, Stampatori C, Bellomi F, et al. (2010a). Neuropsychological rehabilitation in adult multiple sclerosis. Neurol Sci 31: 271–274.
Mattioli F, Stampatori C, Zanotti D, et al. (2010b). Efficacy and specificity of intensive cognitive rehabilitation of attention and executive functions in multiple sclerosis. J Neurol Sci 288: 101–105.
Mäurer M, Rieckmann P (1999). Schmerzen bei Multipler Sklerose. Nervenheilkunde 18: 517–521.
Meissner H, Volkert J, König H, Alpers G, Flachenecker P (2007). Fatigue in multiple sclerosis: subjective complaints and intensity of attention. Mult Scler 13 (Suppl 2): S228.
Meissner H, Pfitzner A, Zettl UK, Flachenecker P (2009). Fatigue in multiple sclerosis: Correlation to intensity of attention during inpatient rehabilitation. Mult Scler 15: S226.
Mostert S, Kesselring J (2002). Effects of a short-term exercise training program on aerobic fitness, fatigue, health perception and activity level of subjects with multiple sclerosis. Mult Scler 8: 161–168.
Moulin DE (1998). Pain in central and peripheral demyelinating disorders. Neurol Clin 16: 889–897.
MSTKG – Multiple Sklerose Therapie Konsensus Gruppe (2004). Symptomatische Therapie der Multiplen Sklerose. Nervenarzt 75 (Suppl 1).
Naumann M (1998). Botulinumtoxin – Wirkprinzip und klinische Anwendung. Bremen: Uni-Med.
Novotna A, Mares J, Ratcliffe S, et al. (2011). A randomized, double-blind, placebo-controlled, parallel-group, enriched-design study of nabiximols* (Sativex®), as add-on therapy, in subjects with refractory spasticity caused by multiple sclerosis. Eur J Neurol 18(9): 1122–1231.
O'Brien AR, Chiaravalloti N, Goverover Y, et al. (2008). Evidenced-based cognitive rehabilitation for persons with multiple sclerosis: a review of the literature. Arch Phys Med Rehabil 89: 761–769.
Ochs G (Hrsg.) (2004). Die Behandlung der schweren Spastizität. Baclofen intrathekal, Botulinumtoxin. Leitfaden für die praktische Anwendung. 2. A. Stuttgart: Thieme.
Pfitzner A, Flachenecker P, Zettl UK (2009). Die Effekte von Rehabilitation und Ausdauertraining auf die Leistungsfähigkeit bei Patienten mit MS: Ergebnisse einer randomisierten prospektiven Studie. Akt Neurol 36: S172.
Pliskin NH, Hamer DP, Goldstein DS, et al. (1996). Improved delayed visual reproduction test performance in multiple sclerosis patients receiving interferon beta 1b. Neurology 47: 1463–1468.
Prosiegel M, Schelling A, Wagner-Sonntag E (2004). Dysphagia and multiple sclerosis. Int MS J 11: 22–31.
Pucci E, Branas P, D'Amico R, et al. (2007). Amantadine for fatigue in multiple sclerosis. Cochrane Database Syst Rev 1: CD002818.
Rammohan KW, Rosenberg JH, Lynn DJ, et al. (2002). Efficacy and safety of modafinil (Provigil) for the treatment of fatigue in multiple sclerosis: A two centre phase 2 study. J Neurol Neurosurg Psychiatry 72: 179–183.
Reeß J, Mauch E (2000). Modafinil (Vigil) bei MS-Patienten mit Fatigue-Symptomatik. Akt Neurol 27 (Supplement): S2–S224.
Rohrbach E, Kappos L, Städt D, et al. (1987). Intrathekale vs. orale Kortikosteroidtherapie von spinalen Symptomen bei Multipler Sklerose (eine unkontrollierte Doppelblindstudie). In: Verhandlungen der Deutschen Gesellschaft für Neurologie. Bd. 4. Berlin: Springer, S. 410–411.
Rommer PS, Kamin F, Petzold A, et al. (2014). Effects of repeated intrathecal triamcinolone-acetonide application on cerebrospinal fluid biomarkers of axonal damage and glial activity in multiple sclerosis patients. Mol Diagn Ther 18(6): 631–637.
Rommer PS, Kamin F, Abu-Mugheisib M, et al. (2016). Long-term effects of repeated cycles of intrathecal triamcinolone acetonide on spasticity in MS patients. CNS Neurosci Ther 22(1): 74–79.
Rudick RA, Goodkin DE (eds.) (1999). Multiple Sclerosis Therapeutics. London: Dunitz.
Schapiro RT (1998). Managing the Symptoms of Multiple Sclerosis. Demos Health. 6th edn. New York: Demos Health.
Sechi G, Agnetti V, Sulas FM, et al. (2003). Effects of topiramate in patients with cerebellar tremor. Prog Neuropsychopharmacol Biol Psychiatry 27: 1023–1027.
Sosnoff JJ, Motl RW (2010). Effect of acute unloaded arm versus leg cycling exercise on the soleus H-reflex in adults with multiple sclerosis. Neurosci Lett 479: 307–311.
Soyka D (1999). Trigeminusneuralgie und Multiple Sklerose. Nervenheilkunde 18: 522–525.
Stankoff B, Waubant E, Confavreux C, et al. (2005). Modafinil for fatigue in MS: A randomized placebo-controlled double-blind study. Neurology 64: 1139–1143.
Starck M, Albrecht H, Pollmann W, et al. (1997). Drug therapy for acquired nystagmus in multiple sclerosis. J Neurol 244: 9–16.
Stoffel JT (2010). Contemporary management of the neurogenic bladder for multiple sclerosis patients. Urol Clin North Am 37: 547–557.
Strupp M, Schüler O, Krafcyk S, et al. (2003). Treatment of downbeat nystagmus with 3,4-diaminopyridine. Neurology 61: 165–170.
Stuke K, Flachenecker P, Zettl UK, et al. (2009). Symptomatology of MS: Results from the German MS Registry. J Neurol 256: 1932–1935.
Timmermann L, Deuschl G, Fogel W, et al. (2009). Deep brain stimulation for tremor in multiple sclerosis: Consensus recommendations of the German Deep Brain Stimulation Association. Nervenarzt 80: 673–677.
Tomaßini V, Pozzilli C, Onesti E, et al. (2004). Comparison of the effects of acetyl L-carnitine and amantadine for the treatment of fatigue in multiple sclerosis: Results of a pilot, randomised, double-blind, crossover trial. J Neurol Sci 218 (1–2): 103–108.
Tranchant C, Bhatia KP, Marsden CD (1995). Movement disorders in multiple sclerosis. Mov Disord 10: 418–423.
Tumani H, Uttner I (2007). Influences on cognition by immunosuppression and immunomodulation in multiple sclerosis. J Neurol 254: 69–72.
Uhthoff W (1890). Untersuchungen über die bei der multiplen Herdsklerose vorkommenden Augenstörungen. Arch Psychiatr Nervenkr 21: 55–116, 303–410.
Wade DT, Collin C, Stott C, Duncombe P (2010). Meta-analysis of the efficacy and safety of Sativex (nabiximols), on spasticity in people with multiple sclerosis. Mult Scler 16: 707–714.
Walther EU, Hohlfeld R (1999). Multiple Sclerosis. Side effects of interferon beta therapy and their management. Neurology 53: 1622–1627.

Wiendl H, Kieseier BC (2010). Multiple Sklerose. Klinik, Diagnostik und Therapie. Stuttgart: Kohlhammer.
Wingerchuk DM (2005). A randomized controlled crossover trial of aspirin for fatigue in multiple sclerosis. Neurology 64: 1267.
Wishart HA, Roberts DW, Roth RM, et al. (2003). Chronic deep brain stimulation for the treatment of tremor in multiple sclerosis: Review and case reports. J Neurol Neurosurg Psychiatry 74: 1392–1397.
Zajicek J, Fox P, Sanders H, et al. (2003). Cannabinoids for treatment of spasticity and other symptoms related to multiple sclerosis (CAMS-study): Multicenter randomised placebo-controlled trial. Lancet 362: 1517–1526.
Zimmermann C, Hohlfeld R (1999). „Fatigue" bei Multipler Sklerose. Nervenarzt 70: 566–574.

Kapitel 17

Kap. 17.1 und 17.2

Andersson PB, Goodkin DE (1998). Glucocorticosteroid therapy for multiple sclerosis: A critical review. J Neurol Sci 160: 16–25.
Barnes MP, Hughes RAC, Morris RW, et al. (1997). Randomised trial of oral and intravenous methylprednisolone in acute relapses of multiple sclerosis. Lancet 349: 902–906.
Beck RW (1995). The optic neuritis treatment trial: Three-year follow-up results. Arch Ophthalmol 113: 136–137.
Beck RW (1997). Clinically definitive multiple sclerosis following optic neuritis. Ann Neurol 42: 815–816.
Beck RW, Cleary PA, Anderson MM Jr, et al. (1992). A randomised, controlled trial of corticosteroids in the treatment of acute optic neuritis. The Optic Neuritis Study Group. N Engl J Med 326: 581–588.
Burton JM, O'Connor PW, Hohol M, Beyene J (2012). Oral versus intravenous steroids for treatment of relapses in multiple sclerosis. Cochrane Database Syst Rev 3: CD006921.
Cazzato G, Mesiano T, Antonello R, et al. (1995). Double-blind, placebo-controlled, randomised, crossover trial of high-dose methylprednisolone in patients with chronic progressive form of multiple sclerosis. Eur Neurol 35: 193–198.
DGN – Deutsche Gesellschaft für Neurologie (2014). DGN/KKNMS Leitlinie zur Diagnose und Therapie der MS – Online Version Stand: 13.8.2014; www.dgn.org.
Ehler J, Koball S, Sauer M, et al. (2014). Therapeutic plasma exchange in glucocorticosteroid-unresponsive patients with clinically isolated syndrome. Ther Apher Dial 18(5): 489–496.
Goodkin DE, Kinkel RP, Weinstock-Guttman B, et al. (1998). A phase II study of i. v. methylprednisolone in secondary-progressive multiple sclerosis. Neurology 51: 239–245.
Grauer O, Offenhäuser M, Schmidt J, et al. (2001). Glukokortikosteroid-Therapie bei Optikusneuritis und Multipler Sklerose. Nervenarzt 72: 577–589.
Hemmer B et al. (2021). Diagnose und Therapie der Multiplen Sklerose, Neuromyelitis-optica-Spektrum-Erkrankungen und MOG-IgG-assoziierten Erkrankungen. S2k-Leitlinie 2021. In: Deutsche Gesellschaft für Neurologie (Hrsg.). Leitlinien für Diagnostik und Therapie in der Neurologie. Online: www.dgn.org/leitlinien (letzter Zugriff: 6.7.2021).
Heun R, Sliwka U, Ruttinger H, et al. (1992). Intrathecal versus systemic corticosteroids in the treatment of multiple sclerosis: Results of a pilot study. J Neurol 239(1): 31–35.
Hoffmann F, Kraft A, Heigl E, et al. (2015). Tryptophan-Immunadsorption bei multipler Sklerose und Neuromyelitis optica: Therapieoption bei akuten Schüben in der Schwangerschaft und Stillphase. Nervenarzt 86: 179–186.
Keegan M, Pineda A, McClelland R, et al. (2002). Plasma exchange for severe attacks of CNS demyelination: Predictors of response. Neurology 58: 143–146.
Koziolek MJ, Tampe D, Bähr M, et al. (2012). Immunoadsorption therapy in patients with multiple sclerosis with steroid-refractory optical neuritis. J Neuroinflammation 9: 80.
KKNMS (2020). Qualitätshandbuch MS/NMSOD. Empfehlungen zur Therapie der Multiplen Sklerose/Neuromyelitis-optics-Spektrum-Erkrankungen für Ärzte; Ausgabe Januar 2020; www.kompetenznetz-multiplesklerose.de/wp-content/uploads/2020/03/KKNMS_Qualitätshandbuch-MSNMOSD_202001_webfrei-1.pdf.
Le Page E, Veillard D, Laplaud DA, et al.; COPOUSEP investigators; West Network for Excellence in Neuroscience (2015). Oral versus intravenous high-dose methylprednisolone for treatment of relapses in patients with multiple sclerosis (COPOUSEP): A randomised, controlled, double-blind, non-inferiority trial. Lancet 386(9997): 974–981.
Limmroth V, Kastrup O (Hrsg.) (2010). Therapieleitfaden Multiple Sklerose. 3. A. Stuttgart: Thieme.
Lucchinetti C, Brück W, Parisi J, et al. (2000). Heterogeneity of multiple sclerosis lesions: Implications for the pathogenesis of demyelination. Ann Neurol 47(6): 707–717.
Mauch E, Zwanzger J, Hettich R, et al. (2011). Immunadsorption bei steroidrefraktärem Schub der Multiplen Sklerose. Nervenarzt 82: 1590–1595.
Miller DH, Thompson AJ, Morrissey SP, et al. (1992). High dose steroids in acute relapses of multiple sclerosis. MRI evidence for a possible mechanism of therapeutic effect. J Neurol Neurosurg Psychiatry 55: 450–453.
MSTKG – Multiple-Sklerose-Therapie-Konsensus-Gruppe (1999). Immunmodulatorische Stufentherapie der multiplen Sklerose. Nervenarzt 70: 371–386.
MSTKG – Multiple-Sklerose-Therapie-Konsensus-Gruppe (2001) Immunmodulatorische Stufentherapie der Multiplen Sklerose – 1. Ergänzung Dezember 2000. Nervenarzt 72: 150–157.
MSTKG – Multiple-Sklerose-Therapie-Konsensus-Gruppe (2002). Immunmodulatorische Stufentherapie der Multiplen Sklerose – Neue Aspekte und praktische Umsetzung, März 2002. Nervenarzt 73: 556–563.
Oliveri RL, Valentino P, Russo C, et al. (1998). Randomized trial comparing two different high doses of methylprednisolone in MS. A clinical and MRI study. Neurology 50: 1833–1836.
Rommer PS, Kamin F, Abu-Mugheisib M, et al. (2016). Long-term effects of repeated cycles of intrathecal triamcinolone acetonide on spasticity in MS patients. CNS Neurosci Ther 22(1): 74–79.
Schimrigk S, Faiss J, Köhler W, et al. (2016). Escalation therapy of steroid refractory multiple sclerosis relapse with tryptophan immunoadsorption – observational multicenter study with 147 Patients. Eur Neurol 75(5–6): 300–306.
Schmidt J, Gold R, Schönrock L, et al. (2000). T-cell apoptosis in situ in experimental autoimmune encephalomyelitis following methylprednisolone pulse therapy. Brain 123(7): 1431–1441.
Seifert CL, Wegner C, Sprenger T, et al. (2012). Favourable response to plasma exchange in tumefactive CNS demyelination with delayed B-cell response. Mult Scler 18(7): 1045–1049.
Sellebjerg F, Frederiksen JL, Nielsen PM, et al. (1998). Double-blind, randomised, placebo-controlled study of oral, high-dose methylprednisolone in attacks of MS. Neurology 51: 529–534.
Wandinger KP, Wessel K, Trillenberg P, et al. (1998). Effect of high-dose methylprednisolone administration on immune functions in multiple sclerosis patients. Acta Neurol Scand 1998: 359–365.
Weinshenker BG, O'Brien PC, Petterson TM, et al. (1999). A randomized trial of plasma exchange in acute central nervous system inflammatory demyelinating disease. Ann Neurol 46(6): 878–886.
Zettl UK (2000). Gibt es differentialtherapeutische Empfehlungen für die Multiple Sklerose? In: Kappos L, Cornelius I (Hrsg.) (2000) Therapien der Multiplen Sklerose: Optionen und Perspektiven. Berlin, Wien: Blackwell.

Kap. 17.3.1

Arduini RM, Li Z, Rapoza A, et al. (2004). Expression, purification, and characterization of rat interferon-beta, and preparation of an N-terminally PEGylated form with improved pharmacokinetic parameters. Protein Expr Purif 34(2): 229–242.

Arnason BG, Dayal A, Xiang Z, et al. (1996). Mechanism of action of interferon-b in multiple sclerosis. Springer Semin Immunopathol 18: 125–148.
Arnold DL, Calabresi PA, Kieseier BC, et al. (2017). Peginterferon beta-1a improves MRI measures an increases the proportion of patients with no evidence of disease activity in relapsing-remitting multiple sclerosis: 2-year results from the ADVANCE randomized controlled trial. BMC Neurol (open access) 17: 29.
Bailon P, Won CY (2009). PEG-modified biopharmaceuticals. Expert Opin Drug Deliv 6: 1–16.
Barbero P, Verdun E, Bergui M, et al. (2004). High-dose, frequently administered interferon beta therapy for relapsing-remitting multiple sclerosis must be maintained over the long term: The interferon beta dose-reduction study. J Neurol Sci 15; 222(1–2): 13–19.
Bermel RA, Weinstock-Guttman B, Bourdette D, et al. (2010). Intramuscular interferon beta-1a therapy in patients with relapsing-remitting multiple sclerosis: A 15 year follow-up study. Mult Scler 16(5): 588–596.
Burkill S, Vattulainen P, Geissbuehler Y, et al. (2019). The association between exposure to interferon-beta during pregnancy and birth measurements in offspring of women with multiple sclerosis. PLoS One 14(12): e0227120.
Calabresi PA, Kieseier BC, Arnold DA, et al., for the ADVANCE Study Investigators (2014). Pegylated interferon beta-1a for relapsing-remitting multiple sclerosis (ADVANCE): A randomized, phase 3, double blind study. Lancet Neurol 13(7): 657–665.
Clanet M, Radue EW, Kappos L, et al., and the the European IFN-1a (Avonex) Dose-Comparison Study Investigators (2002). A randomized, double-blind, dose-comparison study of weekly interferon beta-1a in relapsing MS. Neurology 59(10): 1507–1517.
Cohen JA, Cutter GR, Fischer JS, et al. (2002). Benefit of interferon beta-1a on MSFC progression in secondary progressive MS. Neurology 59: 679–687.
Cohen JA, Barkhof F, Comi G, et al. (2010). Oral fingolimod or intramuscular interferon for relapsing multiple sclerosis. New Engl J Med 362: 402–415.
Cohen JA, Coles AJ, Arnold DL, et al. (2012). Alemtuzumab versus interferon beta 1a as first-line treatment for patients with relapsing-remitting multiple sclerosis: A randomised controlled phase 3 trial. Lancet 380(9856): 1819–1828.
Coles AJ, Compston DA, Selmaj KW, et al. (2008). Alemtuzumab vs. interferon beta-1a in early multiple sclerosis. New Engl J Med 359(17): 1786–1801.
Comi C, Filippi M, Barkhof F, et al. (2001) and the Early Treatment of Multiple Sclerosis Study Group. Effect of early interferon treatment on conversion to definite multiple sclerosis: A randomised study. Lancet 357: 1576–1582.
Comi G, Filippi M, Barkhoff F, et al. (2012). Effect of early interferon treatment on conversion to definite multiple sclerosis (REFLEX): A phase III randomised controlled trial. Lancet Neurol 11: 33–41.
Comi C, de Stefano N, Freedman MS, et al. (2017). Subcutaneous interferon b-1a in the treatment of clinically isolated syndromes: 3-year and 5-year results of the phase III dosing frequency-blind multicentre REFLEXION study. J Neurol Neurosurg Psychiatry 88(4): 285–294.
Durelli L, Verdun E, Barbero P, et al. (2002). Every-other-day interferon beta-1b versus once-weekly interferon beta-1a for multiple sclerosis: Results of a 2-year prospective randomised multicentre study (INCOMIN). Lancet 359(9316): 1453–1460.
European Study Group (1998) on interferon b-1b in secondary progressive MS. Placebo-controlled multicentre randomised trial of interferon beta-1b in treatment of secondary progressive multiple sclerosis. Lancet 352(9139): 1491–1497.
Filippi M, Rocca MA, Camesasca F, et al. (2011). Interferon beta-1b and glatiramer acetate effects on permanent black hole evolution. Neurology 76(14): 1222–1228.
Freedman MS, Francis GS, Sanders EAC, et al. (2005). Randomized study of once-weekly interferon beta-1a therapy in relapsing multiple sclerosis: Three-year data from the OWIMS study. Mult Scler 11(1): 41–45.
IFNB Multiple Sclerosis Study Group (1993a). Interferon-beta1b is effective in relapsing remitting multiple sclerosis. I. Clinical Results. Neurology 43: 655–661.
IFNB Multiple Sclerosis Study Group (1993b). Interferon-beta1b is effective in relapsing remitting multiple sclerosis. II. MRI analysis Results. Neurology 43: 662–667.
IFNB Multiple Sclerosis Study Group and The University of British Columbia MS/MRI Analysis Group (1995). Interferon beta-1b in the treatment of multiple sclerosis: Final outcome of the randomized controlled trial. The IFNB Multiple Sclerosis Study Group and The University of British Columbia MS/MRI Analysis Group. Neurology 45(7): 1277–1285.
Isaacs A, Lindenmann J (1987). Virus interference. I. The interferon. By A. Isaacs and J. Lindenmann, 1957. J Interferon Res. 7(5):429–438.
Jacobs L, Johnson KP (1994). A brief history of the use of interferons as treatment of multiple sclerosis. Arch Neurol 51: 1245–1252.
Jacobs L, O'Malley J, Freeman A, Ekes R (1981). Intrathekal interferon reduces exacerbations of multiple sclerosis. Science 214: 1026–1028.
Jacobs L, Cookfair DL, Rudick RA, Herndorn RM (1995). A phase III trial of intramuscular recombinant interferon beta for exacerbating remitting multiple sclerosis: Design and conduct of study; baseline characteristics of patients. Mult Scler 1: 118–135.
Jacobs LD, Cookfair DL, Rudick RA, et al. (1996). Intramuscular Interferon beta-1a for disease progression in relapsing multiple sclerosis. Ann Neurol 39: 285–294.
Jacobs LD, Beck RW, Sikon JH, et al. (2000) and the Champs Study Group. Intramuscular interferon beta-1a therapy initiated during a first demyelinating event in multiple sclerosis. New Engl J Med 343(13): 898–904.
Kappos L, Polman C, Pozzilli C, et al. (2001). Final analysis of the European multicenter trial on IFN b1b in secondary-progressive MS. Neurology 57: 1969–1975.
Kappos L (2004). Effect of drugs in secondary disease progression in patients with multiple sclerosis. Mult Scler 10: 46–55.
Kappos L, Wiendl H, Selmaj K, et al. (2015). Daclizumab HYP versus Interferon beta-1a in relapsing multiple sclerosis (2015). New Engl J Med 373: 1418–1428.
Li DK, Zhao GJ, Paty DW (2001). Randomized controlled trial of interferon beta-1a in secondary progressive MS: MRI results. Neurology 56: 1505–1513.
Mikol DD, Barkhof F, Chang P, et al. (2008). Comparison of subcutaneous interferon beta-1a with glatiramer acetate in patients with relapsing multiple sclerosis (the REbif vs Glatiramer Acetate in Relapsing MS Disease [REGARD] study): A multicentre, randomised, parallel, open-label trial. Lancet Neurol 7(10): 903–914.
Miller DH, Leary SM, Thompson AJ (2004). Overview of London trial of intramuscular interferon b-1a in primary progressive multiple sclerosis. Mult Scler 10: 56–57.
Montalban S (2004). Overview of European pilot study of interferon b-1b in primary progressive multiple sclerosis. Mult Scler 10: 62–64.
Munafo A, Trinchard-Lugan I, Nguyen TX, et al. (1998). Comparative pharmacokinetics and pharmacodynamics of recombinant human interferon beta-1a after intramuscular and subcutaneous administration. Eur J Neurol 5(2): 187–193.
O'Connor P, Filippi M, Arnason B, et al. (2009). 250 microg or 500 microg interferon beta-1b versus 20 mg glatiramer acetate in relapsing-remitting multiple sclerosis: A prospective, randomised, multicentre study. Lancet Neurol 8(10): 889–897.
Panitch H (2000). Clinical trials in secondary chronic progressive MS. Assessing response to therapy. Int J MS Care (suppl): 5.

Panitch H, Goodin DS, Francis G, et al. (2002). Randomized, comparative study of interferon beta-1a treatment regimens in MS: The EVIDENCE Trial. Neurology 59(10): 1496–1506.
Perini P, Facchinetti A, Bulian P, et al. (2001). Interferon-beta (INF-beta) antibodies in interferon-beta1a- and interferon-beta1b-treated multiple sclerosis patients. Prevalence, kinetics, cross-reactivity, and factors enhancing interferon-beta immunogenicity in vivo. Eur Cytokine Netw 12(1): 56–61.
Polman C, Barkhof F, Kappos L, Pozzilli C, Sandbrink R, Dahlke F, et al. (2003). Oral interferon beta-1a in relapsing-remitting multiple sclerosis: A double-blind randomized study. Mult Scler 9(4): 342–348.
Pozzilli C, Schweikert B, Ecari U, Oentrich W (2011). Supportive strategies to improve adherence to IFN beta1b in multiple sclerosis. Results of the BetaPlus observational cohort study. J Neurol Sci 307(1–2): 120–126.
Preble OT, Rothko K, Klippel JH (1983). Interferon induced 2′-5′ adenylate synthethase in vivo and interferon production in vitro by lymphocytes from systemic lupus erythematosus patients with and without circulating interferon. J Exp Med 157(6): 2140–2146.
PRISMS Study Group (1998). Randomised double-blind placebo-controlled study of interferon b-1a in relapsing-remitting multiple sclerosis. Lancet 352: 1498–1504.
PRISMS (Prevention of Relapses and disability by Interferon beta-a1 subcutaneously in Multiple Sclerosis) Study Group (2001). PRISMS-4: Long term efficacy of interferon-b-1a in relapsing MS. Neurology 56: 1628–1638.
Rice GP, Paszner B, Oger J, et al. (1999). The evolution of neutralizing antibodies in multiple sclerosis patients treated with interferon b-1b. Neurology 52: 1277–1279.
Rojas JI, Ciapponi A, Patrucco L, Christiano E (2010). Interferon beta for primary progressive multiple sclerosis. Cochrane Database Syst Rev 1: CD006643.
Rudick RA, Goelz SE (2011). Beta-interferon for multiple sclerosis. Exp Cell Res 317(9): 1301–1311.
Salmon P, Le Cotonnec JY, Galazka A, et al. (1996). Pharmacokinetics and pharmacodynamics of recombinant human interferon-beta in healthy male volunteers. J Interferon Cytokine Res 16(10): 759–764.
Sandberg-Wollheim M, Alteri E, et al. (2011). Pregnancy outcomes in multiple sclerosis following subcutaneous interferon beta-1a therapy. Mult Scler 17(4): 423–430.
Sorensen PS, Koch-Henriksen N, Ross C, et al. (2005). Appearance and disappearance of neutralizing antibodies during interferon-beta therapy. Neurology 65: 33–39.
SPECTRIMS Study Group (2001). Randomized controlled trial of interferon beta-1a in secondary progressive MS: Clinical results. Neurology 56: 1496–1504.
Stark GR, Kerr IM, Williams RH, Schreiber RD (1998). How cells respond to interferons. Annu Rev Biochem 67: 227–264.

Kap. 17.3.2

Abramsky O, Teitelbaum D, Arnon R (1977). Effect of a synthetic polypeptide (Copolymer-1) on patients with multiple sclerosis and with acute disseminated encephalomyelitis. J Neurol Sci 31: 433–438.
Bornstein MB, Miller A, Slagle S, et al. (1987). A pilot trial of Cop 1 in exacerbating-remitting multiple sclerosis. N Engl J Med 317: 408–414.
Bornstein MB, Miller A, Slagle S, et al. (1991). A placebo-controlled, double-blind, randomized, two center pilot trial of Cop 1 in chronic progressive multiple sclerosis. Neurology 41: 533–539.
Boster AL, Ford CC, Neudorfer O, Gilgun-Sherki Y (2015). Glatiramer acetate: Long-term safety and efficacy in relapsing-remitting multiple sclerosis. Expert Rev Neurother 15(6): 575–586.
Bove R, Alwan S, Friedman JM, et al. (2014). Management of multiple sclerosis during pregnancy and the reproductive years: a systematic review. Obstet Gynecol 124: 1157–1168.
Cadavid D, Wolansky LJ, Skurnick J, et al. (2009). Efficacy of treatment of MS with IFN beta-1b or glatiramer acetate by monthly brain MRI in the BECOME study. Neurology 72: 1976–1983.
Cohen J, Belova A, Selmaj K, et al.; Glatiramer Acetate Clinical Trial to Assess Equivalence With Copaxone (GATE) Study Group (2015). Equivalence of generic glatiramer acetate in multiple sclerosis: A randomized clinical trial. JAMA Neurol 72(12): 1433–1441.
Comi G, Filippi M and the Copaxone MRI Study Group (1999). The effect of glatiramer acetate (CopaxoneAUD_unicodechar_sup®/AUD_unicodechar_sup) on disease activity as measured by cerebral MRKI in patients with relapsing-remitting multiple sclerosis (RRMS): A multi-center, randomised, double-blind, placebo-controlled study extended by open-label treatment. Neurology 52 (Suppl 2): A289.
Comi G, Martinelli V, Rodegher M, et al. (2009). Effect of glatiramer acetate on conversion to clinically isolated syndrome (PreCISe study): A randomized, double-blind, placebo-controlled trial. Lancet 374(9700): 1503–1511.
DGN (2012). DGN-Leitlinien 2012 mit Ergänzungen von 2014. Zugänglich unter: https://dgn.org/wp-content/uploads/2020/10/030-050l_S2e_Multiple_Sklerose_Diagnostik_Therapie_2014-08_verlaengert.pdf (letzter Zugriff: 27.4.2021).
Filippi M, Wolinsky JS, Comi G. CORAL Study Group (2006). Effects of oral glatiramer acetate on clinical and MRI-monitored disease activity in patients with relapsing multiple sclerosis: a multicentre, double-blind, randomised, placebo-controlled study. Lancet Neurol 5(3): 213–220.
Ford C, Johnson K, Brooks B, et al. (2003). Sustained efficacy and tolerability of glatiramer acetate in relapsing-remitting multiple sclerosis patients for over 10 years. Poster ECTRIMS 2003.
Haupts M, Pöhlau D, von Schayck R, et al. (2001). Neue Aspekte der MS-Therapie mit Glatirameracetat – eine aktuelle Übersicht. Akt Neurol 28: 12–16.
Herbstritt S, Langer-Gould A, Rockhoff M, et al. (2016). Glatiramer acetate during early pregnancy: A prospective cohort study. Mult Scler 22: 810–816.
Hellwig K, Neudorfer O (2019). Pregnancy outcomes in patients with multiple sclerosis and exposure to branded glatiramer acetate (P4.2–096). Acad Neurol 92 (15 Suppl); https://n.neurology.org/content/92/15_Supplement/P4.2-096 (letzter Zugriff: 27.4.2021).
Hellwig K, Neudorfer O, Melamed-Gal S, et al. (2018). Pregnancy outcomes in patients with multiple sclerosis to branded glatiramer acetate during all three trimesters (P4.326). Am Acad Neurol 90 (15 Suppl); https://n.neurology.org/content/90/15_Supplement/P4.362 (letzter Zugriff: 27.4.2021).
Johnson KP, and the US Phase III Copolymer 1 Study Group (1995). Antibodies to copolymer 1 do not interfere with its clinical effect. Ann Neurol 38: 973.
Johnson KP, Brooks BR, Cohan JA, et al. (1998). Extended use of glatiramer acetate (Copaxone) is well tolerated and maintains its clinical effect on multiple sclerosis relapse rate and degree of disability. Copolymer 1 Multiple Sclerosis Study Group. Neurology 50: 701–708.
Johnson KP, Brooks BR, Ford CC, et al. (2000). Sustained clinical benefits of glatiramer acetate in relapsing multiple sclerosis patients observed for 6 years. Copolymer 1 Multiple Sclerosis Study Group. Mult Scler 6: 255–266.
Johnson KP, Brooks BR, Ford CC, et al. (2002). Results of the long-term (eight year) prospective, open-label trial of glatiramer acetate for relapsing multiple sclerosis. Neurology 58: 251.
Khan O, Rieckmann P, Boyko A, et al., for the GALA Study Group (2013). Three times weekly glatiramer acetate in relapsing-remitting multiple sclerosis. Ann Neurol 73(6): 705–713.
KKNMS (2020). Qualitätshandbuch Multiple Sklerose. Empfehlungen zur Therapie der MS für Ärzte. Krankheitsbezogenes Kompetenznetz Multiple Sklerose e.V. – Ausgabe 2020 online: www.kompetenznetz-multiplesklerose.de (letzter Zugriff: 27.4.2021).

Lublin FD, et al., for the CombiRx Investigators (2013). Randomized study combining interferon and glatiramer acetate in multiple sclerosis. Ann Neurol 73(3): 327–340.

Miller AE, Spada V, Beerkircher D, et al. (2008). Long-term (up to 22 years), open-label, compassionate-use study of glatiramer acetate in relapsing-remitting multiple sclerosis. Mult Scler 14: 494–499.

Mikol DD, Barkhof F, Chang P, et al., on behalf of the REGARD study group (2008). Comparison of subcutaneous interferon beta-1a with glatiramer acetate in patients with relapsing multiple sclerosis (the REbif vs Glatiramer Acetate in Relapsing MS Disease [REGARD] study): A multicentre, randomised, parallel, open-label trial. Lancet Neurol 7: 903–914.

MSTKG – Multiple-Sklerose-Therapie-Konsensus-Gruppe (2001) Immunmodulatorische Stufentherapie der Multiplen Sklerose – 1. Ergänzung Dezember 2000. Nervenarzt 72: 150–157.

O'Connor P, Filippi M, Arnason B, et al., for the BEYOND Study Group (2009). 250 mg or 500 mg interferon beta-1b versus 20 mg glatiramer acetate in relapsing-remitting multiple sclerosis: A prospective, randomised, multicentre study. Lancet Neurol 8: 889–897.

Teitelbaum D, Meshorer A, Hirshfeld T, et al. (1971). Suppression of experimental allergic encephalomyelitis by a synthetic polypeptide. Eur J Immunol 1: 242–248.

Wolinsky JS (1995). Copolymer 1: A most reasonable alternative therapy for early relapsing-remitting multiple sclerosis with mild disability. Neurology 45: 1245–1247.

Wolinsky JS, Comi G, Filippi M, et al. (2002). Copaxone's effect on MRI-monitored disease in relapsing MS is reproducible and sustained. Neurology 59: 1284–1286.

Wolinsky JS, and The Promise Trial Study Group (2004). The PROMiSe trial: Baseline data review and progress report. Mult Scler 10 (Suppl 1): 65–72.

Wolinsky JS, Borresen TE, Dietrich DW, et al.; GLACIER Study Group (2015). GLACIER: An open-label, randomized, multicenter study to assess the safety and tolerability of glatiramer acetate 40 mg three-times weekly versus 20 mg daily in patients with relapsing-remitting multiple sclerosis. Mult Scler Relat Disord 4(4): 370–376.

Ziemssen T, Ashtamker N, Rubinchick S, et al. (2016). Long-term safety and tolerability of glatiramer acetate 20 mg in the treatment of relapsing forms of multiple sclerosis. Expert Opin Drug Saf 16 (2): 247–255.

Kap. 17.3.3

Achiron A, Pras E, Gilad R, et al. (1992). Open controlled therapeutic trial of intravenous immune globulin in relapsing-remitting multiple sclerosis. Arch Neurol 49: 1233–1236.

Achiron A, Rothstein Z, Noy S, et al. (1996). Intravenous immunoglobulin treatment in the prevention of childbirth-associated acute exacerbations in multiple sclerosis: A pilot study. J Neurol 243: 25–28.

Achiron A, Gabbay U, Hassin-Baer S, et al. (1998). Intravenous immunoglobulin treatment in multiple sclerosis. Effect on relapses. Neurology 50: 398–402.

Achiron A, Kishner I, Dolev M, et al. (2004a). Effect of intravenous immunoglobulin treatment on pregnancy and postpartum-related relapses in multiple sclerosis. J Neurol 251: 1133–1137.

Achiron A, Kishner I, Sarova-Pinhas I, et al. (2004b). Intravenous immunoglobulin treatment following the first demyelinating event suggestive of multiple sclerosis: A randomised, double-blind, placebo-controlled trial. Arch Neurol 61(10): 1515–1520.

AkdÄ – Arzneimittelkommission der deutschen Ärzteschaft (1993). Humane Immunglobuline, unerwünschte Wirkungen, Indikationen. Dtsch Arztebl 90/23: 1250.

Anthony RM, Wermeling F, Karlsson MC, Ravetch JV (2008). Identification of a receptor required for the anti-inflammatory activity of IVIG. PNAS 105(50): 19571–19578.

Berger T (2004). Multiple sclerosis. Autoimmunity 37(4): 321–324.

Bihan K, Weiss N, Théophile H, et al. (2019). Drug-induced aseptic meningitis: 329 cases from the French pharmacovigilance database analysis. Br J Clin Pharmacol 85(11): 2540–2546.

Björkander J, Bengtsson U, Oxelius V, Hansson A (1986). Symptoms in patients with lowered levels of IgG subclasses with or without IgA deficiency and effects of immunoglobulin prophylaxis. In: Hanson LA, Söderström D, Oxelius VA (eds.). Immunoglobulin Subclass Deficiencies. Monographs in Allergy. Vol. 20. Basel: Karger, p. 157.

Björö K, Froland SS, Yun Z, et al. (1994). Hepatitis C infections in patients with primary hypogammaglobulinemia after treatment with contaminated immune globulin. N Engl J Med 331(24): 1607–1611.

Cassity JT, Nordby GL (1975). Human serum immune globulin concentrations: Prevalence of immunoglobulin deficiencies. J Allergy Clin Immunol 55: 35–48.

Confavreux C, Hutchinson M, Hours MM, et al. (1998). Rate of pregnancy-related relapse in multiple sclerosis. Pregnancy in Multiple Sclerosis Group. New Engl J Med 339: 285–291.

Constantinescu CS, Chang AP, McCluskey LF (1993). Recurrent migraine and intravenous immune globulin therapy. New Engl J Med 329: 583–584.

Cook SD, Troiano R, Rohowski-Kochin C, et al. (1992). Intravenous gamma globulin in progressive MS. Acta Neurol Scand 86: 171–175.

European Study Group on interferon beta-1b in secondary progressive MS (1998). Placebo-controlled multicentre randomised trial of interferon beta-1b in treatment of secondary progressive multiple sclerosis. Lancet 352(9139): 1491–1497.

Fazekas F, Lublin FD, Freedman MS, et al. (2008). Intravenous immunoglobulin in relapsing remitting multiple sclerosis: a dose-finding trial. Neurology 71(4): 265–271.

Fazekas F, Deisenhammer F, Strasser-Fuchs S, et al. (1997). Randomised placebo-controlled trial of monthly intravenous immunoglobulin therapy in relapsing-remitting multiple sclerosis. Lancet 349: 589–593.

Frohman LP, Cook SD, Bielory L (1991). Dysgammaglobulinemia in steroid-dependent optic neuritis: Response to gammaglobulin treatment. J Clin Neuroophthalmol 11(4): 241–245.

Guo Y, Tian X, Wang X, Xiao Z (2018). Adverse effects of immunoglobulin therapy. Front Immunol 9: 1299.

Haas J (2000). High dose IVIG in the post partum period for the prevention of exacerbations in MS. Mult Scler 6(2): 18–20.

Haas J, Hommes OR (2007). A dose comparison study of IVIG in postpartum relapsing-remitting multiple sclerosis. Mult Scler 13(7): 900–908.

Haas J, Maas-Enriquez M, Hartung HP (2005). Intravenous immunoglobulins in the treatment of relapsing remitting multiple sclerosis – results of a retrospective multicenter observational study over five years. Mult Scler 11(5): 565–567.

Hartung HP, Gonsette R, König N, et al. (2002). Mitoxantrone in Multiple Sclerosis Study Group (MIMS): Mitoxantrone in progressive multiple sclerosis: a placebo-controlled, double-blind, randomised, multicentre trial. Lancet 360(9350): 2018–2025.

Hellwig K, Beste C, Schimrigk S, Chan A (2009). Immunomodulation and post partum relapses in patients with multiple sclerosis. Ther Adv Neurol Disord 2(1): 7–11.

Hommes OR, Sorensen PS, Fazekas F, et al. (2004). Intravenous immunoglobulin in secondary progressive multiple sclerosis: Randomised, placebo-controlled trial. Lancet 364: 1149–1156.

Karageorgiou CE, Panagopoulos G, Tsiara S, et al. (1997). Intravenous immunoglobulin treatment in multiple sclerosis. J Neurol 244(3): 65.

Lebrun C, Ghetau G, Bourg V, et al. (2003). Evaluation of intravenous immunoglobulin treatment for progressive multiple sclerosis after failure of other immunomodulatory treatments. Rev Neurol (Paris) 159(6–7pt): 648–651.

Lewanska M, Siger-Zajdel M, Selmaj K (2002). No difference in efficacy of two different doses of intravenous immunoglobulins in MS: Clinical and MRI assessment. Eur J Neurol 9: 565–572.
Luccinetti C, Brück W, Parisi J, et al. (2000). Heterogeneity of multiple sclerosis lesions: Implications for the pathogenesis of demyelination. Ann Neurol 47: 707–717.
Maida E (1992). Zusammenfassendes Gutachten über Multiple Sklerose Daten Dr. Eva Maida. Diplom Ing. Dr. Neumann und Team.
Marchioni E, Marinou-Aktipi K, Ugetti C, et al. (2002). Effectiveness of intravenous immunoglobulin treatment in adult patients with steroid-resistant monophasic or recurrent acute disseminated encephalomyelitis. J Neurol 249(1): 100–104.
Marriott JJ, Miyasaki JM, Gronseth G, O'Connor PW (2010). Evidence Report: The efficacy and safety of mitoxantrone (Novantrone) in the treatment of multiple sclerosis. Neurology 74: 1463–1470.
Nimii N, Kohyama K, Kamei S, Matsumoto Y (2011). Intravenous immunoglobulin therapy prevents development of autoimmune encephalomyelitis and suppresses activation of matrix metalloproteinases. Neuropathol 31(4): 392–400.
Noseworthy JH, O'Brien PC, Weinshenker BG, et al. (2000). IV immunoglobulin does not reverse established weakness in MS. Neurology 55(8): 1135–1143.
Olyaeemanesh A, Rahmani M, Goudarzi R, et al. (2016). Safety and effectiveness assessment of intravenous immunoglobulin in the treatment of relapsing-remitting multiple sclerosis: A meta-analysis. Med J Islam Repub Iran 23; 30: 336.
Pöhlau D, Postert T, Rieks M, et al. (1996). Wirkmechanismen intravenöser Immunglobuline. Fortschr Med 31: 42–48.
Pöhlau D, Przuntek H, Sailer M, et al. (2007). Intravenous immunoglobulin in primary and secondary chronic progressive multiple sclerosis: A randomized placebo controlled multicentre study. Mult Scler 13(9): 1107–1117.
Rodriguez Orozco AR (2004). Intravenous immunoglobulin and mitoxantrone stop the progression of secondary progressive multiple sclerosis in a patient with interferon intolerance. Revista alergia Mexico 51(3): 1124–1126.
Rothfelder U, Neu I, Pelka R (1982). Therapie der MS mit Immunglobulin G. Münch Med Wochenschr 124(4): 74–78.
Schuller E, Goevaerts A (1983). First results of immunotherapy with immunoglobulin G in multiple sclerosis patients. Eur Neurol 22: 205–212.
Simon HU, Späth PJ (2003). IVIG – mechanisms of action. Allergy 58; 543–552.
Sorensen PS, Wanscher B, Jensen CV, et al. (1998). Intravenous immunoglobulin G reduces MRI activity in relapsing multiple sclerosis. Neurology 50: 1273–1281.
Sorensen PS, Fazekas F, Lee M (2002). Intravenous immunoglobulin G for the treatment of relapsing-remitting multiple sclerosis: A meta-analysis. Eur J Neurol 9: 557–563.
Sorensen PS, Haas J, Sellebjerg F, et al. (2004). IV immunoglobulins as add-on treatment to methylprednisolone for acute relapses in MS. Neurology 63(11): 2028–2033.
Soukop W, Tschabitscher H (1986). Gammaglobulintherapie bei Multipler Sklerose. Münch Med Wochenschr 18: 477–480.
Stangel M (2004). Wirkmechanismen hochdosierter intravenöser Immunglobuline (IVIG). Med Welt 48: 193–198.
Tenser RB, Hay KA, Aberg JA (1993). Immunoglobulin G immunosuppression of multiple sclerosis. Suppression of all three major lymphocyte subsets. Arch Neurol 50: 417–420.
Tselis A, Perumal J, Caon C, et al. (2008). Treatment of corticosteroid refractory optic neuritis in multiple sclerosis patients with intravenous immunoglobulin. Eur J Neurol 15(11): 1163–1167.
van Engelen BGM, Hommes OR, Pinckers A, et al. (1992). Improved vision after intravenous immunoglobulin in stable demyelinating optic neuritis. Ann Neurol 32: 834–835.
Visser LH, Beekman R, Tijssen CC, et al. (2004). A randomized, double blind placebo controlled pilot study of i.v. immunoglobulins in combination with i.v. methylprednisolone in the treatment of relapses in patients with MS. Mult Scler 10(1): 89–91.
Watson JDG, Gibson J, Joshua DE, Kronenberg H (1991). Aseptic meningitis associated with high dose intravenous immunoglobulin therapy. J Neurol Neurosurg Psychiatry 54: 275–276.
Weismann LE (1994). The safety of intravenous immunoglobulin preparations. Isr J Med Sci 30: 459–463.
Winkelmann A, Rommer PS, Hecker M, Zettl UK (2019). Intravenous immunoglobulin treatment in multiple sclerosis: A prospective, rater-blinded analysis of relapse rates during pregnancy and the postnatal period. CNS Neurosci Ther 25: 78–85.
Winter M, Baksmeier C, Steckel J, et al. (2016). Dose-dependent inhibition of demyelination and microglia activation by IVIG. Ann Clin Transl Neurol 3(11): 828–843.
Woodruff RK, Grigg AP, Firkin FC, Smith IL (1986). Fatal thrombotic events during treatment of autoimmune thrombocytopenia with intravenous immunoglobulin in elderly patients (letter). Lancet 2: 217–218.
Yan J, Richert JR, Sirdofsky MD (1990). High dose intravenous immunoglobulin for multiple sclerosis. Lancet 336(8716): 692.

Kap. 17.3.4

Alping A, Frisell T, Novakova L, et al. (2016). Rituximab versus fingolimod after natalizumab in multiple sclerosis patients. Ann Neurol 79: 950–958.
Bar-Or A, Grove RA, Austin DJ, et al. (2018). Subcutaneous ofatumumab in patients with relapsing-remitting multiple sclerosis: The MIRROR study. Neurology 90: e1805–e1814.
Bielekova B, Catalfamo M, Reichert-Scrivner S, et al. (2006). Regulatory CD56 (bright) natural killer cells mediate immunoregulatory effects of IL-2R-alpha-targeted therapy (daclizumab) in multiple sclerosis. Proc Natl Acad Sci U S A 103: 5941–5946.
Bloomgren G, Richman S, Hotermans C, et al. (2012). Risk of natalizumab-associated progressive multifocal leukoencephalopathy. N Engl J Med 366: 1870–1880.
Brickelmaier M, Lugovskoy A, Kartikeyan R, et al. (2009). Identification and characterization of mefloquine efficacy against JC virus in vitro. Antimicrob Agents Chemother 53: 1840–1849.
Cadavid D, Balcer L, Galetta S, et al. (2017). Safety and efficacy of opicinumab in acute optic neuritis (RENEW): A randomised, placebo-controlled, phase 2 trial. Lancet Neurol 16: 189–199.
Cadavid D, Balcer L, Galetta S, et al. (2018). Predictors of response to opicinumab in acute optic neuritis. Ann Clin Transl Neurol 5: 1154–1162.
Cadavid D, Mellion M, Hupperts R, et al. (2019). Safety and efficacy of opicinumab in patients with relapsing multiple sclerosis (SYNERGY): A randomised, placebo-controlled, phase 2 trial. Lancet Neurol 18: 845–856.
Clifford DB, Nath A, Cinque P, et al. (2013). A study of mefloquine treatment for progressive multifocal leukoencephalopathy: Results and exploration of predictors of PML outcomes. J Neurovirol 19: 351–358.
Cohen JA, Coles AJ, Arnold DL, et al.; CARE-MS I investigators (2012). Alemtuzumab versus interferon beta 1a as first-line treatment for patients with relapsing-remitting multiple sclerosis: A randomised controlled phase 3 trial. Lancet 380: 1819–1828.
Cohen M, Maillart E, Tourbah A, et al., Club Francophone de la Sclérose en Plaques Investigators (2014). Switching from natalizumab to fingolimod in multiple sclerosis: A French prospective study. JAMA Neurol 71: 436–441.
Coles AJ, Wing MG, Molyneux P, et al. (1999). Monoclonal antibody treatment exposes three mechanisms underlying the clinical course of multiple sclerosis. Ann Neurol 46: 296–304.
Coles AJ, Cox A, Le Page E, et al. (2006). The window of therapeutic opportunity in multiple sclerosis: Evidence from monoclonal antibody therapy. J Neurol 253: 98–108.

Coles AJ, Fox E, Vladic A, et al. (2012a). Alemtuzumab more effective than interferon b-1a at 5-year follow-up of CAMMS223 clinical trial. Neurology 78: 1069–1078.
Coles AJ, Twyman CL, Arnold DL, et al.; CARE-MS II investigators (2012b). Alemtuzumab for patients with relapsing multiple sclerosis after disease-modifying therapy: A randomised controlled phase 3 trial. Lancet 380: 1829–1839.
Coles AJ, Cohen JA, Fox EJ, et al. (2017). Alemtuzumab CARE-MS II 5-year follow-up: Efficacy and safety findings. Neurology 89: 1117–1126.
Cortese et al. 2019.
Cossburn MD, Harding K, Ingram G, et al. (2013). Clinical relevance of differential lymphocyte recovery after alemtuzumab therapy for multiple sclerosis. Neurology 80: 55–61.
Dong-Si T, Gheuens S, Gangadharan A, et al. (2015). Predictors of survival and functional outcomes in natalizumab-associated progressive multifocal leukoencephalopathy. J Neurovirol 21(6): 637–644.
Fox E, Lovett-Racke A, Gormley M, et al. (2018). Final results of a placebo controlled, phase 2 multicenter study of ublituximab (UTX), a novel glycoengineered anti-CD20 monoclonal antibody (mAb), in patients with relapsing forms of multiple sclerosis (RMS). Mult Scler J 24: 87.
Giacomini PS, Rozenberg A, Metz I, et al. (2014). Maraviroc and JC virus-associated immune reconstitution inflammatory syndrome. N Engl J Med 370(5): 486–488.
Gold R, Giovannoni G, Selmai K, et al.; SELECT study investigators (2013). Daclizumab high-yield process in relapsing-remitting multiple sclerosis (SELECT): A randomised, double-blind, placebo-controlled trial. Lancet 381: 2167–2175.
Gonzales NR, De Pascalis R, Schlom J, Kashmiri SV (2005). Minimizing the immunogenicity of antibodies for clinical application. Tumour Biol 26: 31–43.
Granqvist M, Boremalm M, Poorghobad A, et al. (2018). Comparative effectiveness of rituximab and other initial treatment choices for multiple sclerosis. JAMA Neurol 75: 320–327.
Hartung H-P, Berger J, Wiendl H, et al., für die Teilnehmer des Expertenmeetings (2011). Therapie der Multiplen Sklerose mit monoklonalen Antikörpern: aktualisierte Empfehlungen zum Umgang mit Natalizumab im Rahmen eines Expertenmeetings. Akt Neurol 38: 2–11.
Hauser SL, Waubant E, Arnold DL, et al. (2008). B-cell depletion with rituximab in relapsing-remitting multiple sclerosis. N Engl J Med 358: 676–688.
Hauser SL, Bar-Or A, Comi G, et al. (2016). Ocrelizumab versus interferon beta-1 in relapsing multiple sclerosis. N Engl J Med 376: 221–234.
Havla J, Kleiter I, Kümpfel T (2013). Bridging, switching or drug holidays – how to treat a patient who stops natalizumab? Ther Clin Risk Manag 9: 361–369.
Havrdova E, Galetta S, Hutchinson M, et al. (2009). Effect of natalizumab on clinical and radiological disease activity in multiple sclerosis: A retrospective analysis of the Natalizumab Safety and Efficacy in Relapsing-Remitting Multiple Sclerosis (AFFIRM) study. Lancet Neurol 8: 254–260.
Havrdova E, Arnold DL, Cohen JA, et al. (2017). Alemtuzumab C ARE-MS I 5-year follow-up: Durable efficacy in the absence of continuous MS therapy. Neurology 89: 1107–1116.
Hawker K, O'Connor P, Freedman MS, et al. (2009). Rituximab in patients with primary progressive multiple sclerosis: Results of a randomized double-blind placebo-controlled multicenter trial. Ann Neurol 66: 460–471.
Holmøy T, von der Lippe H, Leegaard TM (2017). Listeria monocytogenes infection associated with alemtuzumab – a case for better preventive strategies. BMC Neurol. 17: 65.
Jokubaitis VG, Li V, Kalincik T, et al. (2014). Fingolimod after natalizumab and the risk of short-term relapse. Neurology 82(14): 1204–1211.
Kapoor R, Ho PR, Campbell N, et al. (2018). Effect of natalizumab on disease progression in secondary progressive multiple sclerosis (ASCEND): A phase 3, randomised, double-blind, placebo-controlled trial with an open-label extension. Lancet Neurol 17: 405–415.
Kappos L, Li D, Calabresi PA, et al. (2011). Ocrelizumab in relapsing-remitting multiple sclerosis: A phase 2, randomised, placebo-controlled, multicentre trial. Lancet 378: 1779–1787.
Kappos L, Wiendl H, Selmaj K, et al. (2015). Daclizumab HYP versus interferon beta-1a in relapsing multiple sclerosis. N Engl J Med 373: 1418–1428.
Khatri BO, Man S, Giovannoni G, et al. (2009). Effect of plasma exchange in accelerating natalizumab clearance and restoring leukocyte function. Neurology 72: 402–409.
Khazaeli MB, Saleh MN, Liu TP, et al. (1991). Pharmacokinetics and immune response of 131I-chimeric mouse/human B72.3 (human gamma 4) monoclonal antibody in humans. Cancer Res 51: 5461–5466.
Köhler G, Milstein C (1975). Continuous cultures of fused cells secreting antibodies of predefined specificity. Nature 256: 495–497.
Landi D, De Rossi N, Zagaglia S, et al. (2017). No evidence of beneficial effects of plasmapheresis in natalizumab-associated PML. Neurology 88: 1144–1152.
Leussink VI, Lehmann HC, Hartung HP, et al. (2008). Type III systemic allergic reaction to natalizumab. Arch Neurol 65: 851–852.
Lonberg N (2008). Fully human antibodies from transgenic mouse and phage display platforms. Curr Opin Immunol 20: 450–459.
Maillart E, Vidal JS, Brassat D, et al. (2017). Natalizumab-PML survivors with subsequent MS treatment: Clinico-radiologic outcome. Neurol Neuroimmunol Neuroinflamm 4: e346.
McCarthy CL, Tuohy O, Compston DA, et al. (2013). Immune competence after alemtuzumab treatment of multiple sclerosis. Neurology 81: 872–876.
McGuigan C, Craner M, Guadagno J, et al. (2016). Stratification and monitoring of natalizumab-associated progressive multifocal leukoencephalopathy risk: Recommendations from an expert group. J Neurol Neurosurg Psychiatr 87: 117–125.
Mi S, Pepinsky RB, Cadavid D (2013). Blocking LINGO-1 as a therapy to promote CNS repair: From concept to the clinic. CNS Drugs 27: 493–503.
Montalban X, Hauser SL, Kappos L, et al. (2017). Ocrelizumab versus placebo in primary progressive multiple sclerosis. N Engl J Med. 376: 209–220.
Plavina T, Subramanyam M, Bloomgren G, et al. (2014). Anti-JC virus antibody levels in serum or plasma further define risk of natalizumab-associated progressive multifocal leukoencephalopathy. Ann Neurol 76: 802–812.
Polman CH, O'Connor PW, Havrdova E, et al., for the AFFIRM Investigators (2006). A randomized, placebo-controlled trial of natalizumab for relapsing multiple sclerosis. N Engl J Med 354: 899–910.
O'Connor PW, Goodman A, Kappor L, et al. (2011). Disease activity return during natalizumab treatment interruption in patients with multiple sclerosis. Neurology 76: 1858–1865.
Rudick RA, Stuart WH, Calabresi PA, et al. (2006). Natalizumab plus interferon beta-1a for relapsing multiple sclerosis. N Engl J Med 354: 911–923.
Ryerson LZ, Foley J, Chang I, et al. (2019). Risk of natalizumab-associated PML in patients with MS is reduced with extended interval dosing. Neurology: 93: e1452–e1462.
Sorensen PS, Lisby S, Grove R, et al. (2014). Safety and efficacy of ofatumumab in relapsing-remitting multiple sclerosis: A phase 2 study. Neurology 82: 573–581.
Schwab N, Schneider-Hohendorf T, Melzer N, et al. (2017). Natalizumab-associated PML: Challenges with incidence, resulting risk, and risk stratification. Neurology 88: 1197–1205.

Tan CS, Dezube BJ, Bhargava P, et al. (2009). Detection of JC virus DNA and proteins in the bone marrow of HIV-positive and HIV-negative patients: Implications for viral latency and neurotropic transformation. J Infect Dis 199: 881–888.
von Andrian UH, Engelhardt B (2003). Alpha4 integrins as therapeutic targets in autoimmune disease. N Engl J Med 348: 68–72.
Weber T (2008). Progressive multifocal leukoencephalopathy. Neurol Clin 26(3): 833–854.
Wuest SC, Edwan JH, Martin JF, et al. (2011). A role for interleukin-2-trans-presentation in dendritic cell-mediated T cell activation in humans, as revealed by daclizumab therapy. Nat Med 17: 604–609.
Yednock TA, Cannon C, Fritz LC, et al. (1992). Prevention of experimental autoimmune encephalomyelitis by antibodies against alpha 4 beta 1 integrin. Nature 356: 63–66.
Zhovtis Ryerson L, Frohman TC, Foley J, et al. (2016). Extended interval dosing of natalizumab in multiple sclerosis. J Neurol Neurosurg Psychiatry. 87: 885–889.

Kap. 17.3.5

Ayzenberg I, Hoepner R, Kleiter I (2016). Fingolimod for MS and emerging indications: Appropriate patient selection, safety precautions, and special considerations. Ther Clin Risk Manag 12: 261–272.
BGM – Bundesministerium für Gesundheit (2020): www.zusammengegencorona.de/ (letzter Zugriff: 27.4.2021).
Brinkmann V, Billich A, Baumruker T, et al. (2010). Fingolimod (FTY720): Discovery and development of an oral drug to treat multiple sclerosis. Nat Rev Drug Discov 9(11): 883–897.
Buttmann M, Stoll G (2013). Case reports of PML in patients treated for psoriasis. N Eng J Med 369(11): 1081.
Chitnis T, Douglas LA, Banwell B, et al. (2018). Trial of fingolimod versus Interferon-b-1a in pediatric Multiple Sclerosis. N Eng J Med 379: 1017–1027.
Chun J, Hartung HP (2010). Mechanism of action of oral fingolimod (FTY720) in multiple sclerosis. Clin Neuropharmacol 33: 91–101.
Cohen JA, Barkhof F, Comi G, et al. (2010). Oral fingolimod or intramuscular interferon for relapsing multiple sclerosis. New Engl J Med 362: 402–415.
Cohen JA, Comi G, Selmaj KW, et al. (2019). Safety and efficacy of ozanimod versus interferon-b-1a in relapsing Multiple Sclerosis: a multicenter, randomised, 24 months phase 3 trial. Lancet Neurol Vol. 18 (11): 1021–1033.
Comi G, O'Connor P, Montalban X, et al. (2010). Phase II study of oral fingolimod (FTY720) in multiple sclerosis: 3-year results. Mult Scler 16: 197–207.
Comi G, Jeffery D, Kappos L, et al. (2012). Placebo-controlled trial of oral laquinimod for MS. N Engl J Med 366(11): 1000.
Comi G, Kappos L, Selmaj KW, et al. (2019). Safety and efficacy of ozanimod versus interferon b-1a in relapsing Multiple Sclerosis. Lancet Neurol 18(11): 1009–1020.
Confavreux C, Li DK, Freedman MS, et al. (2012). Long-term follow-up of a phase II study of oral teriflunomide in relapsing MS: Safety and efficacy results up to 8.5 years. Mult Scler 18: 1278–1289.
Confavreux C, O'Connor P, Comi G, et al. (2014). Oral teriflunomide for patients with relapsing MS (TOWER): A randomised, double-blind, placebo-controlled phase III trial. Lancet Neurol 13(3): 247.
Cook S, Vermersch P, Comi G, et al. (2011). Safety and tolerability of cladribine tablets in multiple sclerosis: The CLARITY Study. Mult Scler 17(5): 578–593.
DiMarco J, Collins W, Francis G, et al. (2011). Pooled analyses of the transient and long-term effects of fingolimod (FTY720) on cardiovascular parameters in phase 3 studies in patients with multiple sclerosis. Neurology 76 (Suppl 4): A547.
DMSG, KKNMS (2014). Stellungnahme des Ärztlichen Beirates der DMSG, Bundesverband e.V., Nr. 2/2014. Krankheitsbezogenes Kompetenznetz Multiple Sklerose (KKNMS); Pressemitteilung vom 24. Oktober 2014; Ressort Medizin/Gesundheit/Wissenschaft; www.dmsg.de/dokumentearchiv/dmsgstellungnahme_pml_unter_dimethylfumarat.pdf (letzter Zugriff: 27.4.2021).
EUROCAT (2020). European surveillance of congenital anomalies; www.eurocat-network.eu (letzter Zugriff: 27.4.2021).
Fox RJ, Miller DH, Phillips JT, et al. (2012). Placebo-controlled phase III study of oral BG-12 or glatiramer in MS. N Eng J Med 367(12): 1087.
Giovannoni G, Comi G, Cook S, et al. (2010). A placebo-controlled trial of oral cladribine for relapsing Multiple Sclerosis. New Engl J Med 362: 416–426.
Gold R, Kappos L, Arnold DL, et al. (2012). Placebo-controlled phase III study of oral BG-12 for relapsing MS. N Eng J Med 367(12): 1098.
Kappos L, Gold R, Miller DH, et al. (2008). Efficacy and safety of oral fumarate in patients with relapsing-remitting multiple sclerosis: a multicentre, randomised, double-blind, placebo-controlled phase IIb study. Lancet 372(9648): 1463–1472.
Kappos L, Radue EW, O'Connor P, et al. (2010). Fingolimod treatment increases the proportion of patients who are free from disease activity in multiple sclerosis. Results from a phase III, placebo controlled study (FREEDOMS). Poster PD6.002 AAN.
Kappos L, Radue EW, O'Connor P, et al.; FREEDOMS Study Group (2010). A placebo-controlled trial of oral FTY720 in relapsing multiple sclerosis. N Engl J Med 362: 387–401.
Kappos L, Bar-Or A, Cree BAC, et al. (2018). Siponimod versus placebo in secondary progressive Multiple Sclerosis (EXPAND): A double-blind, randomized phase 3 study. Lancet 391: 1263–1273.
Kieseier B, Beramor M, Benzerdjeb M, Stüve O (2012). Pregnancy outcome from the teriflunomide clinical development program: Retrospective analysis of the teriflunomide clinical trial database. Poster ECTRIMS Lyon; 2012.
Kremer D, Förster M, Warnke C, et al. (2018). Therapie der Multiplen Sklerose: Management der Nebenwirkungen. Dtsch Arztebl 115(37): 4–14.
Kovarik J, Slade A, Riviere G, et al. (2008). The ability of atropine to prevent and reverse the negative chronotropic effect of fingolimod in healthy subjects. Br J Clin Pharmacol 66: 199–206.
Limsakun T, Menguy-Vacheron F (2010). Pharmacokinetics of oral teriflunomide: A novel oral disease-modifying agent under investigation for the treatment of MS. Neurology 7: P05.032.
Linker RA, Lee DH, Ryan S, et al. (2011). Fumaric acid esters exert neuroprotective effects in neuroinflammation via activation of the Nrf2 antioxidant pathway. Brain 134: 678–692.
Lublin F, Miller DH, Freedman MS, et al. (2016). Oral fingolimod in primary progressive MS (INFOMS): A phase 3, randomised, double-blind, placebo-controlled trial. Lancet 387: 1075–1084.
Markomichelakis NN, Halkiadakis I, Pantelia E, et al. (2004). Patterns of macular edema in patients with uveitis: Qualitative and quantitative assessment using optical coherence tomography. Ophthalmology 111(5): 946–953.
Miller AE, Macdonell R, Comi G, et al. (2014). Teriflunomide reduces relapses with sequalae and relapses leading to hospitalizations: Results from the TOWER study. J Neurol 261: 1781.
Miravalle A, Jensen R, Kinkel RP (2011). Immune reconstitution inflammatory syndrome in patients with multiple sclerosis following cessation of natalizumab therapy. Arch Neurol 68(2): 186–191.
Montalban X, Leist TP, Cohen BA, et al. (2018). Cladribine tablets added to IFN-β in active relapsing Multiple Sclerosis: The ONWARD study. Neurol Neuroimmunol Neuroinflamm 5: e477.
Montalban X, Arnold DL, Weber MS, et al. (2019). Placebo-controlled trial of an oral BTK inhibitor in Multiple sclerosis. N Engl J Med 380: 2406–2417.
O'Connor PW, Li D, Freedman MS, et al. (2006). A phase II study of the safety and efficacy of teriflunomide in multiple sclerosis with relapses. Neurology 66(6): 894–900.

O'Connor PW, Goodman A, Kappor L, et al. (2011). Disease activity return during natalizumab treatment interruption in patients with multiple sclerosis. Neurology 76: 1858–1865.
Oh J, O'Connor P (2013). An update of teriflunomide for treatment of MS. Ther Clin Risk Manag 9: 177–190.
Papadopoulou A, D'Souza M, Kappos L, Yaldizli Ö (2010). Dimethylfumarate for multiple sclerosis. Expert Opin Investig Drugs 19(12): 1603–1612.
Pilz G, Harrer A, Wipfler P, et al. (2013). Tumefactive MS lesions under fingolimod: A case report and literature review. Neurology 81: 1659.
Schilling S, Goelz S, Linker R, et al. (2006). Fumaric esters are effective in chronic experimental autoimmune encephalomyelitis and suppress macrophage infiltration. Clin Exp Immunol 145: 101–107.
Schimrigk S, Brune N, Hellwig K, et al. (2006). Oral fumaric acid esters for the treatment of active multiple sclerosis: An open label baseline-controlled pilot study. Eur J Neurology 13: 604–610.
Serra A, Fox RJ (2013). Dimethylfumarate for relapsing MS. Neurol Clin Pract 3(3): 249–253.
Sinnecker T, Othman J, Kühl M, et al. (2016). PML in a MS-patient diagnosed after switching from natalizumab to fingolimod. Case Rep Neurol Med 2016: 5876798.
Tedesco-Silva H, Mourad G, Kahan BD, et al. (2004). FTY720, a novel immunomodulator: Efficacy and safety results from the first phase 2a study in de novo renal transplantation. Transplantation 77(12): 1826–1833.
Vermersch P, Czlonkowska A, Grimaldi LM, et al. (2014). Teriflunomide versus subcutaneous interferon-b-1a in patients with relapsing MS: A randomised, controlled phase III trial. Mult Scler 20(6): 705.
Warnke C, Meyer zu Hörste G, Menge T, et al. (2013). Teriflunomid zur Behandlung der MS. Nervenarzt 84: 724.
Yeh EA, Weinstock-Guttman B (2011). Fingolimod: An oral disease-modifying therapy for relapsing multiple sclerosis. Adv Ther 28(4): 270–278.
Zarbin M, Reder A, Collins W, et al. (2011). Ophthalmic evaluations in clinical studies of fingolimod (FTY720) in multiple sclerosis (MS). Neurology 76 (Suppl 4).
Ziemssen T, et al. (2014). 24-month interim results of PANGEA: A 5-year registry study evaluating long-term safety, efficacy and pharmacoeconomic data of German MS patients in fingolimod therapy. Posterpräsentation beim AAN Meeting 2014, Philadelphia; Poster P3.152.

Kap. 17.3.6

Ahrens N, Salama A, Haas J (2001). Mycophenolate-mofetil in the treatment of multiple sclerosis. J Neurol 248: 713–714.
Bach MA, Bach JC (1972). Activities of immunosuppressive agents in vitro. II. Different timing of azathioprine and methotrexate in inhibition and stimulation of mixed lymphocyte reaction. Clin Exp Immunol 11: 89–98.
Brochet B, Deloire MS, Perez P, et al. (2017). Double-blind controlled randomized trial of cyclophosphamide versus methylprednisolone in secondary progressive multiple sclerosis. PloS One 12(1): e0168834.
Buttmann M, Seuffert L, Mäder U, Toyka KV (2016). Malignancies after mitoxantrone for multiple sclerosis: A retrospective cohort study. Neurology 86(23): 2203–2207.
Cavazutti M, Merelli E, Tassone G, Mavilla I (1997). Lesion load quantification in serial MR of early relapsing multiple sclerosis patients in azathioprine treatment – a retrospective study. Eur Neurol 35: 193–198.
Delisse B, de Seze J, Mackowiak A, et al. (2004). Therapy related acute myeloblastic leukaemia after mitoxantrone treatment in a patient with multiple sclerosis. Mult Scler 10: 92. https://dgn.org/leitlinien/ll-31-2012-diagnose-und-therapie-der-multiplen-sklerose/.
DGN (2014). DGN-Leitlinien 2012 mit Ergänzungen von 2014; https://dgn.org/wp-content/uploads/2020/10/030-050l_S2e_Multiple_Sklerose_Diagnostik_Therapie_2014-08_verlaengert.pdf (letzter Zugriff: 27.4.2021).
Dommasch D, Lurati M, Albert F, Mertens HG (1980). Long-term azathioprine therapy in multiple sclerosis. In: Bauer HJ, Poser S, Ritter G (eds.). Progress in Multiple Sclerosis Research. Berlin, Heidelberg, New York: Springer, pp. 381–387.
Edan G, Miller D, Clanet M, et al. (1997). Therapeutic effect of mitoxantrone combined with methylprednisolone in multiple sclerosis: A randomized multicentre study of active disease using MRI and clinical criteria. J Neurol Neurosurg Psychiatry 62: 112–118.
Fleischer V, Salmen A, Kollar S, et al. (2014). Cardiotoxicity of mitoxantrone treatment in a German cohort of 639 multiple sclerosis patients. J Clin Neurol 10(4): 289–295.
Frohman EM, Brannon K, Racke MK, et al. (2004). Mycophenolate mofetil in multiple sclerosis. Clin Neuropharmacol 27: 80–83.
Ghalie R, Mauch E, Edan G, et al. (2002a). Cardiac adverse effects associated with mitoxantrone (Novantrone) therapy in patients with MS. Neurology 59: 909–913.
Ghalie R, Mauch E, Edan G, et al. (2002b). A study of therapy-related acute leukaemia after mitoxantrone therapy for multiple sclerosis. Mult Scler 8: 441–445.
Goodkin DE, Rudick RA, VanderBrug Medendorp S, et al. (1995). Low dose (7.5 mg) oral methotrexate reduces the rate of progression in chronic progressive multiple sclerosis. Ann Neurol 37: 30–40.
Gonsette RE, Demonty L (1989). Mitoxantrone, a new immunosuppressive agent in multiple sclerosis. In: Gonsette RE, Delmontle P (eds.). Recent Advances in MS Therapy. Amsterdam: Elsevier; pp. 161–164.
Gonsette RE, Demonty L (1999). Immunosuppression with mitoxantrone in multiple sclerosis: A pilot study for 2 years in 22 patients. Neurology 40 (Suppl 1): 262.
Goodkin DE, Rudick RA, VanderBrug Medendorp S, et al. (1995). Low dose (7.5 mg) oral methotrexate reduces the rate of progression in chronic progressive multiple sclerosis. Ann Neurol 37: 30–40.
Goodkin DE, Rudick RA, Medendorp SVB, et al. (1996). Low-dose (7.5 mg) oral methotrexate in chronic progressive multiple sclerosis: Analyses of serial MRIs. Neurology 47: 1153–1157.
Göpel W, Benkenstein H, Banzhaf M (1972). Die immunsuppressive Behandlung der Multiplen Sklerose mit Cyclophosphamid und Azathioprin. Dtsch Ges Wesen 27/41: 1955–1961.
Haas J (2000). Azathioprin in der Therapie der Multiplen Sklerose. Bremen: Uni-Med.
Haas J, Patzold U (1982). Adverse effects of long-term treatment with azathioprine. In: Hommes O, Mertin J, Tourtelotte WW, et al. (eds.). Immunotherapies in Multiple Sclerosis. Nijmwegen: Stuart Philipps Publ., pp. 87–98.
Hartung H, Gonsette R and the Mitoxantrone in MS study group (1998). Mitoxantrone in progressive multiple sclerosis (MS): A placebo-controlled, randomized, observer-blind European phase III multicenter study – clinical results. Mult Scler 4: 325.
Hartung H, Gonsette R, König N, et al. (2002). Mitoxantrone in progressive multiple sclerosis: A placebo-controlled, double-blind, randomised multicenter trial. Lancet 360: 2018–2025.
Hauser A (1996). Häufigkeit bösartiger Erkrankungen bei Patienten mit Multipler Sklerose. Dissertation Medizinische Hochschule Hannover.
Havrdova E, Zivadinov R, Krasensky J, et al. (2009). Randomized study of interferon beta-1a, low-dose azathioprine, and low-dose corticosteroids in multiple sclerosis. Mult Scler 15: 965–976.
Hemmer B et al. (2021). Diagnose und Therapie der Multiplen Sklerose, Neuromyelitis-optica-Spektrum-Erkrankungen und MOG-IgG-assoziierten Erkrankungen. S2k-Leitlinie 2021. In: Deutsche Gesellschaft für Neurologie (Hrsg.). Leitlinien für Diagnostik und Therapie in der Neurologie. Online: www.dgn.org/leitlinien (letzter Zugriff: 6.7.2021).

Kappos L, Patzold U, Dommasch D, et al. (1988a). Cyclosporine versus azathioprine in the long-term treatment of multiple sclerosis – results of the German multicenter study. Ann Neurol 23(1): 56–63.
Kappos L, Städt D, Ratzka M, et al. (1988b). Magnetic resonance imaging in the evaluation of treatment in multiple sclerosis. Neuroradiol 30: 299–302.
Kappos L, Barkhof F, Desmet A, et al. (2005). The effect of oral temsirolimus on new magnetic resonance imaging scan lesions, brain atrophy, and the number of relapses in multiple sclerosis: Results from a randomized, controlled clinical trial. J Neurol 252: S46.
Kita M, Cohen JA, Fox RJ, et al. (2004). A phase II trial of mitoxantrone in patients with primary progressive multiple sclerosis. Program and abstracts of the 56th Annual Meeting of the American Academy of Neurology, San Francisco. Abstract 12.004.
KKNMS (2016) Qualitätshandbuch Multiple Sklerose. Empfehlungen zur Therapie der MS für Ärzte. Krankheitsbezogenes Kompetenznetz Multiple Sklerose e.V. – Ausgabe 2016 online: www.kompetenznetz-multiplesklerose.de (letzter Zugriff: 27.4.2021).
Massacesi L, Tramacere I, Amoroso S, et al. (2014). Azathioprine versus beta interferons for relapsing-remitting multiple sclerosis: A multicentre Randomized non-inferiority trial. PLoS One 9(11): e113371.
Mertin H, Mertin LA (1987). Experimental allergic encephalomyelitis and immunosuppression. Verh Dtsch Ges Neurol 4: 38–48.
Millefiorini E, Gasperini C, Pozzilli C, et al. (1997). Randomized placebo-controlled trial of mitoxantrone in relapsing-remitting multiple sclerosis: A 24-month clinical and MRI outcome. J Neurol 244: 153–159.
MSTKG – Multiple Sklerose Therapie Konsensus Gruppe (1999). Immunmodulatorische Stufentherapie der multiplen Sklerose. Nervenarzt 70: 371–386.
MSTKG – Multiple Sklerose Therapie Konsensus Gruppe (2001). Immunmodulatorische Stufentherapie der Multiplen Sklerose – 1. Ergänzung Dezember 2000. Nervenarzt 72: 150–157.
MSTKG – Multiple Sklerose Therapie Konsensus Gruppe (2002). Immunmodulatorische Stufentherapie der Multiplen Sklerose – Neue Aspekte und praktische Umsetzung, März 2002. Nervenarzt 73: 556–563.
Multiple Sclerosis Study Group (1990). Efficacy and toxicity of cyclosporine in chronic progressive multiple sclerosis: a randomized, double-blinded, placebo-controlled clinical trial. Ann Neurol 27: 591–605.
Patzold U, Pocklington P (1980). Azathioprine in multiple sclerosis – a 3 year controlled study of its effectiveness. J Neurol 223: 97–117.
Patzold U, Hecker H, Pocklington P (1982). Azathioprine in treatment of multiple sclerosis. Final results of a 4½ year controlled study of its effectiveness covering 115 patients. J Neurol Sci 54: 377–394.
Pette M, Hartung HP (2003). Mitoxantrontherapie bei multipler Sklerose – Stand 2002. Akt Neurol 30: 71–75.
Pette M, Hartung HP, Toyka KV (1994). Cyclophosphamid in der Therapie der chronisch-progredienten Multiplen Sklerose. Nervenarzt 65: 271–274.
Rudge P, Koetsier JC, Mertin J, et al. (1989). Randomized double blind controlled trial of cyclosporine in multiple sclerosis. J Neurol Neurosurg Psychiatry 52: 559–565.
Sehgal SN (2003). Sirolimus: Its discovery, biological properties, and mechanism of action. Transplant Proc 35: 7S–14S.
The Canadian Cooperative Multiple Sclerosis Study Group (1991). The Canadian cooperative trial of cyclophosphamide and plasma exchange in progressive multiple sclerosis. Lancet 337: 441–446.
Wang BS, Murdock KC, Lumanglas AL, et al. (1987). Relationship of chemical structures of anthraquinone with their effects on the suppression of immune responses. Int J Immunopharmacol 9: 733–739.
Weiner HK, Mackin GA, Orav EJ, et al. (1993). Intermittent cyclophosphamide pulse therapy in progressive multiple sclerosis: Final report of the Northeast Cooperative Multiple Sclerosis Treatment Group. Neurology 43: 1401–1413.
Wurster U (1992). Liquoruntersuchungen als Verlaufs- und Therapiekontrolle bei Multipler Sklerose. Therapiewoche (Suppl).
Wurster U, Haas J, Patzold U (1988). Influence of cyclosporine A and azathioprine treatment in cerebrospinal fluid abnormalities in multiple sclerosis. In: Confavreux C (ed.). Trends in European Multiple Sclerosis Research. Amsterdam: Elsevier, p. 423.
Yudkin PL, Ellison GW, Ghezzi A, et al. (1991). Overview of azathioprine treatment in multiple sclerosis. Lancet 338: 1051–1055.

Kap. 17.4

Atkins H, Freedman M (2005). Immunoablative therapy as a treatment aggressive multiple sclerosis. Neurol Clin 23: 273–300.
Atkins HL, Bowman M, Allan D, et al. (2016). Immunoablation and autologous haemopoietic stem-cell transplantation for aggressive multiple sclerosis: A multicentre single-group phase 2 trial. Lancet 388: 576–585.
Burman J, Iacobaeus E, Svenningsson A, et al. (2014). Autologous haematopoietic stem cell transplantation for aggressive multiple sclerosis: the Swedish experience. J Neurol Neurosurg Psychiatry 85(10): 1116–1121.
Burt RK, Cohen BA, Russel E, et al. (2003). Hematopoietic stem cell transplantation for progressive multiple sclerosis: Failure of intense immune suppression to prevent disease progression in patients with high disability scores. Blood 102: 2373–2378.
Burt RK, Loh Y, Cohen B, et al. (2009). Autologous non-myeloablative haematopoietic stem cell transplantation in relapsing-remitting multiple sclerosis: A phase I/II study. Lancet Neurol 8: 244–253.
Burt RK, Balabanov R, Han X, et al. (2015) Association of nonmyeloablative hematopoietic stem cell transplantation with neurological disability in patients with relapsing-remitting multiple sclerosis. JAMA 313: 275–284.
Burt RK, Balabanov R, Burmann J, et al. (2019). Effect of nonmyeloablative hematopoietic stem cell transplantation vs continued disease-modifying therapy on disease progression in patients with relapsing-remitting multiple sclerosis: A randomized clinical trial. JAMA 321: 165–174.
Carreras E, Saiz A, Marín P, et al. (2003). CD34+ selected autologous peripheral blood stem cell transplantation for multiple sclerosis: Report of toxicity and treatment results at one year of follow-up in 15 patients. Haematologica 88: 306–314.
Cohen JA, Baldassari LE, Atkins HL, et al. (2019). Autologous hematopoietic cell transplantation for treatment-refractory relapsing multiple sclerosis: Position statement from the American Society for Blood and Marrow Transplantation. Biol Blood Marrow Transplant 25(5): 845–854.
Curro' D, Vuolo L, Gualandi F, et al. (2015). Low intensity lymphoablative regimen followed by autologous hematopoietic stem cell transplantation in severe forms of multiple sclerosis: An MRI-based clinical study. Mult Scler 21: 1423–1430.
Dong-Si T, Gheuens S, Gangadharan A, et al. (2015). Predictors of survival and functional outcomes in natalizumab-associated progressive multifocal leukoencephalopathy. J Neurovirol 21: 637–644.
Elphink GF, Querbes W, Jordan JA, et al. (2004). The human polyomavirus, JCV, uses serotonin receptors to infect cells. Science 306: 1380–1383.
Fassas A, Kimiskidis V (2003). Stem cell transplantation for multiple sclerosis: What is the evidence? Blood Rev 17: 233–240.
Fassas A, Anagnostopoulos A, Kazis A, et al. (1997). Peripheral blood stem cell transplantation in the treatment of progressive multiple sclerosis: First results of a pilot study. Bone Marrow Transplant 20: 631–638.

Fassas A, Anagnostopoulos A, Kazis A, et al. (2000). Autologous stem cell transplantation in progressive multiple sclerosis – an interim analysis of efficacy. J Clin Immunol 20: 24–30.
Fisniku LK, Brex PA, Altmann DR, et al. (2008). Disability and T2 MRI lesions: A 20-year follow-up of patients with relapse onset of multiple sclerosis. Brain 131: 808–817.
Freedman MS, Atkins HL, Arnold DL, et al. (2007). Immune ablation and autologous stem cell transplantation for aggressive multiple sclerosis: Interim 5-year report. Mult Scler 13 (Suppl 2): S22.
Giacomini PS, Rozenberg A, Metz I, et al. (2014). Maraviroc and JC virus-associated immune reconstitution inflammatory syndrome. N Engl J Med 370: 486–488.
Gratwohl A, Passweg J, Bocelli-Tyndall C, et al. (2005). Autologous hematopoietic stem cell transplantation for autoimmune diseases. Bone Marrow Transplant 35: 869–879.
Karussis DM, Slavin S, Lehmann D, et al. (1992). Prevention of experimental autoimmune encephalomyelitis and induction of tolerance with acute immunosuppression followed by syngeneic bone marrow transplantation. J Immunol 148: 1693–1698.
Kozak T, Havrdova E, Pit'ha J, et al. (2000). High-dose immunosuppressive therapy with PBPC support in the treatment of poor risk multiple sclerosis. Bone Marrow Transplant 25: 525–531.
Kozak T, Havrdova E, Pit'ha J, et al. (2008). Immunoablative therapy with autologous PBPC transplantation in the treatment of poor risk multiple sclerosis. Bone Marrow Transplant 41 (Suppl 1): S18.
Lutterotti A, Jelcic I, Schulze C, Schippling S, et al. (2012). No proinflammatory signature in CD34+ hematopoietic progenitor cells in multiple sclerosis patients. Mult Scler 18: 1188–1192.
Mancardi G, Saccardi R (2008). Autologous haematopoietic stem-cell transplantation in multiple sclerosis. Lancet Neurol 7: 626–636.
Mancardi GL, Saccardi R, Filippi M, et al. (2001). Autologous hematopoietic stem cell transplantation suppresses Gd-enhanced MRI activity in MS. Neurology 57: 62–68.
Mancardi GL, Muraldo A, Rossi P, et al. (2005). Autologous stem cell transplantation as rescue therapy in malignant forms of multiple sclerosis. Mult Scler 11: 367–371.
Mancardi GL, Sormani MP, Gualandi F, et al. (2015) and the ASTIMS Haemato-Neurological Collaborative Group, on behalf of the Autoimmune Disease Working Party (ADWP) of the European Group for Blood and Marrow Transplantation (EBMT). Autologous hematopoietic stem cell transplantation in multiple sclerosis: A phase II trial. Neurology 84: 981–988.
Moore JJ, Massey JC, Ford CD, et al. (2019). Prospective phase II clinical trial of autologous haematopoietic stem cell transplant for treatment refractory multiple sclerosis. J Neurol Neurosurg Psychiatry 90(5): 514–521.
Muraro PA, Cassiani-Ingoni R, Martin R (2003). Hematopoietic stem cell transplantation for multiple sclerosis: Current status and future challenges. Curr Opin Neurol 16: 299–305.
Muraro PA, Douek DC, Packer A, et al. (2005). Thymic output generates a new and diverse TCR repertoire after autologous stem cell transplantation in multiple sclerosis patients. J EXP Med 201: 805–816.
Muraro PA, Pasquini M, Atkins HL, et al.; Multiple Sclerosis-Autologous Hematopoietic Stem Cell Transplantation (MS-AHSCT) Long-term Outcomes Study Group (2017a). Long-term outcomes after autologous hematopoietic stem cell transplantation for multiple sclerosis. JAMA Neurol 74(4): 459–469.
Muraro PA, Martin R, Mancardi GL, et al. (2017b). Autologous haematopoietic stem cell transplantation for treatment of multiple sclerosis. Nat Rev Neurol 13: 391–405.
Nash RA, Bowen JD, McSweeny PA, et al. (2003). High-dose immunosuppressive therapy and autologous peripheral blood stem cell transplantation for severe multiple sclerosis. Blood 102: 2364–2372.
Nash RA, Hutton GJ, Racke MK, et al. (2015). High-dose immunosuppressive therapy and autologous hematopoietic cell transplantation for relapsing-remitting multiple sclerosis (HALT-MS): A 3-year interim report. JAMA Neurol 72: 159–169.
Ni XS, Ouyang J, Zhu WH, et al. (2006). Autologous hematopoietic stem cell transplantation for progressive multiple sclerosis: Report of efficacy and safety at three yr of follow up in 21 patients. Clin Transplant 20: 485–489.
Openshaw H, Lund BT, Kashyap A, et al. (2000). Peripheral blood stem cell transplantation in multiple sclerosis with busulfan and cyclophosphamide conditioning: Report of toxicity and immunological monitoring. Biol Blood Marrow Transplant 6: 563–575.
Roccatagliata L, Rocca MA, Valsasina P, et al. (2007). The long-term effect of AHSCT on MRI measures of MS evolution: A five-year follow-up study. Mult Scler 13: 1068–1070.
Rush CA, MacLean HJ, Freedman MS (2015). Aggressive multiple sclerosis: Proposed definition and treatment algorithm. Nat Rev Neurol 11(7): 379–389.
Saccardi R, Kozak T, Bocelli-Tyndall C, et al. (2006). Autologous stem cell transplantation for progressive multiple sclerosis: Update of the European Group for Blood and Marrow Transplantation autoimmune diseases working party database. Mult Scler 12: 814–823.
Saccardi R, Mancardi GL, Bosi A, et al. (2008). Autologous HSCT for severe progressive multiple sclerosis in the Italian prospective, multicentre GITMO-Neuro trial: Long-term follow-up. Bone Marrow Transplant 41 (Suppl 1): S17.
Saccardi R, Freedman MS, Sormani MP, Atkins H, Farge D, Griffith LM, et al. (2012). A prospective, randomized, controlled trial of autologous haematopoietic stem cell transplantation for aggressive multiple sclerosis: A position paper. Mult Scler 18(6): 825–834.
Saiz A, Blanco Y, Berenguer J, et al. (2008). Clinical outcome 6 years after autologous hematopoietic stem cell transplantation in multiple sclerosis. Neurologia 23: 405–407.
Scalfari A, Neuhaus A, Degenhardt A, et al. (2010). The natural history of multiple sclerosis: A geographically based study 10: relapses and long-term disability. Brain 133: 1914–1129.
Sharack B, Saccardi R, Alexander T, et al. (2020). Autologous haematopoietic stem cell transplantation and other cellular therapy in multiple sclerosis and immune-mediated neurological diseases: Updated guidelines and recommendations from the EBMT Autoimmune Diseases Working Party (ADWP) and the Joint Accreditation Committee of EBMT and ISCT (JACIE). Bone Marrow Transplant 55(2): 283–306.
Snarski E, Snowden JA, Oliveira MC, et al. (2015). Onset and outcome of pregnancy after autologous haematopoietic SCT (AHSCT) for autoimmune diseases: a retrospective study of the EBMT autoimmune diseases working party (ADWP). Bone Marrow Transplant 50(2): 216–220.
Sormani MP, Muraro PA, Saccardi R, et al. (2017). NEDA status in highly active MS can be more easily obtained with autologous hematopoietic stem cell transplantation than other drugs. Mult Scler 23(2): 201–204.
Su L, Xu J, Ji BX, et al. (2006). Autologous peripheral blood stem cell transplantation for severe multiple sclerosis. Int J Hematol 84: 276–281.
Xu J, Ji BX, Su L, et al. (2006). Clinical outcomes after autologous haematopoietic stem cell transplantation in patients with progressive multiple sclerosis. Chin Med J 119: 1851–855.

Kapitel 18

Aktas O, Zipp F (2003). Regulation of self-reactive T cells by human immunoglobulins – implications for multiple sclerosis therapy. Curr Pharm Des 9(3): 245–256.
Aktas O, Smorodchenko A, Brocke S, et al. (2005). Neuronal damage in autoimmune neuroinflammation mediated by the death ligand TRAIL. Neuron 46(3): 421–432.

Aktas O, Albrecht P, Hartung HP (2016). Optic neuritis as a phase 2 paradigm for neuroprotection therapies of multiple sclerosis: Update on current trials and perspectives. Curr Opin Neurol 29(3): 199–204.

Azevedo CJ, Kornak J, Chu P, et al. (2014). In vivo evidence of glutamate toxicity in multiple sclerosis. Ann Neurol 76(2): 269–278.

Barkhof F, Hulst HE, Drulovic J, et al. (2010). Ibudilast in relapsing-remitting multiple sclerosis: A neuroprotectant? Neurology 74: 1033–1040.

Bellmann-Strobl J, Paul F, Wuerfel J, et al. (2021). Epigallocatechin gallate in relapsing-remitting multiple sclerosis: A randomized, placebo-controlled trial. Neurol Neuroimmunol Neuroinflamm 8(3): e981.

Bermel RA, Fedler JK, Kaiser P, et al. (2020). Optical coherence tomography outcomes from SPRINT-MS, a multicenter, randomized, double-blind trial of ibudilast in progressive multiple sclerosis. Mult Scler Oct 15; 1352458520964409. doi: 10.1177/1352458520964409.

Birkner K, Wasser B, Ruck T, et al. (2020). b1-Integrin- and KV1.3 channel-dependent signaling stimulates glutamate release from Th17 cells. J Clin Invest 130(2): 715–732.

Breuer J, Schneider-Hohendorf T, Ostkamp P, et al. (2019). VLA-2 blockade in vivo by vatelizumab induces CD4+ FoxP3+ regulatory T cells. Int Immunol 31(6): 407–412.

Brown W, Cunniffe N, Prados F, et al. (2020). Phase 2 clinical trial evidence that a retinoid-X receptor agonist promotes remyelination in people with relapsing-remitting multiple sclerosis. Presentation LB01.02, 8th Joint ACTRIMS ECTRIMS Meeting September 11–13 (MS Virtual).

Cadavid D, Edwards KR, Hupperts R, et al. (2016). Efficacy analysis of opicinumab in relapsing multiple sclerosis: The phase 2b SYNERGY trial. ECTRIMS Online Library. Sep 16, 2016; 147038.

Cadavid D, Balcer L, Galetta S, et al. (2017). Safety and efficacy of opicinumab in acute optic neuritis (RENEW): A randomised, placebo-controlled, phase 2 trial. Lancet Neurol 16(3): 189–199.

Cadavid D, Mellion M, Hupperts R, et al.; SYNERGY study investigators (2019). Safety and efficacy of opicinumab in patients with relapsing multiple sclerosis (SYNERGY): A randomised, placebo-controlled, phase 2 trial. Lancet Neurol 18(9): 845–856.

Chataway J, Schuerer N, Alsanousi A, et al. (2014). Effect of high-dose simvastatin on brain atrophy and disability in secondary progressive multiple sclerosis (MS-STAT): A randomised, placebo-controlled, phase 2 trial. Lancet 383(9936): 2213–2221.

Chataway J, Martin K, Barrell K, et al.; ATX-MS1467 Study Group (2018). Effects of ATX-MS-1467 immunotherapy over 16 weeks in relapsing multiple sclerosis. Neurology 90(11): e955–e962.

Chataway J, De Angelis F, Connick P, et al.; MS-SMART Investigators (2020). Efficacy of three neuroprotective drugs in secondary progressive multiple sclerosis (MS-SMART): A phase 2b, multiarm, double-blind, randomised placebo-controlled trial. Lancet Neurol 19(3): 214–225.

Chun J, Giovannoni G, Hunter SF (2021). Sphingosine 1-phosphate receptor modulator therapy for multiple sclerosis: Differential downstream receptor signalling and clinical profile effects. Drugs 81(2): 207–231.

Cohen JA, Comi G, Selmaj KW, et al.; RADIANCE Trial Investigators (2019). Safety and efficacy of ozanimod versus interferon beta-1a in relapsing multiple sclerosis (RADIANCE): A multicentre, randomised, 24-month, phase 3 trial. Lancet Neurol 18(11): 1021–1033.

Comi G, Kappos L, Selmaj KW, et al.; SUNBEAM Study Investigators (2019). Safety and efficacy of ozanimod versus interferon beta-1a in relapsing multiple sclerosis (SUNBEAM): A multicentre, randomised, minimum 12-month, phase 3 trial. Lancet Neurol 18(11): 1009–1020.

Diem R, Molnar F, Beisse F, et al. (2016). Treatment of optic neuritis with erythropoietin (TONE): A randomised, double-blind, placebo-controlled trial-study protocol. BMJ Open 6(3): e010956.

Diestel A, Aktas O, Hackel D, et al. (2003). Activation of microglial poly(ADP-ribose)-polymerase-1 by cholesterol breakdown products during neuroinflammation: a link between demyelination and neuronal damage. J Exp Med 198: 1729–1740.

Dolgin E (2021). BTK blockers make headway in multiple sclerosis. Nat Biotechnol 39(1): 3–5.

Ehling P, Bittner S, Budde T, et al. (2011). Ion channels in autoimmune neurodegeneration. FEBS Lett 585(23): 3836–3842.

Farez MF, Quintana FJ, Gandhi R, et al. (2009). Toll-like receptor 2 and poly(ADP-ribose) polymerase 1 promote central nervous system neuroinflammation in progressive EAE. Nat Immunol 10(9): 958–964.

Fissolo N, Montalban X, Comabella M (2012). DNA-based vaccines for multiple sclerosis: Current status and future directions. Clin Immunol 142: 76–83.

Fox RJ, Coffey CS, Conwit R, et al.; NN102/SPRINT-MS Trial Investigators (2018). Phase 2 trial of ibudilast in progressive multiple sclerosis. N Engl J Med 379(9): 846–855.

Gerdes LA, Yoon H, Peters A. Mikrobiota und Multiple Sklerose. Nervenarzt 2020; 91: 1096–1107.

Göbel K, Pankratz S, Schneider-Hohendorf T, et al. (2011). Blockade of the kinin receptor B1 protects from autoimmune CNS disease by reducing leukocyte trafficking. J Autoimmun 36(2): 106–114.

Göbel K, Kleinschnitz C, Meuth SG (2018). Gerinnungsfaktoren und Multiple Sklerose. Schlüsselfaktoren in der Pathogenese? Nervenarzt 89(8): 908–912.

Green AJ, Gelfand JM, Cree BA, et al. (2017). Clemastine fumarate as a remyelinating therapy for multiple sclerosis (ReBUILD): A randomised, controlled, double-blind, crossover trial. Lancet 390(10111): 2481–2489.

Herges K, Millward JM, Hentschel N, et al. (2011). Neuroprotective effect of combination therapy of glatiramer acetate and epigallocatechin-3-gallate in neuroinflammation. PLoS One 6(10): e25456.

Hohlfeld R, Wekerle H (2004). Autoimmune concepts of multiple sclerosis as a basis for selective immunotherapy: From pipe dreams to (therapeutic) pipelines. Proc Natl Acad Sci USA 101 (Suppl 2): 14599–14606.

Kammona O, Kiparissides C (2020). Recent advances in antigen-specific immunotherapies for the treatment of multiple sclerosis. Brain Sci 10(6): 333.

Kappos L, Arnold DL, Bar-Or A, et al. (2016). Safety and efficacy of amiselimod in relapsing multiple sclerosis (MOMENTUM): A randomised, double-blind, placebo-controlled phase 2 trial. Lancet Neurol 15(11): 1148–1159.

Kappos L, Bar-Or A, Cree BAC, et al.; EXPAND Clinical Investigators (2018). Siponimod versus placebo in secondary progressive multiple sclerosis (EXPAND): A double-blind, randomised, phase 3 study. Lancet 391(10127): 1263–1273.

Karussis D, Shor H, Yachnin J, et al. (2012). T cell vaccination benefits relapsing progressive multiple sclerosis patients: A randomized, double-blind clinical trial. PLoS One 7(12): e50478.

Kawachi I, Lassmann H (2017). Neurodegeneration in multiple sclerosis and neuromyelitis optica. J Neurol Neurosurg Psychiatry 88(2): 137–145.

Krienke C, Kolb L, Diken E, et al. (2021). A noninflammatory mRNA vaccine for treatment of experimental autoimmune encephalomyelitis. Science 371(6525): 145–153.

Linker RA, Maurer M, Gaupp S, et al. (2002). CNTF is a major protective factor in demyelinating CNS disease: A neurotrophic cytokine as modulator in neuroinflammation. Nat Med 8: 620–624.

Lubetzki C, Zalc B, Williams A, et al (2020). Remyelination in multiple sclerosis: From basic science to clinical translation. Lancet Neurol 19(8): 678–688.

Martin R, McFarland HF, McFarlin DE (1992). Immunological aspects of demyelinating diseases. Annu Rev Immunol 10: 153–187.

McKee JB, Cottriall CL, Elston J, et al. (2019). Amiloride does not protect retinal nerve fibre layer thickness in optic neuritis in a phase 2 randomised controlled trial. Mult Scler 25(2): 246–255.

Metz LM, Li D, Traboulsee A, et al.; GA/minocycline study investigators (2009). Glatiramer acetate in combination with minocycline in patients with relapsing – remitting multiple sclerosis: results of a Canadian, multicenter, double-blind, placebo-controlled trial. Mult Scler 15(10): 1183–1194.
Metz LM, Li DKB, Traboulsee AL, et al.; Minocycline in MS Study Team (2017). Trial of minocycline in a clinically isolated syndrome of multiple sclerosis. N Engl J Med 376(22): 2122–2133.
Meuth SG, Herrmann AM, Simon OJ, et al. (2009). Cytotoxic CD8+ T cell-neuron interactions: Perforin-dependent electrical silencing precedes but is not causally linked to neuronal cell death. J Neurosci 29(49): 15397–15409.
Mi S, Miller RH, Tang W, et al. (2009). Promotion of central nervous system remyelination by induced differentiation of oligodendrocyte precursor cells. Ann Neurol 65(3): 304–315.
Miller DH, Weber T, Grove R, et al. (2012). Firategrast for relapsing remitting multiple sclerosis: A phase 2, randomised, double-blind, placebo-controlled trial. Lancet Neurol 11(2): 131–139.
Montalban X, Arnold DL, Weber MS, et al.; Evobrutinib Phase 2 Study Group (2019). Placebo-controlled trial of an oral BTK inhibitor in multiple sclerosis. N Engl J Med 380(25): 2406–2417.
Naismith RT, Bermel RA, Coffey CS, et al.; SPRINT-MS investigators (2021). Effects of ibudilast on MRI measures in the phase 2 SPRINT-MS study. Neurology 96(4): e491–e500.
Nitsch R, Pohl EE, Smorodchenko A, et al. (2004). Direct impact of T cells on neurons revealed by two-photon microscopy in living brain tissue. J Neurosci 24(10): 2458–2464.
Olsson T, Boster A, Fernandez O, et al. (2014). Oral ponesimod in relapsing-remitting multiple sclerosis: A randomised phase II trial. J Neurol Neurosur Ps 85: 1198–1208.
Paul F, Waiczies S, Wuerfel J, et al. (2008). Oral high-dose atorvastatin treatment in relapsing-remitting multiple sclerosis. PLoS One 3(4): e1928.
Pitt D, Werner P, Raine CS (2000). Glutamate excitotoxicity in a model of multiple sclerosis. Nat Med 6: 67–70.
Pluchino S, Quattrini A, Brambilla E, et al. (2003). Injection of adult neurospheres induces recovery in a chronic model of multiple sclerosis. Nature 422: 688–694.
Raftopoulos R, Hickman SJ, Toosy A, et al. (2016). Phenytoin for neuroprotection in patients with acute optic neuritis: A randomised, placebo-controlled, phase 2 trial. Lancet Neurol 15(3): 259–269.
Schwartzbach CJ, Grove RA, Brown R, et al. (2017). Lesion remyelinating activity of GSK239512 versus placebo in patients with relapsing-remitting multiple sclerosis: A randomised, single-blind, phase II study. J Neurol 264(2): 304–315.
Siffrin V, Radbruch H, Glumm R, et al. (2010). In vivo imaging of partially reversible th17 cell-induced neuronal dysfunction in the course of encephalomyelitis. Immunity 33(3): 424–436.
Sørensen PS, Lycke J, Erälinna JP, et al.; SIMCOMBIN study investigators (2011). Simvastatin as add-on therapy to interferon b-1a for relapsing-remitting multiple sclerosis (SIMCOMBIN study): A placebo-controlled randomised phase 4 trial. Lancet Neurol 10(8): 691–701.
Sørensen PS, Sellebjerg F, Lycke J, et al. (2016). Minocycline added to subcutaneous interferon b-1a in multiple sclerosis: Randomized RECYCLINE study. Eur J Neurol 23(5): 861–870.
Sormani MP, Tur C, Barkhof F (2021). Ibudilast: A paradigm shift for progressive multiple sclerosis? Neurology 96(4): 141–142.
Streeter HB, Rigden R, Martin KF, et al. (2015). Preclinical development and first-in-human study of ATX-MS-1467 for immunotherapy of MS. Neurol Neuroimmunol Neuroinflamm 2(3): e93.
Sühs KW, Hein K, Sättler MB, et al. (2012). A randomized, double-blind, phase 2 study of erythropoetin in optic neuritis. Ann Neurol 72(2): 199–210.
Villoslada P, Rovira A, Montalban X, et al. (2015). Effects of diazoxide in multiple sclerosis: A randomized, double-blind phase 2 clinical trial. Neurol Neuroimmunol Neuroinflamm 2(5): e147.
Walczak A, Siger M, Ciach A, et al. (2013). Demonstration of efficacious antigen-specific therapy in multiple sclerosis. JAMA Neurol 70(9): 1105–1109.
Watzlawik, JO, Wootla B, Painter MM, et al. (2013). Cellular targets and mechanistic strategies of remyelination-promoting IgMs as part of the naturally occurring autoantibody repertoire. Expert Rev Neurother 13(9): 1017–1029.
Waubant E, Pelletier D, Mass M, et al. (2012). Randomized controlled trial of atorvastatin in clinically isolated syndrome: The STAyCIS study. Neurology 78(15): 1171–1178.
Willekens B, Cools N (2018). Beyond the magic bullet: Current progress of therapeutic vaccination in multiple sclerosis. CNS Drugs 32(5): 401–410.
Zipp F, Hartung HP, Hillert J, et al. (2006). Blockade of chemokine signaling in patients with multiple sclerosis. CCR1 Antagonist Study Group. Neurology 67(10): 1880–1883.
Zipp F, Waiczies S, Aktas O, et al. (2007). Impact of HMG-CoA reductase inhibition on brain pathology. Trends Pharmacol Sci 28(7): 342–349.

Kapitel 19

Kap. 19.1

Bataraud-Reilhac A, Kerbrat S, Roux J, et al. (2020). Teriflunomide-exposed pregnancies in a French cohort of patients with multiple sclerosis. Neurol Clin Pract 10(4): 287–297.
Benoit A, Durand-Dubief F, Amato MP, et al. (2016). History of multiple sclerosis in 2 successive pregnancies: A French and Italian cohort. Neurology 87(13): 1360–1367.
Bove R, Rankin K, Lin C, et al. (2020). Effect of assisted reproductive technology on multiple sclerosis relapses: Case series and meta-analysis. Mult Scler 26(11): 1410–1419.
Ciplea AI, Langer-Gould A, et al. (2020a). Safety of potential breast milk exposure to IFN-beta or glatiramer acetate: One-year infant outcomes. Neurol Neuroimmunol Neuroinflamm 7(4): e757.
Ciplea AI, Langer-Gould A, de Vries A, et al. (2020b). Monoclonal antibody treatment during pregnancy and/or lactation in women with MS or neuromyelitis optica spectrum disorder. Neurol Neuroimmunol Neuroinflamm 7(4): e723.
Confavreux C, Hutchinson M, Hours MM (1998). Rate of pregnancy-related relapse in multiple sclerosis. Pregnancy in Multiple Sclerosis Group. N Engl J Med 339: 285–291.
Correale J, Farez MF, Ysrraelit MC (2012). Increase in multiple sclerosis activity after assisted reproduction technology. Ann Neurol 72(5): 682–689.
Coyle PK (2016). Management of women with multiple sclerosis through pregnancy and after childbirth. Ther Adv Neurol Disord 9(3): 198–210.
Datta P, Ciplea AI, Rewers-Felkins K, et al. (2021). Cladribine transfer into human milk: A case report. Mult Scler 27(5): 799–801.
EMA – European Medicines Agency (2019). Updated restrictions for Gilenya®: Multiple sclerosis medicine not to be used in pregnancy, July 2019; www.ema.europa.eu/en/documents/press-release/updated-restrictions-gilenyamultiple-sclerosis-medicine-not-be-used-pregnancy_en.pdf (letzter Zugriff: 27.4.2021).
Friend S, Richman S, Bloomgren G, et al. (2016). Evaluation of pregnancy outcomes from the Tysabri® (natalizumab) pregnancy exposure registry: A global, observational, follow-up study. BMC Neurol 16(1): 150.
Geissbühler Y, Vile J, Koren G, et al. (2018). Evaluation of pregnancy outcomes in patients with multiple sclerosis after fingolimod exposure. Ther Adv Neurol Disord 11: 1756286418804760.
Giovannoni G, Galazka A, Schick R, et al. (2020). Pregnancy outcomes during the clinical development program of cladribine in multiple sclerosis: An integrated analysis of safety. Drug Saf 43(7): 635–643.

Glazer CH, Tøttenborg SS, Giwercman A, et al. (2018). Male factor infertility and risk of multiple sclerosis: A register-based cohort study. Mult Scler; 24(14): 1835–1842.
Gold R, Phillips JT, Havrdova E, et al. (2015). Delayed-release dimethyl fumarate and pregnancy: Preclinical studies and pregnancy outcomes from clinical trials and postmarketing experience. Neurol Ther 4(2): 93–104.
Goodin DS, Ebers GC, Johnson KP, et al. (1999). The relationship of MS to physical trauma and psychological stress: Report of the Therapeutics and Technology Assessment Subcommittee of the American Academy of Neurology. Neurology 52: 1737–1745.
Hellwig K, Brune N, Haghikia A, et al. (2008). Reproductive counselling, treatment and course of pregnancy in 73 German MS patients. Acta Neurol Scand 118(1): 24–28.
Hellwig K, Haghikia A, Rockhoff M, Gold R (2012). Multiple sclerosis and pregnancy: Experience from a nationwide database in Germany. Ther Adv Neurol Disord 5(5): 247–253.
Hellwig K, Rockhoff M, Herbstritt S, et al. (2015). Exclusive breastfeeding and the effect on postpartum multiple sclerosis relapses. JAMA Neurol 72(10): 1132–1138.
Hellwig K, Duarte Caron F, Wicklein EM, et al. (2020). Pregnancy outcomes from the global pharmacovigilance database on interferon beta-1b exposure. Ther Adv Neurol Disord Mar 9; 13: 1756286420910310.
Herbstritt S, Langer-Gould A, Rockhoff M, et al. (2016). Glatiramer acetate during early pregnancy: A prospective cohort study. Mult Scler 22(6): 810–816.
Horvat Ledinek A, Brecl JG, Jerše J, et al. (2020). Intravenous immunoglobulins for the prevention of postpartum relapses in multiple sclerosis. Mult Scler Relat Disord 38: 101519.
Hughes SE, Spelman T, Gray OM, et al.; MSBase study group (2014). Predictors and dynamics of postpartum relapses in women with multiple sclerosis. Mult Scler 20(6): 739–746.
Jokubaitis VG, Spelman T, Kalincik T, et al.; MSBase Study Group (2016). Predictors of long-term disability accrual in relapse-onset multiple sclerosis. Ann Neurol 80(1): 89–100.
Juto A, Fink K, Al Nimer F, Piehl F (2020). Interrupting rituximab treatment in relapsing-remitting multiple sclerosis; no evidence of rebound disease activity. Mult Scler Relat Disord Jan; 37: 101468.
Karlsson G, Francis G, Koren G, et al. (2014). Pregnancy outcomes in the clinical development program of fingolimod in multiple sclerosis. Neurology 82(8): 674–680.
Kieseier B, Benamor M (2014). Pregnancy outcomes following maternal and paternal exposure to teriflunomide during treatment for relapsing-remitting multiple sclerosis. Neurol Ther 3(2): 133–138.
Kümpfel T, Thiel S, Meinl I, et al. (2020). Anti-CD20 therapies and pregnancy in neuroimmunologic disorders: A cohort study from Germany. Neurol Neuroimmunol Neuroinflamm 8(1): e913.
Lavie C, Rollot F, Durand-Dubief F, et al.; PRIMS and POPARTMUS investigators (2019). Neuraxial analgesia is not associated with an increased risk of post-partum relapses in MS. Mult Scler 25(4): 591–600.
McKay KA, Jahanfar S, Duggan T, et al. (2016). Factors associated with onset, relapses or progression in multiple sclerosis: A systematic review. Neurotoxicology 2017; 61: 189–212.
Michel L, Foucher Y, Vukusic S, et al.; Club Francophone de la Sclérose En Plaques (CFSEP) (2012). Increased risk of multiple sclerosis relapse after in vitro fertilisation. J Neurol Neurosurg Psychiatry 83(8): 796–802.
Oh J, Achiron A, Celius EG, et al.; CAMMS223, CARE-MS I, CARE-MS II, CAMMS03409, and TOPAZ Investigators (2020). Pregnancy outcomes and postpartum relapse rates in women with RRMS treated with alemtuzumab in the phase 2 and 3 clinical development program over 16 years. Mult Scler Relat Disord Aug; 43: 102146.
Pastò L, Portaccio E, Ghezzi A, et al.; MS Study Group of the Italian Neurological Society (2012). Epidural analgesia and cesarean delivery in multiple sclerosis post-partum relapses: The Italian cohort study. BMC Neurol 12: 165.
Pauliat E, Onken M, Weber-Schoendorfer C, et al. (2021). Pregnancy outcome following first-trimester exposure to fingolimod: A collaborative ENTIS study. Mult Scler 27(3): 475–478.
Portaccio E, Ghezzi A, Hakiki B, et al.; MS Study Group of the Italian Neurological Society (2014). Postpartum relapses increase the risk of disability progression in multiple sclerosis: The role of disease modifying drugs. J Neurol Neurosurg Psychiatry 85(8): 845–850.
Rote-Hand-Brief (2019). Fingolimod (Gilenya®): Neue Kontraindikation bei Anwendung während der Schwangerschaft und bei Frauen im gebärfähigen Alter, die keine wirksame Verhütungsmethode anwenden. Stand: 2.9.2019; www.bfarm.de/SharedDocs/Risikoinformationen/Pharmakovigilanz/DE/RHB/2019/rhb-gilenya.html (letzter Zugriff: 27.4.2021).
Roux T, Courtillot C, Debs R, et al. (2015). Fecundity in women with multiple sclerosis: An observational mono-centric study. J Neurol 262: 957–960.
Thiel S, Langer-Gould A, Rockhoff M, et al. (2016). Interferon-beta exposure during first trimester is safe in women with multiple sclerosis. A prospective cohort study from the German Multiple Sclerosis and Pregnancy Registry. Mult Scler 22(6): 801–809.
Triplett JD, Vijayan S, Rajanayagam S, et al. (2020). Pregnancy outcomes amongst multiple sclerosis females with third trimester natalizumab use. Mult Scler Relat Disord May; 40: 101961.
Tuohy O, Costelloe L, Hill-Cawthorne G, et al. (2015). Alemtuzumab treatment of multiple sclerosis: Long-term safety and efficacy. J Neurol Neurosurg Psychiatry 86(2): 208–215.
van der Walt A, Nguyen AL, Jokubaitis V (2019). Family planning, antenatal and post partum care in multiple sclerosis: A review and update. Med J Aust 211(5): 230–236.
Vukusic S, Hutchinson M, Hours M, et al. (2004). Pregnancy and multiple sclerosis (the PRIMS study): Clinical predictors of post-partum relapse. Brain 127: 1353–1360.
Vukusic S, Marignier R (2015). Multiple sclerosis and pregnancy in the "treatment era". Nat Rev Neurol 11: 280–289.
Vukusic S, Coyle PK, Jurgensen S, et al. (2020). Pregnancy outcomes in patients with multiple sclerosis treated with teriflunomide: Clinical study data and 5 years of post-marketing experience. Mult Scler 26(7): 829–836.
Winkelmann A, Rommer PS, Hecker M, Zettl UK (2019). Intravenous immunoglobulin treatment in multiple sclerosis: A prospective, rater-blinded analysis of relapse rates during pregnancy and the postnatal period. CNS Neurosci Ther 25(1): 78–85.
Zuluaga MI, Otero-Romero S, Rovira A, et al. (2019). Menarche, pregnancies, and breastfeeding do not modify long-term prognosis in multiple sclerosis. Neurology 92(13): e1507–e1516.

Kap. 19.2

Achiron A, Dolev M, Menascu S, et al. (2021a). COVID-19 vaccination in patients with multiple sclerosis: What we have learnt by February 2021. Mult Scler 27(6): 864–870.
Achiron A, Mandel M, Dreyer-Alster S, et al. (2021b). Humoral immune response to COVID-19 mRNA vaccine in patients with multiple sclerosis treated with high-efficacy disease-modifying therapies. Ther Adv Neurol Disord 2021 Apr 22; 14;14:17562864211012835.
Alexion Pharma Germany GmbH (2019). Fachinformation Soliris; www.fachinfo.de/suche/fi/010559/ (letzter Zugriff: 27.4.2021).
Andersen O, Lygner PE, Bergstrom T, et al. (1993). Viral infections trigger multiple sclerosis relapses: A prospective seroepidemiological study. J Neurol 240: 417–422.
Bühler S, Eperon G, Ribi C, et al. (2015). Vaccination recommendations for adult patients with autoimmune inflammatory rheumatic diseases. Swiss Med Wkly 145: w14159.
Buljevac D, Flach HZ, Hop WC, et al. (2002). Prospective study on the relationship between infections and multiple sclerosis exacerbations. Brain 125: 952–960.

Caputo M, Horn J, Karch A, et al. (2019). Herpes zoster incidence in Germany – an indirect validation study for self-reported disease data from pretest studies of the population-based German National Cohort. BMC Infect Dis 19(1): 99.

Celius EG (2017). Infections in patients with multiple sclerosis: Implications for disease-modifying therapy. Acta Neurol Scand 136 (Suppl 201): 34–36.

Correale J, Fiol M, Gilmore W (2006). The risk of relapses in multiple sclerosis during systemic infections. Neurology 67: 652–659.

Cossu D, Yokoyama K, Hattori N (2018). Bacteria-host interactions in multiple sclerosis. Front Microbiol 9: 2966.

Czerkinsky CC, Nilsson LA, Nygren H (1983). A solid-phase enzyme-linked immunospot (ELISPOT) assay for enumeration of specific antibody-secreting cells. J Immunol Methods 65(1–2): 109–121.

De Keyser J, Zwanikken C, Boon M (1998). Effects of influenza vaccination and influenza illness on exacerbations in multiple sclerosis. J Neurol Sci 159: 51–53.

Farez MF, Correale J (2011a). Yellow fever vaccination and increased relapse rate in travelers with multiple sclerosis. Arch Neurol 68: 1267–1271.

Farez MF, Correale J (2011b). Immunizations and risk of multiple sclerosis: Systematic review and meta-analysis. J Neurol 258: 1197–1206.

Farez MF, Correale J, Armstrong MJ, et al. (2019). Practice guideline update summary: Vaccine-preventable infections and immunization in multiple sclerosis: Report of the Guideline Development, Dissemination, and Implementation Subcommittee of the American Academy of Neurology. Neurology 93: 584–594.

Genzyme Sanofi (2019). Fachinformation Lemtrada; www.fachinfo.de/suche/fi/014861 (letzter Zugriff: 27.4.2021).

GSK (2019). Fachinformation Shingrix; www.fachinfo.de/suche/fi/021976 (letzter Zugriff: 27.4.2021).

Hall V, Johnson D, Torresi J (2018). Travel and biologic therapy: Travel-related infection risk, vaccine response and recommendations. J Travel Med Jan 1; 25(1). doi: 10.1093/jtm/tay018.

Hapfelmeier A, Gasperi C, Donnachie E, Hemmer B (2019). A large case-control study on vaccination as risk factor for multiple sclerosis. Neurology 93: e908–e916.

Heesterbeek DAC, Angelier ML, Harrison RA, Rooijakkers SHM (2018). Complement and bacterial infections: from molecular mechanisms to therapeutic applications. J Innate Immun 10: 455–464.

Heineman TC, Cunningham A, Levin M (2019). Understanding the immunology of Shingrix, a recombinant glycoprotein E adjuvanted herpes zoster vaccine. Curr Opin Immunol 59: 42–48.

Hernan MA, Alonso A, Hernandez-Diaz S (2006). Tetanus vaccination and risk of multiple sclerosis: a systematic review. Neurology 67: 212–215.

Huber F, Ehrensperger B, Hatz C, et al. (2018). Safety of live vaccines on immunosuppressive or immunomodulatory therapy – a retrospective study in three Swiss Travel Clinics. J Travel Med 2018 Jan 1; 25(1). doi: 10.1093/jtm/tax082.

Kappos L, Mehling M, Arroyo R, et al. (2015). Randomized trial of vaccination in fingolimod-treated patients with multiple sclerosis. Neurology 84: 872–879.

Kennedy PG, Gershon AA (2018). Clinical features of varicella-zoster virus infection. Viruses 10: 609.

Lebrun C, Vukusic S (2019). Immunization and multiple sclerosis: Recommendations from the French multiple sclerosis society. Mult Scler Relat Disord 31: 173–188.

Löbermann M, Winkelmann A, Hartung HP, et al. (2011). Vaccination against infection in patients with multiple sclerosis. Nature Rev Neurol 8: 143–151.

Löbermann M, Borso D, Hilgendorf I, et al. (2012). Immunization in the adult immunocompromised host. Autoimmun Rev 11: 212–218.

Löbermann M, Handorn B, Winkelmann A, et al. (2018). Multiple Sklerose und Hepatitis-B-Impfung. Was bedeutet das Urteil des EuGH zur Haftung nach Impfung? Nervenarzt 89: 1172–1178.

Mailand MT, Frederiksen JL (2017). Vaccines and multiple sclerosis: A systematic review. J Neurol 264: 1035–1050.

Merck (2018). Fachinformation Mavenclad; www.fachinfo.de/suche/fi/021696 (letzter Zugriff: 27.4.2021).

Metze C, Winkelmann A, Löbermann M, et al. (2019). Immunogenicity and predictors of response to a single dose trivalent seasonal influenza vaccine in multiple sclerosis patients receiving disease-modifying therapies. CNS Neurosci Ther 25: 245–254.

Miller H, Cendrowski W, Shapira K (1967). Multiple sclerosis and vaccination. BMJ 2: 210–213.

Mix E, Meyer-Rienecker H, Hartung HP, Zettl UK (2010). Animal models of multiple sclerosis – potentials and limitations. Prog Neurobiol 92: 386–404.

Moiola L, Rommer PS, Zettl UK (2020). Prevention and management of adverse effects of disease modifying treatments in multiple sclerosis. Curr Opin Neurol 33(3): 286–294.

Monschein T, Zrzavy T, Löbermann M et al. (2021a). Die Corona Pandemie und Multiple Sklerose: Impfungen und deren Implikationen für Patienten – Teil 1: Empfehlungen. Nervenarzt; https://doi.org/10.1007/s00115-021-01155-4.

Monschein T, Zrzavy T, Löbermann M et al. (2021b). Die Corona Pandemie und Multiple Sklerose: Impfungen und deren Implikationen für Patienten – Teil 2: Impfstofftechnologien. Nervenarzt; https://doi.org/10.1007/s00115-021-01154-5.

MSD (2018). Fachinformation Zostavax; www.fachinfo.de/suche/fi/010452 (letzter Zugriff: 27.4.2021).

Murray TM (2005). Multiple Sclerosis: The History of a Disease. New York: Demos Health.

Novartis (2018). Fachinformation Gilenya®; www.fachinfo.de/suche/fi/012954 (letzter Zugriff: 27.4.2021).

Pacheco Y, Acosta-Ampudia Y, Monsalve DM, et al. (2019). Bystander activation and autoimmunity. J Autoimmun 103: 102301.

Pellegrino P, Carnovale C, Perrone V, et al. (2014). Efficacy of vaccination against influenza in patients with multiple sclerosis: The role of concomitant therapies. Vaccine 32: 4730–4735.

Reich DS, Lucchinetti CF, Calabresi PA (2018). Multiple sclerosis. New Engl J Med 378: 169–180.

Ristori G, Faustman D, Matarese G, et al. (2018). Bridging the gap between vaccination with Bacille Calmette-Guerin (BCG) and immunological tolerance: The cases of type 1 diabetes and multiple sclerosis. Curr Opin Immunol 55: 89–96.

Rivers TM, Schwentker FF (1935). Encephalomyelitis accompanied by myelin destruction experimentally produced in monkeys. J Exp Med 61: 689–702.

Rivers TM, Sprunt D, Berry G (1933). Observations on attempts to produce acute disseminated encephalomyelitis in monkeys. J Exp Med 58: 39–53.

Roche (2018). Fachinformation Ocrevus; www.fachinfo.de/suche/fi/021881 (letzter Zugriff: 27.4.2021).

Rommer PS, Zettl UK (2018). Managing the side effects of multiple sclerosis therapy: Pharmacotherapy options for patients. Expert Opin Pharmacother 19: 483–498.

Rommer PS, Hecker M, Zrzavy T, et al. (2019). General principles of immunotherapy in neurological diseases. In: Mitoma H, Manto M (eds.). Neuroimmune Diseases. Springer International Publishing, pp. 387–421.

Rothe C, Alberer M, Bühler S, et al. (2019). Reiseimpfungen – Hinweise und Empfehlungen. Flug·Reisemed 26: 58–79.

Shoenfeld Y, Aron-Maor A (2000). Vaccination and autoimmunity-'vaccinosis': A dangerous liaison? J Autoimmun 14: 1–10.

Siegrist CA (2018). Vaccine Immunology. In: Plotkin S, Orenstein W, Offit P, et al. (eds). Plotkin's Vaccines. New York: Elsevier, pp. 17–36.

Smatti MK, Cyprian FS, Nasrallah GK, et al. (2019). Viruses and autoimmunity: A review on the potential interaction and molecular mechanisms. Viruses 11: 762.

STIKO (2021). Empfehlungen der Ständigen Impfkommission beim Robert Koch-Institut; www.rki.de/DE/Content/Kommissionen/STIKO/stiko_node.html (letzter Zugriff: 21.6.2021).

Stowe J, Andrews N, Miller E (2020). Do vaccines trigger neurological diseases? Epidemiological evaluation of vaccination and neurological diseases using examples of multiple sclerosis, Guillain-Barré syndrome and narcolepsy. CNS Drugs 34: 1–8.

van Kempen Z, Strijbis E, Al M, et al. SARS-CoV-2 antibodies in adult patients with multiple sclerosis in the Amsterdam MS cohort. JAMA Neurol 2021; April 30; https://jamanetwork.com/journals/jamaneurology/fullarticle/2779734 (letzter Zugriff: 21.6.2021).

Wagner N, Assmus F, Arendt G, et al. (2019). Impfen bei Immundefizienz. Bundesgesundheitsblatt – Gesundheitsforschung – Gesundheitsschutz 62: 494–515.

Wiedermann U, Sitte HH, Burgmann H, et al. (2016). Impfungen bei Immundefekten/Immunsuppression – Expertenstatement und Empfehlungen. Wien Klin Wochenschr 128: 337–376.

Wijnands JMA, Zhu F, Kingwell E, et al. (2018). Disease-modifying drugs for multiple sclerosis and infection risk: A cohort study. J Neurol Neurosurg Psychiatry 89: 1050–1056.

Willekens B, Cools N (2018). Beyond the magic bullet: Current progress of therapeutic vaccination in multiple sclerosis. CNS Drugs 32: 401–410.

Winkelmann A, Löbermann M, Reisinger EC, et al. (2011). Fingolimod treatment for multiple sclerosis patients. What do we do with varicella? Ann Neurol 70: 673–674; author reply 674.

Winkelmann A, Löbermann M, Reisinger EC, Zettl UK (2012). Therapie der Multiplen Sklerose mit Fingolimod. Infektiologische Aspekte und Hinweise zum Impfverhalten. Nervenarzt 83: 236–242.

Winkelmann A, Löbermann M, Reisinger EC, et al. (2016). Disease-modifying therapies and infectious risks in multiple sclerosis. Nature Rev Neurol 12: 217–233.

Winkelmann A, Löbermann M, Zettl UK (2019). Varicella-zoster- und Herpes-zoster-Impfindikation bei Multipler Sklerose: aktuelle Situation. Nervenarzt 90: 1254–1260.

Winkelmann A, Metze C, Frimmel S, et al. (2020). Tick-borne encephalitis vaccination in multiple sclerosis: A prospective, multicenter study. Neurol Neuroimmunol Neuroinflamm Jan 9; 7(2): e664.

WHO – World Health Organization (2019). Facts-in-pictures: Immunization; www.who.int/news-room/facts-in-pictures/detail/immunization (letzter Zugriff: 9.3.2021).

Zettl UK, Stuve O, Patejdl R (2012). Immune-mediated CNS diseases: A review on nosological classification and clinical features. Autoimmun Rev 11: 167–173.

Zorzoli E, Pica F, Masetti G, et al. (2018). Herpes zoster in frail elderly patients: Prevalence, impact, management, and preventive strategies. Aging Clin Exp Res 30: 693–702.

Zrzavy T, Kollaritsch H, Rommer PS, et al. (2019). Vaccination in multiple sclerosis: Friend or foe? Front Immunol 10: 1883.

Kapitel 20

AkdÄ – Arzneimittelkommission der deutschen Ärzteschaft (2018). „Aus der UAW-Datenbank" – Schwere Immundefekte nach Behandlung mit Rituximab. Dtsch Arztebl 115: A–2313.

Blankenbach K, Schwab N, Hofner B, et al. (2019). Natalizumab-associated progressive multifocal leukoencephalopathy in Germany. Neurology 92: e2232–e2239.

Burt RK, Balabanov R, Burman J, Sharrack B, et al. (2019). Effect of nonmyeloablative hematopoietic stem cell transplantation vs continued disease-modifying therapy on disease progression in patients with relapsing-remitting multiple sclerosis: A randomized clinical trial. JAMA 321: 165–174.

Clifford DB, Gass A, Richert N (2019). Cases reported as progressive multifocal leukoencephalopathy in ocrelizumab-treated patients with multiple sclerosis. Presented at the 35th Congress of the European Committee for Treatment and Research in Multiple Sclerosis (ECTRIMS); 11–13 September 2019; Stockholm, Sweden; P970.

Coles AJ, Cohen JA, Fox EJ, et al. (2017). Alemtuzumab CARE-MS II 5-year follow-up: Efficacy and safety findings. Neurology 89: 1117–1126.

Cree BA, Gourraud PA, Oksenberg JR (2016). Long-term evolution of multiple sclerosis disability in the treatment era. Ann Neurol 80: 499–510.

DGN (2018). Vortrag Prof. Hemmer am 31.10.2018, www.dgn.org/images/red_mediathek/web_DGN_vp_2018.pdf (letzter Zugriff: 27.4.2021).

DMSG (2020). Empfehlung zu COVID-19; www.dmsg.de/multiple-sklerose-news/dmsg-aktuell/news-article/News/detail/empfehlungen-fuer-multiple-sklerose-erkrankte-zum-thema-corona-virus/?no_cache=1&cHash=1f45cc65c79272dae37d6e2827278143 (letzter Zugriff: 27.4.2021).

Frahm N, Hecker M, Zettl UK (2020). Polypharmacy among patients with multiple sclerosis: A qualitative systematic review. Expert Opin Drug Saf 19: 139–145.

Gold R, Kappos L, Arnold DL, et al. (2012). Placebo-controlled phase 3 study of oral BG-12 for relapsing multiple sclerosis. N Engl J Med 367: 1098–1107.

Giovannoni G, Comi G, Cook S, et al. (2010). A placebo-controlled trial of oral cladribine for relapsing multiple sclerosis; CLARITY Study Group. N Engl J Med 362: 416–426.

Hauser SL, Bar-Or A, Comi G, et al.; OPERA I and OPERA II Clinical Investigators (2017a). Ocrelizumab versus interferon beta-1a in relapsing multiple sclerosis. N Engl J Med 376: 221–234.

Hauser SL, Belachew S, Kappos L (2017b). Ocrelizumab in primary progressive and relapsing multiple sclerosis. N Engl J Med 376: 1694.

Havla J, Warnke C, Derfuss T, et al. (2016). Interdisciplinary risk management in the treatment of multiple sclerosis. Dtsch Arztebl Int 113: 879–886.

Heesen C, Kleiter I, Nguyen F, et al. (2019). Risk perception in natalizumab-treated multiple sclerosis patients and their neurologists. Mult Scler 16: 1507–1512.

Hegen H, Bsteh G, Berger T (2018). 'No evidence of disease activity' – Is it an appropriate surrogate in multiple sclerosis? Eur J Neurol 25: 1107–e101.

Kalincik T, Brown JWL, Robertson N, et al. (2017). Treatment effectiveness of alemtuzumab compared with natalizumab, fingolimod, and interferon beta in relapsing-remitting multiple sclerosis: A cohort study. Lancet Neurol 16: 271–281.

Kleinschmidt-DeMasters BK, Tyler KL (2005). Progressive multifocal leukoencephalopathy complicating treatment with natalizumab and interferon beta-1a for multiple sclerosis. N Engl J Med 353: 369–374.

KKNMS Patientenhandbücher; www.kompetenznetz-multiplesklerose.de/patienteninformationen/patientenhandbuecher/ (letzter Zugriff: 27.4.2021).

KKNMS Qualitätshandbuch; www.kompetenznetz-multiplesklerose.de/fachinformationen/qualitaetshandbuch/ (letzter Zugriff: 27.4.2021).

Marrie RA (2017). Comorbidity in multiple sclerosis: implications for patient care. Nat Rev Neurol 13: 375–382.

Meinl I, Adams O, Warnke C, et al. (2019). Very early detection of progressive multifocal leukoencephalopathy: should we perform cerebrospinal fluid analysis before switching from natalizumab to ocrelizumab? Presented at the 35th Congress of the European Committee for Treatment and Research in Multiple Sclerosis (ECTRIMS); 11–13 September 2019; Stockholm, Sweden; P665.

Paul Ehrlich Institut (2019). Schulungsmaterial; www.pei.de/SharedDocs/schulungsmaterial/Tysabri-Schulungsmaterial-Aerzte_Version-18_Arztinformation.pdf?__blob=publicationFile&v=3 (letzter Zugriff: 27.4.2021).

Rommer PS, Zettl UK (2019). Managing the side effects of multiple sclerosis therapy: Pharmacotherapy options for patients. Expert Opin Pharmacother 19: 483–498.

Schweitzer F, Laurent S, Fink GR, et. al. (2019). Age and the risks of high-efficacy disease modifying drugs in multiple sclerosis. Curr Opin Neurol 32: 305–312.
Schweitzer F, Laurent S, Fink GR, et al. (2020). Effects of disease-modifying therapy on peripheral leukocytes in patients with multiple sclerosis. J Neurol Feb 8; doi: 10.1007/s00415-019-09690-6.
Smith KA, Burkill S, Hiyoshi A, et al. (2020). Comorbid disease burden among MS patients 1968–2012: A Swedish register-based cohort study. Mult Scler 2020. doi: 10.1177/1352458520910497.
Solomon AJ, Naismith RT, Cross AH (2019). Misdiagnosis of multiple sclerosis: Impact of the 2017 McDonald criteria on clinical practice. Neurology 92: 26–33.
Solomon AJ, Pettigrew R, Naismith RT, et al. (2020). Challenges in multiple sclerosis diagnosis: Misunderstanding and misapplication of the McDonald criteria. Mult Scler Mar 12; 1352458520910496.
The IFNB Multiple Sclerosis Study Group (1993). Interferon beta-1b is effective in relapsing-remitting multiple sclerosis. I. Clinical results of a multicenter, randomized, double-blind, placebo-controlled trial. Neurology 43: 655–661.
Thompson AJ, Baranzini SE, Geurts J, et al. (2018). Multiple sclerosis. Lancet 391: 1622–1636.
Tintore M, Rovira À, Río J, et al. (2015). Defining high, medium and low impact prognostic factors for developing multiple sclerosis. Brain 138: 1863–1874.
Vaughn CB, Jakimovski D, Kavak KS, et al. (2019). Epidemiology and treatment of multiple sclerosis in elderly populations. Nat Rev Neurol 15: 329–342.
Weideman AM, Tapia-Maltos MA, Johnson K, et al. (2017). Meta-analysis of the age-dependent efficacy of multiple sclerosis treatments. Front Neurol 8: 577.
Wattjes MP, Warnke C (2017). High-frequency MRI monitoring should be performed in natalizumab-treated MS patients with higher risk of PML – Commentary. Mult Scler 23: 770–771.

Kapitel 21

Ammon HPT (1998). Salai-Guggal-(Indischer Weihrauch-)Gummiharz aus Boswellia serrata: Boswelliasäuren als Nicht-Redox-hemmstoffe der Leukotrienbiosynthese – Neue therapeutische Möglichkeit? Dtsch Arztebl 95(1–2): 30.
Apel A, Greim B, König N, Zettl UK (2006). Frequency of current utilisation of complementary and alternative medicine by patients with multiple sclerosis. J Neurol 253: 1331–1336.
Bahr LS, Bock M, Liebscher D, et al. (2020). Ketogenic diet and fasting diet as Nutritional Approaches in Multiple Sclerosis (NAMS): Protocol of a randomized controlled study. Trials 21(1): 3.
Bangsi D, Ghadirian P, Ducic S, et al. (1998). Dental amalgam and multiple sclerosis: A case-control study in Montreal, Canada. Int J Epidemiol 27(4): 667–671.
Barolin GS, Samborski R (1991). Das Pferd als Helfer in der Therapie. Wien Med Wochenschr 141(2): 476–481.
Baumhackl U. Multiple Sklerose – Prävalenz & Therapie im 12-Jahres-Vergleich in Österreich. Wien: Facultas 2014, S. 78.
Bennett M, Heard R. Hyperbaric oxygen therapy for multiple sclerosis. CNS Neurosci Ther 2010; 16(2): 115–124.
Besler HT, Comoglu S, Okcu Z (2002). Serum levels of antioxidant vitamins and lipid peroxidation in multiple sclerosis. Nutr Neurosci 5(3): 215–220.
Bock M, Karber M, Kuhn M (2018). Ketogenic diets attenuate cyclooxygenase and lipoxygenase gene expression in multiple sclerosis. EBioMedicine 36: 293–303.
Brehm JW (1966). A Theory of Psychological Reactance. New York, London: Academic Press.
BVL – Bundesamt für Verbraucherschutz und Lebensmittelsicherheit. Stofflisten des Bundes und der Bundesländer. Unter Mitwirkung von Experten aus Deutschland, Österreich und der Schweiz. 2. A. 2020; www.bvl.bund.de/SharedDocs/Berichte/08_Stoffliste_Bund_Bundeslaender/stofflisten_pflanzen_pflanzenteileVorwort_2_Aufl.pdf?__blob=publicationFile&v=3 (letzter Zugriff: 27.4.2021).
BVL – Bundesamt für Verbraucherschutz und Lebensmittelsicherheit. Nahrungsergänzungsmittel. Stand: 1/2021; www.bvl.bund.de.
Cantorna MT, Hayes CE, DeLuca HF (1996). 1,25 Dihydroxyvitamin D3 reversibly blocks the progression of relapsing encephalomyelitis, a model of multiple sclerosis. Proc Natl Acad Sci 93(15): 7861–7864.
Choi IY, Piccio L, Childress P, et al. (2016). Diet mimicking fasting promotes regeneration and reduces autoimmunity and multiple sclerosis symptoms. Cell Rep 15(10): 2136–2146.
Cramer H, Lauche R, Azizi H, et al. (2014). Yoga for multiple sclerosis: A systematic review and meta-analysis. PLoS One 9(11): e112414.
Düring T, Gerst F, Hänsel W, et al. (2001). Effects of three alkoxypsoralens on voltage gated ion channels in Ranvier nodes. Gen Physiol Biophys 19(4): 345–364.
Duscha A, Gisevius B, Hirschberg S, et al. (2020). Propionic acid shapes the multiple sclerosis disease course by an immunomodulatory mechanism. Cell 180(6): 1067–1080.
Dworkin RH, Bates D, Millar JHD, Paty DW (1984). A re-analysis of three double blind trials. Neurology 34: 1441–1445.
Evers J (1969). Die diätetische Therapie der Multiplen Sklerose. Med Welt 2: 1700–1707.
Fazekas F, Deisenhammer F, Strasser-Fuchs S, et al. (1997). Randomised placebo-controlled trial of monthly intravenous immunoglobulin therapy in relapsing-remitting multiple sclerosis. Lancet 349: 589–593.
Fonseca-Kelly Z, Nassrallah M, Uribe J, et al. (2012). Resveratrol neuroprotection in a chronic mouse model of multiple sclerosis. Front Neurol 2012; 3: 84.
Frey D, Jonas E (2002). Die Theorie der kognizierten Kontrolle. In: Frey D, Irle M (Hrsg.), S. 13–50.
Gallien P, Amarenco G, Benoit N, et al. (2014). Cranberry versus placebo in the prevention of urinary infections in multiple sclerosis: A multicenter, randomized, placebo-controlled, double-blind trial. Mult Scler 20(9): 1252–1259.
González deLLano HP, Moreno-Aribas MV, Bartolome B (2020). Cranberry polyphenols and prevention against urinary tract infections. Molecules 25(15): 3523.
Gotta M, Mayer CA, Huebner J (2018). Use of complementary and alternative medicine in patients with multiple sclerosis in Germany. Complement Ther Med 36: 113–117.
Heyll U, Wachauf P (1997). „Symbioselenkung" oder „Mikrobiologische Therapie" – ein immunologisches Therapieprinzip? Versicherungsmedizin 49(5): 162–166.
Hiroto DS (1974). Locus of control and learned helplessness in man. J Exp Psychol 102: 187–193.
Hirschberg S, Gisevius B, Duscha A, Haghikia A (2019). Implications of diet and the gut microbiom in neuroinflammatory and neurodegenerative diseases. Int J Mol Sci 20: 3109.
Karpatkin HI, Napolione D, Siminovich-Blok B (2014). Acupuncture and multiple sclerosis: A review of the evidence. Evid Based Complement Alternat Med 2014; 927935.
Kemppainen LM, Kemppainen TT, Reippainen JA, et al. (2018). Use of complementary and alternative medicine in Europe: Health-related and sociodemographic determinants. Scand J Public Health 46(4): 448–455.
Kes VB, Cesarik M, Motovina LZ, et al. (2013). The role of complementary and alternative medicine in therapy of multiple sclerosis. Acta Clin Croat 52: 464–471.
Kim E, Cameron M, Lovera J, et al. (2011). American ginseng does not improve fatigue in multiple sclerosis: A single center randomized double-blind placebo-controlled crossover pilot study. Mult Scler 17(12): 1523–1526.
Langer EJ (1975). The illusion of control. J Pers Soc Psychol 32: 311–328.

Lebensmittelverband Deutschland; www.lebensmittelverband.de, Stand 1/2021.
Lenger SM, Bradley M, Thomas DA, et al. (2020). D-mannose vs. other agents for recurrent urinary tract infection prevention in adult women: A systematic review and meta-analysis. Am J Obstet Gynecol 223(2): 265.e1–265.e13.
Levin AB, Hadkies EJ, Weiland TJ, Jelinek GA (2014). Review article – Meditation as an adjunct to the management of multiple sclerosis. Neurol Res Int 2014: 704691.
Martinez-Lopez N, Tarabra E, Toledo M, et al. (2017). System-wide benefits of intermeal fasting by autophagy. Cell Metab 26(6): 856–871.
Matheson NA (1974). Multiple sclerosis and diet. Lancet 2: 831.
Mojaverrostami S, Bojnordi MN, Ghasemi-Kasman M, et al. (2018). A review of herbal therapy in multiple sclerosis. Adv Pharm Bull 8(4): 575–590.
Munger KL, Levin LI, Hollis BW, et al. (2006). Serum 25-hydroxyvitamin D levels and risk of multiple sclerosis. JAMA 296(23): 2832–2838.
Orlowski G, Brand R, Holsten P, Pöhlau D (1996). Lebensmittelverzehr, Nährstoffdichte der Nahrung und Nährstoffzufuhr bei Patienten mit Multipler Sklerose. Ernährungsumschau 43(1): 14–18.
Oschman JL (2009). Energiemedizin – Konzepte und ihre wissenschaftliche Basis. 2. A. München: Elsevier Urban & Fischer.
Osnabrügge G, Stahlberg D, Frey D (1985). Die Theorie der kognizierten Kontrolle. In: Frey & Irle (Hrsg.), S. 127–172.
Page SA, Verhoef MJ, Stebbins RA, et al. (2003). The use of complementary and alternative therapies by people with multiple sclerosis. Chron Dis Can 24(2/3): 75–79.
Plemel J, Juzwik CA, Benson CA, et al. (2015). Over-the-counter anti-oxidant therapies for use in multiple sclerosis: A systematic review. MSJ 21(12): 1485–1495.
Pöhlau D, Hoffmann V, Orlowski G, et al. (1997). Fette und MS. Ernährungsumschau 44: 136–142.
Pucci E, Cartechini E, Taus B, Giuliani G (2004). Why physicians need to look more closely at the use of complementary and alternative medicine by multiple sclerosis patients. Eur J Neurol 11: 263–267.
Radzikowska U, Rinaldi AO, Çelebi Sözener Z, et al. The influence of dietary fatty acids on immune responses. Nutrients 2019; 11(12): 2990.
Razepour-Firouzi S, Arefhosseini SR, Mehdi F, et al. (2013). Immunomodulatory and therapeutic effects of hot-nature diet and co-supplemented hemp-seed, evening primrose oils intervention in multiple sclerosis patients. Compl Ther Med 21: 473–480.
Riccio P, Rossano R, Larocca M, et al. (2016). Anti-inflammatory nutritional intervention in patients with relapsing-remitting and primary-progressive multiple sclerosis: A pilot study. Exp Biol Med (Maywood) 241(6): 620–635.
Rotter JB (1954). Social Learning and Clinical Psychology. Englewood Cliffs, NJ: Prentice Hall.
Seligman MEP (1975). Helplessness. San Francisco: Freeman.
Shehdaz A, Rehmann G, Lee YS (2013). Curcumin in inflammatory diseases. Biofactors 39(1): 69–77.
Shinto L, Marracci G, Baldauf-Wagner S, et al. (2009). Omega-3 fatty acid supplementation decreases matrix metalloproteinase-9 production in relapsing-remitting multiple sclerosis. PLEFA 80(2–3): 131–136.
Skovgaard L, Nicolajsen PH, Pedersen E, et al. (2013). Differences between users and non-users of complementary and alternative medicine among people with multiple sclerosis in Denmark: A comparison of descriptive characteristics. Scand J Public Health 41: 492–499.
Smolders J, Damoiseaux J, Menheere P, Hupperts R (2008). Vitamin D as an immune modulator in multiple sclerosis, a review. J Neuroimmunol 194(1–2): 7–17.
Smolders J, Thorkildsen O, Camu W, Holmoy T (2019). An update on vitamin D and disease activity in multiple sclerosis. CNS Drugs 33: 1187–1199.
Stackpoole A, Mertin J (1981). The effect of prostaglandin-precursors in in vivo models of cell mediated immunity. Proc Lipid Res 20: 649–654.
Stoll SS, Nieves C, Tabby DS, et al. (2012). Use of therapies other than disease-modifying agents, including complementary and alternative medicine, by patients with multiple sclerosis: A survey study. J Am Osteopath Assoc 112: 22–28.
Stürner KH, Stellmann JP, Dörr J, et al. (2018). A standardised frankincense extract reduces disease activity in relapsing-remitting multiple sclerosis (the SABA phase IIa trial). J Neurol Neurosurg Psychiatry 89: 330–338.
Swank RL (1970). Multiple sclerosis. Twenty years on low fat diet. Arch Neurol 23: 460–473.
Swank RL, Goodwin J (2003). Review of MS patient survival on a Swank low saturated fat diet. Nutrition 19(2): 161–162.
Swidsinski A, Dörffel Y, Loening-Baucke Y, et al. (2017). Reduced mass and diversity of the colonic microbiome in patients with multiple sclerosis and their improvement with ketogenic diet. Front Microbiol 8: 1141.
Tegenge MA, Rajbhandari L, Shrestha S, et al. (2014). Curcumin protects from degeneration in the setting of local inflammation. Exp Neurol 2014; 253: 102–110.
Thakur P, Mohammad A, Raj Rastogi Y, et al. (2020). Review Article – Yoga as an intervention to manage multiple sclerosis symptoms. J Ayurveda Integr Med 11(2): 114–117.
Thomas K (1976). Praxis der Selbsthypnose des Autogenen Trainings (nach I. H. Schultz). Formelhafte Vorsatzbildung und Oberstufe. Stuttgart: Thieme.
van Amerongen BM, Dijkstra CD, Lips P, Polman CH (2004). Multiple sclerosis and vitamin D: An update. Eur J Clin Nutr 58(8): 1095–1109.
Vermöhlen V, Schiller P, Schickendantz S, et al. (2007). Homöopathie bei Multipler Sklerose. München: Elsevier Urban & Fischer.
Vermöhlen V, Schiller P, Schickendantz S, et al (2018). Hippotherapy for patients with multiple sclerosis: A multicenter randomized controlled trial (MS-HIPPO). Mult Scler 24(10): 1375–1382.
Wade DT, Young CA, Chaudhuri KR, Davidson DL (2002). A randomised, placebo-controlled, exploratory study of Vitamin B12, lofepramin, and L-phenylalanin (the „Cari Loder Regime") in the treatment of multiple sclerosis. J Neurol NeuroSurg Psychiatry 73(3): 246–249.
Wesselius T, Heersema DJ, Mostert JP, et al. (2005). A randomized crossover study of bee sting therapy for multiple sclerosis. Neurology 65(11): 1764–1768.
Wortman CB (1976). Causal attributions and personal control. In: Harvey JH, Ickes WJ, Kidd RF (eds.). New Directions in Attribution Research. Vol. 1. Hillsdale, NJ: Lawrence Erlbaum, pp. 23–51.
Yadav V, Shinto L, Bourdette D (2010). Complementary and alternative medicine for the treatment of multiple sclerosis. Expert Rev Clin Immunol 6(3): 381–395.
Yadav V, Bever C, Brown J, et al. (2014). Special Article – Summary of evidence-based guideline: Complementary and alternative medicine in multiple sclerosis. Neurology 82(12): 1083–1092.
Yadav V, Marracci G, Kim E, et al. (2016). Low-fat, plant-based diet in multiple sclerosis: A randomized controlled trial. Mult Scler Relat Disord 9: 80–90.
Yildiz M, Tettenborn B, Putzki N (2011). Vitamin D levels in Swiss multiple sclerosis patients. Swiss Med Wkly 141: w13192.

Kapitel 22

Anderson RM, Funnel MM (2005). Patient empowerment: Reflection on the challenge of fostering the adoption of a new paradigm. Patient Educ Couns 8: 173–178.

Aronson KJ (1997). Quality of life among persons with multiple sclerosis and their caregivers. Neurology 48: 74–80.
Benedict RHB, Bobholz JH (2007). Multiple sclerosis. Semin Neurol 27: 78–85.
Benedict RHB, Carone DA, Bakshi R (2004). Correlating brain atrophy with cognitive dysfunction, mood disturbances, and personality disorder in multiple sclerosis. J Neuroimaging 14: 36–45.
Cohen F, Lazarus RS (1982). Coping with the stresses of illness. In: Stone GC, Cohen F, Adler NF (eds.). Health Psychology – A Handbook. San Francisco: Jossey Bass, pp. 217–254.
Feinstein A (2004). The neuropsychiatry of multiple sclerosis. Can J Psychiatry 49: 157–163.
Filipp SH, Aymanns P (2003). Bewältigungsstrategien (Coping). In: Adler R, Herrmann JM, Köhle K, et al. (Hrsg.). Uexküll – Psychosomatische Medizin. Modelle ärztlichen Denkens und Handelns. 6. A. München: Elsevier Urban & Fischer, S. 297–310.
Fitzegerald Miller J (2003). Coping fördern – Machtlosigkeit überwinden. Hilfen zur Bewältigung chronischen Krankseins. Bern: Huber.
Foley FW, Traugott U, LaRocca NG, et al. (1992). A prospective study of depression and immune dysregulation in multiple sclerosis. Arch Neurol 49: 238–244.
Ford-Johnson L, Deluca J, Zhang J, et al. (2016). Cognitive effects of modafinil in patients with multiple sclerosis: A clinical trial. Rehabil Psychol 61: 82–91.
Freud A (1936). Das Ich und die Abwehrmechanismen. Wien: Internationaler Psychoanalytischer Verlag.
Grzegorski T, Losy J (2017). Cognitive impairment in multiple sclerosis – a review of current knowledge and recent research. Rev Neurosci 28: 845–861.
Haupts M, Elias G, Hardt C, et al. (2003). Lebensqualität bei Patienten mit schubförmiger MS in Deutschland. Nervenarzt 74: 144–150.
Hellige B (2002). Balanceakt Multiple Sklerose. Stuttgart: Kohlhammer.
Hind D, Cotter J, Bradburn M, et al. (2014). Cognitive behavioural therapy for the treatment of depression in people with multiple sclerosis: A systematic review and meta-analysis. BMC Psychiatry 14: 5.
Horowitz MJ, Wilner N (1980). Life events, stress and coping. In: Poon L (ed.). Aging in the 1980s: Selected contemporary issues in the psychology of aging. Washington: American Psychological Association, pp. 363–374.
Jongen PJ, Horst AT, Brands AM (2012). Cognitive impairment in multiple sclerosis. Minerva medica 103: 73–96.
Kächele H, Steffens W (Hrsg.) (1988). Bewältigung und Abwehr. Beiträge zur Psychologie und Psychotherapie schwerer körperlicher Krankheiten. Heidelberg: Springer.
Langemayr A, Schöttes N (2000). Psychotherapy with multiple-sclerosis patients. Psychol Rep 86: 495–508.
Marrie RA, Reingold S, Cohen J, et al. (2015). The incidence and prevalence of psychiatric disorders in multiple sclerosis: A systematic review. Mult Scler 21: 305–317.
Minden SL (2000). Mood disorders in multiple sclerosis: diagnosis and treatment. J Neurovirol 6: 160–167.
Minden SL, Feinstein A, Kalb RC, et al. (2014). Evidence-based guideline: Assessment and management of psychiatric disorders in individuals with MS: Report of the Guideline Development Subcommittee of the American Academy of Neurology. Neurology 82: 174–181.
Moré A (2003). Bewusste und unbewusste Körperbilder. Ihre Bedeutung in der Persönlichkeitsentwicklung junger Frauen. Werkblatt Psychoanalyse und Gesellschaftskritik 20(51): 25–43.
MSTKG – Multiple Sklerose Therapie Konsensus Gruppe (2004). Symptomatische Therapie der Multiplen Sklerose. Nervenarzt 75 (Suppl 1): 2–39.
Murphy R, O'Donoghue S, Counihan T, et al. (2017). Neuropsychiatric syndromes of multiple sclerosis. J Neurol Neurosurg Psychiatry 88: 697–708.
Pakpoor J, Goldacre R, Schmierer K, et al. (2016). Risks of psychiatric disorders in children and young adults with demyelinating diseases of the central nervous system: A national record-linkage study. Mult Scler 22: 17.
Sadovnik AD, Remic RA, Allen J, et al. (1996). Depression and multiple sclerosis. Neurology 46: 628–632.
Schifferdecker M, Calabrese P (2007). Psychische Dysfunktionen bei MS. In: Calabrese P (Hrsg.). Multiple Sklerose und Kognition. Stuttgart: Thieme, S. 37–43.
Schifferdecker M, Krahl A, Krekel NO (1996). Psychische Störungen bei der Multiplen Sklerose. Nervenheilkunde 15: 340–345.
Schipper S, Wiesmeth S, Wirtz M, et al. (2011). Krankheitsverarbeitungsstile und gesundheitsbezogene Lebensqualität bei Multiple-Sklerose-Erkrankten. Psychother Psychosom Med Psychol 61: 347–355.
Sokol C, Hoppenworth U (2015). Patientencoaching: Coping gestalten – Autonomie fördern. In: Schmidt RM, Hoffmann FA, Faiss JH, Köhler W (Hrsg.). Multiple Sklerose. 6. A. München: Elsevier Urban & Fischer, S. 428.
Westervelt HJ (2015). Dementia in multiple sclerosis: Why is it rarely discussed? Arch Clin Neuropsychol 30: 174–177.

Kapitel 23

Coenen M, Cieza A, Freemann J, et al. (2011). The development of ICF Core Sets for multiple sclerosis: Results of the International Consensus Conference. J Neurol 258: 1477–1488.
DGN/KKNMS (2012). Leitlinie zur Diagnose und Therapie der Multiplen Sklerose; www.dgn.org/leitlinien/2333-ll-31-2012-diagnose-und-therapie-der-multiplen-sklerose (letzter Zugriff: 27.4.2021).
Eitel A, Gusowski K, Flachenecker P (2014). Atemfunktionsstörungen bei Multipler Sklerose – Häufigkeit, Einflussfaktoren und Behandlungseffekte. Neurol Rehab 20: 253–259.
Flachenecker P (2012). Autoimmune diseases and rehabilitation. Autoimmun Rev 11: 219–225.
Flachenecker P (2015). Clinical implications of neuroplasticity – the role of rehabilitation in multiple sclerosis. Front Neurol 6: 36.
Flachenecker P, Meißner H (2014). Fatigue bei Multipler Sklerose – wie objektivieren, wie behandeln? Neurol Rehab 20: 273–281.
Flachenecker P, Meissner H, Frey R, Guldin W (2017). Neuropsychological training of attention improves MS-related fatigue: Results of a randomized, placebo-controlled, double-blind pilot study. Eur Neurol 2017 78: 312–317.
Flachenecker P, Dettmers C, Henze T (2019). Rehabilitation bei Multipler Sklerose: multimodal, interdisziplinär, wirksam. Neurologie up2date 2: 171–187.
Freeman JA, Langdon DW, Hobart JC, Thompson AJ (1999). Inpatient rehabilitation in multiple sclerosis: Do the benefits carry over into the community? Neurology 52: 50–56.
Frommelt P, Grötzbach H (2005). Einführung der ICF in die Neurorehabilitation. Neurol Rehabil 11: 171–178.
Gawlik A, Streber R, Flachenecker P, et al. (2018). Konzept eines internetbasierten Programms zur Bewegungsförderung für Personen mit Multipler Sklerose. Neurol Rehabil 24: 171–182.
Gusowski K (2014). Physiotherapie bei Multipler Sklerose – konventionelle und moderne Verfahren. Neurol Rehab 20: 239–245.
Hemmer B et al. (2021). Diagnose und Therapie der Multiplen Sklerose, Neuromyelitis-optica-Spektrum-Erkrankungen und MOG-IgG-assoziierten Erkrankungen. S2k-Leitlinie 2021. In: Deutsche Gesellschaft für Neurologie (Hrsg.). Leitlinien für Diagnostik und Therapie in der Neurologie. Online: www.dgn.org/leitlinien (letzter Zugriff: 6.7.2021).
Henze T (2013). Rehabilitation bei Multipler Sklerose. In: Henze T (Hrsg.). Multiple Sklerose. Symptome besser erkennen und behandeln. 3. A. München: Zuckschwerdt, S. 257–275.
Henze T, Feneberg W, Flachenecker P, et al. (2018a). Neues zur symptomatischen MS-Therapie: Teil 5 – Fatigue. Nervenarzt 89: 446–452.

Henze T, Feneberg W, Flachenecker P, et al. (2018b). Neues zur symptomatischen MS-Therapie: Teil 6 – Kognitive Störungen und Rehabilitation. Nervenarzt 89: 453–459.
Holper L, Coenen M, Weise A, et al. (2010). Characterization of functioning in multiple sclerosis using the ICF. J Neurol 257: 103–113.
Kesselring J (2004). Neurorehabilitation in multiple sclerosis – what is the evidence-base? J Neurol 251 (suppl 4): IV/25–IV/29.
Kesselring J, Klement U (2001). Cognitive and affective disturbances in multiple sclerosis. J Neurol 248: 180–183.
Kesselring J, Coenen M, Cieza A, et al. (2008). Developing the ICF Core Sets for multiple sclerosis to specify functioning. Mult Scler 14: 252–254.
Khan F, Amatya B (2017). Rehabilitation in multiple sclerosis: A systematic review of systematic reviews. Arch Phys Med Rehabil 98(2): 353–367.
Kloft B, Hoffmann-Roe T, Quercoo D, et al. (2014). Neurologische Rehabilitation: Eine Density Equaling Mapping Analyse der globalen Forschung. Akt Neurol 41: 217–224.
König H, Flachenecker P (2013). Kognitive Störungen. In: Henze T (Hrsg.). Multiple Sklerose. Symptome besser erkennen und behandeln. 3. A. München: Zuckschwerdt; S. 59–75.
Krakauer JW (2006). Motor learning: Its relevance to stroke recovery and neurorehabilitation. Curr Opin Neurol 19: 84–90.
Pfitzner A, Flachenecker P, Zettl UK (2014). Effekte eines Ausdauertrainings unter normobaren Hypoxiebedingungen auf die Fatigue bei Patienten mit multipler Sklerose: Ergebnisse einer randomisierten prospektiven Pilotstudie. Neurol Rehab 20: 265–272.
RIMS (2011). Recommendations on rehabilitation services for persons with multiple sclerosis in Europe. European MS Platform, Brüssel, Belgien. www.eurims.org/images/stories/documents/Brochures/Recommendations%20on%20MS%20Rehabiltation%20RIMS%20EMSP%202012.pdf (letzter Zugriff: 27.4.2021).
Rütter A, Pfeifer K (2016). Nationale Empfehlungen für Bewegung und Bewegungsförderung. FAU Erlangen-Nürnberg. www.sport.fau.de/files/2016/05/Nationale-Empfehlungen-für-Bewegung-und-Bewegungsförderung-2016.pdf (letzter Zugriff: 27.4.2021).
Schatz L, Boswell S, Eitel A, et al. (2014). Hippotherapie bei Multipler Sklerose. Ergebnisse einer prospektiven, randomisierten, einfach-blinden Studie und Übersicht über die Literatur. Neurol Rehab 20: 246–252.
Schober S, König H, Meißner H, Flachenecker P (2005). Kognitive Defizite bei Multipler Sklerose. DNP 12(5): 28–33.
Soehnle A, Lamprecht S (2011). Einführung in die Hippotherapie. Physiotherapeutische Grundlagen und Durchführung. München: Reinhardt.
Tallner A, Waschbisch A, Wenny I, et al. (2012). Multiple sclerosis relapses are not associated with exercise. Mult Scler 18: 232–235.
Tholen R, Dettmers C, Henze T, et al. (2019). Bewegungstherapie zur Verbesserung der Mobilität von Patienten mit Multipler Sklerose. Konsensusfassung für die S2e-Leitlinie der DGNR in Zusammenarbeit mit Physio Deutschland – Deutscher Verband für Physiotherapie (ZVK) e.V. Neurol Rehabil 25: 3–40.
VDR – Verband Deutscher Rentenversicherungsträger (1991). Kommission zur Weiterentwicklung der Rehabilitation in der gesetzlichen Rentenversicherung. Teilband 3: Psychische und neurologische Erkrankungen. Abschlussberichte – Band III Arbeitsbereich „Rehabilitationskonzepte", S. 829–910; www.deutsche-rentenversicherung.de/SharedDocs/Downloads/DE/Experten/infos_reha_einrichtungen/konzepte_systemfragen/konzepte/konzepte_erwachsene_neurologisch.pdf;jsessionid=1703FB8F75A0C6402B378658FBC8A3F8.delivery1-7-replication?https=1&__blob=publicationFile&v=1 (letzter Zugriff: 27.4.2021).
VDR – Verband Deutscher Rentenversicherungsträger (1995). Phaseneinteilung in der neurologischen Rehabilitation. Rehabilitation 34: 119–127.
Zeller D, aufm Kampe K., Biller A, et al. (2010). Rapid-onset central motor plasticity in multiple sclerosis. Neurology 74: 728–735.

Kapitel 24

Buchanan RJ, Wang S, Ju H (2002). Analyses of the minimum data set. Comparison of nursing home residents with multiple sclerosis to other nursing home residents. Mult Scler 8: 512–522.
Campion K (1996). Meeting multiple needs. Nurse Times 24: 28–30.
DGN (2020). Therapieleitlinien der Deutschen Gesellschaft für Neurologie; www.dgn.org/leitlinien.html (letzter Zugriff: 27.4.2021).
Freeman J, Johnson J, Rollinson S, Thompson A (1997). Standards of Healthcare in Multiple Sclerosis. London: The Multiple Sclerosis Society of Great Britain and Northern Ireland.
Halper J (2007). Advanced Concepts in Multiple Sclerosis Nursing Care. 2nd edn. New York: Demos Medical Publishing.
Johnson J, Goldstone L, Smith P (2000). Evaluation of MS nurse specialists: A review and development of the role. Part 1: Report on the national survey of specialist nurses in the UK. MS Research Trust and the South Bank University.
Kirker SG, Young E, Warlow CP (1995). An evaluation of a multiple sclerosis liaison nurse. Clin Rehab 9(3): 219–226.
NIH – National Institutes of Health, National Institute of Neurological Disorders and Stroke, Office of Communications and Public Liaison (1996). Multiple Sclerosis: Hope through research. NIH Publication No. 967–5.
NSF – National Service Framework (2002); www.mstrust.org.uk/a-z/national-service-frameworks-nsf (letzter Zugriff: 27.4.2021).
Pozzilli C, Brunetti M, Amicosante AMV, et al. (2002). Home based management in multiple sclerosis: Results of a randomised controlled trial. J Neurol Neurosurg Psychiatry 73: 250–255.
Tiffert C, Zettl UK (2002). Multiple Sklerose – Aspekte der Fachschwester im Rahmen des Therapiemanagements. Krankenpflege-Journal 40: 102–108.
Ward-Abel N, Köhler W, Matthews V, et al. (2014). Moving towards the pan-European unification of Multiple Sclerosis Nurses: A consensus paper. Mult Scler 20(4): 403–405.

Kapitel 25

Andlin-Sobocki P, Jönsson B, Wittchen HU, Olesen J (2005). Cost of disorders of the brain in Europe. Eur J Neurol 12 (suppl 1): 1–27.
Benedict RH, Wahlig E, Bakshi R, Fishman I, Munschauer F, Zivadinov R, Weinstock-Guttman B (2005). Predicting quality of life in multiple sclerosis: Accounting for physical disability, fatigue, cognition, mood disorder, personality, and behavior change. J Neurol Sci 231: 29–34.
Brazier J, M Deverill, C Green, Harper R, Booth A (1999). A review of the use of health status measures in economic evaluation. Health Technol Assess 3(9): 1–164.
Chirikov V, Ma I, Joshi N, Patel D, Smith A, Giambrone C, Cornelio N, Hashemi L (2019). Cost-effectiveness of alemtuzumab in the treatment of relapsing forms of multiple sclerosis in the United States. Value in Health 22: 168–176.
Flachenecker P, Kobelt G, Berg J, Capsa D, Gannedahl M. European Multiple Sclerosis Platform (2017). New insights into the burden and costs of multiple sclerosis in Europe: Results for Germany. Mult Scler 23: 78–90.
Freeman J, Hendrie W, Jarrett L, Hawton A, Barton A, Dennett R, Jones B, Zajicek J, Creanor S (2019). Assessment of a home-based standing frame programme in people with progressive multiple sclerosis (SUMS): A pragmatic, multi-centre, randomised, controlled trial and cost-effectiveness analysis. Lancet Neurol 18: 736–747.
Greiner W (2006). Methoden der gesundheitsökonomischen Evaluation. In: Hurrelmann K, Laaser U, Razum O (Hrsg.). Handbuch Gesundheitswissenschaften. 4. A. München, Weinheim: Juventa, S. 347 ff.

Haupts M, Elias G, Hardt C, Langenbahn H, Obert H, Pöhlau D, Sczesni B, von Wussow P (2003). Lebensqualität bei Patienten mit schubförmiger MS in Deutschland. Nervenarzt 74: 144–150.
Khan F, Pallant J, Turner-Stokes L (2008). Use of goal attainment scaling in inpatient rehabilitation for persons with multiple sclerosis. Arch Phys Med Rehabil 89(4): 652–659.
Kip M, Schönfelder T, Bleß H (2016). Weißbuch MS. Berlin: Springer.
Kobelt G, Lindgren P, Smala A, et al. (2001). Costs and quality of life of multiple sclerosis in Germany. Eur J Health Econ 2: 60–68.
Kobelt G, Thompson A, Berg J, Gannedahl M, Eriksson J. MSCOI Study Group; European Multiple Sclerosis Platform (2017). New insights into the burden and costs of multiple sclerosis in Europe. Mult Scler 23: 1123–1136.
Merkelbach S, Sittinger H, Koenig J (2002). Is there a differential impact of fatigue and physical disability on quality of life in multiple sclerosis? J Nerv Ment Dis 190(6): 388–393.
Neusser S, Biermann J, Lux G, Wasem J, Reissner V, Neumann A (2018). Economic burden of multiple sclerosis to the social insurance system in Germany. J Public Health 26: 271–278.
Nuijten M, Mittendorf T (2010). A health-economic evaluation of disease-modifying drugs for the treatment of relapsing-remitting multiple sclerosis from the German societal perspective. Clin Ther 32(4): 717–728.
Palace J, Duddy M, Bregenzer T, Lawton M, Zhu F, Boggild M, et al. (2015). Effectiveness and cost-effectiveness of interferon beta and glatiramer acetate in the UK Multiple Sclerosis Risk Sharing Scheme at 6 years. Lancet 14: 497–505.
Putzki N, Fischer J, Gottwald K, Reifschneider G, Ries S, Siever A, et al. (2009). Quality of life in 1,000 patients with early relapsing-remitting multiple sclerosis. Eur J Neurol 16: 713–720.
Schöffski O (2007a). Lebensqualität als Ergebnisparameter in gesundheitsökonomischen Studien. In: Schöffski O, Glaser P, von der Schulenburg JM (Hrsg.). Gesundheitsökonomische Evaluationen – Grundlagen und Standortbestimmung. 1. A. Berlin: Springer, S. 321 ff.
Schöffski O (2007b). Nutzentheoretische Lebensqualitätsmessung. In: Schöffski O, Glaser P, von der Schulenburg JM (Hrsg.). Gesundheitsökonomische Evaluationen – Grundlagen und Standortbestimmung. 1. A. Berlin: Springer, S. 335 ff.
Vickrey BG, Hays RD, Harooni R, Myers LW, Ellison GW (1995). A health-related quality of life measure for multiple sclerosis. Qual Life Res 4: 187–206.

Kapitel 27

Baram Y (2013). Virtual sensory feedback for gait improvement in neurological patients. Front Neurol 4: 138.
Bebo BF Jr, Fox RJ, Lee K, et al. (2018). Landscape of MS patient cohorts and registries: Recommendations for maximizing impact. Mult Scler 24: 579–586.
Benedict M, Schlieter H, Burwitz M, et al. (2019). Patientenintegration durch Pfadsysteme. Wirtschaftsinformatik, 25.2.2019, Siegen.
Bradshaw MJ, Farrow S, Motl RW, Chitnis T (2017). Wearable biosensors to monitor disability in multiple sclerosis. Neurol Clin Pract 7: 354–362.
Brodie MAD, Psarakis M, Hoang P (2016). Gyroscopic corrections improve wearable sensor data prior to measuring dynamic sway in the gait of people with multiple sclerosis. Comput Methods Biomech Biomed Engin 19: 1339–1346.
Cella D, Lai J-S, Nowinski CJ, et al. (2012). Neuro-QOL: Brief measures of health-related quality of life for clinical research in neurology. Neurology 78(23): 1860–1867.
Confavreux C, Compston DA, Hommes OR, et al. (1992). EDMUS, a European database for multiple sclerosis. J Neurol Neurosurg Psychiatry 55: 671–676.
D'Amico E, Haase R, Ziemssen T (2019). Review: Patient-reported outcomes in multiple sclerosis care. Mult Scler Relat Disord 33: 61–66.
Diener HC, Weimar C, Berlit P, et al. (2012). Development of guidelines for diagnosis and treatment of neurological diseases by the German Society of Neurology (DGN). Akt Neurol 39: 525–529.
Finkelstein J, Lapshin O, Castro H, et al. (2008). Home-based physical telerehabilitation in patients with multiple sclerosis: A pilot study. J Rehabil Res Dev 45: 1361–1373.
Flachenecker P, Hartung HP (1996). EDMUS – eine europäische Datenbank für multiple Sklerose. Eine kurze Vorstellung bereits laufender und noch geplanter multizentrischer Studien im Rahmen der „Europäischen konzertierten Aktion für multiple Sklerose". Nervenarzt 67: 277–282.
Flachenecker P, Zettl UK, Götze U, et al. (2005). MS-Register in Deutschland – Design und erste Ergebnisse der Pilotphase. Nervenarzt 76: 967–975.
Flachenecker P, Zettl UK, Götze U, et al. (2007). MS-Register in Deutschland: Abschließende Ergebnisse der Pilotphase Neurol Rehabil 13: 193–200.
Flachenecker P, Stuke K, Elias W, et al. (2008). Multiple sclerosis registry in Germany: Results of the extension phase 2005/2006. Dtsch Arztebl Int 105: 113–119.
Flachenecker P, Khil L, Bergmann S, et al. (2010). Development and pilot phase of a European MS register J Neurol 257: 1620–1627.
Gabrys L (2015). Akzelerometrie zur Erfassung körperlicher Aktivität: Empfehlungen zur Methodik. Sportwissenschaft 45(1): 1–9.
Giggins OM, Clay I, Walsh L (2017). Physical Activity monitoring in patients with neurological disorders: A Review of novel body-worn devices digital biomarkers. 1: 14–42.
Giovannoni G, Butzkueven H, Dhib-Jalbut S, et al. (2016). Brain health: Time matters in multiple sclerosis. Mult Scler Relat Disord 9 (Suppl 1): S5–S48.
Glaser A, Stahmann A, Meissner T, et al. (2019). Multiple sclerosis registries in Europe – An updated mapping survey. Mult Scler Relat Disord 27: 171–178.
Gourraud PA, Henry RG, Cree BA, et al. (2014). Precision medicine in chronic disease management: The multiple sclerosis BioScreen. Ann Neurol 76: 633–642.
Haase R, Wunderlich M, Dillenseger A, et al. (2018). Improving multiple sclerosis management and collecting safety information in the real world: The MSDS3D software approach. Expert Opin Drug Saf 17: 369–378.
Kempcke R, Schultheiss T, Kratzsch F, et al. (2012). Modern therapy management for the improvement of the therapy with interferon beta-1b with MSDS 3D. Akt Neurol 39: S2–S5.
Kern R, Suhrbier A, Grossmann L, et al. (2013). Mehr als dokumentieren: computerunterstütztes Patientenmanagement. Krankheitsmanagement bei MS. Neurologe & Psychiater 11.
Kern R, Haase R, Eisele JC, et al. (2016). Designing an electronic patient management system for multiple sclerosis: Building a next generation multiple sclerosis documentation system. Interact J Med Res 5: e2.
Khurana V, Sharma H, Afroz N, et al. (2017). Patient-reported outcomes in multiple sclerosis: A systematic comparison of available measures. Eur J Neurol 24: 1099–1107.
Kratzsch F (2009). Development of the multidimensional (physician, nurse, patient) Multiple Sclerosis Documentation System MSDS3D. Poster; www.researchgate.net/publication/296147822_Development_of_the_multidimensional_physician_nurse_patient_Multiple_Sclerosis_Documentation_System_MSDS_3D%27 %27 (letzter Zugriff: 27.4.2021).
Larson RD, McCully KK, Larson DJ, et al. (2013). Bilateral differences in lower-limb performance in individuals with multiple sclerosis. J Rehabil Res Dev 50: 215–222.
Mancardi G, Tedeschi G, Amato MP, et al. (2011). Three years of experience: The Italian registry and safety data update. Neurol Sci (Italy) 31 (Suppl 3): 295–297.

Marziniak M, Brichetto G, Feys P, et al. (2018). The use of digital and remote communication technologies as a tool for multiple sclerosis management: Narrative review. JMIR Rehabil Assist Technol 5: e5.
McDonough AL, Batavia M, Chen FC, et al. (2001). The validity and reliability of the GAITRite system's measurements: A preliminary evaluation. Arch Phys Med Rehabil 82: 419–425.
Miller A, Avidan N, Tzunz-Henig N, et al. (2008). Translation towards personalized medicine in multiple sclerosis. J Neurol Sci 274: 68–75.
Mulero P, Midaglia L, Montalban X, et al. (2017). Interim analysis from FLOODLIGHT: A prospective pilot study to evaluate the feasibility of conducting remote patient monitoring with the use of digital technology in patients with multiple sclerosis. Mult Scler 23: 652–652.
Nowinski CJ, Miller DM, Cella D (2017). Evolution of patient-reported outcomes and their role in multiple sclerosis clinical trials. Neurotherapeutics 14: 934–944.
Pette M, Eulitz M (2002). Multiple sclerosis documentation system. Discussion of a documentation standard for multiple sclerosis. Nervenarzt 73: 144–148.
Piehl F, Holmen C, Hillert J, Olsson T (2011). Swedish natalizumab (Tysabri) multiple sclerosis surveillance study. Neurol Sci 31 (Suppl 3): 289–293.
Richter P, Schlieter H (2019). Patientenpfade in der Onkologie – Hilfe zur Sicherstellung von Patientenzentriertheit und Versorgungskontinuität. Onkologie heute 1: X68–X69.
Rudick RA, Miller D, Bethoux F, et al. (2014). The Multiple Sclerosis Performance Test (MSPT): An iPad-based disability assessment tool. J Vis Exp 88: e51318.
Sasaki JE, Sandroff B, Bamman M, Motl RW (2017). Motion sensors in multiple sclerosis: Narrative review and update of applications. Expert Rev Med Devices 14: 891–900.
Schultheiss T, Kempcke R, Kratzsch F, et al. (2012). Multiple-Sklerose-Dokumentationssystem 3D. Von der Dokumentation zum Patientenmanagement. Nervenarzt 83: 450–457.
Spain RI, St George RJ, Salarian A, et al. (2012). Body-worn motion sensors detect balance and gait deficits in people with multiple sclerosis who have normal walking speed. Gait Posture 35: 573–578.
Suhrbier A (2013). Nutzungsevaluation des Multiple Sklerose Dokumentationssystems MSDS. 86. Kongress der Deutschen Gesellschaft für Neurologie, Dresden, 18.–21. September 2013, Poster Nr. 57.
Tallner A, Pfeifer K, Maurer M (2016). Web-based interventions in multiple sclerosis: The potential of tele-rehabilitation. Ther Adv Neurol Disord 9: 327–335.
Voigt I, Benedict M, Susky M, et al. (2020). A digital patient portal for patients with multiple sclerosis. Front Neurol 11: 400.
Washabaugh EP, Kalyanaraman T, Adamczyk PG, et al. (2017). Validity and repeatability of inertial measurement units for measuring gait parameters. Gait Posture 55: 87–93.
Weidemann ML, Trentzsch K, Torp C, Ziemssen T (2019). Remote-Sensoring – neue Optionen des Progressionsmonitorings bei Multipler Sklerose. Nervenarzt 90(12): 1239–1244.
Ziemssen T, Kratzsch F, Kempcke R (2010). Patient Management von MS-Patienten auf die Therapie mit Natalizumab mit MSDS 3D. Nervenheilkunde 29: 31–33.
Ziemssen T, Kempcke R, Eulitz M, et al. (2013). Multiple sclerosis documentation system (MSDS): Moving from documentation to management of MS patients. J Neural Transm (Vienna) 120 (Suppl 1): S61–66.
Ziemssen T, Kern R, Thomas K (2016). Multiple sclerosis: clinical profiling and data collection as prerequisite for personalized medicine approach. BMC Neurol 16: 124.

Register

C

E

F

N

Q

R